모든 병은 호르몬이 원인이다

최첨단 현대의학에서...

모든 병은 호르몬을 가지고 노는 에너지가 원인이다

최첨단 한의학에서...

들어가기 전에 ....

  이 책은 양자역학을 기반으로 한 **전자생리학**을 기초로 기술된 책이다. 종교가
되어버린 현대의학은 **단백질 생리학**을 기반으로 형성된 의학이다. 그리고 단백질
생리학은 전자생리학의 **보조 생리학**이다. 그래서 이 책을 읽는 독자 중에서 현대
의학에 경도된 이들은 이 책을 읽을 때 많은 불편함을 느낄 것이다. 이 책이 전자
생리학을 기반으로 한 이유는 전자생리학이 한의학 이론의 기초이기 때문이다. 한
의학은 음(陰)과 양(陽)이라는 체액 이론에 기반을 두고 있다. 음과 양을 결정하는
인자는 신(神)이다. 이 신(神)을 현대과학으로 표현하면 전자(Electron)이다. 즉, 한
의학의 기반은 전자(神)가 핵심이다. 결국에 한의학을 해석하려면, 전자를 알아야
한다. 인체 안에서 전자가 행동하는 원리를 다루는 학문이 전자생리학이다. 그리고
전자의 행동을 연구하는 학문이 양자역학이다. 그리고 전자는 에너지의 원천이다.
또한, 전자는 파동을 만들어낸다. 그래서 전자생리학이 뭔지 알면, **에너지의학,**
파동의학, 양자의학을 자연스레 알게 된다. 다시 말하면, 이 책이 요약하고 있
는 **황제내경**은 에너지 의학이면서, 동시에 양자 의학이고 파동 의학이다. 그래서
이 책을 읽을 때, 지금 기술한 개념들을 염두에 두지 않으면, 이 책은 쓰레기가 될
것이다. 그러나 이 개념들을 염두에 두고, 이 책을 읽는다면, 여러분은 최첨단 현대
의학과 또 다른 환상적인 새로운 의학의 세계를 보게 될 것이다. Good Luck!

최첨단 현대의학이 감히 넘볼 수 없는 품격

황제내경 소문(黃帝內經 素問) (상)

(자연의학·자연치유·에너지의학 교과서)

양자역학 시대의 완벽한 의학

D, J, O, 東洋醫哲學研究所

개정 증보판 서문

들어가면서....

황제내경은 제대로 알게 되면 소름이 돋게 만드는 책이다. 그러나 이 정도까지 가려면, 가로막고 있는 수많은 장벽(Hurdle)을 넘어야만 한다. 최소한 20가지 이상의 과학을 섭렵해야 하는데, 여기서 넘기 힘든 제일 큰 장벽은 양자역학(quantum mechanics:量子力學)이다. 양자역학은 이를 전공하고 있는 학자들도 어려워하는 최첨단 과학이다. 그리고, 이런 최첨단 양자역학을 의학에 도입한다는 사실은 또 한 번의 고통을 수반하게 만든다. 그러면, 왜 양자역학을 도입해야만 황제내경을 풀 수 있을까? 답은 황제내경이 에너지(氣) 의학이기 때문이다. 즉, 양자역학은 에너지(氣)를 다룬다는 뜻이다. 그래서 인체를 작동시키는 에너지를 알기 위해서는 자동으로 양자역학을 알아야 하고, 이어서 이를 인체의 에너지에 적용시킬 수 있어야만 드디어 황제내경이 제대로 보이기 시작한다. 그리고 현재까지는 이런 관계를 잘 몰라서 황제내경을 제대로 풀 수가 없었고, 결국에 황제내경은 조롱의 대상으로 전락하고 말았다. 양자역학으로 세상을 바라보면, 우리가 보는 세상은 모두 에너지 그 자체이다. 즉, 우리가 물체라고 말하는 그 자체가 실제로는 실체가 없는 에너지일 뿐이라는 뜻이다. 이것이 불교의 경전인 반야심경(般若心經)이 말하는 공(空)의 개념이다. 즉, 우리가 인체를 포함해서 물체라고 말하는 모든 물체는 실제로는 에너지만 가득한 텅텅 비어있는 공간일 뿐이라는 뜻이다. 그래서 이 실체가 없는 물체들은 모두 에너지를 통해서 대화하게 된다. 그러면 자동으로 인체도 우주와 에너지로 대화하게 된다. 그래서 모든 의학은 자동으로 에너지 의학이 되어야만 한다. 그래서 황제내경 뿐만 아니라, 인도 의학인 아유르베다(Ayurveda), 아랍 의학인 유나니(Unani) 그리고 서양에서 나온 메스머리즘(Mesmerism)도 모두 에너지 의학이다. 그러면, 에너지 의학이 아닌 기타 의학은 하급의 의학이라는 뜻이 된다. 즉, 에너지가 기반이 아닌 단백질을 기반으로 발전한 최첨단 현대의학은 자동으로 하급 의학이 된다는 뜻이다. 이런 연유로 에너지를 기반으로 한 의학은 자동으로 천문학(astronomy:天文學)을 필수 항목으로 하고 있다. 즉, 우리 인체가 보유한 에너지의 근원이 태양이 공급한 에너지이기 때문이다. 그리고 태양의 에너지를 간섭하는 행성이 바로 목화토금수(木火土金水)라는 다섯 개의 오성(五星)이다. 이들 에너지를 오행(五行)이라고 부른다. 그리고 여기에 태양의 에너지를 합쳐서 육기(六氣)라고 부른다. 그리고, 이 둘을 합쳐서 오운육기(五運六氣)라고 부른다. 그래서 오운육기의 개념은 에너지 의학에서 엄청나게 중요한 개념이다. 이 개념을 모르면, 에너지 의학은 자동으로 모르게 된다. 그래서 오행(五行)의 개념은 인도 의학인 아유르베다에서도 자동으로 나오게 된다. 아유르베다에서는 오행(五行)이 흙(土), 물(水), 불(火), 공기(金), 에테르(木)로 표현된다. 사실 아유르베다는 황제내경하고 구성이 아주 흡사하다. 서로 에너지 의학이다 보니까 구조가 서로 흡사할 수밖에 없다. 그래서 황제내경을 제대로 알게 되면, 아유르베다는 그냥 술술 풀리게 된다. 그리고 이 가운데에서 가교의 역할을 한 고리가 불교의 공(空)이라는 개념이다. 그리고 육기(六氣)의 개념은 고대 그리스 로마 신화에도 나온다. 황제내경에서 육기는 12지지(十二地支)로 표현된다. 즉, 이 십이지지를 음양으로 짝을 만들면 육기가 된다. 그리스 로마 신화에서 핵심은 12신(十二神)이다. 그리고 이 12신은 남자(陽) 신 6명과 여자(陰) 신 6명이 된다. 즉, 이를 황제내경 방식으로 풀면, 음이 6개이고, 양이 6개이다. 즉, 12지지와 12신은 똑같다는 뜻이다. 참고로 황제내경에서는 에너지를 신(神)이라고 표현한다. 그리고 그리스 로마 신화에 나오는 카오스(Chaos)는 황제내경에 나오는 태극(太極)의 개념으로서 혼돈이라는 뜻이다. 그래서 그리스 로마 신화도 실제로는 우주의 에너지(氣)를 말하고 있을 뿐이다. 이들 12신은 열심히 싸우기도 하고 서로 협동하기도 하는데, 이 개념을 황제내경으로 보면, 서로 돕는 상생(相生) 관계와 서로 싸우는 상극(相剋) 관계를 말한다. 그래서 황제내경의 개념을 정확히 알게 되면, 아유르베다와 같은 종류의 에너지 의학은 쉽게 해석할 수가 있게 된다. 지금 아유르베다도 양자역학을 도입하지 않고 해석하면서, 아유르베다의 해석도 엉망이 되고 있다. 물론 지금까지 황제내경의 해석도 마찬가지였다. 그리고 서양에서 인기를 얻고 있는 동종요법(同種療法:homeopathy)도 사실은 황제내경의 한 지류에 불과하다. 동종요법의 시작은 말라리아 치료에서 시작되는데, 사실 이는 이열치열(以熱治熱)의 원리에 불과하다. 즉, 동종요법을 황제내경으로 보자면, 땀 법이 정확히 동종요법의 시작이었다. 그리고 성적인 힘을 믿는 탄트라(Tantra)와 에너지 순환을 믿는 차크라(chakra)는 모두 스테로이드 호르몬을 근간으로 하고 있다. 특히 차크라는 6개의 중요 지점이 있는데, 이는 모두 스테로이드 호르몬을 통제하는 곳들이다. 이를 동양의학에서는 단전(丹田)으로 표현하고 있다. 그리고 황제내경은 이를 스테로이드를 통제하는 12정경의 원혈(原穴)로 표현하고 있다. 즉, 탄트라나 차크라도 황제내경의 한 지류에 불과하다는 뜻이다. 그래서 황제내경은 전 세계에 존재하는 모든 에너지 의학의 교과서이다. 그리고 참고로 탄트라나 차크라의 에너지 원천은 프로이트(S. Freud)나 라이히(Wilhelm Reich)가 말하는 리비도(libido)의 에너지이다. 그리고 여기서 참 재미있는 현상을 볼 수가 있다. 최첨단 현대의학은 양자역학보다 수준이 엄청나게 낮은 고전물리학을 기반으로 하고 있다. 그런데, 이런 최첨단 현대의학이 양자역학을 기반으로 하고 있는 황제내경을 해석하면서 조롱하고 있다는 사실이다. 게다가 최첨단 현대의학은 황제내경의 내용을 인증까지 해주고 있다. 즉, 가난한 집에서 태어난 양자역학 학자가 양자역학 시험 문제를 부자인 집에서 태어난 고전물리학 학자에게 인증을 받는 해괴망측한 일이 현실에서 벌어지고 있다. 그래서 양자역학을 모르쇠 하는 최첨단 현대의학은 천문학도 제대로 해석하지 못하면서, 천문학을 의학에 도입한 황제내경을 비롯한 에너지 의학을 미신이라고 조롱하고 있다. 여기에 나오는 여러 가지 문제는 나중에 전자생리학을 집필하면서 좀 더 자세히 논의할 것이다. 그러면, 의학에 양자역학을 의무적으로 도입해야만 할까? 답은 예스(Yes)이다. 그러면, 그 이유는 뭘까? 그 이유는 의학에 양자역학을 도입하면, 병을 치료하기가 아주 쉬워지기 때문이다. 즉, 지금 우리가 병원에 지불해야만 하는 의료비의 약 90%가 준다는 뜻이다. 즉, 양자역학을 의료에 도입하면, 최첨단 현대의학은 말 그대로 순식간에 사라진다는 뜻이다. 사실 양자역학을 기반으로 한 전자생리학으로 병을 바라보면, 참을 수 없는 분노가 치밀어오르게 된다. 왜? 우리가 제일 두려워하는 암은 이미 정복되어있었기 때문이다. 그것도 아주 오래 전에 이미 정복되어있었기 때문이다. 그러면, 최첨단 현대의학은 지금껏 무엇을 하고 있었을까? 답은 자기 스스로 무덤을 파기 싫었을 것이다. 그러나 최첨단 현대의학은 자기 무덤을 파기 싫어서 양자역학을 이용하고 있기는 한데, 단지 의료기기 쪽에만 치중하고 있고, 이를 생리학에 도입하고 있지는 않다. 양자역학이 기반인 전자생리학을 생리학에 도입하게 되면, 최첨단 현대의학은 스스로 무덤을 파기 때문이다. 그래서 양자역학을 오직 의료기기 쪽에만 활용하고 있다. 사실 전기 생리학으로 표현되는 전자생리학은 굉장히 낯설게 느껴지는 분야이다. 그러나 이것은 최첨단 현대의학의 방해 때문에 생긴 착시 현상에 불과하다. 사실 전자생리학은 최첨단 현대의학만큼이나 연구가 아주 잘 되어있는 분야이다. 그러나 현대의학은 돈으로 언론과 교육과 정치를 휘어잡으면서, 철저히 전자생리학을 매장시켜왔다. 그래서 의학에 종사하고 있는 사람들조차도 전자생리학을 아주 생소한 분야로 보는 웃지 못할 해괴망측한 일이 현실에서 벌어지고 있다. 즉, 전자생리학은 유사과학이다. 즉, 최첨단 현대의학이 살아남으려면, 전자생리학이 유사과학이어야만 한다. 그러나 최첨단 현대의학이라는 사상누각은 언제까지 버틸 수 있을까? 즉, 언제까지 가뭄이 지속하길 바라는가? 이미 양자역학이라는 먹구름이 몰려오면서 서서히 비를 뿌리고 있는데 말이다. 세상일은 반드시 사필귀정이 된다. 단지, 시간이 조금 걸릴 뿐이다. 사실 전자생리학으로 최첨단 현대의학을 바라보면, 최첨단 현대의학은 한심하기 짝이 없다. 즉, 고혈압약, 당뇨약, 콜레스테롤 저하제, 백신, 항생제 등등 한심하기 짝이 없다. 그리고 당뇨약인 메트포민(Metformin)을 보면, 울분이 끓어 오른다. 전자생리학으로 당뇨를 보면, 이는 포도당이 보유한 자유전자 문제이다. 즉, 전자생리학으로 포도당을 보면, 포도당은 강산(强酸)이다. 그런데 메트포민은 포도당인 강산(强酸)을 젖산(lactic acid)이라는 또 다른 강산(强酸)으로 바꿔준다. 즉, 강산(强酸)을 강산(强酸)으로 바꿔준다. 그러니 당뇨약을 먹어도 당뇨가 완치에 이르겠는가?! 그러니 당뇨약을 한번 먹으면 평생을 먹어야 한다. 이 사실은 전자생리학으로 보면, 완벽한 사기(fraud:詐欺)이다. 젖산은 암(Cancer) 환경을 만들어내는 강산(强酸)이다. 그래서 이 당뇨약은 암 문제가 제기된다. 이들 문제는 나중에 전자생리학을 집필하면서, 추가로 자세히 논의될 것이다. 결국에 최첨단 현대의학은 중세의 교회처럼 면죄부(indulgence:免罪符)를 팔고 있는지도 모른다. 다시 황제내경 문제로 돌아와 보자. 황제내경의 위력은 또한 의학에만 국한되지 않는 엄청난 파괴력을 보유하고 있다. 즉, 의학이란 건강 문제이지만, 인간이 살아가는 모든 문제에 건강 문제가 걸려있으므로, 의학의 패러다임이 바뀌면, 문화의 패러다임이 바뀌게 된다. 최첨단 현대의학은 일상의 문제와 의학을 분리시켜서 떼돈을 벌어왔다. 그러나 황제내경은 일상의 문제와 의학의 문제를 일치시키고 있다. 그래서 황제내경은 의복, 일상생활, 음식, 집, 장신구, 미용, 아로마, 생활 자세, 인테리어, 집 짓는 재료, 숟가락, 젓가락, 밥그릇, 음식 재료, 날씨, 계절, 습도 등등 문화 전반을 통제하는 사상을 담고 있다. 그리고 동양 사상에는 신비주의가 아주 많다. 그 이유는 양자역학에 기반을 둔 동양 사상의 원리를 모르므로 인해서, 이를 신비주의로 치부하고 있기 때문이다. 이때 신비주의의 대표가 주역, 관상, 수상, 명리학이다. 그러나 이 분야들도 양자역학이 필수이다. 즉, 양자역학의 개념을 기반으로 한 황제내경을 정확히 이해하지 않고서는 이들 분야를 이해할 수 없다는 뜻이다. 관상의 대표 고전인 유장상법과 마의상법은 아예 황제내경의 오행 이론과 오장의 관계를 그대로 옮겨 논 듯한 인상을 받게 한다. 그리고 명리학의 대표 고전인 궁통보감, 자평진전, 적천수도 황제내경이 기술하고 있는 오운육기와 음양오행을 정확히 이해하고 있지 못하면, 해석이 엉망이 되고 마는데, 이 현상은 지금도 진행 중이다. 지금까지 오운육기와 음양오행은 실체가 없는 관념적 사상으로 이해해왔었다. 그러나 이들 분야에 양자역학을 도입하게 되면, 이들 분야는 완벽한 실체가 있는 완벽한 과학으로 나타나게 된다. 특히 주역에서 8과 9라는 숫자의 상징적 의미는 아주 크다. 그러나 이들을 양자역학으로 보면, 이들은 상징적 의미가 아니라 실체적 의미이다. 그러면, 주역은 신비주의가 아니라 실체가 있는 현실이 된다. 주역에서 8은 삭망월(陰)과 태양력(陽)의 차이가 11.25일이 되는데, 이들이 8년간 축적되면, 태양력과 삭망월이 같아지게 된다는 의미이다. 즉, 이때 두 역(曆)이 한 점에서 만난다. 즉, 이때가 음(陰)과 양(陽)이 같아지는 시기이다. 9는 변수가 하나 더 추가된다. 즉, 삭망월과 태양력 그리고 항성력이라는 세 변수가 한 지점에서 만나게 되는데, 그 변수가 26.4일이 된다. 즉, 9년이 되면, 이때 음양이 같아지게 된다. 이때 9라는 숫자는 황제내경, 주역, 아유르베다, 그리스 로마 신화에서 공통으로 사용한다. 특히 주역에서 8과 9의 의미를 정확하게 모르게 되면, 주역의 해석이 엉망이 되고 만다. 그리고 이를 정확히 계산하기 위해서는 고용량의 컴퓨터를 동원해야만 할 것이다. 이들도 결국은 에너지 관계이다. 그래서 이때도 자동으로 양자역학의 개념이 도입된다. 그래서 황제내경은 동양 신비주의 사상의 모체가 된다. 그러나 현실에서 보면, 명리학이나 주역을 하는 사람들은 황제내경을 쳐다보지도 않고, 이들 책을 해석한다. 당연히 이들의 해석이 중구난방이 되고 만다. 그리고 이 사실은 현재도 진행 중이다. 그 결과로 주역은 미신이라는 말이 나오고, 자동으로 신비주의로 치부된다. 여기서 놀라운 사실은 황제내경이나 아유르베다가 어떻게 약 2,000년 전에 지독하게 어려운 양자역학의 개념을 알고 있었냐는 사실이다. 우리는 문명을 발전시켜나가고 있는 것일까? 아니면 과거의 최첨단 문명을 복원해가고 있는 것일까? 아무튼, 우리는 이제 양자역학의 시대를 맞이하고 있다. 그래서 의학도 양자역학의 기류에 편승할 수밖에 없고, 이제 양자역학을 기반으로 하는 황제내경이 주도하는 의학의 세계가 펼쳐질 수밖에 없다. 그리고 황제내경은 의료 시설이 전무했던, 약 2,000년에 체계가 세워진 의학이므로, 자동으로 자연치유를 근본으로 하고 있다. 그래서 황제내경은 자동으로 자연치유 의학이 될 수밖에 없다. 이제 황제내경을 읽지 않고는 의학을 논하지 말아야 한다. 그리고 돈으로 착시 효과를 만들어서 최첨단이라고 으스대던 최첨단 현대의학은 자동으로 대체의학으로 전락할 수밖에 없다. 즉, 21세기를 주도할 의학은 황제내경이라는 뜻이다. 원래 황제내경은 어려운 책으로 인식되었던 책이다. 그러나 본 연구소는 한자를 전혀 모르고, 황제내경에 관련된 20여 가지의 과학에 익숙하지 못한 일반인들도 황제내경을 아주 쉽게 읽을 수 있도록 편집해놓았다. 그래서 이 책은 일반인과 전문가 모두를 위해서 쓴 책이다. 그리고 초판에는 없었던 현대 생리학도 많이 추가해주었다. 그리고 전자생리학 내용은 다음에 전자생리학을 추가로 집필할 예정이어서 많이는 인용하지 않았다. 이제 최첨단 현대의학에서 경험해보지 못한 양자역학의 옷을 입은 산뜻한 새로운 의학의 세계를 경험해보자.

From D.J.O 20221129

개정 증보판 서문

초판 서문

들어가면서....

황제내경 소문을 변역하게 된 계기는 코로나(Corona-19) 때문이다. 특히 서민들의 고통이 너무 심한 것을 보고 집필을 결심했다. 코로나뿐만 아니라 모든 바이러스는 면역 문제로 귀결된다. 최첨단 현대의학은 면역보다는 대증치료(對症治療)에 집중한다. 그러나 동양의학은 자체가 면역의학(Immunity medicine:衛氣醫學:免疫醫學)이다. 황제내경은 동양의학의 기초를 이룬다. 그런데 황제내경은 화석(fossil:化石)으로 남아있었다. 왜 그랬을까? 문제는 간단했다. 동양의학을 공부하는 사람들'만'이 이 책을 연구했기 때문이다. 이 책은 그리 만만한 책이 아니다. 이 책은 종합 과학 도서이다. 한두 가지 과학을 가지고는 절대로 접근할 수가 없는 책이다. 이 책은 기본적으로 천문학(astronomy:天文學)을 통달해야 하며, 현대과학의 최정점에 있는 양자물리학(Quantum Physics:量子物理學)의 개념을 완벽하게 알아야 한다. 양자물리학은 만만한 분야가 아니다. 물론 천문학도 만만한 분야가 아니다. 이런 상황을 고려해보면 동양의학이나 동양철학을 공부하는 사람 혼자서 이 책을 제대로 번역하기는 어불성설(語不成說)이다. 여기서 끝나는 것이 아니다. 전자생리학(Electronic Physiology:電子生理學), 체액이론(humoral theory), 림프 면역학(Lymphatic immunity), 경락(經絡) 면역학(Merdian immunity)이라는 아주 생소한 의학 분야와 해부생리학(anatomy and physiology:解剖生理學), 세포생리학(細胞生理學:cellular physiology)에도 정통해야 하며, 추가로 여타 다른 과학에도 정통해야 겨우 접근할 수 있는 책이 바로 황제내경이다. 황제내경으로 대표되는 동양의학이 면역의학이라는 확실한 증거는 코로나가 스스로 증명해주고 있는데, 지금 중국의 상황을 보면 알 수 있다. 중국은 코로나 종식을 선언했다. 이 자신감은 어디에서 나왔을까? 바로 황제내경을 기반으로 하는 동양의학에 그 원천이 있다. 중국은 한국처럼 동양의학과 현대의학을 구분하지 않고 혼용해서 사용하고 있다는 사실이 아주 중요한 요소이다. 반대로 동양의학을 홀대하며 최첨단 현대의학을 자랑하고 있는 서양은 코로나로 미칠 지경에 이르고 있다. 원인은 대 증치료와 면역치료의 차이에 있다. 동양의학은 기(氣:Energy)가 기본이 된다. 기 (氣)는 에너지(Energy)의 다른 표현이다. 문명은 발달하면 할수록 에너지 소비는 기하급수적으로 늘어난다. 그런데 에너지는 보존의 법칙에 따라서 형태만 바꿀 뿐 이지 절대로 없어지지 않는다. 이 소비된 에너지가 바이러스에게 천국을 선물한 다. 에너지를 소비하면 산성화(酸性化)가 진행되는데, 인체나 대기나 똑같이 산성 화가 진행된다. 즉, 대기가 산성화가 되면 전염성이 높아지고, 인체가 산성화가 되 면 바이러스가 살 수 있는 환경을 만들어준다. 인류는 발전에 대한 끝없는 욕망 때문에 앞으로도 에너지의 소비는 더욱 늘어날 것이고 바이러스의 증식은 더 강해 질 것이고, 지금 일어나고 있는 팬데믹(pandemic)은 약과에 불과할 정도로 강력 해질 가능성이 아주 크다. 이제 의학에 대한 패러다임 쉬프트(Paradigm Shift)를 취할 때가 되었다. 최첨단 현대의학으로 팬데믹을 막을 수는 없다. 해답은 동양의 학이다. 여기까지 읽은 독자들은 미리 겁먹을 필요는 없다. 이 책은 고등학교 화 학의 기초만 알면 되기 때문이다. 일반인들도 접근이 가능할 수 있도록 논문 인용 도 최소한으로 했으며, 최대한 쉽게 풀어서 썼다. 즉, 본 연구소가 발행한 황제내 경은 조금만 신경 쓰면 누구나 읽을 수 있는 책이라는 뜻이다.

면역에 대해서 조금만 더 언급하자. 면역이란 결국 과잉 산(酸:氣:Energy:電子) 을 중화하는 과정이다. 그런데 방법이 두 가지가 있다. 하나는 알칼리인 동맥혈을 이용해서 주로 산소(oxygen:酸素)로 과잉 산을 중화하는 것인데, 이를 체액면역 (體液免疫:humoral immunity)이라고 부른다. 또 하나는 세포면역(細胞免疫:cell mediated immunity)인데, 백혈구(白血球:white blood cell)를 병소에 파견해서 병소에 있는 과잉 산을 중화하는 것이다. 동양의학은 이 두 가지 면역을 적절히 잘 이용한다. 동양의학에서 면역을 활성화하는 도구는 침(鍼)과 뜸(灸) 그리고 탕약 (湯藥), 경락(經絡)이다. 옛말에 침으로 못 낫는 병은 없다고 했다. 이 말에 많은 사람이 심지어는 동양의학을 의료 현장에서 적용하고 있는 의사들조차도 의심한다. 그런데 이 말을 다시 풀면 '면역(衛)으로 못 낫는 병이 없다'이다. 결국에 인체를 낫게 하는 근본은 약이 아니라 면역이다. 침구(鍼灸)에 대한 과학 논문을 찾아보면 90% 이상이 면역 활성화인 이유이다. 백신(vaccine)도 침구와 똑같은 원리로 작동된다. 그런데 백신과 침의 면역 활성화에는 차이가 있다. 바이러스라는 적과 싸우는데, 백신은 눈을 감고 칼을 휘두르는 격이고, 침은 정확히 급소를 겨냥해서 아주 효율적으로 바이러스라는 적을 무찌른다. 물론 침을 정확히 알고 놓았을 경우이다. 이렇게 하고 나면 결과는 무엇일까? 바로 혈액 순환이다. 알칼리인 동맥혈(arterial blood:動脈血)은 가격이 아주 싼 만병통치약(萬病通治藥:panacea)이다. 그리고 여기서 핵심은 산소이다. 인간은 산소가 없으면 바로 죽는다. 그러면 인체에서 산소가 왜 필요할까? 바로 전자전달계(電子傳達系) 때문이다. 미토콘드리아(mitochondria)에 있는 전자전달계는 산소가 없으면 바로 기능이 정지되고 전자(Electron:電子)를 물(水:Water)로 중화할 수가 없다. 바로 이 전자(Electron:電子)가 산(酸)이며 기(氣)이며 에너지(Energy)이다. 동양의학에서는 이 전자(電子)를 신(神)이라고 부른다. 결국 산(酸), 전자(電子), 기(氣), 에너지(Energy), 신(神), 양(陽)은 모두 같은 말이다. 물론 약간씩의 차이는 있으나 대동소이하다. 이들을 다르게 표현한 것이 음양(陰陽)이다. 양(陽)은 바로 내줄 수 있는 에너지를 가지고 있는 물질이고, 음(陰)은 바로 내줄 수 있는 에너지가 없는 물질이다. 여기서 에너지는 전자이기 때문에, 음양을 다시 표현하면, 바로 내줄 수 있는 전자를 가지고 있는 물질이 양이고, 반대가 음이다. 또, 다르게 표현을 하면, 양(陽)은 전자를 가지고 있으므로 산(酸)이고, 음(陰)은 전자를 가지고 있지 않으므로 알칼리(Alkali)이다. 산과 알칼리를 현대과학으로 풀어보자. 현대과학에서 산(酸)은 프로톤(H^+)을 내놓을 수 있는 물질이라고 정의된다. 다시 풀면 전자를 가지고 있어야 프로톤($H+$)을 내놓을 수 있으므로 산(酸)은 양(陽)이 된다. 그래서 산(酸)은 전자(電子)를 보유한 물질이며 양(陽)이다. 즉, 전자 과잉이 산성 환경을 만드는 것이다. 즉, 산성 환경은 에너지 과잉 상태를 말하며, 이 과잉 에너지를 중화시켜주는 것이 바로 면역이다. 다음에 알칼리(Alkali)는 수산기(OH^-)를 내놓을 수 있어야 한다. 이 수산기를 내놓을 수 있으려면 자신은 전자가 없는 상태가 되어야 이 전자를 보유한 수산기를 보유할 수가 있다. 그래서 당장 내줄 수 있는 전자가 없는 물질이 알칼리이며, 음(陰)이다. 우리 인체에서 최고의 알칼리는 바로 산소분자(O_2)이다. 우리는 이 산소분자에 의존해서 생명을 유지하고 있다. 이 귀중한 산소를 운반하는 생명의 수호신은 바로 동맥혈이다. 즉, 동맥혈이 알칼리가 되는 이유이며, 만병통치약이 되는 이유이다. 현대과학은 산과 알칼리의 해석을 애매모호하게 해놓았으나, 이렇게 정리하면 산과 알칼리의 구분이 아주 명료해진다. 구체적으로 표현을 하자면, 알콜기(OH:수산기)를 가진 물질, 정확히 말하자면 알콜기 종류를 가진 물질을 산(酸)이라고 말하고, 케톤기(Ketone) 종류를 가진 물질들을 알칼리(Alkali)라고 말한다. 전자를 기준으로 표현을 하자면, 전자(電子)를 두 개 공급하는 능력을 보유하고 있으면 산(酸)이고, 전자(電子)를 두 개 흡수할 수 있으면 알칼리(Alkali)이다. 그래서 알콜기를 가진 산성 물질들은 전자를 공급해서 체액 환경을 산성으로 만들어서 질병을 유발한다. 반대로 케톤기를 가진 물질들은 전자를 수거해서 체액 환경을 알칼리로 만들어주고 병을 낮게 해준다.

　여기서 또 양자물리학을 조금만 더 언급하자. 거두절미하고 이 세상은 전자의 놀이터에 불과하다. 즉, 태양계 안에 존재하는 모든 물질은 전자의 놀이터이기 때문에 인체도 전자의 놀이터에 불과하다. 다른 말로 하면 태양계 우주에서 일어나는 모든 현상은 전자의 개입이 필수이다. 바람이 불건 비가 오건 덥건 춥건 태어나건 죽건 움직이건 멈추건 모두 전자의 개입이 필수이다. 물론 우리가 말하는 생명체나 비 생명체에도 모두 똑같이 적용된다. 즉, 태양계 아래 존재하는 모든 물체는 에너지(電子)와 전쟁을 치르고 있는 셈이다. 여기서 아주 중요한 명제가 도출된다. 바로 인간도 자연계의 구성원에 불과하다는 것이다. 인간도 지극히 자연의 일부이며 자연의 원리에 따라서 작동한다는 것이다. 의학의 발전이 늦은 이유가 바로 여기에 있다. 즉, 인간을 자연과 분리시켜서 특별한 존재로 여긴다는 것이다. 황제내경은 인간을 자연계 일부로 본다. 앞으로 많이 접하겠지만, 이 부분의 개념 이해는 극도로 중요하다. 이 개념을 받아들이지 못하면, 황제내경을 부정할 수밖에 없다. 전자의 놀이터라는 개념에 대한 결론을 내리자면 태양계 안에 존재하는

모든 물체는 에너지 덩어리라는 것이다. 이 에너지 덩어리인 인간이나 바이러스는
에너지를 소비하기 때문에 에너지 보존의 법칙에 따라서 몸체 외부로 변형된 에너
지를 버린다. 즉, 대기는 에너지 쓰레기의 하치장이 된다. 그런데 대기가 산성화되
면, 이 쓰레기의 하치장은 과부하가 일어나고 생명체는 에너지 쓰레기를 버릴 곳
이 없게 되면서 몸살을 앓는데, 그것이 바로 병(病:Disease)이다. 인류가 건강하게
살려면 에너지 소비를 줄여야 한다. 아니면 문명은 문명에 의해서 멸망할 것이다.
이 부분은 양자역학을 알아야 이해가 가는 부분이다.

  하나 더 언급해야 할 것이 있다. 바로 매일 먹는 음식이다. 동양의학에서는 식
약동원(食藥同原) 또는 약식동원(藥食同原)이라는 말이 있다. 이것이 코로나 팬데믹
과 아주 밀접하게 연결되어 있다. 다시 말하면 우리가 먹어야 하는 음식은 반드시
알칼리이어야 한다는 뜻이다. 현대는 편하게 사는 것이 최고라는 이상한 현상 때
문에, 편의식(便宜食:Fast Food)이 주류를 이루면서 가공식품의 천국이 되어가고
있다. 여기에는 반드시 유통기한이라는 문제가 따라붙는다. 그래서 식품 첨가물이
판을 친다. 특히 인산(phosphoric acid:燐酸)은 강산(强酸)인데 가공식품의 마법
사로 통하면서 무차별적으로 사용되고 있다. 또, 육고기(meat)가 아주 쉽게 접근
이 되면서 화를 키우고 있다. 가축은 원칙적으로 초식동물이다. 옛날에는 곡식이
귀했기 때문에 당연한 일이었다. 그러나 현대는 이 초식동물들에게 콩과 옥수수라
는 사료를 과도하게 먹이고 있다. 콩과 옥수수는 불행하게도 인산이 아주 아주 많
이 들어있는 곡물이다. 산(酸)은 에너지(Energy)이고, 에너지는 몸체 그 자체이기
때문에($E=mc^2$), 가축에게 산(酸)을 많이 먹이면 가축은 빨리 성장한다. 이제는 이
것도 모자라서 아예 골육분(骨肉分)까지 먹인다. 그 결과 나타난 재앙이 광우병(狂
牛病)이다. 즉, 에너지 과잉 상태가 가축이 견뎌내지 못할 만큼 커진 것이다. 옛날
처럼 초식을 시킨 가축은 알칼리가 가득하지만, 지금처럼 공장식 축산에서 나온
가축은 산이 가득하다. 또, 식품 재료 중에서 하나 더 언급할 게 있다. 바로 밀가
루이다. 밀은 글루텐 단백질이 아주 많다. 이 글루텐은 전자를 아주 많이 전달하
는 도구가 된다. 그러면 왜 서양 사람들은 밀가루가 재료인 빵을 주식으로 삼았을

까? 답은 천연 발효이다. 천연 발효는 밀가루에서 에너지를 제거하는 과정이다. 그래서 천연 발효 빵은 건강에 아주 좋다. 현대는 발효와 유사한 식감을 식품 첨가물로 만든다. 불행히도 많은 식품 첨가물들은 산성인 경우가 대부분이다. 메주콩은 한국에서 아주 많은 재료로 쓰이는 간장, 고추장, 된장의 재료로 쓰인다. 왜 그럴까? 대두라고 불리는 메주콩은 무려 6개의 인산기를 가지고 있다. 이 콩은 아주 강한 산성 식품이다. 그래서 조상들은 콩 음식은 반드시 천연 발효라는 과정을 거쳤다. 물론 이때 나온 결과물은 건강에 아주 좋다. 지금 코로나 팬데믹은 동양보다 서양에서 더 기승을 부리고 있다. 이 현상에 대한 또, 한가지 답은 바로 음식 문화이다. 필자가 생각하기에는 지금과 같은 서양의 식습관은 문제가 많다고 본다. 종합적으로 말하자면 지금의 팬데믹은 오만에 가득 찬 인간들이 만들어낸 문명의 보복(報復:revenge)이다.

코로나(Corona-19)를 잠시 조금만 언급해보자. 왜 최첨단 현대의학은 현재 팬데믹을 만들고 있는 코로나에 속수무책으로 당하고만 있는 것일까? 답은 아주 간단하다. 단백질(DNA) 의학에만 집중한 죗값이다. 인체는 바닷물 위에 떠있는 배와 같다. 바닷물의 상태가 배의 수명을 결정하는 핵심이다. 그러나 최첨단 현대의학은 바닷물인 체액(Body Fluid:體液)은 관심 밖에 두고, 배와 같은 역할을 하는 체액 위에 떠있는 단백질 연구에만 몰두하고 있다. 어떤 바이러스든 모든 바이러스는 체액이 산성으로 변한 경우에'만' 기승을 부린다. 이에 관한 연구 논문이 너무나 많아서 논문에 파묻혀 죽을 정도이다. 또, 바이러스는 면역의 문제이기 때문에 면역이 다니는 길인 체액이 문제가 되면 면역은 멈추고 만다. 게다가 동양의학의 핵심인 침과 뜸에 대한 논문을 찾아보면, 논문의 90% 이상이 면역 활성화로 결론을 내린다. 그러나 이 팬데믹 상황에서도 동양의학은 쳐다보지도 않는다. 물론 여기에는 동양의학계의 책임도 아주 크다. 피나는 연구는 뒷전으로 미루고 너무 안주하며 살아왔다. 사실, 이 증거는 이미 현실에서 나타나고 있다. 바로 동양의학을 임상에서 혼용하고 있는 중국이다. 중국은 자신 있게 팬데믹을 극복했다고 공식적으로 선언했다. 동양의학은 그 자체가 면역의학이기 때문에 중국이 왜 코로나 팬데믹에 자신하고 있는지 논리적으로 보면 쉽게 이해가 간다. 이제 중국 당국을 의심할 게 아니라 동양의학을 보라. 왜 중국이 코로나에 자신하는지 바로 결론이 나올 것이다. 21세기는 동양의학도 의학의 동등한 한 축이 되어야 인류가 행복해질 것이다.

그리고 건강을 다루는 사람들은 누구나 할 것 없이 기(氣)라고 불리는 인체의 에너지 흐름(Energy flow)을 모르면 안 된다. 동양의학에서는 이 에너지 흐름을 생기(生氣) 즉, 살아있는 생명체(生)의 기운(氣)이라고 부른다. 전자(電子)가 핵심인 생기(生氣)는 산화 환원(oxidation-reduction:酸化還元) 과정을 거치면서 인체를 순환한다. 즉, 전자는 혼자 다닐 수 없으므로 담고 다니는 담체(carrier:擔體)가 필요하다. 그래서 동양의학에서는 산화환원:酸化還元) 과정이 굉장히 중요하다. 또, 현대과학으로 보더라도 인체의 모든 기능은 무조건 연속적인 산화 환원 과정을 통해서 이루어진다. 이런 식으로 인체에 전자(電子)인 전기(電氣:electricity) 즉, 기(氣)가 흐르는 것이다. 다른 말로 하면 기 순환(氣循環) 또는 에너지 순환(Energy cycling)이라고 표현된다. 인체는 에너지 순환이 끊기면 즉, 기 순환이 끊기면 그 순간 바로 생명이 끊긴다. 이처럼 생기(生氣)의 순환은 생명 그 자체이다. 동양의학에서 왜 기의 순환을 강조하는지 이해가 갈 것이다. 그러나 대부분 사람은 생기(生氣)라는 개념을 믿지 않는다. 생명체는 에너지인 생기가 없으면 바로 죽는데도 생기의 개념을 정확히 설명해주는 사람이 없었기 때문에 생기를 아예 모른다. 인체의 에너지 순환을 부정할 사람은 아무도 없을 것이다. 'No Energy, No Life'이기 때문이다. 그래서 이 책은 동서양의 에너지 개념에 대한 간극(間隙)을 이어주는 역할을 할 것이다. 동양이나 서양이나 건강을 연구한다는 것은 똑같은 사람이 대상이며, 똑같이 지구 현상 속에서 연구하기 때문에 동서양 의학에 간극이 있을 수가 없다. 아니 있어서는 안 된다. 다만 설명하는 도구가 다를 뿐이다. 이 책에서는 많은 부분의 간극(間隙)을 없애줄 것이다.

그리고 이 책에서 자신할 수 있는 것은 이 책 하나면 모든 다른 동양의학 서적을 쉽게 해석할 수 있다는 사실이다. 동양의학의 모든 원리가 실제로는 황제내경 소문으로 모여지기 때문이다. 그래서 필자는 이 책만 정확히 탐독하면 다른 동양 의학 서적은 아주 쉽게 접근할 수 있다고 자신하는 것이다. 필자가 동양의학 서적을 탐독 연구하면서 수많은 번역본을 접했는데, 해석의 오류가 너무나 많았다. 한자 자체가 어려워서 오류가 나온 게 아니라 해석의 오류였다. 난경(難經)을 보면 쉽게 알 수가 있다. 제일 논란이 되는 부분 두 가지만 예로 들어보자. 난경 第36 難 腎藏과 命門을 보자. 腎兩者 非皆腎也. 其左者 爲腎, 右者 爲命門. 이 문장을 직역해 보자. 신장(腎) 양쪽(兩)은(腎兩者), 모두(皆) 신장(腎)이 아닌(非) 것이다(非皆腎也). 그(其) 좌측(左)은(其左者), 신장(腎)을 만들게(爲) 되며(爲腎), 우측(右)은(右者), 명문(命門)을 만들게(爲) 된다(爲命門). 이 해석에서 문제점을 보려면 해부학을 보면 된다. 해부학에서 신장을 보면 좌측(左) 신장이나 우측(右) 신장(腎)이나 똑같은 신장(腎)이다. 그러면 이 문장을 해석하는 해석자가 바보가 아닌 이상 반드시 해부학을 봤어야 했다. 그러면 좌우 신장은 같은데 왜 다르다고 했을까 하는 의문을 제기해야 정상적인 해석자가 된다. 이 정도 사고에 다다르면 좌(左)라는 글자와 우(右)라는 글자에 의문을 제기할 수밖에 없다. 이제 좌(左)라는 글자와 우(右)라는 글자에 대해서 사전을 찾아보자. 좌(左)라는 글자의 뜻에는 '아래(下)'라는 의미가 있고, 우(右)라는 글자의 뜻에는 '위(上)'라는 의미가 있다. 이것을 가지고 난경의 문장을 다시 해석해보자. 신장(腎) 쌍(兩)은(腎兩者), 모두(皆) 신장(腎)이 아닌(非) 것이다(非皆腎也). 그(其) 아래(下:左)는(其左者), 신장(腎)을 만들게(爲) 되며(爲腎), 위(上:右)는(右者), 명문(命門)을 만들게(爲) 된다(爲命門). 이제 해석이 명확해진다. 신장(腎)은 쌍(兩)으로 되어있는데 아래쪽은 신장(腎)이고, 위쪽은 명문(命門)이다. 이제 신장의 해부를 보자. 신장 위(上:右)에는 부신(副腎)이 붙어있고, 신장 아래(下:左)에는 신장(腎)이 붙어있다. 그럼 이제 왜 부신(副腎)이 명문(命門)인지 의문이 간다. 그럼 이제 현대 생리학으로 가보자. 부신의 핵심 기능은 스트레스 호르몬인 코티졸(Cortisol)의 분비이다. 이게 답이다. 많은 논문에서 부신을 절제하고 실험을 해본다. 그러면 스트레스가 없는 환경에서는 부신이 없이도 생명체가 잘 산다. 그러나 미세한 스트레스라도 닥치면 생명체는 바로 죽어버린다. 이게 명문(命門)이 아니고 뭐겠는가? 명문은 생명을 좌지우지(左右)하는 곳이다. 이쯤 되면 황제내경의 품격이 소름 끼치게 다가온다. 즉, 동양의학은 최첨단이라고 자랑하는 최첨단 현대의학과 견주어도 손색이 없다는 결론에 다다르면, 소름이 확 끼친다. 그런데 황제내경 전체를 해석하다 보면, 이런 소름 끼치는 부분들이 한두 군데가 아니라는 사실이다. 말 그대로 최첨단 현대의학과 견주어도 전혀 손색이 없는 책이 황제내경인 것이다. 아니 더 앞서는 부분들이 많다. 이왕 말이 나왔으니 하나만 더 보자. 침구갑을경(鍼灸甲乙經) 권지이(卷之二) 경맥근결제5(經脈根結第五)에서 보면 다음과 같은 문장이 나온다. 太陽根干至陰, 結干命門. 命門者, 目也. 직역을 해보면 '방광경(太陽)은 방광(至陰)에서(干) 시작(根)해서, 명문(命門)에(干) 연결(結)된다. 명문(命門)은 눈(目)이다. 여기서 문제가 되는 해석은 목(目)이다. 이 목(目)이라는 글자는 뜻이 아주 많은 글자이다. 우선 이 글자의 의미를 정확히 알려면 난경(難經)에서 명문(命門)을 제대로 해석했어야 한다. 그다음에 이 해석을 해도 문제가 걸린다. 침구갑을경에서 목(目)은 조목(條目)이라는 뜻과 그물코(目)라는 뜻이다. 조목(條目)이란 여러 부분으로 나누어진다는 뜻이 있다. 그리고 그물코(目)는 부신이라는 분비선의 결합조직이 그물코(目)처럼 생겼기 때문에 나온 말이다. 독자 여러분은 지금 부신의 해부를 보고 있다. 부신은 복잡한 여러 조목(條目)으로 나눠진다. 먼저 피질(adrenal cortex:副腎皮質)과 수질(adrenal medulla:副腎髓質)이라는 조목(條目)으로 나눠진다. 여기서 아주 중요한 글자가 나오는데 바로 수(髓)이다. 이 수(髓)는 골수(bone marro:骨髓)라는 뜻이다. 즉, 신장에서 혈구 세포를 만드는 이유와 골수가 존재하는 것을 암시하고 있다. 또, 피질은 구상대(球狀帶:Zona glomerulosa), 속상대(束狀帶:Zona fascicular), 망상대(網狀帶:Zona reticularis)라는 3가지 조목(條目)으로 나누어진다. 이렇게 부신은 여러 조목(條目)으로 나누어진다. 그리고 부신(副腎)이라는 분비선(secretory gland:分泌腺)의 결합조직(結合組織:connective tissue)이 그물코(目)처럼 생겼다. 그러면 이제 해석을 다시 해야 한다. '방광경(太陽)은 방광(至陰)에서(干) 시작(根)해서, 명문(命門)에(干) 연결(結)된다. 명문(命門)은 여러 조목(條目)으로 나누어져 있고, 그물코(目)처럼 생겼다. 이 해석이 정확한 해석이다. 이렇게 정확한 해석을 하면 가히 해부학의 정수를 볼 수 있는 부분이다. 문제는 또 있다. 난경과 침구갑을경에서 명문(命門)을 제대로 파악하지 못하면, 난경 第8難 寸口脈平而死者의 해석이 엉망이 되어버린다. 거두절미하고 한 문장만 언급하자. 바로 '謂腎間動氣也'이다. 직역하면, '신장(腎) 사이(間)에서 움직(動)이는 기운(氣)이다'이다. 두 개의 신장 사이에는 바로 부신(副腎)인 명문(命門)이 있다. 그래서 신간동기(腎間動氣)는 결국 명문의 기운인 코티졸(Cortisol)이다. 아무리 심장이 잘 다스려져도 스트레스를 다스리는 명문이 작동하지 않으면 바로 죽는다. 그래서 난경 第8難의 제목이 寸口脈平而死者이다. 이 부신인 명문에 대해서는 할 말이 너무 많으나 지면 관계상 길게 갈 수가 없다. 최첨단이라고 자랑하는 현대의학이 내놓은 해부학과 비교해도 손색이 없다. 그것도 몇천 년 전에 말이다. 이것이 황제내경의 품격이다. 그런데 황제내경에서 이런 부분들이 수없이 많이 나온다. 이번에는 삼초(三焦)를 보자. 난경 第38難 藏五府六을 보자. 거두절미하고 두 문장만 보자. "... 謂三焦也. ... 有名而無形 ..." 이 부분이다. 여기서 해석의 핵심은 "이름(名)은 가지고(有) 있지만, 형체(形)는 없는(無) 것이다(有名而無形)"이다. 여기서 형(形)은 당연히 인간의 몸(形)이다. 여기서 정상적인 사고를 하는 해석자라면, 이 문장에 대해서 의문을 제기해야 한다. 지금 우리가 논하고 있는 것은 사람의 몸인데, 해석을 해보니 기능은 하는데 형체가 없다는 말이 안 되는 해석이 나온다. 그러면 정상적인 지능을 가진 해석자라면 당연한 순리로 이 문장을 다시 검토해 볼 것이다. 당연히 문제는 무(無)에 있다. 무(無)를 사전에서 찾아보면 덮개(無)라는 의미가 있다. 그러면 무형(無形)의 의미는 인체(形)를 덮고(無) 있다는 뜻이 된다. 이제 동양의학에서 부(府)를 보면, 모두 인체 외부(外)에 맞대고 있다. 즉, 주요 육부인 소화관을 보자. 인체 입장으로 보면, 소화관은 인체 외부(外)이다. 그러면 이제 삼초(三焦)가 서서히 보이기 시작한다. 그런데 초(焦)의 의미를 보면 '눌어붙다'라는 뜻이 있다. 즉, 누룽지가 가마솥에 눌어(焦)붙은 모습을 연상하면 된다. 이제 해부학으로 가보자. 오부(五府) 외에 인체에 눌어(焦)붙어 있고 또, 인체(形)를 덮고(無) 있는 것을 찾으면 된다. 바로 복막(peritoneum:腹膜)과 장간막(mesentery:腸間膜)이다. 복막은 복벽(腹壁:abdominal walls)에 눌어(焦)붙어 있고, 장간막은 오장과 육부라는 인체(形)를 덮고(無) 있다. 그런데 이 부분이 장간막을 통해서 세 부분(三焦)으로 나누어진다. 그래서 삼초(三焦)이다. 즉, "이름(名)은 가지고(有) 있지만, 형(形)은 없는(無) 것이다(有名而無形)"라는 이 부분의 해석을 "(삼초라는) 이름(名)은 가지고(有) 있는데 (이 삼초는) 오장육부(形)를 덮고(無) 있다(有名而無形)"라고 바꿔줘야 한다. 결론적으로 삼초(三焦)는 오장육부를 모두 통제하는 거대한 부(府)가 된다. 즉, 형체가 없는 것(無形)이 아닌 것이다. 이 삼초를 구성하고 있는 장간막은 혈액(氣), 림프액(氣), 신경(氣)이 지나가는 도로(道)이다. 즉, 삼기(三氣)가 통행(行)하는 도로이다. 이번에는 의학입문(醫學入門)으로 가보자. 의학입문(醫學入門) 내집 권1(內集卷之一) 장부(臟腑) 삼초(三焦) 항목을 보자. 三焦如露如漚如瀆, 雖有名而無形, 主氣主食主便, 雖無形而有用. 이 문장의 관습적인 해석을 직역해서 보면 다음과 같다. '삼초는 안개(露) 같기도 하고, 거품(漚) 같기도 하고, 독(瀆) 같기도 하다. 비록 이름은 있으나 형태가 없다. 기를 주관하고, 음식을 주관하고, 변을 주관한다. 비록 형체는 없으나 기능은 한다'. 이제 진짜 해석을 해보자. 먼저 글자 하나하나부터 보자. 로(露)는 노출(露出)이라는 뜻이고, 구(漚)는 물에 잠기다, 물에 적신다의 뜻이고, 독(瀆)은 수로 또는 도랑이라는 뜻이고, 여(如)는 '예를 들다'의 뜻이다. 이제 다시 해석을 해보자. 삼초(三焦)는 예를 들면(如) 인체 외부에 노출(露出)이 되어있고, 예를 들면(如) 물에 잠겨(漚)있고, 예를 들면(如) 물이 지나다니는 수로(瀆)와 같다(三焦如露如漚如瀆). 부연 설명을 하자면, 삼초(三焦)는 장간막을 가지고 있는 복막이기 때문에 당연히 인체를 중심으로 보면 피부나 마찬가지이기 때문에 인체 외부에 노출(露出)되어 있다. 또(如), 복막은 복수(ascites:腹水)가 채워져 있으므로 항상 물에 잠겨져(漚) 있다. 또(如), 복막의 일부인 장간막은 혈액(氣)과 림프액(氣)이 지나가기 때문에 체액(水)이 흘러 다니는 수로(瀆)이다. 이것이 삼초의 정확한 해석이다. 그런데 바로 뒤 문장이 가관(可觀)이다. 비록 이름은 있으나 형태가 없다(雖有名而無形). 그런데 이 형태가 없는 어떤 것이 '기를 주관하고, 음식을 주관하고, 변을 주관한다(主氣主食主便)'. 여기서 해석자가 아이큐(IQ)가 50만 되어도 앞뒤가 안 맞는다는 것은 그냥 눈치를 챌 수가 있다. 어떻게 형체가 없는데, 형체인 음식을 주관하고, 대소변을 주관한단 말인가? 또, 비록 형체는 없으나 기능은 한다(雖無形而有用). 이것도 해석자가 바보가 아닌 이상 어떻게 인체라는 형체에서 형체가 없는 데 기능(用)을 할 수 있단 말인가? 결국에 이 해석이 엉망이 되면서 뒤에 연속해서 나오는 많은 문장의 해석이 엉망진창이 되고 만다. 결국에 황제내경에서부터 의학입문까지 여러 해석을 보면, 연구자들이 진심을 가지고 연구를 했나 의심이 들 정도이다. 여기서는 이 두 가지만 예로 들었지만 번역된 동양의학 서적을 탐독하다 보면, 너무나 많은 부분의 해석이 왜곡되어 있다. 그래서 필자가 집필한 이 책은 이런 수많은 왜곡 부분들을 바로 잡고 추가로 현대 생리학 논문을 참고하고 이어서 해부학을 대조해서 나온 결과물이다. 그래서 이 책만 탐독하면 다른 수많은 동양의학 서적을 쉽게 접근할 수 있다고 자신 있게 말한 것이다. 이 내용들은 본문을 보면 금방 알 수 있을 것이다. 또, 왜 필자가 자신했는지도 알게 될 것이다. 특히 천문학 부분은 더욱더 그렇다. 이제 동양의학은 필자의 번역서를 통해서 미신이나 주술이라는 비아냥에서 벗어나 완벽한 과학으로 다시 태어나는 계기가 될 것이다. 이 책의 분량이 너무 많아서 통독하려면 시간은 걸리겠지만, 이 책을 통독하고 나면 의학의 새로운 패러다임을 경험하게 될 것이며, 동양의학을 공부했다는 자긍심을 갖게 될 것이다.

마지막으로 국민 영웅인 이봉주 마라톤 선수가 근육긴장이상증(dystonia)으로 고생하고 있다는 안타까운 소식이 전해졌다. 이 질환을 동양의학적 관점으로 바라보면 아주 쉽게 풀린다. 그리고 이봉주 선수는 마라톤 선수이기 때문에 항상 호흡이 문제가 된다. 호흡의 중요성은 산소(O_2:Oxygen)와 이산화탄소(CO_2:carbon dioxide:二酸化炭素)의 교환에 있다. 그런데 마라톤 선수는 극심한 이산화탄소 과잉에 시달린다. 평소에도 연습을 많이 하므로 문제가 된다. 동양의학에서는 오장의 체액 연결성을 본다. 즉, 이산화탄소 대사를 하는 폐(金)와 체액으로 연결된 장기를 보는 것이다. 다시 말하면 상극(相克) 관계와 상생(相生) 관계를 본다. 즉, 폐(金)는 간(木)을 상극(相克)한다. 그리고 폐(金)는 신장(水)과 상생(相生)한다. 그러면 이봉주 선수의 문제는 간(肝)과 신장(腎) 문제로 귀결된다. 여기까지 말하면 도대체 무슨 말인지 모를 것이다. 이 상극(相克) 관계와 상생(相生) 관계를 현대 생리학으로 풀면 쉽게 이해가 간다. 지금 말하는 내용들은 이 책의 본문에 자세히 나와 있는 내

용들이다. 먼저 힘들어서 숨을 헐떡이면 산소가 부족해지고 이산화탄소가 과잉된
다. 그러면 인체 외부로 배출되지 않은 이 이산화탄소는 인체 안에서 중조(重
曹:bicarbonate)로 바뀐다. 그리고 이때 바뀐 중조는 대개 탄산수소나트륨(炭酸水
素鹽:NaHCO₃)이라는 중조가 된다. 이 물질은 삼투압 인자이다. 그런데 이 인자는
주로 세포 안에서 염소(鹽素:chlorine:Cl⁻)와 교환이 되면서 세포를 팽창시킨다. 그
런데 이산화탄소가 주로 활동하는 장소가 혈액이다. 그래서 이 팽창의 피해를 주로
입는 세포는 적혈구가 된다. 즉, 이산화탄소가 혈액에 적체되면, 적혈구가 팽창하
게 되면서, 결국 적혈구가 파열돼 버린다. 그러면 이렇게 파괴된 적혈구는 담즙으
로 처리돼야 하므로 간으로 간다. 그러면 간은 이 폐기 적혈구를 담즙 형태로 만들
어서 체외로 버린다. 이것이 폐와 간의 정상적인 체액 관계이다. 그래서 폐가 파괴
된 적혈구를 간으로 몽땅 보내버리면, 간은 바로 과부하(相克)에 시달리게 된다. 동
양의학은 이 관계를 상극(相克) 관계라고 명명한다. 즉, 상극(相克) 관계는 말 그대
로 완벽한 과학적 사고 개념인 것이다. 또, 폐에서 미처 처리하지 못한 중조(重曹)
는 염(鹽)이기 때문에 염을 전문적으로 처리하는 신장으로 보내지게 된다. 이렇게
폐와 신장은 체액으로 연결된다. 물론 지금까지 말한 내용들은 현대의학이 채택하
고 있는 현대의학 생리학의 이론들이다. 이것이 동양의학에서 말하는 폐(金)와 신
장(水)의 상생(相生) 관계이다. 즉, 상생 관계는 완벽한 과학인 것이다. 물론 이 상
태가 과해지면, 신장은 바로 과부하(相生)에 걸리고 만다. 그런데, 이 내용들이 이
봉주 선수가 앓고 있는 근육긴장이상증(dystonia)이랑 무슨 관계가 있단 말인가?
다시 동양의학으로 돌아가 보자. 동양의학에서 간은 담즙을 통해서 신경을 통제하
고 이어서 근육을 통제한다. 즉, 간(肝)은 근(筋)을 통제(主)한다. 이것은 동양의학의
기본적인 내용이다. 또, 폐와 상생하는 신장(腎)은 뇌척수액(cerebrospinal fluid:
腦脊髓液)을 통제해서 신경을 통제한다. 즉, 간과 신장이 주로 신경을 통제한다는
말이다. 결국에 동양의학 관점에서 근육긴장이상증을 바라보면, 신장과 간이 문제
의 핵심이다. 결국에 근육긴장이상증을 치료하기 위해서는 신장과 간을 돌봐줘야
하며, 신장과 간의 경(經)에서는 면역(衛)을 활성화해주고, 수(兪)에서는 체액(榮)을
활성화해줘야 한다는 결론에 다다른다. 마라톤 선수들이 특히 간과 신장에 문제가

많이 생긴다는 현대의학적 논문들도 많이 나와 있다. 이것이 논리적으로 맞는 이유는 바로 이산화탄소 대사 때문이다. 여기서 잠시 현대의학의 치료로 가보자. 현대의학은 대증치료(對症治療)를 한다. 이때 대개는 두 가지를 사용한다. 즉, 항콜린제(anticholinergic)와 보톡스(Botox)를 사용한다. 항콜린제는 신경 전달을 방해해서 신경의 작동을 막는 것이다. 그리고 보톡스는 강알칼리이다. 신경을 움직이는 것은 전자(電子)를 보유하고 있는 산(酸)이기 때문에, 이 보톡스라는 강알칼리를 투여하면 신경을 작동시키는 전자(電子)를 보유하고 있는 산(酸)을 모조리 수거해서 중화시키면서 신경의 작동을 방해해버린다. 그래서 이 두 가지 약물은 신경을 일시적으로 중단시킨다. 즉, 근본적인 치료가 아니라는 것이다. 근본적인 치료는 간과 신장의 치료라는 말이다. 이것이 동양의학 관점에서 바라본 근육긴장이상증(dystonia)의 발병 기전과 치료 기전이 된다. 아마도 많은 사람은 이 설명에 익숙하지 않고 낯 설 것이다. 이 질환은 현대의학적 관점에서 보면 원인 불명의 난치병이다. 그러나 이 질환을 동양의학 관점에서 보면 치료가 가능한 질환이 된다.

코로나 시대의 완벽한 Solution, 동양의학!!

이 책을 내기까지는 고민도 많이 했다. 왜? 많은 사람이 믿지 않을 것이 뻔하기 때문이다. 이 책은 기존 의학과 다른 그리고 누구도 시도해 보지 않은 체액 이론을 기반으로 한 전자생리학을 도입했기 때문이다. 동양철학을 공부하고 동양의학을 공부하면서 자연스럽게 서양철학과 서양의학에 관심을 가질 수밖에 없었다. 결국에 자연스럽게 동양철학과 서양철학, 동양의학과 서양의학의 연결고리를 알게되었다. 욕심은 인도 의학인 아유르베다, 아랍 의학인 유나니까지 합쳐서 통합의학서를 집필하고 싶었다. 그러나 코로나가 닥치면서 생각이 바뀌었다. 이 책은 코로나가 시작되어서 기승을 부릴 즈음에 쓰기 시작했다. 이유는 동양의학은 면역의학이기 때문이다. 바이러스는 면역의 문제이고, 동양의학에서 보면 바이러스 통제는 그리 어려운 문제가 아니기 때문이다. 그러면 왜 책 집필을 꺼렸을까? 문제는 책 내용이 너무나 획기적이다. 기존의 인식과는 너무나 다른 내용들이다. 결국에 코로나가 내게 용기 아닌 용기를 줬다. 특히 코로나로 인해서 저소득층의 사람들이 고통받는 모습이 너무 안타까웠다. 이제 기존의 의학 패러다임에서 벗어날 때가 된 것 같다. 지금 최첨단이라고 스스로 자부하는 최첨단 현대의학은 코로나 같은 시대에는 무용지물이 될 수밖에 없다. 그 이유는 물론 필자 개인적인 생각이지만, 이 책 내용 속에 있다고 생각한다. 물론 판단은 독자 여러분께 맡길 수밖에 없다. 그리고 이 책은 어떤 의미에서는 동양의학의 새로운 길을 모색할 수 있는 단서가 될 수도 있을 것이다. 이 책의 요약판이 따로 있다. 제목은 "코로나 시대 한방 건강 관리법"이고, 이 책의 수정판이 "침은 백신이고 한의학은 면역의학이다"이다. 각각 81페이지, 83페이지로 요약되어 있다.

From D, J, O.   2021. 04, 20

소통공간

E-Mail : energymedicine@naver.com

네이버카페 : D.J.O. 동양의철학 연구소

(계속해서 업데이트되는 새로 출판된 책들의 개요를 만나 볼 수 있는 공간이다)

(https://cafe.naver.com/djoorientalmedicine)

D.J.O. 동양의철학 연구소 네이버카페 QRCode

목차(상권)

목차(중권)

목차(하권)

제1편. 상고천진론(上古天眞論)

제1장

昔在黃帝, 生而神靈, 弱而能言, 幼而徇齊, 長而敦敏, 成而登天. 迺問於天師曰, 余聞上古之人 , 春秋皆度百歲 , 而動作不衰, 今時之人, 年半百而動作皆衰者, 時世異邪. 人將失之邪. 歧伯對曰, 上古之人, 其知道者, 法於陰陽, 和於術數, 食飮有節, 起居有常, 不妄作勞, 故能形與神俱, 而盡終其天年, 度百歲乃去. 今時之人不然也, 以酒爲漿, 以妄爲常, 醉以入房, 以欲竭其精, 以耗散其眞, 不知持滿, 不時御神, 務快其心, 逆於生樂, 起居無節, 故半百而衰也.

옛날에 황제가 있었는데(昔在黃帝), 태어날 때부터 범상치가 않았고(生而神靈), 어렸을 때부터 말을 잘했고(弱而能言), 어렸을 때도 총명하고 기민했으며(幼而徇齊), 장성했을 때는 영리하고 정이 많았으며(長而敦敏), 성인이 되어서는 천자가 되었다(成而登天). 이런 황제가 자기 스승에게 묻는다(迺問於天師曰). 제가 듣기로는 상고 시대 사람들은(余聞上古之人), 나이(春秋)가 모두 100세가 되도록 살았어도(度:택) 행동이 노쇠해지지 않았다는데(春秋皆度百歲 , 而動作不衰), 지금 사람들은(今時之人), 50살만 되어도 모두 행동이 노쇠해지는데(年半百而動作皆衰者), 시대(時世)에 따라서 사기(邪)의 작동이 다른가요(時世異邪)? 혹은(將) 사람이 정기를 잃어버려서 사기가 침입한 건가요(人將失之邪)? 기백이 말한다(歧伯對曰). 상고 시대 사람들은(上古之人), 세상 사는 원리가 무엇인지를 아는 사람들로써(其知道者), 인체의 에너지를 다스리는 음양의 법도를 지켰으며(法於陰陽), 신체를 건강하게 단련하여 정기(正氣)를 기르는 방법인 술수(術數)를 알고 인체를 조화롭게 했으며(和於術數), 음식을 과식하거나 무절제하지 않았으며(食飮有節), 일상생활(起居)도 항상 법도를 지켰으며(起居有常), 인체를 혹사한 노동도 하지 않았다(不妄作勞). 그래서 육체와 정신 모두를 안정시킬 수 있었고(故能形與神俱), 그래서 하늘이 부여한 자기 수명을 제대로 마칠 수 있었기 때문에(而盡終其天年), 100세를 살고서야(度:택) 세상을 떠났던(乃去) 것이다(度百歲乃去). 지금(今時) 사람들은 그렇게 하지 않는다(今時之人不然

也). 지금 사람들은 산성(酸性)인 술(酒)을 물 마시듯이 하고(以酒爲漿), 망령된 행동을 일상적으로 해서(以妄爲常), 과잉 산이 쌓이게 하고, 술이 잔뜩 취한 채로 성생활(入房)을 해서(醉以入房), 알칼리를 과도하게 소모시켜서 과잉 산이 쌓이게 하고, 욕심을 과도하게 부려서(以欲) 정기를 고갈시키고(以欲竭其精), 정신을 어지럽히고(耗) 진기를 소모(散) 시키고(以耗散其眞), 만족(滿)하고 그칠 줄 모르며(不知持滿), 마음을 통제할 때를 모르고(不時禦神), 마음의 쾌락만 추구하고(務快其心), 약을 쓰는데도 원리를 지키지 않고(逆於生樂), 일상생활에서도 무절제(無節)하고 있다(起居無節). 당연한 결과로써 50살(半百)만 되어도 노쇠해지고 만다(故半百而衰也). 이 문장들의 해석에서 자세한 해설은 생략했다. 왜냐면 앞으로 나오는 본문들에서 모두 다 자세히 설명되기 때문이다.

제2장

夫上古聖人之教下也, 皆謂之. 虛邪賊風, 避之 有時, 恬惔虛无, 眞氣從之, 精神內守, 病安從來. 是以志閑而少欲, 心安而不懼, 形勞而不倦, 氣從以順, 各從其欲, 皆得所願. 故美其食, 任其服, 樂其俗, 高下不相慕, 其民故曰朴. 是以嗜欲不能勞其目, 淫邪不能惑其心, 愚智賢不肖, 不懼於物, 故合於道, 所以能年皆度百歲, 而動作不衰者, 以其德全不危也.

무릇, 상고 시대 성인의 가르침은 다음과 같다(夫上古聖人之教下也, 皆謂之). 병의 근원이 되는 허사와 적풍을 피해야 된다(虛邪賊風 , 避之). 여기서 허사(虛邪)는 알칼리 부족(虛)과 산(酸) 과잉(邪)을 말한다. 이 둘은 병의 근원이 된다. 이 단어들은 앞으로 본문에서 자주 나오니까 여기서는 자세한 설명을 피한다. 때에 따라서(有時), 마음을 비우고(虛无) 담담하게(恬惔) 지내면(恬惔虛无), 우리 몸을 건강하게 지켜주는 진기(眞氣)가 자동으로 뒤따라(從) 온다(眞氣從之). 마음을 비우고 담담하게 현실에 만족하면서 지내면, 산성인 호르몬 분비가 과다해지지 않으므로, 당연히 인체는 알칼리로 유지가 된다. 그러면 산성 체액이 자극하는 정신이 안정(內守)되는데(精神內守), 병이 어떻게 쉽게(安) 따라오겠는가(病安從來)? 여기서 우리가 쉽게 자주 사용하는 정신(精神)의 개념이 아주 재미가 있다. 정(精)은 알칼리를 말하고, 신(神)은 산을 말한다. 그래서 정신(精神)이 안정되려면, 마음을 안정시켜서 산성인 호르몬의 분비가 적게 해야 한다. 호르몬은 산의 결정인자인 신(神)을 운반하는 도구임을 상기해보자. 그래서 정신을 안정시키려면, 호르몬의 분비가 적게 해야 한다. 이에 관련된 기전은 뒤에서 자주 만나게 된다. 다시 본문을 보자. 이렇게 마음이 안정(志閑)되어있고 욕심이 없으면(是以志閑而少欲), 마음은 편안하고 두려움도 없으며(心安而不懼), 육체가 피곤해서 고달파질 일도 없으며(形勞而不倦), 당연한 결과로써 인체 기운(氣)의 순환은 아주 순조롭게 된다(氣從以順). 그러면 모두(各)가 원하는 바가 적기 때문에 자기 욕심대로(從) 행동을 해도(各從其欲), 모두는 자기가 원하는 소원을 성취할 수가 있다(皆得所願). 그 결과 음식은 맛있게(美) 되고(故美其食), 자기가 맡은 직책(服)을 잘 수행(任)하고(任其服), 미풍양속(俗)은 즐겁게 행해지고(樂其俗), 이렇게 되면 고하를 막론하고 서로를 존중(相慕)하게 된다(高下不相慕). 그 결과 옛말처럼(故曰) 백성들은 소박(朴)하게 된다(其民故曰朴). 즉, 욕심을 버리면 몸도 편하고 마음도 편하면서 건강하게 되고, 사회도 안정이 되면서 모두가 서로를 존경하면서 사는 사회가 된다는 뜻이다. 꿈에서나 그려 볼 수 있는 이상적인 사회의 원칙론을 말하고 있다. 그러면 과도한 욕망(嗜欲)이 눈을 피로하게 하지 않을 것이며(是以嗜欲不能勞其目), 나쁜 마음(淫邪)이 마음속을 미혹(惑)하게 하지 못할 것이며(淫邪不能惑其心), 똑똑한 사람(智賢)이나 우매한 사람(愚)이나 모두 자기를 낮출 것(不肖)이며(愚智賢不肖), 이들 모두는 물질(物)에 현혹되지 않을 것이다(不懼於物). 그래서 사람들이 이렇게 도리에 맞게(合) 행동을 하면(故合於道), 이것들이 모두 100세까지 살(度) 수 있는 이유(所以)가 되며(所以能年皆度百歲), 몸을 움직이게 하는 인체의 정기도 쇠퇴하지 않게 한다(而動作不衰者). 즉, 나이가 들어서도 청년처럼 행동할 수 있다. 이것은 인간이 덕(德)을 온전(全)하게 지킴으로써(以) 자신을 안전하고 건강(不危)하게 지킨 결과이다(以其德全不危也). 이론적 유토피아(樂園:Utopia)를 말하고 있다.

제3장

帝曰, 人年老而無子者, 材力盡邪, 將天數然也. 岐伯曰, 女子七歲, 腎氣盛, 齒更髮長. 二七而天癸至, 任脈通, 太衝脈盛, 月事以時下, 故有子. 三七, 腎氣平均, 故眞牙生而長極. 四七, 筋骨堅, 髮長極, 身體盛壯. 五七, 陽明脈衰, 面始焦, 髮始墮. 六七, 三陽脈衰於上, 面皆焦, 髮始白. 七七, 任脈虛, 太衝脈衰少, 天癸竭, 地道不通, 故形壞而無子也.

　　황제가 말한다(帝曰). 나이가 들어서 노년이 되면 아이를 가질 수 없는데(人年老而無子者), 기력이 약해서인가요(材力盡邪)? 아니면 하늘의 원리인가요(將天數然也)? 기백이 말한다(岐伯曰). 여자는 7세가 되면 신장의 기운이 성해지고(腎氣盛), 이(齒)를 갈며 음모가 나고(齒更髮長), 14세가 되면 스테로이드(steroid) 호르몬(天癸)이 분비(至)가 되고(二七而天癸至), 임맥이 통하고(任脈通), 태충맥이 성하게 되고(太衝脈盛), 때에 따라서 월경을 하며(月事以時下), 그래서 아이를 가질 수가 있다(故有子). 여기서 몇 가지 설명이 필요하다. 여기서 신장(腎)은 생식기(腎)를 의미한다. 그래서 신기가 성하다는 말은(腎氣盛), 생식 기관이 완성되어 간다는 의미이다. 즉, 남자는 정액이 만들어지고 여자는 월경한다는 뜻이다. 여기서 신장을 스테로이드를 만드는 부신으로 해석해도 된다. 그리고 이 스테로이드 호르몬은 성호르몬과 같은 종류라는 사실도 상기해보자. 정액과 월경의 생물학적 의미는 뭘까? 이 둘은 인체 안의 과잉 에너지(酸)를 인체 밖으로 배출하는 과정이다. 즉, 에너지(酸)는 성장의 원동력인데, 인체의 성장 속도가 서서히 떨어지면서, 여분의 에너지(酸)를 인체 밖으로 내보내는 것이다. 이 여분의 에너지로 인해서 음모가 나고, 이를 간다(齒更髮長). 14세가 되면 성장 속도가 현저히 떨어지면서 드디어 월경이 시작된다(月事以時下). 만일에 월경으로 인체 안의 과잉 에너지(酸)를 몸 밖으로 내보내지 못하면, 살이 찌고 몸이 아파진다. 이것이 여성들의 갱년기 증후군(climacteric syndrome:更年期症候群)이다. 즉, 갱년기 증후군은 월경을 통해서 인체 안의 과잉 에너지인 산(酸)을 인체 밖으로 배출하지 못했을 때 생기는 현상이다. 이에 대한 설명은 이 정도로 간단히 마친다. 나중에 전자생리학을 집필하면서 좀 더 자세히 설명될 것이다. 여기서 핵심은 성장인자라는 자유전자를 보유한 산(酸)이 문제의 중심에 서게 된다. 그리고 임맥이 통한다(任脈通)고 한다. 무슨 의미일까? 임맥이 지나가는 경로를 보면 알 수 있다. 임신이 가능해지려면 성호르몬으로서 알칼리인 스테로이드 호르몬이 굉장히 중요하다. 그다음으로 중요한 것이 간이 주도하는 하복부의 체액 순환이다. 먼저 임맥(任脈)을 보면, 스테로이드 생성 지점과 체액 순환의 핵심 지점을 동시에 지나고 있다. 회음부(會陰部)는 말 그대로 알칼리(陰)인 스테로이드 호르몬이 만들어지는 곳이다. 그다음에 스테로이드를 만들어내는 부신(副腎:adrenal gland)과 관련된 수분(水分)과 석문(石門)을 지나고, 스테로이드를 만들어내는 흉선(thymus:胸腺)인 단중(膻中)을 지나고, 횡격막과 관련된 옥당(玉堂)을 거치는 맥이 임맥(任脈)이다. 그다음에 체액 순환의 핵심은 림프(肉)이기 때문에, 체액 순환은 당연히 림프와 관계되는데, 림프계는 유미조(乳糜槽:cisterna chyli)와 연결된 기해(氣海)에서 하복부의 림프액(肉)을 모은 다음에, 이어서 흉관(胸管:thoracicduct)을 따라서 폐(肺)로 들어가서 최종 처리된다. 또, 폐는 다른 경락을 통해서 상체에서 폐로 내려오는 림프까지 처리한다. 그리고 스테로이드 호르몬은 지용성이므로, 지용성 물질을 처리하는 림프를 통해서 소통한다. 즉, 임신하기 위해서는 스테로이드 호르몬과 혈액 순환이 핵심이다. 그래서 임맥이 통한다(任脈通)고 말한 것이다. 여기서 말하는 혈자리의 위치는 해당 기관의 위치가 아니라 해당 기관에 영향을 미치는 혈자리 위치이다. 혼동해서는 안 된다. 그다음에 태충맥(太衝脈)이 왕성해진다(盛)고 했다. 이유는 뭘까? 태충맥(太衝脈)은 림프(經) 전용 맥(脈)이다. 그래서 신장맥도 이용한다. 신장은 림프액인 뇌척수액을 통제하기 때문에 태충맥은 신장맥을 당연히 이용한다. 그리고 흉관을 따라서 형성이 되며 최종적으로 폐로 들어가서 중화된다. 그래서 림프를 처리하는 흉선(膏肓)의 수혈인 황수(肓兪), 폐와 연결되는 상곡(商曲), 부신과 연결되는 석관(石關)을 지난다. 또, 당연하게 림프액인 뇌척수액이 활동하는 척추(vertebra:脊椎)가 포함된다. 그런데, 이 태충맥은 체액 순환 외에 스테로이드 호르몬인 에스트로겐의 처리와도 아주 밀접한 관계를 맺고 있다. 즉, 스테로이드 호르몬들은 알칼리로 보관되었다가 산(酸)을 수거해서 산성이 되면 상당히 많은 부분이 림프로 들어가서 처리된다.

그래서 림프는 스테로이드 호르몬 대사에 굉장히 많은 영향을 끼친다(1-1). 이것을 책임지는 맥이 바로 태충맥이다. 그리고 태충맥이 신장맥과 연결된다는 의미는 임신과 성장에서 아주 중요한 의미를 갖게 된다. 그 이유는 신장에 스테로이드 호르몬을 통제하는 부신이 붙어있기 때문이다. 임신과 성장에서 성호르몬인 스테로이드 호르몬이 아주아주 중요하다는 사실을 상기해보자. 이 관계를 모두 설명하려면, 너무나 많은 지면이 필요하므로, 여기서 줄인다. 다시 본론으로 가보자. 성장이 거의 완료되는 21살이 되면(三七), 생식 기관도 완성이 되고(腎氣平均), 사랑니(眞牙)까지 나면서 인체의 성장(長)은 멈추게(極) 된다(故眞牙生而長極). 28살(四七) 때쯤 되면 성장이 완료되면서 인체 에너지는 인체를 강하고 견고하게 만드는데 사용되고(筋骨堅), 음모(髮)의 성장도 끝이 나고(髮長極), 인체도 이미 건장(壯)해진다(身體盛壯). 35살(五七)이 되면 산성 간질액을 최종 중화 처리하는 폐(陽明脈)가 약해지고(陽明脈衰), 체액 순환이 더뎌지면서 얼굴에 주근깨(焦)가 생기기 시작하고(面始焦), 온몸의 털이 빠지기(墮) 시작한다(髮始墮). 여기서 양명맥(陽明脈)을 폐와 연결시키지 않고, 대장맥(陽明脈)으로 직접 설명해도 된다. 폐를 도와준다는 측면에서 대장의 생리를 살펴보면, 대장은 대장 발효를 통해서 폐를 도와주는 도파민(Dopamine)을 만들어내고, 또한, 대장 발효를 통해서 단쇄지방산((短鎖脂肪酸:short-chain fatty acid:SCFA)을 만들어서, 이들은 휘발성이므로, 휘발성 기체가 모이는 폐로 보내게 되고, 이어서 이들은 폐가 내보내는 자유전자를 수거해서 체외로 휘발해 버림으로써, 폐를 돕게 된다. 그리고 대장에서 만들어진 단쇄지방산은 대장 공간에서 인체 안으로 흡수되면서, 자동으로 중조를 대장 공간으로 배출하게 된다. 즉, 단쇄지방산은 인체로 흡수되고, 중조는 인체 밖으로 배출되는데, 대변을 통해서 체외로 배출된다. 이때 배출되는 중조(HCO_3^-:重曹:bicarbonate)는 폐가 처리하지 못한 이산화탄소(CO_2)가 물(H_2O)과 반응하면서 만들어진 부산물이다. 즉, 중조(HCO_3^-)에는 폐가 미처 처리하지 못한 이산화탄소(CO_2)가 들어있다. 그래서 이산화탄소를 보유한 중조가 체외로 배출된다는 말은 이산화탄소가 체외로 배출된다는 뜻이 되고, 그러면, 이때 이산화탄소를 배출하는 폐는 자동으로 도움을 받게 된다. 그래서 대장은 폐의 입장으로 보면, 은인도 이런 은인이 없게 된다.

그리고 폐가 미처 처리하지 못한 이산화탄소(CO_2)는 피부 호흡을 통해서 피부로도 배출된다. 그래서 피부와 폐는 불가분의 관계를 갖게 된다. 그런데, 이때 피부는 대장이 공급해주는 단쇄지방산의 도움을 받게 된다. 즉, 단쇄지방산은 휘발성이라서 피부를 통해서 체외로 잘 휘발되는데, 이때 피부가 배출하는 산성 물질들을 가지고 체외로 배출된다. 그리고 이렇게 피부로 나온 단쇄지방산은 지용성이므로, 피부에 붙어서 피부를 보호하는 작용도 해준다. 그리고 이때 단쇄지방산이 가지고 나온 자유전자는 공기 중에 있는 풍부한 산소에 의해서 물로 중화된다. 그래서 평소에 피부가 좋은 사람은 피부에 단쇄지방산이 붙어있으므로 인해서, 수분이 추가로 공급되면서, 피부가 거칠지 않게 된다. 그러면, 이때는 피부가 광택이 나게 된다. 즉, 대장이 대장 발효를 통해서 공급한 단쇄지방산은 선크림의 역할을 해준다. 그래서 대장 발효는 피부하고도 관계가 깊게 된다. 그리고 대장 발효를 통해서 생산되는 도파민은 피부도 돕게 된다. 즉, 피부에서 도파민의 역할이 아주 크다는 뜻이다. 즉, 대장도 피부에 많은 도움을 주게 된다. 어떻게 보면, 대장은 폐에도 은인이지만, 피부에도 은인이나 마찬가지이다. 결국에 이 모든 것들은 대장의 발효가 만들어낸 마법이다. 그래서 인체에서 대장 발효는 엄청나게 중요하다. 그리고 대장은 간을 통해서 해독에도 관여한다. 대장이 만들어낸 단쇄지방산은 장간 순환(enterohepatic circulation:腸肝循環)을 통해서 간으로도 보내진다. 그런데, 이때 대장에서 간으로 보내진 단쇄지방산에는 자유전자가 붙어있는데, 이 자유전자는 간이 산성 담즙에 붙어있는 산성인 단백질을 환원해서 분해할 때 이용된다. 물체의 분해는 자유전자의 환원 과정이라는 사실을 상기해보자. 그러면, 이때 단쇄지방산은 자동으로 알칼리로 바뀌어서 온몸을 순환하면서 과잉 산에 붙은 자유전자를 수거해서 중화하는 역할을 하게 된다. 이렇게 해서 대장은 온몸의 건강과 직결하게 된다. 이렇게 되면 인체 최대의 해독 기관인 간은 안정화된다. 만일에 간이 문제가 되면, 간은 기정맥을 통해서 산성 정맥혈을 폐로 직송해버리게 되고, 폐는 직격탄을 맞게 된다. 그리고 소화관에서는 온몸에서 생산되는 도파민의 50% 이상을 만들어내므로, 대장은 도파민과 직결된 뇌의 건강과도 직결하게 된다. 그래서 이런 사실들을 종합해보면, 대장(大腸)은 우리 몸의 입장으로 보면, 대장(大將)이다. 그래서 대장맥(陽明脈)이 약해지게 되면(陽明脈衰), 곧바로 대장이 문제가 되고, 이어서 피부에 문제가 생기면서 얼굴에 주근깨(焦)가 생기기 시작하고(面始焦), 피부의 진피에 뿌리를 내리고 살면서 영양분을 받는 온몸의 털은 대장으로 인해서 피부가 나빠지게 되면, 빠지기(墮) 시작한다(髮始墮). 이 기전은 최첨단이라고 으스대는 최첨단 현대의학도 잘 모르는 기전이다. 이것이 황제내경의 품격이다. 단, 황제내경을 정확히 알 때만이다. 대장 문제는 너무 긴 이야기이므로, 여기서 줄인다. 다시 본문으로 되돌아가 보자. 42세(六七)가 되면, 위장, 담, 방광을 통제하는 삼양맥이 위장(上:陽明)에서부터 약해지고(三陽脈衰於上), 그러면, 위장을 통해서 체외로 배출되던 만병의 근원인 자유전자는 온몸에 쌓이게 되고, 이로 인해서 자유전자가 피부를 괴롭히면서, 온 얼굴(面)에 주근깨가 나타나며(面皆焦), 피부에 영양 공급이 약해지면서, 진피에 뿌리를 둔 모발이 희어지(白)기 시작한다(髮始白). 49세(七七)가 되면 임맥이 약해지고 즉, 알칼리인 스테로이드 호르몬의 분비가 현저히 줄게 되고(任脈虛), 태충맥의 림프가 스테로이드 대사를 제대로 하지 못하게 되고(太衝脈衰少), 결국 생식을 할 수 있는 터전(地)이 되는 길(道)들은 모두 막히게(不通) 되고(地道不通), 월경에 필요한 스테로이드의 생성은 현격히 줄어들고, 결국 월경(天癸)은 끊어지고 만다(天癸竭). 물론 남성도 스테로이드 호르몬의 분비가 줄면서, 정자를 만들 수가 없게 된다. 이때 갱년기 증후군도 뒤따라 올 수 있다. 그래서 인체(形)는 쇠약(壞)해지고 자식을 가질 수 없게 된다(形壞而無子也). 성호르몬인 스테로이드 호르몬은 강알칼리여서, 항상 과잉 산에 시달리는 인체에서 엄청나게 중요하다는 사실을 상기해보자. 그리고 스테로이드 호르몬인 에스트로겐(Estrogen)은 자궁을 증식시키는 역할을 한다. 그러나 이 호르몬의 분비가 줄면, 자궁 증식은 멈추고 아이를 가질 수가 없게 된다. 사실 이 부분은 엄청난 분량의 지면을 요구한다. 이 부분만 가지고도 책을 한 권 써야 할 것이다. 사실 이 부분은 너무 긴 이야기이므로, 실제로는 강의로 채워야 할 부분이다. 그리고 참으로 대단하다. 황제내경 저자들은 어떻게 이런 기전을 2,000년 전에 이렇게 자세하게 알았을까? 우리는 지금 문명을 발전시켜나가고 있을까? 아니면, 먼 조상들의 최첨단 문명을 복원해가고 있을까?

丈夫八歲, 腎氣實, 髮長齒更. 二八, 腎氣盛, 天癸至, 精氣溢寫, 陰陽和, 故能有子. 三八, 腎氣平均, 筋骨勁強, 故眞牙生而長極. 四八, 筋骨隆盛, 肌肉滿壯. 五八, 腎氣衰, 髮墮齒槁. 六八, 陽氣衰竭於上, 面焦, 髮鬢頒白. 七八, 肝氣衰, 筋不能動, 天癸竭, 精少, 腎藏衰, 形體皆極. 八八, 則齒髮去. 腎者主水, 受五藏六府之精而藏之, 故五藏盛乃能寫. 今五藏皆衰, 筋骨解墮, 天癸盡矣. 故髮鬢白, 身體重, 行步不正, 而無子耳.

남자는 8살(八歲)이 되면(丈夫八歲), 성장 속도가 서서히 줄면서, 성장인자인 자유 전자가 알칼리인 성호르몬이 분비되는 생식 기관에 모이게 되고, 이어서 생식 기관이 발달하고(腎氣實), 음모가 성장하기 시작하고 이를 간다(髮長齒更). 16세(二八)가 되면 생식기가 더욱 성장을 하면서(腎氣盛), 성호르몬인 스테로이드 호르몬(天癸)이 분비(至)가 되고(天癸至), 성호르몬인 정기가 넘쳐흐르므로(精氣溢寫), 이때 남녀가 교접(和)하게 되면(陰陽和), 능히 자식을 가질 수가 있다(故能有子). 24세(三八)가 되면 생식 기관의 성장이 완료되고(腎氣平均), 성장도 완료가 되면서, 여분의 에너지는 인체를 강하게 만들고(筋骨勁強), 사랑니(眞牙)도 나고 성장(長)은 멈추게(極) 된다(故眞牙生而長極). 32살(四八)이 되면 인체가 강성해지고(筋骨隆盛), 몸집이 아주 좋아진다(肌肉滿壯). 40세(五八)가 되면 알칼리인 성호르몬의 분비가 줄면서 생식 능력이 약해지고(腎氣衰), 이로 인해서 알칼리 부족이 생기게 되고, 이어서 산성 체액이 쌓이게 되고, 이어서 이를 중화하면서 알칼리 콜라겐으로 구성된 진피가 파괴되고, 그러면 진피에 뿌리를 내리고 있던 체모(髮)는 온몸에서 빠지기 시작하고, 피부인 잇몸도 파괴되면서 치아(齒)도 약해지기 시작한다(髮墮齒槁). 48세(六八)가 되면 에너지(陽)를 공급하는 소화 기관의 기운(陽氣)들이 위장(上)에서부터 약해지며(陽氣衰竭於上), 얼굴에 주근깨가 생기고(面焦), 머리털과 귀밑털이 나누어져서 희어진다(髮鬢頒白). 56세(七八)가 되면 간 기능이 약해지고(肝氣衰), 이어서 간이 통제하는 담즙의 통제력이 약해지고, 그러면 담즙이 통제하는 신경을 통해서 근력의 약화를 초래하며(筋不能動), 스테로이드 호르몬(天癸) 분비(至)가 고갈되고(天癸竭), 정액의 생성도 적어지고(精少), 강알칼리인 스테로이드를 분비하는 신장도 약해진다(腎藏衰). 즉, 성 기능이 약해진다. 결국에 신체 모두가 약해진다(形體皆極). 64세(八

八)가 되면 치아와 온몸의 털이 빠진다(則齒髮去). 신장은 삼투압 인자인 염(鹽)을 주관하기 때문에 인체의 수분을 조절하는데(腎者主水), 신장에 붙은 부신(副腎)은 오장육부가 만들어준 정기(精)를 받아서 알칼리 스테로이드를 만들어 저장한다(受五藏六府之精而藏之). 그래서 인체에서 오장의 과부하(盛)로 인해서 과잉 산이 형성되면, 부신은 능히 과잉 산을 잘 중화(寫)해준다(故五藏盛乃能寫). 그러나 이제(今) 나이가 들어서 과잉 산을 조절하는 오장이 모두 다 약해지면(今五藏皆衰), 인체 안에 과잉 산은 쌓여가고, 당연히 인체(筋骨)는 약해지고(筋骨解墮), 과잉 산 때문에 스테로이드 호르몬(天癸)은 고갈(盡)되고 만다(天癸盡矣). 이로 인해서 결국 흰머리가 나기 시작하고(故髮鬢白), 삼투압 기질인 과잉 산이 체액을 붙잡고 있는 바람에 몸은 천근만근 무거워지고(身體重), 기력이 없어서 걸음걸이도 어정쩡하며(行步不正), 자식을 갖는 것이 불가능하게 될 뿐(耳)이다(而無子耳). 이 부분을 자세히 설명하려면 엄청난 분량이 요구된다. 자세히 설명할 기회가 있으면 그때 자세히 설명하겠다.

帝曰, 有其年已老而有子者, 何也? 岐伯曰, 此其天壽過度, 氣脈常通, 而腎氣有餘也. 此雖有子, 男不過盡八八, 女不過盡七七, 而天地之精氣皆竭矣. 帝曰, 夫道者年皆百數, 能有子乎. 岐伯曰, 夫道者能却老而全形, 身年雖壽, 能生子也.

황제가 말한다(帝曰). 이미 늙었는데도 자식을 낳는 노인들이 있는데(有其年已老而有子者), 어떻게 된 건가요(何也)? 기백이 말한다(岐伯曰). 이것은 하늘이 준(天壽) 스테로이드 호르몬이 과도해서 일어난 것이다(此其天壽過度). 이런 사람들은 경맥의 기운이 항상 잘 소통되기 때문에(氣脈常通), 스테로이드를 만들 수 있는 생식기의 기운에 여유가 있게 되고(而腎氣有餘也), 결국 아이를 가질 수 있다(此雖有子). 남성은 불과 64세만 되어도 스테로이드가 고갈이 되고(男不過盡八八), 여성은 불과 49세만 되어도 스테로이드가 고갈된다(女不過盡七七). 이렇게 하늘(天)과 땅(地)이 준 정기(天地之精氣)는 모두 고갈이 되고 만다(而天地之精氣皆竭矣). 황제가 묻는다(帝曰). 무릇 세상의 원리에 따라서 살면 모두 백 살이 되어서도(夫道者年皆百數), 능히 자식을 가질 수 있나요(能有子乎)? 기백이 말한다(岐伯曰). 무릇 세상의 원리

(道)를 잘 지킬 수 있으면, 노인(老)이 되는 것을 능히 제거(却)할 수가 있고, 신체
(形)를 온전히(全) 보존할 수가 있다(夫道者能却老而全形). 그러면 모름지기(雖) 신체
의 나이(身年)가 많게(壽) 되어도(身年雖壽), 능히 자식을 갖을 수가 있다(能生子也).
자식을 갖는 것은 모두 스테로이드 호르몬의 문제인데, 이 호르몬은 과잉 산을 제
거하는 능력을 갖추고 있다. 그래서 평소에 인체를 혹사해서 스테로이드 호르몬을
고갈시키면, 젊을 때조차도 당연히 자식을 가질 수가 없게 된다.

제4장

黃帝曰, 餘聞上古有眞人者, 提挈天地, 把握陰陽, 呼吸精氣, 獨立守神, 肌肉若一, 故能
壽敝天地, 無有終時, 此其道生. 中古之時, 有至人者, 淳德全道, 和於陰陽, 調於四時,
去世離俗, 積精全神, 遊行天地之間, 視聽八達之外, 此蓋益其壽命而强者也, 亦歸於眞人.
其次有聖人者, 處天地之和, 從八風之理, 適嗜欲於世俗之間, 無恚嗔之心, 行不欲離於世,
被服章, 擧不欲觀於俗, 外不勞形於事, 內无思想之患, 以恬愉爲務, 以自得爲功, 形體不
敝, 精神不散, 亦可以百數. 其次有賢人者, 法則天地, 象似日月, 辯列星辰, 逆從陰陽,
分別四時, 將從上古, 合同於道, 亦可使益壽, 而有極時.

황제가 묻는다(黃帝曰). 나는 다음과 같이 들었습니다. 상고 시대에 진인은(餘聞
上古有眞人者), 천지의 기운을 살피고(提挈天地), 음양을 파악하고(把握陰陽), 정기
호흡을 했으며(呼吸精氣), 면역(守)과 산(神:酸)을 독립적으로 유지해서(獨立守神), 간
질(肌)과 림프(肉)가 하나인 것처럼 소통이 아주 잘 되었다(肌肉若一). 그래서 능히
천지(天地)와 운명(壽)을 같이(敝) 했으며(故能壽敝天地), 수명이 끝날 줄을 몰랐는
데(無有終時), 이것은 세상의 원리가 만들어낸 것이다(此其道生). 인체를 지키는(守)
면역과 산(神:酸)이 서로 만나서 반응하면, 대분자 물질이 만들어지면서 간질을 막
아버리고 간질과 림프가 소통이 안 된다. 중고 시대(中古之時)에는 지인이 있었는
데(有至人者), 도타운 덕과 온전한 세상의 원리를 가지고(淳德全道), 음양과 조화를
이루었고(和於陰陽), 사계절의 원리에 따라서 건강을 조율하고(調於四時), 속세(俗

世)를 떠나서(去世離俗), 정기를 축적하고 산(神:酸)을 온전(全)하게 통제하고(積精全神), 천지를 유람하면서(遊行天地之間), 세상(八達) 밖(外)의 원리에까지 정통했다(視聽八達之外). 이 모든 것이 지인의 수명을 더욱더 연장해주었고 건강하게 만들어주었다(此蓋益其壽命而強者也). 역시 진인으로 되돌아갔다(亦歸於眞人). 여기서도 결국은 정기(精)와 산산(神:酸) 문제가 핵심이다. 그다음에는 성인이 있었는데(其次有聖人者), 천지 원리와 조화를 이루면서 살았고(處天地之和), 팔풍의 원리를 따랐으므로 마음이 안정되어 있었으며(從八風之理), 그래서 세속의 욕심(嗜欲)에 흔들리지 않았고(適嗜欲於世俗之間), 이어서 성질(恚嗔:에진)도 내지 않았으며(無恚嗔之心), 세속을 떠나서 욕심을 부리지 않고 행동했으며(行不欲離於世), 복장에서도 화려하지 않고 모범을 보였으며(被服章), 세상 사람들의 관심에 별로 신경 쓰지 않았으며(舉不欲觀於俗), 밖으로는 일 때문에 육체를 피곤하게 하지 않았으며(外不勞形於事), 안으로는 심적 고통을 만들지 않았으며(内无思想之患), 그러므로서 담담하게 일을 처리하고(以恬愉爲務), 그럼으로써 자기가 이룬 공적(功)에 대해서 스스로 만족하고(以自得爲功), 그래서 육체는 잘 보존되었으며(形體不敝), 정신도 산만하지 않았으며(精神不散), 그래서 역시 가히 백 세까지 살 수 있었다(亦可以百數). 그다음에는 현인이 있었는데(其次有賢人者), 천지의 법도와 규칙을 알고(法則天地), 해와 달의 현상(懸象)과 유사한 현상을 관찰하고(象似日月), 28수(星辰)를 변별하여 열거할 줄 알고(辯列星辰), 음양의 역종을 알고(逆從陰陽), 사계절을 분간하여 구별하고(分別四時), 상고 시대의 진인들을 열심히 좇아서(將從上古), 세상 원리와 하나가 되려고 했으므로(合同於道), 역시 수명을 연장할 수 있었기 때문에(亦可使益壽), 천수를 누리고 생(時)을 마감(極)했다(而有極時). 이편(篇) 전체는 자세한 해설을 피했다. 이유는 다음부터 나오는 본문에서 자세히 다뤄지기 때문이다.

그러나 몇 가지 사항은 짚고 넘어가자. 황제내경은 철저히 양자역학을 기반으로 기술된 종합 의학 서적이다. 그래서 원래는 황제내경을 설명하려면, 양자역학으로만 설명해야만 옳다. 그러나 양자역학은 일반인들에게 상당히 생소하고 어려운 최첨단 과학이다. 그래서 황제내경을 설명하면서 별수 없이 최첨단 현대의학의 기반인 고전물리학과 황제내경의 기반인 양자물리학을 섞어가면서 설명할 수밖에 없다. 그리고 의학에 양자역학을 도입한 경우도 상당히 드문 경우이다. 그래도 황제내경을 이해하기 위해서는 양자역학을 기반으로 한 전자생리학의 개념을 아주 조금은 알아야 한다. 그래서 본 연구소가 발행한 **"생명이란 무엇인가? 침(鍼)·경락 완벽한 양자역학·생체 정보 시스템"**이란 책에서 일부를 그대로 가져왔다. 그래서 황제내경을 읽기 전에, 이 책을 먼저 읽어보면, 황제내경을 이해하기가 쉽게 된다. 그리고 이 책을 이미 읽었다면, 다음에 추가한 내용은 볼 필요가 없다. 그리고 조만간에 전자생리학을 따로 집필할 예정이다. 아래 내용을 보게 되면, 전자생리학을 조금은 어렴풋이 이해할 수 있을 것이다.

　침과 경락이 작동하는 원리를 알기 위해서는 생명현상이 어떻게 작동하는지부터 알아야 한다. "생명이란 무엇인가?"라는 제목의 책들은 수없이 많이 나왔다. 특히 양자역학이 나오면서 이 주제를 뜨겁게 달구었다. 그러나 성과는 미미했고, 논쟁은 여전히 진행 중이다. 그리고 결론도 여전히 진행 중이다. 그러면 최첨단이라고 목에 힘을 주는 양자역학이 왜 생명현상을 밝히는데, 결론이 나지 않을까? 이 해답은 서양철학의 사고방식에 있다. 서양철학을 대표하는 의학이 현대의학이다. 현대의학은 병의 원인을 다루는 의학이 아니라 증상을 다루는 대증치료 의학이다. 이와 마찬가지로 서양과학도 마찬가지이다. 양자역학의 문제점도 현대의학과 똑같이 닮아 있다. 양자역학은 아예 무엇이 원인이고 무엇이 원인으로 인해서 나타나는 현상인지를 모르고 있다. 그러면서 현상만 다루고 있다. 이 현상은 원인이 혼란스럽게 나타나면, 도대체 알 수 없는 미궁으로 빠지고 만다. 그런데 더 문제인 것은 이 현상을 수학으로만 풀려고 하려는 수학 만능주의에 빠져있다는 사실이다. "생명이란 무엇인가? (What is life? The physical aspect of the living cell)"라는 주제에 불을 붙인 사람은 에르빈 슈뢰딩거(Erwin Schrodinger)이다. 그러나 필자는 이 책을 보면서 바로 받는 느낌은 고구마를 몇 개 먹고서 김칫국물을 먹지 않은 답답함이었다. 그런데 해답은 의외로 간단했다. 바로 서양식의 대증적 사고방식에 있었다. 즉, 원인은 내버려두고 원인이 만들어내는 현상에만 집중하는 것이다. 그리고 슈뢰딩거는 완벽하게 서양 사고방식에 염색된 사람이다. 그래서 슈뢰딩거가 생명현상을 풀 수 없는 것은 당연한 사실이 되고 만다. 이에 대한 해답의 실마리는 알버트 아인슈타인(Albert Einstein)이 제공한다. 그리고 이 실마리는 불교에서 명확하게 나타난다. 아인슈타인은 살아생전에 이런 말을 한 적이 있다. "현대과학의 요구에 부응하는 종교가 있다면, 그것은 곧 불교가 될 것이다" 정확히 맞는 말이다. 그리고 불교 사상에서 이 말뜻을 정확히 파악할 수 있는 경(經)이 하나가 있다. 바로 반야심경(般若心經)이다. 반야심경의 뜻은 "마음(心)이나 정신(心)이라는(若) 기반(般)을 논(經)한다"이다. 즉, 마음(心)이나 정신(心)은 생명현상의 특징 중에서도 특징이다. 이런 반야심경에서 한 문구만 보자면, 바로 다음 문구이다. "色不異空 空不異色 色即是空 空即是色". 인간의 눈에 보이는 것(色)과 보이지 않는 것(空)은 다르지 않고 (不異), 인간의 눈에 보이지 않는 것(空)과 보이는 것(色)도 다르지 않다(不異). 즉 (即), 눈에 보이는 것(色)이 바로(即是) 보이지 않는 것(空)이고, 눈에 보이지 않는 것(空)이 바로(即是) 보이는 것(色)이다. 이 말뜻은 인간의 눈에 보이는 것(空)과 보이지 않는 것(色)이 같다는 의미이다. 이 구절은 불교를 미신으로 만드는데 일조한 구절이다. 물론 무지하고 오만방자한 사람들의 행동이지만 말이다. 그런데 이 부분을 왜 아인슈타인은 양자역학과 연결한 것일까? 현대물리학은 상대성이론과 양자역학으로 구성된다. 그리고 상대성이론을 만든 사람이 아인슈타인이다. 아인슈타인의 유명한 공식은 다음과 같다. $E=mc^2$. 이 공식의 뜻은 간단하다. 에너지와 질량은 같다는 뜻이다. 즉, 눈에 보이지 않는 에너지와 눈에 보이는 질량은 같다는 뜻이다. 도대체 무슨 말인지 모르겠다. 이 말을 정확히 해석하려면, 전자(Electron)의 행동과 질량의 관계를 알아야만 한다. 그러면 반야심경의 문구는 자동으로 해석된다. 이 문구를 풀기 위해서는 선풍기(扇風機) 팬(Fan)을 생각하면 된다. 선풍기를 정지시켜두면, 선풍기 팬과 공간이 확연히 구분되어서 인간의 눈에 보인다. 그러나 선풍기 팬을 고속으로 회전시키면, 팬과 공간이 하나의 물체로 보인다. 만일에 팬을 초고속으로 회전시키면 이 현상은 더 뚜렷해진다. 그러면 선풍기 팬(Fan)과 전자 (Electron)는 무슨 관계가 있단 말인가? 태양계 아래 존재하는 모든 물체는 예외 없이, 반드시 핵과 전자로 구성된다. 그리고 핵에는 양성자와 중성자가 있다. 여기서 양성자와 중성자를 전자가 극단적인 초고속으로 돌면서 보호한다. 그리고 이 전자의 개수는 옥텟규칙(octet rule)에 따라서 보면 보통 4쌍으로 구성된 8개이다. 즉, 핵과 전자가 물체의 질량을 구성하고 있다. 그리고 인간은 이 질량을 눈으로 본다. 그런데 물체를 구성하고 있는 핵과 전자는 인간이 측정하기가 불가능할 정도로 크기가 작다. 그런데 인간의 눈으로 물체를 보면 크게 보인다. 이유는 뭘까? 그 이유는 선풍기 팬의 원리 때문이다. 전자는 선풍기 팬의 역할을 한다. 그래서 전자가 엄청난 속도로 회전하면, 이 회전 공간이 인간의 눈에는 물체로 보인다. 이것이 질량의 실체이다. 그래서 인간이 눈으로 보는 질량은 실제로는 엄청나게 작은 전자의 회전 공간이다. 즉, 텅텅 빈 공간이 질량이다. 즉, 인간은 대부분 헛것(空)을 보고 있다는 사실이다. 이 사실을 반야심경의 문구가 정확히 표현해주고 있다. 즉, 우리가 눈으로 볼 수 있는 질량(色)은 실제로는 전자가 회전하고 있는 대부분 텅텅 빈(空) 공간에 불과하다. 아인슈타인이 말하는 공식($E=mc^2$)의 내용이 바로 이 말뜻이다. 즉, 아인슈타인의 이 공식($E=mc^2$)을 반야심경(般若心經)의 문구가 구체적으로 기술해주고 있을 뿐이다. 즉, "色不異空 空不異色 色卽是空 空卽是色". 이제 아인슈타인이 했던 말이 이해가 가게 된다. 즉, "현대과학의 요구에 부응하는 종교가 있다면 그것은 곧 불교가 될 것이다". 반야심경은 불과 260자밖에 되지 않는 짧은 경문인데, 이 모두가 정확히 그리고 완벽하게 양자역학을 기술하고 있다. 더 정확히 말하자면, 전자의 행동과 인간의 정신세계를 기술하고 있다. 그러면 이제 인간의 정신세계와 전자의 관계를 정확히 알아야만 한다. 다시 말하면, 이제 황제내경(黃帝內經)의 세계로 들어가 봐야만 한다. 황제내경은 에너지(Energy) 의학의 결정체이다. 그리고 이때 에너지는 바로 전자(Electron)이다. 이 전자가 에너지라는 즉각 와닿는 증거는 바로 전기(電氣:electricity)이다. 전기는 전자가 무리지어서 흐르는 현상이다. 즉, 전기는 전자의 흐름이다. 그래서 에너지(Energy)의 핵심은 전자(Electron)이다. 즉, 황제내경(黃帝內經)의 핵심에 전자(Electron)가 자리하고 있다. 그래서 양자역학이 다루고 있는 전자를 모르면, 자연스럽게 황제내경을 모르게 된다. 즉, 양자역학을 모르면 황제내경도 자동으로 모르게 된다는 뜻이다. 좀 더 정확히 말하자면, 특수상대성이론과 양자역학이 합쳐진 양자전기역학(QED)을 모르면,

황제내경도 자동으로 모르게 된다는 뜻이다. 즉, 전자의 행동을 모르면 황제내경을 모른다는 뜻이다. 특히 황제내경은 빛과 전자가 핵심이다. 이 둘이 인체의 에너지를 간섭하기 때문이다. 이것이 양자전기역학(QED)이다. 즉, 양자전기역학은 전자와 빛이 연구 대상이다. 그러면 지금까지 황제내경을 미신이라고 조롱했던 사람들은 양자역학을 모르는 사람들이었다. 다시 말하면 이들은 알지도 못하면서 잘난척했던 관종(關種)들이었다. 사실 양자역학은 이 학문을 전공하는 사람들조차도 어려워하는 분야이다. 그래서 황제내경은 지금까지 화석으로 남아 있을 수밖에 없었다. 그러면 인간도 핵과 전자를 보유한 원자로 구성된 물체에 불과하므로, 인간의 육체도 결국에는 전자가 만들어내는 빈 공간에 불과하다. 즉, 인간의 육체는 전자의 활동 공간에 불과하다. 여기서 인간의 소우주(小宇宙) 개념이 나온다. 태양계 아래의 우주(宇宙)는 모두 전자가 지배하는 세상이다. 그리고 인간의 육체도 전자가 지배하는 세상이다. 즉, 인간도 지극히 평범한 자연의 일부에 불과하다. 자연을 마구잡이로 파헤치고 약탈하고 파괴하면서, 이 사실들에 명분을 주기 위해서 인간을 만물의 영장이라고 말하는 태도는 무식해도 너무 무식한 처사이다. 그리고 이 사실은 자연의 원리와 인간이라는 생명의 원리가 다르다는 사실로까지 발전한다. 즉, 자연과 인간을 분리해버리는 치명적인 실수를 저지르고 만다. 이제 생명이란 무엇인가라는 사실을 규명할 수 없는 단계로까지 가고 만다. 그래서 슈뢰딩거의 "생명이란 무엇인가?"의 해답은 이미 정해지게 된다. 당연히 생명현상은 자연스럽게 신비로 가득한 현상으로 이해하게 된다. 아메리카 인디언들이 모든 물체에는 영혼이 있다고 말할 때, 이들을 약탈한 서구 문명인들은 자기들이 최첨단 문명인이라고 목에 힘을 주면서, 이들을 무지한 미개인으로 취급하며 착취하고 몰살시켰다. 아메리카 인디언들이 말한 영혼(靈魂:soul)이란 바로 전자(Electron)이다. 태양계 아래 존재하는 모든 물체는 당연히 전자를 보유하게 되므로, 당연히 영혼이 있게 된다. 그리고 아직도 서양의 문명인들은 영혼의 실체를 모르면서도 최첨단 문명인들이라고 자부하고 있다. 과연 누가 문명인이고 누가 미개인일까? 판단은 독자 여러분의 몫으로 남긴다. 여기서 우리가 알아야 할 중요한 것은 인간의 육체를 지배하는 것은 전자(Electron)라는 사실을 아는 것이다. 즉, 인간의 육체는 전자의 놀이터에 불과하다.

인간의 육체를 불로 태워서 전자가 빠져나가면, 인간은 한 줌의 재로 변하고 만다. 즉, 전자가 만들고 있던 육체라는 빈 공간이 없어져버린 것이다. 그래서 인간의 건강을 잘 다루기 위해서는, 이 전자를 잘 다루는 방법을 알아야 한다. 이 사실들을 기술한 책이 황제내경이다. 즉, 황제내경은 서양인들은 풀 수 없지만, 서양과학을 빌려서 풀어야만 하는 아이러니한 책이다. 결국에 황제내경(黃帝內經)을 정확히 풀수 있는 사람들은 동양의철학(東洋醫哲學)과 서양의철학(西洋醫哲學)을 명확히 이해하는 사람들뿐이다. "생명이란 무엇인가?"라는 진실을 알려면, 양자역학에서 만나는 이에 관한 논쟁들을 살펴보면 된다. 그래서 양자역학이 빠뜨린 부분들을 보면 생명현상의 진실이 나타나면서 자동으로 침(鍼)과 경락(經絡)의 문제가 풀리게 된다. 그리고 더불어 생명현상의 문제도 풀리게 된다. 다시 말하면 침과 경락의 문제는 아무나 접근할 수 있는 문제가 아니라는 뜻이다. 침과 경락은 최첨단이라고 자부하는 양자역학을 기반으로 하고 있다. 이 부분을 보고 있으면, 현재 우리의 문명은 발전(發展)해가는 과정일까? 아니면 복원(復元:復原)해가는 과정일까? 의문이 들 때가 한두 번이 아니다. 양자역학에서 제일 많이 거론되는 문제가 엔트로피(entropy)이다. 이 엔트로피는 거창한 용어가 아니다. 그냥 무질서(無秩序)를 말한다. 단지 열역학적 상태함수(state function)에서 약간 다르게 사용되고 있을 뿐이다. 더 정확히 말하자면, 엔트로피는 에너지의 무질서를 말한다. 특히 열에너지의 무질서를 말한다. 그런데 양자역학은 이 무질서에 신경을 곤두세우고 있다. 그리고 이 무질서는 열에너지의 원천인 전자가 만들어낸다. 그 이유는 전자가 활동하면, 이 무질서가 나타나기 때문이다. 그래서 실제로는 이 무질서를 연구하기 위해서는 전자의 행동을 보면 된다. 그런데, 서양과학은 이 무질서를 연구하면서 대증적 서양철학처럼 전자의 활동으로 인해서 나타나는 증상인 엔트로피만 열심히 연구하고 있다. 당연히 안 풀린다. 풀리면 그게 더 이상할 것이다. 우리는 지금 어마어마한 속도로 회전하고 있는 전자의 행동도 다 모르고 있는데, 이 전자로 인해서 나타나는 엔트로피를 연구한다는 것은 어불성설이 된다. 그리고 생명체를 양자역학으로 연구하면서 아주 중요하면서도 이의 핵심인 평형과 비평형의 문제를 즉, 생명체의 항상성(恒常性:Homeostasis) 문제를 엔트로피로 풀려고 하니 풀릴 리가 없다. 생명체의 항상성을 유지하는 존재는 전자이지 엔트로피가 아니다. 엔트로피는 전자가 활동하면 자동으로 만들어지는 부수물 즉, 증상에 불과하다. 여기에 결정적인 장애물은 최첨단 현대의학이다. 현대의학은 단백질 연구에 거의 미쳐있다. 미쳐도 단단히 미쳐있다. 그러나 중요한 사실은 단백질의 결정 요소는 질소인데, 이 질소는 에너지인 전자를 싣고 다니는 담체(Carrier)에 불과하다는 사실이다. 그러니 이 최첨단 현대의학을 가지고 전자가 지배하는 생명체를 해독하면, 이의 문제가 풀리면 그게 더 이상할 것이다. 그러면 생명체의 항상성은 누가 결정할까? 바로 전자이다. 다르게 말하면 pH이다. 인체는 pH7.45라는 항상성이 깨지면 자동으로 죽게 된다. 물론 다른 생명체도 자기들이 가진 고유의 pH가 깨지면 자동으로 죽는다. 그런데 현대과학은 pH를 다르게 기술하고 있다. pH는 산-알칼리 평형을 말한다. 이 pH의 원래 뜻을 보면 답이 곧바로 나온다. pH는 power of Hydrogen이다. 이 의미를 정확히 말하면 pH는 수소(Hydrogen)의 힘(power)이다. 더 정확히 해석하자면, 에너지의 원천인 전자(e^-)를 가진 수소(Hydrogen)의 힘(power)이다. 그리고 이때 전자(e^-)는 자유전자이다. 그러면 현대과학이 말하는 산과 알칼리의 정의를 다른 측면에서 바라봐야 한다. 현대과학에서 산(Acid:酸)은 프로톤(H^+)을 내놓는 물질을 말하고, 알칼리(Alkali:精)는 수산기(OH^-)를 내놓는 물질을 말한다. 이 정의를 다시 해보면, 산은 플러스 이온(+)을 내놓고, 알칼리는 마이너스 이온(-)을 내놓게 된다. 이 사실들을 전자(e^-)로 정의해보면, 플러스 이온(+)을 내놓으려면, 이 물체는 마이너스 이온(-)의 결정인자인 전자(e^-)를 보유하고 있어야만 플러스 이온(+)을 내놓을 수 있게 된다. 그리고, 마이너스 이온(-)을 내놓으려면, 이 물질은 전자(e^-)를 보유해서는 안 된다. 이렇게 되면 산과 알칼리의 정의가 전자를 중심으로 재편된다. 즉, 바로 내놓을 수 있는 자유전자(e^-)를 보유하고 있으면 산성 물질이 되고, 아니고 자유전자(e^-)를 흡수할 수 있으면 알칼리 물질이 된다. 그러면 산성 환경과 알칼리 환경이 결정된다. 즉, 산성 환경은 프로톤(H^+)을 내놓는 자유전자(e^-)가 있는 환경이 되고, 알칼리 환경은 수산기(OH^-)를 내놓는 자유전자(e^-)가 없는 환경이 된다. 즉, 산과 알칼리를 자유전자(e^-)가 결정하는 것이다. 그리고 이 자유전자(e^-)는 pH를 결정하게 된다. 이제 그럼 인체의 항상성은 이 pH를 통해서 결정된다. 어떻게? 더 정확히 말하자면, 자유전자(e^-)를 통해서 인체의 항상성은 조절된다. 그러면 이 항상성은 어떻게 조절될까? 바로 폐가 주도하는 호흡(呼吸:respiration)이다. 호흡은 산소(酸素:oxygen)를 적혈구를 통해서 인체 안으로 유입시킨다. 이 산소는 전자친화성(電子親和度:electron affinity)이 엄청나다. 즉, 산소는 전자만 보면 환장하고 달려들어서 전자를 낚아채서 가져가 버린다. 그래서 전자가 과잉이어서 인체가 산성 환경이 조성되고, pH가 떨어지면, 호흡이 가빠지면서 산소 공급이 늘어나게 되고 자연스레 전자는 줄어든다. 그리고 이 과정에서 과잉 자유전자는 에너지이므로 에너지로 조절되는 호흡을 가빠지게 만든다. 그러면 산소 공급이 늘게 된다. 그러면 과잉 자유전자(e^-)는 산소(O)와 반응하면서 물(H_2O)이 된다. 그리고 이 과정에서 빛(light)과 열(熱)이 발생한다. 이때 열은 체온이나 과하면 병적인 열이 된다. 반대로 인체가 pH7.45를 넘어서서 알칼리 쪽으로 기울면, 이번에는 호흡을 가속화시킬 에너지인 자유전자가 부족하므로, 호흡이 느려지면서, 산소 공급이 줄게 되고 이어서 당연히 자유전자가 보존되고, 당연한 순리로 인체의 pH는 정상으로 복귀한다. 이렇게 해서 모든 생명체는 자유전자를 통해서 즉, pH를 통해서 생체의 항상성을 유지시킨다. 그런데 이런 원리에 엔트로피에다가 수학까지 들이대니 생명의 원리가 풀리겠는가? 그리고 여기서 현대의학의 치명적인 약점이 드러난다. 즉, 생체의 pH는 체액을 통해서 소통하고 조절된다. 그런데 잘 알다시피 최첨단 현대의학은 체액은 내팽개치고 오직 단백질에만 미쳐있다. 이런 현대의학을 기반으로 양자역학을 전공한 사람들이 생명의 원리를 푸니 풀리겠는가? 이미 채점은 영(0) 점으로 정해져 있게 된다. 그리고 최첨단 현대의학의 치명적인 문제는 하나가 더 있다. 바로 인체의 에너지라고 명명된 ATP(adenosine triphosphate)이다. 뭐가 잘못된 것일까? ATP는 인체를 가동하는 에너지라고 정의되는데, 이것은 생명체의 에너지를 잘못 이해한 결과물이다. ATP는 에너지인 자유전자(e^-)를 싣고 다니는 담체(Carrier)이지, 에너지 자체는 아니다. 물론 ATP가 에너지인 자유전자를 조절할 때 엄청난 역할을 하는 것은 사실이다. 그러나 이는 에너지는 아니다. 그리고 에너지인 자유전자를 싣고 다니는 담체는 무수히 많다. 그리고 그 역할의 핵심에는 호르몬(Hormone)이 자리하고 있다. 여기서 에너지인 자유전자는 인체 안에서 하는 역할이 무수히 많다. 물론 여기에서 자유전자는 주로 수소가 싣고 다니는 자유전자가 많다. 즉, 자유전자가 인체의 pH 항상성을 조절하는 것이다. 그러면 ATP는 인체의 에너지가 아니고, 자유전자가 인체 에너지라면, 그 원리는 뭘까 하는 의문이 들게 된다. 에너지는 인체를 작동하게 하는 힘이다. 그리고 인체의 작동은 세포의 수축과 이완이라는 두 가지 과정을 통해서 실현된다. 그리고 세포의 수축과 이완을 자유전자가 조절한다. 우리는 이때 자유전자의 활동 상태를 표현하는데, 세포의 활동전위(活動電位:action potential)라고 말한다. 즉, 전위차(電位差)가 세포의 수축과 이완을 결정한다. 즉, 전자(電)의 위치적(位) 차이(差)가 세포의 수축과 이완을 결정한다. 전자(電)가 세포 밖에 위치(位)하고 있게 되면, 자연스레 전위차(電位差)가 발생하게 되고, 이 자유전자는 세포 안으로 들어가게 되고 세포는 수축하게 된다. 그러면 세포는 이 자유전자를 어떤 식으로든지 처리해야만 한다. 왜? 자유전자는 홀로 다니지는 못하고 반드시 담체에 실려서 다니게 되는데, 그러면 이 담체는 자동으로 전해질이 되고, 이어서 삼투압 기질이 된다. 즉, 전위차를 발생시킨 전자가 세포 안으로 들어올 때는 혼자 들어오는 것이 아니라 물을 잔뜩 끌고 들어오게 된다. 이 상태를 방치하게 되면, 세포는 자연스레 팽창하게 되고, 계속해서 내버려두면 세포는 파열되고 세포의 생명은 여기서 끝나게 된다. 그래서 세포는 곧바로 자유전자를 처리해야만 한다. 여기에는 대충 3가지 방법이 있다. 하나는 미토콘드리아의 전자전달계를 통해서 자유전자를 물로 중화하는 것이고, 둘째는 ATP를 이용해서 H-ATPase를 작동시켜서 세포 안에 있는 세포소기관에 자유전자를 격리하는 것이다. 셋째는 H-ATPase를 작동시켜서 호르몬과 다른 요소들을 만들어서 세포 밖으로 자유전자를 추방하는 것이다. 그러면 이때 세포는 이완된다. 그래서 세포 안으로 들어온 과잉 자유전자를 처리하는데 ATP는 엄청나게 중요한 역할을 한다. 그리고 그 도구는 주로 호르몬과 미네랄인 금속이 된다. 이제 호르몬이 분비되는 과정을 보자. 호르몬의 전구체는 세포소기관의 알칼리 콜라겐 단백질에 붙잡혀서 꼼짝도 하지 못하고 있다. 즉, 호르몬 전구체는 세포소기관의 콜라겐과 공유결합(共有結合:covalent bond)을 형성해서 이에 붙잡혀있는 것이다. 이때 세포소기관에 자유전자가 공급되면 당연한 순리로 공유결합이 환원되면서 이들이 풀리게 되고, 이제 호르몬 전구체는 자유전자를 받아서 알콜기가 만들어지면서 호르몬이 되고, 세포 밖으로 추방된다. 그래서 자유전자를 환원받은 호르몬은 반드시 산성 물질일 수밖에 없게 된다. 호르몬이 과잉 분비되어서 문제가 되면, 현대의학이 이것을 호르몬 독성학(Endocrine Toxicology)으로 명명하는 이유이다. 이제 세포 밖인 간질로 끌려서 나온 자유전자를 누군가는 처리해야만 한다. 아니면 문제를 발생시킨다. 이 때 처리하는 방법은 대충 3가지가 된다. 하나는 간질에 녹아있는 산소를 통해서 중화하는 것이고, 둘째는 신경(神經:nerve)을 통해서 원거리로 보내버리는 것이다. 셋째는 간질에 있는 간질 조직인 알칼리 콜라겐을 사용해서 격리하는 것이다. 그리고 이때 병이 발생하기 시작한다. 이때 산성 물질에 붙은 전자의 무시무시한 위력이 나타나게 된다. 이때 자유전자가 발휘하는 무시무시한 위력은 이의 환원력(還元力:Reducing power)이다. 인체는 전자의 공유결합을 통해서 정교하게 조립된 물체이다. 물론 태양계 아래 모든 물체의 특성이기도 하다. 그런데 자유전자는 환원력을 통해서 이 공유결합을 풀어버린다. 즉, 인체가 해체되는 것이다. 이것이 염증이고 통증이고 병이다. 그래서 모든 병의 근원 즉, 만병의 근원은 자유전자가 된다. 그리고 이때 자유전자가 전용으로 이용하는 효소가 바로 간질을 구성하고 있는 알칼리 콜라겐 단백질 분해 전용 효소인 MMP(Matrix MetalloProteinase)이다. 즉, 효소는 전자를 전달하는 도구인 것이다. 여기서 이 효소의 핵심은 금속(Metal)이다. 즉, 이 효소에 붙은 금속이 자유전자를 감지해서 이들을 받아서 콜라겐으로 중계해준다. 그러면 콜라겐은 환원되고 분해된다. 이때 염증이 발생하고 더불어 통증이 수반된다. 우리는 이 상태를 이르러 병(病:Disease)이라고 부른다. 이런 과정을 통해서 과잉 자유전자는 만병의 근원이 된다. 이때 만일에 세포 안에 있는 자유전자가 호르몬을 통해서 밖으로 추방되지 못하면, 세포 안에서는 어떤 일이 일어날까? 앞에서 이 상태가 되면 파열된다고 했는데, 그건 나중에 일어나는 일이다. 먼저, 자유전자의 중화를 전문으로 하는 미토콘드리아에서 문제가 발생한다. 만일에 미토콘드리아로 자유전자가 과하게 들어왔는데, 이들을 처리하지 못하게 되면, 자유전자는 세포질로 역류한다. 그리고 호르몬 등을 통해서 세포 밖으로 추방된다. 그런데 이 과정이 막히게 되면, 자유전자는 미토콘드리아 안에 적체된다. 그러면, 이 과잉 전자는 전자전달계에 붙은 Cytochrome-c의 공유결합 연결고리를 환원해서 풀어 버린다. 그러면 Cytochrome-c는 미토콘드리아에서 분리되어서 세포질로 나오게 되고, 미토콘드리아는 전자전달계가 망가지면서 그대로 기능을 멈추고 만다. Cytochrome-c가 전자전달계의 핵심이기 때문이다. 그러면 세포는 자유전자가 만든 수분 과잉 때문에 팽창하게 되고, 결국에는 파열되면서 세포는 생을 마감하게 된다. 우리는 이것을 세포사(cell death:細胞死)라고 말한다. 그래서 일반적인 세포사의 제1 요인은 Cytochrome-c의 세포질로의 유출이다. 세포사의 이 기전을 최첨단 현대의학은 모른다. 그 이유는 이 기전을 오직 단백질로만 풀려고 하기 때문이다. 그리고 이 상태가 되면 살이 염증을 넘어서 썩는다. 살이 썩는 경우는 주로 과잉 자유전자 때문에 일어나는 당뇨병 말기 환자에게서 볼 수 있다. 이제 신경을 보자. 현대과학에서 신경(神經:Nerve)은 전기가 흐르는 전선(電線:electric wire)이라고 말한다. 그리고 전기는 전자가 무리지어서 흐르는 현상이므로, 신경은 전자가 흐르는 전선이 된다. 즉, 신경은 전자를 실어나르는 도구인 것이다. 그래서 간질에 호르몬 등이 공급한 산성 물질이 과하게 되면, 이 산성 물질에서 자유전자가 떨어져나오게 되고, 이 자유전자는 신경을 통해서 원거리로 수송되어서 그곳에서 알칼리 산소 등으로 중화된다. 그리고 이 과정에서 신경 세포 자체에서도 과잉 자유전자는 중화된다. 이때 신경이 사용하는 도구는 리포푸신(lipofuscin)이다. 이 단어 자체에서 알 수 있듯이 리포푸신은 지방질(lipo)이다. 보통 태양계 아래에서 모든 물체가 만들어지려면, 반드시 공유결합이라는 과정을 거치게 된다. 그리고 공유결합을 통해서 유기물질이 만들어지려면, 반드시 에스터(Ester) 과정이 필요하다. 그리고 이때 필요한 에스터 과정(Esterification:縮合)은 아주 간단하게 표현하자면, 자유전자를 보유한 알콜기(Hydroxy Group:Alcohol Group) 두 개가 서로 반응해서, 그 결과로 자유전자 2개를 산소를 통해서 물(H_2O)로 중화하면서, 공유결합(共有結合:covalent bond)을 만들어내는 과정이다. 그러면 두 개의 물체는 하나로 조립된다. 우리는 이것을 성장(成長:Growth)이라고 말한다. 즉, 성장은 에스터 과정의 연속이다. 그런데 이 성장이 나타나려면 먼저 자유전자를 가진 알콜기가 존재해야 한다. 그리고 이 알콜기가 만들어지려면 반드시 알칼리가 자유전자를 받아야 한다. 즉, 먼저 알콜기를 만들 수 있는 자유전자가 존재해야 알콜기가 만들어지는 것이다. 그래서 성장에는 반드시 자유전자(e^-)가 요구된다. 그래서 신경 세포에서 리포푸신이 만들어졌다는 사실은 과잉 전자를 신경 세포가 중화했다는 뜻이다. 그래서 신경은 간질에서 만들어지는 과잉 자유전자를 리포푸신과 원거리 수송이라는 2가지 방법으로 처리하게 된다. 그래서 간질에 존재하는 과잉 자유전자는 이런 식으로 대략 3가지 방법으로 처리된다. 그런데 여기서 콜라겐에 격리되는 과잉 자유전자가 처리되는 방법이 하나가 더 있다. 즉, 콜라겐을 구성하고 있는 프롤린(proline)이 자유전자를 흡수해서 보관하게 된다. 그러면 MMP는 작동하지 않게 되고, 염증 등의 병은 발생하지 않는다. 이때 관여하는 단백질 효소가 있는데, 이를 이르러서 TIMP(Tissue inhibitors of matrix metalloproteinase)라고 한다. 이 단어가 말해주듯이, 이 효소는 MMP의 작동을 막아주는(inhibitor) 것이다. 즉, MMP를 작동시키는 자유전자를 프롤린에 격리하는 것이다. 그러면 당연히 MMP는 작동하지 않게 된다. 지금 기술하고 있는 이 말은 아주 아주 중요하다. 이 과정이 바로 기억(Memory)이다. 최첨단 현대과학은 기억이 신경하고 연결된 것까지는 알고 있다. 그러나 그 이후는 모른다. 이 개념을 정확히 이해하려면 인체도 지극히 평범한 자연의 일부라는 사실을 먼저 알아야 한다. 현대 서양과학이 기억이라는 문제를 풀지 못하는 이유는 자신이 만들어낸 업보(業報) 때문이다. 이 업보란 바로 "인간은 만물의 영장이다"라는 헛소리이다. 그리고 인간의 기억(Memory)이라는 문제를 풀려면, 정보의 흐름과 저장 문제를 먼저 알아야 한다. 그리고 그것들은 자연 모두에서 공통원리를 가지고 실행된다는 사실도 알아야 한다. 즉, 반도체의 정보 저장 원리와 인체의 기억이라는 정보 저장 원리가 같다는 사실을 인정해야 한다. 아마 황당하다는 느낌을 받는 독자도 있을 것이다. 그 이유는 지금까지 모든 배움의 장에서 인간은 만물의 영장으로서 특별하고 신비한 존재로 각인되었기 때문이다. 그러나 인간도 지극히 평범한 자연의 일부에 불과하다는 사실을 인정해야 한다. 먼저 우리에게 아주 친숙한 정보 저장 장치인 컴퓨터에 쓰이는 반도체의 원리부터 알아보자. 반도체(半導體:semiconductor)는 전기인 자유전자(이하부터 전자라고 부른다)가 공급되면 전기인 전자가 흐르는 도체가 되고, 전기 공급을 끊으면, 전기가 흐르지 않는 부도체가 된다. 즉, 기억을 저장하는 반도체 메모리는 전자가 결정하는 것이다. 우리는 이것을 "0"과 "1"로 표시해서 Digit라고 말한다. 즉, 전자의 수용 여부에 따라서 전자가 없으면 "0"이고, 있으면 '1'이 된다. 그래서 전기인 전자의 공급을 끊으면, 반도체에 저장된 기억은 깨끗이 지워진다. 이것이 우리가 일상에서 쓰고 있는 컴퓨터의 두뇌로서 기억 장치인 RAM Memory chip이다. 그런데 이 과정이 인체에서도 똑같이 진행된다. 바로 앞에서 말했던 TIMP가 이 과정을 수행한다. 그래서 최첨단 현대과학은 TIMP와 기억 문제까지는 접근하지만 여기서 끝이다. 그 이유는 최첨단 현대과학은 인체의 모든 기능을 오직 단백질 하나만 가지고 풀려고 하기 때문이다. 무식해도 너무 무식한 처사이다. 상식적으로 봐도, 아주 복잡하게 작동되는 인체가 어떻게 단백질 하나만으로 작동하겠는가? 이 사실은 3살 먹은 아이도 아는 상식일 것이다. 그러면 인체에서 반도체 역할을 하는 존재는 뭘까? 바로 콜라겐(Collagen) 단백질이다. 물론 다른 단백질들도 반도체로서 역할을 한다. 그런데 그중에서도 콜라겐 단백질이 이 역할을 아주 잘한다. 대신에 이 콜라겐 단백질이 반도체가 되려면 반드시 물에 잠겨있어야 한다는 전제 조건이 붙는다. 그 이유는 물이 전자를 공급하는 통로이기 때문이다. 그런데 인체의 60% 정도는 체액이라는 물이다. 그래서 인체의 간질에 주로 존재하는 콜라겐 단백질은 항상 간질액에 적셔져 있게 되고, 자연스럽게 반도체가 된다. 그리고 신경섬유는 콜라겐 단백질 덩어리라는 사실이다. 즉, 신경은 콜라겐 반도체의 덩어리이다. 그래서 당연히 신경은 기억 소자가 된다. 그래서 신경으로 이루어진 뇌가 손상되면, 당연히 기억은 사라지게 된다. 그리고 인간이 죽어서 체액의 흐름이 끊기면 기억도 자동으로 사라지게 된다. 이것이 우리가 말하는 치매(癡呆:dementia)의 원리이다. 이것을 현대의학에서는 보통 알츠하이머병(Alzheimer's disease)이라고 한다. 이것이 슈뢰딩거가 말한 "생명이란 무엇인가"의 해답이다. 즉, 생명은 정보의 흐름과 저장이 있는 존재를 말한다. 좀 더 구체적으로 보면, 전자가 소통하는 공간이 있으면, 이것이 바로 생명인 것이다. 슈뢰딩거가 "생명이란 무엇인가"의 해답을 찾지 못한 이유는 현대의학을 맹신하고서 이에 따랐기 때문이었다. 즉, 그는 단백질만 연구하는 현대의학이 의학의 전부라고 착각하고 있었기 때문이다. 그래서 양자역학을 전공하는 사람들이 인체가 정보로 소통한다는 사실까지는 아는데, 여기서 끝이다. 즉, 최첨단 현대의학의 틀이라는 감옥에 갇힌 것이다. 당연히 슈뢰딩거가 말한 "생명이란 무엇인가"의 주제는 미궁으로 빠지고 만다. 생명의 핵심은 정보의 저장과 흐름이고, 그 도구는 전자(Electron)이다. 그런데 인간을 만물의 영장이라고 말하는 사람들의 입장으로 보면, 인체에 전기가 흐른다는 사실은 허무맹랑한 헛소리에 불과할 것이다. 즉, 어떻게 만물의 영장이고 신비스러운 인간과 약탈해도 되는 자연이 같단 말인가? 그러나 태양계 아래 존재하는 모든 존재는 전자의 놀이터라는 사실을 알면, 곧바로 입을 다물 것이다. 이것을 이해시키려면, 노벨상 수상자이면서 양자전기역학(QED)의 대가인 리처드 파인만(Richard Feynman)의 글을 인용하면 될 것이다. 이 내용은 "일반인을 위한 파인만 QED 강의(박병철, 승산)"라는 책에서 따온 것이다. 원문을 그대로 옮겨보면, 내용은 다음과 같다.

"우리에게 친숙한 대부분의 자연현상은 '끔찍하게' 많은 수의 전자들이 서로 얽혀서 일어나는 현상이며, 우리의 지능은 매우 단순하여 그 복잡한 상황을 따라갈 능력이 없다. 이러한 처지에서 우리가 할 수 있는 일은 그 복잡한 상황을 대충 그려낼 수 있는 이론을 개발하는 것이다".

여기서 핵심은 전자(Electron)의 역할이다. 즉, 태양계 아래 존재하는 모든 존재물은 전자의 놀이터에 불과하며, 인체는 이 전자를 신경을 통해서 정보의 도구로 이용한다. 즉, 인체가 생명이게끔 만들어주는 존재가 전자(Electron)인 것이다. 여기서 그럼 당연히 식물도 생명인데, 그럼 식물은 신경이 없는데 어떻게 정보를 전달하는가? 라는 의문이 들 것이다. 그런데 식물에서도 인간의 신경 역할을 하는 존재가 있다. 바로 유관속초세포(Bundle sheath cell)이다. 이 세포의 덩어리가 인간의 신경과 똑같은 역할을 한다. 그리고 여기서 인간이 치료 때 사용하는 식물 추출물이 인간의 신경에 작용한다는 근거를 제시해준다. 이 물질의 정체를 파악하려면 인간과 식물이 정보 전달을 위해서 사용하는 공통 물질을 찾으면 된다. 그 물질은 바로 신경 전달 물질인 방향족에 속하는 물질이다. 왜? 이 방향족 물질(aromatic compounds:芳香族化合物)은 전자를 잘 흡수하고 배출하는 물질이기 때문이다. 즉, 신경 전달 물질이 바로 방향족이라는 뜻이다. 이 방향족의 특징은 모두 고리 환을 보유하고 있는데, 이 환들이 이중결합(double bond:二重結合)을 보유하고 있다. 이 중결합은 전자의 부족을 뜻한다. 그래서 이 물질은 당연히 전자를 흡수해서 공급할 수 있는 도구가 된다. 즉, 이 물질은 전자가 많은 산성 환경에서는 전자를 흡수하고, 전자가 없는 알칼리 환경에서는 보유한 전자를 공급하는 역할을 수행한다. 이 일이 신경이 하는 일이다. 그리고 신경은 신경 전달 물질을 만들어낸다. 이 이론은 인체의 전체 작동 구조를 묻게 한다. 인체의 모든 기능은 근육이 수행한다. 그리고 이때 근육은 활동전위를 통해서 수축과 이완을 반복하면서 기능하게 된다. 그리고 이때 활동전위에 필요한 전자를 신경이 공급한다. 그래서 결국에 근육은 신경이 통제하게 된다. 신경이 손상되면 근육이 마비되는 이유이다. 즉, 근육 세포의 활동전위를 만들어주는 전자를 신경이 공급하지 못하게 되면서 근육에 마비가 찾아오는 것이다. 그리고 이 신경은 전자가 통제한다. 그리고 이 전자의 공급은 체액이 한다. 그러면 우리가 인체를 알기 위해서는 체액의 중요성을 아는 것이 얼마나 중요한지도 알게 된다. 여기서 "생명이란 무엇인가?"라는 주제가 왜 안 풀리는지 그 해답을 얻게 된다. 즉, 이 의미를 연구하는 사람들이 최첨단 현대의학의 노예가 되어있기 때문이다. 최첨단 현대의학은 체액은 쳐다보지도 않는다. 그런데 인체는 체액의 노예이다. 문제가 풀리면 그게 더 이상할 것이다. 그래서 인간에게 치료제가 되는 식물 추출물은 반드시 전자를 조절하는 방향족일 수밖에 없다. 식물도 이 물질을 통해서 전자를 조절해야 살아갈 수가 있다. 아니면 전자는 식물에서도 MMP를 작동시켜서 식물의 생체를 분해시켜버리니까! 즉, 식물이 죽는 것이다. 그래서 방향족 물질은 식물에서도 인체에서도 전자 조절 장치로서 작동하게 된다. 즉, 이 물질은 식물에서나 인간에서나 치료제가 되는 것이다. 그래서 한의학이나 동양의학, 최첨단 현대의학 그리고 전 세계의 전통의학에서 사용되는 모든 약제의 성분은 방향족이 된다. 그리고 서양에서 이것을 아주 잘 이용한 전통 치료법이 바로 아로마테라피(Aromatherapy)이다. 이 아로마테라피 즉, 향기 요법은 바로 이 방향족의 성질을 이용하는 치료법이다. 그러나 최첨단 현대의학은 이 기전을 일부만 겨우 알고 있다. 앞뒤 맥락을 보면 당연한 결과일 것이다. 이렇게 인간을 자연의 일부로 생각하고 전자라는 존재를 알게 되면, "생명이란 무엇인가?"라는 주제가 간단히 풀린다. 그러나 최첨단이라고 목에 힘주는 최첨단 현대과학은 아직도 인간을 만물의 영장이라고 생각하고 있다. 그 증거는 미국 스탠퍼드대에서 식물 추출물이 신경계에 작용하는 원리를 연구한 과정을 보면 드러난다. 여기서 문제점은 아직도 단백질이 하느님이다. 이 부분을 종합해보면 생명체란 전자를 이용해서 정보를 소통하는 존재이다. 그래서 양자역학에서도 생명체가 어떻게 정보를 소통하는지 열심히 찾고 있다. 물론 최첨단 현대의학의 장벽에 갇혀서 꼼짝하지도 못하고 있지만 말이다. 아무튼, 생명이란 전자를 통해서 정보가 시시각각 소통되는 존재이다. 아니면 생명이라고 말하지 못한다. 그런데 예외도 있는 법이다. 생명과 비생명을 오가는 존재가 있다. 바로 바이러스(Virus)이다. 지금 전 세계를 괴롭히고 있는 코로나바이러스 형제들 말이다. 바이러스는 때로는 생명체이기도 하고, 때로는 비생명체이기도 하다. 이 바이러스는 반도체하고 꼭 닮아있다. 즉, 반도체가 전기를 통해서 전자가 공급되면 도체가 되고, 전자가 끊기면 부도체가 되는데, 바이러스도 전자가 공급되면 생명체가 되고, 전자가 없으면 비생명체가 된다. 여기서 전자는 에너지이므로, 바이러스는 에너지가 공급되면 생명체가 되고, 에너지 공급이 없으면 비생명체가 된다. 왜? 이는 바이러스의 구조에 있다. 바이러스는 캡시드(capsid)라는 캡슐 안에서 잠들어있다. 그래서 바이러스는 누가 밖에서 이 캡슐을 열어주지 않으면 영원히 잠만 자고 있게 된다. 이 경우는 박쥐에 잠복하고 있는 바이러스에 해당한다. 이 캡시드에는 금속 단백질이 많이 붙어있어서 캡시드의 구조물을 연결해주고 있다. 즉, 철(Fe)이 DNA의 두 가닥을 붙잡고 있는 것과 마찬가지이다. 그래서 자유전자가 철을 환원하면 DNA 두 가닥이 풀리듯이, 캡시드도 자유전자가 캡시드에 붙은 금속을 환원해주면, 드디어 캡시드가 열리게 된다. 그러면 이제 이 안에서 잠자고 있던 바이러스는 활동을 시작하게 된다. 즉, 바이러스가 전자를 얻어서 생명체가 되는 순간이다. 그래서 바이러스가 생명체가 되려면 반드시 전자가 있는 환경이 조성되어야만 한다. 다른 말로 하자면, 전자가 남아도는 산성 환경이 되어야 바이러스가 활동을 시작하게 된다는 뜻이다. 그런데, 박쥐는 체액의 산도가 pH8.5로서 강알칼리이므로, 여간해서는 전자가 존재하는 산성 환경이 조성되지 않는다. 결국에 박쥐 체액에 있는 바이러스는 영원히 잠만 자게 된다. 이런 이유로 강알칼리 체액을 가진 육식 동물들은 인간이 걸리는 바이러스에 쉽게 굴복하지 않게 된다. 그러나 인간의 체액은 pH7.45로서 약알칼리이므로, 조금만 잘못하면 곧바로 산성으로 기울게 되고, 곧바로 바이러스에 걸리게 된다. 그래서 바이러스 예방법은 의외로 쉽다. 즉, 체액을 최대한 알칼리로 유지하면 된다. 그러면 설사 바이러스에 감염되었다 할지라도 바이러스는 활동하지 못하고 잠만 자게 된다. 즉, 인체에 해를 끼치지 못하는 것이다. 그래서 인체의 체액이 알칼리로 유지되면, 바이러스에 걸려도 무증상으로 나타난다. 이런 이유로 똑같은 조건에서도 어떤 사람은 바이러스에 걸리고, 어떤 사람은 바이러스에 안 걸리게 된다. 이 바이러스 문제는 뒤에서 다시 논의될 것이다. 아무튼, 이런 이유로 바이러스는 생명체와 비생명체라는 양쪽을 오가게 된다. 결국에 생명체에서 전자라는 에너지는 필수 품목이 된다. 이때 전자는 물론 자유전자이다. 그래야 생체를 소통하면서 정보의 역할을 할 수 있으니까! 여기서 자유전자의 역할을 다시 정의해보면, 생체 정보 시스템을 가동하는 도구라고 해야 맞다. 즉, 인체 안에서 자유전자가 하는 일은 아주 다양하고 많지만, 이들의 핵심은 생체 정보(生體情報:Body information)로서 역할이다.

　태양계 아래 존재하는 모든 존재를 놀이터로 삼는 전자의 역할을 좀 더 알아보자. 양자역학에서 성장(成長:Growth)에 관해서도 관심이 많다. 성장은 이미 앞에서 살펴보았지만, 에스터 과정의 연속이며, 이 과정은 반드시 전자가 필요한 과정이다. 즉, 전자가 성장인자(Growth factor)인 것이다. 그러면 식물의 배아와 인체의 배아에서 어떻게 전자가 성장인자로서 작동할까? 이 두 개의 과정은 성장인자인 전자의 공급 과정이 서로 다르다. 먼저 인체는 남성의 정자(sperm:精子)와 여성의 난자(卵子:ovum)가 수정(fertilization:受精) 과정을 거쳐야 배아(embryo:胚[芽])가 형성된다. 그리고 이때 전자의 공급은 정자가 하게 되는데, 정자의 머리 부분에 전자가 농축되어있다. 그리고 난자는 이 정자의 전자를 흡수할 수 있는 알칼리를 보유하고 있다. 그러면 알콜기가 만들어지게 되고, 이어서 에스터 과정이 진행되면서 배아가 성장한다. 그리고 세포가 분열하면서 태아로 성장하게 된다. 이때 세포의 분열에도 반드시 전자가 개입하게 되고, 만일에 전자 개입이 없으면, 세포의 분열은 멈춘다. 그 핵심에 철(Fe) 보조인자(Cofactor)가 자리하고 있다. 철은 자유전자에 아주 민감하게 반응하는 금속이다. 그런데 이 철이 DNA의 두 가닥을 연결하는 보조인자로서 역할을 한다. 그리고 세포 분열의 첫 단계는 반드시 DNA 두 가닥이 서로 풀려야 된다. 그런데 이 DNA 두 가닥을 연결하는 인자가 철이다. 이때 이 철에 전자가 공급되면, 철이 환원되면서 철은 DNA와 자동으로 분리된다. 그러면 이어서 DNA의 두 가닥이 서로 풀리게 되고, 세포 분열의 첫 단계가 작동하게 된다. 그래서 인간의 배아가 성장해서 태아가 되기까지 반드시 자유전자가 요구된다. 즉, 전자가 성장인자인 것이다. 이번에는 식물을 보자. 식물은 씨앗에서 성장이 시작된다. 그런데 식물의 씨앗을 보면 인간의 정자에서 볼 수 있는 성장인자인 전자가 없다. 그러면 식물은 어떻게 성장인자인 전자를 조달할까? 답은 씨앗을 둘러싸고 있는 환경에 있다. 씨앗은 싹이 트기 위해서 두 가지 조건이 필수이다. 하나는 습도이고, 나머지는 온도이다. 여기서 습도의 의미를 정확히 파악해야 한다. 습도는 물의 양이다. 그런데 물이 모이려면 반드시 삼투압 인자가 요구된다. 즉, 물이 존재한다는 말은 여기에 반드시 삼투압 기질이 존재한다는 뜻이다. 그리고 삼투압 기질은 전해질이다. 전해질이란 전자를 포함하고 있는 물질을 말한다. 그리고 수분이 있는 곳에는 반드시 전자가 존재한다. 우리는 이 전자를 용매화 전자(溶媒化電子:solvated electron)라고 부른다. 즉, 물이 모이는 곳에는 반드시 성장인자인 전자가 존재한다는 뜻이다. 그런데 이 전자는 열에너지가 주어지지 않으면 꼼짝도 하지 않고 자기 집의 방구석에 처박혀있게 된다. 그래서 이 전자를 활동하게 하려면, 반드시 열에너지가 필요하다. 그래서 식물이 싹을 틔우기 위해서는 전자를 활동하게 하는 따뜻한 온도가 필요하게 된다. 그래서 식물이 싹을 틔우기 위해서는 습도와 온도가 요구된다. 이런 조건이 형성되면, 식물의 씨앗 껍질 부분에 저장되어있는 알칼리 성분이 이 전자를 흡수한다. 그리고 씨앗에 있는 전분이 알칼리를 추가로 대량 공급하면서 드디어 식물의 씨앗이 떡잎을 만들어낸다. 이때 식물의 씨앗에 저장된 전분은 에스터 형태로 저장되어있으므로, 당연히 전자를 받을 수 있는 알칼리가 된다. 이때 씨앗에 제일 많이 있는 알칼리 성분이 바로 비타민들이다. 그래서 통곡물을 먹으면 건강에 좋은 이유가 바로 이들 알칼리 성분들 때문이다. 그래서 쌀겨가 비싼 값에 팔리는 이유이다. 식물은 이렇게 전자를 공급받아서 성장하게 된다. 이제 씨의 전분이 모두 소모되면, 물을 이용해서 전자를 공급받아서 어른 나무가 된다. 이렇게 해서 인간이나 식물이나 전자라는 성장인자의 도움을 받아서 존재하게 된다. 즉, 전자가 없다면 생체는 없다(No Electron, No Life). 여기서 전자의 역할은 끝날까? 아니다. 성숙한 식물과 인간에게서 전자의 활동이 달라진다. 여기에서 체액의 역할이 아주 중요하다. 보통 식물의 체액은 pH5.5로서 전자가 많은 산성 환경이다. 그리고 인간의 체액은 pH7.45로서 전자가 없는 약알칼리 환경이다. 그러나 영아나 한참 자라나는 청소년들의 체액은 약간 산성 쪽을 기울게 되고, 여기서 성장인자인 전자가 공급되면서 성인으로 성장하게 된다. 그리고 성장이 끝나고 성인이 되면 드디어 체액의 산도는 pH7.45가 된다. 성장이 끝났으므로 더는 전자가 필요 없는 알칼리 환경이 조성된다. 이때부터는 성장인자인 전자의 관리를 잘하지 못하게 되면 병이 들게 된다. 그런데 이 전자는 인체의 에너지이기도 하다. 그래서 전자의 관리는 아주 미묘해지게 될 수밖에 없다. 즉, 인체의 전자 관리는 건강 관리와 에너지 관리가 된다. 이 문제는 한의학과 동양의학의 주제이므로, 나중에 황제내경을 논할 때 다시 기술하려고 한다. 여기서는 이 정도로 기술을 마친다. 이제 식물로 넘어가 보자. 식물의 정상 체액의 산도는 pH5.5이므로 항상 전자가 존재하는 환경이 된다. 그래서 식물은 이 전자를 어떻게 해서든 중화해서 없애줘야 생존할 수 있다. 아니면 이 전자가 MMP를 작동시켜서 식물의 생체를 환원해서 분해시키면서 죽게 만들 것이다. 그래서 식물은 전자를 중화하는 에스터 과정을 살아있는 한 계속해서 수행해야 하는 운명의 굴레를 타고 태어났다. 그래서 식물은 성장하지 못하면 자동으로 죽게 된다. 그래서 식물의 성장은 살아남기 위해서 발버둥을 치는 안쓰러운 과정에 불과하다. 즉, 식물은 살아있는 순간순간이 전자와의 전쟁을 치루는 과정이다. 인간도 이 측면에서는 같다. 즉, 인간도 살아있는 순간순간마다 전자를 중화해서 pH7.45라는 전자가 없는 알칼리 환경을 만들어내야 한다. 아니면 전자가 MMP를 작동시켜서 인체를 분해해버릴 테니까! 전자가 생체를 다루는 다른 측면들도 살펴보자. 먼저 질소 비료를 보자. 여기서 질소의 핵심은 고립전자쌍(孤立電子雙:lone pair)의 역할이다. 이 특징이 성장인자인 전자를 공급하는 통로가 된다. 그래서 질소 비료를 시비하면 식물이 아주 잘 자라게 된다. 우리는 이 현상을 보고 에너지가 충분히 공급되었다고 말한다. 즉, 전자는 성장인자이기도 하면서 동시에 동력을 만들어내는 에너지이기 때문이다. 이번에는 농약(農藥:agricultural chemicals)을 보자. 농약 중에서도 GMO(Genetically Modified Organism:유전자변형 농수산물)에 사용하는 라운드업(Roundup)을 보자. 이 농약은 가을에 추수 때 건조제(drying agent:乾燥劑)로도 사용된다. 그러면 라운드업은 자동으로 수분을 조절하는 약제라는 추론이 가능해진다. 그래서 이 라운드업이 제초제로 사용된다. 즉, 식물 세포질의 수분을 탈취해서 수분 부족을 일으켜서 잡초를 죽이는 것이다. 라운드업의 구성 물질은 글리포세이트(Glyphosate)인데, 여기서 핵심은 인산(Phosphate)이다. 인산은 강산이다. 그래서 전자를 통해서 수분을 더 많이 끌어당길 수가 있다. 즉, 인산으로 구성된 글리포세이트는 아주 강한 삼투압 기질이 된다. 그래서 제초제가 되고 동시에 건조제가 된다. 그래서 이 약제는 거의 모든 식물체를 죽이게 되고 오직 GMO만 살려 놓게 된다. 즉, 전자를 이용한 삼투압을 이용하는 것이다. 즉, 식물 세포질이 가진 삼투압 능력보다 라운드업이 가진 삼투압 능력이 더 세므로, 식물 세포질은 수분을 자동으로 뺏기게 되고 수분을 빼앗긴 식물은 자동으로 말라서 죽게 된다. 이 약제를 성숙한 씨앗에 뿌리게 되면, 여기서도 이 약제가 수분을 빼앗으면서 곡식은 자동으로 건조된다. 그러면 GMO의 정체가 자동으로 드러난다. 즉, GMO는 라운드업보다 더 강한 삼투압 기질을 보유하고 있어야 라운드업과 삼투압 싸움에서 이길 수 있다. 즉, GMO의 세포질이 라운드업보다 더 많은 전자를 보유하고 있다는 뜻이다. 삼투압 기질은 반드시 전자가 있어야 한다는 사실을 상기해보자. 이 말은 아주 재미있는 암시를 준다. 전자는 산도(酸度)를 결정하는 인자이다. 그래서 GMO는 자동으로 산도가 높은 즉, 전자를 많이 함유한 곡식이 된다. 다시 말하면, GMO는 우리가 예전에 자주 먹던 곡식보다 더 강산성 식품 재료라는 뜻이다. 즉, GMO를 먹으면 인체는 산성화된다는 뜻이다. 그리고 인체의 산성화는 만병의 근원이 된다. 인체의 최적 산도는 pH7.45라는 약알칼리 환경이라는 사실을 상기해보자. 이것이 전자를 기준으로 살펴보았을 때 GMO의 문제이다. 이 문제를 단백질 생리학으로 풀면 당연히 안 풀린다. 그래서 단백질 생리학으로 GMO 문제를 풀면 자동으로 문제가 없는 식품이 된다. 이 사실을 알건 모르건 간에 현대의학과 GMO는 돈을 벌기 위해서 공생하고 있다. 즉, 병도 주고 약도 주고 있다. 즉, 환상적인 짝꿍이다. 이번에는 트랜스 지방 (Trans Fat) 문제로 가보자. 트랜스 지방은 원래 지방을 변화(Trans)시킨 것이다. 그러면 왜 지방을 변화시키려고 했을까? 문제는 식품제조업자들의 고민에 있다. 가공식품은 반드시 유통기한이 붙게 된다. 즉, 가공식품을 오래 진열할 수 있으면, 수익이 더 많이 난다. 그런데 이 과정에서 오메가3 같은 불포화지방산은 산패가 쉽게 일어난다. 이 사실은 원리상 당연한 이야기인데, 불포화는 전자가 부족하므로, 불포화지방산은 공기 중에 있는 전자를 아주 잘 흡수한다. 그 결과로 식품은 자동으로 산패한다. 이 골칫거리를 해결한 것이 트랜스 지방이다. 이 지방을 만든 사람은 폴 사바티에(Paul Sabatier)인데, 나중에 노벨상을 받게 된다. 그러나 이 지방이 암 (Cancer)에 취약하다는 문제가 제기되면서 트랜스 지방은 인류의 적이 되어버렸다. 그러나 이 문제도 최첨단 현대의학으로 풀면 안 풀린다. 원리는 간단하다. 트랜스 지방은 전자가 부족한 불포화지방산에 수소를 이용해서 억지로 전자를 삽입시킨 것이다. 그러나 이 트랜스 지방이 인체로 들어가면, 원래의 형태로 변하게 된다. 즉, 인간이 억지로 집어 넣어둔 전자가 곧바로 풀려나는 것이다. 그러면 트랜스 지방은 인체에 전자를 공급하는 도구로 변한다. 이미 말했듯이 전자는 만병의 근원이다. 암의 원리는 뒤에 다시 언급할 것이므로, 여기서는 설명하지 않는다. 이번에는 다이어트 논쟁으로 가보자. 먼저 인간은 채식이 원칙인가? 육식이 원칙인가? 논쟁이 심하다. 이 문제를 논의하면서 석기시대까지 들먹인다. 이 문제도 최첨단 현대의학의 기반인 단백질 생리학으로 풀면 안 풀린다. 그래서 논쟁이 계속되는 이유이기도 하다. 그러나 체액으로 풀면 간단하다. 인체의 체액은 pH7.45로서 약알칼리이다. 그리고 보통 육식성 동물의 체액은 pH8.5로서 강알칼리이다. 왜 육식성 동물의 체액이 강알칼리일까? 이유는 간단하다. 육식은 에너지가 많다는 것이 특징이다. 에너지는 전자를 말하고, 전자가 많다는 것은 강산성 식품이라는 뜻이다. 즉, 육식성 동물들은 강산성 식품을 섭취하므로 자연스럽게 체액은 강알칼리가 되어야 이 강산성 식품을 중화할 수가 있게 된다. 아니면 생존할 수 없게 된다. 그러면 인간의 체액이 약알칼리라는 말은 인간은 약산성 식품을 섭취하므로 약알칼리가 되어도 문제가 없다는 결론에 다다르게 만든다. 즉, 인간은 에너지가 미미한 채식으로 살게끔 설계된 동물이다. 즉, 인간은 채식이 원칙이다. 이번에는 비만이다. 보통은 비만이 만병의 근원이라고 하면서 BMI(Body Mass Index)를 들먹인다. 이 BMI는 한마디로 인체의 중성지방 수치를 측정하는 것이다. 무엇이 만들어진다는 것은 반드시 에스터(Ester) 과정이 필요하다. 그리고 이 과정은 전자가 필수이다. 그리고 전자가 있는 환경은 산성 환경이다. 즉, 인체의 체액이 산성화되면, 전자가 과잉되고, 이 전자가 에스터 과정을 거쳐서 중화되면서, 중성지방이 만들어진다. 이것이 비만이다. 그래서 비만이 만병의 근원이 아니라 비만을 만들어내는 전자 과잉이 만병의 근원인 것이다. 비만 문제는 체액 이론으로 풀면 아주 간단히 풀린다. 물론 최첨단 현대의학으로 풀면 도대체가 안 풀린다. 단백질로 이 문제를 풀기는 불가능하기 때문이다. 사실 다이어트 문제는 모든 건강 문제와 직결된다. 모든 생체는 먹는 것이 그 자체이기 때문이다. 즉, 먹는 것이 살(肉)로 가기 때문이다. 이번에는 전자파 문제를 보자. 이 문제도 말들이 많다. 그러나 전자를 중심으로 풀면 간단히 풀린다. 인체는 전자를 가지고 운용되는 생체이므로, 전자의 행동이 교란을 받으면 안 된다. 그러면 인체는 정상적으로 정보를 소통하지 못하게 되고 문제가 생긴다. 그런데 이 전자는 외부에서 에너지를 받으면 곧바로 교란된다. 그리고 전자파는 이 전자를 교란시키는 에너지이다. 그래서 전자파를 쏘이게 되면, 인체 안에서 활동하는 전자가 자극을 받게 된다. 인체의 단백질은 반도체 성격을 보유하고 있다고 앞에서 말했다. 이 말은 단백질이 전자를 보유하고 있다는 뜻이다. 그런데 전자파라는 에너지가 인체에 가해지면, 인체의 이 전자가 체액으로 빠져나오게 된다. 그리고 이들은 호르몬의 형태로 분비된다. 호르몬은 전자의 환원을 받아서 분비된다는 사실을 상기해보자. 그래서 호르몬은 무조건 산성 물질이 된다. 그러면 당연한 수순으로 호르몬의 과잉 분비는 인체에 독이 되고 만다. 현대의학은 이 상태를 내분비 독성이라고 말한다. 정확히 맞는 말이다. 이 전자파 문제는 세계 제2차 대전으로 거슬러 올라간다. 추운 겨울에 병사들이 이상하게 레이더 기지 옆으로 모여드는 것이 었다. 레이더는 잘 알다시피 엄청난 전자파를 내뿜는다. 이 전자파가 인체의 반도체인 단백질에 저장된 전자를 간질로 빼내게 되고, 이 전자는 간질에 있는 산소와 반응해서 물이 만들어지고, 이 과정에서 당연히 열이 만들어진다. 그러면 몸은 자동으로 따뜻해진다. 이런 이유로 병사들이 추운 겨울에 레이더 기지 옆으로 모여든 것이다. 그런데 전쟁이 끝나고 나서 이상하게 백혈병이 집단 발병하게 된다. 당연히 군 당국에서 역학 조사가 이루어진다. 그래서 나온 결과는 당연히 레이더 기지 문제였다. 이때부터 전자파 문제가 수면 위로 부상하게 된다. 그러면 전자파와 백혈병의 관계는 뭘까? 원리는 간단하다. 전자파라는 에너지가 인체의 전자를 자극하면 전자가 간질로 빠져나오게 되는데, 이때 나온 전자는 홀전자이다. 즉, 자유전자이다. 이 자유전자가 MMP를 작동시키는 것이다. 그러면 이 MMP는 골수의 콜라겐에 붙어있는 혈구 아세포 등등을 분리시킨다. 결과는 자동으로 혈구 세포들이 많아진다. 당연히 이 혈구 세포들이 성숙할 시간을 주지 않는다. 즉, 너무 빠른 시간에 너무 많은 혈구 세포들이 간질로 빠져나오기 때문이다. 그래서 이때 만들어진 백혈구들도 미성숙 백혈구들이다. 또, 백혈병에 걸리면 상처를 입었을 때 지혈이 잘 안 된다. 그 이유는 지혈은 주로 혈소판 등등의 알칼리 콜라겐의 역할이다. 그런데 전자는 알칼리 콜라겐을 이용해서 중화된다. 즉, 인체 안에서 과잉 전자는 인체 안에 정상적인 콜라겐의 부족을 유발한다. 당연히 지혈이 잘 안 된다. 이 문제도 최첨단 현대의학의 기반인 단백질 생리학으로 풀면 제대로 풀리지 않는다. 즉, 단백질 하나만 가지고는 이 기전을 밝히기가 불가능하다. 이 원리를 역으로 이용한 치료법이 방사선을 이용한 항암치료이다. 방사선이라는 전자파를 강하게 쪼이면, 단백질에 있는 전자가 빠져나올 뿐만 아니라, 체액에 있는 물(H_2O)까지 깨져버린다. 물은 전자를 두 개 격리하고 있다. 이 전자가 체액으로 빠져나오는 것이다. 그러면 세포를 둘러싸고 있는 간질액은 과잉 전자로 가득하게 된다. 이 과잉 전자는 당연히 활동전위를 만들어내면서 세포 안으로 진입한다. 그러면 이제 세포 안팎은 과잉 전자로 가득하게 되고, 인체의 미토콘드리아에서 Cytochrome-c를 환원해서 분리시키게 되고, 세포는 생을 마감한다. 이 기전은 앞에서 이미 설명했다. 이게 방사선 항암치료의 원리이다. 이때 간질에 적체한 과잉 전자는 체액을 따라서 전신을 순환하게 되고, 간질에 있는 콜라겐으로 중화된다. 그러면 간질의 콜라겐 단백질에 뿌리를 박고 있는 모발은 자동으로 빠지게 된다. 그래서 방사선 항암치료를 받으면 머리카락이 모두 빠질 수밖에 없다. 레이더 기지에서 아이디어를 얻어서 만든 가전제품이 전자레인지이다. 전자레인지의 원리는 음식물에 전자파를 쏘이는 것이다. 그러면 전자파 에너지를 받은 물이 초고속으로 회전하게 된다. 그러면 음식물에 있는 물이 항암치료에서처럼 깨진다. 이 물이 깨지는 과정에서 전자가 음식물로 흘러나오게 되고, 이 과정에서 전자를 건드리므로 당연히 열이 발생한다. 그리고 이때 물에서 빠져나온 전자는 음식물이라는 알칼리를 환원한다. 그러면 이때 전자레인지 안에 있는 음식물은 산성 음식물로 변한다. 그리고 이 음식물을 섭취하면 체액은 당연히 산성화된다. 그다음 수순은 독자 여러분의 상상에 맡긴다. 이 전자레인지 문제도 말들이 많은 부분이다. 그러나 단백질 생리학으로 이 기전을 풀면 무해하다는 답변이 나온다. 한 마디로 최첨단 현대의학의 단백질 생리학으로는, 이 기전의 규명이 불가하다. 이런 이유로 원래 전자레인지가 구 소련에서는 사용 금지 품목이었다. 그러나 러시아가 서구 문화로 개방되면서 금지가 풀리게 된다. 과연 전자레인지는 최첨단 현대의학이 말하는 것처럼 무해한 가전제품일까요? 판단은 독자 여러분의 몫으로 남긴다. 그래서 모든 전자파 문제는 이런 기전으로 인체를 간섭하게 된다. 그래서 하늘에서 자연적으로 주는 전자파 외에는 되도록 피하는 것이 좋다. 인체의 에너지인 전자를 자극해서 문제를 만들기 때문이다. 여기에는 고압 송전선 문제, 전파 기지국 문제, 전파 중계소 문제, 방사선실 근무 문제, 엑스레이 기사들 문제, 휴대폰의 과다 사용 문제, 전기장판 문제 등등 많은 문제가 도사리고 있다. 이번에는 DNA의 돌연변이에 관해서 알아보자. 이 문제를 풀려면 DNA 자체가 뭔지부터 알아야 한다. 이 문제는 양자역학을 연구하면서 생명이 무엇인지 연구하는 사람들의 초미의 관심사이다. 그러나 여기서 재미있는 현상을 볼 수가 있다. 양자역학은 분명히 전자라는 존재를 세밀하게 다룬다. 그리고 생명체에 방사선을 쏘이면 DNA에 돌연변이가 발생하는 것도 아주 잘 안다. 그런데, 이 현상을 보고 신기해한다. 그리고 이 문제를 끝내 풀지 못하고 만다. 양자역학을 배우면 방사선이라는 빛도 동시에 아주 세밀히 연구한다. 즉, 빛과 전자를 아주 세밀히 연구한다. 이 것이 양자전기역학(QED)이다. 그리고 이들은 원자를 가지고 노는 것도 전자라는 사실도 아주 잘 안다. 그러면 방사선이라는 빛을 쪼였을 때 DNA가 돌연변이를 일으킨다는 사실은 빛과 전자 문제라는 추론이 즉시 가능하게 된다. 또, 이것이 양자 전기역학(QED)이다. 그런데 이 추론을 하지 못하고 만다. 그러면 문제는 어디에 있을까? 바로 최첨단 현대의학에 있다. 이들은 양자역학을 공부하면서 생명은 무엇인가라는 주제로 접근할 때, 이 문제를 양자역학으로 접근하는 것이 아니라 최첨단 현대의학으로 접근한다. 즉, 최첨단 현대의학의 두 가지 모순을 이미 가지고 시작하는 셈이다. 즉, 인체의 에너지는 전자가 아니라 ATP라는 모순과 인체를 조절하는 것은 체액이 아니라 단백질이라는 두 가지 모순적 전제를 가지고 출발한다. 그 결과 당연히 생명의 본질에 대한 접근은 막히고 만다. 이번에는 방향을 바꾸어서 그 유명한 DNA(deoxyribonucleic acid)를 보자. DNA는 아데닌(Adenine, A), 구아닌(Guanine, G), 사이토신(Cytosine, C), 타이민(Thymine, T)의 네 가지 물질로 구성된다. 그리고 이 간단한 네 가지는 유전정보로 사용하기에는 너무 간단하다. 인체의 정보란 엄청나게 복잡한데, 이 네 가지로 지독하게 복잡한 인체의 정보를 표현한다는 것은 처음부터 모순을 전제로 출발하고 있다. 그러나 이것이 기묘하게도 최첨단 현대의학의 단백질 생리학하고 정확히 맞아떨어진다. 단백질은 20가지의 아미노산의 다양한 조합으로 복잡한 유전 현상을 설명하기에 적합했기 때문이다. 즉, 이것들을 가지고 유전 현상을 정확히 설명할 수 있는 것이 아니라 설명하기에 적합했다는 뜻이다. 그리고 이것이 끝내 생명현상을 파악하는데 장애물이 되고 만다. 그리고 이 네 가지 물질을 염기라고 부르고, 이 조합을 염기서열(Nucleic Sequence:鹽基序列)이라고 부른다. 그리고 DNA는 이 염기서열로 정해진다. 여기서 우리가 주목해야 할 단어는 염기(Alkali:鹽基:Base)이다. 즉, 이 네 가지 물질은 모두 공통 특징이 염기인 알칼리라는 사실이다. 즉, 염기는 전자를 흡수하고 내놓는 것이 전문인 알칼리(Alkali)라는 사실이다. 인체를 가지고 노는 전자가 많을 때는 이를 흡수하고, 적을 때는 이를 내놓는 것이 알칼리의 특징이다. 즉, 이 네 가지 물질은 전자 완충장치인 셈이다. 즉, DNA는 전자 완충장치인 것이다. 즉, 전자로 만들어지는 인체 정보를 소통시키는 장치가 DNA이다. 그래서 DNA는 유전정보를 소통할 수 있게 된다. 여기서 DNA가 수용할 수 있는 이상으로 전자가 과잉되면 이제 DNA를 구성하고 있는 염기서열이 변동을 일으킨다. 이 염기서열은 전자가 핵심인 전기적 힘으로 연결되어있으므로 너무나 당연한 일이다. 이것을 우리는 DNA의 돌연변이라고 부른다. 그런데 여기서 최첨단 현대의학은 이 DNA에 생긴 돌연변이의 정규적 패턴을 찾으려고 한다. 물론 그 결과는 참담하다. 왜? 돌연변이의 원인인 전자를 실어나르는 존재는 체액이다. 그리고 이 체액은 염기서열로 구성된 DNA를 적셔주고 있다. 즉, 생체의 DNA는 항상 체액에 잠겨있다. 그러면 체액이 나르는 전자는 어떤 염기서열을 변화시켜서 돌연변이로 만들지 미리 규칙성을 가질 수가 없다. 즉, 이때 체액이 가져다주는 전자가 무작위로 염기서열의 전자 포화도를 바꾸는 것이다. 그러니 염기서열에서 생기는 돌연변이가 규칙성을 갖는다는 것은 애당초부터 불가능하다. 그러나 최첨단 현대의학은 여전히 이 규칙성을 찾으려고 전전긍긍하고 있다. 전자를 기준으로 보면, 이 노력은 이미 실패가 정해져 있다. 이때 제일 많이 제기되는 돌연변이가 암세포(Cancer Cell) 돌연변이다. 그 이유는 체액에 있다. 보통 암세포의 체액 환경은 pH5.5이다. 이 체액의 산도는 식물의 산도와 같다. 그래서 암은 식물처럼 계속 성장만 하는 것이다. 그래서 암을 식물성이라고 부르는 이유이다. 이미 앞에서 살펴보았지만, 산성 환경은 자동으로 전자가 과잉인 환경이다. 그리고 이 전자는 성장인자이다. 식물이 왜 성장을 계속해야 하는지 이미 앞에서 설명했다. 아니면 죽기 때문이다. 그리고 식물 세포나 동물 세포나 전자라는 측면에서 보면, 둘 다 똑같다. 즉, 식물 세포나 암세포는 과잉 전자를 물로 중화해가는 에스터 과정을 통해서 성장하지 않으면, 이 과잉 전자가 작동시키는 MMP에 의해 분해되어서 죽고 만다. 즉, 암세포는 살아남기 위해서 열심히 안쓰러운 발버둥을 치고 있는 존재이다. 그래서 최첨단 현대의학의 연구원들이 암세포의 산성 체액을 알칼리 체액으로 바꿔주면, 암세포는 기적처럼 정상 세포로 되돌아온다. 그러면 이 현상을 보고 기적이라고 치부하고 만다. 즉, 더는 연구하지 않고 만다. 즉, 체액이 암세포를 만들기도 하고, 정상 세포로 만들기도 한다는 사실을 최첨단 현대의학은 이미 알고 있다는 뜻이다. 여기서 암시는 황금만능주의가 우선이지 생명이 우선이 아니라는 추론이다. 체액을 바꿔주는 것은, 너무나도 쉽고 비용도 극도로 적게 든다는 사실이다. 그리고 이 체액을 조절해서 바꿔주는 모든 방법을 제시해주는 의학이 바로 한의학이나 동양의학이다. 그리고 그 근본에는 황제내경이 자리하고 있다. 문제는 이 사실을 한의학계나 동양의학계에서도 모른다는 데 있다. 그 이유는 지금까지 황제내경을 연구하면서 양자역학을 연구하는 사람들처럼 최첨단 현대의학의 기반인 단백질 생리학을 기반으로 황제내경을 해석했기 때문이다. 황제내경의 생리학 기반은 전자를 중심으로 하는 전자생리학이다. 즉, 단백질 생리학과 전자생리학은 전혀 다른 생리학이다. 그러니 황제내경의 해석이 엉망이 되는 것은, 이미 정해져 있었던 결과이다. 이런 내용을 종합해보면, 암도 쉽게 정복이 가능하다는 결론에 다다른다. 단, 암 정복을 위해서는 단백질 생리학에서 전자생리학으로 전환이 필요하다. 물론 단백질 생리학이 무용하다는 뜻은 아니다. 세상은 여러 조각의 부분들이 모여서 만들어지는 퍼즐 판과 같아서 모두가 다 필요하기 때문이다. 실제로 최첨단 현대의학은 말 그대로 단백질 분야에서만은 최첨단이라고 자부해도 좋다. 결국에 이런 식으로 전자를 중심으로 인체를 바라보면, 양자역학을 공부했던 사람들이 찾고 있었던, 생명의 문제는 쉽게 풀린다. 그들이 찾는 최대의 문제는 인체에 흐르는 정보의 소통이었다. 그런데 전자를 집중적으로 연구하는 양자역학 학자들이 정보의 도구인 전자를 모르다니 참으로 아이러니하다. 앞에서 인용했던 노벨상 수상자이면서 양자전기역학(QED)의 대가인 리처드 파인만(Richard Feynman)의 글을 다시 한번 보면, 이 아이러니는 더 심하게 다가온다. 파인만은 분명히 "우리에게 친숙한 대부분의 자연현상은 '끔찍하게' 많은 수의 전자들이 서로 얽혀서 일어나는 현상이다"라고 말하고 있다. 이미 답을 말하고 있으면서도 답을 모르고 있다. 즉, 최첨단 현대의학이 쌓아둔 장벽이 얼마나 큰지 새삼 느끼게 한다. 일반인들도 최첨단 현대의학의 노예가 된 지 이미 오래되었고, 최첨단 현대의학은 아예 종교가 되어버렸다. 무슨 말을 더하겠는가! 이번에는 대사증후군(metabolic syndrome)을 인체의 에너지인 전자로 풀어보자. 대사증후군은 호르몬(Hormone) 증후군이라고 말해야 옳다. 모든 대사에는 반드시 호르몬 작용이 따르기 때문이다. 그래서 대사증후군에는 반드시 과도한 호르몬이 만들어내는 내분비

독성학(Endocrine Toxicology)이 등장한다. 호르몬의 분비는 내분비 문제이고, 이 호르몬은 산성이고, 과도한 산성은 인체에 독성으로 작용하기 때문이다. 결국에 대사증후군은 호르몬의 종류만큼이나 많은 병을 만들어낸다. 실제로는 대부분 병은 호르몬 때문에 만들어진다. 호르몬은 전자를 수송하는 주요 도구이므로 당연한 사실이다. 그래서 대부분 만성 질환은 대사증후군에 해당한다. 하나씩 보자. 먼저, 만병의 근원이라는 당뇨 문제를 보자. 당뇨는 당이 소변으로 나오는 경우이다. 왜 당이 소변으로 나올까? 이 문제를 알려면 인체가 전자를 취급하는 원리를 알아야 한다. 당뇨에서 문제가 되는 포도당(glucose)은 산(酸)인 알콜기를 5개나 보유하고 있다. 한마디로 포도당은 전자를 쓸어 담아 가지고 온 존재이다. 즉, 한마디로 포도당은 강산이다. 여기서 핵심 단어는 당(糖:Sugar)이다. 그런데 최첨단 현대의학은 인체의 현상을 모두 단백질로만 풀려고 하다 보니 당 문제는 당연히 풀지 못하게 된다. 당은 종류가 엄청나게 많다. 우리가 일상에서 자주 사용하는 화장지나 종이도 당의 한 종류이다. 그리고 집을 지을 때 사용하는 목재도 당의 한 종류이다. 그리고 우리가 매일 먹는 식물의 줄기도 당의 한 종류이다. 이렇게 열거하다 보면 수많은 당이 끌려 나오게 된다. 그러나 당뇨병에서 문제가 되는 당을 기준으로 당을 분류해보면, 당은 단 2가지로 구분된다. 즉, 전자가 모자라서 에스터(Ester)로 공유결합을 보유하고 있는 당과 이 에스터를 환원해서 전자를 잔뜩 끌어안고 있는 당으로 구분된다. 즉, 전자를 끌어안고 있는 산성 물질의 당과 전자가 부족한 에스터 상태의 알칼리 물질의 당으로 구분된다. 다시 말하면, 산성 당과 알칼리 당으로 구분된다. 이것이 전자를 기준으로 분류한 당이다. 그리고 인체 안에서 당뇨병 때 나타나는 포도당은 산성 당이고, 우리가 식사 때 먹는 밥은 전분으로서 알칼리 당이다. 전분은 에스터 상태라는 사실을 상기해보자. 당연히 전분은 알칼리가 된다. 그런데 최첨단 현대의학은 이 둘을 하나로 취급한다. 단백질을 중심으로 물질을 바라보니 당연한 결과이다. 그러나 전자를 중심으로 물질을 바라보면, 이 두 가지 당은 하늘과 땅만큼이나 차이가 나는 다른 물질이 된다. 그래서 전자생리학으로 보면, 모든 탄수화물을 하나로 취급하는 최첨단 현대의학의 태도에 놀라게 되는 것은 당연하다. 즉, 산성 물질과 알칼리 물질을 하나로 보는 태도에 놀란다는 뜻이다. 단백질에 미쳐있는 최첨단 현대의학은 산과 알칼리를 구분할 필요가 없으므로 어찌 보면 당연한 결과일 것이다. 이렇게 당을 두 가지로 구분하게 되면, 자연스럽게 설탕과 쌀밥이 구분된다. 그리고 설탕의 재료인 사탕수수를 통째로 먹으면 약이 되고, 설탕으로 먹으면 독이 되는지도 자연스럽게 밝혀진다. 설탕은 정제해서 분리해내는 과정이 필요하다. 여기서 분리라는 단어가 중요하다. 태양계 아래에 존재하는 모든 물체는 예외 없이 공유결합을 통해서 조립되어있다. 그래서 이 조립을 풀려면 반드시 전자를 추가해줘야 한다. 그러면 물질은 분리되어서 나오게 된다. 그 결과로 분리되어서 나온 물질은 자동으로 자유전자를 보유하게 되고, 자동으로 산성 물질로 변한다. 그래서 사탕수수에서 분리되어서 나온 설탕은 상대적으로 산성 물질이 될 수밖에 없다. 당연히 사탕수수에 에스터로 붙어있는 당은 알칼리 당이 된다. 그래서 사탕수수를 그대로 먹으면 알칼리를 먹게 되므로, 건강에 좋게 되지만, 설탕은 상대적으로 산성 식품이므로 당연히 건강에 문제를 일으킨다. 쌀도 마찬가지이다. 쌀밥은 알칼리 음식이지만, 이를 빻아서 시루떡을 만들게 되면, 시루떡은 당연히 상대적으로 산성 물질로 변하게 된다. 그래서 설탕과 쌀밥은 당연히 서로 같은 탄수화물이 아니게 된다. 즉, 건강을 말할 때 쌀밥과 설탕을 같은 탄수화물로 취급하지 말라는 이야기이다. 이 둘을 같은 탄수화물로 취급하는 것은 무식해도 너무 무식한 처사이다. 이제 그럼 인체는 왜 유독 포도당을 통해서 전자를 수거해서 당뇨병을 만들어낼까? 이유는 간단하다. 단백질이나 지방은 전자를 수거할 능력이 포도당과 비교해서 현저히 떨어진다. 자유전자를 수거하면 알콜기 종류가 만들어지는데, 포도당은 이 알콜기를 5개나 보유할 수 있다. 즉, 포도당은 과잉 전자를 수거하는데 최적의 조건을 가지고 있다. 인체는 이 능력을 이용하고 있을 뿐이다. 한마디로 당뇨병에서 포도당은 과잉 전자라는 불을 끄는 소방수이지 인체에 병이라는 불을 낸 방화범이 아니다. 방화범은 과잉 전자이다. 그런데 최첨단 현대의학은 방화범은 쳐다보지도 않고 불을 끄는 소방수의 인원을 줄이기 위해서 열심히 노력하고 있다. 그 결과로 탄수화물 중독이라는 단어까지 만들어내고 있다. 인체는 인체 안에 과잉 전자가 적체하게 되면, 어떻게 해서든지 이 과잉 전자를 인체 밖으로 내보내서 인체의 pH7.45를 맞춰줘야 한다. 아니면 과잉 전자는 MMP를 동원해서 인체의 공유결합을 풀어서 인체를 해체할 테니까! 그러면 인체는 이때 과잉 전자를 처리하는데 아주 좋은 도구인 당을 요구하게 된다. 말 그대로 탄수화물 중독에 빠지게 만든다. 즉, 인체는 살아남기 위해서 과잉 전자를 처리할 최고의 도구인 탄수화물을 찾는 것이다. 그러나 이때 설탕을 먹으면 설탕은 에스터가 하나밖에 없으므로 부작용이 일어난다. 즉, 산을 추가하는 결과로 이어진다. 그러면 인체는 설상가상의 상황에 빠지게 된다. 그러면 인체는 또 탄수화물을 찾게 된다. 한마디로 이런 상황에서 인체는 악순환에 빠지게 된다. 이것을 탄수화물 중독이라고 부른다. 이때 에스터를 보유한 알칼리인 쌀밥을 먹으면 간단히 해결된다. 그런데 최첨단 현대의학이 쌀밥과 설탕을 같은 탄수화물로 규정하면서 문제는 해결되지 못하고 악순환에 빠지고 만다. 이것이 최첨단 현대의학이 당뇨에 대해서 처방하고 있는 민낯이다. 그래서 당뇨병을 해결하려면 인체 안에 적체하고 있는 과잉 전자를 해결하면 된다. 그리고 이 과잉 전자를 누가 만들어내는지 알면 문제는 쉽게 풀린다. 답은 바로 호르몬이다. 즉, 당뇨병을 해결하려면 호르몬의 조절을 잘하라는 뜻이다. 그래서 당뇨병이 대사증후군에 속한다. 그리고 쌀밥을 먹었을 때 개인마다 혈당이 다르게 나타나는데, 인체 안에 적체한 전자의 과잉 정도가 심하면 쌀밥의 에스터가 전자를 더 많이 수거해서 높은 혈당이 나타나고, 심하지 않으면 낮은 혈당이 나타난다. 그래서 혈당은 인체 체액의 산성도를 나타낸다. 즉, 몸의 체액이 산성으로 많이 기운 사람은 혈당이 높게 나타나고, 덜 기운 사람은 상대적으로 혈당이 낮게 나타난다. 이때 말하는 체액은 혈액을 말하는 것이 아니다. 혈액은 언제나 알칼리로 유지된다. 만일에 혈액이 산성으로 기울면 혈액이 응고되면서 패혈증으로 인해서 혈액 순환이 막히게 되고 인체는 곧바로 죽게 된다. 그리고 인체 체액 중에서 혈액이 차지하는 비중은 5%에 불과하다. 이렇게 전자를 수거한 포도당은 이제 세포 안으로 자동으로 들어가서 미토콘드리아의 전자전달계로 들어가고 여기서 자기가 가지고 온 전자를 산소로 중화해서 물을 만들어내고 동시에 강알칼리인 ATP를 만들어낸다. 그리고 이때 세포 밖에서 전자를 수거한 포도당의 양이 너무 많아서 세포 안으로 들어가지 못한 포도당은 별수 없이 신장으로 배출된다. 이때 포도당의 형태는 염(鹽)의 형태를 띤다. 즉, 이때 포도당은 염의 형태를 띠기 때문에, 염을 전문으로 처리하는 신장이 포도당을 처리한다. 그리고 이 포도당은 소변으로 나오게 되고, 우리는 이 상태를 당뇨라고 부른다. 그리고 전자는 전해질을 만들어서 삼투압 기질이 되므로, 포도당에 붙은 전자는 포도당을 삼투압 기질로 만들어서 수분을 계속 끌어당긴다. 그래서 당뇨가 심한 사람의 인체는 계속 물을 요구하게 되고, 당뇨 환자는 말 그대로 수도꼭지가 된다. 그래서 당뇨가 있다는 말은 인체 안에 병의 근원인 전자가 많다는 뜻이므로, 이 과잉 전자는 어떤 병을 추가로 일으킬지 예측할 수가 없게 만든다. 결국에 당뇨가 만병의 근원이 아니라 과잉 전자가 만병의 근원이다. 즉, 당뇨가 만병의 근원이라는 말은 틀렸다는 뜻이다. 그래서 당뇨가 있게 되면 자동으로 여러 가지 병증이 합병증 형태로 나타날 수밖에 없다. 즉, 이때 나타나는 합병증은 당뇨 합병증이 아니라는 뜻이다. 즉, 당뇨 합병증이 아니라 과잉 전자 합병증이 옳은 표현이다. 그래서 당뇨병이 나타나면 다른 대사증후군이 한꺼번에 들이닥치는 것이다. 당뇨 문제는 다음에 침과 경락을 논할 때 다시 추가할 것이다. 여기서 잠깐 탄수화물 중독을 넘어서 음식 중독에 관해서 조금만 알아보고 가자. 왜 음식 중독에 걸릴까? 물론 근본 원인은 과잉 전자가 제공한다. 그런데, 이 과잉 전자는 인체 안에서만 만들어질까? 아니다. 우리가 일상에서 먹는 음식에도 많은 전자가 포함된 경우가 많다. 그래서 식습관이 엄청나게 중요하다. 즉, 약식동원(藥食同源)이라는 뜻이다. 여기서 최고로 문제가 되는 경우는 가공식품과 식품 첨가물 그리고 육식이다. 가공식품에는 의례 식품 첨가물이 첨가된다. 그 이유는 혀를 속이는 맛과 유통기한 연장에 있다. 식품 첨가물은 가공식품의 마법사로 통한다. 그런데 이 식품 첨가물은 산성 물질이 대부분이다. 즉, 이들은 전자를 많이 포함하고 있는 물질이 대부분이다. 그런데 이때, 인체 안에 전자가 과잉이어서, 이 과잉 전자를 중화하기 위해서 인체가 계속해서 알칼리를 요구하는 신호를 보낼 때, 이 신호를 정확히 해독하지 못하게 되면, 사람들은 무조건 음식을 찾게 된다. 그런데 이때, 이 음식을 전자가 많이 포함된 가공식품으로 대체하게 되면, 문제는 더 심각해진다. 그러면 아무리 많이 먹어도 돌아서면 곧바로 또 음식을 찾게 되는 악순환에 빠지고 만다. 즉, 전자가 많은 가공식품을 먹었으니 당연한 반응이다. 인체는 과잉 산 때문에, 이를 중화하기 위해서 알칼리 음식을 달라고 했는데, 거꾸로 전자가 잔뜩 들어있는 가공식품을 주니 인체는 환장할 노릇이고, 과잉 전자는 더 쌓여만 간다. 그러니 먹고 나면 곧바로 또 음식을 요구하는 것은 이미 필연이다. 악순환은 반복되고 인체는 이 과잉 전자를 중성지방으로 만들어서 처리한다. 즉, 비만이 찾아온다. 이번에는 여기에 육식을 추가하면 주는 대로 받아서 먹을 수밖에 없는 인체는 말도 하지 못하고 미쳐버린다. 그러면 육식의 문제는 뭘까? 물론 육식도 모두 나쁜 것만은 아니다. 일본의 오키나와의 예를 보면 된다. 오키나와는 지금은 아니지만, 세계적인 장수촌이었다. 이곳의 특징은 돼지고기를 무척 사랑한다는 점이다. 이곳은 세계를 통틀어서 돼지고기를 제일 많이 먹기로 유명하다. 이렇게 육류를 사랑함에도 불구하고 오키나와는 세계적인 장수촌이었다. 그러나 미군기지가 들어서면서 패스트 푸드가 넘쳐났고, 결국에 오키나와의 평균 수명은 일본에서조차 꼴찌를 면하지 못하고 있다. 물론, 이 패스트 푸드에는 육류가 많았다. 그러면 육류에 무슨 문제가 있었단 말인가? 오키나와 사람들은 옛날부터 마을 공동체가 아주 잘 발달해있었다. 물론 일본이 이곳을 식민지로 삼더니만 결국에는 합병하기 전까지는 말이다. 그래서 날씨가 따뜻한 오키나와의 공동체는 돼지를 공동으로 길렀는데, 노지에 울타리를 치고 길렀고, 기르는 방식이 특이했다. 즉, 마을 사람들이 오가면서 돼지에게 풀을 던져주었다. 그런데 이 풀이 약초였다. 그래서 돼지는 마을 사람들이 던져준 약초만 먹고 자라게 된다. 생체는 먹는 것이 그 자신이 된다는 사실을 상기해보자. 그리고 이들은 이 돼지에서 나온 돼지고기를 엄청나게 사랑했다. 그래서 이들은 돼지고기라는 육류를 세계에서 제일 많이 먹었지만 장수할 수 있었다. 즉, 이들은 약이 되는 돼지고기를 먹은 것이다. 당연히 장수할 수밖에 없었을 것이다. 그런데 이곳에 미군기지가 건설되면서, 고기가 듬뿍 든 패스트 푸드에 빠지게 된다. 그리고 그 결과로 평균 수명이 일본 내에서조차 꼴찌를 면하지 못하게 되었다. 미국은 축산 대국이다. 그리고 미국의 축산은 공장식 축산으로 유명하다. 공장식 축산의 문제는 가축에게 과도한 에너지를 주입한다는 점이다. 그래서 가축은 농장주가 원하는 대로 빨리 자란다. 대신에 생체는 과잉 에너지 즉, 과잉 전자로 가득해진다. 한마디로 산성 식품이 생산되는 것이다. 게다가 사육환경이 지독해서 가축이 극도의 스트레스를 받는다. 당연히 가축의 체액은 산성으로 변하면서 여기서 나온 육류도 산성이 되고

만다. 원래도 너무 많은 에너지를 주입시켜서 키운 가축에 스트레스까지 겹치면서
체액이 극도로 산성화되고 여기서 나온 고기는 산성 덩어리가 되고 만다. 당연한
결과로 여기에서 따르는 부작용은 가축의 여러 가지 질병이다. 그리고 이때 나타난
지독한 질병의 대표가 세계를 떠들썩하게 만든 광우병(狂牛病:bovine spongiform
encephalopathy)이다. 즉, 광우병은 인간이 만들어낸 참극이다. 즉, 에너지 과잉
의 참극이 광우병이다. 그러면 광우병 소의 고기는 완벽한 산성 식품이 된다. 그래
서 광우병 소고기를 먹으면 사람도 광우병과 비슷한 증상이 나타나게 된다. 그 이
유는 광우병 증상을 보면 알 수 있게 된다. 광우병 증상을 보면, 소가 근육이 소실
되어서 일어나지를 못한다. 즉, 과잉 전자가 근육을 구성하고 있는 알칼리 콜라겐
을 분해해서 중화되면서 근육이 상한 것이다. 그 결과로 소는 당연히 제대로 서 있
지 못하게 된다. 그리고 광우병의 증상 중에서 하나가 뇌의 해면질(spongiform)이
다. 뇌가 이렇게 된 이유는 뇌를 구성하고 있는 물질이 알칼리 콜라겐이기 때문이
다. 즉, 과잉 전자가 신경을 통해서 뇌로 전해지면서, 이 과잉 전자는 뇌를 구성하
고 있는 알칼리 콜라겐을 이용해서 중화된 것이다. 그리고 이 결과가 뇌의 해면질
현상으로 나타난 것이다. 그러나 이 광우병도 최첨단 현대의학의 기반인 단백질로
풀면 당연히 안 풀린다. 그리고 여기에는 이익단체의 먹이사슬까지 가세하면서, 광
우병 문제의 규명은 꼬일 대로 꼬이게 되고 결국에는 흐지부지되고 말았다. 물론
지금도 광우병의 근원은 오리무중이다. 이런 질병 환경을 극복하기 위해서 축산 업
계는 가축에게 산성인 항생제를 잔뜩 먹이게 된다. 이제 공장식 축산에서 생산된
육류는 완벽한 고에너지 식품 즉, 완벽한 산성 식품이 되고 만다. 그리고 오키나와
사람들은 이 고기가 잔뜩 든 패스트 푸드를 즐겨 먹었다. 그 결과로 장수촌의 명성
은 사라지고 말았다. 그리고 공장식 축산의 문제는 전 세계로 퍼져나가서 이제는
표준이 되었다. 이것이 지금 우리가 먹고 있는 육류의 실상이다. 다시 음식 중독으
로 가보자. 그래서 과잉 산 때문에 음식 중독에 걸려서 인체가 알칼리 음식을 원할
때 거꾸로 완벽한 산성 식품인 고기를 잔뜩 먹으면, 인체에 과잉 전자는 더 추가되
고 만다. 그러면 인체는 계속해서 알칼리 음식을 달라고 외쳐댄다. 결국에 산성인
고기도 모자라서 가공식품인 라면을 몇 개 더 먹는다. 결국은 이들 모두는 비만으

로 가고 만다. 이제 몸은 과잉 전자로 가득 찬다. 그러면 의사는 비만이 만병의 근원이라고 거룩하고 위엄있게 말하면서 살을 빼라고 한다. 이제 운동하러 헬스장에 간다. 그러나 이 무거운 몸으로 헬스를 하면 스트레스가 엄청나다. 살을 빼려고 한 헬스의 결과는 몸을 더 산성화시키고 만다. 그러면 당연히 살은 안 빠진다. 그러면 이번에는 굶는 다이어트를 한다. 이 역시도 스트레스가 엄청나다. 그러면 결국에 인체 안 구석구석에 과잉 전자는 쌓이고 또 쌓인다. 결국에 너무 참지 못해서 다시 밥을 먹으면, 이전에 쌓아두었던 과잉 전자가 쏟아져 나오면서 다시 살이 찌기 시작하는데, 굶는 다이어트 동안에 인체 안에 너무나 많은 전자를 축적해 놓았으므로, 요요를 넘어서 이전보다 더 많은 살이 찌고 만다. 전자는 성장인자라는 사실을 다시 한번 또 상기해보자. 이제 다이어트는 포기한다. 이것이 작금의 다이어트 현실이다. 그래서 이 악순환의 고리에 한 번 빠지게 되면 도저히 헤어나올 수가 없게 된다. 이런 경우는 음식 자체가 스트레스 요인으로 작용해서 호르몬 분비를 촉진하게 된다. 호르몬 분비는 산에 붙은 전자가 자극한다는 사실을 상기해보자. 즉, 전자가 없다면 호르몬도 없다. 즉, "No Electron, No Hormone"이다. 이 원리를 알면 간단히 해결될 문제인데, 누구도 이 원리를 모르니 이런 악순환의 고리에서 빠져나오지 못하고 만다. 그리고 지금 우리 시대의 가공식품은 필요악이 되고 말았다. 우리 시대의 대중은 시간도 빠듯하고 돈도 여유가 없으므로, 자동으로 편하고 값도 싼 가공식품으로 자신도 모르게 손이 가고 만다. 여기에 스트레스는 덤으로 얹혀진다. 그래서 이 시대를 살아가는 대중은 대사증후군이 안 생기면 그게 더 이상할 것이다. 지금까지 탄수화물 중독과 음식 중독에 관해서 간략하게 알아보았다. 그러면 대사증후군의 원인인 호르몬은 어떻게 조절할 수 있을까? 이 문제는 대사증후군 전체에 해당하는 문제이므로 상당히 중요하다. 앞에서 이미 살펴보았듯이 호르몬의 분비는 과잉 전자의 적체가 필수이다. 먼저 전자는 혈액이 가져다주는 산소를 이용해서 물로 중화된다. 그런데 혈액이 공급해주는 산소는 양이 한정되어있다. 그래서 전자를 수거한 호르몬을 최대한 필요한 양만큼만 분비하게 만들어야 한다. 호르몬 분비의 최대 자극제는 스트레스이다. 이 스트레스는 교감신경을 자극하게 되고, 그러면 교감신경은 신경 전달 물질이라는 호르몬을 몽땅 분비하게 만든다.

그러면 한정된 산소로 한정된 양만큼만 호르몬에 붙은 전자를 물로 중화할 수 있게 된다. 그러면 호르몬에 붙은 나머지 전자는 이제 병의 근원이 되고 만다. 즉, 대사 증후군을 일으키는 것이다. 그래서 결국에 호르몬의 분비를 줄인다는 말은 교감신 경을 최대한 적게 자극하라는 뜻이다. 방법은 뭘까? 해답은 신경계에 있다. 즉, 교 감신경과 부교감신경의 길항 관계를 이용하는 것이다. 여기서 길항 관계란 하나가 작동하면 상대편은 작동하지 못하는 관계이다. 즉, 교감신경이 작동하면 부교감신 경은 작동을 멈춘다. 그리고 부교감신경에는 아주 중요한 미주 신경이 있다. 이 미 주 신경은 항산화 효과를 발휘하기로 유명한 신경이다. 즉, 미주 신경은 과잉 전자 를 잘 중화하기로 유명한 신경이다. 부교감신경은 아세틸콜린이라는 신경 전달 물 질을 분비한다. 그런데 이 아세틸콜린(acetylcholine)은 콜린을 이용해서 전자를 수거하고 이를 콜라겐을 생성해서 중화한다. 인체 안에서 무엇을 만든다는 말은 전 자를 중화하는 에스터 과정임을 상기해보자. 그래서 미주 신경의 항산화 능력을 이 용하기 위해서 미주 신경 자극 장치를 인체 안에 심기도 한다. 그럼 호르몬 분비를 최소화하기 위해서는 교감신경의 자극을 줄이고 미주 신경의 자극을 유도하라는 결 론에 다다른다. 방법은 뭘까? 이 문제는 교감신경 문제이다. 일단 교감신경의 작동 을 멈추게 하려면, 교감신경이 자극되는 원리를 알면 된다. 마음에 걱정이 있으면 한 가지 일에 집중하기가 어렵다. 이게 답이다. 그러면 정신이 혼란스럽게 된다. 이 때 정확히 교감신경이 작동한다. 즉, 한 가지 일에 집중하라는 것이다. 그러면 교감 신경은 멈추고 미주 신경이 작동하게 된다. 어떻게? 방법은 아주 많다. 그리고 원 리는 하나이다. 집중이다. 하나씩 보자. 제일 쉽고 많이 할 수 있고 장소나 시간에 구애받지 않고 누구나 잘 할 수 있는 방법은 명상(meditation:瞑想)이다. 그러나 수련이 될 때까지는 결코, 쉽지만은 않다. 그 이유는 명상할 때 하나의 생각에만 집중해야 하는데, 마음이 심란하면 집중이 어렵기 때문이다. 이때 의외로 쉽게 할 수 있고 재미있는 방법이 다도(teaism:茶道)이다. 이 다도의 핵심은 느림의 미학과 집중의 미학이다. 차를 따르는 사람의 손이 차가 담긴 주전자까지 가는데, 아주 느 리게 천천히 간다. 그리고 천천히 가는 손을 느끼는 것이다. 그러면 차를 따르는 사람의 마음은 다른 생각은 하지 못하게 되고, 마음이 천천히 움직이는 손에 집중

된다. 이 과정은 차를 따르고 마시고 음미하고 넘김을 느끼고 이어서 찻잔을 내려놓는 모든 과정에 적용된다. 그러면 교감신경은 자동으로 멈추고 미주 신경이 작동하면서 항산화 효과를 발휘해서 인체 안에 적체한 과잉 전자를 중화해준다. 그래서 다도를 정확히 했다면, 기분은 아주 좋아지게 되고, 몸도 가벼워지게 된다. 그리고 태극권 같은 운동도 같은 원리가 적용된다. 즉, 신체의 동작 하나하나를 아주 천천히 하면서 집중하고 느끼는 것이다. 그래서 태극권을 하는 사람들을 보면 동작이 유난히 느리다. 이 원리는 자기가 아주 좋아하는 취미 생활에도 적용된다. 이때는 아무 생각 없이 오직 취미 생활에 집중하게 된다. 즉, 시간이 가는 줄도 모르고 취미에 빠지는 것이다. 그리고 여성들이 자주 하는 수다가 있다. 여성들이 전화기를 붙잡고 몇 시간씩 시간이 가는 줄도 모르고 수다를 떨다 보면, 어느새 많은 시간이 가버린다. 이때 집중이 극에 달한다. 이게 힐링(Healing)이다. 힐링은 그 원리를 알면 어려운 게 아니다. 여기서 핵심은 마음의 근심을 잊어버리는 것이다. 그래서 세상사를 벗어나서 마음을 집중할 수 있으면, 이게 최고의 보약이 된다. 그래서 호르몬 분비를 줄이는 방법은 아주 많기도 하고, 또 원리를 알면 자기 자신이 다양하게 개발할 수도 있다. 최근에는 멍 때리기가 유행이다. 이 방법도 아무 생각 없이 있는 상태이므로, 일종의 집중에 해당한다. 이런 식으로 해서 정신적 스트레스로 인한 호르몬 분비를 줄이면 된다. 여기에 하나를 더 추가한다면, 마음을 내려놓고 사는 방법을 배워야 한다. 그러면 정신적 스트레스가 절반은 준다. 물론 마음을 내려놓고 산다는 것은 말처럼 쉽지만은 않다. 마음을 내려놓고 사는 법을 터득하기 위해서는 인문학에 관련된 책을 꾸준히 읽어서 세상이 돌아가는 원리를 먼저 터득해야 진정으로 마음을 내려놓는 방법을 터득할 수 있다. 그래야 내면에서 나온 힘을 통해서 진정으로 마음을 내려놓게 된다. 겉으로 아무리 마음을 내려놓았다고 외쳐봤자 내면에서 우러나오는 욕구는 막을 수가 없다. 그러면 억지로 마음을 내려놓으려는 행동은 거꾸로 스트레스로 다가오고 만다. 모든 세상사의 마음 문제는 욕심에서 생기고, 상대방과 비교에서 생긴다. 이 두 가지는 철저히 마음의 문제이다. 즉, 이들은 내가 스스로 다스릴 수 있는 문제이다. 그런데 재미있는 것은 마음을 내려놓는 방법을 터득하게 되면, 희한하게도 권력과 부가 뭔지도 터득하게 된다. 마음을 내려놓기 전에는 그렇게 맹렬하게 좇았던 권력과 부의 원리가 빤히 보인다. 그래서 권력과 부를 좇기 전에 먼저 마음을 내려놓는 방법을 터득하면, 더 쉽게 권력과 부를 얻을 수도 있다. 그러나 이때쯤 되면 권력과 부가 아무런 의미가 없어지고, 세상을 즐기는 법을 배우게 된다. 차라리 권력과 부를 좇느니 인생을 풍요롭게 즐기는 쪽을 선택한다. 물론 최소한 생존할 수 있는 식량은 있어야 한다는 전제가 붙기는 한다. 그리고 물론 돌봐줘야 할 자식이 있고 가정이 있으면 많은 문제가 얽히고설킨다. 그래서 마음을 내려놓는다는 말도 쉽지만은 않다. 단지 최소한 억지로 살려고 발버둥을 치지는 말라는 뜻이다. 그리고 또 하나의 호르몬 분비 요인은 산성 식습관이다. 이때는 식습관을 알칼리로 바꾸면 된다. 산(酸)은 전자를 실어나르는 도구이므로, 호르몬 분비를 자극한다는 사실을 상기해보자. 여기에서는 반드시 식품 첨가물을 배제해야 한다. 그러려면, 될 수 있는 대로 가공식품을 피하고 육류도 가려서 섭취해야 한다. 아무튼, 육류는 될 수 있는 대로 절제해야 한다. 특히 공장식 축산에서 나온 육류는 철저히 피하는 것이 상책이다. 그리고 과음과 과식 그리고 과로도 피하는 것이 필수이다. 여기서 과로는 누구나 다 아는 문제이니까 설명을 제외하고, 과음과 과식의 원리를 알아보자. 과연 무엇이 과음이고 과식이며, 그 원리는 뭘까? 이 문제도 최첨단 현대의학으로 풀면 시원스럽게 풀리지 않는다. 이 문제를 전자생리학으로 풀면 과음과 과식은 같은 말이 된다. 그리고 우리는 일생에서 술을 제일 많이 먹는다. 왜? 우리가 먹는 음식은 대부분이 에스터를 가진 알칼리 성분이다. 이 알칼리는 위산을 환원받아서 분해된다. 즉, 위산에서 나온 전자가 음식의 알칼리 에스터를 환원하는 것이다. 그러면 음식은 분해되고, 우리는 이것을 소화라고 부른다. 그래서 위산이 없으면 소화가 안 된다. 그리고 지용성 에스터 알칼리는 담즙산의 환원을 받아서 분해되고 소화된다. 그래서 위산과 담즙은 소화에서 아주 중요한 역할을 한다. 이때 환원된 형태가 바로 알콜기가 붙은 음식물이다. 음식에 알콜기가 만들어지지 않으면 흡수가 안 된다. 즉, 물질은 알칼리 형태로는 흡수가 안 된다. 반드시 알콜 형태를 띠고 있어야 장에서 흡수된다. 그리고 이들 알콜기에 붙은 전자는 간과 림프에서 산소를 이용해서 중화되고 일부는 그대로 인체로 흡수되어서 에너지로 쓰인다. 이때 중화된 음식물은 당연히 알칼리로 변한다. 그리고 이 알칼리는 인체 안에서 만들어지는 산에 붙은 전자를 받아서 중화한다. 그런데 소화된 음식물에 붙은 알콜기를 간과 림프에서 중화하는데, 간과 림프의 용량적 한계가 있게 된다. 즉, 개개인의 간과 림프가 소화된 음식물에 붙은 전자를 떼어내서 물로 중화하는 데 한계가 있다는 뜻이다. 문제는 이 한계를 넘어서면서 생긴다. 우리가 밥을 먹는 주된 이유는 전자라는 에너지 공급과 알칼리 공급이라는 두 가지를 위해서이다. 그리고, 그 에너지는 위산과 담즙이 환원되어서 제공한다. 그리고 알칼리 공급은 이들이 산소로 중화되면서 된다. 그래서 간과 림프가 알콜기가 붙은 이들을 중화하지 못하면, 이들은 그대로 인체 안으로 들어간다. 즉, 전자가 붙은 알콜기가 그대로 인체 안으로 들어간다. 그러면 몸은 전자가 붙은 알콜기를 많이 흡수했으므로 당연히 산성화된다. 이것이 과식이 나쁜 이유이다. 여기서 과식의 기전을 이해하려면 위산과 담즙이 인체 안으로 재흡수되어서 에너지원으로 사용된다는 사실을 먼저 알아야 한다. 그러나 최첨단 현대의학의 기반인 단백질 생리학으로 풀면, 이 기전은 오리무중이 된다. 그러나 전자생리학으로 풀면 아주 쉬운 기전이 된다. 인체의 산성화는 만병의 근원이 되므로, 과식으로 인해서 인체를 산성화시키면, 병은 자동으로 생긴다. 그래서 과식이 건강에 해롭다는 것이다. 이때 생기는 문제는 자유전자를 보유한 알콜기의 문제이므로, 과식과 과음은 같은 말이 된다. 술은 알콜기 자체라는 사실을 상기해보자. 그래서 술을 많이 마시게 되면, 간이 이들을 해독할 때 한계를 가지게 되고, 전자를 듬뿍 끌어안은 알콜은 인체를 곧바로 산성화시킨다. 그래서 과음은 인체에 나쁘게 작용한다. 그리고 음식물은 반드시 소화 과정에서 알콜기를 만들어서 흡수되므로, 인간은 일생에 걸쳐서 술을 제일 많이 마시는 셈이 된다. 이제 술에 관해서 알아보자. 옛말에 술은 백약(百藥)이자 백독(百毒)이라고 했다. 백독이 되는 이유는 앞에서 본 것처럼 과음했을 때이다. 즉, 과음은 인체를 산성화시켜서 독으로 작용하게 된다. 그러면 백약은 언제일까? 답은 쉽다. 인체가 부담을 갖지 않을 만큼만 술을 마시면 된다. 물론 개개인에 따라서 인체의 특성이 있으므로, 술의 적당량은 개개인이 스스로 판단할 수밖에 없다. 그리고 이것도 날마다 신체 상태에 따라서 바뀔 수밖에 없다. 이런 종류의 음주는 대략 3가지 형태로 인체에 이로움을 준다. 하나는 알콜은 알콜기가 아주 많이 붙어있으므로 인해서 흡수가 아주 잘 된다는 데 있다. 그래서 이들이 간질로 흡수가 되어서 간질에서 자기가 가진 자유전자를 풀어놓게 되면, 이 자유전자는 간질에 있는 모세 체액관에 활동전위를 만들어내게 된다. 이 활동전위가 모세 동맥혈관에서 만들어지면, 모세 동맥혈관의 투과성이 증가하면서 알칼리인 산소를 가진 동맥혈이 간질로 쏟아지게 만들어서 간질에 적체되어있는 과잉 전자를 모조리 중화시켜준다. 그래서 이때 혈압을 재면 고혈압이 나온다. 즉, 술을 먹고 혈압을 재면 고혈압이 나오는 이유이다. 이 기전은 나중에 고혈압을 설명할 때 자세히 설명할 것이다. 아무튼, 술은 이렇게 알칼리 동맥혈을 이용해서 간질에 있는 과잉 전자를 모조리 없애주는 역할을 한다. 그리고 이때 피부 특히 얼굴을 보면 얼굴이 간질로 추가 공급된 혈액으로 인해서 붉게 된다. 그래서 술 취한 사람들은 얼굴이 붉다. 이것이 술이 약이 되는 첫 번째 원리이다. 그리고 둘째로 술이 약이 되는 원리는 알콜기가 붙은 술은 간으로 흡수되어서 더 정확히 말하자면, 간 문맥으로 흡수되어서 중화되면, 아세트알데히드(Acetaldehyde)라는 알칼리 물질로 변한다. 그리고 이 알칼리는 인체의 과잉 전자를 수거해서 미토콘드리아를 통해서 중화해준다. 이것이 술이 약이 되는 두 번째 원리이다. 나머지 하나는 면역을 자극하는 것이다. 술은 자유전자를 가진 알콜기를 보유하고 있는데, 이 알콜기에 붙은 자유전자가 면역을 자극하게 된다. 이 기전은 면역을 설명하면서 다시 자세히 설명할 것이다. 이것이 술이 약이 되는 세 번째 원리이다. 그래서 적당한 음주는 약이 된다고 하는 것이다. 그리고 프랑스 식단에서 보면, 식사 전후로 포도주라는 술을 한 잔씩 마시는 경우가 있는데, 이는 아주 좋은 식습관이다. 그 이유는 술은 위산처럼 자유전자를 공급하기 때문이다. 그래서 육식을 하는 사람들은 항상 위산이 부족하게 되는데, 이를 술이 보충해준다. 즉, 이때 술은 소화제가 된다. 그래서 술을 마시게 되면 밥을 많이 먹게 되는 이유가 되어서 또 과식을 해버리는 경우가 생기기도 한다. 그러면 이때는 술이 우회적으로 독이 되고 만다. 음식은 소화로 끝나는 것이 아니라 간과 림프에서 다시 한번 중화 과정을 거쳐야 한다는 사실을 상기해보자. 그래서 한의학이나 동양의학에서 술은 종종 약으로 사용하기도 하는 이유가 된다. 그리고 반주 한 잔은 약이 된다고 하는 이유이기도 하다. 이 전통은 서양 전통의학에서도 많이 사용되었던 방법이기도 하다. 역사를 거슬러 올라가 보면, 2,000년 전에 아랍에서도 술을 약으로 사용했었다. 이런 기전으로 인해서 술은 백독이 되기도 하고 백약이 되기도 한다. 그래서 어떤 경우에든 간에 약과 독은 운영의 묘미에 달려있지, 물질 자체에 있는 것은 아니다. 이번에는 호르몬의 분비를 줄이는 운동에 대해서 알아보자. 운동에서 핵심은 근육이다. 그리고 운동의 핵심도 과잉 전자의 중화에 있다. 살은 보통 지방질과 근육질로 구성된다. 그런데 지방질을 구성하고 있는 세포와 근육을 구성하고 있는 세포의 특징이 다르다. 지방질을 구성하고 있는 지방세포의 미토콘드리아는 활동이 아주 저조하다. 그래서 지방세포는 과잉 전자를 중화하는 능력이 자동으로 떨어지게 된다. 그러나 근육질을 구성하고 있는 근육 세포의 미토콘드리아는 활동이 아주 활발하다. 그래서 근육 세포는 과잉 전자를 중화하는 능력이 탁월하다. 그러나 근육질은 단점이 하나가 있다. 간질에 과잉 전자가 적체하면, 이 과잉 전자는 근육질을 파괴해서 중화된다. 그 결과로 지방질이 만들어진다. 그래서 근육이 파괴되면 자동으로 중성지방이 늘어난다. 즉, 보통은 살이 찐다고 하는데, 이 과정을 말한다. 즉, 근력이 약화되는 것이다. 그러면 악순환이 시작된다. 즉, 과잉 전자를 잘 중화하는 근육 세포는 줄고, 과잉 전자를 잘 중화하지 못하는 지방세포는 늘어나게 된다. 그러면 자동으로 과잉 전자가 인체를 괴롭히게 된다. 그래서 살이 찌면 아픈 데가 많을 수밖에 없다. 즉, 살이 찌면 자동으로 과잉 전자를 중화하는 능력이 떨어지는 것이다. 그래서 헬스장에 가면 제일 먼저 인체의 근육량과 지방량을 측정한다. 그러나 운동을 꾸준히 해서 과잉 전자를 줄여주면, 근육은 유지된다. 이때 운동은 근력 운동을 말한다. 즉, 근육을 움직이는 운동을 말한다. 근육에 압력을 가하게 되면, 인체에서 압전기 현상이 일어난다. 압전기(piezoelectricity:壓電氣) 현상이란 전자가 충전되어있는 물체에 압력을 가하면 전자가 튀어나오는 현상을 말한다. 그리고 이렇게 튀어나온 전자는 세포 안으로 들어가서 세포를 수축시킨다. 이 과정이 반복되면, 세포는 수축과 이완하면서 파동을 만들어낸다. 이것이 심장이 전기로 뛰는 현상이다. 전기는 전자의 흐름이라는 사실을 상기해보자. 그리고 심장을 일생을 거쳐서 계속해서 작동시키는 이 전자는 우심장의 동방결절(sinoauricular node/SA node:洞房結節)에서 수거해서 공급해준다. 그러면 심장의 이 파동은 공진(共振:Resonance)을 만들어서 혈관에 파동을 만들어낸다. 우리는 이것을 맥박(脈搏:pulse)이라고 말한다. 물론 이 과정에서 심장은 전자를 계속 중화한다. 그래서 심장이 뛰는 현상은 전자를 계속해서 중화하는 과정이 된다. 그래서 인체 안에 과잉 전자가 존재하면, 심장은 더 많은 전자를 중화해야 하므로 더 빨리 뛰어야 한다. 그러면 자동으로 공진이 만들어지면서 맥박도 빨리 뛰게 된다. 우리는 이 상태를 고혈압이라고 말한다. 고혈압 기전은 따로 논의할 것이다. 아무튼, 압전기 현상은 이렇게 작동한다. 그러면 근육이 움직일 때 압전기를 만들어내는 전자는 어디에 있을까? 이미 앞에서 말했지만, 인체의 물에 잠겨있는 단백질은 반도체의 성질을 보유하고 있다. 즉, 물에 잠겨있는 인체의 단백질은 전자를 충전할 수 있는 반도체이다. 그래서 전자는 인체 여러 곳에 자리하고 있는 단백질에 충전되어있다가 운동으로 인해서 압력이 가해지면, 간질로 튀어나오게 된다. 그러면 이때 튀어나온 전자는 간질에 있는 산소와 반응해서 물로 중화된다. 그래서 운동하고 나면 몸이 개운해지는 이유이다. 반대로 몸이 찌뿌둥한 이유는 단백질 반도체에 전자가 가득 차 있기 때문이다. 이때 운동하면, 이 단백질 반도체에 압력이 가해지면서 압전기 원리에 따라서 전자가 간질로 나오게 되고 이어서 산소로 중화된다. 그래서 운동을 적당히 하면 병의 근원인 과잉 전자를 소모해서 병의 근원을 제거하게 된다. 그러면 근육도 보존된다. 그래서 운동 현상을 이해할 때도 인간도 지극히 자연의 일부라는 사실을 인정해야 인체에서 일어나는 압전기와 공진 등등을 인정하게 되고, 운동이 만들어내는 현상을 정확히 이해할 수 있게 된다. 물론 최첨단 현대의학은 인정하지 않는다. 그 결과로 당연히 운동과 건강의 기전을 정확히 밝히지 못하고 복잡한 분자생물학을 내밀어서 대충 얼버무리고 만다. 상식적으로 봐도, 전자가 만들어내는 현상을 전자를 싣고 다니는 단백질로 설명하기는 불가능하다. 전자는 단백질이라는 반도체에 충전되어있다는 사실을 상기해보자. 그러니 아무리 단백질을 연구해봤자 이 기전은 끝내 풀지 못한다. 그래서 꾸준히 근육 운동을 하면 근육 세포가 보존되면서 더 많은 전자를 중화할 수가 있으므로, 건강을 유지할 수가 있으나, 반대로 운동하지 않으면 근육 세포는 파괴되고 이어서 과잉 전자는 쌓여가는 악순환이 계속되고, 결국에는 병을 얻게 된다. 그래서 적당한 운동은 건강을 위해서 필수 품목이다. 그러나 너무나 과도한 운동은 과로(過勞:overwork)에 해당해서 거꾸로 인체가 망가진다. 즉, 운동이 중노동이 되어버린다. 이때 운동은 독이다. 그래서 종합해보면, 호르몬 분비를 줄이기 위해서는 정신적인 스트레스를 줄이는 방법으로서 집중하는 능력과 음식 조절, 운동 등등은 필수가 된다. 그리고 이들이 어떤 기전으로 작동하며, 어떤 방법으로 실행해야 하는지를 알게 되면, 다양한 응용도 가능해진다. 즉, 구구단을 알면 아무리 어려운 사칙연산도 쉽게 풀 수 있는 원리와 똑같다. 지금까지 수많은 다이어트 방법이 나왔지만, 이들은 모두 최첨단 현대의학의 단백질 의학을 가지고 설명하고 있다. 당연히 답은 오리무중이 되고, 이 분야는 무주공산이 되면서 백가쟁명하는 시대가 되고 말았다. 해답을 누구도 정확히 모르니 너도나도 해답이라고 외치는 것은 당연하다. 이들 모두는 인체를 다스리는 것은 전자라는 사실을 모르기 때문에 일어난 결과물들이다. 이번에는 음식에 관한 재미있는 일화 하나를 소개해보자. 즉, 적게 먹으면 장수한다는 신화를 소개해보자. 과연 적게 먹으면 장수할까? 2009년 미국 위스콘신 대학교 메디슨 연구소의 영장류 연구 센터에서 76마리의 원숭이를 대상으로 무려 20년 넘게 관찰하는 동물 실험을 진행해서 결과를 발표했는데, 실험군 원숭이들에게 대조군에 비교해서 칼로리를 30% 적게 먹이는 실험이었다. 결과는 마음껏 먹고 자란 원숭이들이 노화가 빠르게 진행되었고, 평균 수명도 짧았다. 그러나 칼로리를 제한해서 섭취한 비교군의 원숭이들이 노화도 더디게 왔고 더 장수했다. 그리고 이 실험 기사는 전 세계의 언론에 대서특필하게 되었고 또 하나의 신화가 탄생한다. 즉, 인간은 적게 먹으면 장수한다는 것이다. 그런데 뒤이어서 다른 실험 결과가 발표된다. 이 실험이 발표되고 난 3년 후에 미국 노화 연구소는 121마리의 원숭이를 대상으로 25년이라는 긴 시간 동안 앞의 연구와 비슷한 방식으로 실험한 연구 결과를 발표한다. 이번에는 정반대의 결과가 나오게 된다. 즉, 두 그룹의 수명 차이가 없었다. 이유는 뭘까? 먹거리의 차이였다. 위스콘신 대학의 실험에서는 산성 식품으로 취급되는 설탕의 함량과 식품 첨가물이 많은 가공식품을 먹여서 원숭이를 실험했고, 노화 연구소에서는 영양소가 풍부한 천연 재료로 만든 사료를 먹였던 것이다. 즉, 적게 먹어서 오래 산 것이 아니라 무엇을 먹는가가 핵심이었던 것이다. 즉,

약식동원의 문제였던 것이다. 그러나 적게 먹으면 오래 산다는 신화는 지금도 여전히 학계에서는 통용되고 있다. 앞의 위스콘신 대학의 연구는 전자생리학으로 보면, 실험하기 전에 음식의 산-알칼리 측정은 기본이 된다. 그러나 최첨단 현대의학으로 염색된 대학은 단백질 기준으로만 모든 인체 현상을 바라보니 노화의 문제가 풀리면 그게 더 이상할 것이다. 그리고 노화 연구소의 결과도 최첨단 현대의학으로는 설명이 안 된다. 결국에 노화 연구소의 실험도 그 원인이 무엇인지 밝히지 못하고 흐지부지되고 말았다. 전자생리학으로 풀면 아주 간단한 문제인데도 말이다. 우리는 지금도 이 단백질을 기준으로 다이어트를 하고 있다. 즉, 답은 이미 실패라고 정해져 있게 된다. 물론 다이어트 업계는 이 진실이 밝혀지지 않기를 바랄지도 모른다. 그래야 자기들의 상술이 먹히니까? 즉, 아무도 다이어트의 정답을 모르니 너도나도 정답이라고 외칠 수 있고, 이것도 저것도 다이어트에 좋다고 외칠 수 있기 때문이다. 그러나 장수의 기준은 알칼리이다.

이번에는 고혈압을 알아보자. 고혈압의 기전은 뭘까? 여기에는 압력이라는 단어가 들어간다. 그러면 에너지가 있어야 압력이 가해지므로, 고혈압 문제는 당연히 에너지 문제로 간다. 인체의 모든 에너지는 전자이므로 고혈압도 결국은 과잉 전자 문제로 귀결된다. 먼저 고혈압의 핵심은 혈관의 투과성(透過性:permeability)이다. 여기서 말하는 혈관의 투과성이란 혈관의 구멍이 커져서 간질로 혈액이 많이 나오는 현상을 말한다. 혈관은 수십만 개의 세포로 이루어져 있다. 그래서 혈관의 투과성이 높아지려면, 이 세포들이 수축해서 부피가 작아져야만 혈관에 구멍이 커지면서 혈관의 투과성이 높아지게 된다. 즉, 혈관을 투과해서 간질로 쏟아지는 혈액의 양이 많아지게 된다. 그러면 정교한 인체는 왜 이런 기전을 만들어낼까? 답은 간단하다. 간질은 모든 노폐물이 쌓이는 곳이다. 이 노폐물의 대부분은 당연히 산성이다. 그리고 이들은 동맥혈이 공급하는 알칼리 산소로 중화된다. 그래서 인체가 혈관의 투과성을 높이는 이유는 간질에 산성 물질이 가득하다는 뜻이다. 이것은 침(鍼)의 원리를 설명할 때 다시 나오게 된다. 그래서 간질에 산성 노폐물이 쌓이게 되면, 여기에 붙어있는 전자가 간질로 떨어져나오게 되고, 이 전자는 간질에 있는 동맥 모세혈관의 세포에 활동전위를 만들게 된다. 그러면 세포는 이 활동전위 때문에 수축한다. 그러면 혈관을 이루고 있는 세포의 부피는 자동으로 작아지게 되고, 이어서 혈관의 구멍은 커지게 되고 이어서 이전보다 더 많은 알칼리 동맥혈이 간질로 쏟아지면서 간질에 있는 과잉 전자는 동맥혈이 공급한 산소로 중화된다. 그러면 고혈압 증세는 사라진다. 이때 고혈압이 나타나는 이유는 간질에 있는 과잉 전자가 혈관 세포에 활동전위를 만들면서 혈관 세포가 수축했기 때문이다. 즉, 혈관 안에 혈액의 양은 정해져 있는데, 여기에 혈관 세포가 수축하게 되면 당연히 혈액의 압력이 증가한다. 이때 나타나는 현상이 고혈압이다. 이때 전자로 인해서 활동전위가 만들어지는데, 이때 전자는 혼자 다닐 수가 없으므로, 전자를 날라주는 담체를 요구하게 된다. 그 담체는 나트륨(Na^+)과 칼슘(Ca^{2+})이다. 즉, 나트륨과 칼슘을 차단하면, 활동전위가 만들어지지 않게 되고, 혈관을 이루고 있는 세포는 수축하지 못하게 되고, 이어서 고혈압이 나타나지 않게 된다. 이것이 최첨단 현대의학이 자주 사용하고 있는 고혈압약인 칼슘채널차단제(Calcium Channel Blockers)의 원리이다. 이때 문제는 이제 간질에 있는 과잉 전자는 그럼 누가 처리해야 하나이다. 아니면 이 과잉 전자는 MMP를 동원해서 인체를 해체 시켜버릴 텐데! 그래서 당연히 고혈압약의 부작용이 나타나게 된다. 이제 간질에 있는 중화되지 않는 과잉 전자는 다양한 방법으로 인체를 괴롭히기 시작한다. 그래서 고혈압약의 부작용도 다양하게 나타날 수밖에 없게 된다. 간질에 있는 과잉 전자를 제거해주면 간단히 끝날 일을 가지고 문제를 더 키우고 있다. 칼슘채널차단제는 너무나 강한 독(毒)이다. 이것이 최첨단 현대의학의 민낯이다. 당연히 추가 약제가 필요하게 된다. 돈을 버는 데는 최상의 구조이다. 그리고 뒤에서 기술하겠지만 침술(鍼術)은 이 고혈압을 거꾸로 이용한다. 즉, 최첨단 현대의학과 한의학은 서로 다를 수밖에 없는 구조이다. 지금까지 고혈압의 기전을 간단히 알아보았다. 고혈압은 결국에 간질 체액에 정체하고 있는 과잉 산의 문제이므로, 인체의 체액을 알칼리로 유지하면 간단히 끝나게 된다. 그리고 그 방법은 바로 앞에서 이미 설명했다. 즉, 과도한 호르몬의 분비 문제가 간질의 문제이므로, 호르몬 문제 해결법은 고혈압에도 그대로 적용된다. 그래서 고혈압도 대사증후군에 속한다. 이번에는 지질 문제에 대해서 알아보자. 인체에서 지질 문제는 지방간, 고지혈증, 콜레스테롤 혈증 등이 주요 증상이다. 지질 문제를 보기 위해서는 먼저 간(肝)부터 알아봐야 한다. 간은 인체에서 최대의 해독기관이다. 그 이유는 간은 담즙이 실어온 산성 물질들을 중화해야 하고, 소화관의 산성 정맥혈을 간문맥을 통해서 받아서 중화 처리해야 한다. 그래서 간은 항상 부담을 많이 지는 장기이다. 최첨단 현대의학은 간의 상태를 보기 위해서 GOT와 같은 간(肝) 수치를 측정한다. 이들 수치가 의미하는 것은 뭘까? 간 수치의 종류는 대충 다음과 같다. AST, ALT, ALP, GGT. 이들의 공통점은 뭘까? ALP를 제외하면 바로 단백질을 분해서 나온 아미노산에서 아민기를 떼어냈다는 증거들이다. 그리고 이 아민기는 암모니아가 되어서 배출된다. 이때 암모니아는 전자를 잔뜩 실은 형태이다. 간은 이렇게 단백질을 분해해서 아민기를 만들고 이어서 암모니아를 만들어서 과잉 전자를 처리한다. 그리고 아미노산에서 아민기를 떼어내면, 그 뒤에 남은 부분은 단쇄지방산의 재료가 되어서 간이 중성지방을 합성할 때 사용된다. 그리고 간은 이때 중성지방을 만들면서 3탄당이라는 당이 필요하다. 그래서 간은 글리코겐(glycogen)이라는 당 에스터를 보유한다. 즉, 간은 중성지방을 만들어서 과잉 전자를 중화하므로, 당연히 당(糖)이 필요하다. 그리고 간은 이 중성지방을 만들기 위해서 단백질을 분해해서 아미노산을 만들고 아민기를 떼어내서 단쇄지방산의 재료를 확보한다. 그러면 이때 필요한 단백질은 어떻게 확보하며, 간은 왜 단백질을 처리하는 장소가 되었을까? 답은 간이 처리하는 담즙이다. 담즙의 뼈대는 콜레스테롤인데, 이 콜레스테롤에 만들어진 알콜기가 단백질이나 아미노산들을 수거해서 간으로 가져온다. 그런데 이때 수거해온 단백질이나 아미노산은 반드시 질소를 보유하게 되는데, 이 질소에 전자가 실려있게 된다. 간은 이 질소에 붙은 전자를 반드시 중화 처리해야 하는데, 이때 나타나는 결과가 암모니아(ammonia)이다. 이렇게 하고서도 남은 과잉 전자는 단백질이나 아미노산에서 암모니아를 만들고 남은 부분을 이용한다. 이때 남은 부분은 주로 케톤(Ketone) 형태가 된다. 잘 알다시피 케톤은 알칼리로서 과잉 전자를 수거할 수 있게 된다. 그러면 이 케톤은 전자를 수거해서 알콜기를 만들게 되고, 이어서 3탄당의 알콜기와 반응해서 에스터를 만들면서 물이 나오고 과잉 전자는 중화되는데, 마지막으로 나온 물질이 중성지방이 된다. 그래서 간은 담즙을 처리하므로 필연적으로 중성지방과 암모니아를 만들 수밖에 없는 운명을 가지게 된다. 그래서 간이 문제가 되면 간이 암모니아를 처리하지 못하게 되고, 이어서 암모니아성 혼수상태가 유발된다. 그리고 간이 이렇게 만든 중성지방을 림프로 처리하지 못하게 되면, 지방간이 된다. 그래서 간의 대사는 4가지로 요약된다. 즉, 단백질대사, 당 대사, 지방 대사, 암모니아 대사이다. 그런데 간이 실제로 원하는 대사는 중성지방 대사이다. 즉, 이 중성지방 대사를 위해서 나머지 대사들이 일어난다. 그래서 간은 지방 대사에 아주 민감해질 수밖에 없다. 그리고 간은 이렇게 중성지방을 만들어서 림프로 보낸다. 이런 이유로 간은 많은 중성지방을 만들어내므로, 간에는 림프 통로가 3개나 존재한다. 즉, 간은 이만큼 많은 중성지방을 만들어낸다. 인체 안에서 무엇을 만든다는 것은 에스터(Ester) 과정이므로 반드시 전자를 중화하게 된다. 그래서 간에 이 중성지방을 처리하는 통로가 3개나 존재한다는 말은 간은 엄청난 양의 과잉 전자를 중화한다는 뜻이다. 즉, 간은 인체의 최대 해독기관인 것이다. 그 결과로 간은 림프라는 기관의 눈치를 항상 봐야 한다. 그래서 림프가 막히면 간은 자기가 만든 중성지방을 처리하지 못하고 만다. 그 결과로 생긴 것이 간에 중성지방이 쌓여서 문제를 발생시키는 지방간(脂肪肝:fatty liver)이다. 최첨단 현대의학은 이 지방간을 알콜성 지방간과 비알콜성 지방간으로 나누는데, 의미가 없다. 그 이유는 중성지방이 만들어지기 위해서는 반드시 에스터 과정이 필요하고, 이 에스터 과정은 알콜기와 알콜기가 서로 반응해서 만들어지기 때문이다. 그래서 실제로는 모두 알콜성 지방간이다. 지방간을 이렇게 알콜성과 비알콜성으로 나누는 이유는 음주 때문이다. 즉, 과음하면 당연히 지방간이 만들어지기 때문이다. 술은 알콜기 자체이므로 당연히 과음하면 지방간이 만들어질 수밖에 없다. 알콜기는 잘 알다시피 자유전자를 보유하고 있기 때문이다. 그리고 최첨단 현대의학은 아직도 비알콜성 지방간이 왜 만들어지는지 모르고 있다. 인체 안에서 전자가 과잉되면, 이 전자는 호르몬으로 분비된다. 즉, 호르몬은 당연히 알콜기를 자동으로 보유하게 된다. 그리고 이 호르몬이 간에 도달하면 술과 똑같은 효과를 내면서 중성지방이 만들어진다. 그래서 전자생리학으로 이 현상을 바라보면, 지방간을 알콜성과 비알콜성으로 구분하는 것은 무의미해진다. 그리고 간은 호르몬들의 최종 종착지가 된다. 왜 그럴까? 이 해답은 콜레스테롤에 있다. 콜레스테롤은 스테로이드 호르몬이 뼈대이다. 그리고 콜레스테롤은 담즙의 뼈대이다. 그러면 콜레스테롤은 스테로이드에서 만들어진다는 추론이 나온다. 그러면 이 스테로이드의 공급은 누가 할까? 바로 부신이다. 우리가 일에 너무 지쳐서 녹초가 되면 번아웃 증후군(burnout syndrome)이 생긴다. 이것을 우리 말로 고치면 탈진증후군(脫盡症候群)이 된다. 이 정도가 되면 인체의 호르몬 분비는 최고치가 된다. 한마디로 인체가 산성화되는 것이다. 그러면 이 호르몬을 누군가가 수거한 다음에 간(肝)으로 가져가야 한다. 그 역할을 하는 물질이 바로 콜레스테롤이다. 그리고 이 콜레스테롤은 부신이 분비하는 스테로이드인 코르티코이드(corticoid)이다. 그래서 번아웃 증후군이 발생하면 곧바로 부신 피로(Adrenal fatigue)가 동시에 발생한다. 그 이유는 번아웃이 생길 때 분비된 그 많은 호르몬을 수거하기 위해서는 콜레스테롤이 필요하고, 그 콜레스테롤의 재료를 부신이 제공하기 때문이다. 그러면 콜레스테롤은 어떤 이유로 산성인 호르몬들을 수거할 수 있을까? 이는 콜레스테롤의 구조에 그 비밀이 숨겨져 있다. 콜레스테롤은 전자가 부족한 이중결합(double bond:二重結合)을 보유하고 있으므로, 자유전자를 잘 받아들일 수 있는 구조를 보유하고 있다. 그 결과로 자유전자를 받아들이면서 자동으로 알콜기가 만들어진다. 그리고 호르몬도 당연히 알콜기가 만들어진다. 그러면 콜레스테롤의 알콜기와 호르몬의 알콜기가 서로 반응하게 되고, 이 둘은 에스터를 형성해서 한 몸이 된다. 우리는 이것을 담즙(膽汁:bile)이라고 부른다. 그리고 담즙은 간으로 향하게 된다. 그리고 이 담즙은 쓸개를 거쳐서 췌장으로 가고 십이지장을 거쳐서 대장에서 최종 처리된다. 그리고 대장에서 콜레스테롤의 뼈대는 다시 재흡수되어서 재활용된다. 그래서 대장은, 이 지용성 물질을 흡수함으로 림프가 잘 발달해있다. 그래서 콜레스테롤은 우리 몸에서 엄청나게 중요한 인자이다. 즉, 콜레스테롤은 인체 곳곳에 적체한 산성인 호르몬을 수거해다 주는 청소부이다. 또, 이 청소부를 처음 공급한 부신(Adrenal)도 엄청나게 중요한 기관이다. 그래서 최첨단 현대의학의 연구원들이 부신을 절제하고 동물 실험을 해보면, 산성인 호르몬 분비가 적은 스트레스가 없는 환경에서는 이 동물들이 잘 살아간다. 그러나 스트레스가 가해지면, 이 동물은 즉사하고 만다. 즉, 산성인 호르몬을 수거한 다음에 간에서 중화시켜줘야 하는데, 그 도구를 공급하는 부신이 없으니, 산성인 호르몬은 간질에 머물면서 전자를 공급하게 되고,

이 전자는 MMP를 불러서 인체를 분해시켜버린다. 당연히 인체는 죽을 수밖에 없다. 이만큼 부신과 콜레스테롤은 중요하다. 그리고 간은 이들의 도움을 받아서 담즙을 처리한다. 그리고 이 과정에서 콜레스테롤이 수거해온 산성 물질에서 전자를 떼어내서 많은 중성지방을 만들어낸다. 그리고 이 중성지방을 림프를 통해서 버린다. 그런데 호르몬 분비는 과다하고 간이 과부하에 걸려있으면, 산성인 호르몬을 수거한 콜레스테롤은 혈액에 정체할 수밖에 없게 된다. 이때 콜레스테롤은 산성인 호르몬을 싣고 있는 상태이므로, 당연히 독성이 있게 된다. 그래서 최첨단 현대의학은, 이 현상을 보고, 콜레스테롤이 독성이 있으니, 콜레스테롤을 없애야 한다면서, 콜레스테롤 수치를 재는 것은 일상이 되어버렸다. 심지어는 콜레스테롤을 함유한 음식까지 먹지 말라고 한다. 섭취한 콜레스테롤은 혈액에 떠 있는 콜레스테롤하고 전혀 관련이 없는데도 불구하고 말이다. 콜레스테롤이 과다하면 급기야는 콜레스테롤 저하제를 복용시킨다. 이 약제는 콜레스테롤이 만들어지는 것을 막아버린다. 그러면 당연히 혈액에 콜레스테롤은 적어진다. 그러면 최첨단 현대의학의 의사는 아주 성공적인 치료라고 자화자찬하면서 환자에서 축하한다고 말을 건넨다. 과연 인체 최고의 쓰레기 청소부를 해고시켰는데, 이게 칭찬할 일일까? 그러면 인체의 산성 쓰레기는 누가 치우라고? 이 결과는 부작용으로 나타나게 된다. 이 약으로 인해서 첫 번째로 나타나는 부작용은 발기부전(勃起不全:erectile dysfunction)이다. 왜? 답은 간에 있다. 간은 콜레스테롤을 이용해서 산성 쓰레기를 처리한다. 그런데 콜레스테롤을 만들지 못하게 만들어버렸다. 이제 간은 간으로 모여드는 과잉 전자를 처리할 수가 없게 되고, 간은 기능이 저하한다. 그러면 간문맥이 통제하는 하복부의 수많은 정맥총에 쌓인 과잉 전자들은 처리되지 못하고 인체를 괴롭히기 시작한다. 여기에 음부를 통제하는 정계정맥총이 있다. 이 정맥총이 성기를 조절한다. 그래서 간문맥에 문제가 생기면서, 이 정맥총이 문제가 되면 곧바로 발기부전이 생기고 만다. 그리고 이 약의 두 번째 부작용은 단기 기억력 상실이다. 이유를 보자. 간이 처리하는 담즙의 주요 성분이 타우린(taurine)인데, 이 타우린은 신경의 산도를 조절하는 단백질이다. 그런데 이 타우린을 수거해갈 콜레스테롤의 생성을 막아버렸으니, 산성이 된 타우린은 신경의 간질에 정체하고 만다. 그러면 이 산성 타우린에서 전자가 떨어져 나와서 신경에 붙은 알칼리 콜라겐 단백질을 환원해서 분해하고 중화된다. 즉, 기억을 담당하는 신경의 일부가 소실된다. 당연히 단기 기억 상실이 일어난다. 이렇게 콜레스테롤의 생성을 막는 것은 부신을 절제하는 효과에 버금가는 것이다. 산성 쓰레기를 치우는 청소부를 해고시켰으니, 이제 인체는 산성 쓰레기로 가득 차게 되고, 이제 인체는 죽겠다고 소리친다. 즉, 이때 부작용이 너무 크게 나타난다. 그러면 환상적인 이익 구조가 발동한다. 즉, 추가로 약을 더 먹으라는 것이다. 그런데 이 약은 참 재미있는 약이다. 이 약의 이름은 우리에게 아주 친숙해진 코엔자임 Q10(Coenzyme Q10)이다. 이 약은 전자전달계에서 전자를 수거해서 중계하는 유비퀴논(ubiquinone)의 다른 이름이다. 즉, 이 유비퀴논은 전자를 수거하므로 강알칼리이다. 인체를 산성화시켜 놨으니 강알칼리를 먹으라고 하는 것은 당연한 일이다. 콜레스테롤의 과잉 문제는 과잉 전자의 문제이므로, 처음부터 콜레스테롤의 생성을 막지 말고, 강알칼리여서 과잉 전자를 잘 수거하는 코엔자임 Q10을 먹으라고 했으면 얼마나 좋았을까? 과연 어디부터 잘못된 것일까? 이것이 최첨단 현대의학의 추악한 민낯이다. 이 지질 문제는 간에서 끝나지 않는다. 심장은 에너지원의 80% 이상이 지방산이다. 그래서 심장이 과부하에 걸리면 많은 중성지방이 만들어진다. 그래서 고지혈증은 자동으로 심장에서도 문제를 일으키게 된다. 이런 이유로 심장도 자기가 만든 중성지방을 처리하기 위해서 항상 림프의 눈치를 봐야 한다. 그래서 고지혈증 문제는 간과 심장 그리고 림프의 합작품이다. 이런 이유로 고지혈증을 치료할 때는 어느 장기 하나만 치료해서는 치료 효과가 떨어지게 된다. 물론 그 근원은 과잉 전자이다.

이번에는 암(癌:Cancer)을 보자. 암은 일반인들에게 알려지기로는 엄청나게 어려운 공포의 질병이다. 그러나 전자생리학으로 보면, 고혈압이나 당뇨처럼 그냥 대사증후군(metabolic syndrome) 중에서 한 가지일 뿐이다. 다른 대사증후군과 다른 점이 있다면, 그것은 대사증후군 중에서 맨 나중에 나타난다는 점이 다르다. 즉, 대사증후군이 오래되면 암으로 발전한다. 왜 그럴까? 대사증후군의 특징은 노폐물과 영양분이 교환되는 간질에 과잉 전자가 쌓이는 것이다. 그런데 얼마 안 있어 간질 산성 체액에 붙은 전자가 산소로 중화되면 일반적인 대사증후군으로 끝난다. 그런데 이 전자가 끝내 처리되지 못하고 간질에 머물게 되면, 간질 콜라겐을 환원하고 분해해서 중화된다. 그런데 간질의 콜라겐 결합조직(結合組織:Connective Tissue) 안에는 섬유아세포(fibroblast:纖維芽細胞)가 살고 있다. 이 섬유아세포는 간질 조직이 건강하면 간질 조직에 파묻혀서 보이지 않게 된다. 그런데 간질에 과잉 전자가 정체하고 있게 되면, 이 과잉 전자가 간질 조직을 구성하고 있는 콜라겐 단백질을 환원해서 분해하게 되고, 드디어 섬유아세포가 모습을 드러내게 된다. 그러면 이 섬유아세포는 간질에 있는 과잉 전자를 자동으로 흡수하게 된다. 그런데 이 섬유아세포는 말 그대로 섬유소를 만들어낸다. 그래서 섬유아세포이다. 여기서 섬유소는 콜라겐을 말한다. 콜라겐을 보통은 콜라겐 섬유라고 부른다. 그래서 섬유아세포의 본래 목적은 간질 조직을 구성하고 있는 콜라겐이 이처럼 과잉 전자에 의해서 분해되어서 없어지면, 이를 채워주는 역할을 수행한다. 그런데 여기서 간질에 너무나 많은 과잉 전자가 정체하게 되면, 섬유아세포는 그만큼 많은 섬유소 즉, 콜라겐을 만들어낸다. 그러면 이 콜라겐은 간질의 흐름을 막아버린다. 그러면 간질에서 소통하는 산소는 공급이 거의 끊기다시피 한다. 이제 악순환이 시작된다. 세포는 살아 있는 한 계속해서 호흡하면서 계속해서 산성 노폐물을 세포 밖으로 뱉어낸다. 그러면 이 산성 노폐물에 붙은 전자는 섬유아세포가 처리한다. 이어서 콜라겐은 더욱더 쌓여만 간다. 그런데, 간질에는 신경이 뿌리를 내리고 있다. 즉, 신경을 전달하는 시냅스(synapse)가 간질에 있다. 이 시냅스가 콜라겐에 의해서 파묻혀버린다. 그러면 간질에 정체하고 있는 과잉 전자는 신경에 의해서 다른 곳으로 분산되어서 중화되지 못하고 오직 현장에서만 처리되어야 한다. 신경은 전자를 원거리 수송하는 도구라는 사실을 상기해보자. 그러면 현장에서 만들어지는 모든 과잉 전자는 오직 섬유아세포가 혼자서 처리해야만 한다. 즉, 그만큼 더 많은 콜라겐을 생산해서 과잉 전자를 중화해야 한다. 악순환은 계속해서 이어진다. 즉, 간질은 콜라겐으로 가득 차게 되고 체액의 흐름은 더욱더 느려진다. 그러면 간질에 공급되는 산소도 양이 더욱더 준다. 그런데 여기에 설상가상 구심신경과 원심신경에 문제가 발생한다. 구심신경은 간질에 있는 전자를 원거리로 내보내고, 원심신경은 전자를 원거리에서 간질로 가져온다. 그런데 간질에 자리하고 있는 구심신경의 시냅스는 콜라겐에 파묻혀서 이미 막힌 상태이다. 그래서 간질로 들어오는 전자는 있는데, 간질에서 빠져나가는 전자는 없게 된다. 이제 간질은 과잉 전자로 가득 차게 된다. 그리고 섬유아세포는 이들을 계속해서 먹어치우면서 콜라겐을 엄청나게 많이 만들어낸다. 그래서 결국은 이들이 암 조직이 된다. 암 수술을 하면서 떼어낸 암 조직을 보면, 하얗게 된 뭉치를 볼 수 있다. 이것이 바로 콜라겐 덩어리이다. 그리고 암 조직에서 세포는 3% 정도이고, 나머지 97%는 이 콜라겐 덩어리이다. 그래서 암 조직은 당연히 산성 체액으로 가득하게 된다. 즉, 암 조직의 환경은 산성 환경으로서 pH5.5이다. 이 체액의 산도는 식물 체액의 산도(酸度)이다. 그래서 이 산도에서는 계속 성장해야만 세포가 살아남을 수 있게 된다. 그래서 식물은 계속 성장한다. 그리고 암을 보고 식물성이라고 부른다. 정확히 맞는 말이다. 이 원리는 태양계 우주 모두에서 공통원리이다. 그래서 이 상태의 산도에서는 섬유아세포가 자동으로 암세포가 되고 만다. 암세포는 다름이 아니라 섬유소라는 콜라겐을 계속해서 만들어내는 세포이다. 우리는 이렇게 콜라겐이 계속해서 만들어지는 현상을 보고 암 조직이 성장만 한다고 말한다. 그래서 암을 암 신생물이라고 말하기도 한다. 즉, 계속 증식한다는 뜻이다. 그리고 이 환경은 산성 환경이므로, 자동으로 면역 세포가 달려온다. 그러나 산소를 이용해서 암 조직의 과잉 전자를 중화하는 면역 세포는 산소가 부족한 환경에서는 아무짝에도 쓸모가 없어진다. 면역 세포가 산성인 암 환경에 도착하면, 두 가지 형태로 반응한다. 하나는 암 환경의 과잉 전자에 치여서 죽든지, 하나는 섬유아세포처럼 콜라겐을 만들어서 생존하든지 한다. 그래서 암 조직에서 면역 세포를 보면 죽어있든지 아니면 암세포로 변해있게 된다. 즉, 면역 세포도 살기 위해서 암세포로 변한 것이다. 아니면 과잉 전자에 의해서 죽게 되니까! 여기서 재미있는 것은 최첨단 현대의학의 행동이다. 즉, 최첨단 현대의학은 면역을 이용해서 암을 치료할 수 있다고 하면서, 면역요법을 시행한다. 그러나 도대체 답이 안 나온다. 한마디로 답답해서 미친다. 그도 그럴 것이 면역 세포가 원래 대로 작동하지 못하는 이유를 모르기 때문에, 이런 어처구니가 없는 행동을 하게 된다. 즉, pH5.5라는 아주 중요한 인자를 고려하지 않은 것이다. 그리고 이런 산성 환경에서 면역을 살리겠다고 전전긍긍한다. 안됐지만, 참으로 안쓰럽기 그지없다. 안쓰러운 행동은 또 있다. 암은 혈액이 주는 영양분을 먹기 때문에 영양분을 차단하기 위해서 혈관을 자라지 못하게 막아버린다. 참으로 어처구니가 없다. 암은 혈관을 통해서 산소를 공급받지 못해서 일어난 결과물이다. 그런데 산소를 공급하는 혈관을 막겠다고? 미안하지만 암은 더 잘 자라게 된다. 즉, 이 방법은 이미 실패가 정해져 있다. 즉, 혈관의 소통을 막아서 산소 공급을 막으면 산소 부족으로 인해서 암 조직은 더 잘 성장한다. 이번에는 무서운 암의 전이(metastasis:轉移)를 보자. 암의 전이가 무서운 이유는 암은 전이가 안 되면 인체를 죽이지는 못한다. 세계적인 암 권위자인 로버트 앨런 와인버그(Robert Allan Weinberg)가 말하고 있듯이, 암은 전이만 안 되면 평생 달고 살아도 큰 문제가 없으나 전이가 되면 답이 없다는 것이다. 암의 전이는 체액 때문에 일어난다. 예를 들면 간이 문제가 되어서 암이 만들어지면, 대장에 암이 발생할 확률이 커진다. 그 이유는 간은 간문맥을 통해서 대장의 직장정맥총을 통제하기 때문이다. 그래서 간이 문제가 되어서 산성 체액으로 가득한 직장정맥총의 과잉 전자를 처리하지 못하게 되면, 대장은 이를 홀로 중화하면서 당연히 암에 걸리게 된다. 그리고 간이 문제가 되면 산성 담즙을 제대로 중화하지 못하게 되고, 이 산성 담즙을 최종 처리하는 대장은 곧바로 영향을 받게 된다. 그래서 대장암은 담즙과 긴밀히 연계된다. 그리고 암에 걸리면 곧바로 림프로 전이가 된다. 이 이유는 간단하다. 먼저 암 문제는 콜라겐 문제이다. 그런데 암 조직에서 만들어진 콜라겐의 일부는 떨어져서 림프로 들어가게 된다. 콜라겐은 분자 크기가 커서 정맥혈관으로 못 들어가고 자연스레 림프로 들어가게 된다. 그러면 림프는 콜라겐으로 가득하게 된다. 이것을 암의 림프 전이라고 부른다. 그리고 이 기전은 하나가 더 있다. 림프절에는 면역 세포가 상주하고 있다. 그리고 암 조직의 산성 체액은 자동으로 근처에 있는 림프로 흘러들게 된다. 그러면 림프도 자동으로 산성 환경이 조성된다. 그리고 이 산성 체액에서 전자를 떼어내서 처리하는 당사자가 바로 면역 세포이다. 당연히 면역 세포는 자기도 살기 위해서 콜라겐을 만들어서 이를 중화하게 되고, 림프는 콜라겐으로 가득 차게 된다. 우리는 이것을 보고 암이 림프까지 전이되었다고 말한다. 결국에 암이 전이가 한 번 일어나게 되면, 오장육부는 모두 체액으로 얽히고설킨 관계이므로, 인체 전체로 전이가 되고, 결국에 모든 체액 순환이 막히면서 인체는 죽게 된다. 그러면 암도 대사질환이므로 다른 대사증후군하고 똑같이 예방하면 된다. 그 방법은 앞에서 이미 설명했다. 암은 결국에 지독한 호르몬 과다분비가 있어야 만들어진다. 이 말은 암이 발병하기 위해서는 지독히 고통스러운 생활 환경이 반드시 한 때는 있어야 한다는 뜻이다. 그래서 암에 걸린 사람들은 반드시 한 번은 지독한 고통 속에서 산 경험이 있게 된다. 여기에 음식 문화는 그 속도를 더 높여준다. 암의 제일 큰 문제는 예방은 가능한데, 말기가 되면 답이 없다는 사실이다. 즉, 간질을 채우고 있는 콜라겐 덩어리를 처리하기가 쉽지 않다는 뜻이다. 수술을 택하기도 하지만, 수술은 흉터를 만들기 때문에, 이 흉터 때문에 간질의 체액 소통이 또 막히면서 암은 다시 시작된다. 또, 신경의 연속성이 끊기면서 전자를 원거리로 보내서 처리하지 못하게 되고 암은 다시 시작된다. 수술 의사들은 이 현상을 보고 암이 전이되었다고 말한다. 또는 재발했다고 말한다.

그리고 음양에 관련된 내용을 조금만 더 알아보자. 즉, 음양(陰陽), 기(氣), 산, 알칼리, 전자(Electron), 신(神)에 관한 내용을 좀 더 알아보자. 이 내용도 역시 본 연구소가 발행한 **"생명이란 무엇인가? 침(鍼)·경락 완벽한 양자역학·생체 정보 시스템"**이란 책에서 일부를 그대로 가져왔다.

한의학과 동양의학에서 최고의 건강 조건은 기(氣)의 소통이다. 그러나 기(氣)라는 개념을 말하라고 하면, 말이 길어진다. 그 이유는 기(氣)의 개념을 관념적으로만 이해하고 있지 과학적으로 정확히 이해하고 있지 못하기 때문이다. 그리고 기(氣)의 개념을 정확히 알려면 양자역학(quantum mechanics:量子力學)의 개념을 도입해야 한다. 기(氣)는 보통은 에너지라고 말한다. 맞는 말이기는 하다. 그런데 양기(陽氣)가 있고 음기(陰氣)가 있다. 여기서 양기는 에너지를 가지고 있는 물체를 뜻하고, 음기는 에너지를 가지고 있지 않은 물체를 말한다. 그래서 기(氣)를 말할 때, 양자역학의 개념을 도입할 수밖에 없다. 양자역학에서 질량과 에너지는 같다($E=mc^2$). 여기서 말하는 에너지가 문제이다. 그리고 이 문제는 기(氣)의 정의와 연결된다. 우리가 일상에서 말하는 에너지는 자유전자(Free Electron)가 맞다. 그런데 이 에너지를 결정하는 전자는 두 가지가 있게 된다. 하나는 물체 안에 잡혀있는 전자가 있고, 하나는 물체를 자유자재로 들고날 수 있는 자유전자가 있다. 그리고 기(氣)는 에너지를 말하는데, 에너지의 전체 집합을 말한다. 즉, 물체에 잡혀있는 에너지와 물체를 자유자재로 들고날 수 있는 에너지 전체를 싸잡아서 기(氣)라고 부른다. 그러면 모든 물체에는 이에 잡혀서 고정되어있는 전자가 있으므로, 모든 물체에는 기(氣)라는 단어를 붙여도 된다. 그래서 우리는 일상에서 물기(氣), 습기(氣), 정기(氣), 오기(氣) 등등 수많은 물체에 기(氣)라는 글자를 붙일 수 있게 된다. 태양계 아래 존재하는 어떤 물체도 전자를 보유하지 않는 물체는 없기 때문이다. 그리고 자유전자라는 에너지를 가지고 음(陰)과 양(陽)을 나눈다. 즉, 자유전자를 가지고 있으면 양(陽)이 되고, 가지고 있지 않으면 음(陰)이 된다. 그래서 음기(陰氣)는 고정된 전자는 보유하고 있지만, 자유전자를 보유하지 않은 물질을 말하고, 양기(陽氣)는 고정된 전자도 보유하고 있고, 자유전자도 보유한 물질을 말한다. 그러면 기의 개념과 양기와 음기의 개념이 정확히 정의된다. 그리고 한의학이나 동양의학에서 건강의 최고봉은 기(氣)의 원활한 소통이다. 여기서 기의 원활한 소통이란 앞에서 이미 말한 정보의 소통을 말한다. 그리고 이때 정보는 전자가 주도한다. 그 방법은 세포의 전자 흡수, 호르몬 분비, 신경 전달로 대별된다. 즉, 인체는 이들 세 가지 과정을 통해서 정보가 소통하는 것이다. 그리고 이 소통이 하나라도 끊기게 되면, 병이 생기게 되고, 모두 끊기게 되면 생명도 끊기게 된다. 그래서 인체는 정보 소통을 잘하면 건강하게 된다. 즉, 전자의 소통이 간질 체액에서 막힘 없이 잘 되면, 건강하게 된다. 그리고 이 상태를 한의학이나 동양의학은 기(氣)의 소통이라고 말한다. 즉, 기의 소통은 정보의 소통이 된다. 그래서 이때 기(氣)라는 개념은 자유전자를 말한다. 그래서 기(氣)라는 개념을 이렇게 정의하면 쉽게 이해된다. 이것이 한의학이나 동양의학에 말하는 기(氣)의 정확한 정의이다. 이 정의를 가지고 한의학이나 동양의학을 이해하면, 정확하다. 그리고 에너지를 가지고 음과 양을 구별할 때, 자유전자를 가지고 구별하는데, 이 자유전자를 한의학이나 동양의학은 신(神)이라고 표현한다. 물론 여기서 신(神)은 종교적인 신(神)이 아니다. 그래서 음과 양을 결정하는 인자는 신(神)이 된다. 이것을 다시 현대과학에 적용해보면, 산(Acid)은 에너지인 자유전자를 가진 물질이 되고, 알칼리(Alkali)는 에너지인 자유전자를 가지지 않은 물질이 된다. 이 정의를 동서양 과학에서 합쳐보면, 산(Acid)은 양(陽)이 되고, 알칼리(Alkali)는 음(陰)이 된다. 그리고 에너지인 자유전자(Free Electron)는 신(神)이 된다. 그래서 한의학이나 동양의학에서 체액의 음과 양을 조절하는 것은 즉, 체액의 에너지 상태를 조절하는 것은 신(神)이 되고, 현대과학에서 체액의 에너지 상태를 조절하는 것은 자유전자가 된다. 그러면 자동으로 양은 산이 되고, 음은 알칼리가 된다. 이렇게 해서 동서양의 과학이 접점을 찾게 된다. 즉, 현대과학을 빌려서 황제내경을 설명할 수 있게 된다. 그래야 현대과학에 파묻혀있는 독자들을 황제내경으로 안내할 수 있게 된다. 다시 말하지만, 침과 경락을 이해할 때, 생체 정보 측면에서 이들을 보라는 것이다.

제2편. 사기조신대론(四氣調神大論)

제1장

春三月, 此謂發陳. 天地俱生, 萬物以榮, 夜臥早起, 廣步於庭, 被髮緩形. 以使志生, 生而勿殺, 予而勿奪, 賞而勿罰, 此春氣之應, 養生之道也. 逆之則傷肝, 夏爲寒變, 奉長者少.

봄 석 달(春三月)은 싹이 트는 시기이다(此謂發陳). 천지가 모두(俱) 살아나면서 (天地俱生), 만물이 번영한다(萬物以榮). 밤에는 자고 아침에 일찍 일어나며(夜臥早起), 큰 걸음으로 뜰을 거닐고(廣步於庭), 머리를 풀고 몸을 이완시키고(被髮緩形), 봄은 생명이 소생하는 시기이므로 마음을 생명에 두게 해서(以使志生), 소생하는 것은 죽이지 말 것이며(生而勿殺), 생명을 줄지언정 뺏지는 말 것이며(予而勿奪), 생명에게 상은 주되 벌하지는 말아라(賞而勿罰). 즉, 이제 막 싹을 틔우는 생명이 잘 커가도록 보살피라는 말이다. 이것이 봄기운에 대응하는 법도이면서(此春氣之應), 양생하는 법도이다(養生之道也). 봄에 이 원칙을 거스르면(逆) 호르몬이 과다 분비되고, 추가로 겨울에 쌓아 두었던 과잉 산이 간질로 나오게 되고, 이어서 이들이 모이는 간질은 산성화되고, 이어서 이들을 담즙으로 처리하는 간은 자동으로 상하게 된다(逆之則傷肝). 봄을 책임지는 오장은 간이라는 사실을 말하고 있다. 그리고 이렇게 여름에 쓸 산성 물질(酸)에 붙은 전자를 봄에 너무 많이 소비해버리면, 여름의 무더운 더위에 대응해서 산성 물질(酸)에 붙은 전자로 땀을 만들고, 이어서 몸 안을 차갑게(寒) 만들어서 여름을 나는 것을 방해(變)한다(夏爲寒變). 그래서 산성 물질(酸)에 붙은 전자는 여름(長)을 견디게 하는 에너지이기 때문에, 봄에 너무 많은 전자를 소비해버리면, 여름(長)을 받들(奉) 에너지는 적어진다(奉長者少). 여름의 더위를 이기게 하는 핵심은 산성 물질(酸)에 붙은 전자가 만들어내는 땀 (汗)이다. 여름에 인체는 땀이 열을 가지고 증발하기 때문에, 몸 안이 차가워져서 여름을 견딜 수가 있게 된다. 땀(H_2O)은 자유전자(e^-)와 산소(O_2)가 만나서 만들어진다. 즉, 자유전자와 산소가 만나서 물이 만들어지면서, 동시에 열과 빛이 방출되고, 이때 만들어진 열(熱)이 모공을 열어서 땀을 흘리게 한다. 이 문제는 뒤에서 다시 학습하게 된다. 이때 자유전자는 겨울이나 봄에 날씨가 추워서 인체가 중화하지 못해서 몸 안에 쌓아 둔 자유전자이다. 그래서 봄에 스트레스 등등으로 인해서 자유전자를 너무 많이 소비해버리면, 자동으로 여름에 땀으로 쓸 자유전자는 부족하게 되고, 그러면 땀을 만들지 못하게 되고, 그러면, 땀이 증발하면서 몸 안에 있는 열기를 가지고 증발하지 못하게 되고, 그러면 인체는 무더운 여름을 견디기가 힘들어진다. 지금은 여름의 더위를 이기게 하는 에어콘이 있지만, 2,000년 전에는 오직 자연의 원리로 인체를 차갑게 만들 수밖에 없었다는 사실을 상기해보자. 이때는 땀이 인체를 차갑게 만드는 하나의 도구였다.

夏三月, 此謂蕃秀. 天地氣交, 萬物華實, 夜臥早起, 無厭於日, 使志無怒, 使華英成秀, 使氣得泄, 若所愛在外. 此夏氣之應, 養長之道也. 逆之則傷心, 秋爲痎瘧, 奉收者少, 冬至重病.

여름 석 달(夏三月)은 만물이 우거지는 시기이다(此謂蕃秀). 하늘과 땅의 기운이 교류하고(天地氣交), 만물이 꽃을 피우고 열매를 맺는다(萬物華實). 여름은 낮이 길므로, 저녁에 자고 아침에 일찍 일어나며(夜臥早起), 뜨거운 날씨 때문에, 짜증을 내지 말아야 하며(無厭於日), 마음(志)을 조절해서 분노하지 않게 하며(使志無怒), 기분이 좋아지게 예쁜 꽃(華英)을 무성하게 많이 키우고(使華英成秀), 이렇게 해서 얻은 기가 새어 나가지 않게 해야 하며(使氣得泄), 좋아하는 것(所)을 밖에 두고 보라(若所愛在外). 이렇게 해서 여름의 무더위 때문에 일어나는 짜증을 이겨내라는 것이다. 이것이 여름의 기운에 대응하는 법도이며(此夏氣之應), 여름(長)에 양생하는 법도이다(養長之道也). 여름에 이 원칙을 거스르면(逆), 간질로 호르몬 분비가 과다해지면서 간질액은 산성으로 변하고 이어서 간질로 동맥혈을 공급하는 심장은 고혈압으로 인해서 상(傷)하게 된다(逆之則傷心). 영양소와 산성 노폐물이 교환되는 간질에 산성 체액이 과잉으로 쌓이게 되면, 이 산성 체액은 간질액을 점성이 높은 체액으로 바꾸게 되고, 이어서 간질은 막히면서, 간질로 혈액을 뿜어내는 심장은 당연히 고혈압에 시달리게 되고, 이어서 심장은 상하게 된다. 만일에 심장이 상해서 여름에 만들어진 과잉 산을 중화하지 못하면, 가을이 되면 일조량이 줄면서 과잉 산은 쌓이게 되고, 가을에 이 과잉 산을 중화시키면서 결국 학질(痎瘧:해학)에 걸리게 된다(秋爲痎瘧). 가을에 걸리게 되는 학질의 원리는 뒤에서 자세히 학습하게 된다. 이렇게 여름의 기운이 제대로 발동하지 못하게 되면, 가을이 되어서 가을의 수렴(收)하는 기운을 받들(奉) 기운이 적어진다(奉收者少). 즉, 가을은 산성 물질(酸)에 붙은 자유전자를 염(鹽)으로 수렴(收)시키는 계절이기 때문에, 여름에 많은 전자를 땀으로 중화시켜서 가을에 쓸 산화된 염(鹽)을 많이 만들어 놓아야 하는데, 여름에 심장에 문제가 생겨서 가을에 자유전자를 보관할 산화된 염이 부족하게 되면, 결국에 과잉 산에 붙은 자유전자는 산화된 염에 저장되지 못하고 간질에 적체되면서 학질을 만들어내는 것이다. 이렇게 간질에 쌓인 과잉 산(酸)은 결국 겨울에 또 사고를 친다. 즉, 당연히 일조량이 제일 적은 동지에 과잉 산으로 인해서 중병이 생긴다(冬至重病). 즉, 동지는 일조량이 적기 때문에 과잉 산을 중화하는 CRY 활동이 줄면서 과잉 산을 염으로 저장해야 하는데, 여름에 과잉 산을 저장할 수 있는 염을 심장이 비워주지 못했으므로 인해서, 과잉 산이 사고를 치면서 겨울에 중병이 생긴 것이다. 결국에 염으로 격리가 안 된 과잉 산에 붙은 자유전자는 인체를 공격한다. 인체에 존재하면서 태양이 주는 일조량과 지구의 중력에 의해서 작동하면서 과잉 산을 중화시키는 CRY에 대해서는 다음에 자세히 설명한다. 즉, CRY는 인체 안에 존재하는 해독 인자이다. 그리고 이는 태양의 빛과 지구의 중력이 작동시킨다. 그리고 이 구문은 여름은 심장이 담당하고 있다는 사실을 말하고 있다. 그리고 여기서 염(鹽)은 소금(Salt)이 아니라 자유전자를 흡수하는 알칼리 물질을 말한다. 그리고 소금(NaCl)에는 나트륨(Na^+)이라는 염의 재료가 있어서, 이 나트륨이 염소(Cl^-)가 보유한 자유전자(e^-)를 흡수해서 염(鹽)이 된다. 그래서 소금(NaCl)도 염(鹽)의 한 종류가 된다. 지금 말하고 있는 염(鹽)의 개념은 전자생리학으로 설명하고 있으므로 인해서, 기존에 고전물리학의 개념으로 염(鹽)의 개념을 배운 독자들은 이 설명이 많이 어색할 것이다. 이 염(鹽)의 개념은 전자생리학과 한의학에서 아주아주 중요하고, 또 자주 접하게 되므로, 점점 익숙해질 것이다.

秋三月, 此謂容平. 天氣以急, 地氣以明, 早臥早起, 與雞俱興. 使志安寧, 以緩秋刑, 收斂神氣. 使秋氣平, 無外其志. 使肺氣淸. 此秋氣之應, 養收之道也. 逆之則傷肺, 冬爲食泄, 奉藏者少.

가을 석 달(秋三月)은 갈무리(容平)를 하는 시기이다(此謂容平). 가을은 일조량(天氣)이 급격히(急) 줄고(天氣以急), 무성하던 초목이 모두 잎이 지면서 땅의 기운(地氣)이 명확히(明) 드러나는 시기이다(地氣以明). 적어진 일조량 때문에, 일찍 자고 일찍 일어나며(早臥早起), 닭 울음소리와 함께 모두 일어나서(與雞俱興), 마음(志)을 편안히 유지함으로써(使志安寧), 따뜻하게 해서 가을의 건조하고 쌀쌀한 기운(秋刑)을 완화하며(以緩秋刑), 가을의 짧아진 일조량이 중화하지 못한 전자(神氣)를 염(鹽)으로 수렴(收斂)해서(收斂神氣), 가을의 쌀쌀하고 건조한 기운(秋氣)이 다스려(平)지도록 해야 한다(使秋氣平). 즉, 가을의 과잉 산을 염으로 잘 저장시키라는 것이다. 그러면 산성 간질액을 받아서 중화시키는 비장(志)은 간질(外)의 영향을 받지 않고 정상적으로 운행이 되면서(無外其志), 간질을 최종 통제하는 폐의 기운을 깨끗(淸)하게 유지시킬 수 있게 된다(使肺氣淸). 이것이 가을의 기운에 대응하는 법도이며(此秋氣之應), 가을(收)의 양생 법도이다(養收之道也). 가을에 이 원칙을 거스르면(逆) 가을의 건조함 때문에 폐가 건조해지면서 폐가 상한다(逆之則傷肺). 폐는 항상 수분을 요구하는 폐포의 원리 때문에 건조함이 제일 무섭다. 가을에 폐가 문제가 되면 음양의 원리에 따라서 대장이 문제가 되고 겨울에는 설사를 한다(冬爲食泄). 그 이유는 산성 물질(酸)이 보유한 전자를 가을에 염(鹽)으로 저장(藏)하는 능력(奉)이 떨어졌기(少) 때문이다(奉藏者少). 폐는 이산화탄소와 산소를 다루는 기관이므로, 폐가 문제가 되면, 반드시 산성인 이산화탄소의 문제가 발생한다. 그래서 폐가 문제가 되어서 산성인 이산화탄소가 혈액에 적체하면, 반드시 문제를 만들어내게 되는데, 이를 처리하는 도구가 대장 발효가 만들어낸 단쇄지방산(Short chain fatty acid:SCFA:短鎖脂肪酸)이다. 그리고 폐가 문제가 되어서 혈액에 적체한 이산화탄소(CO_2)는 먼저 물(H_2O)과 반응해서 중조(HCO_3^-:bicarbonate)를 만든다. 그리고 대장의 공간에서 발효를 통해서 만들어진 단쇄지방산은 인체 안으로 흡수되는데, 이때 중조는 거꾸로 인체 안에서 대장 공간으로 빠져나간다. 즉, 중조와 단쇄지방산이 서로 교환되는 것이다. 그러면 자동으로 중조 안에 든 이산화탄소는 인체에서 제거된다. 즉, 대장이 발효를 통해서 만든 단쇄지방산이 이산화탄소를 제거하는 것이다. 그래서 대장과 폐가 음양의 관계로 연결된다. 한마디로 대장은 폐가 쓰레기를 버리는 쓰레기 하치장이다. 그래서 폐의 입장으로 보면, 대장 발효는 엄청나게 중요하다. 그리고 뒤에서 보겠지만, 폐를 도와주는 맛은 매운맛인데, 이 매운맛이 바로 단쇄지방산이다(2-1). 이 기전은 하나가 더 있다. 폐가 가을의 건조함 때문에 폐포가 문제를 일으키면, 산소 공급에 문제가 생기면서, 철을 보유한 적혈구가 깨지게 되고, 이어서 산성인 환원철(Fe^{2+})이 많이 생기고, 이는 담즙을 통해서 간으로 가게 되고, 이 담즙을 최종 처리하는 대장은 당연히 힘들어진다(2-2, 2-3). 그래서 폐가 문제가 되면, 대장은 이래저래 힘들어진다. 그래서 겨울에 설사한다는 것이다(冬爲食泄). 그런데 왜 겨울에 설사할까? 이유는 중조에 있다. 이 중조는 염(鹽)의 한 종류이므로, 원래 염을 전문으로 처리하는 신장이 제일 많이 처리한다. 그런데, 겨울이 되면, 신장이 제일 많이 과부하에 시달리게 된다. 이것에 대한 자세한 기전은 뒤에서 추가로 논의가 된다. 그래서 겨울에 신장은 폐가 보내는 중조를 처리하지 못하게 되고, 그 부담은 폐의 쓰레기 하치장인 대장이 지게 된다. 그러면, 대장은 자동으로 기능이 저하하면서, 결국에 설사(泄)로 이어진다. 이 부분은 가을(秋)을 담당하는 오장은 폐(肺)라는 사실을 말하고 있다.

冬三月, 此謂閉藏. 水冰地坼, 無擾乎陽, 早臥晚起, 必待日光, 使志若伏若匿, 若有私意, 若已有得. 去寒就溫, 無泄皮膚, 使氣亟奪. 此冬氣之應, 養藏之道也. 逆之則傷腎, 春爲痿厥, 奉生者少.

겨울 석 달(冬三月)은 만물의 성장이 멈추고(閉) 과잉 산을 염으로 저장(藏)하는 시기라서(此謂閉藏), 물이 얼고 땅이 얼어서 갈라지는(坼:탁) 계절이고(水冰地坼), 일조량인 양기(陽)가 반응(擾)이 거의 없는 시기이고(無擾乎陽), 밤이 길고 낮이 짧으므로 일찍 자고 늦게 일어나게 되나(早臥晚起), 반드시 일광을 받아서(待) CRY를 작동시키고 과잉 산을 중화시켜서 건강을 유지해야 하며(必待日光), 마음(志)을 착 가라앉히고(使志若伏若匿), 마음속(私意)에 지혜(若:야)를 기르고(若有私意), 이미 모든 것을 다 얻어서 더는 얻을 것이 없는 것처럼 마음을 비우고 행동해야 한다 (若己有得). 즉, 인체를 덜 자극하게끔 욕심을 버려서 산성인 호르몬의 분비를 줄여야 한다는 것이다. 겨울은 일조량이 적어서 해독 인자인 CRY 활동이 줄고 이어서 몸에 쌓인 과잉 산이 제대로 중화되지 않기 때문에, 마음을 안정시키고 스트레스를 피해서 건강을 지키라는 것이다. 다음에 설명이 나오겠지만, 일조량이 적어지면, 일조량과 중력에 의해서 작동하는 해독 인자인 CRY의 활동이 줄면서, 인체 안에 쌓이는 과잉 산의 중화가 더뎌진다. 이런 겨울에는 당연히 추위를 피하고 몸을 따뜻하게 해야 한다(去寒就溫). 겨울에 몸을 따뜻하게 유지하기 위해서는 열을 만드는 산성 물질(酸)에 붙은 자유전자를 피부를 통해서 인체 외부로 배출시키면 안 되기 때문에 땀을 자제해야 하며(無泄皮膚), 이렇게 해서 열을 만드는 기(氣)인 자유전자를 뺏기지 않게(亟) 해야 한다(使氣亟奪). 즉, 열의 원천인 자유전자가 몸 안에서 체온을 만들게 해야지, 자유전자를 땀으로 중화되게 하고 이어서 체온을 밖으로 빼앗겨서는 안 된다는 것이다. 즉, 겨울에 땀을 너무 많이 흘려서 몸 안에서 열을 만드는 자유전자를 외부로 배출시켜버리면, 몸 안은 차가워지기 때문에, 주의하라는 것이다. 겨울은 몸을 따뜻하게 유지해야 하므로 당연한 일이다. 참고로 여름은 반대로 해서 몸을 차갑게 해줘야 여름을 견딜 수가 있다. 이것이 겨울의 기운에 대응하는 법도이며(此冬氣之應), 겨울(藏)에 양생하는 법도이다(養藏之道也). 만일에 겨울에 이 원칙을 거스르면(逆) 겨울에 만들어진 염을 전문적으로 처리하는 신장이 상하게 된다(逆之則傷腎). 이렇게 겨울에 신장이 문제가 되면, 신장은 산성 물질(酸)에 붙은 전자를 염으로 처리하지 못하게 되고, 이 상태에서 봄을 맞이하면 일조량이 늘면서, 인체를 자극하게 되고, 이어서 겨울에 과도하게 쌓였던 염이 한꺼번에 간질로 쏟아지면서 간질은 막히고, 이어서 체액 순환이 정체되면서 당연하게 위궐(痿厥)을 일으킨다(春爲痿厥). 즉, 봄(生)을 받들(奉) 수 있는 알칼리 기운이 적어진 것이다(奉生者少). 다시 말하면, 겨울에 축적된 과도한 산(酸)이 봄에 중화되면서 알칼리를 과하게 소모하는 것이다. 산은 알칼리로 중화된다는 사실을 상기해보자. 이 부분은 겨울은 신장이 담당한다는 사실을 말하고 있다.

제2장

天氣淸淨光明者也. 藏德不止. 故不下也. 天明則日月不明, 邪害空竅, 陽氣者閉塞, 地氣
者冒明, 雲霧不精則上應白露不下. 交通不表, 萬物命故不施, 不施則名木多死. 惡氣不發,
風雨不節, 白露不下則菀槀不榮, 賊風數至, 暴雨數起, 天地四時不相保, 與道相失則未央
絶滅. 唯聖人從之. 故身無奇病, 萬物不失, 生氣不竭.

　　천기(天氣)란 맑고 청정한 빛(光明)을 말한다(天氣淸淨光明者也). 천기가 주는 빛
은 덕(德)을 감추고서(藏) 끝없이(不止) 내려 보내준다(藏德不止). 빛이 주는 혜택
(德)이 없으면 지구에 있는 생명체는 살 수가 없다. 즉, 빛을 끝없이 내려보내 주
기 때문에 천기는 부족(下)하지가 않게(不) 된다(故不下也). 천기는 역할을 제대로
(明) 하지만 사계절(日月)의 기운에 문제(不明)가 있으면(天明則日月不明), 사기(邪)는
대기권(空竅)에서 문제(害)를 만들어낸다(邪害空竅). 즉, 대기권에 산성 물질(酸)에
붙은 과잉 전자가 체류하면서 문제를 만들어낸다. 그러면 이 과잉 전자(陽氣)는 대
기의 순환을 막아(閉塞) 버리고(陽氣者閉塞), 이에 대응하는 음기(地氣)는 이 양기
(明)와 반응(冒)을 하게 된다(地氣者冒明). 이 반응의 결과 때문에 땅에서는 운무(雲
霧)가 자욱하게 끼면서 대기의 순환은 비정상(不精)이 되고 당연한 순리로 하늘(上)
에서는 백로(白露)를 끝없이 내리게 한다(雲霧不精則上應白露不下). 가을 이슬(露)인
백로(白露)는 대기의 순환이 비정상적일 때 특히 많이 만들어진다. 즉, 백로(白露)
는 대기권의 과잉 산이 지구의 알칼리와 반응해서 만들어진 결과물이다. 즉, 백로
(白露)는 물(H_2O)인데, 이 물은 대기권에 약 20% 정도 존재하는 산소와 대기권에
떠있던 자유전자가 서로 만나서 반응한 결과물이다. 이렇게 대기의 순환(交通)이
제대로 나타나지 않으면(交通不表), 생명(命)을 가진 만물(萬物)은 이런 이유(故)로
천기가 베푸는(施) 혜택을 받을 수가 없게 된다(萬物命故不施). 이런 혜택을 받지
못하면(不施) 초목(木)이라고 이름(名) 지어진 모든(多) 생명체는 죽고(死) 만다(不施
則名木多死). 즉, 대기의 순환이 막히게 되면, 대기에 산성 물질이 적체하게 되고,
이어서 이 산성 물질은 물체를 분해해버린다. 자연 제초제라고 부르는 산성비를

생각하면, 쉽게 이해가 갈 것이다. 이런 나쁜 기운이 끝없이(不) 일어나면(惡氣不發), 대기류의 혼란이 일어나면서 비바람이 끊이지를 않고(風雨不節), 결국 백로가 끝없이 내리면서 가을 곡식(菀藁)은 제대로 여물지 못하게 된다(白露不下則菀藁不榮). 가을에는 백로의 정도를 보고 수확량을 예측한다. 백로는 차가운 이슬이기 때문에 식물을 죽여버리고 당연한 순리로 곡식이 여무는 것을 방해해버린다. 이 백로는 지상에 있는 수분이 하늘로 증발이 안 되었기 때문에 일어난다. 즉, 비정상적으로 자욱하게 낀 운무가 백로를 만들어낸다. 이 운무는 대기의 순환이 비정상이라는 것을 나타내는 대표적인 지표이다. 그러면 대기의 비정상적인 순환 때문에 계절에 맞지 않는 적풍(賊風)이 자주 불어오고(賊風數至), 이어서 폭우가 자주 내리게 된다(暴雨數起). 이들 현상이 일어나는 이유는 천지의 기운과 사계절의 기운이 서로 조화(相保)를 이루지 못했기 때문이다(天地四時不相保). 즉, 대기권에서 계절에 따라서 정기적으로 순환하는 산성 물질(酸)에 붙은 전자가 제대로 중화가 안 되었기 때문이다. 이 말은 아직은 생소하지만, 차차 익숙하게 될 것이다. 이와 더불어서 대기류의 순환 법칙(道)은 깨지고(相失) 재앙(絕滅)이 그치지(未央)를 않는다(與道相失則未央絕滅). 즉, 인간은 병들고 곡식들은 여물지를 않아서 흉년이 들고 기근이 일어난다. 이때 오직 성인만이 이 원리를 알고 대처해서 따르기 때문에(唯聖人從之), 신체에는 병이 없게 만들고(故身無奇病), 만물을 제대로 자라게 만들며(萬物不失), 생명체의 기운(生氣)도 고갈되지 않게 한다(生氣不竭), 즉, 알칼리의 고갈을 막는다. 사실 이 부분은 천문학의 정수를 말하고 있다. 이 내용을 자세히 기술하려면 너무나 많은 지면을 요구한다. 여기서 중요한 것은 인간이 숨 쉬는 대기도 인간의 체액 산도인 pH7.45와 거의 비슷하다는 것이다. 이 대기권의 산도(酸度)가 변하면 지금 우리가 겪고 있는 코로나 같은 대재앙을 맞게 된다. 결국에 이 부분은 하늘이 준 기운과 인간의 기운이 서로 만나서 인체의 기운을 어떻게 조절하는지를 묵시적으로 말하고 있다. 자세한 내용은 차차 배우게 된다. 이 부분은 나중에 보게 되겠지만, 인체의 에너지와 우주의 에너지가 서로 교감하면서 대화하는 상태를 말하고 있다. 그래서 이 부분은 우주의 에너지 문제를 다루는 양자역학이 필수로 요구된다.

逆春氣, 則少陽不生, 肝氣内變. 逆夏氣, 則太陽不長, 心氣内洞. 逆秋氣, 則太陰不收, 肺氣焦滿. 逆冬氣, 則少陰不藏, 腎氣獨沈. 夫四時陰陽者, 萬物之根本也. 所以聖人春夏養陽, 秋冬養陰, 以從其根. 故與萬物沈浮於生長之門, 逆其根, 則伐其本, 壞其眞矣.

　봄의 양생 법칙을 거슬러서(逆春氣), 담(膽:少陽)이 제대로 기능하지 못하게 되면(則少陽不生), 봄기운을 담당하는 간(肝) 기운은 안에서 변한다(肝氣内變). 간은 담으로 담즙을 버리기 때문에, 간 문제는 담 문제와 연결된다. 여름의 양생 법칙을 거슬러서(逆夏氣), 소장(小腸:太陽)이 제대로 기능을 하지 못하게 되면(則太陽不長), 여름 기운을 담당하는 심장(心) 기운은 안에서 혼돈(洞)이 일어난다(心氣内洞). 소장은 파네스 세포(Paneth cell)와 멜라토닌(Melatonin)을 통해서 과잉 전자(酸)를 중화함으로써 심장을 도와주기 때문이다. 즉, 심장은 산이 과잉되어서 자유전자가 과잉되면, 이를 세로토닌(Serotonin)에 실어서 소장으로 보내면, 소장은 이를 멜라토닌이라는 알칼리로 만들어서 중화해준다. 이 부분에 대한 자세한 기전도 차차 학습하게 된다. 가을의 양생 법칙을 거슬러서(逆秋氣), 폐(太陰)가 산성인 이산화탄소와 환원철을 수거(收)해서 처리해주지 못하게 되면(則太陰不收), 폐포는 건조해지고(焦), 폐포에 체액이 저류되면서 폐부종(滿)이 온다(肺氣焦滿). 즉, 환원철과 이산화탄소는 산(酸)이기 때문에, 알칼리인 콜라겐으로 구성된 폐포를 망쳐버리기 때문이다. 이 부분에 대한 자세한 설명도 차차 나오게 된다. 겨울의 양생 법칙을 거슬러서(逆冬氣) 인체에 과잉 산이 쌓이게 만들면, 신장(少陰)이 겨울에 생긴 과잉 산을 염으로 저장하지 못하게(不藏) 되고(則少陰不藏), 염으로 격리가 안 된 과잉 산은 장차(獨) 신장에 침전물(沈) 즉, 결석(calculus:結石)을 만들어낸다(腎氣獨沈). 신장 결석은 신장이 처리하는 염(鹽)의 과도한 처리 부담을 말하는 것이기 때문이다. 이 부분에 대한 자세한 설명도 차차 나오게 된다. 이렇게 무릇 사계절의 음양의 기운은(夫四時陰陽者), 만물의 근본이 된다(萬物之根本也). 그래서 소위 성인이라고 말하는 사람들은 일조량(陽)이 많은 봄과 여름에는 과잉 산이 만들어내는 열기인 양기를 조절(養)하고(所以聖人春夏養陽), 일조량이 적은 가을과 겨울에는 과잉 산을 격리키는 염(鹽)인 음기를 조절(養)한다(秋冬養陰). 성인은 이렇게 함으로써(以) 생명의 근본(根)인 음양의 원리를 따른다(以從其根). 그래서 만물도 더불어 생장의 원칙에 따라서 부침(沈浮)해야 하는데 즉, 인간뿐만 아니라 다른 생명체도 음양의 원리를 따라서 행동해야 하는데(故與萬物沈浮於生長之門), 만약에 이 근본 원칙을 거스르면(逆其根), 이 원칙이 만물에 벌(伐)을 내리며(則伐其本), 그러면 생명체 안에 있는 진기(眞)는 고갈(壞)되고 만다(壞其眞矣). 결국에 죽는다는 것이다. 이 문장에서는 여러 원칙이 나오는데 자세한 설명은 피한다. 이유는 뒷부분에서 자세히 설명되기 때문이다. 초반부터 너무 많은 원칙을 들이대면, 독자들이 너무 많은 부담을 가질 것이기 때문에, 독자들을 배려하는 차원이다.

제3장

故陰陽四時者, 萬物之終始也, 死生之本也. 逆之則災害生, 從之則苛疾不起. 是謂得道. 道者, 聖人行之, 愚者佩之. 從陰陽則生, 逆之則死, 從之則治, 逆之則亂, 反順爲逆. 是謂內格.

그래서 앞에서 본 음양과 사계절의 원리는(故陰陽四時者), 만물의 시작과 끝이며(萬物之終始也), 만물의 탄생과 죽음의 근본이 된다(死生之本也). 이를 어기면 재해가 발생하고(逆之則災害生), 따르면 가혹한 질병에 걸리지 않는다(從之則苛疾不起). 즉, 조그만 질병은 걸릴 수 있으나 큰 병은 피할 수 있다는 말이다. 이를 이르러 득도했다고 한다(是謂得道). 즉, 세상이 돌아가는 원리(道)를 터득(得)했다는 말이다. 세상의 원리(道者)를 대하는 자세를 보면, 성인은 세상의 원리를 실천(行)하며(聖人行之), 우매한 자들은 실천은 안 하고 감탄(佩)만 할 뿐이다(愚者佩之). 음과 양의 순리를 따르는 것은 곧 생존이요(從陰陽則生), 거역하면 곧 죽음이다(逆之則死). 순리를 따르면 다스려지고(從之則治), 거역하면 혼란이 온다(逆之則亂). 순리(順)에 따르지 않는다는 것(反)은 거역하는 것이다(反順爲逆). 이를 이르러 내격이라고 한다(是謂內格). 즉, 한 사람이 내면적(內)으로 가지고 있는 품격(格)이 내격(內格)이다. 쉽게 말하면 한 사람의 인품(人品)이다. 이 부분에 대한 자세한 설명도 차차 나오게 된다.

是故聖人不治已病, 治未病, 不治已亂, 治未亂, 此之謂也, 夫病已成而後藥之, 亂已成而
後治之, 譬猶渴而穿井, 鬪而鑄錐, 不亦晩乎.

    그래서 성인은 세상의 원리를 알고 있으므로, 병이 나면 그제야 병을 치료하는
것이 아니라(是故聖人不治已病), 병을 미리 예방하며(治未病), 혼란이 일어나면 그제
야 혼란을 바로 잡는 것이 아니라(不治已亂), 혼란을 미연에 방지한다(治未亂). 내
격(內格)은 이것을 말하는 것이다(此之謂也). 이미 병이 진행되었는데 그제야 치료
를 하려고 하고(夫病已成而後藥之), 이미 혼란이 왔는데 그제야 안정시키려고 하고
(亂已成而後治之), 이미 목이 말랐는데 그제야 우물을 파려고 하고(譬猶渴而穿井),
전쟁이 일어났는데 그제야 무기를 만들려고 한다면(鬪而鑄錐), 늦어도 한참 늦지
않겠는가(不亦晩乎)? 이것은 세상의 원리를 꿰뚫고 있어야 가능한 일이다. 말 그대
로 성인(聖人)이다. 예방의학을 말하고 있다. 즉, 병은 미리 방지하는 것이지, 이미
난 병을 치료하는 것이 아니라는 뜻이다.

제3편. 생기통천론(生氣通天論)

제1장

黃帝曰, 夫自古通天者, 生之本, 本於陰陽. 天地之間, 六合之內. 其氣九州, 九竅, 五藏, 十二節, 皆通乎天氣. 其生五, 其氣三, 數犯此者, 則邪氣傷人. 此壽命之本也.

황제가 말하길(黃帝曰), 옛날부터 하늘과 통하는 사람은(夫自古通天者), 삶의 근본이 있는데(生之本), 그 근본을 음양에 두었다(本於陰陽). 음양이라는 것은 하늘과 땅 사이(天地之間)에도 있고, 세상천지 안에(六合之內)도 있다. 이 음양의 기운은 온 땅덩어리(其氣九州), 인간의 모든 분비구(九竅), 인간의 오장(五藏), 인간의 경맥인 12정경(十二節)에도 모두 통하는데, 이를 이르러서 천기라고 부른다(皆通乎天氣). 이 천기는 오행을 만들어내고(其生五), 삼양 삼음을 만들어내며(其氣三), 만약에 이를 자주 범하면(數犯此者), 이것은 사기가 되어서 인간을 상하게 만든다(則邪氣傷人). 이 음양이 결국 수명의 근본이 된다(此壽命之本也).

여기서 음과 양은 전자(電子)를 기준으로 정한다. 바로 내어 줄 수 있는 전자를 가지고 있으면 양(陽)이고 동시에 산(酸)이다. 반대로 음(陰)은 바로 내어 줄 수 있는 전자를 가지고 있지 않기 때문에, 바로 전자를 받을 수 있는 물질이 음(陰)이고 동시에 알칼리(Alkali)이다. 결국에 음과 양은 각각 알칼리와 산을 말하는데, 음과 양, 산과 알칼리를 결정하는 인자는 전자(電子:神)이다. 즉, 전자를 줄 수 있으면 산(酸)이고, 전자를 흡수할 수 있으면 알칼리(Alkali)이다. 그래서 음과 양이 우리 몸을 지배한다는 말은 산(酸)과 알칼리(Alkali)가 우리 몸을 지배한다는 뜻이다. 다시 말하면 신(神)인 전자(電子)가 우리 몸을 지배한다는 것이다. 즉, 이 전자가 인간의 모든 것을 통제하는 것이다. 그래서 전자(電子)를 신(神)이라고 부르는 이유이기도 하다. 태양계에 존재하는 모든 물체는 전자에 따라서 울고 웃고 아프고 죽고 사는 것이다. 이 전자(電子:神)가 생기(生氣)를 만든다. 우리 몸속에서 생기가 흐르기 위해서는 즉, 전자가 흐르기 위해서는 반드시 담체(carrier:擔體)가 필요하다. 인체 안에서 전자가 홀로 있는 경우는 극도로 짧은 시간이다. 인체 안에서 전자는 담체를 통해서 연속적인 산화 환원(oxidation-reduction:酸化還元) 과정에서 전신을 두루 돌아다닌다. 담체는 우리가 너무도 잘 아는 호르몬(Hormone)과 효소(enzyme:酵素)가 핵심이다. 그래서 생기(生氣)의 핵심도 호르몬과 효소이다. 지금 말하고 있는 사실은 양자물리학(quantum physics:量子物理學)의 개념이다. 즉, 양자물리학을 모르면, 생명의 개념을 모른다는 뜻이다. 다르게 표현을 하면, 태양계 우주에 존재하는 인간을 포함한 모든 물체는 전자의 놀이터에 불과하다는 것이다. 놀라운 것은, 이 양자물리학의 개념을 몇천 년 전에 어떻게 알고 황제내경에서 서술했냐는 것이다. 이 전자의 원천은 태양(Sun:太陽)이다. 그런데 태양(太陽)에서 태(太)는 원천이라는 말이고, 양(陽)은 전자(電子)를 말한다. 즉, 태양(太陽)이라는 말은 우리를 다스리는 전자(電子)의 원천이라는 뜻이다. 그리고 이것을 신(神)이라고 표현한다. 정확히 맞는 말이다. 전자는 인간의 모든 것을 가지고 노는 신(神)이 정확히 맞다. 왜 인간들이 태양(太陽)을 신(神)으로 섬겼을까? 이 사실은 또 어떻게 알았을까? 이것이 황제내경의 정수(精髓)이다. 더 복잡한 음양의 관계는 이 책의 진도가 나가면서 천천히 더 심도 있게 배우게 될 것이다. 그래서 이 문장에서 말하는 것처럼 음양은 모든 것을 다스리고 결정할 수밖에 없게 된다.

蒼天之氣, 淸淨則志意治, 順之則陽氣固, 雖有賊邪, 弗能害也, 此因時之序, 故聖人傳精神, 服天氣, 而通神明, 失之則內閉九竅, 外壅肌肉, 衛氣散解, 此謂自傷, 氣之削也.

하늘의 기운인 천기(蒼天之氣)가 깨끗(淸淨)하면 즉, 음양의 기운이 조화를 이루면, 사람들의 마음(志意)도 안정(治)이 된다(淸淨則志意治). 천기도 전자의 움직임이고, 사람의 마음도 전자의 움직임이다. 그래서 하늘의 기운이 음양의 조화를 이루지 못하고 문제를 일으키면 인체는 바로 영향을 받고 마음도 문제를 일으키는 것은 당연한 순리이다. 그래서 하늘의 기운이 안정(順)되면 인체에서도 양기(酸:電子)가 안정(固)한다(順之則陽氣固). 그러면 이때 인체에 사기(賊邪))가 침입한다 하더라도(雖有賊邪), 사기는 인체를 해칠 수가 없다(弗能害也). 인체에서 양기가 안정되어 있다는 말은 정기(精氣)인 알칼리가 충분해서 양기인 산(酸)을 제대로 중화시킬 수 있다는 뜻이다. 그래서 이때 사기인 양기가 침입한다 해도 당연히 인체에 병(害)을 일으키지 못한다. 이 사기는 사계절(時)의 질서(序)가 원인(因)이 된다(此因時之序). 즉, 여름에 폭염이 온다거나 겨울에 혹한이 온다거나 여름 기운이 가을 기운이 된다거나 등등 사계절에 문제가 생기면, 인체에도 당연히 문제가 온다는 뜻이다. 그래서 천기의 원리를 잘 아는 성인은 인체의 알칼리(精)와 산(神)을 잘 다스리고(傳) 즉, 인체를 알칼리로 유지하고(故聖人傳精神), 천기의 원리를 좇음(服)으로써(服天氣), 신명(神明)을 통하게 한다(而通神明). 여기서 신명(神明)이란, 신(神)인 전자(電子)가 산소(O_2)로 중화가 되면서 물(H_2O)이 만들어지고, 이때 빛(明)과 열(熱)이 동시에 부산물로 만들어지는데, 빛이 만들어지는 현상(神明)을 말한다. 그래서 신명이 통한다는 말은 산(神:酸)의 중화가 아주 잘 되고 있다는 뜻이다. 참고로 신명은 심장을 말하기도 한다. 심장은 전자로 움직이는 기관이면서 동시에 전자를 제일 많이 중화시키는 기관이다. 그래서 때로는 심장을 신명(神明)이라고도 칭한다. 만일에 미토콘드리아에서 산(神)의 중화가 잘 안 되면(失之) 산(神)을 배출시키는 분비선과 분비구(九竅)들이 안에서(內) 막히고 만다(失之則內閉九竅). 설명이 조금 필요하다. 여기서 구규(九竅)는 인체에 있는 구멍뿐만 아니라 외분비선도 포함되는 개념이다. 이 분비 구멍들은 산(酸)을 체외로 배출시키는 장소이다. 그런데 이들은 모두 알칼리 콜라겐이라는 점막으로 구성이 되어있다. 그래서 미토콘드리아에서 중화하지 못한 산이 이 구멍들을 통해서 체외로 배출이 되는데, 만일에 점막을 통해서 배출되는 간질액의 산성도가 심하면 알칼리 콜라겐으로 된 점막은 녹아내린다. 즉, 산과 알칼리가 반응하는 것이다. 그러면 녹아내린 점막 즉, 헐어버린 점막의 분비 구멍은 당연히 막히고 만다(失之則內閉九竅). 이때 인체에서 일어나는 현상을 보면, 간질액(外)이 산성으로 변하면서, 산성 간질액은 간질에 있는 알칼리와 반응하게 되고, 이때 생긴 반응 물질이 간질(肌)을 막아(壅)버리고 당연히 림프(肉)도 막아(壅) 버린다(外壅肌肉). 그러면 당연한 순리로 림프에서 나오는 면역(衛氣)은 기능을 잃고(散解) 만다(衛氣散解). 면역이 막히면 인체는 상할 수밖에 없다. 즉,

인체 스스로 면역이 막히면서 인체가 상해를 입은 것이다. 이것을 자상(自傷)이라
고 말한다(此謂自傷). 즉, 인체 스스로(自)가 만들어낸 물질이 인체를 해(傷)치는 것
이다. 이것을 현대의학에서 사용하는 용어로 말하자면 정확히 자가면역질환(自家免
疫疾患:Autoimmune diseases)이다. 즉, 인체가 항원(antigen:抗原)이라는 과잉
산(酸)을 만들어내고, 이 산과 알칼리가 반응하면서 항체(antibody:抗體)라는 응집
물을 만들어낸 것이다. 이 항체인 응집물이 간질(外)에서 간질과 림프를 막아버린
것이다(外壅肌肉). 이때 인체는 과잉 산(陽氣)을 중화시키면서 알칼리(陰氣)를 소모
하게 되고, 결과를 보면 산과 알칼리라는 기(氣)를 동시에 소모(削)하게 된다(氣之
削也). 이것은 최첨단 현대의학보다도 체액 생리를 더 잘 알고 있었다는 방증이다.
이 구문들은 생기(生氣)의 순환이 어떻게 막히며, 막히면 어떻게 되는지를 말하고
있다. 생기(生氣)에 대해서 말이 많은데 전자생리학으로 풀면 아주 간단히 풀린다.
생기를 운반하는 주요 인자가 호르몬과 효소이다. 인체는 호르몬 분비가 없다면
바로 죽는다. 즉, 이때는 생기의 전달이 안 되기 때문에 죽는 것이다. 인체는 한순
간도 생기가 없이는 살 수가 없다. 즉, 인체는 생기인 전자의 산화 환원이 계속해
서 일어나야 살 수가 있다. 인간뿐만 아니라 태양계 안에서 사는 모든 생명체는
모두 마찬가지로 똑같은 운명을 가지고 태어나게 된다.

제2장

제1절

陽氣者, 若天與日. 失其所, 則折壽而不彰. 故天運當以日光明. 是故陽因而上, 衛外者也.

양기란(陽氣者), 하늘이 낮(日)에 주(與)는 것인데(若天與日), 그것이 소임(所)을 제
대로 하지 못하게 되면(失其所), 생명은 끝나고 성장도 하지 못한다(則折壽而不彰).
즉, 하늘이 낮에 주는 일조량의 역할을 말하고 있다. 그리고 천지 운행은 당연히
낮(日)에 일조(光明)를 공급한다(故天運當以日光明). 이런 이유로 양기(陽)가 원인(因)

이 되는 모든 것은 하늘(上)의 문제가 원인이 된다(是故陽因而上). 그래서 양기가 문제가 되면 간질(外)을 막아버리게(衛) 된다(衛外者也). 추가 설명이 필요하다. 여기서 양기(陽氣)는 일조량이 주는 에너지이다. 이 일조 에너지는 생명체를 자극해서 호르몬을 분비시키고 생명을 유지하며 생명체의 성장도 유지한다. 그래서 생명체에서 양기의 문제는 당연히 하늘의 문제이다(是故陽因而上). 그런데 양기가 문제가 되면 양기는 간질로 산성인 호르몬을 과하게 분비시키게 되고, 그러면 간질에 과잉 산이 쌓이면서, 이 과잉 산은 간질(外)을 막아버리게(衛) 된다(衛外者也). 그런데 일조량이라는 에너지가 공급이 안 되면, 인체 안에 있는 에너지인 산(酸)은 꼼짝도 안 한다. 즉, 일조량이 이 산(酸)을 자극하면 그제야 이 산(酸)은 움직이게 되고, 생명은 유지나 성장이 된다. 일조량 에너지와 생명체의 관계를 말하고 있다. 이 구문들은 생기(生氣)가 어떻게 작동하는지를 말하고 있으며, 또, 생기의 순환은 일조량이 주도한다는 사실을 설명하고 있다. 즉, 생명체에서 햇빛의 중요성을 말하고 있다. 즉, 인체의 에너지와 우주의 에너지가 소통하는 기전을 말하고 있다.

因於寒, 欲如運樞, 起居如驚, 神氣乃浮.

병의 원인이 한사에 있을 때(因於寒), 관절(樞)을 과하게 움직(運)이려는 욕심을 내거나(欲如運樞) 즉, 일을 과하게 하거나, 일상생활(起居)을 잘못(驚) 관리하면(起居如驚), 간질에 산(神氣)이 떠다니게(浮) 된다(神氣乃浮). 추가 설명이 필요하다. 인체에 한사가 침입하면, 일단 일체는 체액 순환이 비정상이 되면서 한기로 인해서 몸이 수축한다. 그런데 이때 일로 인해서 관절(樞)을 과하게 움직이려 하거나, 일상생활의 관리가 부실하면, 호르몬 분비가 과다해지면서 수축한 간질은 소통이 막히면서 산성으로 변한다. 즉, 산(酸)인 신기(神氣)가 간질을 채우는(浮) 것이다. 문제의 핵심은 추위(寒)로 인해서 간질이 수축하면서 간질액의 소통이 막힌다는 데 있다. 우리가 아플 때 활동을 줄이고 누워서 꼼짝하지 않는 이유가 바로 이것이다. 즉, 분비되는 호르몬은 '무조건' 산성이기 때문에, 호르몬 분비를 줄여서 간질의 산성화를 막고, 이어서 빨리 몸을 회복시키자는 것이다.

因於暑, 汗煩則喘喝, 靜則多言, 體若燔炭, 汗出而散.

   병의 원인이 더위에 있을 때는(因於暑), 땀을 흘리고 괴로워하면서 천갈이 오는데(汗煩則喘喝), 이런 현상이 잠잠(靜)해지면 말을 많이 하며(靜則多言) 즉, 어느 정도 나으면, 몸이 여기저기 아프니까 하소연을 하면서 말을 많이 하게 되고, 몸은 타고 남은 숯처럼 힘이 없어진다(體若燔炭). 즉, 땀을 많이 흘려서 인체의 알칼리 정기가 소모(散)된 것이다(汗出而散). 추가 설명이 요구된다. 일단 더위는 인체를 자극해서 간질로 산성인 호르몬을 과다 분비하게 만든다. 그러면 간질액은 바로 산성으로 변한다. 그러면 인체는 당연히 이 과잉 산을 중화시켜야 한다. 간질은 동맥혈이 공급되는 장소이므로, 간질로 동맥혈이 보유한 산소가 공급되면서, 간질에서 알칼리인 산소는 산(酸)인 전자(電子)와 반응하고, 이어서 땀(H_2O)이 만들어진다. 그래서 땀이 난다는 것은 과잉 산을 중화한다는 증거이다. 그런데 폐는 산성 간질액을 최종 처리하는 기관이기 때문에, 과잉 산이 존재하면 폐는 바로 직격탄을 맞는다. 그래서 알칼리 콜라겐으로 이루어진 폐포가 과잉 산과 반응하면서 헐게 되고 천갈(喘喝)이 생긴다. 호르몬은 무조건 산성이기 때문에, 자유전자인 에너지를 보유하고 있다. 그래서 호르몬이 만들어준 산(酸)을 중화했다는 말은 에너지를 중화해서 소비했다는 뜻이다. 여기서 산성 물질에 붙은 전자는 인체를 돌리는 에너지이기도 하다. 당연히 타고 남은 숯처럼 비실비실해질 수밖에 없다(體若燔炭). 즉, 인체의 에너지가 땀(汗)으로 배출(出)되고 그만큼 인체 에너지는 소모(散)된 것이다(汗出而散). 이때 몸보신을 위해서 고기를 먹는다. 육식은 에너지 공급 즉, 전자 공급의 핵심이다. 그래서 육식을 과하게 하면 에너지가 과잉되고, 그 결과 병이 생기게 된다. 이때 육식에서 전자인 에너지 공급의 핵심은 질소이다. 질소(Nitrogen)는 고립 전자쌍(孤立電子雙:lone pair)을 보유하고 있어서, 이를 통해서 에너지인 자유전자를 공급할 수 있게 된다. 이는 전자생리학의 개념인데, 이 기전은 차차 학습하게 된다.

因於濕, 首如裹, 濕熱不攘, 大筋緛短, 小筋弛長, 緛短爲拘, 弛長爲痿.

　　병의 원인이 습기에 있으면(因於濕), 머리가 싸매듯이 무겁고(首如裹), 습열로 인한 열이 가시지 않으면(濕熱不攘), 큰 근육들이 수축하고(大筋緛短), 그 결과 몸을 움직이는데 제약이 따르고(緛短爲拘), 소근은 이완되고 늘어지고(小筋弛長), 그 결과 위증이 발생한다(弛長爲痿). 인체 안에서 습(濕)이 생기려면 반드시 삼투압 물질이 있어야 가능하다. 이 삼투압 물질은 반드시 전자를 가진 전해질이다. 즉, 산 과잉이 있어야 인체 안에서 습(濕)이 생기는 것이다. 그러면 산이 과잉이기 때문에 인체는 이 과잉 산을 중화하면서 열을 발생시킨다. 그래서 이 현상을 습열(濕熱)이라고 표현한다. 즉, 인체 안에 습(濕)이 존재하면 당연히 열(熱)이 따라온다는 것을 암시하고 있다. 그런데 이 습열을 만들어내는 삼투압 물질이 많은 경우에는 삼투압 물질은 수분을 잔뜩 끌어안으면서 자동을 간질을 막아버리고 체액 순환을 방해한다. 그러면, 이제 인체에서 인체 에너지의 약 30%를 소비하는 뇌는 혈액을 공급받는 데 장애를 겪는다. 그 결과 머리는 체액 순환이 막히면서 통증이 온다(首如裹). 당연히 인체는 이 산성 체액을 중화하면서 열을 만들어낸다. 일단 간질에 산성 체액인 삼투압 물질이 쌓이면 간질이 산성으로 변하게 되고, 이어서 간질에 뿌리를 둔 신경이 산성 체액에서 전자를 공급받으면서 신경은 과흥분하게 되고, 이어서 근육을 수축시킨다. 잘 알다시피 근육은 한쪽이 수축이 되면, 그 반대쪽은 이완이 일어난다. 이렇게 근육에 문제가 생기면 당연히 활동에 장애(拘)가 일어나고(緛短爲拘), 당연히 위증(痿)도 일어난다(弛長爲痿). 즉, 큰 근육은 경직이 되고, 잔 근육은 힘이 없어지는 것이다.

因於氣, 爲腫. 四維相代, 陽氣乃竭.

　　양기(氣)가 원인이 되어서 병이 일어날 때(因於氣) 즉, 산 과잉으로 인해서 병이 일어난 경우, 이 산(酸)은 삼투압 기질이므로 당연히 부종(腫)을 만들어 낸다(爲腫). 인체가 지금까지 기술한 네 가지 경우를 상대하다 보면(四維相代), 양기는 고갈되고 만다(陽氣乃竭). 즉, 인체 에너지가 고갈되고 만다. 여기서 굉장히 중요한 개념 이 나온다. 에너지는 병의 원인이자 인체를 움직이는 동력이라는 사실과 건강은 에너지의 균형이라는 사실이다. 에너지가 병이 되는 이유는 인체의 에너지 '운용 (運用)'에 있다. 앞에서 기술한 문제들은 모두 과잉 산 즉 에너지 과잉에 있다. 다 시 말하면 산성인 호르몬 분비의 과잉에 있다. 바로 이 호르몬의 운용에 인체의 건강이 달린 것이다. 그래서 병이 많이 생겼다는 말은 호르몬의 분비가 많았다는 뜻이 되고, 인체는 이 호르몬이 공급하는 산인 에너지를 중화해서 병을 낫게 한 다. 결과를 보면 결국 에너지를 소모한 것이 된다. 그래서 아프고 나면 기운(陽氣) 이 없어진다. 즉, 양기가 고갈된 것이다(陽氣乃竭). 지금까지 예로 든 네 가지 경우 는 모두 생기(生氣)의 흐름이 막힐 때 병이 일어난다는 사실을 설명하기 위한 것 들이다. 여기서 명심해야 할 사항은 인체를 가동하는 에너지가 과잉되면, 즉시 병 이 된다는 사실이다. 이 개념은 한의학에서 아주아주 중요한 개념이다.

제2절

陽氣者, 煩勞則張, 精絶. 辟積於夏, 使人煎厥, 目盲不可以視, 耳閉不可以聽. 潰潰乎若 壞都, 汩汩乎不可止.

양기라는 것은(陽氣者) 즉, 과잉 산이라는 것은, 육체적으로나 정신적으로 고생 을 하면 호르몬 분비가 많아지면서 더욱더 쌓여간다(煩勞則張). 그러면 인체는 이 과잉 산을 중화시키면서 알칼리인 정기를 고갈시키게 된다(精絶). 특히 무더운 여 름은 호르몬 분비를 과잉으로 자극하기 때문에, 여름에 과잉 산의 축적(積)이 잘 되므로, 여름에 과잉 산의 축적을 피해야 한다(辟積於夏). 그렇지 않을 경우, 여름 에 축적된 과잉 산이 중화되면서 인체의 정기인 알칼리를 과도하게 소모하고 그 결과 전궐(煎厥)이 일어난다(使人煎厥). 그러면 체액 순환이 정체되면서, 에너지를 제일 많이 소비하는 뇌가 바로 직격탄을 맞게 되고, 이어서 뇌척수액이 산성으로 변하게 되면서, 뇌척수액의 통제를 받는 눈이 잘 안 보이고(目盲不可以視), 귀도 잘 안 들리게 된다(耳閉不可以聽). 문제는 이뿐만이 아니다. 뇌가 문제가 되면 다른 신체 부분도 문제를 일으키면서, 나라의 수도인 도성이 무너지는 것처럼 인체가 병으로 고생을 하게 되며(潰潰乎若壞都), 인체 여기저기에서 병이 끊이지를 않는다(汨汨乎不可止). 인체 전체를 통제하는 뇌에 문제가 있으므로, 당연한 사실이다.

陽氣者, 大怒則形氣絶, 而血菀於上. 使人薄厥, 有傷於筋, 縱其若不容. 汗出偏沮, 使人偏枯. 汗出見濕, 乃生痤疿. 高粱之變, 足生大丁, 受如持虛, 勞汗當風, 寒薄爲皶, 鬱乃痤.

양기라는 것은(陽氣者) 즉, 과잉 산이라는 것은, 크게 화를 내면 인체의 호르몬 분비가 폭증하면서 생기게 되는데, 그러면 인체(形)의 알칼리가 이 과잉 산을 중화하면서, 알칼리와 산이라는 두 기운(氣)이 소모(絶)된다(大怒則形氣絶). 이렇게 산이 과잉을 보이면, 체액이 정체되면서 혈액 순환에 장애가 생기고, 인체에서 에너지를 제일 많이 쓰는 머리(上)에 동맥혈의 공급이 줄면서 자연스럽게 어혈(血菀)이 생긴다(而血菀於上). 즉, 과잉 산이 알칼리와 반응을 한 결과물이 어혈이다. 산 과잉으로 인해서 이렇게 체액 순환에 장애가 생기면 알칼리는 적어지고(薄) 결국 궐증(厥)이 생기는데(使人薄厥), 이를 박궐(薄厥)이라고 부른다. 인체는 이 과잉 산을 어떻게 해서든지 중화해야 하므로, 이제 알칼리 혈액이 공급해주는 산소 대신에 근육에 붙어있는 알칼리 콜라겐으로 과잉 산을 중화하게 되면서, 당연한 순리로 근육은 소모가 되고 근육은 상처를 입는다(有傷於筋). 그러면 백발백중 용납(容)이 안되면서(若不容) 근육은 약(縱)해진다(縱其若不容). 만일에 이때 한쪽에서만 땀이 나온다면(汗出偏沮) 즉, 땀은 산을 중화한다는 증거이므로, 한쪽에서만 땀이 난다면(汗出偏沮), 땀이 나지 않는 쪽은 과잉 산을 중화하지 못하고 있다는 증거이므로, 당연히 그쪽은 과잉 산이 신경을 과흥분시키고 근육을 경직시키면서 마비가 온다(使人偏枯). 우리는 이것을 편고(偏枯)라고 부른다. 간질에 과잉 산이 존재해서 이를 중화시키면서 땀이 나고 있을 때, 습기에 노출이 되면(汗出見濕), 이 습기가 피부 구멍을 막아버리고, 피부는 피부 호흡을 통해서 산성 간질액을 외부로 배출시키지 못하게 되고 결국에 좌비(痤疿)에 걸린다(乃生痤疿). 다리보다 위(高)에 있는 큰 림프관(梁)에서 정체가 일어나서 체액의 순환이 막히면(高梁之變), 중력의 힘을 이기면서까지 어렵게 체액을 순환시켜야 하는 다리(足)는 체액이 정체되면서, 이어서 다리에 과잉 산이 축적되고, 이 과잉 산은 발 피부의 콜라겐과 반응하면서 중화되고 그 결과 정창(疔瘡:大丁)을 만들어낸다(足生大丁). 이런 상태로 계속 유지가 되면(如持), 정맥혈은 알칼리가 없는(虛) 산성 혈액을 받게(受) 되고(受如持虛), 이때 과로로 땀을 흘려서 알칼리를 더욱더 소모하면, 간질에 있는 과잉 산은 결국에 간질에서 중화가 안 되고, 정맥혈로 들어가게 되고, 결국에 당연히 풍(風)을 만들어낸다(勞汗當風). 차차 풍(風)의 정의를 알게 되겠지만, 풍은 정맥혈에 존재하는 과잉 산을 말한다. 이렇게 풍이 생기면, 정맥혈관 안에서 혈전이 생성되게 되고, 체액 순환은 더욱더 장애가 생기고, 몸에 한기(寒)가 일어나고, 알칼리는 더욱더 소모되어 고갈(薄)되고, 간질에 정체된 과잉 산이 중화되면서, 간질과 접하고 있는 피부에 여러 가지 병변이 일어난다(寒薄爲皶). 즉, 울체한 기운이 피부 병변에까지 이른 것이다(鬱乃痤). 인체에서 간질(stroma:間質)은 엄청나게 중요한 부분이다. 이 간질로 알칼리 동맥혈이 공급되고, 여기서 산성 노폐물과 영양소가 서로 교환된다. 그래서 간질은 체액 순환의 핵심이 된다. 그래서 모든 병의 기원은 간질이 되므로, 모든 병은 간질에서 시작된다. 그리고 이 간질 조직은 알칼리 콜라겐 단백질로 구성되어있다. 그래서 모든 병은 간질에서 시작되므로, 모든 병은 콜라겐 단백질에서 시작된다. 그래서 인체에 존재하는 콜라겐 단백질을 안다는 말은 인체에서 생기는 병을 안다는 뜻이 된다. 그리고 자가면역질환(autoimmune disease: 自家免疫病)은 무조건 간질을 구성하고 있는 콜라겐(Collagen) 단백질의 문제이다. 이외에도 간질을 구성하고 있는 콜라겐 단백질은 전자생리학에서 핵심을 담당한다. 즉, 양자역학 측면에서 콜라겐 단백질은 엄청나게 중요한 요소이다. 이 문제는 나중에 전자생리학에서 자세히 논의될 것이다. 아무튼, 앞으로 콜라겐 단백질이 엄청나게 자주 등장하게 되는데, 그 이유는 이런 기전들 때문이다. 양자역학보다 수준이 한참 떨어진 고전물리학을 기반으로 발전한 최첨단 현대의학으로 병리를 배운 독자들은 콜라겐 문제 때문에 상당히 심한 인지 부조화를 겪게 될 것이다.

제3절

陽氣者, 精則養神, 柔則養筋. 開闔不得, 寒氣從之, 乃生大僂. 陷脈爲瘻, 留連肉腠, 兪氣化薄, 傳爲善畏, 及爲驚駭. 營氣不從, 逆於肉理, 乃生癰腫. 魄汗未盡, 形弱而氣爍. 穴兪以閉, 發爲風瘧.

　양기라는 것은(陽氣者) 즉, 과잉 산이라는 것은, 알칼리(精)가 충분할 때는 에너지(神:酸)를 보충해주는 역할을 하고(精則養神), 알칼리가 충분해서 과잉 산을 중화(柔)할 수 있으면, 신경의 과흥분을 막아서 근육을 보호해준다(柔則養筋). 만일에 과잉 산이 존재해서 간질을 산성으로 만들어버리면, 산성 체액이 정체되면서 간질의 개합(開闔) 즉, 간질의 체액 소통이 불가능하게 된다(開闔不得). 그러면 당연히 한기(寒氣)가 뒤따르고(寒氣從之), 그러면 산성 체액은 염(鹽)을 이용해서 중화되고, 이어서 염을 통제하는 신장이 과부하가 걸리면서, 신장이 통제하는 뇌척수액이 산성으로 기울고 이어서 척추에 문제가 오고, 결국 허리를 펴지 못하게 된다(乃生大僂). 이 원리는 차차 반복해서 명확하게 배우게 될 것이다. 이 한기가 만들어낸 한사(寒邪)가 혈전을 만들어내서 체액관(脈)을 막아(陷)버리면, 알칼리 동맥혈의 공급이 멈추면서 산은 쌓여만 가고, 이 쌓인 산이 피부의 콜라겐으로 중화되면서 피부가 헐게 되고, 이어서 산성 간질액이 진물이 되어서 줄줄 흐른다(陷脈爲瘻). 이 정체(留)된 산성 체액이 림프(肉)와 간질(腠)에까지 연결이 되어서 문제를 일으키면(留連肉腠), 체액 순환이 막히면서, 산을 중화시킬 수 있는 알칼리 기운(兪氣)은 점점 더 약(薄)해지고(兪氣化薄), 이것이 더욱더 전이(傳)되면 간질에 뿌리를 둔 신경에까지 영향이 미치게 되고, 이어서 뇌까지 영향이 미쳐서 자주 놀라게 된다(傳爲善畏). 이 상태가 심해지기에 이르면(及) 아주 크게 놀라는 경해(驚駭)까지 일으킨다(及爲驚駭). 인체를 운영(營)하는 알칼리와 면역 그리고 에너지(氣)가 제대로 순환하지 못하게 되면(營氣不從), 간질액은 산성으로 변하게 되고, 이어서 간질액을 책임지는 림프(肉)와 간질(理)에서 산 과잉(逆)이 일어나고(逆於肉理), 끝내는 산성 간질액으로 인해서 피부 알칼리 콜라겐이 분해가 되면서 옹종(癰)을 만들어내고, 산성 간질액의 삼투압 성질 때문에, 부종(腫)이 일어나고(乃生癰腫), 그러면 산성 간 질액을 최종 중화 처리하는 폐는 과부하가 일어나고 이어서 폐로 인한 백한(魄汗) 인 땀이 만들어지고 멈추지를 않는다(魄汗未盡). 이런 현상들이 인체에서 일어나면, 몸(形)은 약(弱)해지고 인체의 기운은 산을 중화시키면서 소모(爍) 된다(形弱而氣 爍). 그러면 산성 간질액으로 인해서 인체의 경맥(穴兪)들은 막히고(穴兪以閉), 산성 간질액에 있는 과잉 산은 정맥혈로 들어가게 되고 결국 풍학(風瘧)을 앓게 만든다 (發爲風瘧). 체액의 점도는 산(酸)이 결정하므로, 간질액에 쌓인 산성 체액은 체액 의 점도를 높여서 간질 체액의 순환을 막는다는 사실도 기억해두자.

故風者, 百病之始也. 清靜則肉腠閉拒. 雖有大風苛毒, 弗之能害. 此因時之序也. 故病久則 傳化, 上下不并, 良醫弗爲. 故陽畜積病死, 而陽氣當隔, 隔者當寫. 不亟正治, 粗乃敗之.

그래서 풍은(故風者), 만병의 시작이 된다(百病之始也). 인체는 체액 순환이 핵심 인데, 풍은 정맥혈로 들어간 산으로써, 정맥혈로 들어가자마자 정맥혈에 있는 알 칼리인 피브리노겐(fibrinogen) 콜라겐들과 반응하면서 곧바로 혈전(thrombus:血 栓)을 만들어내고, 이제 이 혈전들은 혈액 순환을 따라서 순환하면서 모세 혈관을 막아버린다. 그러면 이때 막힌 모세 혈관의 주위 조직은 산성화되고 이어서 이들 조직에서 다양한 병이 일어난다. 동양의학에서 제일 많이 보는 풍증은 '풍을 맞았 다'고 표현되는 중풍(中風)이다. 즉, 중풍(中風)은 중추신경(中)에 풍(風)으로 인해서 혈액 순환이 막혀서 생긴 마비증이다. 이 풍(風)은 체액이 알칼리로써 깨끗하면 즉, 간질액이 알칼리로 유지가 되면, 간질액을 처리하는 림프(肉)와 간질(腠)은 막 히는 것을 거부한다(清靜則肉腠閉拒). 즉, 체액이 깨끗하면 간질이나 림프가 막힐 이유가 없다는 뜻이다. 그러나 모름지기(雖) 대풍(大風) 같은 큰 독(苛毒)이 존재하 게 되면(雖有大風苛毒), 림프와 간질은 막히고(弗之), 능히 인체에 해를 끼친다(弗之 能害). 이 풍은 시간이 지나면서 다른 병의 원인(因)이 되기도 한다(此因時之序也). 그래서 풍병이 오래되면 전(傳)이가 되면서 다른 병을 일으킨다(故病久則傳化). 그 이유는 풍이 만든 혈전이 혈액 순환을 막아서 인체(上下)가 체액으로 서로 연결

(幷)되는 것을 막아(不)버리기 때문이다(上下不幷). 이런 상태가 되면, 아무리 유능한 의사라도 손을 쓸 수가 없게 된다(良醫弗爲). 그래서 양기가 축적되면 즉, 과잉 산이 쌓이면 결국에는 병으로 죽는다(故陽畜積病死). 그래서 양기인 과잉 산은 당연히 격리(隔)해야 하며(而陽氣當隔), 격리한 다음에는 당연히 중화(寫)시켜줘야 한다(隔者當寫). 만약에 정확한 치료(正治)로 이 병을 끝내지(亟) 못하게(不) 되면(不亟正治), 병은 더욱 커지게(粗) 되고, 결국에는 아무리 유능한 의사라도 치료에 실패(敗)할 수밖에 없게 된다(粗乃敗之).

제4절

故陽氣者, 一日而主外. 平旦人氣生, 日中而陽氣隆, 日西而陽氣已虛, 氣門乃閉. 是故暮而收拒, 無擾筋骨, 無見霧露. 反此三時, 形乃困薄.

　　그래서 양기라는 것은(故陽氣者), 즉, 산(酸)이라는 것은, 하루 중에서 낮 동안(日) 간질(外)을 주도(主)하는데(一日而主外), 날이 밝았을 때(平旦) 사람(人)에게서 양기(氣)가 생기기 시작해서(平旦人氣生), 한낮에 최고가 되었다가(日中而陽氣隆), 해가 서쪽으로 지면 양기는 고갈된다(日西而陽氣已虛). 즉, 기가 나오는 기문이 닫히게 되는 것이다(氣門乃閉). 추가적인 설명이 요구된다. 먼저 몸에서 간질에 산이 쌓이려면, 산성인 호르몬이 간질로 분비되어서 나와야 한다. 호르몬은 자극이 없으면 절대로 간질로 나오지 않는다. 산성인 호르몬을 나오게 하는 자극 중의 하나가 바로 일조량이다. 그래서 일조량이 영향을 미치기 시작하는 아침 해가 뜰 때(平旦), 간질로 호르몬 분비가 시작되고 이어서 인간의 기가 생겨나기 시작하고(平旦人氣生), 일조량이 정점을 찍는 한낮에 호르몬 분비 자극도 정점을 찍고 더불어 인체의 에너지인 양기도 정점을 찍게 되고(日中而陽氣隆), 해가 지면 일조량이 줄면서 일조량에 의한 호르몬 분비도 멈추게 되고 드디어 양기도 이미 공급이 줄어들게 된다(日西而陽氣已虛). 그래서 이때 호르몬의 분비구인 기문(氣門)이 닫히는 것이다(氣門乃閉). 그런데 일조량은 또 하나의 기능을 한다. 바로 CRY라는 해독 인자를 작동시켜서 과잉 산을 중화시키는 것이다. CRY에 대해서는 뒤에서 학습하게 된다. 이런 이유로(是故) 즉, CRY가 작동하지 못해서 과잉 산을 중화시킬 수가 없으므로, 호르몬의 과잉 분비로 인한 과잉 산의 축적을 막기 위해서, 해가 넘어가면(暮) 문을 닫고 쉬어야 하며(是故暮而收拒), 노동으로 인해서 육체(筋骨)를 요동시켜서도 안 되며(無擾筋骨) 즉, 산성인 호르몬의 과다 분비를 유발하는 노동을 피해야 하며, 차가운 밤이슬을 맞지 말아야 한다(無見霧露). 차가운 기운은 간질을 수축시켜서 체액 순환을 막아버리기 때문이다. 지금 서술한 이 세 가지는 호르몬의 과다 분비를 자극하기 때문에 절제하라는 것이다. 만일에 이 세 경우(時)를 위반하면(反此三時), 몰골(形)이 초췌(困薄)해진다(形乃困薄). 즉, 과잉 분비된 산성 호르몬이 인체를 병들게 한다는 것이다. 이 문장들은 이 편의 주제인 생기(生氣)의 통천(通天)을 말하고 있다. 즉, 인체의 생기인 에너지와 우주의 에너지인 일조가 서로 소통(通)하는 과정을 말하고 있다. 이 문제는 거듭 말하지만, 우주에 존재하는 모든 에너지를 다루는 양자역학의 개념이다.

제3장

제1절

岐伯曰. 陰者, 藏精而起亟也. 陽者, 衛外而爲固也. 陰不勝其陽, 則脈流薄疾, 并乃狂. 陽不勝其陰, 則五藏氣爭, 九竅不通. 是以聖人陳陰陽, 筋脈和同, 骨髓堅固, 氣血皆從. 如是則內外調和, 邪不能害, 耳目聰明, 氣立如故.

지금까지는 황제가 자기 실력을 뽐냈는데, 이번에는 기백이 강의한다(岐伯曰). 음이라는 것은(陰者), 알칼리(精)를 저장(藏)하고 있다가 산이 나타나면(起) 바로(亟) 반응을 해서 산을 중화시킨다(藏精而起亟也). 양이라는 것이(陽者), 산성 간질액이 되어서 간질(外)을 막아(衛)버리면, 체액은 순환이 막혀(固) 버린다(衛外而爲固也). 또, 음인 알칼리가 간질액을 산성으로 만드는 양인 산을 중화시키지 못하게(不勝)

되면(陰不勝其陽) 즉, 간질에 산이 과잉되면, 산은 에너지이기 때문에, 심장에 압전기(壓電氣:Piezo-electricity)효과를 일으켜서 맥박이 거칠고 불규칙한 맥류(脈流)를 일으키며 맥이 아주 빨라진다(則脈流薄疾). 압전기에 대해서는 다음 기회에 자세히 설명된다. 맥류와 박질이 합쳐지면(幷) 맥은 더욱더 광폭해진다(幷乃狂). 이번에는 반대로 산이 알칼리를 이기지 못하면(陽不勝其陰), 알칼리가 '너무' 과잉이 되고, 그러면 에너지인 산이 부족하게 되고, 오장은 활동을 위해서 에너지(氣) 쟁탈전(爭)을 벌이게 되고(則五藏氣爭), 그러면 에너지가 있어야 점막의 수축을 통해서 산을 분비하는 분비구(九竅)는 모두 기능을 멈추게 된다(九竅不通). 인체는 pH7.45라는 아주 미세한 알칼리를 요구하고 있다. 그래서 과도한 알칼리는 에너지인 산을 모두 수거해버리므로, 생명은 에너지 부족으로 죽음을 맞이한다. 이 문제는 나중에 독성학을 언급할 때 자세히 설명된다. 이런 이유로(是以) 성인은 음과 양이 균형 있게 펼쳐(陳)지도록 하고(是以聖人陳陰陽), 혈관에 붙어있는 근육(筋)과 혈관을 지배하는 맥(脈)이 서로 조화롭게 만들며(筋脈和同), 뼈와 이를 지배하는 골수가 견고하게 만들며(骨髓堅固), 산(氣)과 알칼리(血)가 모두(皆) 순리대로 흐르게(從) 한다(氣血皆從). 이렇게 만들어 놓으면(如是), 혈액(內)과 간질액(外)의 산과 알칼리 균형이 조화(調和)를 이루게 되고(如是則內外調和), 이때 어떤 사기가 인체를 침입한다고 해도, 사기는 인체에 해를 끼치지 못하게 된다(邪不能害). 그러면 인체 체액 순환은 정상으로 운행되고, 체액 순환에 민감한 눈과 귀는 총명하게 되며(耳目聰明), 음기(氣)와 양기(氣)는 원래(如故) 정상이었던 때와 같이 정상으로 정립(立)이 된다(氣立如故). 음양의 균형과 체액 순환의 균형이 서로 연결된다는 사실을 말하고 있다. 그러면 당연히 병은 들 수가 없게 된다. 그래서 이 내용은 만병의 근원은 체액 순환의 문제라는 사실을 말하고 있기도 하다.

제2절

風客淫氣, 精乃亡, 邪傷肝也. 因而飽食, 筋脈橫解, 腸澼爲痔. 因而大飮, 則氣逆. 因而
強力, 腎氣乃傷, 高骨乃壞.

　　풍(風)이 사기(淫氣)가 되어서 병인(客)이 되면(風客淫氣), 풍은 산(酸)이기 때문에
당연히 알칼리(精)를 고갈(亡) 시킨다(精乃亡). 풍은 정맥혈에 들어가서 문제를 일으
키기 때문에, 간문맥을 통해서 정맥혈을 책임지고 있는 간은 직격탄을 맞는다(邪傷
肝也). 즉, 풍이 사기가 되어서 간을 상하게 만든다(邪傷肝也). 이렇게 풍이 간을
상하게 하는 원인(因)이 되고 있을 때, 과식하게 되면(因而飽食), 과식은 간을 더욱
더 상하게 만든다. 과식이 간을 상하게 하는 원리는 다음 기회에 설명이 된다. 간
은 담즙을 조절해서 신경을 조절하고 이어서 근육을 조절하기 때문에, 간이 문제
가 되면 근육과 근육이 붙은 맥관이 문제를 일으킨다(筋脈橫解). 또, 풍이 간을 괴
롭히면, 간은 소화관의 산성 간질액을 통제하기 때문에, 이 여파는 소화관의 점막
을 구성하고 있는 알칼리 콜라겐 단백질에까지 미치게 되고, 점막 알칼리 콜라겐
은 산성 간질액을 중화시키면서 분해가 되고, 이 끈적끈적한 콜라겐 분자는 이질
이라는 이름으로 배설된다. 이것을 장벽(腸澼)이라고 부른다. 이 장벽이 심해지면
소화관의 하나인 직장에 있는 직장 정맥총을 건드리면서 치질(痔)을 유발한다(腸澼
爲痔). 또, 풍이 원인이 되어서 간이 고통을 받고 있을 때, 과음(大飮)을 하게 되면
(因而大飮), 알콜은 산(酸) 그 자체이기 때문에 곧바로 산(氣) 과잉(逆)이 일어난다
(則氣逆). 즉, 알콜을 전문적으로 처리하는 간이 비정상이기 때문에, 알콜은 처리되
지 못하고 산 과잉으로 이어지는 것이다. 풍이 병인(因)이 되고 있을 때, 중노동
(強力)을 해서(因而強力), 뼈를 과하게 쓰면 뼈의 척수액은 산성으로 기울고 척수액
을 책임지고 있는 신장이 상한다(腎氣乃傷). 그러면 산성 척수액은 중화되지 못하
게 되고 대가는 뼈가 받는다. 즉, 뼈가 상하는 것이다. 이때 특히 많이 상하는 뼈
는 도드라진 뼈(高骨) 부분이다(高骨乃壞). 즉, 중노동을 할 때는 고골(高骨)에 제일
많은 부하가 걸리기 때문이다.

凡陰陽之要, 陽密乃固, 兩者不和, 若春無秋, 若冬無夏, 因而和之, 是謂聖度, 故陽强不能密, 陰氣乃絶, 陰平陽祕, 精神乃治, 陰陽離決, 精氣乃絶.

무릇 음과 양의 핵심(要)은(凡陰陽之要), 양이 많으면(密) 간질액을 산성으로 만들기 때문에 간질액은 정체(固)가 되고(陽密乃固), 그러면 음과 양은 서로(兩) 불균형이 일어난다(兩者不和). 계절을 예를 들자면, 가을이 없는 봄과 같고(若春無秋), 여름이 없는 겨울과 같이(若冬無夏) 균형이 깨져버린다. 가을에 만든 염을 봄에 소비하고, 여름에 만든 알칼리로 겨울의 염을 저장한다. 그래서 이 짝들은 서로 자유전자의 균형이 맞아야 한다. 이에 대한 원리는 나중에 자세히 학습하게 된다. 이런 원인이 되는 것들을 조화롭게 만드는 것이(因而和之), 성인이 지키는 법도이다(是謂聖度). 그래서 강한 양을 중화(密)시키지 못하게 되면(故陽强不能密), 음기는 강한 양기를 중화시키면서 고갈(絶)되고 만다(陰氣乃絶). 음기가 양기를 숨겨서(祕) 다스리면 즉, 알칼리가 산을 중화시킬 수 있으면(陰平陽祕), 알칼리(精)와 산(神)은 조화를 이루게 되고 다스려지게 된다(精神乃治). 그런데 만일에 음양이 조화를 이루지 못하고 서로 따로 떨어져서(離) 대결(決)하게 되면(陰陽離決), 서로 중화되면서 알칼리(精)와 산(神)은 서로 고갈(絶)되고 만다(精氣乃絶). 여기서 음기가 양기를 숨긴다(祕)는 말은 참으로 놀라운 사실이다. 여기서 음기는 양기인 자유전자를 흡수할 수 있는 알칼리 토금속을 말한다. 즉, 자유전자가 염이 되는 과정을 말하고 있다. 어떻게 이런 과정을 2,000년 전에 알았을까?

제3절

因於露風, 乃生寒熱. 是以春傷於風, 邪氣留連, 乃爲洞泄. 夏傷於暑, 秋爲痎瘧, 秋傷於濕, 上逆而欬, 發爲痿厥. 冬傷於寒, 春必溫病. 四時之氣, 更傷五藏.

병의 원인이 차가운 이슬과 차가운 바람에 있으면(因於露風), 결국에 한열병에 걸린다(乃生寒熱). 차가운 이슬을 맞거나 찬 바람을 쐬면 피부는 수축하고, 간질의 소통은 막히고, 호르몬 분비가 자극되면서 간질액은 바로 산성으로 변한다. 그러면 간질에 과잉 산이 쌓이면서, 인체는 이 과잉 산을 산소를 통해서 중화하게 되고 당연히 열(熱)이 발생하며, 산소는 간질에서 고갈되고 만다. 그러면 체온을 관리하면서 간질보다 더 깊숙이 자리하고 있는 근육은 산소 공급을 받지 못하게 되고, 자연스런 순리로 체온을 만들지 못하게 되고, 이어서 인체는 한기(寒)를 느끼게 된다. 그래서 이 노풍(露風)은 가을과 봄에 일어나는 현상이므로, 인체가 봄에 풍에 감촉되어서 상하게 되면(是以春傷於風), 차가운 바람이 만들어준 과잉 산은 사기가 되어 인체를 순환(留連)하면서(邪氣留連), 문제를 일으키는데, 이 사기가 소화관에서 문제를 일으키면 설사로 이어진다(乃爲洞泄). 여름에는 무더운 날씨 때문에 몸을 상하게 되는데(夏傷於暑), 그러면 무더위가 호르몬을 과다 분비시켜서 만들어낸 과잉 산은 중화가 안 되고, 인체 안에 쌓이게 된다. 이 상태에서 일조량이 줄고 이어서 과잉 산을 중화하는 CRY 활동도 줄어드는 가을이 되면, 여름이 만들어준 과잉 산은 문제를 일으키는데, 이것이 바로 가을에 만들어지는 학질(痎瘧:해학)이다(秋爲痎瘧). 문제는 또 있다. 산은 삼투압 기질이기 때문에 인체 안에서 수분(濕)을 붙잡는다. 이 수분은 간질에서 저류되면서 간질을 막아버린다. 즉, 가을에 이 습(濕) 때문에 체액 순환이 막히면서 인체는 해를 입는 것이다(秋傷於濕). 그러면 간질 체액은 산성으로 변하고, 이 산성 체액들은 산성 간질액을 최종 처리하는 폐로 향하게(上逆) 되고, 이어서 산성 간질액에 의해서 알칼리 콜라겐으로 구성된 폐포는 상하게 되고, 결국에 기침으로 이어진다(上逆而欬). 또, 산성 간질액이 정체되면서 체액 순환을 막아버렸기 때문에, 당연한 순리로 위궐(痿厥)이 발생한다(發爲痿厥). 겨울은 날씨가 춥기 때문에, 겨울에는 추위가 인체를 상하게 만든다(冬傷於寒). 즉, 겨울에는 추위가 호르몬 분비를 자극해서 간질에 과잉 산이 쌓이게 만드는데, 이때는 일조량이 극히 적기 때문에 CRY 활동도 적어서 과잉 산을 중화하지 못하게 되고, 결국에 이 과잉 산은 인체를 상하게 만든다. 이때 인체는 이 과잉 산을 염(鹽)으로 격리해 놓는다. 그런데 봄이 돌아오면 일조량이 증가하면서 열이 공급되게 되고, 이 열은 겨울에 만들어 둔 염(鹽)을 자극해서 염 안에 격리된 전자를 빼내서 간질을 산성으로 만들어버린다. 그러면 봄이 되면서 간질에 있는 이 과잉 산을 중화하게 되고 이어서 열이 발생하고 반드시 온병(溫病)을 만들어내는 것이다(春必溫病). 그래서 계절에 따라서 건강 관리를 잘못하면, 사계절의 기운(四時之氣)은, 교대(更)로 돌아가면서 과잉 산을 중화 조절하는 오장을 상하게 만든다(更傷五藏). 각각의 계절마다 이를 책임지는 오장이 있다는 사실을 상기해보자.

제4절

陰之所生, 本在五味. 陰之五宮, 傷在五味. 是故味過於酸, 肝氣以津, 脾氣乃絶. 味過於鹹, 大骨氣勞, 短肌, 心氣抑. 味過於甘, 心氣喘滿, 色黑, 腎氣不衡. 味過於苦, 脾氣不濡, 胃氣乃厚. 味過於辛, 筋脈沮弛, 精神乃央. 是故謹和五味, 骨正筋柔, 氣血以流, 湊理以密. 如是則骨氣以精, 謹道如法, 長有天命.

음기가 만들어지는(陰之所生) 근본은 오미에 있다(本在五味). 이 오미는 음이 되어서 오장(五宮)으로 들어가는데(陰之五宮), 오미가 과도하면 오장에 상해를 입힌다(傷在五味). 본초학의 기본을 말하고 있다. 동양의학은 영양성분을 5가지인 5미(五味)로 구분해 놓았다. 그런데 이 오미는 소화관에서 흡수가 되기 위해서는 반드시 산(酸)인 알콜기(OH Group)를 가지고 있어야 한다. 이 알콜기를 공급하는 인자는 위산이다. 위산이 음기인 오미를 환원시켜서 알칼리인 오미를 산성인 오미로 바꿔 놓는다. 그러면 산성으로 바뀐 오마는 소화관을 통해서 흡수된다. 산(酸)인 알콜기를 가진 오미의 대부분은 간(肝)을 지나면서 간에서 알콜기가 해독이 되고 다시 알칼리(陰)인 케톤류(Ketonoid:陰)로 바뀐다. 쉽게 말하자면 알콜이 간에서 해독이 되는 원리이다. 그런데 오미를 너무 과하게 먹게 되면, 간도 해독하는 데 한계가 있으므로, 산인 알콜기는 케톤인 알칼리로 바뀌지 못하고 그대로 오장으로 흘러 들어가 버린다. 그러면 당연히 오장은 과잉 산에 의해서 상해를 입는다. 쉽게 말하면 알콜인 술을 과음하면 오장이 뒤틀리는 것과 같은 원리이다. 그래서 알콜기(酸)가 붙은 오미(味)가 과(過)하면(是故味過於酸), 간기(肝氣)가 넘쳐(津)흐른다. 즉, 간이 과부하에 걸리는 것이다(肝氣以津). 그러면 산성 체액의 일부를 간으로 보내는 비장은 산성 정맥혈을 처리하지 못하게 되고, 당연히 비장의 기능은 정지된다 (脾氣乃絶). 이번에는 짠맛 즉, 염(鹽:화학용어)이 과하면(味過於鹹), 염을 전문적으로 처리하는 신장은 과부하에 걸리게 되고, 신장이 조절하는 뇌척수액의 중화 처리가 지연되면서, 뇌척수액은 산성으로 변하게 되고, 산성 뇌척수액의 영향을 받는 뼈는 심한 고생(勞)을 하게 된다(大骨氣勞). 특히, 뇌척수액을 보유하고 유통시키는 큰 뼈(大骨)들은 더 많은 고생을 한다. 이렇게 되면 간질액인 뇌척수액은 간질(肌)에 정체(短)가 되어버린다(短肌). 결국에 신장은 과부하에 걸리게 되고, 이제 신장은 산성 체액을 중화 처리하지 못하게 되면서, 체액의 흐름도 때문에, 이 산성 체액은 우(右) 심장(心)으로 직행하게 되고, 우 심장은 과잉 산으로 인해서 기능이 억제(抑)될 수밖에 없다(心氣抑). 이번에는 단맛이 과하게 되면(味過於甘), 당연히 인슐린이 분비되면서 과잉 당을 바로 지방으로 만들어버린다. 이 지방은 체액 순환에서 림프를 이용해서 운반 처리된다. 그런데 당이 과해서 지방이 과하게 만들어지면, 림프도 지방을 처리하는 데 한계가 있으므로, 여분의 지방은 간질에 정체가 되면서 간질의 소통을 막아버리고 만다. 그러면 이제 혈액 순환에 장애가 생긴다. 그러면 간질로 동맥혈을 공급하는 좌(左) 심장(心)은 동맥혈을 밀어내는데 힘겹게 된다. 결국에 이런 심장 때문에 횡격막은 힘들어지고, 폐와 연결된 횡격막은 폐를 자극하면서 천만(喘滿)을 일으킬 수밖에 없게 된다(心氣喘滿). 이 상태는 심장 문제로 끝나지 않는다. 이제 심장이 문제가 되면, 우 심장으로 산성 체액을 보내야만 하는 신장은 과잉 산으로 인해서 몸살을 앓는다(腎氣不衡). 그런데 신장의 기능 중에서 담즙을 처리하는 기능이 있는데, 바로 검정 색소를 가진 유로빌린(Urobilin)을 처리한다. 그래서 신장이 과부하가 걸리면 검정 색소를 가진 유로빌린을 처리하지 못하게 되고, 이 물질이 혈액 순환을 따라서 순환하면서 안색(色)을 검게(黑) 만든다(色黑). 이번에는 쓴맛이 과하게 되면(味過於苦), 비장의 기능이 저하되고(脾氣不濡), 위장에서 위산 분비가 과(厚)하게 된다(胃氣乃厚). 쓴맛의 대표는 사포닌(saponin)이다. 사포닌의 특징은 다가(多價) 알콜(酸)을 가지고 있다. 그러면서 지용성(脂溶性)이다. 결국에 지용성 물질은 림프로 들어가야 한다. 그러면 림프를 책임지고 있는 비장은 당연하게 과부하에 시달리게 된다(脾氣不濡). 다르게 설명도 가능하다. 쓴맛으로 심장을 과하게 자극하면 심장은 간질로 과하게 혈액을 공급하면서 간질에 압박을 가하게 되면 간질을 책임지는 비장은 심한 압박을 받는다. 그러면 비장은 당연하게 과부하에 시달리게 된다. 이어서 비장은 소화관의 체액도 통제하기 때문에 비장이 과부하에 시달리면, 비장이 통제하는 정체된 간질액은 위산으로 만들어져서 분비되고, 그러면 위산(胃氣)은 과다(厚) 분비되고(胃氣乃厚), 결국 위를 괴롭힌다. 즉, 위궤양(stomach ulcer:胃潰瘍)이 생기는 것이다. 또 다른 기전도 있다. 심장으로 자유전자를 실어다 주는 장쇄지방산의 맛이 쓴맛이다. 그래서 이런 쓴맛을 보유한 장쇄지방산이 심장으로 너무 많이 몰리게 되면, 심장으로 몰린 장쇄지방산은 자동으로 중성지방으로 만들어져서 림프로 보내지게 된다. 그러면 림프를 처리하는 비장은 당연히 문제를 일으키게 되고, 이어서 위장도 문제를 떠안게 된다. 이번에는 매운맛이 과하게 되면(味過於辛), 근맥을 이완시키고 수분을 저류시키며(筋脈沮弛), 정신이 재앙을 맞이 한다(精神乃央). 추가 설명이 요구되는 부분이다. 먼저 매운맛은 캡사이신(Capsaicin)이 대표적인데, 매운맛의 특징은 단쇄지방산(短鎖脂肪酸)이기 때문에, 체액을 마음대로 돌아다닐 수가 있다. 그런데 이 단쇄지방산은 간을 지나면서 알칼리 케톤이 되고, 전자가 많은 산성 환경을 만나면 전자(酸)를 수거해서 간질에서 수거한 전자를 중화시키게 되고, 이어서 열을 만들어낸다. 그런데 인체를 움직이는 에너지는 전자(電子)를 보유한 산(酸)에서 나온다. 그런데 과도한 알칼리 매운맛이 산성 물질(酸)에 붙은 전자를 모두 수거해버리면, 당연하게 근육으로 구성된 근맥은 에너지(酸) 부족으로 인해서 힘이 빠지고(弛), 매운맛은 산성 물질(酸)에 붙은 전자를 수거했기 때문에 삼투압 기질이 되어서 수분을 저류(沮) 시킨다(筋脈沮弛). 그래서 매운맛을 과하게 섭취하게 되면, 알칼리(精)와 산(神)의 균형에 재앙(央)을 가져온다(精神乃央). 즉, 에너지 균형을 깨뜨려버리는 것이다. 여기서 신(神)은 자유전자이므로, 산(酸)을 만든다는 사실을 상기해보자. 이런 이유로(是故), 사람들은 오미의 조화(和)를 잘 지켜야 하며(是故謹和五味), 이 원칙을 잘 지키면, 뼈는 똑바로 세워지게 되고, 근육은 유연해지며(骨正筋柔), 산(氣)과 알칼리(血)는 정상적으로 유통(流)이 되며(氣血以流), 간질(湊理)도 정상적으로 소통(密)이 된다(湊理以密). 이와 같게 되면(如是), 알칼리를 몽땅 저장하고 있는 뼈는 알칼리를 보존하게 된다(如是則骨氣以精). 이와 같은 원리를 법칙으로써(如) 잘 지키게 되면(謹道如法), 천명을 받들어서 장수할 수가 있다(長有天命). 독자 여러분들은 지금 분자 생리학(molecular physiology:分子生理學)의 정수를 보고 있다. 이것이 황제내경의 품격이다. 이 편의 제목이 생기가 하늘과 통천하는 내용이다. 즉, 인체 안에 있는 에너지인 산(酸)이 하늘이 주는 일조량의 자극을 받아서 드디어 활동을 시작한다. 이것이 생기가 하늘과 통하는 통천이다. 이 개념은 동양의학에서 아주 아주 중요한 개념이다. 대개는 인간의 기(氣)가 하늘의 기(氣)와 통(通)한다는 심증(心證)은 가지고 있으나 물증(物證)을 제시하지 못한다. 이 편은 그 물증(物證)을 제시해주고 있다.

제4편. 금궤진언론(金櫃眞言論)

제1장

黃帝問曰, 天有八風, 經有五風, 何謂? 岐伯對曰, 八風發邪, 以爲經風, 觸五藏, 邪氣發病. 所謂得四時之勝者, 春勝長夏, 長夏勝冬, 冬勝夏, 夏勝秋, 秋勝春. 所謂四時之勝也.

황제가 기백에게 묻는다(黃帝問曰). 하늘은 팔풍을 가지고 있고(天有八風), 경락은 오풍을 가지고 있다는데(經有五風), 무엇을 말하는 것인가요(何謂)? 팔풍(八風)은 하늘의 여러 곳(八方)에서 일어나는 기류 변화(風)를 의미하고, 오풍(五風)은 오장으로 통하는 경락에 존재하는 풍(風:酸)을 말한다. 기백이 대답을 해준다(岐伯對曰). 하늘의 기류 변화가 풍(風)인데, 결국 이것도 전자(電子)의 변화이기 때문에, 팔풍은 결국 인체에서 사기로서 작동을 한다(八風發邪). 즉, 풍은 인체에서 호르몬 분비의 변화를 초래해서 인체 경락(經)에서 사기인 풍(風:酸)을 만들어 낸다(以爲經風). 하늘에서 일어나는 기류 변화는 습기의 변화를 말한다. 그리고 습기라는 물 안에는 반드시 용매화 전자(溶媒化電子:solvented electron)라고 하는 자유전자가 포함되어있다. 이들이 기류라고 하는 힘을 만들어낸다. 이 개념은 양자역학의 개념이어서 고전물리학으로 풀면 안 풀리게 된다. 그리고 이 기류를 바람(風)이라고 부른다. 그래서 사방팔방에서 불어오는 팔풍은 인체에 사기로 작동할 수 있게 된다. 여기서도 자유전자가 만병의 근원이라는 사실을 추가로 알아야 한다. 그리고 이 자유전자는 인체를 자극해서 인체의 경락에서 풍을 만들어낸다. 이어서 경락에 있는 풍이 오장에 침입(觸)을 하면(觸五藏), 이 풍은 사기가 되어서 병을 일으킨다(邪氣發病). 우리는 이것을 보고 사계절의 기승(氣勝)을 얻었다고 말한다(所謂得四時之勝者). 즉, 사계절의 기후 변화 즉, 사계절 에너지의 변화가 기승(氣勝)을 부리면서 병을 얻었다는 것이다. 생기 통천(生氣 通天)의 이론을 말하고 있다. 하늘에서 일어나는 기(氣)의 흐름인 기류(氣流)의 변화는 오성과 태양의 관계 그리고 오성과 오성 서로의 관계에서 일어난다. 이 관계를 상극(相克), 상생(相生) 관계라고 말한다. 그래서 다음에 나오는 문장들은 가상(假想)의 현실이 아니라 정확한 과학적 논리에 의해서 만들어진 논리이다. 즉, 상생과 상극이라는 개념이 과학적 증거가 없는 미신이 아니라 정확히 과학적이라는 사실이다. 상극 관계를 하나씩 풀어보자. 이 상극 관계를 이해하려면, 천문학을 잘 알아야 한다. 봄이 장하를 이긴다(春勝長夏). 즉, 목(木)이 토(土)를 상극(克)하는 것이다. 다시 풀면 목성(木星)이 토성(土星)의 기운을 억눌러(克)버리는 것이다. 이게 무슨 말일까? 목성은 자기가 태양으로부터 받는 전자 에너지보다 더 많은 에너지를 태양계 우주로 내보낸다. 반면 토성은 차가운 별로써 에너지를 별로 발산하지 못한다. 당연한 순리로써 목성의 에너지가 토성의 에너지를 억눌러버리는 것이다. 우리는 이것을 보고 상극(克)했다고 말한다. 다음에 나오는 오성의 상극 관계에서도 똑같은 원리가 적용된다. 그리고 놀라운 것은 이 관계가 인체에서도 그대로 적용된다는 사실이다. 장하가 겨울을 이긴다. 즉, 토(土)가 수(水)를 상극(克)한다. 다시 말하면 차가운 토성의 기운이, 열을 흡수해야만 에너지를 얻을 수 있는 수성의 기운을 차가움으로 억눌러 버린다(長夏勝冬). 그리고 겨울이 여름을 이긴다. 즉, 수(水)가 화(火)를 상극한다. 다시 말하면 수성과 화성은 둘 다 열을 흡수해야 자기 에너지를 가질 수가 있는데, 열을 흡수하는 힘에 있어서 수성이 화성보다 훨씬 더 세다. 즉, 수성의 기운이 화성의 기운을 억눌러버리는 것이다(冬勝夏). 다르게 설명할 수도 있다. 수성은 차가운 별이고, 화성은 뜨거운 별이다. 그런데, 수성의 차가움이 화성의 뜨거움보다 더 세다. 그래서 당연히 수성의 차가운 기운이 화성의 뜨거운 기운을 억눌러버리게 된다. 그리고 여름이 가을을 이긴다. 즉, 화(火)가 금(金)을 상극한다. 다시 말하면 화성은 태양과 가까워서 태양 에너지를 제일 많이 흡수한다. 그런데 금성은 덥고 건조하기는 하지만, 에너지를 받은 화성만큼 에너지를 발산하지 못한다. 결국에 화성의 더 센 기운이 금성의 기운을 억누를 수가 있다(夏勝秋). 그리고 가을이 봄을 이긴다. 즉, 금(金)이 목(木)을 상극한다. 다시 말하면 덥고 건조한 금성의 기운이 목성의 기운보다 더 세기 때문에, 목성이 내보내는 에너지를 억눌러 버린다(秋勝春). 이것이 미신(迷信)이라고 말하는 상극(相克) 관계이다. 그러면 상극 관계는 왜 중요할까? 상극 관계도 결국은 전자의 문제 즉, 에너지의 문제로 귀착된다. 그런데 오성

은 사계절을 주도한다. 즉, 상극 문제는 계절의 변화에 중대한 영향을 미치는 것
이다. 인체는 에너지 덩어리이며, 기의 순환 즉, 에너지 순환이 잘못되면 곧바로
죽는다. 즉, 생기 통천(生氣 通天)의 이론을 말하고 있다. 이렇게 생명체와 하늘은
기(氣)인 에너지(Energy)라는 도구를 가지고 서로 교감한다. 이 상극(勝) 관계를
사계절의 상극(勝) 관계라고 말한다(所謂四時之勝也). 이 부분은 지구의 사계절을
주도하는 오성이 가지고 있는 에너지를 정확히 알면 쉽게 풀린다. 결국에 상극 관
계는 에너지 흐름의 관계에 불과하다. 에너지는 전자(電子)이기 때문에 당연히 끌
리고 끌려서 서로 흐름을 만들어낼 수밖에 없게 된다. 이것이 상극 개념이다. 상
극 개념은 완벽한 천문 과학이지 미신이 아니다. 그래서 동양의학에 등장하는 상
극 관계든 뭐든지 간에 알면 과학이고 모르면 미신이 된다. 차차 진도가 나가면서
수많은 미신이 과학으로 변모하게 될 것이다. 이 개념은 인도의 전통의학인 아유
르베다, 아랍의 전통의학인 유나니, 유럽의 메스머리즘 등등에도 그대로 적용된다.
이 관계를 연구하는 분야가 점성술(占星術:astrology)이다. 즉, 하늘에 떠있는 천체
의 에너지가 인체의 에너지에 어떤 영향을 주는지 연구하는 분야가 점성술이다.
그래서 점성술은 양자역학의 에너지 개념을 도입하면 과학이 되나, 에너지를 모르
는 고전물리학으로 풀면 자동으로 미신이 될 수밖에 없다. 즉, 점성술은 미신이
아니라는 뜻이다. 그리고 점성술을 미신으로 만든 요인은 점성술을 행하는 사람들
이 양자역학의 개념을 모르고 이를 풀었기 때문이기도 하다. 그래서 양자역학의
개념을 모르고 점성술을 풀게 되면, 그 해석이 엉망이 되고 만다. 한의학에서 점
성술은 오운육기(五運六氣)이다. 그리고 이 개념은 주역과 명리학에도 그대로 적용
된다. 즉, 동양의 신비주의 모체가 점성술이라는 뜻이다. 결국에 점성술에 양자역
학을 도입하면 점성술은 완벽한 과학으로 변모하게 된다. 물론 현대에서는 천체의
위치와 지구의 위치 관계가 조금 변한 상태이므로, 이를 조정할 필요성은 있다.

東風生於春, 病在肝, 兪在頸項. 南風生於夏, 病在心, 兪在胸脇. 西風生於秋, 病在肺, 兪在肩背. 北風生於冬, 病在腎, 兪在腰股. 中央爲土, 病在脾, 兪在脊.

　동풍은 봄에 만들어지고(東風生於春), 병은 간에 생기며(病在肝), 간이 처리해야 하는 체액의 주요 주입구(兪)는 목 부분이다(兪在頸項). 추가 설명이 요구된다. 봄이 되면 따뜻한 바람이 동쪽에서 불어온다는 사실은 대부분 잘 안다. 그러나 그 이유는 잘 모른다. 이것도 천문학이다. 동양의학에서 천문학이 중요한 이유는 하늘에 존재하는 태양과 오성의 에너지가 호르몬을 통해서 인체의 에너지를 간섭하기 때문이다. 봄이 되면 따스한 에너지를 보내주는 목성이 동쪽 하늘에 높이 떠있다. 즉, 봄에 동쪽 하늘을 지배하는 별이 목성이다. 그래서 봄에는 목성의 에너지(氣)가 기(氣)의 흐름인 기류(氣流)의 변화를 일으키고, 이것이 따뜻한 봄바람이 되어서 동쪽에서 지구로 불어온다(東風生於春). 이제 봄에 일조량이 늘면서 따뜻한 열기가 몸을 자극하면, 일조량 부족으로 인해서 겨울에 중화되지 못하고 염(鹽)으로 저장되었던 산성 물질(酸)에 붙은 전자는 봄이 제공하는 열기 덕분에 호르몬 분비가 자극되면서, 호르몬에 실려서 간질로 빠져나오게 되고, 간질을 산성으로 만든다. 그런데 봄은 아직도 쌀쌀한 기운이 돌기 때문에, 피부가 수축이 되어있다. 그래서 간질액의 소통이 잘 안 된다. 그러면 간질에 쌓인 과잉 산에 붙은 전자는 간질에 뿌리를 둔 구심신경을 통해서 뇌로 보내진다. 신경(神經)은 신(神)이 다니는 길(經)이다. 즉, 신(神)은 전자(電子)이기 때문에 신경은 전자가 다니는 길이다. 즉, 전자를 옮기는 도구가 신경이다. 이 개념은 굉장히 중요한 개념이다. 현대과학은 신경에 전기(電氣)가 통한다고 말한다. 사실 전기(電氣)라는 말은 전자(電) 에너지(氣)라는 말이다. 즉, 전기는 전자(電子)의 흐름이기 때문에 정확히 맞는 말이다. 그래서 간질에 쌓인 과잉 산에 붙은 전자(電子)는 구심신경을 통해서 뇌로 보내진다. 이제 뇌에서 이 전자는 축적된다. 그러면 뇌는 타우린을 통해서 전자가 붙은 과잉 산을 중화시키게 되고, 이어서 전자(酸)를 받은 타우린은 산성으로 변하고, 이어서 산성 담즙이 되어서 간(肝)으로 모인다. 즉, 봄에 간이 과부하에 걸리는 이유이다(病在肝). 그런데 이 산성 담즙이 내려오는 길목 중에서 병목 현상이 일어나는 곳이 바로 목이다. 즉, 목에 간(肝)과 산(酸)을 의미하는 풍(風:酸)이라는 글자가 붙어있거나 풍과 연관된 혈자리가 많은 이유이다. 즉, 뇌의 산성 체액이 담즙으로 변해서 간으로 주입(兪:注)되는 핵심 지점이 목 부분(頸項)이다(兪在頸項). 그리고 남풍은 여름에 만들어지고(南風生於夏), 병은 심장에 생기며(病在心), 심장이 처리해야 하는 체액의 주요 주입구(兪:注)는 흉협이다(兪在胸脇). 여름은 무더운 기운을 보내주는 화성이 남쪽 하늘에서 기류의 변화를 일으켜서 무더운 여름 바람을 만들어낸다(南風生於夏). 이 무더운 열기는 호르몬의 분비를 극대로 만든다. 그러면 이 때 만들어진 산성 체액은 림프와 정맥을 통해서 가슴으로 보내지는데, 우 심장은 이 중에서 산성 정맥혈을 받는다. 우 심장으로 올라오는 이 산성 정맥혈들이 올라오는 핵심 지점들이 흉협에 존재한다(兪在胸脇). 그러면 우 심장은 산성(酸) 정맥혈에 있는 전자를 동방결절(sinoatrial node:洞房結節)을 통해서 수거해서 심장의 동력인 에너지로 사용하고, 압전기를 통해서 맥박을 만들어낸다. 그래서 여름에 호르몬 분비가 극대로 되면, 정맥혈의 산성도는 올라가게 되고 심장은 힘들어진다. 여기서 끝나면 심장에는 행운일 것이다. 문제는 신경을 통해서 수거된 전자가 동방결절로 추가로 공급된다. 여름은 심장에는 적이다. 그리고 서풍은 가을에 만들어지고(西風生於秋), 병은 폐에 생기며(病在肺), 폐가 처리해야 하는 체액의 주요 주입구(兪:注)는 어깨와 등이다(兪在肩背). 가을의 건조함을 보내주는 금성은 가을이 되면 서쪽 하늘에서 에너지를 공급하고 기류의 변화를 일으켜서 서풍을 만들어낸다(西風生於秋). 금성이 공급하는 건조함은 공기를 건조하게 만들고, 이 건조한 공기가 그대로 폐로 들어오면, 폐포에 문제가 발생한다. 폐포는 계면활성제가 아주 중요한데, 여기에는 충분한 수분이 요구된다. 그런데 가을이 되면 건조한 공기가 제공되면서 폐포의 수분을 제거해버린다. 그러면 폐포의 기능은 멈춰버린다. 그래서 가을은 폐에게는 어려운 시기이다(病在肺). 폐는 인체의 모든 간질액 즉, 산성 정맥혈과 산성 림프액을 최종 처리하는 장소이다. 이 산성 정맥혈과 산성 림프액이 폐로 들어오는 장소(兪:注)가 바로 어깨 부분과 등 부분이다(兪在肩背). 어깨 부분은 머리 쪽에서 내려오는 산성 정맥혈과 산성 림프액의 통로이고, 등 쪽은 하체에서 올라오는 산성 체액의 통로이다. 이 통로는 실제로는 복부에 가깝다. 그러나 유미조와 흉선 등등이 등 쪽에서 나오는 장간막에 붙어있다. 그래서 여기에서는 하체에서 올라오는 산성 체액의 통로를 등 쪽이라고 표현한 것이다. 그리고 북풍은 겨울에 만들어지고(北風生於冬), 병은 신장에 생기며(病在腎), 신장이 처리해야 하는 체액의 주요 주입구(兪:注)는 척추와 고관절이다(兪在腰股). 겨울이 되면 차가운 수성이 북쪽에서 겨울의 기운을 보내주면서 기류의 변화를 일으키고 차가운 겨울바람을 만들어낸다(北風生於冬). 겨울은 일조량이 대폭 줄면서 인체에서 생긴 과잉 산은 중화되지 못하고 염으로 저장된다. 그런데 염을 전문적으로 다루는 기관이 바로 신장이다. 그래서 겨울이 되면 신장은 힘들어한다(病在腎). 신장은 또 뇌척수액을 처리하는 기관이기 때문에 척수액을 보유하고 있는 큰 뼈(腰股)에서 간질액을 받는다. 즉, 신장으로 들어오는 체액의 주요 주입구(兪:注)는 큰 뼈이다(兪在腰股). 그리고 토성은 사계절 모두에 영향을 미치며 또한, 봄과 여름 그리고 가을과 겨울의 한 가운데(中央)에서 수분을 공급해주는 역할을 한다. 즉, 장하는 사계절의 가운데(中央) 자리하고 있다. 토성은 차가운 기운을 보유하고 있으므로, 장하가 되면 여름에 증발시킨 수증기에 차가운 기운을 공급해서 수증기를 응고시키면서 비를 만들어낸다. 이 비가 땅을 땅답게 만든다. 그래서 장하가 땅을 만든다(中央爲土)고 한다. 여기서 땅은 만물을 성장시키는 힘이 있는 땅을 말한다. 그리고, 만물의 성장인자는 바로 빗물 안에 들어있는 자유전자이다. 수분에는 반드시 용매화 전자가 들어있다는 사실을 상기해보자. 그래서 성장인자인 자유전자를 보유한 비가 내리면, 땅은 만물을 키울 수 있는 성장인자인 자유전자를 얻게 된다. 그래서 장하가 땅을 만든다(中央爲土)고 한다. 그리고 장하 때는 습기가 많이 있으므로, 피부에 습기가 침범하면서 피부 호흡을 막아버린다. 그런데 피부는 피부 호흡을 통해서 간질에 있는 산성 체액을 인체 외부로 증발시켜서, 이를 제거하는 산(酸) 중화 통로이다. 그리고 산성 간질액을 처리하는 기관이 바로 비장이다. 그래서 과도한 습기로 인해서 피부가 호흡하지 못하게 되면, 간질에 산성 체액이 쌓이면서 비장은 아주 힘들어진다(病在脾). 그리고 비장은 림프를 처리하는 기관인데, 뇌척수액을 처리하는 척수액도 림프액이기 때문에, 뇌척수에서도 신장을 통해서 많은 체액을 주입(兪:注)받게 된다(兪在脊).

故春氣者, 病在頭. 夏氣者, 病在藏. 秋氣者, 病在肩背. 冬氣者, 病在四支.

그래서 봄기운은(故春氣者), 병이 머리에 있게 한다(病在頭). 직전에 설명한 것처럼 봄은 신경을 통제하는 간과 담즙의 문제로 연결되기 때문에, 뇌 신경이 있는 머리에 병이 있게 만든다. 물론 간으로 인한 병은 머리에만 있지는 않다. 그리고 여름 기운은(夏氣者), 병이 장에 있게 한다(病在藏). 여름에는 심장이 문제가 되면서 혈액 공급에 문제가 생기고, 그러면 알칼리 동맥혈을 공급받아서 과잉 산을 중화하는 오장은 알칼리 동맥혈의 부족으로 인해서 피해를 본다. 그리고 가을의 기운은(秋氣者), 어깨와 등에 병이 있게 한다(病在肩背). 가을에는 폐가 문제가 되기 때문에 폐로 들어가는 산성 체액의 길목인 등과 어깨에 병이 생긴다. 그리고 겨울의 기운은(冬氣者), 사지에 병이 있게 만든다(病在四支). 겨울은 과잉 산을 염으로 처리하면서 염을 다루는 신장에 문제를 일으킨다. 그러면 뇌척수액을 책임지고 있는 신장은 뇌척수액을 처리하지 못하게 된다. 그러면 척수액은 산성으로 기울게 되고, 척수액은 관절활액이기 때문에 자연스럽게 관절에 문제를 일으키게 되고, 이어서 사지에 문제를 일으키고, 이어서 사지를 쓰지 못하게 만든다. 바로 직전에 설명한 주제를 요약해서 설명하고 있다.

故春善病鼽衄, 仲夏善病胸脇, 長夏善病洞泄寒中, 秋善病風瘧, 冬善病痺厥.

그래서 봄에 잘 걸리는 병은 간 문제로 인해서 생기는 병으로서 머리 쪽에서 영향을 받는 구뉵(鼽衄))에 잘 걸린다(故春善病鼽衄). 구뉵은 코피를 말하는데, 코피는 뇌척수액이 산성으로 기울어서 뇌척수액의 압력이 높아지면, 이를 완화시켜주는 도구이다. 그래서 봄의 간 문제는 구뉵으로 이어진다. 간은 담즙을 통해서 뇌척수액을 통제한다는 사실도 상기해보자. 그리고 한여름에 잘 걸리는 병은 우심장으로 가는 산성 정맥혈이 지나가는 경로인 흉협(胸脇)에서 생긴다(仲夏善病胸脇). 장하를 책임지는 장기는 비장이므로, 장하에 비장이 문제가 되면, 비장은 위장을 통해서 소화관으로 산성 체액을 버리게 되므로, 소화관의 산성 간질액 처리가 지연되고 결국 설사로 이어지며, 비장 문제로 림프가 막히면 혈액 순환이 막히면서 온몸에 한기가 돈다(長夏善病洞泄寒中). 림프는 혈액이 공급되는 간질에 정체하는 대분자 물질을 처리하므로, 혈액 순환의 핵심임을 상기해보자. 그리고 가을은 일조량이 줄면서 과잉 산 중화가 잘 안 되기 때문에, 여름에 중화가 안 된 과잉 산이 가을로 넘어오면, 곧바로 풍학에 걸린다(秋善病風瘧). 학질의 개념은 뒤에서 다시 학습하게 된다. 그리고 겨울에 잘 걸리는 병은 비궐이다(冬善病痺厥). 겨울은 일조량이 매우 적기 때문에, 과잉 산을 염으로 저장한다. 이 염은 신장이 처리하는데, 염이 과다하면 신장은 과부하에 시달린다. 그러면 신장이 책임지고 있는 척수액이 정체되고 이 척수액을 받아서 움직이는 관절이 문제를 일으키는데, 이 병이 비궐(痺厥)이다. 이 문장들도 앞에서 말한 내용을 요약하고 있는 셈이다.

故冬不按蹻, 春不鼽衄, 春不病頸項, 仲夏不病胸脇, 長夏不病洞泄寒中, 秋不病風瘧, 冬不病痺厥. 飱泄而汗出也. 夫精者身之本也. 故藏於精者, 春不病溫. 夏暑汗不出者, 秋成風瘧. 此平人脈法也.

그래서 겨울에 심한 운동(按蹻)을 자제해서(故冬不按蹻), 산성인 호르몬 분비를 줄이고, 이어서 인체 안에 산을 축적하지 않는다면 즉, 몸을 산성화시키지 않는다면, 봄이 돌아와도 겨울에 쌓인 과잉 산이 없으므로, 봄에 구뉵에 걸리지 않으며(春不鼽衄), 그러면 당연히 봄에 걸리는 경항병도 발생하지 않으며(春不病頸項), 산은 순조롭게 중화가 되고, 여름까지 과잉 산이 넘어가지 않기 때문에, 한여름에도 심장 때문에 흉협에 병이 생기지 않으며(仲夏不病胸脇), 그러면 여름에 과잉 산이 장하로 넘어가지 않기 때문에, 장하가 돌아와도 비장이 문제가 되면서 생기는 설사와 한병에 걸리지 않으며(長夏不病洞泄寒中), 역시 산은 순조롭게 중화가 되고, 장하에 과잉 산이 가을로 넘어가지 않기 때문에, 가을이 돌아와도 과잉 산 때문에 풍학에 걸릴 일이 없으며(秋不病風瘧), 역시 산이 순조롭게 중화가 되면서 가을의 산이 겨울로 이전이 안 되기 때문에, 겨울이 돌아와도 과잉 산 때문에 비궐에 걸리지 않는다(冬不病痺厥). 그러나 과잉 산이 이전되면, 설사하거나 땀을 흘리게 만든다(殞泄而汗出也). 무릇 알칼리(精)는 인체의 근본이 된다(夫精者身之本也). 즉, 직전에서 열거된 경우처럼 병이 없는 이유는 알칼리가 충분했거나 알칼리를 고갈시키지 않았기 때문이다. 건강한 인체의 체액은 알칼리인 pH7.45라는 사실을 상기해보자. 그래서 알칼리를 저장해 놓으면(故藏於精者), 생성되는 과잉 산을 바로바로 중화시켜버리기 때문에, 봄에 온병에 걸리지 않는다(春不病溫). 그리고 여름 무더위에 땀을 흘리지 않게 되면(夏暑汗不出者), 과잉 산을 땀으로 중화시키지 못하기 때문에, 이 과잉 산은 가을로 이전되고, 가을이 되면 풍학을 일으킨다(秋成風瘧). 이것이 건강한 사람이 경맥을 지키는 법칙을 설명한 것이다(此平人脈法也).

이 부분은 음양을 맞추는 이유를 말하고 있지만, 추가로 자연치유의 원리를 말하고 있다. 즉, 황제내경은 자연치유의 교과서라는 뜻이다. 즉, 황제내경은 자연의학이라는 뜻이다. 그리고 여기서 천문학의 문제를 짚고 넘어갈 필요가 있다. 최첨단이라고 자랑하는 현대의 최첨단 천문학은 양자역학을 기반으로 하고 있는 것이 아니라, 에너지하고 관계가 없는 고전물리학을 기반으로 하고 있다. 그래서 지금의 최첨단 천문학은 하늘에서 작동하는 천체의 에너지 관계를 모른다. 그래서 현대 최첨단 천문학은 자동으로 사계절이 만들어지는 원리를 모른다. 그러나 잘 안다고 뻑뻑 우긴다. 그러나 허점이 너무 많다. 즉, 가을의 건조한 날씨를 설명할 수도 없고, 장하가 왜 일어나는지도 모른다. 물론 이들도 대충 설명하면서 뻑뻑 우긴다. 현대 최첨단 천문학은 사계절을 오직 태양과 지구의 관계만 이용해서 설명하려고 든다. 즉, 현대 최첨단 천문학은 천체끼리 교환되는 에너지를 모르고 있다. 에너지를 모르는 고전물리학이 이들의 기반이므로 당연한 결과이다. 그래서 현대 최첨단 천문학은 에너지 측면에서 보자면, 양자역학을 기반으로 하고 있는 점성술만도 못하다는 결론이 나온다. 그러나 현대 최첨단 천문학은 점성술을 미신이라고 비아냥대고 있다. 과연 누구의 분야가 미신일까? 판단은 독자 여러분의 몫이다. 그래서 아인슈타인이 우주가 휘어져 있다고 했을 때, 처음에는 콧방귀도 뀌지 않고 있다가, 이를 증명하고 나니까 서양 과학자들은 열광했다. 그러나, 에너지를 기반으로 발전한 황제내경으로 이 사실을 바라보면, 우주가 휘어져 있는 것은 그냥 아무 일도 아닌 평범한 사실에 불과하다. 태양계 우주는 온통 에너지로 가득 차 있다. 그래서 태양계 우주는 에너지로 보면, 비어있는 공간이 없다. 그래서 이 공간에 있는 에너지 밀도에 따라서, 이 공간은 당연히 휘어지게 된다. 그래서 아인슈타인이 발견한 우주 공간의 휘어짐은 그리 대단한 것이 못 된다. 여기서 휘어짐이란 우주 공간에 에너지인 전파를 쏘았을 때, 이 전파가 직진하지 못하고, 우주 공간에 있는 에너지에 부딪혀서 자꾸 빗나가는 현상을 말한다. 즉, 인간이 길을 갈 때 산에 막혀서 직진으로 가지 못하고, 산을 우회하는 현상을 휘어짐이라고 표현한다. 그리고 추가로 태양계 아래 존재하는 모든 물체를 깊숙이 파고 들어가서 보면, 사실은 실체가 없는 에너지 덩어리에 불과하다. 그리고 이를 연구하는 최첨단 과학이 양자역학이다. 결국에 태양계 아래 존재하는 모든 물체는 서로 소통하는데, 에너지로 소통할 수밖에 없게 된다. 그리고 인간 세상에서 제일 많이 사용하는 에너지는 전자(Electron)이다. 그리고 한의학은 이 전자를 신(神)이라고 표현한다. 그래서 한의학은 신(神)을 통제하는 의학이다. 특히 침(針)은 신(神)이 핵심이다. 그래서 침경인 영추는 첫 장부터 신(神)을 들고 나온다. 그래서 영추는 신의 개념을 모르게 되면, 아예 손을 댈 수가 없게 된다. 그리고 이 신을 통제하는 도구가 철(Fe)인 침이다. 철은 자유전자인 신을 공급하기도 하고, 흡수하기도 하는 귀재이다. 본초도 전자가 부족한 이중결합을 보유한 방향족을 이용한다. 그래서 본초도 신을 통제하는 도구이다. 물론 뜸도 같은 원리이다. 그래서 한의학이나 황제내경은 신(神)의 의학이다. 이 문제는 나중에 전자생리학에서 좀 더 심도 있게 논의할 것이다. 아무튼, 황제내경은 2,000년 전에 유명한 양자역학 학자들이 쓴 책이다. 그리고 이를 기반으로 발전한 한의학을 현실에서 적용한 한의사들은 모두 양자역학의 대가들이었다. 우리는 지금 문명을 발전시켜나가고 있는 것일까? 아니면, 먼 과거의 최첨단 문명을 복원해가고 있는 것일까? 해답은 독자 여러분의 몫이다. 이제 21세기는 양자역학의 시대이다. 그리고 이는 한의학의 시대를 암시하고 있기도 하다. 이제 한의학 교과서에 반드시 양자역학 개론이 포함되어야 한다. 그래야만 한의학은 발전할 것이다. 언제까지 어쭙잖은 최첨단 현대의학의 대체의학으로 존재할 것인가? 21세기 양자역학의 시대에는 한의학이 주류의학이 되고, 최첨단 현대의학은 대체의학으로 존재할 수밖에 없다.

제2장

故曰, 陰中有陰, 陽中有陽. 平旦至日中, 天之陽, 陽中之陽也. 日中至黃昏, 天之陽, 陽中之陰也. 合夜至雞鳴, 天之陰, 陰中之陰也. 雞鳴至平旦, 天之陰, 陰中之陽也. 故人亦應之.

그래서 옛말에(故曰), 음 중에서 음이 있고(陰中有陰), 양 중에서 양이 있다(陽中有陽)고 했다. 하늘의 양은(天之陽), 해가 뜰 때부터 한낮까지는(平旦至日中), 오직 양에만 연결되어 있으므로, 양 중에서도 양이 되며(陽中之陽也), 한낮부터 해질 때까지는(日中至黃昏), 양이지만 황혼이라는 음에 걸쳐있으므로, 양 중에서 음이 된다(陽中之陰也). 반대로 하늘의 음은(天之陰), 한밤중에서 닭이 울기까지는 오직 음에만 연결되어 있으므로, 음 중에서 음이 되고(陰中之陰也), 닭이 울고 해가 뜰 때까지는 음이지만 아침이라는 양에 걸쳐있으므로, 음 중에서 양이 된다(陰中之陽也). 그래서 사람도 역시 이에 순응한다(故人亦應之). 즉, 인체의 음양도 이 음양에 따라서 반응을 한다는 것이다. 인간도 일조량에 따라서 반응한다는 것이다.

夫言人之陰陽, 則外爲陽, 內爲陰. 言人身之陰陽, 則背爲陽, 腹爲陰. 言人身之藏府中陰陽, 則藏者爲陰, 府者爲陽. 肝心脾肺腎五藏, 皆爲陰. 膽胃大腸小腸膀胱三焦六府, 皆爲陽. 所以欲知陰中之陰, 陽中之陽者, 何也. 爲冬病在陰, 夏病在陽, 春病在陰, 秋病在陽, 皆視其所在, 爲施鍼石也.

무릇 사람의 음양을 말할 때는(夫言人之陰陽), 사람의 외측은 양이요(則外爲陽), 내측은 음이다(內爲陰). 신체의 음양을 말할 때는(言人身之陰陽), 등쪽은 양이요(則背爲陽), 배쪽은 음이다(腹爲陰). 인체 장부의 음양을 말할 때는(言人身之藏府中陰陽), 오장은 음이요(則藏者爲陰), 육부는 양이다(府者爲陽). 그래서 간심비폐신 오장은(肝心脾肺腎五藏) 모두 음이고(皆爲陰), 담위대장소장방광삼초 육부는(膽胃大腸小腸膀胱三焦六府) 모두 양이다(皆爲陽). 그런데 음 중의 음, 양 중의 양을 왜 알려고 할까(所以欲知陰中之陰, 陽中之陽者, 何也)? 그 이유는 겨울에 일어나는 병의 원인은 음에 있기 때문이고(爲冬病在陰) 즉, 겨울에는 한기(寒)인 음(陰)이 병을 일으키는 원인이 되기 때문이고, 여름에 일어나는 병의 원인은 양에 있기 때문이고(夏病在陽) 즉, 여름에 일어나는 병의 원인은 일조량의 열기(熱)인 양(陽)이기 때문이다. 봄에 일어나는 병의 원인은 양 중에서 음(陽中之陰)에 있기 때문이고(春病在陰) 즉, 봄에는 따뜻한 일조량인 양(陽)이 호르몬을 자극해서 병을 일으키는데, 그 원인이 되는 인자는 겨울에 만들어 놓은 음(陰)인 염(鹽)이 제공하기 때문이며, 가을에 일어나는 병의 원인은 음 중에서 양(陰中之陽)에 있기 때문이고(秋病在陽) 즉, 가을에는 쌀쌀한 음(陰)이 염을 만들면서 병을 일으키는데, 그 원인이 되는 인자는 여름에서 이전된 과잉 산인 양(陽)이 제공하기 때문이다. 이 모든 것은 음양의 소재(所在)가 어디인지를 파악(視)해서(皆視其所在), 침석 치료를 시행(施)하기 위함이다(爲施鍼石也). 침석은 음양 즉, 산화 환원의 문제가 핵심이므로 산과 알칼리가 어디에 존재하는지를 알고 침석 치료를 해야 하기 때문이다. 산이 정체하고 있는 곳에 침석 치료를 한다면, 바로 기가 역하게 되고, 병을 새로 만들어버린다. 나중에 설명이 되겠지만, 침은 철저히 알칼리를 전제로 하는 치료이다. 그래서 음양의 소재 즉, 산과 알칼리의 소재 파악이 아주 아주 중요하다. 그래서 여기서 중요한 것은 이 둘(陽中之陰, 春病在陰)과 이 둘(陰中之陽, 秋病在陽)을 연결할 줄 알아야 한다는 것이다. 봄은 분명히 양인데, 병의 원인은 음에 있고, 가을은 분명 음인데, 병의 원인은 양에 있다. 즉, 여름과 겨울처럼 양과 음으로 확실히 구분되면 치료는 아주 쉽다. 그러나 봄과 가을은 양과 음을 혼합하고 있다. 즉, 음양의 소재를 파악하기가 절대 쉽지만은 않다는 것을 암시하고 있다.

故背爲陽, 陽中之陽, 心也. 背爲陽, 陽中之陰, 肺也. 腹爲陰, 陰中之陰, 腎也. 腹爲陰, 陰中之陽, 肝也. 腹爲陰, 陰中之至陰, 脾也. 此皆陰陽表裏, 內外雌雄, 相輸應也. 故以應天之陰陽也.

그래서 자세히 보면, 등은 양인데(故背爲陽), 양 중에서 양(陽中之陽)이 심장이다(心也). 즉, 심장은 등 쪽(陽)에만 붙어있고, 배 쪽으로는 직접 연결고리가 없다. 등은 양인데(背爲陽), 양 중에서 음(陽中之陰)이 폐이다(肺也). 즉, 폐는 등 쪽에 붙어 있지만, 배 쪽(陰)으로도 연결고리가 있다. 배는 음인데(腹爲陰), 음 중에서 음(陰中之陰)이 신장이다(腎也). 즉, 신장은 배 쪽(陰)에만 붙어있고, 등 쪽에는 직접 연결고리가 없다. 배는 음인데(腹爲陰), 음 중에서 양(陰中之陽)이 간이다(肝也). 즉, 간은 배 쪽에 붙어있지만, 등 쪽(陽)으로도 연결고리가 있다. 배는 음인데(腹爲陰), 음 중에서도 지음(陰中之至陰)이 비장이다(脾也). 즉, 비장은 완전히(至) 배 쪽(陰)에만 붙어있다. 여기서는 모두 장간막이라는 변수는 배제한 것들이다. 이렇게 모두 음양 표리(此皆陰陽表裏) 내외 자웅(內外雌雄)이 있으며, 서로 체액으로 통(輸)하면서 대응된다(相輸應也). 즉, 체액(輸)으로 서로 연결(應)되어 있다. 그리고 이런 식으로 하늘의 음양에도 대응된다(故以應天之陰陽也). 이 문장의 해석은 인체에서 일어나는 음양의 현상이 하늘에서 일어나는 음양의 현상과 같다는 것을 말하고 있다. 즉, 인체는 소우주라는 사실을 말하고 있다. 어떻게 대응되는지 보자. 양 중에서 양인 심장은 여름에 대응된다. 여름은 열기(熱)인 양(陽)을 상징한다. 그런데 여름은 봄의 열기인 양(陽)과 장하의 열기인 양(陽) 사이에 있으므로 양 중에서 양(陽中之陽)이 된다. 어느 쪽도 음(陰)에 걸쳐있지 않다. 즉, 인체의 음양인 심장과 천지의 음양인 여름이 서로 대응되는 것이다. 즉, 둘 다 똑같이 양 중에서 양(陽中之陽)이다. 양 중에서 음인 폐는 가을에 대응된다. 그런데 가을은 더운(陽) 여름과 추운(陰) 겨울 사이에 걸쳐져 있다. 그래서 가을은 건조해서 양(陽) 이지만 차가운 겨울에 걸쳐있으므로, 쌀쌀한 기운인 음(陰)이 동시에 존재한다. 그래서 가을은 양 중에서 음인 것이다(陽中之陰). 즉, 둘 다 똑같이 양 중에서 음(陽中之陰)이다. 즉, 인체의 음양인 폐와 천지의 음양인 가을이 서로 대응되는 것이다. 음 중에서 음인 신장은 겨울에 대응한다. 겨울은 쌀쌀한 기운(陰)이 조금은 있는 가을과 쌀쌀한 기운(陰)이 조금은 있는 봄 사이에 있으므로 열기가 있는 양에 걸쳐있지 않게 되고 음 중에서 음(陰中之陰)이 된다. 즉, 둘 다 똑같이 음 중에서 음(陰中之陰)이다. 즉, 인체의 음양인 신장과 천지의 음양인 겨울이 서로 대응되는 것이다. 음 중에서 양인 간은 봄에 대응한다. 봄은 추운(陰) 겨울과 무더운 여름 사이에 있으므로, 쌀쌀한(陰) 기운이 있으면서 동시에 따뜻한(陽) 기운이 존재한다. 그래서 봄은 음 중에서 양이 된다(陰中之陽). 즉, 둘 다 똑같이 음 중에서 양(陰中之陽)이다. 즉, 인체의 음양인 간과 천지의 음양인 봄이 서로 대응되는 것이다. 음 중에서 지음인 비장은 장하에 대응한다. 장하를 지배하는 기운은 차가운 기운(陰)을 지구로 보내는 토성(土星)이다. 이 차가운 토성의 기운이 여름이 하늘로 올려보낸 수증기를 비로 응결시켜서 장하에 장마를 만든다. 이 차가운(陰) 토성의 기운이 음(陰)인 땅에 도달(至)한 것이 장하이다(陰中之至陰). 즉, 둘 다 똑같이 음 중에서 지음(陰中之至陰)이다. 즉, 인체의 음양인 비장과 천지의 음양인 장하가 서로 대응되는 것이다. 이 해석이 이 문장의 정확한 해석이 된다. 상당한 내공을 요구한다. 이런 식으로 인체가 소우주라는 것을 증명하려고 하고 있다. 그리고 인체와 천지의 기운이 상호 상통한다는 사실을 말하고 싶은 것이다.

제3장

帝曰, 五藏應四時, 各有收受乎. 岐伯曰, 有. 東方靑色, 入通於肝, 開竅於目, 藏精於肝. 其病發驚駭, 其味酸, 其類草木, 其畜雞, 其穀麥, 其應四時. 上爲歲星. 是以春氣在頭也. 其音角, 其數八. 是以知病之在筋也. 其臭臊.

황제가 묻는다(帝曰). 오장은 사계절에 대응해서(五藏應四時), 각각 받고 거두어들이는 곳이 있는가요(各有收受乎)? 기백이 말한다(岐伯曰). 있습니다(有). 동쪽은 청색이다(東方靑色). 봄에 하늘을 보면 동쪽에 목성(木星:歲星)이 높이 떠서 빛나는데, 이 목성을 컬러 망원경으로 보면 청색(靑色)으로 빛이 난다. 여기서 대단한 것은 이 사실을 어떻게 몇천 년 전에 알 수 있었느냐는 것이다. 이때는 봄이기 때문에, 이 기운은 앞에서 설명한 것처럼 담즙(bile:膽汁)을 통해서 간에 영향을 준다(入通於肝). 그래서 간이 문제가 되어서 담즙이 문제가 되면, 눈에서 황달(黃疸)을 볼 수 있다. 우리는 이 현상을 보고 간과 봄은 눈에서 개규한다(開竅於目)고 말한다. 즉, 간의 기운이 봄에 문제가 되면, 간의 증상을 눈에서 파악할 수 있다는 뜻이다. 간은 담즙을 통해서 뇌를 통제하는데, 이 뇌가 눈을 통제하면서 간의 문제를 눈에서 관찰할 수 있게 된다. 그래서 봄에는 간을 보호하기 위해서 간에 알칼리(精)를 저장(藏)해야 한다(藏精於肝). 이렇게 하지 않으면, 간이 담즙을 제대로 처리하지 못하면서 뇌 신경에서 문제가 일어나고 뇌 신경 문제로 인해서 경해(驚駭)가 발병한다(其病發驚駭). 이때 간을 도와주는 오미는 신맛이다(其味酸). 신맛은 대개 단쇄지방산으로써 간을 지나면서 알칼리 케톤으로 바뀌고, 이 케톤은 간이 과잉 산을 중화시킬 때 재료로 쓰인다. 즉, 간은 과잉 산을 지방으로 중화하는데, 이 알칼리 케톤이 지방의 재료가 되어준다. 그리고 이 단쇄지방산은 자유전자를 보유하고 있는데, 이 자유전자는 간이 담즙을 분해할 때 쓰인다. 즉, 물체를 분해한다는 것은 물체의 공유결합을 푸는 과정인데, 이 공유결합을 풀기 위해서는 공유결합을 하고 있는 전자에 외부에서 자유전자를 공급해줘야 한다. 그러면, 전자가 부족해서 서로 공유결합을 했으므로, 전자가 추가로 공급되면, 부족한 전자가 채워지면서 공유결합의 필요성이 없어지게 되고, 물체는 자동으로 분해된다. 그래서 신맛은 간을 여러모로 도와주게 된다. 그리고 이 신맛이 나는 단쇄지방산은 대장이 발효를 통해서 만들기도 한다. 그러면, 이 단쇄지방산은 장간 순환을 통해서 간으로 공급된다. 그래서 간 건강과 대장의 건강은 서로 연결되게 된다. 즉, 간은 대장의 직장 정맥총을 통제해서 대장을 도와주게 되고, 대장은 발효를 통해서 단쇄지방산을 만들어서 간을 도와주게 된다. 즉, 대장과 간은 상부상조하는 관계이다. 즉, 이 둘은 운명 공동체인 셈이다. 봄은 따뜻한 에너지와 일조량을 공급해서 초목들이 싹을 틔우게 해준다. 즉, 봄에 혜택을 받는 부류(類)가 초목이다(其類草木). 즉, 봄이 공급하는 따뜻한 일조 에너지는 식물에 있는 성장인자인 자유전자를 자극해서, 이들이 간질로 나오게 만들고, 이들은 성장인자가 되어서 초목이 싹을 틔우게 만든다. 성장인자인 자유전자는 열에너지가 주어지지 않으면, 자기 집에 처박혀서 꼼짝도 하지 않는다. 봄은 겨우내 웅크리고 있던 닭들이 제일 활발하게 기지개를 켜게 만드는 계절이다. 즉, 봄에 혜택을 받는 가축(畜)은 닭이다(其畜雞). 닭고기에는 도파민(Dopamine)이 많다. 그 이유는 닭은 모래주머니를 보유하고 있으므로 인해서, 철을 포함해서 미네랄 성분을 많이 흡수하기 때문이다. 이 미네랄 성분 중에서 철은 도파민을 만드는 핵심 역할을 하게 된다. 즉, 도파민은 철이 풍부해야 만들어진다는 뜻이다. 그리고 이 도파민은 뇌에 있는 산성 체액을 잘 중화해서 행복을 느끼게 만드는 대표적 행복 호르몬이다. 그리고 뇌 신경은 간이 담즙을 통해서 통제한다. 그래서 뇌가 안정되면, 뇌척수액도 안정되게 되고, 그러면 산성 담즙이 덜 만들어지게 되고, 당연히 산성 담즙을 처리하는 간은 혜택을 보게된다. 더군다나 봄은 간이 과부하에 걸리는 시기이다. 그래서 이때 닭고기는 도파민을 공급해서 봄에 지친 간을 돕게 된다. 그러나 지금은 사정이 다르다. 지금 양계장에서 키운 닭고기에는 도파민이 거의 없다. 즉, 지금 양계장에서 키운 닭고기는 봄철에 간에 도움이 안 된다는 뜻이다. 그리고 봄은 가을에 파종해서 겨울을 지났던 보리가 본격적으로 자라기 시작하는 계절이다. 즉, 곡식 중에서 봄의 혜택을 받는 곡류는 보리이다(其穀麥). 보리에는 쓴맛이 있다. 이 쓴맛이 바로 사포닌이다. 이 사포닌은 스테로이드 구조를 보유하고 있다. 그리고 이 스테로이드 구조는 담즙의 골격인 스테로이드와 똑같다. 그래서 보리의 사포닌은 담즙을 수거할 때 도움을 주게 된다. 그리고 봄이라는 사계절에 대응하게 해주는 존재는(其應四時), 동쪽 하늘(上)에서 파랗게 빛나는 목성(木星:歲星)이다(上爲歲星). 즉, 봄의 따뜻함은 목성이 보내는 기운이다. 그래서 봄기운은 간을 통해서 뇌 신경이 있는 머리에서 병을 일으킨다(是以春氣在頭也). 봄에 해당하는 소리(音)는 목성의 에너지가 변하면서 내는 즉, 목성이 가진 자기장 때문에 나는 소리인데, 어금니 쪽에서 나는 각(角)이다. 오음(五音)은 궁상각치우(宮商角徵羽)로써 우주의 율여(律呂)를 공자(孔子)가 처음으로 사람의 목소리에 담은 것인데, 태양계 행성의 자기장 때문에 나는 소리이다. 오성이 내는 소리에 대해서 관심있는 독자들은 유튜브(Youtube)에서 'All Planet Sounds From Space (In our Solar System)' 이 제목을 검색해서 오성의 소리를 감상해보면 된다. 물론 지구도 자기장을 보유하고 있으므로, 소리를 낸다. 봄에 해당하는 숫자는 8이다. 이 수(數)는 성수(成數)로서 행성 표면의 중력(gravity:重力)이 지구에 미치는 크기를 순서대로 나타낸 것이다. 그 영향력에 따라 5, 6, 7, 8, 9가 있다. 참고로 오성의 숫자와 중력을 각각 살펴보면, 금성9-표면중력(m/s2) 8.87, 목성8-24.79, 화성7-3.711, 수성6-3.701, 토성5-8.96이다. (출처 : 두산백과 : 태양계). 앞에 있는 숫자는 성수(成數)이고 뒤에 있는 숫자는 중력이다. 목성이 중력은 제일 크나 지구에서 너무 멀리 떨어져 있고, 토성도 큰데 지구에서 너무 멀리 떨어져 있어서, 지구의 중력을 간섭하는 영향력은 상대적으로 적다. 간은 이렇게 담즙을 통제해서 신경을 통제하기 때문에, 간이 문제가 생기면 담즙 처리가 미진해지고, 과잉 산은 처리가 지연되면서, 신경이 과부하가 걸리면 자동으로 근육을 수축시키면서 문제를 일으킨다. 즉, 간 문제는 근육에 병을 만든다. 그래서 봄에는 근육(筋)에 병이 있게 된다는 것을 알(知) 수 있다(是以知病之在筋也). 간에 해당하는 냄새는 노린내(臊:조)이다(其臭臊). 간은 해독의 중추 기관이다. 해독이란 결국 과잉 산(酸)을 중화하는 것이다. 이 과잉 산을 중화하면 결국 지방이 만들어진다. 이에 대한 자세한 과정은 차차 설명된다. 즉, 간은 지방을 처리할 수밖에 없다. 그래서 생긴 것이 지방간((fatty liver:脂肪肝))이다. 즉, 지방간이 되었다는 말은 산이 과잉으로 존재했다는 암시를 주는 것이다. 그런데 산이 과잉으로 존재하면, 맨 먼저 스테로이드(Steroid)인 코티졸(Cortisol)이 작동한다. 이 스테로이드가 바로 지용성이다. 이것이 간으로 모여서 지방으로 만들어져서 해독된다. 그런데 이 스테로이드의 냄새가 누린내(臊)의 주범이다. 그래서 간은 누린내를 싫어(臭)한다(其臭臊). 여기서 취(臭)는 냄새라는 의미와 싫다는 중의적 의미를 보유하고 있다. 이 기전을 다르게 설명할 수도 있다. 간은 담즙을 처리하는데, 이 담즙의 골격이 콜레스테롤이다. 그런데, 이 콜레스테롤의 골격이 스테로이드이다. 그리고 스테로이드는 노린내가 난다. 그래서 콜레스테롤이 산성 쓰레기를 몽땅 쓸어서 간으로 가지고 오면, 간은 당연히 죽어나므로, 당연히 간은 스테로이드 골격을 보유한 콜레스테롤을 싫어하게 된다. 이 편(篇)은 과학의 종합판이다. 즉, 해석하기가 상당히 어려운 편(篇)이다.

南方赤色, 入通於心, 開竅於耳, 藏精於心. 故病在五藏. 其味苦, 其類火, 其畜羊, 其穀黍. 其應四時, 上爲熒惑星. 是以知病之在脈也. 其音徵, 其數七, 其臭焦.

남쪽은 적색이다(南方赤色). 여름에 하늘을 보면 남쪽에 화성(火星:熒惑星)이 높이 떠서 빛나는데, 이 화성을 컬러 망원경으로 보면 적색(赤色)으로 빛이 난다. 이때는 여름이므로, 이 기운은 앞에서 설명한 것처럼 산성 정맥혈을 통해서 우 심장에 영향을 준다(入通於心). 이렇게 심장이 문제가 되면, 알칼리 동맥혈의 공급에 문제가 생기고, 산이 적체되는데, 귀에서 문제가 되는 이유는 귀에는 알칼리인 이석 (otolith:耳石)이 존재하는데, 알칼리인 동맥혈의 공급이 여의치 않으면, 이 이석은 산에 의해서 바로 분해가 되면서 귀에 문제를 일으킨다. 그래서 여름과 심장은 귀에서 개규한다(開竅於耳)고 말한다. 그래서 여름에는 산성 정맥혈을 받는 우 심장에 알칼리(精)를 저장(藏)해야 된다(藏精於心). 만일에 알칼리 동맥혈을 공급하는 심장에 문제가 생기면, 알칼리 동맥혈을 받아서 산을 중화하는 오장은 바로 병이 생길 수밖에 없다(故病在五藏). 심장에 도움을 주는 맛은 쓴맛이다(其味苦). 쓴맛은 대개 장쇄지방산이거나 사포닌 종류이다. 특히 사포닌 같은 폴리페놀(Polyphenol)은 심혈관 질환의 주범인 ROS(Reactive oxygen species:ROS:활성산소종:活性酸素種)를 제거해준다. 그래서 쓴맛은 심장을 도와준다(其味苦). 여름은 무더위(火)가 기승을 부리는 때이다(其類火). 여름에 제일 잘 크는 가축은 양이다. 즉, 여름의 혜택을 많이 받는 가축(畜)이 양이다(其畜羊). 양은 원래 추운 지방에서 자라는 동물이다. 그래서 양은 추위 속에서도 혈액 순환을 정상으로 유지해야 하므로, 언제나 혈액의 양을 정상으로 유지해야 한다. 이때 혈액의 양을 조절하는 호르몬이 나트륨 조절 호르몬이다. 그래서 양은, 이 나트륨 조절 호르몬을 통해서 혈액의 양을 조절하게 된다. 그리고 인간의 심장도 이 나트륨 조절 호르몬을 통해서 혈액의 양을 조절하게 된다. 그래서 최첨단 현대의학에서 나트륨이 고혈압의 원인이라는 허무맹랑한 헛소리를 하고 있다. 그래서 이때 양고기는 이 나트륨 조절 호르몬을 통해서 여름에 무더위에 지친 심장을 돕게 된다. 그러나 지금의 양고기는 사정이 다르다. 지금은 추운 지방에서 양을 안 키운다는 뜻이다. 그래서 지금의 양고기는 심장을 돕는 효과가 없다. 그리고 무더운 여름에도 잘 버티면서 자랄 수 있는 곡식은 기장(黍:서)이다(其穀黍). 기장은 여름의 무더위 때문에 수분이 증발한 메마른 땅에서도 잘 견디는 곡식이다. 그 이유는 기장의 생리에 있다. 기장은 자라면서 미네랄을 모두 흡수하게 된다. 그리고, 이 미네랄은 삼투압 기질이 되므로, 수분을 붙잡고 있게 된다. 그래서 기장은 무더운 여름에 메마른 땅에서도 잘 견디게 된다. 당연한 결과로 기장 쌀에도 미네랄이 풍부하게 들어있다. 그리고 이런 기장 쌀로 밥을 하게 되면, 기장에 든 미네랄은 열을 받게 되고, 이어서 이 미네랄에 든 자유전자는 날아가 버리게 되고, 이때 미네랄은 자동으로 알칼리 미네랄이 된다. 그리고 이들은 인체 안으로 들어가서 자유전자의 완충장치로서 작용하게 된다. 그리고 심장은 잘 알다시피 자유전자를 전문으로 중화하는 오장이다. 그래서 심장은 자유전자의 완충장치가 필수적으로 필요하게 되는데, 이를 기장이 공급한다. 특히 여름은 심장이 과부하에 걸리는 시기라는 사실을 상기해보자. 이때 기장이 심장을 돕게 된다. 그리고 여름이라는 사계절에 대응하게 해주는 존재는(其應四時), 남쪽 하늘(上)에서 빨갛게 빛나는 화성(火星:熒惑星)이다(上爲熒惑星). 즉, 여름의 무더운 열기는 화성이 보내는 기운이다. 그래서 우리는 여름 기운이 심장을 통해서 동맥에서 병을 일으킨다(是以知病之在脈也)는 사실을 알 수 있다. 여름에 해당하는 소리(音)는 화성의 에너지가 변하면서 내는 즉, 화성이 가진 자기장 때문에 나는 소리인데, 혀 쪽에서 나는 치(徵)이다(其音徵). 여름에 해당하는 성수는 화성을 대표하는 7이다(其數七). 심장은 왜 에너지원으로써 지방산을 90% 이상 사용할까? 이것은 지방산이 짝 풀림(Uncoupling) 현상을 만들어내기 때문이다. 이 현상은 ATP를 만들지 않으면서 전자만 중화하기 때문에, 붙여진 이름이다. 대개는 전자가 전자전달계에서 산소로 중화가 되면, 동시에 ATP를 만들어내는 짝 동조(Coupling) 현상이 일어난다. 그런데 지방산을 에너지로 이용하면 즉, 지방산을 전자 전달 도구로 이용하면, 지방산은 ATP를 만드는 재료인 인산(Phosphate)을 가지고 미토콘드리아로 들어가지 못하므로, 당연한 결과로써 ATP가 만들어지지 않는다. 여기서 많은 의문이 만들어진다. 그러면, ATP는 강알칼리로서 세포에 과잉 산이 생기면, 이를 중화해주는 물질인데, 그러면, 심장은 ATP가 만들어지지 않게 되는데, 어떻게 과잉 산의 등쌀을 견뎌낼까? 답은 크레아틴 인산에 있다. 크레아틴 인산(Creatine phosphate)은, ATP가 인산을 통해서 자유전자를 받아서 과잉 산을 중화하듯이, 이들도 인산을 통해서 자유전자를 환원받아서 과잉 산을 중화해준다. 여기서는 인산이 핵심이다. 인산은 특이성을 보유한 물질이다. 즉, ATP나 크레아틴 인산을 구성하고 있는 인산은 자유전자를 환원받아서 산(酸)이 되면,

인체의 체액 산도인 pH7.45에서는 절대로 자기가 환원받은 자유전자를 체액으로 내놓지 않고 꽉 붙잡고 있게 된다. 그리고 인산이 유일하게 자기가 환원받은 자유전자를 내놓는 곳이 바로 미토콘드리아이다. 이때 미토콘드리아의 체액 산도는 pH7.8이 된다. 그래서 인산은 오직 미토콘드리아에서만 자유전자를 풀어놓게 된다. 그리고 이때 자유전자를 풀어 놓은 인산은 ATP의 재료가 된다. 그래서 심장은 정상적으로 ATP를 만들지 못하고, 크레아틴을 통해서 만들게 된다. 아무튼, 심장은 여러모로 아주 재미있는 장기이다. 이에 대한 설명은 아주 길므로 여기서는 이만 줄인다. 다시 말하면 심장은 전자를 중화하기 위해서 존재하는 기관이다. 이에 관한 연구는 잘 돼 있어서 논문도 많이 있다(4-1, 4-2, 4-3). 그런데 우리가 어떤 물체를 태우면 탄 냄새(焦)가 나는데, 이 탄 냄새의 정체가 바로 전자이다. 그래서 심장은 과도한 전자가 산화되면서 내는 탄 냄새를 싫어한다(其臭焦). 즉, 전자가 심장에서 과도하게 산화된다는 말은 심장이 과부하가 걸렸다는 뜻이 된다. 이 부분도 참으로 대단하다.

中央黃色, 入通於脾, 開竅於口, 藏精於脾, 故病在舌本. 其味甘, 其類土, 其畜牛, 其穀稷, 其應四時, 上爲鎭星, 是以知病之在肉也. 其音宮, 其數五, 其臭香.

중앙은 황색이다(中央黃色). 장하(長夏)는 봄, 여름, 가을, 겨울의 가운데(中央) 있다. 장하에 하늘을 보면 중앙에 토성(土星:鎭星)이 높이 떠서 빛나는데, 이 토성을 컬러 망원경으로 보면 황색(黃色)으로 빛이 난다. 이때는 장마철이기 때문에, 이 기운은 앞에서 설명한 것처럼 산성 간질액을 통해서 비장에 영향을 준다(入通於脾). 그래서 비장이 문제가 되면 간질액이 산성으로 변하게 되고, 이어서 정체되면서 입안에서 분비되는 림프액인 침(唾液)의 점도(viscosity:粘度)가 높아진다. 즉, 장하와 비장은 입에서 개규한다(開竅於口). 즉, 비장의 문제를 제일 잘 알아볼 수 있는 곳이 비장이 통제하는 림프계가 아주 잘 발달한 입(口)이다. 분비액은 비장이 통제하는 림프선에서 제일 많이 분비된다는 사실도 기억해두자. 그래서 장하에는 비장에 알칼리를 저장해둬야 한다(藏精於脾). 비장이 문제가 되면 혀에 병이 생긴다(故病在

舌本). 왜 비장이 문제가 되는데 혀에 병이 생길까? 동양의학은 체액 의학이다. 그래서 체액의 흐름을 보면, 이 문제가 풀린다. 심장이 보내는 동맥혈은 간질에 공급이 된다. 그래서 간질이 막히면 심장은 동맥혈을 밀어내지 못한다. 이 간질을 통제하는 기관이 바로 비장이다. 그래서 비장이 문제가 되면, 심장도 문제가 된다. 그러면 또, 심장과 혀는 무슨 관계가 있을까? 이와 관련된 논문은 찾기가 상당히 힘들다(4-4). 심근 세포는 전기 즉, 전자를 통하게 해야 하므로. 특수한 세포이다. 그런데 이 특수한 심근 세포와 같은 성질을 가진 세포가 바로 혀 세포이다. 즉, 심근에 문제가 발생하는 조건이 되면, 혀도 똑같은 문제에 직면한다. 종합해 보면 비장을 통해서 압박을 받는 심장의 문제는 혀(舌)의 문제까지 이어진다(故病在舌本). 그래서 비장과 혀 문제가 연결된다. 이 기전은 다르게 설명할 수도 있다. 즉, 심장은 장쇄지방산으로 자유전자를 처리하다가, 장쇄지방산이 과잉되면, 이를 중성지방으로 만들어서 림프로 보내버린다. 그래서 비장이 문제가 되면, 중성지방 때문에, 심장은 자동으로 문제가 생기게 되고, 이어서 혀가 문제가 된다. 이 기전은 또 있다. 즉, 혀는 비장이 통제하는 림프선이 아주 잘 발달해있다. 그래서 비장이 문제가 되면, 혀가 곧바로 문제에 봉착한다. 그리고 비장에 좋은 맛은 단맛이다(其味甘). 비장은 간질에서 받은 과잉 산을 중화해야 하는 임무를 띤다. 그런데 비장은 지용성 물질을 수용한다. 즉, 비장에는 지방 성분이 대부분이다. 왜일까? 차차 설명되겠지만, 중성지방은 과잉 산을 중화한 '결과물'이기 때문이다. 그래서 비장이 과잉 산을 중화하면 자연스럽게 지방이 생성된다. 그래서 비장에는 지방이 많이 있게 된다. 그래서 지방 세포가 림프와 밀접하게 연결되어 있을 수밖에 없다. 그런데 이런 비장이 당(糖)하고는 무슨 관계일까? 당은 원래는 전분처럼 축합(condensation:縮合)되어있으므로 알칼리이다. 즉, 당은 풀리면서 산을 수거해서 중성지방으로 변해버린다. 한마디로 당은 산을 중화하는 도구인 것이다. 그래서 간질에서 과잉 산을 받아서 지방으로 중화해야 하는 비장은 항상 당이 요구된다. 산을 중성지방으로 만들어 놓지 않으면 산(酸)에 붙은 자유전자는 무섭게 조직을 분해해버린다. 이에 대한 설명은 차차 나온다. 또한, 당은 중성지방을 만들 때, 삼탄당의 재료가 된다. 중성지방은 삼탄당과 지방산의 결합을 통해서 만들어진다는 사실을 상기해보자. 종합하면 비장은 항상 당을 필요로 한다. 그래서 단맛이 비장에 좋다. 추가로 단맛이 위장(胃)에 좋은 이유는 위장은 위산을 분비하는데, 이 위산을 제일 쉽게 중화시키는 물질이 당(糖)이다. 위산이 과잉으로 분비가 되었을 때, 위산을 중화시키지 못하면 위장은 절단난다. 이것을 방지해 주는 도구가 바로 당(糖)이다. 당은 자유전자를 환원받는 알콜기를 5개나 보유하고 있다는 사실을 상기해보자. 즉, 당은 자유전자를 쓸어 담는 도구이다. 그리고 장하에 내리는 비는 토지를 비옥하게 만든다(其類土). 이 기전은 이미 앞에서 설명했다. 이때 제일 잘 크는 가축이 바로 소이다(其畜牛). 소고기에는 성장인자가 아주 많다. 왜? 이는 소의 생리 때문이다. 소는 위장이 4개나 된다. 그리고, 이 위장에서 발효가 일어난다. 즉, 이때 위장에서 단쇄지방산이 만들어진다. 그리고, 이 단쇄지방산은 성장인자를 자극해서 만들게 된다. 그러면, 성장인자와 비장은 무슨 관계가 있을까? 성장인자가 있다는 뜻은 무엇을 만든다는 뜻이 된다. 그리고 비장은 중성지방을 만들게 된다. 그래서 비장은 자동으로 성장인자를 필요로 하게 된다. 이때 이 성장인자를 소고기가 공급하게 된다. 엄마가 어린아이에게 이유식을 만들어줄 때 소고기를 갈아서 넣어주는 이유이다. 그리고 장하에 피(稷)가 마지막으로 열매를 완성한다(其穀稷). 즉, 장하 때 피가 여문다. 피는 냉성(冷性)이 아주 강한 식재료이다. 그리고 여기서 냉성이라는 말은 열을 만드는 자유전자를 제거해준다는 뜻이다. 즉, 냉성은 열의 원천인 자유전자를 보유한 산성 물질을 제거해준다는 뜻이다. 그리고 비장은 간질에 정체한 산성 물질을 처리한다. 그러면서 장하 때 비장은 과부하에 걸리게 된다. 그래서 장하 때 피를 이용해서 간질에 정체한 산성 물질을 제거해주게 되면, 비장은 도움을 받게 된다. 그리고 장하라는 사계절에 대응하게 해주는 존재는(其應四時), 중앙 하늘(上)에서 노랗게 빛나는 토성(土星:鎭星)이다(上爲鎭星). 즉, 토성의 차가운 기운이 장하에 장마를 만들어낸다. 장하의 기운은 습기를 통해서 피부 호흡을 막고 이어서 간질액을 산성으로 만들고 이어서 산성 간질액을 처리하는 림프(肉)에서 병을 일으킨다(是以知病之在肉也)는 것을 알 수 있다. 장하에 해당하는 소리(音)는 토성의 에너지가 변하면서 내는 즉, 토성이 가진 자기장 때문에 나는 소리인데, 입술에서 나는 궁(宮)이다(其音宮). 장하에 해당하는 성수는 토성을 대표하는 5이다(其數五). 비장이 싫어하는 냄새는 향이다(其臭香). 향(香)은 지용성 물질로써 휘발성이기 때문에 피부에 잘 붙는다. 그리고서는 피부에 붙어서 피부 호흡을 막아버린다. 그러면 피부를 통해서 배출되는 간질의 산은 간질에 정체가 되고 만다. 결국에 산성 간질액을 처리하는 비장은 향을 싫어할 수밖에 없다(其臭香).

西方白色, 入通於肺, 開竅於鼻, 藏精於肺. 故病在背. 其味辛, 其類金, 其畜馬, 其穀稻, 其應四時, 上爲太白星. 是以知病之在皮毛也. 其音商, 其數九, 其臭腥.

서쪽은 백색이다(西方白色). 가을에 하늘을 보면 서쪽에서 금성(金星:太白星)이 높이 떠서 빛나는데, 이 금성을 컬러 망원경으로 보면 백색(白色)으로 빛이 난다. 금성이 주는 가을의 건조한 기운은 폐포를 건조하게 해서 폐를 힘들게 한다(入通於肺). 폐는 호흡을 주관하는 기관이기 때문에 폐가 문제가 되면 호흡과 관계가 있는 코에서 폐의 문제를 쉽게 관찰할 수가 있다(開竅於鼻). 그래서 가을에는 폐에 알칼리를 저장해둬야 한다(藏精於肺). 폐는 인체의 모든 체액을 최종 처리하는 기관이기 때문에, 이 체액이 폐로 들어오는 경로인 어깨와 등 쪽에 문제가 발생한다(故病在背). 폐는 적혈구에 산소를 실어 보내는 임무를 띤다. 그런데 폐로 모여드는 체액이 과하게 산성으로 변하면, 적혈구에 있는 알칼리 철(Fe^{3+})을 환원시켜서 산성 철(Fe^{2+})로 만들어버린다. 이 산성인 환원철(Fe^{2+})과 제일 반응을 잘하는 물질이 휘발성 단쇄지방산이다. 이 휘발성 단쇄지방산은 휘발성이기 때문에 자연스럽게 폐로 모여든다. 그리고는 폐에서 환원철과 반응해서 폐의 산성화를 막아준다. 이 휘발성 단쇄지방산을 제일 많이 만드는 기관이 바로 대장(大腸)이다. 대장은 발효 과정을 통해서 이 물질들을 만들어내고 간을 지나서 폐로 몰려든다. 그래서 대장과 폐는 음양의 관계를 유지한다. 물론 대장에서 폐가 보낸 중조를 처리하기도 한다. 이 기전은 이미 설명했다. 이 휘발성 단쇄지방산의 대표가 바로 매운맛(辛)인 캡사이신(Capsaicin)이다(其味辛). 그래서 매운맛은 폐를 도와준다. 그리고 폐는 이산화탄소(CO_2)를 취급한다. 폐가 과부하가 걸려서 이산화탄소를 제대로 처리하지 못하면, 이산화탄소가 만들어내는 중조를 제일 잘 처리하는 물질도 단쇄지방산이 된다. 이 기전은 이미 설명했다. 그리고 가을은 건조하기 때문에 물질에서 수분을 빼앗아버리는데, 수분이 없고 건조함의 상징이 바로 금속이다(其類金). 그럼 왜 금속 특히 철(金)일까? 수분이 있으려면 반드시 전자를 가진 삼투압 기질이 있어야 한다. 그래서 삼투압에 필요한 전자를 뺏어버리면 수분은 모일 수가 없다. 바로 철(金)이 이 전자를 제일 잘 흡수한다. 당연히 건조해질 수밖에 없다. 가을은 천고마비(天高馬肥)의 계절이다(其畜馬). 말고기는 철분을 비롯해 미네랄의 보고이다. 그런데, 폐는 행복 호르몬인 도파민(Dopamine)을 만들어낸다. 그리고 이 도파민은 폐를 돕게 된다. 그런데, 이 도파민을 만들 때 필수 재료가 철 성분이다. 그리고 말고기는 이때 필요한 철을 풍부하게 공급해준다. 그리고 가을은 벼를 추수하는 시기이다(其穀稻). 벼에는 식이섬유가 풍부하다. 물론 지금은 10분도로 도정을 하므로, 식이섬유가 거의 없다. 그래서 옛날 방식으로 벼를 도정을 하게 되면, 식이섬유가 풍부하게 된다. 그리고 이 식이섬유는 대장에서 발효의 재료가 된다. 대장 발효와 폐의 관계는 이미 설명했다. 그리고 가을이라는 사계절에 대응하게 해주는 존재는(其應四時), 서쪽 하늘(上)에서 하얗게 빛나는 금성(金星:太白星)이다(上爲太白星). 즉, 가을의 건조한 기운은 금성이 제공한다. 폐는 온몸의 간질액을 최종 통제하기 때문에, 폐가 나빠지게 되면 피부와 접한 간질액이 산성으로 변하면서, 이 산성 간질액이 피부 콜라겐으로 중화가 되고, 피부는 나빠지고 이어서 피부에 뿌리를 두고 있는 털도 피해를 본다. 이런 식으로 가을은 피모를 힘들게 할 수 있다. 또, 피부는 폐처럼 피부 호흡을 하는데, 폐가 문제가 되어서 이산화탄소를 처리하지 못하면, 피부는 이 이산화탄소를 처리하면서 피부 호흡이 막히게 되고, 피부는 고생하게 된다. 즉, 가을에는 병이 피모에 존재한다는 것을 알 수 있다(是以知病之在皮毛也). 가을에 해당하는 소리(音)는 금성의 에너지가 변하면서 내는 즉, 금성이 가진 자기장 때문에 나는 소리인데, 치아에서 나는 상(商)이다(其音商). 가을에 해당하는 성수는 금성을 대표하는 9이다(其數九). 폐는 비린내를 싫어한다(其臭腥). 왜 폐는 비린내(腥:성)를 싫어할까? 피를 많이 흘린 장소에 가보면 피비린내가 나는데, 이는 적혈구가 산화되면서 나는 냄새이다. 즉, 피가 썩어가면서 나는 냄새이다. 더 정확히 말하자면, 적혈구에 붙은 철(Fe)이 비린내의 주범이다. 폐는 적혈구를 통해서 산소를 운반하기 때문에, 적혈구의 건강이 폐에는 아주 아주 중요하다. 그래서 폐는 비린내를 싫어한다(其臭腥)고 표현했다.

北方黑色, 入通於腎, 開竅於二陰, 藏精於腎. 故病在谿. 其味鹹, 其類水, 其畜彘, 其穀豆, 其應四時, 上爲辰星. 是以知病之在骨也. 其音羽, 其數六, 其臭腐.

　　북쪽은 흑색이다(北方黑色). 겨울에 하늘을 보면 북쪽에서 수성(水星:辰星)이 높이 떠서 빛나는데, 이 수성을 컬러 망원경으로 보면 흑색(白色)으로 빛이 난다. 겨울은 일조량이 적기 때문에 CRY 활동이 줄면서 과잉 산의 중화가 잘 안 된다. 대신 염으로 과잉 산을 격리해 놓는다. 그래서 염을 전문적으로 다루는 신장이 겨울에는 힘들어한다(入通於腎). 신장이 문제가 되면 이음(二陰)에서 개구한다(開竅於二陰). 신장은 뇌척수액을 책임지고 있다. 그런데 이 뇌척수액은 림프액이다. 그리고 신장은 산성 정맥혈을 우 심장으로 보낸다. 그래서 신장이 문제가 되면 림프를 담당하는 비장(太陰)과 신장에서 산성 정맥혈을 받는 우 심장(少陰)이 동시에 영향을 받는다. 이것을 이음에서 개구한다고 표현한 것이다(開竅於二陰). 신장은 뇌척수액을 통제한다. 만일에 뇌척수액이 산성으로 기울면 인체는 이 과잉 산을 중화해야 하는데, 중화하는 방법이 바로 콜라겐이다. 콜라겐을 분해해서 과잉 산을 중화하는 것이다. 뇌척수액은 일반 체액으로 합류를 할 때 뼈에서 빠져나와야 한다. 즉, 뼈에 있는 구멍을 통해서 뇌척수액이 빠져나온다. 이 구멍에는 근육과 각종 체액관들이 통과하고 있다. 그래서 뇌척수액이 산성으로 기울면, 바로 이 구멍과 연결된 근육의 콜라겐이 녹아버린다. 바로 이 구멍을 계(谿)라고 한다. 물이 흐르는 시내(谿)처럼 뇌척수액이 흘러 다니는 곳이다. 그래서 신장에 문제가 생기면 뇌척수액이 산성으로 기울고, 이 부분에서 병이 생기는 것이다(故病在谿). 신장을 좋게 하는 맛은 짠맛이다(其味鹹). 짠맛은 염(鹽:화학용어)을 말한다. 신장이 짠맛 같은 염을 좋아하는 이유는 신장은 산과 알칼리를 조절할 때 염으로 조절하기 때문이다. 구체적으로 예를 들자면, 염(鹽)인 소금($NaCl$)은 알칼리인 나트륨(Na^+)과 산성인 염소(Cl^-)로 구분이 되는데, Na^+는 알칼리로써 알칼리의 과부족을 조절하고,

Cl⁻은 산으로써 산의 과부족을 조절한다. 그래서 산이 많으면 알칼리인 Na⁺는 붙잡고 산인 Cl⁻은 버린다. 그래서 과잉 산으로 인해서 고혈압에 걸리면 나트륨(Na⁺)은 붙잡고 산인 염소(Cl⁻)는 버린다. 그런데 현대과학은 어처구니없게도 고혈압의 원인을 나트륨(Na⁺)이라며 저나트륨을 강조하는 웃지 못할 일을 하고 있다. 이 문제는 뒤에서 다시 논의될 것이다. 거꾸로 알칼리가 많으면 산인 Cl⁻은 붙잡고 알칼리인 Na⁺는 버린다. 이렇게 해서 신장은 인체 체액의 산도를 조절한다. 그래서 신장은 염(鹽:鹹)을 좋아한다(其味鹹). 여기서 신장이 좋아하는 염은 실제로는 미네랄들이다. 이 미네랄들이 소금처럼 작동하면서, 인체의 산도를 조절해준다. 그리고 겨울을 대표하는 것은 물이다(其類水). 겨울은 날씨가 춥기 때문에 과잉 산을 중화하지 못하고 염으로 저장한다. 물(水)이 바로 전자를 격리한 염(鹽)의 다른 형태이다. 그래서 여기서 물(水)은 염(鹽)을 말한다. 돼지(彘:체)는 지방이 많아서 겨울을 잘 견디는 가축이다(其畜彘). 그리고 돼지고기는 신장에 좋은 육고기이다. 왜? 원래 돼지는 그냥 집에서 키우게 되면, 노린내가 난다. 그래서 지금의 돼지는 거세해서 노린내를 없앤다. 즉, 노린내의 주범이 성호르몬인 스테로이드이기 때문이다. 그리고 신장은 부신의 하수인이다. 그래서 신장을 도와주려면, 부신을 도와주면 된다. 그리고 부신은 스테로이드를 만드는 대장이다. 그래서 스테로이드를 많이 보유한 돼지고기가 신장을 도울 수가 있게 된다. 그러나 지금의 돼지고기는 거세해서 스테로이드가 거의 없으므로, 신장에 도움이 안 된다. 신장에 도움이 되는 돼지고기를 먹으려면, 산에서 큰 멧돼지 고기를 먹으면 된다. 이 멧돼지 고기는 노린내가 지독해서 요리를 잘 해야 먹을 수가 있다. 그리고 겨울의 곡식은 대두이다(其穀豆). 겨울은 염으로 과잉 산을 중화한다. 그리고 과잉 산을 격리해서 만든 염은 신장을 통해서 체외로 배출된다. 그런데 과잉 산을 소금 다음으로 최고로 많이 배출시키는 도구가 인산(Phosphate)이다. 이 인산은 칼슘과 짝을 이뤄서 인산칼슘이 되어서 배출된다. 그런데 대두(大豆)와 인산은 무슨 관계가 있을까? 바로 대두에는 인산기가 6개나 붙어있다. 그래서 겨울에 염의 재료로써 인산을 공급하는 도구가 대두(大豆)인 것이다. 대두는 우리가 먹는 곡식 중에서 인산이 최고로 많이 들어있다. 그런데 여기에는 함정이 있다. 이 대두에 들어있는 인산은 강산(強

酸)으로서 독(毒)이다. 그러면 독을 먹으란 말인가? 물론 아니다. 먹는 방법이 있다. 이 방법은 바로 발효(醱酵:fermentation)이다. 발효의 마법은 산을 제거해서 알칼리로 만들어준다는 데 있다. 이것이 한국의 전통 된장이다. 다시 말하면 한국의 전통 된장은 보약 중에서도 보약이다. 대신 '반드시' 전통 방식으로 발효시켜야 한다. 겨울이라는 사계절에 대응하게 해주는 존재는(其應四時), 북쪽 하늘(上)에서 검게 빛나는 수성(水星:辰星)이다(上爲辰星). 즉, 겨울의 차가운 기운은 수성이 제공한다. 겨울은 과잉 산을 신장을 통해서 염으로 배출하므로 신장에 문제가 생기기 쉽다. 그러면 신장이 통제하는 뇌척수액에 문제가 생기고 이어서 곧바로 뇌척수액을 담고 있는 뼈에 문제가 생긴다. 그래서 겨울에는 뼈에 병이 존재한다(是以知病之在骨也)는 것을 알 수 있다. 겨울에 해당하는 소리(音)는 수성의 에너지가 변하면서 나는 즉, 수성이 가진 자기장 때문에 나는 소리인데, 목구멍에서 나는 우(羽)이다(其音羽). 겨울에 해당하는 성수는 수성을 대표하는 6이다(其數六). 신장은 썩은 냄새를 싫어한다(其臭腐). 여기서 썩은 냄새(腐)는 염소(Cl^-)가 변하면 나는 냄새인데, 염소는 산을 가진 산성 물질이다. 즉, 신장은 산성 물질을 싫어한다는 말이다. 참고로 썩는다는 개념은 분해된다는 개념과 같은 말인데, 분해된다는 말은 전자가 환원된다는 말이다. 전자가 환원되면 바로 산성 물질이 된다.

故善爲脈者, 謹察五藏六府一逆一從, 陰陽表裏雌雄之紀, 藏之心意, 合心於精, 非其人勿教, 非其眞勿授, 是謂得道.

그래서 맥을 잘 보는 사람은(故善爲脈者), 오장육부의 순과 역, 음양 표리, 자웅의 개괄을 세심히 살핀다(謹察五藏六府一逆一從, 陰陽表裏雌雄之紀). 그리고 오장(藏)은 심장이 공급하는 알칼리 동맥혈을 가지고 과잉 산을 중화하기 때문에, 결국 심장(心)의 의지(意)에 따라서 움직일 수밖에 없다(藏之心意). 그 이유는 결국에 모든 알칼리(精)는 모두(合) 심장이 공급하기 때문이다(合心於精). 즉, 산을 중화하는 오장은 산을 중화하기 위해서는 심장이 공급하는 알칼리 동맥혈에 의지해야 하며, 이 알칼리 동맥혈은 모두 심장이 공급한다. 이런 사실을 모르는(非) 사람한테는 의

술을 가르치지도 않으며(非其人勿教), 이런 진리를 모르는(非) 사람한테는 의술을 전수하지도 않는다(非其眞勿授). 이렇게 스승이 될 수 있는 사람을 이르러 득도했다고 한다(是謂得道). 즉, 참된 원리(道)를 터득(得)한 사람을 보고 득도(得道)했다고 말한다. 이 편(篇)은 동양의학의 뼈대를 이루는 부분으로써, 이 편을 모르면 동양의학을 알 수가 없다. 또, 이 편은 황제내경이 종합 과학 도서임을 스스로 말해주고 있다. 즉, 황제내경을 정확히 해석하기 위해서는 여러 분야의 지식에 능통해야 한다. 이런 이유가 황제내경을 화석으로 만들어버렸다.

이 부분은 엄청나게 중요한 부분이다. 음양오행의 기본 구도를 설명하고 있으며, 이에 따르는 인체와의 관계도 설명하고 있고, 본초의 기본 원칙도 제공하고 있고, 이를 어떻게 응용할지 기본 구도로 잡아주고 있다. 특히, 육류는 어떤 원리로 오장과 연결되는지도 설명하고 있다. 그리고 우리가 먹는 오곡은 어떻게 어떤 원리로 약성이 발휘되는지도 설명하고 있다. 그래서 육류와 곡식은 우리의 주식 중에서 하나이므로, 자동으로 약식동원의 원리도 암시하고 있다. 그리고 향기(臭) 요법도 암시하고 있다. 결국에 이들을 기반으로 응용해서 나온 결과물이 본초학이다. 즉, 아무리 본초의 가짓수를 많이 열거한다고 해도, 본초의 큰 틀은 모두 이 범주 안에 있다는 뜻이다. 결국에 밥상을 차릴 때도 이 틀을 응용하면 된다는 의미이다. 예를 들면, 신장에 좋은 육류는 돼지고기인데, 그 이유는 스테로이드 성분 때문이므로, 신장에 좋은 육류를 고를 때는 스테로이드가 많이 함유된 육류를 고르면 된다는 뜻이다. 그리고 곡물도 신장에 좋은 종류는 대두인데, 그 이유는 인산이라는 미네랄 때문이므로, 신장에 좋은 곡물을 고를 때는 미네랄이 많은 곡물을 고르면 된다는 뜻이다. 그리고 육류와 곡물은 오장의 생리와 직결되므로, 오장의 생리를 잘 알게 되면, 이들을 선택할 때 응용의 범위는 더욱더 넓어지게 된다. 특히 곡물의 적용 원리는 본초에도 그대로 적용된다. 예를 들면, 신장에 좋은 스테로이드는 콜레스테롤의 기본 골격이므로, 이를 거꾸로 응용하면, 스테로이드 대신에 콜레스테롤이 많이 들어있는 음식은 신장에 좋다는 결론에 다다르게 된다. 그러면, 콜레스테롤의 보고인 새우나 달걀이 신장에 좋다는 결론에 다다르게 된다. 그리고 여기서 주의해야 할 사항은 최첨단 현대의학의 농간에 넘어가지 말라는 것이다. 최첨단 현대의학은 콜레스테롤을 적으로 만들어서 아예 콜레스테롤 음식을 먹지 못하게 하고 있다. 즉, 인체의 산성 쓰레기 청소부인 콜레스테롤을 먹지 말라는 것이다. 그래야 돈을 긁어서 모을 수가 있으니까! 그래서 본초를 분석하다 보면, 매우 헷갈리는 경우가 아주 많은데, 이 골격을 기본으로 본초를 분석하면, 본초는 모두 이 틀 안에서 논다는 사실을 금방 알아차릴 수가 있게 된다. 그러면, 우리의 밥상은 매일의 밥상이 해독 밥상으로 변하게 된다. 그래서 시중에 나와 있는 식료본초학이나 본초 생약학 등등을 참고하면, 밥상을 매일 해독 밥상으로 차릴 수가 있게 된다. 즉, 이들 책에서 우리가 필요한 성분들을 찾아보라는 뜻이다. 우리는 약식동원 또는 식약동원이 되어야 매일 매일을 건강하게 살 수 있게 된다. 즉, 매일 먹는 식사가 약이 되어야 한다. 그리고, 그 방법은 지금 이 편(篇)을 참고하면, 그리 어려운 일이 아니다. 그래서 이 편을 응용하면, 자동으로 환자를 위한 밥상도 차릴 수가 있게 된다. 즉, 환자의 상태에 따라서 맞춤 밥상이 가능하게 된다는 뜻이다. 물론 이때는 환자의 병인을 정확히 판단하는 것도 핵심이 된다. 그리고 조금 더 응용하게 되면, 한 가지 육류를 가지고 여러 오장에 응용도 가능해진다. 예를 들면, 닭고기는 도파민이 핵심이다. 그래서 이 편에서는 닭고기를 간에 좋은 음식으로 제시하고 있지만, 도파민은 이를 만드는 폐에도 아주 중요하다. 그래서 닭고기는 폐에도 좋게 된다. 그리고 미네랄이 엄청나게 풍부한 말고기는 이 편에서는 폐에 좋다고 나와 있지만, 미네랄은 신장에서 역할이 핵심이므로, 미네랄이 풍부한 말고기는 자동으로 신장에 좋게 된다. 그래서 이 정도가 되면, 해독 밥상을 가지고 놀 수가 있게 된다. 즉, 해독 밥상은 응용 범위가 무궁무진해진다는 뜻이다. 이 원리는 채소에서도 마찬가지이다. 폐에 좋은 채소는 식이섬유가 풍부하면 된다. 그러면, 이 채소는 대장 발효를 통해서 폐를 돕게 된다. 이 부분은 나중에 황제내경 해독 다이어트에서 보다 심도 있게 논의될 것이다.

제5편. 음양응상대론(陰陽應象大論)

제1장

黃帝曰, 陰陽者. 天地之道也, 萬物之綱紀, 變化之父母, 生殺之本始, 神明之府也. 治病必求於本. 故積陽爲天, 積陰爲地, 陰靜陽躁, 陽生陰長, 陽殺陰藏. 陽化氣, 陰成形. 寒極生熱, 熱極生寒. 寒氣生濁, 熱氣生淸. 淸氣在下, 則生飧泄, 濁氣在上, 則生䐜脹. 此陰陽反作. 病之逆從也.

황제가 말한다. 음양은(陰陽者), 천지의 원리이며(天地之道也), 만물의 근간이며(萬物之綱紀), 변화의 근원이며(變化之父母), 삶과 죽음의 근본이고(生殺之本始), 전자와 빛을 보관 출납하는 장소이다(神明之府也). 이 말을 종합하면 태양계 우주는 전자가 만들어내는 음양에 따라서 모든 것이 좌우된다는 말이다. 즉, 태양계 우주는 전자의 놀이터라는 사실을 구구절절이 열거하고 있다. 태양계에 존재하는 모든 존재는 전자(神)가 없으면 존재도 없다. 'No Electron, No Existence'이다. 그래서 병의 원인이 되는 것도 전자(神)에 있으므로, 병을 치료하려면 반드시(必) 전자가 결정하는 음양(陰陽)에서 치료의 근본(本)을 찾아야(求) 한다(治病必求於本). 그래서 쌓인(積) 양이 하늘을 만들고(故積陽爲天), 쌓인(積) 음이 땅을 만든다(積陰爲地). 즉, 하늘은 태양이 공급한 에너지(陽)인 전자가 가득하고, 땅은 하늘이 준 전자를 가지고 중화하면서 만들어낸 물체(陰)로 가득하다. 음은 조용하고 양은 활동적이다(陰靜陽躁). 즉, 양은 활발히 활동하는 전자인 에너지(Energy)를 가지고 있으므로 당연히 역동성이 있고, 음은 이런 전자가 없으므로 당연히 조용하다. 양은 싹을 틔우고, 음은 성장하게 한다(陽生陰長). 실제로는 싹을 틔우는 것이나 성장하는 것이나 모두 성장하는 것이다. 성장(長)이란 음(陰)인 알칼리가 에너지로써 양인 전자를 받아서 중화하면서 Ester 작용이 일어나고, 이 과정의 연속이 성장(長)이다. 즉, 싹을 틔우는 것이나, 성장하는 것이나, 모두 다 알칼리인 음(陰)과 양(陽)인 전자가 반응한 결과물이다. 양(陽)인 전자의 성질은 결합한 물체를 환원시켜서 분해하기 때문에 생물을 죽이는(殺) 역할이 있고, 음(陰)은 알칼리로써 양인 전자를 받아서 중화시키면서 물체를 만들어내서 보존(藏)하는 역할이 있다(陽殺陰藏). 양은 에너지인 전자를 가지고 있으므로, 이 전자를 다른 물체에 주어서 에너지를 가지고 있는 기(氣)를 만들고(陽化氣), 음인 알칼리는 이 전자를 받아서 중화시키면서 물체(形)를 만든다(陰成形). 즉, Ester 현상을 말하고 있다. 겨울에 추위(寒)가 아주 심하면(極) 체액 순환에 장애가 생기면서 간질에 산(酸)이 축적되고, 이 축적된 산이 중화되면서 열이 만들어지고(寒極生熱), 무더운 여름에 열기(熱)가 극(極)에 달하면 땀이 만들어지고, 이 땀은 열기(熱)를 가지고 증발하기 때문에, 인체는 차가워진다(熱極生寒). 즉, 음이 극에 달하면 양으로 변하고, 양이 극에 달하면 음으로 변한다. 그래서 한기는 산을 축적해서 체액의 점도를 높이므로 체액이 탁(濁)해지고(寒氣生濁), 열기는 땀을 흘리게 해서 인체의 열을 빼앗기 때문에 인체 안을 차갑게(淸) 만든다(熱氣生淸). 그래서 차가운 기운(淸氣)이 인체의 하복부(下)에 존재하면(淸氣在下), 소화관의 점막은 차가움 때문에 수축하고 흡수가 안 되면서 설사로 이어진다(則生殞泄). 점도가 높아져서 걸쭉한 체액(濁氣)이 상체(上)에 존재하면(濁氣在上), 상체의 체액 순환은 정체가 일어나고, 당연한 순리로 부종(䐜脹)이 생긴다(則生䐜脹). 이것이 음양의 반작용이다(此陰陽反作). 즉, 전자를 가진 양과 전자가 없는 음이 서로 작용해서 만들어진 결과이다. 이에 따라서 병이 생기기도 하고 없어지기도 하는데, 원리를 거스르면(逆) 병이 생기고, 원리를 따르면(從) 병이 없다(病之逆從也). 이 부분을 해석하려면, 한마디로 전자생리학과 양자물리학의 개념을 완벽하게 알고 있어야 한다. 이 문장은 이 두 가지 과학을 모르면, 사실상 접근이 불가능한 대목이다. 이것이 황제내경의 품격이다. 이 부분은 거꾸로 말하면, 조롱의 대상이었다. 물론 조롱한 사람들은 천박한 지식을 팔아먹고 사는 모두 무식한 사람들이기는 하다.

제2장

제1절

故淸陽爲天, 濁陰爲地, 地氣上爲雲, 天氣下爲雨, 雨出地氣, 雲出天氣.

그래서 맑은(淸) 하늘의 양기는 하늘을 만들고(故淸陽爲天), 탁한(濁) 음기는 땅을 만든다(濁陰爲地). 하늘의 양기는 전자인 에너지이기 때문에 인간의 눈에는 잘 보이지 않고 그냥 맑게만 보인다. 그러나 땅은 이 에너지를 받아서 중화시키고 눈에 보이는 물체를 만들기 때문에, 인간의 눈에 물체는 탁하게 보인다. 땅에 모인 전자(地氣)는 수분과 같이 증발해서 구름이 되고(地氣上爲雲), 이 구름은 하늘의 찬 기운(天氣)을 받아서 응결되면서 비가 되어 땅으로 내린다(天氣下爲雨). 즉, 비의 근원(出)은 땅의 기운이고(雨出地氣), 구름의 기원(出)은 하늘의 기운이다(雲出天氣). 대기의 전자 순환 즉, 대기의 순환을 말하고 있다. 즉, 대기(大氣:atmosphere) 순환은 에너지 순환의 다른 말이다. 이 에너지 순환의 도구는 습기(濕氣)인 수분이다. 그리고 이 수분 안에는 반드시 용매화 전자인 자유전자가 들어있다. 수분은 절대로 혼자서는 움직일 수가 없다. 반드시 전자의 활동성에 기대어서 수분은 움직인다. 태양계 우주는 빈 곳이 없이 모두 에너지로 가득하다는 사실을 상기해보자. 그리고 우리가 제일 많이 애용하는 에너지는 자유전자라는 사실도 상기해보자. 지금은 이 자유전자에 의한 대기의 순환을 말하고 있다. 여기서 말하는 사실들을 보고 있노라면, 어떻게 수천 년 전에 이런 사실을 알았을까? 하는 놀라움이다. 지금도 이런 사실은 양자역학을 모르면 모르는데 말이다. 한마디로 물고기가 물에서 살 듯이, 인간은 에너지장(場:Field) 속에서 살고 있다. 그리고 이 사실은 현대의 최첨단 문명 속에서 살고 있다고 자부하는 우리는 모르는 사실이고, 우리가 생각하기에, 원시 문명 속에서 살았던 우리 조상들은 이미 수천 년 전에 알고 있었던 사실이었다. 과연 누가 문명인일까?

제2절

故淸陽出上竅, 濁陰出下竅, 淸陽發腠理, 濁陰走五藏, 淸陽實四支, 濁陰歸六府.

그래서 인체에서도 청양은 위 구멍인 간질에서 출발하고(故淸陽出上竅), 탁음은 아래 구멍인 오장으로 출발한다(濁陰出下竅). 그래서 청양은 간질(腠理)에서 만들어지고(淸陽發腠理), 탁음이 되면서 중화를 위해서 오장으로 간다(濁陰走五藏). 여기서 청양(淸陽)은 과잉 산을 말하는데, 간질에서 호르몬의 분비로 만들어지는 과잉 산이다. 탁음(濁陰)은 이 과잉 산이 중화가 안 되어서 점도가 높아져서 걸쭉해진 체액이다. 당연히 중화를 위해서 오장으로 간다. 청양은 자유전자를 보유한 산(酸)으로써 에너지이기 때문에 인체의 사지를 건실(實)하게 해준다(淸陽實四支). 오장에서 중화된 산성 체액(濁陰)은 체외 배출을 위해서 육부로 간다(濁陰歸六府). 즉, 담즙이나 위산이나 대변이나 소변으로 배출되기 위해서 육부로 가는 것이다. 바로 앞 문장들은 똑같은 기(氣)가 대기권을 순환하고 있는 상태를 말하는 것이고, 이 문장들은 기(氣)가 대기권처럼 인체에서 순환하는 상태를 기술하고 있다. 인체가 소우주(小宇宙)라는 사실을 간접적으로 말하고 있다.

제3절

水爲陰, 火爲陽, 陽爲氣, 陰爲味, 味歸形, 形歸氣, 氣歸精, 精歸化, 精食氣, 形食味, 化生精, 氣生形, 味傷形, 氣傷精, 精化爲氣, 氣傷於味.

물은 전자를 감출 수 있으므로 음이고(水爲陰), 불은 전자를 산화시키면서 열을 만들기 때문에 에너지인 양이다(火爲陽). 양은 에너지인 전자를 가지고 있으므로, 에너지를 가진 기(氣)를 만들 수 있고(陽爲氣), 알칼리인 음은 전자를 중화시키면서 물질을 만들 수 있으므로 오미를 만들 수 있다(陰爲味). 즉, Ester 현상을 말하고 있다. 이 오미는 물질(形)을 구성(歸)하며(味歸形), 물질(形)은 기(氣)인 에너지를 보유하고 있으며(形歸氣), 에너지인 전자를 가진 기(氣)는 중화가 되면서 알칼리(精)를 만들고(氣歸精), 이 알칼리(精)는 산(酸)과 작용(化)을 하고(精歸化), 이 알칼리(精)는 음식(食)의 핵심 기운(氣)이 된다(精食氣). 즉, 음식 성분의 대부분은 알칼리로 구성되어 있기 때문이다. 인체(形)는 영양소인 오미를 먹으며(形食味), 이 오미가 소화 작용(化)을 통해서 알칼리(精)를 만들어내며(化生精), 성장인자인 전자를 가진 기(氣)는 중화가 되면서 물질(形)을 만들어내며(氣生形), 오미를 과하게 섭취하게 되면 인체(形)를 상하게 한다(味傷形). 즉, 소화관에서 산(酸)으로 변한 오미는 간을 지나면서 알칼리로 바뀌는데, 간의 한도를 넘으면, 오미는 알칼리로 변하지 못하고, 그대로 산으로 흡수가 되고, 이어서 인체에 상해를 입힌다. 전자를 가진 기(氣)는 산(酸)이기 때문에, 과하면 당연히 알칼리(精)를 소모(傷)한다(氣傷精). 알칼리(精)가 소화관에서 위산으로 환원(化)이 되면서 산(酸)인 기(氣)가 만들어진다(精化爲氣). 전자를 가진 산(酸)으로써 기(氣)는 알칼리인 오미(味)를 환원시키면서 상(傷)하게 만든다(氣傷於味). 즉, 썩는다(傷)는 것은 전자(氣)의 환원(傷)이라는 사실을 상기해 보자. 사실 이 부분을 자세히 설명하려면 엄청난 분량을 요구한다. 전자생리학의 정수를 말하고 있다. 기회가 되면 자세히 설명하겠다.

陰味出下竅, 陽氣出上竅, 味厚者爲陰, 薄爲陰之陽, 氣厚者爲陽, 薄爲陽之陰, 味厚則泄, 薄則通, 氣薄則發泄, 厚則發熱. 壯火之氣衰, 少火之氣壯, 壯火食氣, 氣食少火, 壯火散氣, 少火生氣, 氣味, 辛甘發散爲陽, 酸苦涌泄爲陰.

오미의 알칼리화(陰味)는 산을 중화하면서 오장(下竅)에서 시작(出) 되고(陰味出下竅), 산(陽氣)은 호르몬 작용에 의지해서 간질(上竅)에서 만들어(出) 진다(陽氣出上竅). 알칼리인 오미가 많으면(厚) 당연히 음기인 알칼리가 지배하는 환경을 만들어 내고(味厚者爲陰), 적으면(薄) 음이 많기는 하나 알칼리와 산이 공존(陰之陽)하는 환경을 만들어낸다(薄爲陰之陽). 산(酸)인 기(氣)가 많으면(厚) 당연히 양이 지배하는 환경을 만들어내고(氣厚者爲陽), 적으면(薄) 양이 많기는 하나 알칼리와 산이 공존(陽之陰)하는 환경을 만들어낸다(薄爲陽之陰). 알칼리인 오미(味)를 과하게(厚) 섭취하면 소화 흡수가 안 되면서 설사를 한다(味厚則泄). 알칼리인 오미를 섭취하면 위산이 환원되면서 산으로 바뀐다. 즉, 알콜기(OH)가 만들어진다. 그런데 흡수가 되기 위해서는 반드시 알콜기가 붙어있어야 한다. 그러나 위산 분비량도 한계가 있으므로, 알칼리인 오미를 너무 과하게 섭취하면, 알칼리인 오미에 미쳐 알콜기를 형성하지 못하게 되고, 먹었던 오미는 알콜기 부족으로 인해서 인체 안으로 흡수가 안 되고, 그대로 체외로 배출되고 만다. 이것이 설사이다. 그러나 오미를 적게(薄) 섭취하면 잘 흡수(通)가 된다(薄則通). 그래서 위산(氣) 분비가 약(薄)하면 당연히 설사(泄)를 할(發) 수밖에 없다(氣薄則發泄). 거꾸로 위산 분비가 많으면, 오미를 많이 환원시키게 되고, 환원된 오미는 간으로 들어가고 알콜기에 붙은 전자를 중화시키면서 체온 이상의 많은 열(熱)을 만들어낸다(厚則發熱). 많은(壯) 열(火)을 만들어내려면 결국 에너지인 산(酸)으로써 기(氣)를 그만큼 소모해야 하므로, 인체의 에너지인 기(氣)는 소모(衰)되고 만다(壯火之氣衰). 이제 거꾸로 열을 적게(少) 만들어내면, 당연히 산(酸)인 기(氣)는 넘쳐(壯) 흐른다(少火之氣壯). 그래서 과다(壯)한 열(火)의 발생은 에너지인 기(氣)를 소모(食)해 버린다(壯火食氣). 거꾸로 기(氣)가 많으면 적은 열(少火)을 먹어버린다(氣食少火). 즉, 적은 열은 당연히 에너지인 기(氣)를 보존시킨다. 그래서 과다(壯)한 열은 그만큼 전자를 소모하기 때문에, 에너지인 기(氣)를 소모(散)하는 것이다(壯火散氣). 열(火)을 적게(少) 만들면, 에너지인 기(氣)는 보존(生)이 된다(少火生氣). 알콜기(氣)를 함유한 오미(氣味) 중에서, 매운맛과 단맛은 전자를 중화하면서 열을 발산시키기 때문에, 양의 기운을 만들어내며(辛甘發散爲陽), 거꾸로 신맛과 쓴맛은 적게 섭취하면 문제가 없지만, 너무 많이 섭취할 경우는 소화관의 점막을 수축시키면서 구토와 설사를 유도하게 되고, 이때 인체 안에 있는 산(酸)이 인체 외부로 빠져나오기 때문에, 인체는 음인 알칼리 환경이 만들어진다(酸苦涌泄爲陰). 즉, 신맛과 쓴맛으로 설사를 시키는 방법을 말하고 있다. 이 편(篇)도 전자생리학을 모르면 손을 댈 수가 없다.

제4절

陰勝則陽病, 陽勝則陰病, 陽勝則熱, 陰勝則寒. 重寒則熱, 重熱則寒. 寒傷形, 熱傷氣, 氣傷痛, 形傷腫. 故先痛而後腫者, 氣傷形也, 先腫而後痛者, 形傷氣也. 風勝則動, 熱勝則腫, 燥勝則乾, 寒勝則浮, 濕勝則濡寫.

음인 알칼리가 과하면(勝), 에너지인 양을 과하게 중화시켜버리므로, 에너지인 양(陽)이 부족한 병이 생기고(陰勝則陽病), 거꾸로 에너지인 양이 과하면(勝), 음인 알칼리를 과하게 소모하므로, 알칼리인 음이 부족한 병에 걸린다(陽勝則陰病). 자유 전자를 보유한 양이 과하면(勝), 인체는 이들을 중화시키면서 열(熱)을 만들어내고 (陽勝則熱), 열을 만들어낼 수 있는 전자가 부족한 음이 과하면 당연히 인체는 한 기가 든다(陰勝則寒). 열을 만드는 전자를 격리해서 만들어지는 염(鹽)은 당연히 열의 원천인 전자를 수거하기 때문에 한(寒)을 만들어낸다. 그러나 한(寒)을 만들어내는 염(寒:鹽)은 자유전자를 보유한 산성 물질이기 때문에, 과다(重)하게 간질에 쌓이면, 인체는 이들을 중화시키면서 열을 만들어낸다(重寒則熱). 거꾸로 간질에 과다한 산이 쌓이면, 인체가 이들을 중화하면서 땀이 만들어지고, 이 땀이 인체의 열을 인체 밖으로 증발시키면서 인체 안은 한기가 든다(重熱則寒). 이 한기는 인체의 체액 순환 통로인 간질을 수축시키면서 체액 순환이 막히게 만들고 결국 인체(形)를 상하게 만든다(寒傷形). 열(熱)이란 기(氣)가 보유하고 있는 전자를 소모하는 과정이기 때문에, 당연히 열은 기를 소모(傷)한다(熱傷氣). 기(氣)는 전자를 가진 산 (酸)이기 때문에, 이 산이 과잉되면 신경을 과잉 자극해서 통증이 유발되고 인체를 상하게 만든다(氣傷痛). 이때 과잉 산은 삼투압 기질로 작용해서 인체(形)는 부종 때문에 상해를 입는다(形傷腫). 그래서 먼저 통증이 오고 그다음에, 부종이 따라온다면(故先痛而後腫者), 기가 인체를 상하게 한 것이다(氣傷形也). 부종은 체액 순환을 막아버리기 때문에 인체에 치명적이다. 통증은 전자를 전달하는 신경의 문제이기 때문에, 먼저 통증이 오고 나중에, 부종이 따라 왔다면, 신경이 전자를 제대로 처리하지 못했다는 말이므로, 이것은 산(酸)인 기(氣)가 과잉이었다는 증거가 되고,

기(氣)가 인체를 상하게 한 경우이다. 이번에는 거꾸로, 먼저 부종이 오고 나중에 통증이 왔다면(先腫而後痛者), 신체(形)의 부종은 간질이 막혀서 생기는 경우이므로, 신체의 문제로 인해서 기의 소통이 막히고 그 결과로, 부종이 생기고 이어서 통증이 왔기 때문에, 이 경우는 신체(形)가 기(氣)의 소통을 망친(傷) 것이다(形傷氣也). 풍(風)은 정맥혈로 들어간 산(酸)이기 때문에, 풍(風)은 에너지(Energy)이다. 그래서 풍이 과(勝)하다는 말은 에너지가 과하다는 뜻이므로, 이 과한 에너지는 당연히 인체를 요동(動)치게 만든다(風勝則動). 열이 과하다는 말은 간질에 과잉 산이 많아서 과잉 산을 중화하고 있다는 뜻이다. 이 과잉 산은 삼투압 기질이기 때문에, 당연히 수분을 붙잡게 되고 부종(腫)은 필연이다(熱勝則腫). 과잉 산이 간질에 존재하면 이 과잉 산은 림프나 정맥혈로 들어간다. 그런데 림프가 정체 현상이 일어나면 간질에 있는 큰 분자 물질은 간질에 그대로 머물게 되고 림프구가 이 물질들을 처리하기 위해서 나온다. 즉, 림프구의 침범이 나타나는 것이다. 이 현상이 일어나는 곳이 간질액을 인체 밖으로 분비하는 외분비샘일 경우 문제가 된다. 외분비샘은 알칼리 콜라겐으로 구성되어있으므로, 과잉 산이 존재하면, 이 분비샘의 알칼리 콜라겐은 과잉 산에 의해서 녹아버린다. 그러면 외분비샘은 막히고 침이나 눈물 등이 감소하게 되고, 자동으로 구강이나 안구가 건조(燥)하게 된다. 즉, 인체가 건조해진다. 최첨단 현대의학은 이것을 만성 자가면역질환으로 분류하며 쇼그렌 증후군(Sjögren's syndrome:건조증후군)이라고 표현한다(燥勝則乾). 강추위가 기승(勝)을 부리면 간질은 수축이 되고 간질에 분비된 호르몬은 산소 부족으로 인해서 물로 중화되지 못하고 염(鹽)으로 중화되면서 염을 처리하는 신장에 부담을 준다. 그러면 염 처리는 지연되고 삼투압 기질인 염은 수분을 끌어안게 되므로 당연히 부종(浮)이 따라온다(寒勝則浮). 간질에 과잉 산이 존재한 상태에서 바로 처리가 안 되면, 인체는 간질에 있는 콜라겐을 분해해서 이 과잉 산을 중화시킨다. 이 콜라겐은 삼투압 물질이기 때문에 수분을 잔뜩 끌어안는다. 즉, 습(濕)을 만들어내는 것이다. 결국에 이 분해된 콜라겐은 림프로 들어가게 된다. 그런데 림프는 원래 수용성 물질보다는 지용성 물질이 유통되는 곳이기 때문에, 수분이 상대적으로 적다. 그러나 삼투압 기질인 콜라겐이 들어오면 자동으로 수분도 따라 들어오게 되고, 림프는 갑자기 수분이 넘쳐난다(濡寫). 즉, 림프에 습(濕)이 침범한 것이다. 자동으로 림프에는 부종(濡寫)이 발생한다(濕勝則濡寫).

제5절

天有四時五行, 以生長收藏, 以生寒暑燥濕風. 人有五藏化五氣, 以生喜怒悲憂恐. 故喜怒傷氣, 寒暑傷形. 暴怒傷陰, 暴喜傷陽. 厥氣上行, 滿脈去形, 喜怒不節, 寒暑過度, 生乃不固. 故重陰必陽, 重陽必陰.

지구와 관련된 태양계 우주(天)에서 지구에 사계절(四時)을 만들어주는 오성(五星)이 오행(五行)을 만들어 낸다(天有四時五行). 이 오행은 만물을 싹트게(生) 하는 봄을, 만물이 성장하게(長) 하는 여름을, 추수(收)하게 하는 가을을, 만물이 성장을 멈추고 에너지를 염으로 저장(藏)하게 하는 겨울이라는 사계절을 만들어내며(以生長收藏), 또, 봄에는 따뜻한 봄바람인 풍(風)을, 여름에는 무더위인 서(暑)를, 장하에는 장마와 함께 습기(濕)를, 가을에는 건조함인 조(燥)를, 겨울에는 추위인 한기(寒)를 만들어낸다(以生寒暑燥濕風). 하늘에 있는 목화토금수 오성(五星)이 지구에 주는 에너지가 바로 오행(五行)이다. 이 오행은 지구 대기권에 존재하는 에너지인 전자의 흐름에 영향을 주어서 한서조습풍(寒暑燥濕風)이라는 날씨를 만들어내며, 또, 초목이 가지고 있는 에너지인 전자에도 영향을 주어서 생장수장(生長收藏)이라는 결과를 만들어낸다. 즉, 오성이 만들어내는 오행은 지구 안에 존재하는 모든 전자에 영향을 주어서 전자의 활동을 조절하는 전자(電子) 지배자이다. 다시 말하자면 오성은 지구에 존재하는 생명체의 에너지인 기(氣)의 지배자이다. 사람도 오장이 오기를 만들어낸다(人有五藏化五氣). 이 오장이 만들어낸 오기는 각각 심장은 희(喜)를, 간은 노(怒)를, 폐는 비(悲)를, 비장은 우(憂)를, 신장은 공(恐)을 만들어내게 한다(以生喜怒悲憂恐). 이에 대한 원리는 차차 학습하게 되므로, 원리에 대한 설명은 건너뛴다. 그래서 희(喜)는 심장을 활성화해서 더 많은 전자를 중화시키므로 전자를 가진 기(氣)를 소모하는 것이며, 노(怒)는 간을 활성화해서 더 많은 전자를 해독시키므로 전자를 가진 기(氣)를 소모하는 것이다. 그래서 희노(喜怒)는 모두 심장과 간을 이용해서 에너지인 기(氣)를 소모(傷) 시킨다(故喜怒傷氣). 한기(寒)는 체액의 순환 통로인 간질을 수축시키고 체액 순환을 막아서 인체(形)를 상(傷)하게 하며, 무더위(暑)는 호르몬 분비를 과다하게 자극해서 간질을 산성화시키고, 이 산성 간질액이 인체(形)를 상(傷)하게 한다. 즉, 한서(寒暑)는 모두 인체를 상하게 한다(寒暑傷形). 폭발적인 분노(暴怒)는 당연히 간(怒)을 과잉 활성화하므로, 간이 산을 과잉 중화시키면서 알칼리(陰)를 그만큼 소모(傷) 시킨다(暴怒傷陰). 과도한 즐거움(暴喜)은 당연히 심장(喜)을 과잉 자극하면서 에너지인 전자를 과잉 중화시키게 되고, 당연히 에너지인 양(陽)을 과잉 소모(傷) 시킨다(暴喜傷陽). 중화되지 않은 산성 간질액(厥氣)이 최종 종착지인 폐(上)로 모여(行) 들고(厥氣上行), 산성 체액으로 가득 찬 맥(滿脈)은 인체(形)를 돌보지 못하고(滿脈去形), 희노(喜怒)가 끊이지 않아서(喜怒不節) 양기와 음기를 소모하고, 한서(寒暑)가 과도해서(寒暑過度) 인체가 상하게 되면, 생명(生)은 불안정(不固)해진다(生乃不固). 그래서 음(陰)이 과(重)하면 반드시 양(陽)을 상하게 하며(故重陰必陽), 양(陽)이 과(重)하면 반드시 음(陰)을 상하게 한다(重陽必陰). 음과 양은 중화라는 반작용을 하므로 당연한 결과이다.

제6절

故曰, 冬傷於寒, 春必溫病, 春傷於風, 夏生飧泄, 夏傷於暑, 秋必痎瘧, 秋傷於濕, 冬生欬嗽.

그래서 옛날에 다음과 같은 말들을 했다(故曰). 겨울에 한기에 상하면(冬傷於寒), 봄에 반드시 온병에 걸린다(春必溫病). 겨울에 한기에 상했다는 말은 몸 관리를 잘 못해서 과잉 산을 축적했다는 뜻이다. 이런 상태에서 봄을 맞이하면, 봄에 일조량이 늘면서 열이 공급되고, 이 열은 과잉 산을 간질로 불러내고, 이 과잉 산이 중화되면서 당연히 온병에 걸린다. 봄에 풍에 상하면(春傷於風), 여름에 손설을 한다(夏生飧泄). 봄에 풍에 상했다는 말은 봄에 몸 관리를 잘못해서 과잉 산을 축적했다는 뜻이다. 이런 상태에서 여름을 맞이하면, 여름은 그렇지 않아도 무더위 때문에 간질에 호르몬이 과잉 분비되면서 간질액이 산성으로 변하는데, 봄에 축적된 과잉 산까지 합쳐지면, 밥(飱)을 먹을 때마다 설사(泄)한다. 식사하고 나서 설사(飱泄)를 하는 이유는 간질에 이미 산성 체액이 가득해서 소화관의 산성 체액이 순환이 안 되기 때문이다. 즉, 소화관의 간질에도 정체된 산성 체액이 가득하므로, 소화관은 소화 흡수를 하지 못하고 그대로 배설시키는 것이다. 이것이 손설(飱泄)이다. 여름에 더위에 상하면(夏傷於暑), 가을에는 필히 학질에 걸린다(秋必痎瘧). 여름에 더위에 상했다는 말은 몸 관리를 잘못해서 과잉 산을 축적했다는 뜻이다. 이런 상태에서 가을을 맞이하면, 가을에는 일조량이 줄면서 일부 과잉 산을 염으로 저장하게 되는데, 여름에서 이전받은 과잉 산이 합쳐지면, 염으로 저장할 수 있는 한계를 넘어서게 되고, 과잉 산을 모두 처리하지 못하면서 반드시 학질에 걸린다. 가을에 습에 상하면(秋傷於濕), 겨울에 해소 천식이 발생한다(冬生欬嗽). 가을에 습(濕)에 상했다는 말은 습(濕)을 만든 장하가 과잉 산을 제대로 중화하지 못하고 가을로 떠넘겼다는 뜻이다. 그러면 가을에 발생한 과잉 산은 중화가 안 되고 자연스럽게 겨울로 떠넘겨진다. 그러면 겨울을 담당하는 신장은 당연히 과부하에 시달린다. 이렇게 신장이 과부하에 시달리면, 신장도 산성 간질액을 중화시키는 기능이 있으므로, 산성 간질액을 최종 처리하는 폐는 갑자기 날벼락을 맞는다. 결국에 폐에 병이 생기면서 해수(欬嗽)가 온다(冬生欬嗽). 이 기전은 다르게 설명할 수도 있다. 폐는 이산화탄소를 처리하다가 힘에 부치면, 이를 중조염으로 만들어서 이를 신장으로 보내게 된다. 신장은 염을 전문으로 처리하는 오장임을 상기해보자. 그런데, 신장이 문제가 되면, 이들의 처리가 지연되고, 폐는 당연히 과부하에 걸리면서 해수에 걸리게 된다.

제3장

제1절

帝曰, 余聞上古聖人. 論理人形, 列別藏府, 端絡經脈, 會通六合, 各從其經. 氣穴所發, 各有處名. 谿谷屬骨, 皆有所起. 分部逆從, 各有條理, 四時陰陽, 盡有經紀, 外內之應, 皆有表裏. 其信然乎.

황제가 듣기로는 옛날의 성인들은 다음과 같이 했다고 한다(帝曰, 余聞上古聖人). 사람의 인체(形)를 논리적으로 분석해서(論理人形), 장부를 구별해서 열거하고(列別藏府), 맥이 경유해서 끝나는 지점과 분지를 파악하고(端絡經脈), 12경맥은 표리관계로 네트워크(六合)를 형성해서 만나고 통하는 것을 알고(會通六合), 이들 각각은 그 경로를 따른다는 것을 알았다(各從其經). 이 정도면 해부생리학의 대가라고 할 수 있을 것이다. 기혈은 발생하는 장소(所)가 있는데(氣穴所發), 각각은 장소에 따라서 이름을 가지고 있다(各有處名). 계곡(谿谷)은 뼈에 속한다(谿谷屬骨). 계곡(谿谷)이란 물이 흐르는 장소이다. 뼈는 안에 척수액을 가지고 있는데, 이 척수액이 뼈에서 나오는 지점이 계곡인데, 계(谿)는 조그만 뼈 구멍이고, 곡(谷)은 큰 뼈 구멍이다. 이 뼈 구멍 모두는 당연히 시작(起) 지점(所)을 가지고 있다(皆有所起). 인체의 분부(分部)가 역행(逆)하고 순행(從)하는 데는(分部逆從), 각각 합당한 논리(條理)가 있다(各有條理). 사계절과 음양은(四時陰陽), 모두(盡) 법칙(經紀)을 가지고 있다(盡有經紀). 안(陰)과 밖(陽)의 대응에는(外內之應), 모두 표리관계를 가지고 있다(皆有表裏). 이런 말들을 모두 믿을 수 있나요(其信然乎)?

岐伯對曰, 東方生風, 風生木, 木生酸, 酸生肝, 肝生筋, 筋生心, 肝主目. 其在天爲玄, 在人爲道, 在地爲化, 化生五味, 道生智, 玄生神. 神在天爲風, 在地爲木, 在體爲筋, 在藏爲肝, 在色爲蒼, 在音爲角, 在聲爲呼, 在變動爲握, 在竅爲目, 在味爲酸, 在志爲怒. 怒傷肝, 悲勝怒, 風傷筋, 燥勝風, 酸傷筋, 辛勝酸.

기백은 다음과 같이 대답한다(岐伯對曰). 동쪽에서는 풍을 만든다(東方生風). 여기서 풍(風)은 전자를 가진 에너지를 말하는데, 이 에너지는 봄에 동쪽 하늘에 높이 떠있는 목성에서 보내주는 에너지이다. 당연히 에너지인 풍(風)은 생물체를 자극해서 성장인자인 호르몬에 든 전자를 활성화해서 초목을 길러(生) 내며(風生木), 봄에 초목이 만들어내는 영양소는 봄 매실에 들어있는 것 같은 신맛(酸)이며(木生酸), 이 신맛은 소화 기관에서 알칼리로 변해서 간에서 산을 수거하고 지방으로 바꿔서 간의 해독 능력을 높여줘서 간을 도와주며(酸生肝), 간은 담즙을 통해서 신경을 통제하며 이어서 신경이 조절하는 근육을 통제하며(肝生筋), 이 근육은 심근을 튼튼하게 해서 심장을 도와주며(筋生心), 간은 담즙을 통해서 신경을 통제하고 그와 더불어 뇌 신경도 통제하면서 뇌 신경과 연결된 눈을 통제하며(肝主目), 이 목성의 기운이 하늘에 존재할 때는 에너지(玄)를 만들어서 지구에 보내주며(其在天爲玄), 이 기운은 인체에서는 간기(肝)가 되어서 담즙을 통제해서 신경의 경로(道)를 통제하며(在人爲道), 땅에 존재할 때는 초목에 작용(化)하며(在地爲化), 초목에 작용(化)한 결과로써 오미를 만들어 내며(化生五味), 신경의 경로(道)는 인간의 지적인 능력(智)을 만들어내며(道生智), 이 에너지(玄)는 하늘에서 전자(神)를 만들어내며(玄生神), 에너지인 전자(神)가 하늘에 존재할 때는 대기류의 변화를 일으켜서 바람(風)을 만들어 내며(神在天爲風), 에너지인 전자(神)가 땅에 존재할 때는 성장인자로써 작용하므로 초목(木)을 성장시키며(在地爲木), 에너지인 전자(神)가 인체에 존재할 때는 신경을 통해서 근육을 통제하며(在體爲筋), 오장에 존재할 때는 해독 기관인 간에서 중화가 되며(在藏爲肝), 목성에 존재할 때는 색을 띠는데 청색을 나타내고(在色爲蒼), 오음을 내는데 각음이 되고(在音爲角), 인간의 소리에 작용하면 간 문제와 연결되어서 탄식을 표현하는 호(呼)이다(在聲爲呼). 에너지인 전자(神)가 신경을 통해서 변동을 일으키면 근육을 수축시키면서 물건을 잡을(握) 수 있게 하고(在變動爲握), 간의 통제를 받으면 담즙을 통해서 뇌 신경을 통제하고 그 결과는 눈(目)으로 나타나며(在竅爲目), 봄에 식물에 작용하면 오미 중에서 신맛(酸)을 만들어내며(在味爲酸), 간을 통해서 마음(志)에 작용하면 산성 담즙을 통해서 분노(怒)를 자아내고(在志爲怒), 이 분노는 산성인 신경 호르몬을 과다 분비시키고, 이 산성 호르몬을 담즙을 통해서 최종 처리하는 간을 과활성화시켜서 간을 상하게 한다(怒傷肝). 만일에 슬픔이 분노를 이기면 즉, 폐의 기운(悲)이 간의 기운(怒)을 이기면, 다시 말해서 폐(悲)의 기능이 저하되어서 이산화탄소를 처리하지 못하면, 이 이산화탄소를 적혈구를 파괴하고 그러면 파괴된 적혈구는 담즙으로 처리가 되고, 결국에 이 담즙은 간으로 가서 간(怒)을 상하게 만든다(悲勝怒). 이렇게 해서 풍(風)을 담당하는 간(風)이 과부하가 일어나면, 산성 담즙의 처리가 지연되고 이어서 신경이 과흥분하면서 이어서 근육이 과하게 수축이 되고 당연한 결과로 근이 상하게 된다(風傷筋). 조가 풍을 이기게 되면 즉, 앞의 경우처럼 폐의 기운(燥)이 간의 기운(風)을 이기면(燥勝風), 간 기능은 저하가 되고, 그러면 간(酸)이 처리하는 산성(酸) 담즙은 처리가 안 되고, 이어서 신경을 통해서 근육을 상하게 한다(酸傷筋). 즉, 폐의 매운맛(辛)이 간의 신맛(酸)을 이긴 것이다(辛勝酸). 즉, 폐(辛)가 간(酸)을 이긴 것이다. 즉, 금(辛)이 목(酸)을 상극(克)한 것이다. 다시 말하면 폐가 기능이 저하되면서 폐가 폐기 적혈구를 간으로 보내서 간을 과부하 시킨 것이다(辛勝酸). 간과 폐의 관계를 이용해서 언어의 유희를 즐기고 있다. 동시에 전자생리학의 극치를 보여주고 있다.

南方生熱, 熱生火, 火生苦, 苦生心, 心生血, 血生脾, 心主舌. 其在天爲熱, 在地爲火, 在體爲脈, 在藏爲心, 在色爲赤, 在音爲徵, 在聲爲笑, 在變動爲憂, 在竅爲舌, 在味爲苦, 在志爲喜. 喜傷心, 恐勝喜, 熱傷氣, 寒勝熱, 苦傷氣, 鹹勝苦.

남쪽에서는 열을 만든다(南方生熱). 여름에는 남쪽에서 화성이 지구로 열기를 보내준다. 이 열기는 뜨거움을 만들어주고(熱生火), 이 무더위는 사포닌이 함유된 쓴맛의 영양소를 만들어내게 하며(火生苦), 이 쓴맛은 혈관 질환의 대명사인 ROS를 제거해서 심장을 도와주며(苦生心), 그러면 심장은 알칼리 동맥혈을 잘 순환시킬 수가 있으며(心生血), 그러면 심장은 간질에 충분한 알칼리 동맥혈을 공급해서 산성 간질액을 받아서 처리하는 비장을 도와주며(血生脾), 이렇게 심장이 건강하면, 심근 세포와 같은 성질을 가진 혀도 자연스럽게 건강하게 된다. 즉, 심장이 혀를 주관하는 것이다(心主舌). 이 화성의 기운이 하늘에 존재하면 당연히 열기를 만들어내며(其在天爲熱), 땅에 존재하면 무더움을 만들어내며(在地爲火), 인체에 존재하면 심장을 통해서 맥에 작용하며(在體爲脈), 오장에 존재할 때는 뜨거운 열을 만들어내는 심장에 존재하며(在藏爲心), 화성이 하늘에서 빛을 낼 때는 적색을 띠며(在色爲赤), 화성의 기운이 오음으로 표현될 때는 치음이 되며(在音爲徵), 인간의 소리에 작용하면 심장을 통해서 미소로 나타나며(在聲爲笑), 이 기운이 변동을 일으키면 심장에 문제가 발생하고 이어서 간질에 알칼리 동맥혈의 공급이 줄고, 산성 간질액을 받아서 처리하는 비장(憂)이 과부하에 시달리고 이로 인해서 근심(憂)을 불러일으킨다(在變動爲憂). 심장이 문제가 되면 심근 세포와 같은 조건을 가진 혀에서 심장 문제를 볼 수 있다(在竅爲舌). 여름에 이 기운은 오미 중에서 쓴맛을 만들게 만든다(在味爲苦). 이 기운이 심장을 통해서 마음에 작용하면 기쁨으로 표현된다(在志爲喜). 그러나 기쁨이 과하면 심장을 과잉 자극해서 심장을 상하게 한다(喜傷心). 공포가 기쁨을 이기면 즉, 신장이 우 심장을 이기면, 다시 말하자면 우 심장으로 산성 정맥혈을 보내는 신장이 기능 저하(勝)에 빠지면(恐勝喜), 열이 기를 상하게 한다(熱傷氣). 즉, 신장이 중화하지 못한 과잉 산까지 심장이 중화하면서 심장(熱)은 에너지인 기(氣)를 과다 소모(傷) 시킨다(熱傷氣). 한이 열을 이기면 즉, 신장의 기능이 저하되어서 심장이 덤터기를 쓰면(寒勝熱), 신장이 중화하지 못한 과잉 산까지 심장이 중화하면서 심장(苦)은 에너지인 기(氣)를 과다 소모(傷) 시킨다(苦傷氣). 즉, 신장(鹹)이 심장(苦)에 덤터기(勝)를 씌운 것이다(鹹勝苦). 심장과 신장의 관계를 이용해서 언어의 유희를 즐기고 있다. 자세히 설명하자면, 엄청난 분량을 요구한다. 자세히 설명할 기회가 되면 그때 자세히 설명하겠다.

中央生濕, 濕生土, 土生甘, 甘生脾, 脾生肉, 肉生肺, 脾主口. 其在天爲濕, 在地爲土, 在體爲肉, 在藏爲脾, 在色爲黃, 在音爲宮, 在聲爲歌, 在變動爲噦, 在竅爲口, 在味爲甘, 在志爲思. 思傷脾, 怒勝思, 濕傷肉, 風勝濕, 甘傷肉, 酸勝甘.

　　장하는 습을 만든다(中央生濕). 장하에는 토성이 차가운 기운을 공급하면서 여름에 증발시킨 수증기를 응결시키면서 비를 만들어낸다. 이 습기는 땅에 수분을 공급해서 땅을 기름지게 만들어준다(濕生土). 땅에 수분을 공급하는 장하는 곡식을 여물게 해서 전분인 당을 만들어 낸다(土生甘). 당은 분해가 되면서 산을 흡수하고 흡수한 산을 중성지방으로 만들어서 처리하므로, 산성 간질액을 받아서 당을 이용해서 중성지방으로 처리하는 비장을 도와준다(甘生脾). 즉, 비장은 당의 도움을 받아서 림프(肉)를 알칼리로 통제한다(脾生肉). 이렇게 림프(肉)가 정상적으로 알칼리가 되면, 산성 림프액을 최종적으로 공급받는 폐는 혜택을 받는다(肉生肺). 비장은 간질액을 통제해서 림프가 잘 발달한 구강을 통제한다(脾主口). 토성의 기운인 장하의 기운이 하늘에 존재하면 차가운 기운을 제공해서 수증기를 응집시켜서 비(濕)를 만들어내고(其在天爲濕), 땅에 존재하면 땅에 수분을 공급해서 땅을 기름지게 만들고(在地爲土), 인체에 존재하면 비장을 통해서 림프에 영향을 미치며(在體爲肉), 오장에 존재할 때는 습기를 통해서 비장에 존재하며(在藏爲脾), 하늘에서 빛을 낼 때는 황색이며(在色爲黃), 오음을 낼 때는 궁이며(在音爲宮), 인간의 소리에 작용하면 비장을 통해서 나타나는데 가(歌)라는 악기처럼 소리를 내며(在聲爲歌), 이 기운이 변동을 일으키면 비장을 통해서 나타나면서, 비장은 소화관을 통제하기 때문에 구토(噦:얼)를 유발하며(在變動爲噦), 비장에 대한 문제는 구강에서 확인할 수 있다(在竅爲口). 즉, 비장이 문제가 되면 산성 간질액의 정체로 인해서 입안이 헌다. 장하의 기운이 오미를 만들어낼 때는 단맛을 만든다(在味爲甘). 이 기운이 마음(志)에 작용할 때는 비장을 통해서 고민(思)을 만들어낸다(在志爲思). 그래서 고민이 많으면 호르몬 분비를 자극해서 비장이 처리하는 간질액을 산성으로 만들면서 비장을 상하게 한다(思傷脾). 분노가 고민을 이기면(怒勝思) 즉, 간이 비장을 이기면, 다시 말해서 간 기능이 나빠져서 간에서 산성 림프액을 과하게 만들어서 비장으로 보내버리면, 당연히 비장은 덤터기를 쓰게 되고, 당연히 림프를 통제하는 비장은 습(濕)을 처리하지 못하게 되고, 습을 받은 림프(肉)는 부종에 시달리면서 상하게 된다(濕傷肉). 즉, 습이 림프를 상하게 한다. 풍이 습을 이기면(風勝濕) 즉, 간 기능이 나빠져서 비장이 덤터기를 쓰면, 비장(甘)은 림프를 통제하지 못해서 림프를 상하게 만든다(甘傷肉). 즉, 간(酸)이 비장(甘)에게 덤터기(勝)를 씌운 것이다(酸勝甘). 간과 비장의 관계를 이용해서 언어의 유희를 즐기고 있다.

西方生燥, 燥生金, 金生辛, 辛生肺, 肺生皮毛, 皮毛生腎, 肺主鼻. 其在天爲燥, 在地爲金, 在體爲皮毛, 在藏爲肺, 在色爲白, 在音爲商, 在聲爲哭, 在變動爲咳, 在竅爲鼻, 在味爲辛, 在志爲憂. 憂傷肺, 喜勝憂, 熱傷皮毛, 寒勝熱, 辛傷皮毛, 苦勝辛.

서쪽은 건조함을 만들어낸다(西方生燥). 즉, 가을이 되면 서쪽 하늘에서 금성이 건조함을 보내준다. 이 건조함은 철(金)로 표현된다(燥生金). 즉, 습기는 전자를 가진 삼투압 기질이 있어야 존재할 수 있는데, 철은 산화 환원 기능이 아주 좋아서 전자를 잘 흡수해서 삼투압 기질이 만들어지는 것을 막아버리고 건조함을 만든다. 건조한 가을(金)은 고추 같은 매운맛(辛)을 만들어내는 계절이며(金生辛), 그리고 매운맛은 산성인 이산화탄소와 환원철을 제거해주므로서 폐를 도와준다(辛生肺). 폐는 산성 간질액을 최종 처리하기 때문에, 폐가 나빠지면 산성 간질액과 접하고 있는 피모는 문제를 일으키고 반대면 피모를 돌본다(肺生皮毛). 피부는 피부 호흡을 통해서 산성 간질액을 인체 외부로 배출시킨다. 그런데 신장도 산성 간질액을 처리하므로 피모가 건강하면 신장도 혜택을 본다(皮毛生腎). 폐는 호흡기를 주관하므로 호흡과 관계하고 있는 코를 통제한다(肺主鼻). 금성의 건조한 기운이 하늘에 존재하면 당연히 건조함을 만들고(其在天爲燥), 땅에 존재하면 철(金)로 표현되며(在地爲金), 인체에 존재할 때는 폐를 통해서 피모에 영향을 미치며(在體爲皮毛), 오장에 존재할 때는 폐에 존재하며(在藏爲肺), 하늘에서 빛을 낼 때는 하얀빛을 내며(在色爲白), 오음을 낼 때는 상이며(在音爲商), 인간의 소리에 작용하면 폐를 통해서 나타나는데, 폐가 기능이 나빠져서 이산화탄소와 환원철을 제대로 처리하지 못하면,

산화철이 있어야 만들어지는 행복 호르몬인 도파민 생성이 억제되면서 슬픔에 젖게 되고, 이것이 소리로 나타나면 곡(哭)소리로 표현된다(在聲爲哭). 이 건조한 기운이 변동을 일으키면 대기의 공기와 직접 접하는 폐포는 건조해지고 기침이 유발된다(在變動爲咳). 건조함 때문에 나타나는 폐의 문제는 코에서 잘 나타난다(在竅爲鼻). 가을의 건조한 기운은 가을이 수확 철인 고추처럼 오미 중에서 매운맛을 만들어 낸다(在味爲辛). 이 기운어 마음(志)에 작용할 때는 폐를 통해서 근심(憂)을 만들어낸다(在志爲憂). 그래서 근심은 폐를 상하게 한다(憂傷肺). 기쁨이 근심을 이기면(喜勝憂) 즉, 우 심장이 폐로 산성 정맥혈을 보내서 폐에 덤터기를 씌우면, 폐는 기능이 저하되면서 피모를 돌볼 수가 없게 된다. 즉, 심장(熱)이 피모에 상처를 입힌 것이다(熱傷皮毛). 한이 열을 이기면(寒勝熱) 즉, 신장이 우 심장으로 산성 정맥혈을 보내버리면, 심장은 기능이 저하되고 그 영향은 폐가 받는다. 그러면 폐(辛)가 주관하는 피모는 상하게 된다(辛傷皮毛). 즉, 심장(苦)이 폐(辛)에 덤터기(勝)를 씌운 것이다(苦勝辛). 심장과 폐의 관계를 이용해서 언어의 유희를 즐기고 있다.

北方生寒, 寒生水, 水生鹹, 鹹生腎, 腎生骨髓, 髓生肝, 腎主耳. 其在天爲寒, 在地爲水, 在體爲骨, 在藏爲腎, 在色爲黑, 在音爲羽, 在聲爲呻, 在變動爲慄, 在竅爲耳, 在味爲鹹, 在志爲恐. 恐傷腎, 思勝恐, 寒傷血, 燥勝寒, 鹹傷血, 甘勝鹹.

   북쪽에서 한기를 만들어낸다(北方生寒). 겨울이 되면 북쪽 하늘에서 수성이 한기를 보내준다. 이 한기는 과잉 산을 중화하지 못하고 염(水:鹽)으로 격리한다(寒生水). 겨울(水)은 짠맛 같은 염를 만들어낸다(水生鹹). 짠맛은 염으로써 신장이 산을 염으로 격리해서 배출시키는 데 도움을 준다(鹹生腎). 신장은 뇌척수액을 책임지고 있기 때문에 골수를 통제한다(腎生骨髓). 이 골수에서 만들어진 줄기세포들이 간으로 이동을 해서 간의 재생을 돕는다(髓生肝). 이와 관련된 논문은 많이 있다. 연구가 아주 잘 돼 있다(5-1). 신장은 뇌척수액을 주관하는데, 중이(中耳)에서 간질액으로 작용하는 뇌척수액이 아주 중요한 역할을 한다. 그래서 신장은 귀를 주관한다(腎主耳)고 한다. 수성의 이 기운이 하늘에서 존재하면 당연히 차가운 기운을 만들고(其在天爲寒), 땅에 존재하면 과잉 산을 염(水)으로 저장하게 만들고(在地爲水), 인체에 존재할 때는 신장을 통해서 뼈에 존재하며(在體爲骨), 오장에 존재할 때는 신장에 존재하며(在藏爲腎), 하늘에서 빛날 때는 검은 색이며(在色爲黑), 오음을 낼 때는 우이며(在音爲羽), 인간의 소리에 작용하면 신장을 통해서 나타나는데, 신장은 아드레날린을 통해서 공포를 담당하기 때문에, 공포 속에서 내는 소리인 신음(呻: 신) 소리에 해당하며(在聲爲呻), 이 기운에 변동이 생기면 많이 춥기 때문에 추워서 떤다(在變動爲慄). 신장에 대한 문제를 제일 쉽게 눈치챌 수 있는 곳이 귀이다 (在竅爲耳). 겨울에 필요한 오미는 염의 한 종류인 짠맛이다(在味爲鹹). 이 기운이 마음(志)에 작용할 때는 부신을 통해서 나타나는 공포이다(在志爲恐). 신장은 공포 호르몬인 아드레날린을 부신에서 분비한다. 그래서 공포는 부신을 지치게 해서 신장을 해친다(恐傷腎). 고민이 공포를 이기면 즉, 비장이 신장에 덤터기를 씌우면(思勝恐), 신장(寒)은 혈액을 상하게 한다(寒傷血). 비장과 신장은 똑같이 산성 림프액을 처리하기 때문에 부신이 기능 저하에 빠지면 신장은 덤터기를 쓸 수밖에 없다. 그런데 신장은 뇌척수액을 통제해서 혈구 세포를 만들어내는 골수를 통제하기 때문에, 신장이 상하면 당연히 혈액이 만들어지는 것을 방해해서 혈액을 상하게 한다(寒傷血). 조가 한을 이기면 즉, 폐가 신장에 덤터기(勝)를 씌우면(燥勝寒) 즉, 폐가 기능이 저하되어서 이산화탄소를 최종적으로 처리하지 못하면, 이 이산화탄소는 중조를 만들어내게 되고 이 중조는 신장을 통해서 배출되면서 신장을 힘들게 만든다. 즉, 폐 때문에 신장이 덤터기를 쓰게 된다. 그러면 신장(鹹)은 척수액에 싸인 골수를 보호할 수가 없게 되고 당연히 골수가 혈액을 만드는 것을 도와주지 못한다(鹹傷血). 이것은 비장이 신장에 덤터기(勝)를 씌울 때도 나타나는 결과이기도 하다(甘勝鹹). 언어의 유희를 즐기고 있다.

제2절

故曰, 天地者, 萬物之上下也. 陰陽者, 血氣之男女也. 左右者, 陰陽之道路也. 水火者, 陰陽之徵兆也, 陰陽者, 萬物之能始也. 故曰, 陰在內, 陽之守也, 陽在外, 陰之使也.

옛말은 다음과 같이 전해졌다(故曰). 하늘과 땅은(天地者), 만물이 보았을 때 아래와 위이다(萬物之上下也). 음과 양은(陰陽者) 산(氣)과 알칼리(血)로써 남자(陽)와 여자(陰)이다(血氣之男女也). 인간이 서 있는 좌우는(左右者), 대기권으로써 음양인 대기가 순환하는 도로이다(陰陽之道路也). 물과 불은(水火者), 음양의 기준으로 보았을 때 물(水)은 전자를 거두어(徵)들이는 것이고, 불(火)은 전자를 산화시켜서 날려(兆)버리는 것이다(陰陽之徵兆也). 양은 전자를 가지고 있으므로 만물의 성장인자가 될 수 있고, 음은 전자를 중화시켜서 형체를 만들 수 있으므로, 음양은 만물의 성장을 시작시킬 수가 있다(萬物之能始也). 옛말은 다음과 같이 전해졌다(故曰). 음은 안쪽에 존재하면서(陰在內), 바깥쪽에서 양이 오기를 기다리게(守) 되고(陽之守也), 양이 오면 중화를 시킨다. 양은 바깥쪽에 존재하면서(陽在外), 음이 부르면(使) 이에 따른다(陰之使也). 즉, 간질에 산성 체액인 양이 존재하게 되고, 이 산성 체액은 오장으로 가서 중화되는 과정을 묘사한 것이다.

제4장

제1절

帝曰, 法陰陽奈何. 岐伯曰, 陽勝則身熱, 腠理閉, 喘麤爲之俛仰. 汗不出而熱, 齒乾以煩冤, 腹滿死, 能冬不能夏. 陰勝則身寒, 汗出, 身常清, 數慄而寒, 寒則厥, 厥則腹滿死, 能夏不能冬. 此陰陽更勝之變, 病之形能也.

황제가 묻는다(帝曰). 음양은 어떤 법칙을 가집니까(法陰陽奈何)? 기백이 대답한

음양응상대론(陰陽應象大論)

다(岐伯曰). 양(陽)인 산(酸)이 기승(勝)을 부리면 즉, 산이 과잉이면, 인체는 이 과잉 산을 중화하면서 열을 발생시키며(陽勝則身熱), 과잉 산은 삼투압 기질로 작용해서 습(濕)을 만들어내기 때문에 간질(腠理)이 막히며(腠理閉), 이 과잉 산은 간질액을 따라서 최종 정착지인 폐에 도착해서 폐에 문제를 일으키고 당연히 숨이 거칠고 가빠지게 하며(喘麤:천추), 이 여파로 폐와 연결된 횡격막이 가슴을 조이면서 가슴이 아파서 가슴을 위아래로 움직일 수가 없게 된다(喘麤爲之俛仰). 이때 땀이 나면 땀이 열을 가지고 증발하기 때문에 열이 사그라지나 그렇지 않으면 몸 안에 열이 존재한다(汗不出而熱). 이렇게 간질에 과잉 산이 존재하면 비장에 과부하가 걸리면서 구강이 마르고, 산성 간질액의 과부하는 심해지고, 폐는 더욱더 힘들어지면서 가슴이 답답해진다(齒乾以煩冤). 이때 폐 기능이 급격히 저하되어서 복부에서 올라오는 산성 간질액을 받지 못하고 복부가 그득해지면, 체액 순환의 단절로 인해서 죽을 수밖에 없다(腹滿死). 이 경우에도 겨울은 일조량이 적기 때문에 간질로 과잉 산이 덜 쏟아져서 겨울은 견딜 수가 있으나, 여름에는 과잉 일조량 때문에 간질로 과잉 산이 쏟아지면서 환자는 바로 죽는다(能冬不能夏). 이번에는 반대로 알칼리인 음(陰)이 기승(勝)을 부리면 인체는 차가워진다. 즉, 양은 열을 만드는 전자를 가지고 있는데, 양이 부족하므로 체온을 만들지 못하고 인체는 차가워진다. 만일에 이때 땀을 흘린다면(汗出), 땀이 인체 안에 있는 열을 가지고 증발해버리기 때문에 인체는 항상 차갑게(淸) 된다(身常淸). 그래서 자주 한기에 떨며 몸이 차갑다(數慄而寒). 이렇게 몸이 차가워지면 간질이 수축하면서 체액 순환이 막히고 궐증에 걸린다(寒則厥). 이렇게 되었을 때 체액의 정체로 인해서 복부 쪽에 부종(滿)이 오면 당연히 죽는다(厥則腹滿死). 즉, 체액의 정체가 극에 달했다는 표시이기 때문이다. 이 경우에도 여름에는 여름의 열기가 간질의 이완을 도와주면서 어느 정도 버틸 수 있으나, 추운 겨울에는 간질이 더욱더 수축이 되면서 체액 순환은 아예 막혀버리고 환자는 바로 죽는다(能夏不能冬). 이렇게 음양이 돌아가면서(更) 기승으로 변덕을 부리면(此陰陽更勝之變), 인체(形)에 병은 당연히(能) 생긴다(病之形能也),

제2절

帝曰, 調此二者, 奈何. 岐伯曰, 能知七損八益, 則二者可調, 不知用此, 則早衰之節也. 年四十而陰氣自半也, 起居衰矣. 年五十, 體重, 耳目不聰明矣. 年六十, 陰痿, 氣大衰, 九竅不利, 下虛上實, 涕泣俱出矣. 故曰, 知之則强, 不知則老. 故同出而名異耳. 智者察同, 愚者察異, 愚者不足, 智者有餘, 有餘則耳目聰明, 身體輕强, 老者復壯, 壯者益治. 是以聖人爲無爲之事, 樂恬憺之能, 從欲快志於虛無之守. 故壽命無窮, 與天地終. 此聖人之治身也.

황제가 묻는다(帝曰). 이 음양 두 가지를 어떻게 해야 조절할 수 있나요(調此二者, 奈何)? 기백이 대답한다(岐伯曰). 칠손팔익을 잘 알면(能知七損八益), 음양의 조절이 가능해진다(則二者可調). 칠손(七損)은 쇠약(衰)해지는 것이 7가지이고, 팔익(八益)은 병을 얻는(益) 것이 8가지이다. 한마디로 몸을 망치는 모든 것을 말하고 있다. 이것을 사용할 줄을 모르면(不知用此), 빨리 쇠약해져서 죽는다(則早衰之節也). 나이 40이 되면 알칼리인 음기는 거의 절반으로 준다(年四十而陰氣自半也). 그러면 당연히 일상생활(起居)도 잘 할 수 없다(起居衰矣). 나이 50이 되면 알칼리 고갈로 인해서 체액 순환이 제대로 안 되면서 체액이 정체되고 이어서 몸이 무거워지며(年五十 體重), 혈액 순환을 제일 잘 감지하는 눈과 귀는 어두워진다(耳目不聰明矣). 나이 60이 되면 알칼리인 음(陰)도 위축이 되고 이어서 발기 불능이 되며(年六十, 陰痿), 에너지인 기력(氣)도 많이 떨어지며(氣大衰), 각종 분비선(九竅)들도 제대로 작동이 안 되며(九竅不利), 하초는 알칼리 부족(虛)이 심해지고, 상초는 알칼리 부족으로 인해서 산성 체액이 폐로 몰리면서 산이 과잉(實)이 되고(下虛上實), 간이 나빠지면서 눈에서 눈물이 자주 나온다(涕泣俱出矣). 그래서 옛날에 다음처럼 말했다(故曰). 알면 강해지고 즉, 건강에 대해서 잘 알면 건강해질 수 있고(知之則强), 모르면 쉽게 노쇠해질 수밖에 없다(不知則老). 그래서 태어날 때 출발은 같았으나 나이가 들어서는 다른 현상(名)이 나타날 뿐(耳)이다(故同出而名異耳). 그래서 지혜로운 사람은 음양과 하나(同)가 되게 행동(察)을 하고(智者察同), 우매한 사람은 음양과 떨어져서(異) 행동(察)을 한다(愚者察異). 결국에 결과는 우매한 사람은 항상 정기인 알칼리가 부족하고(愚者不足), 지혜로운 사람은 음양을 잘 관리한 덕분에 정기가 남아(有餘) 돈다(智者有餘). 이렇게 정기가 남아돌면 정기에 아주 민감하게 반응하는 눈과 귀는 총명해진다(有餘則耳目聰明). 당연히 체액의 정체가 없으므로 몸은 가볍고 건강하며(身體輕强), 나이가 들어서 노인이 되었다고는 하지만 여전히 청년 같은 힘을 보유하며(老者復壯), 이렇게 힘이 남아돌면 병이 난다 해도 쉽게 (益) 다스려진다(壯者益治). 이런 이유로(是以) 성인은 일반인들이 보았을 때 어떤 것도 하지 않고 있는데도(爲無) 불구하고 결과를 보면 많은 것을 이루어 놓는다(是 以聖人爲無爲之事). 즉, 음양을 알고 그에 따르고 있는데 음양을 모르는 사람들은 성인이 앉아서 놀고 있는 줄로 아는 것이다. 그래서 성인은 모든 것을 내려놓고서 마음을 비우고 담담(恬憺:염담)하게 살 수 있는 능력을 즐기며(樂恬憺之能), 무위(虛 無)의 삶을 지키는 것에 뜻을 두고 이것을 흔쾌히 따르며(從欲快志於虛無之守), 그 결과로 살 수 있는 수명이 끝이 없게 된다(故壽命無窮). 즉, 천지가 끝나야 이 성 인의 수명도 끝이 난다(與天地終). 과장법을 심하게 쓰고 있다. 이 성인은 다른 욕 심은 없고 그냥 신체를 잘 다스리는 것에만 힘쓸 뿐이다(此聖人之治身也). 다시 말 하면 이것이 성인이 인체를 다스리는 방법이다. 즉, 양생법을 말하고 있다.

제3절

天不足西北, 故西北方陰也, 而人右耳目不如左明也, 地不滿東南. 故東南方陽也, 而人左 手足不如右强也.

하늘에서 서쪽과 북쪽은 각각 금성과 수성이 자리하고 있으면서 가을과 겨울을 나타내기 때문에 당연히 지구에 보내주는 에너지가 적고 부족하다(天不足西北). 그 래서 이 두 방향은 음이 된다(故西北方陰也). 그런데 음양 구별에서 우측(右)은 양 (陽)이고 좌측(左)은 음이기 때문에, 가을과 겨울처럼 음(陰)이 지배하는 계절에는 좌측(陰)에 자리하고 있는 눈과 귀가 더 총명하다(而人右耳目不如左明也). 여기서 눈과 귀를 예로 든 이유는 추운 날씨에는 신장이 관여하고 신장은 뇌척수액을 담당하기 때문에 특히 눈과 귀에 영향을 많이 주기 때문이다. 그런데 여기에는 재미 있는 과학이 숨어있다. 귀가 듣는 소리나 눈이 감지하는 빛은 공기 밀도와 밀접하 게 관계를 하고 있다. 즉, 공기라는 매질이 아주 중요하다는 말이다. 이 공기라는 매질은 가을과 겨울처럼 날씨고 맑고 추우면 공기의 밀도가 높아서 소리 전달이나 빛의 전달이 잘 된다. 반대로 봄과 여름은 공기 밀도가 낮아서 소리 전달도 잘 안 되고 빛도 잘 투과하지 못하게 된다. 너무 긴 이야기라서 여기서 줄인다. 하늘에 서 동쪽과 남쪽은 목성과 화성이 자리하고 있으면서 봄과 여름을 나타내기 때문 에, 당연히 지구에 많은 에너지를 보내주게 되고 양이 된다(故東南方陽也). 그러나 지구는 이 두 행성이 주는 에너지를 모두 담지(滿)를 못하고 일부는 수증기로 증 발이 된다(地不滿東南). 이렇게 양이 주도하는 계절에는 양인 우측이 강하게 된다 (而人左手足不如右強也). 그런데 우연의 일치일까? 이 양(陽)이 주도하는 계절에는 일조량 때문에 간질 체액의 정체가 문제가 된다. 그런데 인체의 체액이 폐로 최종 적으로 모이면서 두 경로를 거치게 되는데, 바로 흉관을 거치는 왼쪽 경로와 머리 쪽에서 내려오는 오른쪽 경로인데, 무더위 때는 왼쪽 경로의 체액 정체가 훨씬 더 심해지면서 인체의 왼쪽이 더 문제가 된다. 너무 긴 이야기라서 여기서 마친다.

帝曰, 何以然, 岐伯曰, 東方陽也, 陽者其精并於上, 并於上, 則上明而下虛. 故使耳目聰明, 而手足不便也. 西方陰也, 陰者其精并於下, 并於下, 則下盛而上虛. 故其耳目不聰明, 而手 足便也. 故俱感於邪, 其在上則右甚, 在下則左甚. 此天地陰陽所不能全也, 故邪居之.

황제가 이유를 묻는다(帝曰, 何以然). 기백이 대답해준다(岐伯曰). 동쪽은 양이다 (東方陽也). 동쪽은 목성이 지배하면서 봄의 에너지(陽)를 공급한다. 봄은 따뜻한 봄날을 제공하면서도 아직은 쌀쌀하다. 그래서 봄에는 일조량이 증가하게 되고, 간질로 호르몬이 쏟아지면서 간질을 산성으로 만드는데, 여전히 춥기 때문에 간질 은 수축이 되어있다. 그래서 산성 간질액은 정체가 되고, 이 정체된 과잉 산을 간 질에 뿌리를 둔 구심성 신경이 해결한다. 즉, 뇌(上)로 전자를 올려보내는 것이다. 그러면 이 전자인 산(酸)은 뇌(上)에서 알칼리(精)인 타우린과 반응(幷)해서 중화가 되고(陽者其精幷於上), 담즙에 붙어서 최종적으로 간에서 처리가 된다. 이렇게 뇌 (上)에 있는 산을 담즙으로 중화(幷)를 시키면(幷於上), 뇌는 맑아지면서 뇌의 영향을 받는 눈(上)은 밝아지게 되나(明), 산성인 담즙을 처리하는 간(下)은 알칼리를 소모(虛)하게 된다(則上明而下虛). 이런 과정이 귀와 눈을 총명하게 만든다(故使耳目聰明). 그러나 이 덕분에 간으로 체액을 보내는 수족은 당연히 불편이 따른다(而手足不便也). 서쪽은 음이다(西方陰也). 가을이 되면 서쪽 하늘에서 금성이 건조하고 쌀쌀한 기운을 지구에 보낸다. 이 가을의 쌀쌀한 기운은 과잉 산을 염(鹽)으로 처리해서 신장(下)으로 보낸다. 즉, 가을에는 과잉 산이 신장(下)에서 알칼리(精)와 반응(幷)을 해서 염으로 중화가 된다(陰者其精幷於下). 이렇게 신장(下)에서 과잉 산이 중화(幷)가 되면(幷於下), 아래쪽은 왕성하게 산이 중화되면서 건실해 지지만 위쪽은 약하게 된다(則下盛而上虛). 즉, 신장은 뇌척수액을 책임지고 있으므로 뇌(上)하고도 밀접한 관계를 갖는다. 그러나 지금 신장은 염을 처리하느라 정신이 없어서 뇌척수액을 돌볼 시간이 없다. 결국 뇌(上) 쪽은 과잉 산을 중화시키지 못해서 약(虛)해진다. 그래서 뇌척수액과 밀접한 관계하고 있는 귀와 눈은 총명하지 못하게 된다(故其耳目不聰明). 대신 반대로 아래쪽은 신장 덕분에 편해진다(而手足便也). 그래서 위아래 모두(俱)가 사기에 감응(感)이 될 수 있는데(故俱感於邪), 사기가 위 (上)에서 감응하면 우측의 병이 심해진다(其在上則右甚). 인체에서 체액 순환의 핵심은 림프이다. 그런데 인체의 산성 림프액은 두 갈래로 처리된다. 즉, 아래에서 올라오는 산성 림프액은 흉관을 거쳐서 좌측으로 들어와서 최종 종착지인 폐로 들어가고, 머리 쪽에서 내려오는 산성 림프액은 우측을 거쳐서 폐로 들어간다. 그래서 위쪽에서 체액 순환의 문제가 생기면 우측에서 병이 심해진다(其在上則右甚). 반대로 아래쪽에서 체액 순환의 문제가 생기면 좌측에서 병이 심해진다(在下則左甚). 즉, 천지 음양이 상하 양쪽 모두(全)를 다스리는 것은 불가능하다(此天地陰陽所不能全也)는 것을 말하고 있다. 그래서 상하 양쪽 어디엔가는 사기(邪)가 있을 (居) 수밖에 없다(故邪居之). 즉, 한꺼번에 인체 전체를 다스릴 수가 없고 일부만 다스릴 수밖에 없으므로, 인체 일부에는 사기가 항상 거주(居)하는 것이다. 이 부분은 해부생리학과 체액 이론을 잘 알아야 풀 수 있는 대목이다.

故天有精, 地有形, 天有八紀, 地有五里. 故能爲萬物之父母. 淸陽上天, 濁陰歸地. 是故天地之動靜, 神明爲之綱紀. 故能以生長收藏, 終而復始. 惟賢人上配天以養頭, 下象地以養足, 中傍人事以養五藏. 天氣通於肺, 地氣通於嗌, 風氣通於肝, 雷氣通於心, 谷氣通於脾, 雨氣通於腎. 六經爲川, 腸胃爲海, 九竅爲水注之氣. 以天地爲之陰陽, 陽之汗, 以天地之雨名之, 陽之氣, 以天地之疾風名之. 暴氣象雷, 逆氣象陽. 故治不法天之紀, 不用地之理, 則災害至矣.

그래서 하늘은 태양계에서 만물이 만들어지는 원기(元氣:精)인 전자(神)를 가지고 있고(故天有精), 땅은 만물의 형체(形)를 만들어낼 수 있는 음(陰)인 알칼리를 가지고 있다(地有形). 그래서 하늘은 전자(精)를 가지고 사계절과 일조량과 밤낮(八紀)을 만들어내고(天有八紀), 땅은 알칼리를 이용해서 형체(形)를 만들어내는 데 오성(五星)이 만들어주는 오행(五)의 원리(里)를 따른다(地有五里). 그래서 하늘과 땅은 전자와 알칼리를 이용해서 만물을 만들고 키워내는 부모의 역할을 능히 잘할 수 있다(故能爲萬物之父母). 음에 귀속되지 않은 에너지인 청양은 하늘로 올라가고(淸陽上天), 알칼리인 탁음은 땅에 귀속된다(濁陰歸地). 이런 이유로(是故), 에너지가 모이는 하늘은 움직이고(動), 에너지가 없는 땅은 조용(靜)한 천지동정이 일어난다(是故天地之動靜). 이것이 전자(神)와 빛(明)이 만들어내는 강기이다(神明爲之綱紀). 즉, 다스림(綱紀)이다. 그래서 능히 사계절을 통해서 생장수장(生長收藏)을 다스릴 수가 있다(故能以生長收藏). 생장수장의 사계절은 끝나면 다시(復) 시작되는(終而復始) 순환을 이어간다. 그래서 현인은 위(上)로는 양을 다루는 하늘과 견주어서(配) 양을 다루는 머리를 보양했고(惟賢人上配天以養頭), 아래(下)로는 음을 다루는 땅을 본받아서(象) 음을 다루는 발을 보양했고(下象地以養足), 음양의 도로인 대기(中)가 사람의 일을 도와주는 것을 본떠서(傍) 인체를 도와주는 오장을 보양했다(中傍人事以養五藏). 산소를 공급하는 하늘의 기운은 폐에서 소통하고(天氣通於肺), 알칼리 영양소를 인체에 공급하는 땅의 기운은 음식물로 목구멍을 통해서 소통하며(地氣通於嗌), 소화관에서 올라오는 에너지(風氣)인 영양성분은 간문맥을 통해서 소통이 되며(風氣通於肝), 뢰기는 심장에서 소통한다(雷氣通於心). 뢰기(雷氣)는 대기 중의 방전(discharge:放電) 현상이다. 즉, 뢰기는 전기(電氣:electricity)가 흐르는 현상이다. 그래서 뢰기(雷氣)는 전기(電氣)이다. 전기(電氣)라는 것은 전자(電子)가 흐르는 것이다. 지금은 심장에서 전기가 흐른다는 사실은 누구나 잘 안다. 그런데 몇천 년 전에 어떻게 이런 엄청난 사실을 알았을까? 참으로 너무나 대단하다. 심장은 동방결절(sinoauricular node:洞房結節)에서 전자를 흡수하는데, 이 동방결절은 대정맥에 자리하고 있다. 그래서 대정맥혈이 산성으로 변하면 심장은 당연히 힘들어한다. 즉, 대정맥혈이 더 많은 전자를 공급해서 심장의 박동을 더 세게 만들기 때문이다. 즉, 압전기(piezoelectricity:壓電氣) 효과에 의해서 심장 박동이 빨라지는 것이다. 곡기는 비장에서 소통한다(谷氣通於脾). 곡기(谷氣)는 계곡(谿谷)의 기운이니까 뼈 사이 구멍에서 나오는 척수액인 림프를 말한다. 이 척수액은 림프액이기 때문에 당연히 비장에서 소통하게 된다(谷氣通於脾). 우기는 신장을 통해서 소통이 된다(雨氣通於腎). 우기(雨氣)는 수분(水)을 말하는데, 신장은 삼투압 물질인 염(鹽)을 처리하기 때문에 당연히 수분 통제에 관여한다. 그래서 우기는 신장에서 소통될 수밖에 없다. 육경은 하천이라면(六經爲川), 장위는 바다이다(腸胃爲海). 여기서 천(川)은 흘러가는 경로(經路)를 의미하고, 해(海)는 용량이 큰 기물(器物)을 의미한다. 그리고 경(經)은 큰 체액 통로를 의미한다. 그래서 육경(六經)은 삼양경과 삼음경뿐만 아니라 모든 큰 체액 통로라고 생각하면 된다. 이 체액의 출발점은 바로 소화관(腸胃)이다. 소화관에서는 소화 과정을 통해서 엄청나게 많은 양의 체액을 생성시킨다. 즉, 소화관은 체액 재료를 담고 있는 용량이 큰 기물(器物)인 것이다. 소화관에서 흡수된 체액은 인체의 여러 체액관(川)을 통해서 전신으로 퍼진다. 인체를 보양하는 핵심이 되는 영양성분은 이 체액을 통해서 소통된다. 그래서 체액이 막히면 소화는 정지되고 영양분의 공급도 끊기게 된다. 구규(九竅)는 인체의 모든 배출구(排出口)를 의미한다. 이 배출구에는 외분비선(外分泌腺:exocrine gland)이 포함되어있다. 이 외분비선은 인체 밖으로 간질액(水)을 주입(注)한다. 즉, 외분비선은 간질액(水)을 인체 밖으로 배출(注)하는 것이다(九竅爲水注之氣). 즉, 이 문장은 눈물이 나오고 콧물이 나오고 소화 효소가 나오는 등의 상태를 묘사하고 있다. 천지를 만드는 것은 음양이다(以天地爲之陰陽). 즉, 음양은 전자가 결정하기 때문에 결국 천지를 가지고 노는 것은 전자라는 뜻이다. 태양계 우주는 전자의 놀이터라는 말이다. 그래서 양이 땀을 흘리면(陽之汗) 즉, 전자를 가지고 있는 양이 산소를 만나서 전자 중화를 통해서 물을 만들어내면, 이 때문에, 천지는 비(雨)라는 현상(名)을 만들어낸다(以天地之雨名之). 양의 기운(陽之氣)은 천지에 질풍이라는 현상(名)을 만들어낸다(以天地之疾風名之). 풍(風)은 산(酸)이고, 산은 전자를 보유하고 있으므로, 풍(風)은 에너지(Energy)이다. 그래서 바람(風)이라는 것은 에너지의 변화를 말한다. 즉, 바람(風)은 기류(氣流) 즉, 에너지(氣)의 흐름(流)이다. 그래서 당연히 에너지인 전자를 가진 양의 기운(陽之氣)은 질풍이라는 현상(名)을 만들어낼 수 있는 것이다(以天地之疾風名之). 그래서 폭기(暴氣) 때는 즉, 에너지가 폭발할 때는 뢰기(雷氣) 현상(象) 즉, 방전 현상을 관찰할 수가 있고(暴氣象雷), 산(氣)이 과잉(逆)일 때는 전자를 가진 양(陽)을 관찰할 수가 있다(逆氣象陽). 참 대단하다. 전기라는 실체를 구체적으로 알았다는 것을 암시하고 있다. 그래서 하늘의 법칙(紀)을 따르지(法) 않고 다스리거나(故治不法天之紀), 땅의 원리를 사용할 줄 모르고 다스리면(不用地之理), 결국에 돌아오는 것은 재앙뿐이다(則災害至矣). 즉, 음양을 모르고 살면, 재앙이 온다는 뜻이다. 전자생리학의 극치를 보여주고 있다.

제4절

故邪風之至, 疾如風雨. 故善治者治皮毛, 其次治肌膚, 其次治筋脈, 其次治六府, 其次治五藏, 治五藏者, 半死半生也. 故天之邪氣感, 則害人五藏, 水穀之寒熱感, 則害於六府, 地之濕氣感, 則害皮肉筋脈. 故善用鍼者, 從陰引陽, 從陽引陰. 以右治左, 以左治右, 以我知彼, 以表知裏, 以觀過與不及之理. 見微得過, 用之不殆.

그래서 사기(邪)가 되는 풍(風)에 접촉(至)이 되면(故邪風之至), 비와 바람처럼(如) 질병을 일으킨다(疾如風雨). 바람은 앞에서 설명한 것처럼 전자를 보유하고 있으므로 당연히 산(酸)으로써 병인이 된다. 그리고 비도 마찬가지이다. 간단히 보자면, 산성비(Acid rain:酸性雨)는 보통 pH5.5를 말하는데, 보통 비는 pH6.0 정도가 된다. 그래서 비는 자체가 산성이다. 또, 비는 수분이 응집되어있는 경우인데, 수분이 응집되려면 당연히 전자를 보유하고 있는 삼투압 기질이 있어야만 가능하므로 비는 태생적으로 산성이 될 수밖에 없다. 그래서 당연히 풍우(風雨)는 병인이 되어서 병을 일으킨다(疾如風雨). 이 풍우가 주는 병인의 기전은 두 가지이다. 하나는 풍우 자체에 들어있는 전자가 피부(皮毛)에 접촉해서 피부를 상하게 하는 경우이고, 하나는 피부를 통과해서 피부와 접한 간질(肌膚)로 들어간 경우이다. 물론 이 상태에서 치료를 안 하고 두면 오장까지 들어갈 수가 있다. 그래서 풍우의 사기에 감응이 되어서 문제가 생겼을 때, 치료를 잘(善)하는 의사는 먼저 피부에 상주하고 있는 전자인 산(酸) 없애준다(故善治者治皮毛). 즉, 병의 시작점에서 치료를 시작한다. 그다음에 안으로 침입한 순서에 따라서 치료를 한다. 즉, 그다음에는 간질을 치료하고(其次治肌膚), 그다음에는 정맥(筋脈)을 치료한다(其次治筋脈). 간질에 진입한 전자인 산(酸)은 분자 크기가 작으므로, 대부분 정맥(筋)으로 들어가기 때문이다. 그다음에는 육부를 치료한다(其次治六府). 일부는 간질을 통해서 간질을 주고받는 육부로 진입하기 때문이다. 정맥에 들어온 산은 정맥혈을 따라서 오장으로 진입하고 오장에서 중화가 된다. 그래서 마지막으로 오장을 치료한다(其次治五藏). 그런데 오장에서 병인을 치료할 때쯤 되면(治五藏者), 병이 아주 깊어졌다는 사실을 의미하므로, 치료한다 해도 절반은 죽을 가능성이 있고 나머지 절반만 살아남는다(半死半生也). 그래서 하늘의 사기인 풍우에 감응이 되었을 때(故天之邪氣感), 내버려 두면 결국 인체의 오장까지 침입해서 오장을 해치는 것이다(則害人五藏). 사람뿐만 아니라 곡식이나 물도 하늘의 사기인 한이나 열에 감응이 되면(水穀之寒熱感), 병인인 산(酸)을 함유하게 되므로, 곡식이나 물을 통과시키는 육부에 해를 끼친다(則害於六府). 사람이 습기가 있는 땅에 오래 거주해서 습기가 피부에 침범하면(地之濕氣感), 이 습기는 피부 호흡을 막게 되고 이어서 간질에 과잉 산이 쌓이게 하면서 간질과 접하고 있는 피부(皮)와 림프(肉)와 근육(筋) 그리고 혈관(脈)에 해(害)를 끼친다(則害皮肉筋脈). 다음에 나오는 문장들은 침구의 핵심 중에서 핵심을 말하고 있으며, 동양의학의 정수를 말하고 있다. 동양의학은 자체가 면역의학이기 때문에 면역의 활동 기전을 모르면 동양의학은 불구가 되고 만다. 그래서 침을 잘 사용하는 의사는(故善用鍼者), 알칼리인 음(陰)을 좇아서(從) 산(酸)인 양(陽)

을 끌어내고(引), 이어서 알칼리로 중화시켜서 치료를 하거나(從陰引陽), 산(酸)인 양(陽)을 좇아서(從) 알칼리인 음(陰)을 끌어내서 산을 중화시켜서 치료를 한다(從陽 引陰). 다음 문장에서는 이렇게 할 수 있는 방법을 제시한다. 우측을 이용해서 좌 측을 치료하고(以右治左), 좌측을 이용해서 우측을 치료하고(以左治右), 가까운 곳을 이용해서 먼 곳을 치료(知)하고(以我知彼), 겉을 이용하여 속을 치료(知)한다(以表知 裏). 이 치료 방법들은 모두 대칭을 의미하고 있는데, 이 대칭은 인체의 대칭을 의 미한다. 그런데 대칭을 이용하는 데는 조건이 있다. 바로 면역을 보유하고 있는 면역의 경로인 경락(經絡)이 통해야 한다는 것이다. 즉, 간을 예로 들면, 간을 중 심으로 대칭적인 체액의 흐름이 있어야, 한쪽 대칭점에서 건강한 면역을 활성화시 키면, 여기서 활성화된 면역 인자가 반대쪽 대칭점의 병소에 있는 산을 흡수해서 중화시킬 수가 있다. 여기서 또 중요한 사실은 병이 있는 지점은 이미 면역이 고 갈된 상태이기 때문에 침으로 면역을 활성화시킬 수가 없다. 그래서 체액의 흐름 이 연결된 정상적인 반대쪽에서 면역을 활성화시켜서 경락을 따라서 면역이 흐르 게 만드는 것이다. 중요한 것은 하나가 더 있다. 산성(酸性)인 침(Fe^{2+})은 면역을 활성화시키는 도구이면서 동시에 병인(病因)이 된다는 사실이다. 그런데 이 병인을 약하게 공급하면 면역이 활성화된다. 즉, 침이 공급하는 전자는 병인이면서 면역 활성화 인자이다. 이 사실은 인체 면역학에서 엄청나게 중요하다. 이 기전은 백신 (vaccine)의 기전과 똑같다. 백신도 병인을 공급해서 면역을 활성화시키는 기전이 다. 그래서 백신을 아픈 사람에게 투여하면 병을 일으키거나 죽기도 하는데, 이것 이 백신 사고이다. 침도 마찬가지이다. 아픈 곳에 침을 놓으면 침이 제공하는 병 인이 병을 악화시키거나 새로운 병을 만들기 때문에 심지어는 침구 사고로 사망할 수도 있다. 경맥에는 정경(正經)이 있고 기경(奇經)이 있다. 이 둘의 차이는 대칭의 차이이다. 즉, 짝이 있느냐(正) 없느냐(奇)의 차이이다. 원칙적으로는 짝이 있어야 대칭을 이용해서 면역으로 병을 치료한다. 그러면 기경은 짝이 없는가? 기경도 짝 이 없는 짝이 있다. 독맥(督脈)을 보면 척추라는 신경을 통해서 인체 양쪽을 대칭 적으로 다스리며, 임맥(任脈)은 흉관을 통해서 인체 양쪽을 대칭적으로 다스린다. 결국에 기경도 짝이 없는 것처럼 보이지만 짝이 있는 셈이다. 즉, 기경에 침을 놓으면 정상적인 쪽에서 면역이 활성화되고, 활성화된 면역은 비정상적인 쪽으로 흘러가서 산을 중화하면서 병은 치료가 된다. 그래서 정경이 양쪽 팔과 양쪽 발을 중심으로 짝을 이루고 있는 이유이다. 또, 짝을 이룰 수밖에 없는 것이다. 그래서 동양의학은 산과 알칼리의 과다(過)와 부족(不及)의 원리(理)를 관찰(觀)해서(以觀過與不及之理), 부족(微)한 곳이 어디인지 알아(見)내며 과(過)한 곳이 어디인지를 알아(得) 낸다(見微得過). 이런 원리를 알고 침을 이용하면, 어떤 경우에도 생명을 위태롭게 하지 않는다(用之不殆). 침구에 대한 원리는 차차 더 배우게 된다. 참고로 침구는 최고의 과학이다. 그리고 침구는 철저히 양자역학에 기반을 두고 있다.

善診者, 察色按脈, 先別陰陽, 審淸濁, 而知部分. 視喘息, 聽音聲, 而知所苦. 觀權衡規矩, 而知病所主. 按尺寸, 觀浮沈滑濇, 而知病所生. 以治無過, 以診則不失矣.

진찰을 잘하는 의사는(善診者), 환자의 안색을 살피고 맥을 짚어보는데(察色按脈), 먼저 음양의 균형을 구별하고(先別陰陽), 체액의 맑고 탁함을 살펴서(審淸濁), 병이 있는 부분을 알아낸다(而知部分). 핵심은 음양인데, 이 음양은 에너지인 전자가 결정한다. 결국에 진맥은 에너지의 균형을 보는 것이다. 이 에너지의 과부족에 따라서 체액의 점성도(淸濁)가 결정이 되며, 병소의 음양이 결정된다. 환자의 호흡 상태를 보고(視喘息), 목소리를 들어보고(聽音聲), 환자가 괴로워하는 이유(所)를 알아차린다(而知所苦). 음과 양의 균형(權衡)의 규칙(規矩:규구)을 관찰해서(觀權衡規矩), 주병(主病)이 있는 장소(所)를 알아낸다(而知病所主). 손목에서 맥을 관찰하는데(按尺寸), 맥의 부침(浮沈)을 보고 에너지의 과부족을 파악하고, 맥의 활색(滑濇)을 보고 체액의 점도(viscosity:粘度)를 파악해서(觀浮沈滑濇), 병이 생긴(生) 장소(所)를 알아낸다(而知病所生). 이렇게 함으로써 치료를 할 때 과실을 범하지 않게 되며(以治無過), 이렇게 정확한 진단을 하면, 치료를 할 때 실수가 없게 된다(以診則不失矣). 이 부분도 차차 더 심도 있게 배우게 된다.

故曰, 病之始起也, 可刺而已, 其盛可待衰而已. 故因其輕而揚之. 因其重而減之, 因其衰而彰
之. 形不足者, 溫之以氣, 精不足者, 補之以味. 其高者因而越之, 其下者引而竭之. 中滿者寫之
於內, 其有邪者, 漬形以爲汗, 其在皮者, 汗而發之, 其慓悍者, 按而收之, 其實者散而寫之.
審其陰陽, 以別柔剛, 陽病治陰, 陰病治陽. 定其血氣, 各守其鄕. 血實宜決之, 氣虛宜掣引之.

옛말에 다음과 같은 말이 있었다(故曰). 병이 일어나기 시작했을 때는(病之始起
也), 침으로 치료해서 완치(已)가 가능하다(可刺而已). 그런데 방치해서 병이 더 심
해지면 기다렸다가 병이 어느 정도 약해지면 그때 침으로 완치가 가능하다(其盛可
待衰而已). 면역의 원리 때문에 기다렸다가 침을 놓는 것이다. 침은 면역을 활성화
시키는 치료이기 때문에, 심하게 아플 때(盛)는 면역이 정상적인 부위가 없기 때문
에, 침을 놓을 수가 없다. 그래서 병인에 따라서 알칼리가 부족(輕)하면 알칼리를
고양(揚)시켜주고(故因其輕而揚之), 에너지가 너무 과하면 즉, 산이 과잉(重)이면 과
잉 산을 중화(減)시켜주며(因其重而減之), 기력(氣力) 즉, 에너지가 고갈(衰)되었으면
기력을 보충해준다(因其衰而彰之). 살(形)이 빠진 사람은(形不足者) 에너지(氣)를 보
충해서 따뜻하게 해주고(溫之以氣) 즉, 에너지는 성장인자이기 때문에 에너지를 보
충해주면 살이 오르고, 열의 원천인 에너지를 보충해줬기 때문에 몸에 온기가 돈
다. 이번에는 에너지(酸)를 많이 섭취해서 몸집은 좋은데, 그 대가로 체액에 알칼
리(精)가 부족한 사람은(精不足者), 섭취하면 알칼리로 변하는 오미를 보충해줘서
과잉 에너지인 산(酸)을 중화시켜줘야 한다(補之以味). 에너지가 과(高)하면, 이 에
너지가 원인(因)이 되어서 에너지인 과잉 산이 넘쳐(越)흐르게 된다(其高者因而越
之). 반대로 알칼리가 부족(下)하면 부족한 알칼리를 인체 여기저기에서 끌어(引)다
쓰는 바람에 알칼리가 고갈된다(其下者引而竭之). 이미 앞에서 설명한 문장에 대해
서 다시 한번 설명해주고 있다. 중만(中滿)이란 복중(腹中)이 그득(滿)한 것인데, 무
엇이 채워져 있길래 그득할까? 인체는 과잉 산을 중화하는데 처음에는 산소를 이
용해서 과잉 산에서 전자를 빼내서 물로 중화시킨다. 그런데 산소가 부족하면, 그
때는 콜라겐을 이용해서 전자를 격리한다. 그 결과 콜라겐이 쌓인다. 이 콜라겐이
중만(中滿)의 실체이다. 또, 이 콜라겐은 삼투압 기질이기 때문에 수분을 잔뜩 끌

어안고 있게 된다. 그래서 자연스럽게 그득하게 된다. 이것이 암(癌:Cancer)이 성장하는 원리이다. 암에 대해서는 차차 알아보자. 그래서 중만이 생기면 당연히 안에서 이 콜라겐 덩어리를 분해(寫)해줘야 한다(中滿者寫之於内). 이 중만은 전자를 격리한 물질이기 때문에, 당연히 사기를 보유하고 있는데(其有邪者), 이 사기를 중화시키기 위해서는 인체(形)를 담가서(漬) 땀을 내게 하는 것이다(漬形以爲汗). 땀이라는 것은 산(酸)에서 전자를 빼내서 산소와 반응시켜서 물로 중화한 결과물이다. 다시 해석하면, 따뜻한 물에 인체를 담가서 땀을 내서 중만을 없애라는 뜻이다. 쉽게 말하면 사우나를 가라는 말이다. 전자는 분자를 이어주는 역할을 하므로 전자를 빼내 버리면 분자는 자동으로 풀려서 분해된다. 중만을 만들게 한 과잉 산의 원인이 피부에 존재한다면(其在皮者), 땀을 이용해서 발산시키면 된다(汗而發之). 이 사기가 아주 심해서 무섭게 요동을 치면(其慓悍者), 이때는 간질 체액에 과잉 산의 정도가 아주 심하므로, 간질에 산소를 보유하고 있는 알칼리 동맥혈을 최대로 많이 공급해줘야 하며, 동시에 림프액과 정맥혈도 순환이 잘 되게 체액관을 최대한 압박해줘야 한다. 그렇게 하려면 동맥 모세 혈관과 정맥혈관 그리고 림프관을 최대한 쥐어 짜줘야 한다. 이 방법이 바로 안마(按)이다. 그러면 자연스럽게 체액에 있는 과잉 산은 수렴되고 과잉 산은 중화된다(按而收之). 또, 산이 과(實)하면 땀으로 발산시켜서 과잉 산을 중화(寫)시켜줘야 한다(其實者散而寫之). 종합해보면 결과적으로 에너지의 문제이기 때문에 음과 양을 세심히 살펴서(審其陰陽), 에너지가 부족(柔)한지 과(剛)한지 구별을 한 다음에(以別柔剛), 에너지가 과한 양병(陽病)이면 알칼리(陰)를 동원해서 산(酸)을 중화시켜서 치료를 해주고(陽病治陰), 알칼리(陰)가 과한 음병(陰病)이면 에너지(陽:酸)를 보충해줘서 과잉 알칼리를 중화해줘서 치료해주면 된다(陰病治陽). 이렇게 해서 산(氣)과 알칼리(血)의 균형을 정상(正)으로 유지해주면(定其血氣), 산과 알칼리 각각은 자기 고향을 지킨다(各守其鄉). 즉, 산과 알칼리의 균형이 맞춰지면 이 둘은 자기가 있어야 할 자리에서 자기 임무만 수행한다. 그 결과가 pH7.45이다. 혈액(血)에 산이 과잉(實)이면 중화시켜서 마땅히 해결을 해줘야 하며(血實宜決之), 에너지인 기(氣)가 부족(虛)하면 마땅히 에너지를 보충(掣引)해줘야 한다(氣虛宜掣引之). 인체 에너지 대사를 자세히 설명하고 있다.

제6편. 음양이합론(陰陽離合論)

제1장

黃帝問曰, 余聞, 天爲陽, 地爲陰, 日爲陽, 月爲陰, 大小月三百六十日成一歲, 人亦應之. 今三陰三陽, 不應陰陽, 其故何也. 岐伯對曰, 陰陽者, 數之可十, 推之可百, 數之可千, 推之可萬, 萬之大, 不可勝數, 然其要一也. 天覆地載, 萬物方生, 未出地者, 命曰陰處, 名曰陰中之陰, 則出地者, 命曰陰中之陽. 陽予之正, 陰爲之主. 故生因春, 長因夏, 收因秋, 藏因冬. 失常則天地四塞, 陰陽之變. 其在人者, 亦數之可數.

황제가 묻는다(黃帝問曰). 내가 듣기로는(余聞), 하늘은 양을 만들고(天爲陽) 즉, 하늘은 전자를 태양계 우주에 공급해서 에너지(陽)를 공급하고, 땅은 음을 만들고(地爲陰) 즉, 땅은 하늘에서 에너지를 받아서 형체(形)를 가진 음(陰)을 만들고, 일조는 양을 만들고(日爲陽) 즉, 일조량은 생명체에게 열을 공급해서 호르몬인 양(陽)을 분비시키고, 달은 음을 만들고(月爲陰) 즉, 달은 자기가 보유한 중력을 이용해서 지구의 음(陰)인 중력에 영향을 미치고, 일세(一歲)는 작은 달과 큰 달을 합쳐서 360일이며(大小月三百六十日成一歲) 즉, 1년은 목성(木星:歲星)을 기준으로 하는 세성기년법(歲星紀年法)과 달(月)을 기준으로 한 경우에 큰 달과 작은 달을 합치면 360일이 되며, 사람도 역시 이들 법칙에 그대로 똑같이 반응한다(人亦應之). 지금 말하고 있는 사실들을 한마디로 정리를 하면 전자의 활동 상황을 말하고 있는 것일 뿐이다. 지금 삼양 삼음이 있는데(今三陰三陽), 음양에서 서로 맞지 않으니(不應陰陽), 그 이유가 뭔가요(其故何也)? 삼양 삼음도 역시 태양을 포함한 오성의 활동 상황을 말하는 것에 불과하다. 물론 에너지인 전자의 활동이 핵심이다. 이들은 서로 에너지를 주고받으면서 반응을 하는데, 서로 주고받는 에너지의 양이 다르면 서로 반응이 다르게 나타난다. 황제는 그 이유를 묻고 있다. 기백이 대답을 한다. 음양이라는 것을(陰陽者), 가짓수로 세다 보면(數之) 열 개부터 천 개, 만 개까지 추정이(推之) 가능하지만(數之可十, 推之可百, 數之可千, 推之可萬), (참고로 여기서 만개(萬)라는 개념은 많다(大)는 개념이다(萬之大)), 가짓수가 너무 많아서 숫자로 계속 나열(勝)하기란 불가능하다(不可勝數). 그러나(然) 음양의 요지는 하나이다(然其要一也). 음양을 에너지의 개념으로만 보면, 간단히 두 가지로 구분이 가능하지만, 앞과 뒤, 위와 아래, 왼쪽과 오른쪽 등등 나열하기 시작하면 끝도 한도 없이 나온다는 말이다. 그러나 음양의 핵심 요지는 전자라는 에너지로써 하나로 귀결된다. 하늘은 에너지를 공급(覆)하고 땅은 이를 받아(載)서(天覆地載) 표출(出)시키면, 땅의 사방팔방(方)에서 만물이 생장(生)한다(萬物方生). 그런데 땅이 이 에너지를 받고서도 표출(出)시키지 않는(未)다면(未出地者), 이를 이르러 땅(地)인 음(陰)이 쉬고(處) 있다고 말한다(命曰陰處). 즉, 음(陰)인 땅이 하늘에서 받은 에너지를 표출하지 않았기(陰) 때문에 이를 다른 말로 음 중에서 음이라고 한다(名曰陰中之陰). 반대로 표출(陽)했다면(則出地者), 이를 다른 말로 음 중에서 양이라고 한다(命曰陰中之陽). 즉, 땅인 음(陰)이 에너지를 표출(陽)해서 만물을 키운 것이다. 그래서 하늘(陽)은 에너지를 주는 것(予)을 결정(正)하고(陽予之正), 땅(陰)은 키우는 것(爲)을 주도(主)한다(陰爲之主). 그래서 이런 원리들이 원인(因)이 되어서 봄(春)은 만물을 소생(生)시키고(故生因春), 여름(夏)은 만물을 성장(長)시키며(長因夏), 가을(秋)은 추수(收)를 가능케 하며(收因秋), 겨울(冬)은 과잉 산을 저장(藏)할 수 있도록 한다(藏因冬). 이런 법칙(常)을 잃어버리면(失) 하늘과 땅은 모두 막혀버리고(失常則天地四塞), 그 결과로 당연히 음양은 변덕을 부린다(陰陽之變). 이런 음양의 원리들은 사람에게도 똑같이 존재하기 때문에(其在人者), 역시 인체에서 음양의 숫자를 파악하는 것이 가능하다(亦數之可數). 즉, 인체라는 공간은 한정된 공간이기 때문에 음양의 숫자를 파악하는 것이 가능하다.

제2장

帝曰, 願聞三陰三陽之離合也. 岐伯曰, 聖人南面而立, 前曰廣明, 後曰太衝, 太衝之地, 名曰少陰, 少陰之上, 名曰太陽, 太陽根起於至陰, 結於命門, 名曰陰中之陽. 中身而上, 名曰廣明, 廣明之下, 名曰太陰, 太陰之前, 名曰陽明, 陽明根起於厲兌, 名曰陰中之陽. 厥陰之表, 名曰少陽, 少陽根起於竅陰, 名曰陰中之少陽. 是故三陽之離合也, 太陽爲開, 陽明爲闔, 少陽爲樞. 三經者, 不得相失也, 搏而勿浮, 命曰一陽.

황제가 삼양 삼음이 서로 모여지고 떨어지는 원리를 듣고 싶다고 한다(帝曰, 願聞三陰三陽之離合也). 기백이 대답해준다(岐伯曰). 먼저 오운육기(五運六氣)에 나오는 육기(六氣)인 삼음(三陰)과 삼양(三陽)을 순서대로 보면 궐음(厥音), 소음(少陰), 태음(太陰), 상화(少陽), 양명(陽明), 태양(太陽)이다. 이것을 인체에 적용한 것이다. 성인이 남면하고 서 있다(聖人南面而立). 이때 인체의 앞쪽이 광명이고(前曰廣明), 뒤쪽이 태충이다(後曰太衝). 충맥(衝脈)을 말하고 있는데, 충맥의 척추 쪽 뒷면을 태충(太衝), 복부 쪽 앞면을 광명(廣明)이라고 한다. 이 충맥은 기(氣)인 양(陽)을 모두 연결하는 바다(海)이다. 기(氣)는 전자(電子)를 가진 에너지(Energy)이며, 산(酸)이다. 인체의 모든 질병은 이 에너지(酸:氣)의 과부족에 의해서 생긴다. 그런데 충맥이 바로 에너지의 바다이다. 그래서 충맥은 당연히 에너지(酸)를 조절하는 양경을 통솔하는 것이 임무이다. 충맥의 핵심은 신장경이다. 그러면 신장경이 에너지를 통솔하고 양경을 통솔한다고 해도 과언이 아니다. 어떻게? 에너지는 전자인데, 신장은 인체에서 에너지인 전자를 염으로 격리해서 체외로 버리는 역할을 한다. 즉, 인체에서 양인 기를 조절하는 핵심이 신장이다. 그런데 양경에서 왜 이 세 가지 경맥(經脈)만 언급하고 있을까? 이 세 양경맥이 왜 그리 중요할까? 바로 인체 내외의 양(陽)인 에너지(酸)를 조절하는 핵심기관이기 때문이다. 삼양(三陽)은 과잉 에너지를 인체 외부로 버려서 에너지인 산(酸)의 과부족 균형을 맞춰준다. 에너지는 전자를 보유한 산(酸)이다. 즉, 산(酸)이 에너지(Energy)이다. 이 세 장기가 인체의 에너지 균형 즉, 산과 알칼리의 균형을 맞춰주는 핵심기관이다. 위(陽明)는 위산

(酸)을 분비해서 인체의 에너지를 조절하고, 담(少陽)은 담즙을 통해서 담즙산(酸)으로 인체의 에너지를 조절하고, 방광(太陽)은 소변을 통해서 요산(酸)으로 에너지를 조절한다. 이 모두는 에너지의 재료인 전자(電子)를 산(酸)을 통해서 외부로 버리는 곳이다. 즉, 열(熱)의 원천인 전자를 인체 외부로 버려서 한(寒)을 만들어내는 것이다. 그래서 오운육기에서 삼양은 일년 중에 하반기의 한(寒)을 담당한다. 언뜻 생각하면 왜 양(陽)이 하반기의 음(陰)을 담당하는지 의아해할 수도 있다. 태충의 아래쪽(地)에 있는(太衝之地) 맥을 신장맥(名曰少陰)이라고 하는데 즉, 태충맥은 하복부 쪽에서 신장맥을 포함하고 있다. 이 신장맥 위쪽으로(少陰之上) 방광경이 지나간다(名曰太陽). 이 방광경은 인체의 아주(至) 아래쪽(陰)인 새끼발가락인 지음(至陰)에서 시작해서(太陽根起於至陰), 위쪽(陽)인 명문에서 끝난다(結於命門). 그래서 방광은 음 중에서 양이 된다(名曰陰中之陽). 즉, 방광이 음 중에서 양이다. 인체의 정중선을 중심(中)으로 해서 위쪽(上)이 충맥 중에서 광명이다(中身而上, 名曰廣明). 이 광명의 아래쪽(下)에(廣明之下) 있는 장기를 태음이라고 부른다(名曰太陰). 즉, 비장(太陰)은 광명의 아래쪽에 붙어있다는 것이다. 이 비장의 앞쪽(太陰之前)에 있는 장기를 양명이라고 한다(名曰陽明). 즉, 비장보다 앞쪽에 위(陽明)가 붙어있다는 것이다. 그런데 이 위경은 여태(厲兌)에서 시작된다(陽明根起於厲兌). 그래서 음 중에서 양이라고 부른다(名曰陰中之陽). 여태(厲兌)는 족양명위경(足陽明胃經)의 오수혈 중에서 정혈(井穴)이며 금(金)에 속한다. 즉, 위경이지만 폐(金) 경(經)의 시작점도 된다. 그래서 폐는 오장으로써 음(陰)이기 때문에, 여태(厲兌)가 음(陰)에서 시작되는 관계로 인해서 위(陽明)는 음 중에서 양이 되는 것이다. 간(厥陰)과 표리관계에서 표가 되는 장기는 담(少陽)이다(厥陰之表, 名曰少陽). 이 담경은 규음(竅陰)에서 시작한다. 족규음(足竅陰)은 족소양담경의 경혈로써 오수혈이 시작되는 정금혈(井金穴)에 해당하기 때문에, 이 혈자리는 음(陰)인 폐(金)에 해당한다. 그래서 담은 시작은 음(陰)에서 하고 간(厥陰)의 표(表)로써 양(陽)이기 때문에 음 중에서 소양이 된다(名曰陰中之少陽). 이런 이유로(是故), 삼양 즉, 상화, 양명, 태양은 떨어져(離) 있기도 하지만, 연결(合)되어있기도 하다(是故三陽之離合也). 즉, 충맥(衝脈)을 통해서 따로 떨어져(離) 있는 위경(陽明)과 방광경(太陽)이 연결(合)된다. 이때 문짝의

지도리 역할을 하는 양(陽)이 바로 담경(膽經)인 소양(少陽)이다. 방광경(太陽)이 열리면(太陽爲開), 위경(陽明)이 닫히는데(陽明爲闔), 이때 담경(少陽)이 문짝에 붙은 지도리(樞) 역할을 한다(少陽爲樞). 이게 무슨 말일까? 삼양의 혈자리를 보면 알 수 있다. 방광경(太陽)은 인체의 뒷면으로 분포되어 있고, 위경(陽明)은 인체의 앞면으로 분포되어 있는데, 그래서 앞면과 뒷면을 연결하려면 옆면에서 지도리(樞) 역할을 하는 경맥이 필요하다. 이 옆으로 분포하고 있는 맥이 바로 담경(少陽)이다. 그래서 담경(少陽)이 문짝에 붙은 지도리(樞) 역할을 한다(少陽爲樞). 그래서 이들 삼양인 삼경은(三經者), 서로 떨어져서 자기 이익만 챙기기가 어렵다(不得相失也). 그래서 혹시라도 삼경이 서로 싸우면(搏) 그 결과로 경맥의 흐름(浮)은 막히고(勿) 만다(搏而勿浮). 그래서 삼양은 경맥으로 서로 연결되어 있으므로, 하나(一)의 양(陽)처럼 행동하므로 일양(一陽)이라고 부른다(命曰一陽). 지도리(樞)라는 개념은 생리학으로 설명해야 한다. 그러나 생리학으로 설명하면 너무나 많은 지면을 요구한다.

제3장

帝曰, 願聞三陰. 岐伯曰, 外者爲陽, 內者爲陰, 然則中爲陰. 其衝在下, 名曰太陰. 太陰根起於隱白, 名曰陰中之陰. 太陰之後, 名曰少陰. 少陰根起於涌泉, 名曰陰中之少陰. 少陰之前, 名曰厥陰, 厥陰根起於大敦, 陰之絶陽, 名曰陰之絶陰. 是故三陰之離合也, 太陰爲開, 厥陰爲闔, 少陰爲樞. 三經者, 不得相失也, 搏而勿沈, 名曰一陰. 陰陽䨲䨲(중중), 積傳爲一周, 氣裏形表而爲相成也.

이번에는 황제가 삼음에 관해서 묻고(帝曰, 願聞三陰), 기백이 대답해준다(岐伯曰). 바깥쪽은 양이고(外者爲陽), 안쪽은 음이다(內者爲陰). 그래서 자연스럽게(然) 가운데도 안쪽에 속하므로 음에 속한다(然則中爲陰). 태충은 뒷면인데 뒷면 중에서도 아래(下)쪽 부분에 자리하고 있는 오장이 있는데, 그것이 바로 비장인 태음이다(名曰太陰). 음(陰)으로써 비장경맥은 발로써 음(陰)인 은백(隱白)에서 시작하기 때문에 결국 음 중에서 음이 된다(名曰陰中之陰). 이 비장보다도 더 뒤쪽에 붙은 오장이 있는데, 바로 신장이다(名曰少陰). 이 신장맥의 시작은 음(陰)으로써 발바닥의 용천혈(涌泉穴)이다(少陰根起於涌泉). 그래서 신장은 음 중에 소음이 된다(名曰陰中之少陰). 이 신장보다 앞쪽에 붙은 오장이 있는데(少陰之前), 바로 간인 궐음이다(名曰厥陰). 이 간경은 엄지발가락 끝인 대돈(大敦)에서 시작되는데(厥陰根起於大敦), 이 지점은 인체의 앞면인 양(陽)이 끝나는(絶) 지점이면서(陰之絶陽), 동시에 인체의 뒷면인 음(陰)이 끝나는(絶) 지점이기도 하다(陰之絶陰). 그래서 인체의 아래쪽(陰)에 있으므로 음이면서 절음이라고 한다(名曰陰之絶陰). 이런 이유로(是故) 삼음은 떨어져 있지만, 서로 연결되어 있기도 하다(是故三陰之離合也). 즉, 비장경(太陰)이 열리면(太陰爲開), 간경(厥陰)은 닫히는데(厥陰爲闔), 신장경(少陰)이 지도리(樞) 역할을 한다(少陰爲樞). 즉, 비장경과 간경은 인체의 바깥 양쪽을 순행하고 있으므로, 가운데에서 지도리 역할을 할 경맥이 필요하다. 이 경맥이 바로 신장경이다. 그래서 신장경이 이 두 음경에 대해서 지도리 역할을 해준다. 그래서 이들 삼음인 삼경은(三經者), 서로 떨어져서 자기 이익만 챙기기가 어렵다(不得相失也). 그래서 혹시라도 삼경이 서로 싸우면(搏) 그 결과로 경맥의 흐름이 안정화(沈)되기 어렵다(搏而勿沈). 그래서 삼음은 경맥으로 서로 연결되어 있으므로, 하나(一)의 음(陰)처럼 행동하므로 일음(一陰)이라고 부른다(名曰一陰). 이렇게 음경과 양경에서 위기(衛氣)가 왕래(霾霾:중중)를 하는데(陰陽霾霾), 이 왕래가 누적되면 위기(衛氣)의 한 주기(一周)가 완성된다(積傳爲一周). 여기서 霾(중)은 사전에 이렇게 나와 있다. '霾:言氣之往來也'. 즉, 기가 왕래하는 것을 말한다. 일주(一周)는 위기(衛氣)가 한 바퀴 도는 것이다. 그리고 위기(衛氣)란 우리 몸의 호위(衛)무사 역할을 해주는 면역(免疫:immunity)을 말한다. 음양의 왕래와 면역은 도대체 무슨 관계가 있을까? 경맥이 통하는데 무슨 면역일까? 그 이유는 경락 자체가 면역이기 때문이다. 경락(經絡)에서 경(經)은 큰 체액관을 말하고, 락(絡)은 미세 체액관을 말한다. 경(經)과 낙(絡)에 대해서는 차차 더 심도 있게 학습하게 된다. 바로 이 체액에서 면역이 일어나고 활동하고 공급되기 때문이다. 참고로 골수(骨髓:bone marrow)도 림프이다. 우리는 골수에서 면역이 나온 것은 잘 알아도 골수가 림프라는 사실은 모른다. 비장과 뼈가 서로 연결되는 이유이다. 그래서 음경과 양경에서 경맥이 통한다는 말은 결국 면역 활동이 정상이다는 뜻이다. 아무리 첨단 의학이 발전한다 해도 결국에 우리 몸을 치료해주는 것은 면역이다. 이 사실은 영원불변의 진리이다. 그래서 삼양이 일양(一陽)처럼 되고, 삼음이 일음(一陰)처럼 된다는 말은 면역 활동이 아주 정상이라는 뜻이다. 동양의학에서는 이렇게 면역이 완전한 상태를 형기상득(形氣相得)이라고 표현하고, 면역이 불완전한 상태를 형기상실(形氣相失)이라고 말한다. 즉, 인체(形)와 정기(氣)는 면역이 정상적으로 운행이 되면 서로 이익을 보는 관계가 된다는 것이다. 즉, 정기도 문안하게 흐름이 잡히고, 몸도 건강하게 유지가 된다. 면역이 불안정하면 몸도 피곤하고 정기의 흐름도 비정상이 된다. 그래서 면역이 정상적이면 음양의 왕래가 잘 되고(陰陽㽄㽄), 그러면 면역도 순조롭게 한 주기를 돈다(積傳爲一周). 그래서 정기(氣)가 인체 안쪽(裏)에서 오장을 도와서 과잉 에너지(酸)를 중화시키면, 신체(形)는 건강함을 표출(表)하게 되고, 형기상득(形氣相得) 즉, 형기상성(形氣相成)을 이룬다(氣裏形表而爲相成也). 여기서 적전(積傳)은 축적전송(蓄積傳送)의 줄임말이다. 즉, 이 말은 면역이 보존되면서 계속 전달되는 것을 뜻한다. 그리고 이것은 통신 용어로도 쓰인다. 즉, 통신 용어에서 축적전송(蓄積傳送:store-and-forward switching system)이란 중간 노드에서 수신 정보를 보존하고, 나중에 최종 수신 노드나 다른 중간 노드로 전송하는 방식을 말한다. 면역이 전달되는 방식과 똑같다. 왜 이 논리가 인간과 전자 통신에서 통할까? 통신이나 인간의 면역이나 모두 다 전자(電子)의 활동에 불과하기 때문이다. 태양계 우주에 존재하는 모든 것은 전자의 놀이터라는 사실을 다시 한번 상기해보자. 그리고 이는 전자생리학에서 아주 중요한 요소이다. 나중에 알게 되겠지만, 인체도 정보통신 체계를 보유하고 있는데, 이 정보 통신의 핵심이 자유전자가 된다. 이 내용은 나중에 전자생리학에서 보다 심도 있게 논의될 것이다. 인체도 지극히 자연의 일부라는 사실을 상기해보자. 그래서 자연에서 일어나는 정보 소통이 인체에서도 그대로 일어나게 된다. 즉, 인간은 만물의 영장이 아니라 그냥 자연의 일부일 뿐이다. 나중에 알게 되겠지만, 인체 안에는 반도체가 많이 내장되어있다. 이 사실을 처음 접한 독자들은 심한 인지 부조화를 겪게 되겠지만, 엄연한 사실이다. 지금은 고전물리학의 시대가 아니라 양자역학의 시대라는 사실을 상기해보자.

제7편. 음양별론(陰陽別論)

제1장

黃帝問曰, 人有四經十二從, 何謂. 岐伯對曰, 四經應四時, 十二從應十二月, 十二月應十二脈.

　황제가 묻기를(黃帝問曰), 사람은 사경과 12종을 가지고 있다는데(人有四經十二從), 무엇을 이르는 말인가요(何謂)? 기백이 대답한다(岐伯對曰). 사경은 사계절에 대응되며(四經應四時), 12종은 12개월이며(十二從應十二月), 12개월은 12맥에 대응된다(十二月應十二脈). 사경(四經)은 사계절에 따라 나타나는 오장의 맥을 말한다. 봄에는 간맥(肝脈)인 현맥(弦脈), 여름에는 심맥(心脈)인 구맥(鉤脈) 또는 홍맥(洪脈), 가을에는 폐맥(肺脈)인 모맥(毛脈) 또는 부맥(浮脈) 또는 삽맥(澀脈), 겨울에는 신맥(腎脈)인 석맥(石脈) 또는 영맥(營脈)이다. 십이종(十二從)은 십이경맥(十二經脈)의 다른 이름이다. 십이경맥의 기가 수태음폐경(手太陰肺經)으로부터 시작하여 순차적으로 족궐음간경(足厥陰肝經)까지 순행한다는 뜻에서 십이경맥(十二經脈)을 십이종(十二從)이라고 한다. 결국에 사계절의 맥과 12경맥을 말한다. 십이종(十二從)을 열거해 보면 다음과 같다. 폐경→손끝→대장경→위경→발끝→비경→심장경→손끝→소장경→방광경→발끝→신장경→심포→손끝→삼초→담→발끝→간경을 따르는데(從), 이 경로를 영기(榮氣)와 위기(衛氣)가 한 주기(一周)를 도는데, 양경에서 25일을 소비하고 음경에서 25일 소비해서 총 50일이 걸린다. 이 12종은 맥이 현절(懸絶)되었을 때 죽을 날짜를 계산하는 데 이용된다.

脈有陰陽, 知陽者知陰, 知陰者知陽. 凡陽有五, 五五二十五陽. 所謂陰者, 眞藏也, 見則
爲敗, 敗必死也. 所謂陽者, 胃脘之陽也, 別於陽者, 知病處也, 別於陰者, 知死生之期.
三陽在頭, 三陰在手, 所謂一也. 別於陽者, 知病忌時, 別於陰者, 知死生之期, 謹熟陰陽,
無與衆謀. 所謂陰陽者, 去者爲陰, 至者爲陽, 靜者爲陰, 動者爲陽, 遲者爲陰, 數者爲陽.

맥을 오장에 따라서 표리관계로 따지면, 음맥과 양맥이 있다(脈有陰陽). 그래서
음맥과 양맥은 표리관계로 서로 연결되어 있으므로, 자연스럽게 양맥을 알면 음맥
을 알 수 있고(知陽者知陰), 음맥을 알면 양맥을 알 수 있다(知陰者知陽). 이 양맥
은 오장의 표리관계에 따라서 5개가 되는데(凡陽有五), 사계절과 장하에 따라서 맥
이 달라지기 때문에, 5×5가 되어서 25개의 양맥이 나온다(五五二十五陽). 여기서
소위 음이라고 하는 것은(所謂陰者), 진기(眞)를 저장(藏)해 놓은 것이다(眞藏也). 이
알칼리인 진기(眞)는 양(陽)인 산(酸)에 노출(見)되면 산패(rancidity:酸敗)가 되는데
(見則爲敗), 알칼리인 진기가 산패되면 즉, 알칼리가 고갈되면, 당연히 과잉 산으로
인해서 반드시 죽는다(敗必死也). 너무나 당연한 사실이다. 인체 체액은 pH7.45로
써 항상 알칼리로 유지가 되는데, 산패(敗)가 일어나면 패혈증(敗血症:sepsis)으로
인해서 죽는다. 소위 양이라는 것은(所謂陽者), 위완에 들어있는 양을 말한다(胃脘
之陽也). 즉, 위산(胃酸)을 말한다. 다시 말하면 양(陽)은 산(酸)이라는 말이다. 대부
분 병에서 병의 원인은 산(酸)이기 때문에, 양이 어디에 있는지 즉, 어디에 과잉
산이 존재하는지 구별(別)할 줄 알면(別於陽者), 당연히 어디(處)에 병이 있는지를
알 수 있다(知病處也). 또, 이 과잉 산을 중화해서 병을 낫게 하는 것은 알칼리인
음(陰)이기 때문에, 음(陰)인 알칼리가 얼마나 남아있는지를 구별(別)할 줄 알면(別
於陰者), 당연히 환자의 생사 기간(期)을 알 수가 있다(知死生之期). 예를 들면 알칼
리가 극단적으로 고갈되었다면, 바로 죽는다는 사실을 아는 것이다. 또, 삼양이 양
(頭)이면(三陽在頭), 삼음은 음(手)이 듯이(三陰在手), 이 둘은 음양의 표리관계로 이
어지기 때문에, 하나의 선상에 있는 것이다(所謂一也). 즉, 인체에서 음양은 한 몸
이다. 그래서 양을 구별할 줄 알면(別於陽者), 병이 시작(忌)되는 시기(時)를 알 수
있고(知病忌時), 음을 구별할 줄 알면 생사의 끝(期)을 알 수가 있다(知死生之期).

이렇게 해서 음양의 구별을 능숙(能熟)하게 잘 관찰할 수 있으면(謹熟陰陽), 다른 사람들(衆)의 생각(謀)에 부화뇌동(與)하지 않는다(無與衆謀). 소위 음양이라는 것은 (所謂陰陽者), 병이 없어지면(去) 알칼리인 음이 보존되기 때문에 몸은 음으로 변하고(去者爲陰), 병이 일어나면(至) 몸은 알칼리인 음을 소모하면서 산성(酸)인 양(陽)으로 변한다(至者爲陽). 병의 원인이 되는 것은 대부분 에너지인 양(陽)의 과잉이므로, 병이 없으면 양인 에너지가 음인 알칼리를 소모할 일이 없게 되고 몸은 조용하며, 인체는 알칼리인 음을 유지하고(靜者爲陰), 반대로 병의 원인인 에너지가 많아지면 즉, 산이 과잉되면, 과잉 산을 중화하느라고 열이 난다든지 땀이 나면서 인체가 요동(動)을 치면, 인체는 산성인 양으로 변한다(動者爲陽). 병이 더디게(遲) 오면 몸은 알칼리로 유지가 되고(遲者爲陰), 병이 자주(數) 오면 몸은 산성화(陽)된다(數者爲陽). 너무나 당연한 일이다.

凡持眞脈之藏脈者, 肝至懸絶急, 十八日死, 心至懸絶, 九日死, 肺至懸絶, 十二日死, 腎至懸絶, 七日死, 脾至懸絶, 四日死.

무릇 진맥이 장맥으로 변하면(凡持眞脈之藏脈者) 즉, 진기가 풍부한 맥에서 진기가 고갈(藏)된 맥으로 변하면, 당연히 알칼리는 부족해지고 산은 과잉이 되면서 오장에서 병이 일어난다. 이때 간맥이 거의 끊어지다시피 하면(肝至懸絶急), 18일 만에 죽고(十八日死), 심장맥이 거의 끊어지다시피 하면(心至懸絶), 9일 만에 죽고(九日死), 폐맥이 거의 끊어지다시피 하면(肺至懸絶), 12일 만에 죽고(十二日死), 신장맥이 거의 끊어지다시피 하면(腎至懸絶), 7일 만에 죽고(七日死), 비장맥이 거의 끊어지다시피 하면(脾至懸絶), 4일 만에 죽는다(四日死). 열거된 날짜를 모두 합치면 총 50일이 나온다. 이것은 12종(十二從)이 음경과 양경을 모두 일주하는데 걸리는 시간이다. 즉, 영양성분과 면역이 음경과 양경을 모두 도는데 걸리는 시간이다. 여기에서 날짜를 정확히 계산할 수는 없지만, 어느 정도 추정은 가능하다. 12종(十二從)을 보면 된다. 병으로 죽는다는 것은 대부분 과잉 산이 원인이기 때문에, 과잉 산을 중화시키는 오장을 중심으로 보면 된다. 12종을 한 바퀴 도는 데 50일이 걸리는데, 이는 온몸의 경맥을 다 도는 것이다. 그럼 왜 50일이나 걸릴까? 바로 경락의 특성 때문이다. 차차 배우게 되겠지만 경(經)은 대부분이 절(節)로 구성되어 있다. 이 절(節)은 면역(衛氣)과 분자가 큰 영양성분(榮氣)을 유통시킨다. 그래서 여기에서 체액은 동맥혈처럼 빠르게 이동하는 것이 애초부터 불가능하다. 그래서 시간이 더 많이 걸린다. 12경맥을 기반으로 하는 12종은 폐경에서 시작해서 간경에서 끝이 난다. 구체적인 경로는 다음과 같다. 폐경→손끝→대장경→위경→발끝→비경→심장경→손끝→소장경→방광경→발끝→신장경→심포→손끝→삼초→담→발끝→간경. 하나씩 풀어보자. 간경이 심하게 문제가 되면 18일 만에 죽는다고 했다. 일단 간경에서 산성 체액이 문제가 되면, 간경은 산성 체액을 12종에 따라서 최종 종착지인 폐경으로 보내서 중화를 시켜야 하는데, 간경에서 보낸 산성 체액을 폐경이 받아서 폐경이 과부하가 걸리는 시간까지가 18일이다. 이제 18일 만에 폐경이 과부하가 걸려버리면, 간경은 더는 산성 체액을 보낼 곳이 없어져 버리고 이어서 경락은 막히고, 결국 죽을 수밖에 없다. 심장경이 심하게 문제가 되면 9일 만에 죽는다고 했다. 심장경에서 산성 체액이 문제가 되면, 12종 상에 있는 다음 오장경으로 산성 체액을 보내서 중화시켜야 한다. 12종에서 보면, 심장경 다음에 있는 오장경은 소장경과 방광경을 거쳐서 신장경이 된다. 여기서 보면 엄청나게 큰 경맥을 가지고 있는 방광경이 있으므로, 산성 체액이 심장경에서 신장경까지 가기까지는 상당한 시간이 걸린다. 이 시간이 9일이다. 9일이 되면 드디어 신장경도 과부하가 걸리면서 심장경의 경락은 소통이 정지되고 인체는 죽는다. 폐경이 심하게 문제가 되면 12일 만에 죽는다. 12종에서 폐경 다음에 오장경은 대장경과 위경을 거쳐서 비장경이 된다. 여기에는 위경이라는 아주 큰 경락이 자리하고 있으므로 시간이 많이 소요되는데, 그 시간이 바로 12일이다. 12일이 되면 비장경은 과부하에 걸리고, 이제 폐경은 더는 산성 체액을 보낼 수가 없게 되고 경락은 막히고 죽는다. 신장경이 심하게 문제가 되면 7일 만에 죽는다. 12종에서 보면 신장경에서 다음 오장경은 바로 옆에 있는 심포경이다. 그래서 걸리는 시간이 짧다. 즉, 심포경이 과부하가 걸려서 신장경의 경락이 끊기는 시간이 7일이다. 마지막으로 비장경이 심하게 문제가 되면 4일 만에 죽는다. 비장경 바로 옆에 심장경이 있으므로 걸리는 시간이 아주 짧다. 결국에 심장경이 과부하에 걸리면 비장경은 소통이 끊기고 죽는다. 여기서 7일과 4일이라는 차이는 경락의 크기 차이이다. 신장경과 심포경의 크기가 비장경과 심장경의 크기보다 상당이 크다. 그래서 순행하는 시간이 더 걸린다. 이 부분은 추가로 연구가 이뤄져야 할 부분이다.

제2장

曰二陽之病, 發心脾, 有不得隱曲, 女子不月, 其傳爲風消, 其傳爲息賁者, 死不治. 曰三陽爲病, 發寒熱, 下爲癰腫, 及爲痿厥, 腨痟, 其傳爲索澤, 其傳爲癩疝. 曰一陽發病, 少氣, 善欬, 善泄, 其傳爲心掣, 其傳爲隔. 二陽一陰發病, 主驚駭, 背痛, 善噫善欠, 名曰風厥. 二陰一陽發病, 善脹心滿, 善氣, 三陽三陰發病, 爲偏枯痿易, 四支不擧.

삼양 삼음에서 삼양의 순서는 일양(一陽)인 소양(少陽), 이양(二陽)인 양명(陽明), 삼양(三陽)인 태양(太陽)이다. 삼음의 순서는 일음(一陰)은 궐음(厥陰), 이음(二陰)은 소음(少陰), 삼음(三)은 태음(太陰)이다. 이양의 병은 심장과 비장에서 일어난다(曰二陽之病, 發心脾). 이양은 양명으로써 위장이다. 이 위장은 비장과 표리관계를 이루고 있다. 그래서 양명이 문제가 되면 자동으로 비장도 문제가 된다. 그러면 비장은 간질액을 받아서 중화하기 때문에, 비장이 문제가 되면 간질로 동맥혈을 보내는 심장은 혈액 순환 장애로 인해서 바로 문제가 생긴다. 또, 비장이 문제가 되면 비장과 함께 산성 림프액을 중화하는 신장이 문제가 된다. 그러면 방광은 따라서 문제가 생긴다. 또, 비장은 간으로 산성 정맥혈을 보내기 때문에 간이 문제가 된다. 간이 문제가 되면 하복부의 정맥총들이 과부하에 시달리면서 문제가 발생한다. 이로 인해서 대소변이 문제가 되고(有不得隱曲), 가임기 여성들은 자궁 정맥총이 산성 정맥혈로 인해서 과부하가 걸리면서 월경이 문제가 된다(女子不月). 이 상태가 더 진전(傳)되면, 비장이 책임지던 간질에 있던 산이 정맥혈로 들어가면서 풍(風)으로 변하고 혈액 안에 있는 알칼리를 소모(消) 시킨다(其傳爲風消). 이것을 풍소(風消)라고 한다. 이 풍소를 방치하면 정맥혈관 안에서 혈전(thrombosis:血栓)이 만들어지고, 이 혈전은 체액을 따라서 순환하면서, 최종적으로는 폐로 들어간다. 그러면 콜라겐 덩어리인 혈전은 폐에 차곡차곡 쌓이면서 폐적(肺積)인 식분(息賁)을 만들어낸다(其傳爲息賁者). 이제 숨을 크게 내쉬면서(息賁) 힘들어한다. 결국에 폐포는 혈전으로 인해서 막혀버리고 죽을 수밖에 없다(死不治). 삼양에 병이 오면(曰三陽爲病), 한열이 발생한다(發寒熱). 삼양인 태양은 방광으로써 방광이 문제가 되면 당연히 신장까지 문제를 일으킨다. 그러면 신장이 처리하는 전자를 보유한 염(鹽)은 간질에 정체가 된다. 염은 열의 원천인 전자를 수거한 상태이기 때문에, 체온에 의해서 염에서 전자가 빠져나오게 되고, 결국에 중화가 되면서 열(熱)을 발생시킨다. 그러면 간질에서 산소가 모두 고갈이 되면서 체온을 만드는 근육은 산소 부족으로 인해서 체온을 만들지 못하고 결국 한(寒)이 생긴다. 이것이 한열(寒熱)이다. 이렇게 간질에서 전자를 가진 염이 전자를 배출하게 되면, 이 전자는 간질과 접한 피부밑(下)에서 콜라겐을 녹이면서 옹종을 만들어낸다(下爲癰腫). 간질에 쌓인 삼투압 기질인 염을 그대로 방치를 하면, 수분이 적체하면서 간질이 막히게 되고, 이어서 체액 순환에 문제가 생기고, 이어서 위궐이 발생하며(及爲痿厥), 이 위궐로 인해서 하지에 체액 순환 장애가 일어나고, 장딴지에 산성 체액이 정체되면서 천연(腨痟)이 발생한다. 이 상태를 방치해서 전이가 되면, 염에서 간질로 나온 전자는 삼투압 인자인 피부 콜라겐을 녹이면서, 이어서 피부는 수분이 모자라서 푸석푸석해지는 색택에 걸린다(其傳爲索澤). 또, 이 상태가 전이되면, 신장은 뇌척수액을 책임지고 있으므로, 신장이 문제가 되면, 허리가 아프고 골반이 위치한 하복부에 통증이 오는 퇴산에 걸린다(其傳爲頹疝). 간은 담즙을 통해서 신경 간질액을 조절하기 때문에, 퇴산은 간이 문제가 되어도 걸린다. 일양으로 인해서 병에 걸리면(曰一陽發病), 일양은 담(膽)인데, 담이 문제가 되면 곧바로 간에 문제가 생긴다. 간은 소화관에서 받은 오미인 영양성분을 알칼리 케톤으로 바꿔어서 인체에 공급하는 핵심기관이다. 그래서 간이 문제가 되면 알칼리 부족(少氣)에 시달리고, 또, 간은 폐가 보낸 폐기 적혈구를 담즙을 통해서 받기 때문에, 간이 문제가 되면, 폐가 직격탄을 맞게 되고, 이어서 기침을 자주 하게 되며(善欬), 간은 간문맥을 통해서 소화관의 간질액을 통제하기 때문에, 간이 문제가 되면, 소화관의 간질액은 정체가 되고, 이어서 소화 흡수는 정지가 되면서 자주 설사로 이어진다(善泄). 이 상태를 방치해서 전이가 되면, 간은 체액 흐름도에 따라서 우 심장으로 산성 정맥혈을 보내기 때문에, 이제 우 심장이 문제가 되며(其傳爲心掣), 이것을 계속 방치하면 심장이 문제가 되면서 심장과 연결된 횡격막(橫隔膜:diaphragm)까지 문제를 일으킨다(其傳爲隔). 이번에는 이양과 일음이 문제를 일으켜서 병을 만든다(二陽一陰發病), 즉, 위와 간이 문제를 일으킨 것이다. 먼저 간은 타우린이 주성분인 담즙을 통해서 신경 간질액을 통제한다. 그래서 자동으로 간은 뇌를 간섭한다. 그래서 간이 문제가 심하면 간성혼수(肝性昏睡:hepatic coma)가 발생한다. 그래서 뇌 신경이 주도하는 경해(驚駭)는 당연히 나타난다(主驚駭). 또, 척추도 중추신경을 가지고 있으므로 등에 통증도 유발된다(背痛). 이 중추신경은 인체 전체를 지배하는데, 목 신경이 횡격막을 지배하면서, 횡격막의 이상으로 인해서 자주 트림(噫:희)을 하고 자주 하품(欠)을 한다(善噫善欠). 이것을 간(風)으로 인한 궐(厥)이라는 의미로 풍궐이라고 한다(名曰風厥). 이번에는 이음(二陰)과 일양(一陽)에 의해서 병이 발생하면(二陰一陽發病) 즉, 신장과 담이 문제가 되어서 병이 발생하면, 신장은 삼투압 기질인 염을 통제하는 기관이기 때문에, 신장이 문제가 되면, 일단 복수가 차면서 복부가 불러오고(脹), 신장은 우 심장으로 산성 정맥혈을 보내기 때문에, 심장에서 문제를 일으키는데, 여기에 추가로 삼투압 기질인 염까지 같이 심장으로 들어가면서 심장이 그득(滿)해진다(善脹心滿). 이렇게 우 심장이 문제가 되면, 우 심장으로 산성 정맥혈을 보내는 간에서 문제가 발생하게 되고, 간은 산성 담즙을 분해하지 못하고, 간에 산성 담즙이 쌓이게 되면서 신경에 영향을 주고 이어서 자주 화를 내게 된다(善氣). 이번에는 삼음과 삼양이 문제가 되어서 병이 생기면(三陽三陰發病) 즉, 방광과 비장이 문제를 일으켜서 병이 생기면, 편고와 위역이 발생해서 사지를 쓸 수가 없게 된다(爲偏枯痿易, 四支不擧). 일단 방광이 문제가 되면 자연스럽게 신장도 문제가 뒤따른다. 그러면 이제 신장과 비장이 동시에 문제가 될 수 있다. 신장과 비장은 둘 다 산성 간질액을 받아서 중화 처리하는 기관이다. 또, 이들이 처리하는 간질은 모두 림프이고, 림프인 뇌척수액과 관계하고 있으므로, 신경과 연계가 된다. 즉, 신경 마비로 인한 편고(偏枯)가 올 수 있다는 것이다. 인체가 처리하는 림프액은 결국은 최종적으로 폐로 모인다. 그런데 머리에서 내려오는 림프와 하체에서 올라오는 림프는 서로 다른 경로를 통해서 따로 따로 폐에 도착한다. 이것이 편고의 원인이 된다. 즉, 면역이 약한 쪽에서 편고가 오는 것이다. 여성은 회음에서 에스트로겐의 생성이 면역에 지대한 영향을 주기 때문에, 편고가 오면 머리에서 내려오는 오른쪽에서 오고, 남성은 그 반대로 된다. 당연한 결과로서 위역(痿易)이 발생하고 그쪽 샤지를 쓸 수가 없게 된다(四支不擧). 이 구문의 해석은 체액의 흐름도와 오장육부의 동양의학 기능을 알면 해석이 아주 쉬우나, 이 기초를 모르면 해석을 하지 못하게 된다.

제3장

鼓一陽曰鉤, 鼓一陰曰毛, 鼓陽勝急曰絃, 鼓陽至而絶曰石, 陰陽相過曰溜.

고(鼓)는 부풀어 올라 팽팽하다. 즉, 고(鼓)는 맥(脈)이 부풀어 올라 팽팽하다는 말인데, 다시 말하면 고혈압을 의미한다. 일양으로 인해서 고혈압이 오면 구맥이 된다. 일양은 담이다. 담이 문제가 되면, 자연스럽게 간이 문제가 되고, 간이 문제가 되면 산성 정맥혈을 우 심장으로 보내기 때문에, 심장에서 구맥이 형성된다(鼓一陽曰鉤). 그러면 왜 심장맥을 구맥(鉤脈)이라고 할까? 구맥의 원인은 창병(脹病)이다. 즉, 부종이다. 심장의 창병은 심장 부종이며, 심장 부종은 심장의 판막이 관여하는데, 해부학에서 심장의 판막을 보면 밭고랑(鉤)처럼 보이고, 이것을 본떠서 구맥(鉤脈)이라고 표현했다. 일음으로 인해서 고혈압이 오면 모맥(毛脈)이 된다. 일음은 간이다. 간은 간질액을 받아서 중화하기 때문에 간이 문제가 되면 간질액을 최종적으로 통제하는 폐가 문제가 된다. 그래서 모맥(毛脈)이 오는데. 모맥의 원인은 부허(浮虛)이다. 즉, 부종을 말한다. 다시 말하면 폐에 부종이 오면 모맥(毛脈)이 된다는 것이다. 그런데 왜 모맥(毛脈)이라고 했을까? 모(毛)는 섬모(cilium:纖毛)인데, 폐가 부종이 오면 폐에 붙은 섬모가 먼저 반응을 한다. 섬모는 알칼리 콜라겐으로 구성되어있기 때문에, 폐로 산성 정맥혈이 공급되면, 당연히 망가진다. 양

(陽)이 기승(勝)을 부려서 수축(急)하고, 고혈압이 오면 현맥(絃)이 된다(鼓陽勝急曰絃). 이 현맥(絃脈)은 간맥이다. 이 맥도 마찬가지로 부종이 원인이다. 간은 산(酸)인 양(陽)을 중화하는 인체 최대의 해독 기관이다. 그래서 양(陽)이 기승(勝)을 부리면 즉, 과잉 산이 간에 침범하면, 이때 간에 산소가 부족해지고 그러면 콜라겐을 이용해서 과잉 산을 중화한다. 그러면 이 콜라겐은 삼투압 기질이기 때문에 수분을 잔뜩 끌어안으면서 간에 부종을 일으킨다. 물론 이때 콜라겐이 섬유질이기 때문에 간의 섬유화도 진행된다. 현(絃)은 악기 줄을 의미한다. 간을 보면 간을 세로로 지나가는 힘줄(絃:ligament)이 있는데, 간에 부종이 생기면 이 힘줄이 악기의 현(絃)처럼 팽팽(急)해진다. 이 모습을 본떠서 간맥을 현맥(絃脈)이라고 표현했다. 양(陽)이 극단(至)에 이르게 되고 막혀서(絶) 고혈압을 일으키면 석맥이 된다(鼓陽至而絶曰石). 석맥(石脈)은 일단 신장에 부종이 왔을 때 생기는 신장맥이다. 석맥(石脈)에서 석(石)은 과일인 석류(石榴:pomegranate)를 의미한다. 신장의 핵심은 걸러내는 사구체(絲球體:glomerulus)이다. 이 사구체를 직경으로 잘라 놓으면 익은 석류를 직경으로 자른 형태와 소름 끼치도록 흡사하다. 그런데 신장이 과부하가 걸리면 바로 이 사구체가 굳어(石)가면서 막히고(絶) 부종이 생긴다. 그래서 신장으로 인한 고혈압 맥을 석맥(石脈)이라고 한다. 또 다른 의미로도 해석은 가능하다. 석(石)은 저울이라는 뜻이 있다. 신장은 천칭 저울처럼 생겼다. 그래서 이것을 본떠서 석맥(石脈)이라고 한다. 음양(陰陽)이 서로(相) 과(過)해서 고혈압을 일으키면 유맥이 된다(陰陽相過曰溜). 유(溜)는 머무르다 라는 뜻과 미끈거리다 라는 뜻이 있다. 이 맥은 원래 완맥(緩脈)이라고 표현된다. 일단 유맥(溜脈)이나 완맥(緩脈)은 비장에 위기(衛氣)로 인해서 부종이 생겼을 때 생기는 비장맥이다. 비장에 부종이 생기면 비장은 축 늘어(緩)진다. 이 모습을 본떠서 완맥(緩脈)이라고 한다. 유맥(溜脈)이라고 표현한 이유는 비장은 림프로서 미끌미끌(溜)한 지방 성분을 유통시키는 림프 기관인데 여기에 림프액이 정체(溜)되면 유맥(溜脈)이 형성되기 때문이다. 이 비장은 산소로 과잉 산을 중화시키는 양보다 지방이나 콜라겐을 만들어서 중화시키는 양이 더 많다. 그래서 산(酸)인 양(陽)이 과(過)하게 비장으로 진입하면, 이에 대응해서 콜라겐인 음(陰)도 과(過)하게 만들어진다. 즉, 음양(陰陽)이 서로(相) 과

(過)해진 것이다. 그러면 과하게 만들어진 콜라겐은 수분을 잔뜩 끌어안으면서 비장은 부종을 앓게 되고 비대해지면서 축 늘어(緩)진다. 종합하면 이 구문은 해부생리학의 결정판이다. 또 하나는 고혈압의 원인을 심장뿐만 아니라 오장 모두가 제공한다는 사실이다. 재미있는 것은 각각 맥의 형상까지 보면 감탄이 나오는데, 지면 문제 때문에 여기서 접는다. 관심이 있는 독자분들은 한의학 대사전에서 찾아보기 바란다. 더 자세한 내용은 차차 더 배우게 된다.

陰爭於内, 陽擾於外, 魄汗未藏, 四逆而起, 起則熏肺, 使人喘鳴. 陰之所生, 和本曰和. 是故剛與剛, 陽氣破散, 陰氣乃消亡, 則剛柔不和, 經氣乃絶.

과잉 산을 중화하는 알칼리(陰)가 과잉 산으로 인해서 오장(内)에서 과잉 산과 전쟁(爭)을 벌이면(陰爭於内), 알칼리는 부족하게 되고, 오장으로 들어가서 중화되지 못한 산(陽:酸)은 간질(外)에서 소란(擾)을 피운다(陽擾於外). 간질에 있는 과잉 산은 콜라겐으로 중화가 되면서 콜라겐이 분해가 되고 이어서 열이 나면서 땀이 나는데, 이 점도가 낮은 콜라겐은 땀으로 흘러나오는데, 이것이 백한(魄汗)이다. 만일에 이 백한이 사라지지(藏) 않고(未) 계속 나온다면(魄汗未藏), 아직도 간질에는 과잉 산이 많이 존재하므로, 이 과잉 산은 결국에 콜라겐을 계속 분해해서 결국은 체액의 순환 통로인 간질을 막아버린다. 그러면 체액 순환에 아주 약한 사지(四)에는 과잉 산(逆) 쌓이게 되고 결국에 병이 일어(起)나게 된다(四逆而起). 이렇게 병이 일어날 정도로 간질에 과잉 산이 쌓이면, 간질을 최종적으로 통제하는 폐가 영향(熏)을 받게 되면서(起則熏肺), 결국 폐로 몰려든 산성 체액은 폐포의 콜라겐을 녹이면서 가래가 생기게 하고, 기침하는 천명(喘鳴)을 유발한다(使人喘鳴). 음(陰)이 만들어지는(生) 장소(所)에서 즉, 오장에서(陰之所生), 음과 양이 균형(和本)을 이루면 인체는 조화(和)를 이룬다고 말한다(和本曰和). 즉, 알칼리를 가지고 산을 중화해서 음양의 균형을 조절하는 오장이 역할을 잘하면 인체의 체액은 알칼리로 유지가 된다는 말이다. 이런 이유로(是故), 만일에 산(酸)인 양(陽)도 강(剛)하고 알칼리인 음(陰)도 강(剛)하게 되면(是故剛與剛), 양은 음에 의해서 중화되면서 양은 고갈되고(陽氣破散), 음은 양을 중화시키면서 고갈되면(陰氣乃消亡), 산(剛)과 알칼리(柔)가 모두 불균형(不和)을 이루게 되고(則剛柔不和), 산과 알칼리라는 양기(氣)와 음기(氣)가 지나다니는 경락(經絡)에서 경락의 기운(氣)은 끊기고 만다(經氣乃絶). 즉, 경락의 흐름이 끊긴다. 너무나 당연한 이야기이다.

死陰之屬, 不過三日而死. 生陽之屬, 不過四日而死. 所謂生陽死陰者, 肝之心, 謂之生陽. 心之肺, 謂之死陰. 肺之腎, 謂之重陰. 腎之脾, 謂之辟陰. 死不治.

알칼리(陰)를 고갈(死)시키는 경우가 생기면(死陰之屬), 불과 3일 만에 죽는다(不過三日而死). 3일을 사는 것도 오래 사는 것이다. 산(陽:酸)을 만들어(生)내는 경우가 생기면(生陽之屬), 불과 4일 만에 죽는다(不過四日而死). 4일을 사는 것도 오래 사는 것이다. 두 경우 모두 혈전이 만들어지면서 결국에 체액 순환은 막히고 죽는다. 소위 산(陽)을 만들어(生)내고 알칼리(陰)를 고갈(死)시키는 경우를 보자면(所謂生陽死陰者), 소화관에서 올라오는 산(酸)을 중화하는 간에 이 경우가 생기면, 간은 이 산을 우 심장으로 떠넘기는데(肝之心), 이것을 보고 말하기를(謂之), 간이 우 심장에 산인 양(陽)을 만들어줬다(生)고 한다(謂之生陽). 그러면 우 심장은 이 산을 체액 흐름도에 따라서 폐로 떠넘겨버린다. 폐는 산성 간질액을 최종적으로 처리하는 기관이므로, 폐에서는 별수 없이, 이 산을 중화해야 한다. 그러면 당연히 폐에서 알칼리(陰)는 고갈(死)된다. 이것을 보고 말하기를(謂之), 우 심장이 폐의 알칼리(陰)를 고갈(死)시켰다고 한다(謂之死陰). 그러면 폐는 우 심장이 보내준 산을 폐가 취급하는 적혈구 속에 든 알칼리 철(Fe^{3+})을 이용해서 철염(鐵鹽)으로 처리한다. 이렇게 처리된 철염은 염을 전문적으로 처리하는 신장으로 떠넘겨진다. 즉, 폐가 신장에 산을 전가한 것이다(肺之腎). 이것을 보고 말하기를(謂之), 폐가 과부하가 걸리지 않는 평소보다 신장은 두 배로 염을 처리하게 되므로, 신장은 염이라는 음(陰)을 두 배(重)로 떠안았다고 한다(謂之重陰). 이 부분은 다른 기전으로도 설명이 가능하다. 즉, 폐가 우 심장 때문에 과부하가 걸리면, 폐는 자기가 처리하는 이산화탄소를 처리하지 못하게 되고, 그러면, 이 이산화탄소는 중조염으로 변하게 되고,

이 중조염은 염을 전문으로 통제하는 신장으로 보내진다. 그러면, 신장은 당연히 이중 부담을 안게 된다. 그러면, 이제 신장은 당연히 과부하에 시달리게 되고, 같이 산성 림프액을 중화하는 동료인 비장에게 과잉 산을 떠넘길 수밖에 없게 되면서, 이제 비장이 갑자기 날벼락을 맞는다. 그런데 비장은 림프를 다루는 기관이기 때문에, 과잉 산이 들어오면 지방을 만들거나 콜라겐을 만들어서 과잉 산을 중화시킨다. 이때 만들어진 콜라겐은 삼투압 기질로 작용해서 수분을 잔뜩 끌어안고 있게 되는데, 이것을 벽음(辟陰)이라고 한다(謂之辟陰). 이제 상황을 종합해보면, 간에서부터 문제가 시작되어서 비장까지 왔다. 즉, 오장이 모두 과부하에 걸려있는 상황이 된 것이다. 결과는 독자 여러분의 상상에 맡긴다(死不治).

結陽者, 腫四支, 結陰者, 便血一升, 再結二升, 三結三升, 陰陽結斜, 多陰少陽, 曰石水. 少腹腫, 二陽結, 謂之消, 三陽結, 謂之隔. 三陰結, 謂之水, 一陰一陽結, 謂之喉痺.

양(陽)인 산(酸)이 간질에 쌓이면(結陽者), 산(酸)은 삼투압 기질이기 때문에 수분을 잔뜩 끌어안고 있게 되면서, 체액 순환을 막히게 된다. 그러면 체액 순환에 제일 취약한 사지에서는 자동으로 부종(腫)이 발생한다(腫四支). 이번에는 음(陰)인 콜라겐이 쌓이게 되면(結陰者), 혈변을 한 되나 본다(便血一升). 설명이 요구된다. 산이 과잉인 상태에서 산소가 부족하면, 산에서 전자를 뺏어서 물로 중화시키지 못한다. 그러면 인체는 과잉 산을 반드시 중화해줘야 하므로, 마지막 수단으로 알칼리인 콜라겐을 이용해서 과잉 산을 중화하게 되는데, 이때 콜라겐은 분해된다. 그래서 과잉 산이 소화관에 존재하면, 소화관의 점막인 알칼리 콜라겐은 녹아내리게 된다. 이 점막에는 혈관이 분포되어 있으므로, 과잉 산에 의해서 점막이 분해되면, 혈액이 소화관으로 유출이 된다. 점막의 알칼리 콜라겐이 과잉 산에 의해서 많이 녹으면 녹을수록 혈관의 노출은 더 심해지고 출혈도 더 심해진다. 그래서 알칼리 콜라겐이 소화관에 쌓이면(結陰者), 초기에는 혈변을 한 되쯤 보다가(便血一升), 더 많이 쌓이면 두 되쯤 보고(再結二升), 아주 심해지면 세 되쯤 본다(三結三升). 그런데 산과 알칼리의 균형을 조절하지 못해서 알칼리(陰)의 축적(結)과 산(陽)의 축적

(結)이 서로 다를(斜) 경우가 있는데(陰陽結斜), 알칼리 축적이 과다하고 산의 축적이 적다면(多陰少陽), 그리고 이 경우가 신장(石)에서 일어난다면, 신장은 알칼리인 염을 과다 축적하게 되는데, 그러면 신장은 삼투압 기질인 염을 완전하게 처리하지 못하게 되고, 이 나머지 염들은 신장 주위에 쌓이게 되고 굳어지기도 하고 물을 잔뜩 끌어안기도 하면서 석수를 만들어낸다(曰石水). 즉, 신장(石)이 복수(水)를 만들어낸 것이다. 그러면 당연히 하복부(少腹)에서 부종이 생긴다(少腹腫). 산(陽)이 이양인 위장에 쌓이게(結) 되면(二陽結), 이것을 보고 말하기를(謂之), 이 과잉 산을 중화하기 위해서 상당한 양의 알칼리를 소모(消)한다고 한다(謂之消). 위장은 엄청난 양의 위산을 체외로 배출시켜서 인체 안팎의 산도를 조절한다. 그런데 이런 위장이 체외로 과잉 산을 버리지 못하면, 이 과잉 산은 인체 안에 존재하게 되고, 그러면 당연히 알칼리는 소모된다. 산(陽)이 태양(三陽)인 방광에 쌓이면(三陽結), 이것을 보고 말하기를(謂之), 간질에 염이 정체되면서 간질을 막아(隔)버린다고 한다(謂之隔). 즉, 염은 전자를 가지고 있는 전해질로써 삼투압 기질이기 때문에 간질에 염이 쌓이면 수분을 잔뜩 끌어안으면서 간질액의 유통을 막아(隔)버린다. 과잉 산을 중화하면서 태음(三陰)인 비장에 콜라겐이 쌓이면(三陰結), 이것을 보고 말하기를(謂之), 콜라겐은 삼투압 기질이기 때문에 수분(水)을 잔뜩 끌어안는다고 한다(謂之水). 과잉 산을 중화하면서 궐음(一陰)인 간에도 콜라겐이 쌓이고 소양(一陽)인 담에도 콜라겐이 쌓이면(一陰一陽結), 간문맥은 막히고 이어서 문맥압 항진 상태가 되고, 이어서 정맥혈이 기정맥이라는 우회로를 따라서 역류하면, 식도정맥총(食道静脈叢)에서 식도정맥류(esophageal varices:食道靜脈類)를 일으키고, 이어서 목 부위에 온갖 질환을 유발하는 후비가 발생한다고 말한다(謂之喉痹).

陰搏陽別, 謂之有子.

음이 주도권(搏)을 잡고 양이 떠나가면(陰搏陽別), 아이를 갖을 수 있다고 말한다(謂之有子). 다시 말하면, 몸이 산성화되면 임신할 수가 없고, 알칼리화되어야 임신이 가능하다는 것이다. 즉, 체액이 정상적인 pH7.45로 유지되면, 임신이 가능하다는 사실을 묘사하고 있다. 남자가 불임일 경우에 80~90%가 정계정맥총(精系靜脈叢)의 문합이 녹아있는 상태이다. 즉 체액이 산성으로 기울었다는 뜻이다. 여성의 생리불순이나 생리통이나 불임일 경우 상당수가 남성의 정계정맥총에 해당하는 난소 정맥총(卵巢靜脈叢)에 문제가 있는 경우가 대부분이다. 당연히, 임신할 수가 없다. 특히 자궁에 충분한 알칼리 동맥혈의 공급이 막히면 임신을 할 수가 없다. 즉, 자궁정맥총(子宮靜脈叢)이 산성으로 기울면 임신할 수가 없다. 자궁은 한마디로 말하면 혈관 덩어리이다. 그런데 여기에 알칼리 동맥혈이 공급되지 않으면 당연히 자궁은 제 기능을 하지 못한다. 여기서 음박양별(陰搏陽別)을 맥으로 평가를 하는데, 맥상도 결국은 체액의 산도가 결정한다. 그래서 이 부분은 체액으로 설명하는 것이 더 쓸모가 있다. 척맥(尺脈)은 음(陰)이고 촌맥(寸脈)은 양(陽)을 가리키기 때문에 해석에는 문제가 없으나, 이를 맥으로 표현하면, 너무나 관념적인 설명이 되어버린다. 체액의 상태를 알고 맥상을 구별하면 더욱더 효율적일 것이다.

陰陽虛, 腸辟死, 陽加於陰, 謂之汗. 陰虛陽搏, 謂之崩.

음과 양이 모두 허하면(陰陽虛), 장이 멈추(辟:미)면서 죽는다(腸辟死). 즉, 음은 알칼리를 말하고, 양은 산으로써 에너지를 의미하기 때문에, 일단 에너지 하나만 부족해도 오장육부는 활동을 멈출(辟) 수밖에 없고 결국 죽는다. 양인 산이 음에 추가가 되면(陽加於陰), 땀이 난다고 말한다(謂之汗). 원래 인체 체액은 pH7.45로서 알칼리(陰)이다. 그런데 이 알칼리(陰) 체액에 산(酸)인 양(陽)이 들어오면(加), 산에서 전자를 뺏어서 산소로 중화시키게 되고, 중화의 결과는 물(H_2O)과 열(熱)과 빛(明)이다. 이 물이 바로 땀이다. 이번에는 알칼리인 음이 부족(虛)해서 산인 양(陽)이 주도권(搏)을 잡으면(陰虛陽搏), 인체는 과잉 산으로 넘쳐나면서, 먼저 신경을 과흥분시키게 되고, 결국은 근육이 아주 강하게 경직되면서, 인체의 기능은 멈추게 되고, 인체는 붕괴한다(謂之崩).

三陰俱搏, 二十日夜半死, 二陰俱搏, 十三日夕時死, 一陰俱搏, 十日死, 三陽俱搏且鼓, 三日死, 三陰三陽俱搏, 心腹滿發盡, 不得隱曲, 五日死, 二陽俱搏, 其病溫, 死不治, 不過十日死.

삼음 모두(俱)가 주도권(搏)을 잡았을 때(三陰俱搏), 당연히 삼양 모두는 약해지면서, 20일째 되는 날 한밤중에 죽는다(二十日夜半死). 삼음은 궐음, 소음, 태음으로써 간, 신장, 비장이다. 그리고 삼음은 소양, 양명, 태양으로써 담, 위, 방광이다. 삼음의 대응은 삼양이다. 삼음이 아무리 주도권을 잡고 힘을 발휘해봤자, 삼음이 만들어준 산(酸)을 삼양이 배출해 주지 않으면, 인체는 다시 산으로 가득 찬다. 당연히 죽는다. 그런데 죽기까지 걸리는 날짜가 20일이다. 이 날짜 계산은 앞의 예에서처럼 12종(十二從)에 따라서 하면 된다. 또 문제는 왜 한밤중일까? 낮에는 일조량이 작용하면서 CRY를 통해서 어느 정도 과잉 산을 중화해준다. 그러나 한밤중은 일조량이 전혀 없는 시간이다. 결국에 과잉 산이 극단적으로 성해지는 시간인 것이다. 이번에는 이음이 모두 주도권을 잡으면(二陰俱搏) 즉, 간과 신장이 주도권을 잡으면, 13일째 되는 날 저녁에 죽는다(十三日夕時死). 여기도 날짜 계산은 12종(十二從)에 따라서 한다. 그리고 저녁에 죽는 이유는 삼음 중에서 비장은 여전히 정상적이기 때문에 낮에는 일조량 덕분에 간질에 있는 과잉 산을 어느 정도 감당할 수가 있으나, 저녁이 되면서 상황은 반전이 되고, 과잉 산을 비장이 혼자서 처리해야 하기 때문이다. 즉, 비장 과부하로 인해서 죽는다는 것이다. 일음이 완전히 주도권을 잡고 있으면(一陰俱搏) 즉, 간이 주도권을 잡고 있으면, 10일 만에 죽는다(十日死). 비장과 신장은 정상이기 때문에 어느 정도는 버틸 수가 있다. 삼양이 모두 주도권(搏)을 잡고 게다가(且) 고혈압(鼓)이면(三陽俱搏且鼓), 당연히 삼음은 몹시 약해져 있으므로, 아무리 삼양이 주도한다고 해도, 과잉 산을 조절하는 삼음이 기능을 제대로 하지 못한다면, 삼양은 아무짝에도 쓸모가 없게 된다. 결국에 3일 만에 죽는다. 3일을 사는 것도 대단하다. 실제로는 더 빨리 죽는다. 최고의 해독 기관인 간과 부종을 막아주는 신장과 면역을 담당하는 비장의 기능이 모두 죽었는데 말해서 뭐하겠는가! 이번에는 삼양 삼음 모두가 주도권을 잡고 있다면(三陰三陽俱搏) 즉, 이 경우는 양과 음이 치열하게 싸우는 상황이다. 그러면 인체의 기능은 멈춘다. 그러면 온몸에 있는 과잉 산은 처리가 안 되고, 결국에 부종이 올 것이고, 그 결과 신장도 그득해지고 복부도 복수가 차서 그득해지고 결국에 알칼리는 모두 소진(盡)이 되고(心腹滿發盡), 전해질인 과잉 산이 삼투압 기질로 작용하면서 인체 안에서 수분을 꽉 붙잡고 있는 바람에, 대소변(隱曲)은 막히고 만다(不得隱曲). 결국에 5일 만에 죽는다(五日死). 이양이 모두 주도권을 잡고 있으면(二陽俱搏) 즉, 담과 위가 주도권을 잡고 날뛰면, 인체에서 과잉 산을 인체 밖으로 최고로 많이 배출하는 이 두 기관은 과잉 산을 인체 밖으로 배출하지 못하게 되고, 과잉 산은 인체 안에서 산소로 천천히 중화되면서 열(熱)이 아닌 온(溫)이 나타나고 결국 온병에 걸린다(其病溫). 이 두 기관이 계속 문제를 일으키면, 인체 안의 과잉 산은 계속 쌓일 수밖에 없고, 온병은 계속되며 결국에 다스릴 방법이 없게 되고 죽는다(死不治). 죽는 데까지 걸리는 시간은 불과 10일이다(不過十日死).

제8편. 영란비전론(靈蘭祕典論)

제1장

黃帝問曰, 願聞十二藏之, 相使貴賤, 何如. 岐伯對曰, 悉乎哉問也, 請遂言之. 心者, 君主之官也, 神明出焉. 肺者, 相傅之官, 治節出焉. 肝者, 將軍之官, 謀慮出焉. 膽者, 中正之官, 決斷出焉. 膻中者, 臣使之官, 喜樂出焉. 脾胃者, 倉廩之官, 五味出焉. 大腸者, 傳道之官, 變化出焉. 小腸者, 受盛之官, 化物出焉. 腎者, 作強之官, 伎巧出焉. 三焦者, 決瀆之官, 水道出焉. 膀胱者, 州都之官, 津液藏焉, 氣化則能出矣.

황제가 묻는다(黃帝問曰). 12개 장기는 서로 부리는(使) 귀천이 있다고 들었는데(願聞十二藏之, 相使貴賤), 무엇인가요(何如)? 과잉 전자(酸)를 중화할 수 있는 능력의 차이를 귀천에 비유해서 묻고 있다. 기백이 대답한다(岐伯對曰). 자세히도 물어보시네요(悉乎哉問也)! 물음에 대답을 드리겠습니다(請遂言之). 심장이라는 기관은(心者), 임금과 같은 자리이다(君主之官也). 신명이 나온다(神明出焉). 여기서 신(神)은 전자를 말하고, 명(明)은 전자가 산소로 중화되면서 물이 만들어지고 부산물로 빛과 열이 만들어진다. 이때 만들어진 빛을 명(明)이라고 한다. 그래서 신명(神明)은 전자가 중화되면서 빛이 나온다는 말이다. 심장의 심(心)은 중심(中心)이라는 뜻으로써 과잉 산 중화의 중심이라는 뜻이다. 그리고 심장은 실제로 엄청난 양의 전자(電子)를 전기(電氣)라는 형식으로 받아서 중화하는데, 여기에서 자유 지방산의 Uncoupling 효과를 이용한다. 미토콘드리아는 보통은 Coupling 효과를 내면서 전자전달계에서 전자를 중화하면서 동시에 Complex 5에서 ATP를 만들어낸다. 즉, 전자 중화와 ATP가 짝(Coupling)으로 만들어지는 것이다. 그런데 ATP를 만들려면 인산(Phosphate:P)을 가지고 미토콘드리아로 들어가야 하는데, 이 자유 지방산은 전자만 가지고 들어갈 뿐 인산을 가지고 들어갈 능력이 없다. 그래서 심장은 자유 지방산을 이용해서 전자만 중화하는 비율이 거의 80% 이상이 되는 것이다. 즉, 심장은 ATP를 만드는 도구가 아니라 산성 물질(酸)에 붙은 과잉 자유전자를 중화하는 도구데, 이 과잉 자유전자를 중화하는 중심(中心)이 심장(心)이며, 그 영향력의 정도가 임금(君主)만큼 대단하다는 것이다. 현대의학은 심장이 자유 지방산을 이용하는 것을 보고 심장이 에너지의 80% 이상을 자유 지방산으로 쓴다고 표현한다. 폐라는 기관은(肺者), 임금을 도와서 국정을 실행하는 재상(相傅)과 같은 지위(官)를 가지며(相傅之官), 심장의 박동 리듬(節:beat:拍子)을 다스려서(治) 심장 박동(節)이 제대로 나오게(出) 해준다(治節出焉). 한 나라의 재상은 임금이 실제로 기능을 할 수 있도록 해주는 핵심이다. 폐를 재상에 비유한 이유는 폐는 온몸의 산성 체액을 모두 받아서 최종적으로 중화 처리해서 좌 심장에 공급하기 때문에, 재상의 역할과 아주 흡사하게 닮아있기 때문이다. 또, 재상이 국정을 농단하면 임금이 제 기능을 하지 못하듯이, 폐가 산성 체액을 최종적으로 처리하지 못하면, 좌 심장의 기능은 거의 멈추다시피 한다. 즉, 심장의 박동(節)이 제대로 뛰지 못한다. 간이라는 기관은(肝者), 인체의 신경망과 같은 전국의 군사 방위 네트워크를 책임지고 있는 장군과 같은 자리인데(將軍之官), 모려가 나온다(謀慮出焉). 신경(神經)은 전자(神)를 전달하는 통로(經)로써 간질에 있는 산(酸)에서 전자를 받아서 행동한다. 결국에 신경 세포는 많은 산(酸)과 마주치게 되면서, 과잉 산 중화가 아주 중요한 임무가 된다. 그런데 신경 세포에서 이 과잉 산 중화의 핵심이 타우린(taurine)이다. 즉, 알칼리 타우린이 산(酸)에서 전자를 전달받는다. 이제 산성으로 변한 타우린은 담즙에 실려서 간으로 모이고 간에서 처리가 된다. 간은 이렇게 장군이 전국의 군사 방위망(網)을 지휘하듯이 신경망(網)을 통제한다. 그래서 간을 장군에 비유한 것이다. 사람의 생각이나 지혜는 모두 신경의 작용이다. 그래서 담즙을 통해서 신경을 통제하는 간에서 모려(謀慮)가 나온다고 한 것이다(謀慮出焉). 담이라는 기관은(膽者), 중정의 자리이며(中正之官), 결단이 나오게 한다(決斷出焉). 담은 간이 준 담즙산을 중화해서 알칼리로 만들어준다. 간에서 나온 담즙은 산성인데, 담에서 10배 이상 농축이 되면서 알칼리로 변한다. 즉, 산을 중화(中)해서 산-알칼리 균형을 바로 잡아주는(正) 산도(酸度)의 교정(正) 기관이 담(膽)이다(中正之官). 만일에 담이 문제가 되어서 신경의 과잉 산을 중화하는 담즙을 처리하지 못하게 되면, 신경은 대혼란이 빚어진다. 이렇게 신경에 대혼란이 일어나면 결단(決

斷)을 제대로 하겠는가? 그래서 담에서 결단이 나온다고 하는 것이다(決斷出焉). 단중이라는 기관은(膻中者), 군주를 보좌(使)하는 자리에 있으며(臣使之官), 즐거움과 기쁨이 나온다(喜樂出焉). 단(膻)은 누린내라는 뜻이 있다. 그래서 단중(膻中)은 누린내(膻)가 나는 가운데(中)에 있는 것이다. 그러면 누린내를 풍기는 기관은 도대체 어디일까? 일단 누린내는 인체의 물질에서 찾아야 하는데, 바로 스테로이드 호르몬이 누린내를 풍기는 주범이다. 이제 스테로이드를 만드는 곳을 찾으면 되는데, 바로 면역의 핵심기관인 흉선(thymus:胸腺)이다. 이 흉선은 심포와 맞닿아 있다. 즉, 흉선(膻)의 가운데(中) 위치한 기관이 단중이다. 즉, 이는 심포를 말하고 있다. 이 심포는 말 그대로 심장을 보좌(使)하고 있다. 그래서 단중을 심장이라는 군주를 보좌(使)하는 자리에 있다고 한다(臣使之官). 심장은 기쁨(喜樂)을 담당하는 기관이기 때문에 심포가 심장을 잘 보좌하면 당연히 즐거움이 나올 것이다(喜樂出焉). 이것이 기존의 한의학 논리에 따라서 해석한 것이다. 그런데, 실제로 단중은 흉선이다. 이 부분은 해석이 아주 재미있는 부분이다. 즉, 이 부분을 흉선으로 해석해도 된다는 뜻이다. 이제 이 부분을 흉선으로 해석해보자. 흉선인 단중은(膻中者), 면역 세포를 성숙시켜서 전신으로 보내는 기관이므로, 면역 세포라는 신하(臣)를 전신으로 파견(使)하는 기관이며(臣使之官), 또한, 흉선은 스테로이드를 생산하므로, 심장이 필요로 하는 스테로이드를 만들어서 심장에 공급하면서, 심장은 기쁨(喜樂)을 담당하는 기관이기 때문에, 흉선이 스테로이드로 심장을 잘 보좌하면, 당연히 즐거움이 나올 것이다(喜樂出焉). 그리고 심장은 심장 스테로이드(Cardiac steroid) 또는 심장 글리코사이드(Cardiac glycoside)를 많이 이용한다는 사실을 알면, 이 말뜻을 이해할 것이다. 필자는 후자의 해석이 옳다고 생각한다. 그리고 실제로 단중은 진맥할 때, 왼손의 촌부에서 한다. 그래서 단중을 심포로 해석하면, 심포는 삼초와 짝을 이루므로, 맥상을 측정하려면, 오른손의 척부에서 하게 된다. 그러면, 심포의 맥상을 측정하는 곳이 두 곳이 되고 만다. 그래서 단중을 심포로 해석하는 것은 무리가 있다. 다시 본문을 보자. 비장과 위장이라는 기관은(脾胃者), 인간에게 영양분을 공급하는 기관들이기 때문에 곡식 창고(倉廩:창름)와 같은 지위를 가진다(倉廩之官). 즉, 오미라는 다양한 영양성분이 나온다(五味出焉). 우리가 먹는 음식물들은 소화관에서 소화되고 흡수되어서 온몸으로 공급된다. 그런데 1차로 소화가 되려면 위산의 환원 기능 즉, 분해 기능이 필수이다. 일단 소화되어서 흡수되는 영양성분 대부분을 차지하고 있는 물질들은 분자의 크기가 크다. 그래서 정맥혈로 들어가지 못하고 림프로 들어가게 된다. 그래서 림프가 막히면 흡수가 안 되고, 바로 설사로 이어진다. 그런데 비장은 바로 이 림프를 통제한다. 그래서 위장과 비장은 인간을 먹여 살리는 곡식 창고(倉廩)와 같은 역할을 하는 것이다(倉廩之官). 당연히 여러 다양한 영양성분인 오미가 이 두 기관을 통해서 온몸으로 송출(出) 된다(五味出焉). 대장이라는 기관은(大腸者), 전도의 위치에 있다(傳道之官). 그리고 변화를 만들어낸다(變化出焉). 이 부분을 생리학적으로 설명하면, 아주 다양한 해석을 끌어낼 수가 있다. 그러나 여기에서는 아주 중요한 한 가지만 설명한다. 대장암이 발생하는데 아주 중요한 변수가 바로 담즙산(膽汁酸:bile acid)이다 (8-1, 8-2). 이 담즙산이 인체 안으로 재흡수되느냐, 인체 밖으로 배출되느냐를 대장이 결정한다. 그래서 대장을 전해(傳)주는 길(道)의 위치에 있다고 했으며(傳道之官), 이를 위해서 대장은 담즙산을 변화시키는 것이다(變化出焉). 소장이라는 기관은(小腸者), 잘 알다시피 소화 흡수(受)가 활발하게(盛) 일어나는 장기이며(受盛之官), 영양성분(化物)을 추출(出)해서 흡수시킨다(化物出焉). 신장이라는 기관은(腎者), 인체를 강하게(强) 해주는(作) 위치에 있으며(作强之官), 성 기능(伎巧)을 향상시켜 준다(伎巧出焉). 여기서 신장(腎)은 부신(adrenal gland:副腎)을 말한다. 부신은 현대의학에서 부신피로증후군(Adrenal fatigue syndrome:副腎疲勞症候群) 때문에 잘 알려져 있다. 부신은 코티손(Cortisone)이라는 알칼리를 만들어서 과잉 산을 수거하고, 코티졸(Cortisol)로 만들어서 분비하는 생명의 핵심기관이다. 이 부신을 제거하면 평소에는 잘 지낸다. 그러나 스트레스를 받아서 호르몬 분비가 많아지고 과잉 산이 형성되면, 이 과잉 산을 처리할 수가 없으므로, 생체는 바로 죽어버린다. 그래서 동양의학은 부신을 명문(命門)이라고 부른다. 그래서 부신은 우리 몸에서 과잉 산을 중화시켜서 인체를 강하게 해주는 지위에 있게 된다(作强之官). 또, 부신은 성호르몬인 스테로이드도 분비하기 때문에 성 기능(伎巧)도 강하게 해준다 (伎巧出焉). 삼초라는 기관은(三焦者), 결독의 위치에 있다(決瀆之官). 또한 수도이다

(水道出焉). 설명이 필요하다. 먼저 초(焦)는 '태우다, 눌어붙다'라는 말인데, 밥을 지으면서 밥을 태우면 누룽지가 솥 밑바닥에 눌어붙는데, 이 누룽지 모양처럼 복막(peritoneum:腹膜)이 복벽에 눌어붙어 있는 모양을 말한다. 이 복막은 오장육부를 안고 있는 거대한 부(府)이다. 물론 이 안에는 장간막(mesentery:腸間膜)이 자리하고 있다. 그리고 이 거대한 부(府)는 횡격막과 골반강의 막을 가지고 복부를 세 부분으로 나눈다. 그래서 삼초(三焦)라고 한다. 독(瀆)은 물이 흐르는 도랑을 말한다. 복막과 장간막의 중요성은 네트워크를 장악하고 있다는 데 있다. 즉, 정맥혈관, 동맥혈관, 신경계, 림프계가 모두 이 장간막과 복막을 통해서 흐른다. 그래서 삼초는 도랑(瀆)을 터주고 막는 결정권(決)을 쥐고 있는 위치에 있다(決瀆之官). 그래서 복막이나 장간막이 뒤틀리면, 인체 자체가 뒤틀리고, 고통은 아주 심해진다. 즉, 삼초는 아주 중요한 부(府)이다. 결국에 삼초(三焦)는 인체의 모든 체액(水)이 흐르는 통로(道)이다(水道出焉). 방광이라는 기관은(膀胱者), 사람들이 수도(州都)로 모여들 듯이 인체의 수분이 모여드는 위치에 있다(州都之官). 당연히 신장이 보내준 요산 등등 각종 진액(津液)을 저장한다(津液藏焉). 요산 같은 진액은 방광에서 어느 정도 중화(氣化)가 된 다음에 체외로 배출(出)이 된다(氣化則能出矣). 이것이 바로 소변이다. 이 부분도 생리학 지식을 많이 요구하고 있다.

제2장

凡此十二官者, 不得相失也. 故主明則下安, 以此養生則壽, 歿世不殆, 以爲天下則大昌. 主不明則十二官危, 使道閉塞而不通, 形乃大傷, 以此養生則殃. 以爲天下者, 其宗大危, 戒之戒之.

무릇, 이 12장부는(凡此十二官者), 어느 하나라도 기능을 잃어서는 안된다(不得相失也). 즉, 서로서로 협조해야 인체가 살아있을 수 있기 때문이다. 그래서 심장(主)이 신명(明) 나면 그밖에(下) 다른 장부들도 편안하다(故主明則下安). 과잉 산의 중화가 잘 되면서, 심장이 튼튼해지고 알칼리 동맥혈의 공급이 잘 되면, 다른 오장육부는 당연히 편안(安)해진다. 이런 식으로 양생을 하면 장수할 수 있고(以此養生

則壽), 죽을 때까지(歿世) 위태롭지 않게 된다(歿世不殆). 천하도 이런 식으로 다스리면 크게 번창한다(以爲天下則大昌). 심장이 신명 나지 않으면, 심장에서 알칼리 동맥혈을 받는 오장육부가 위험하게 되고(主不明則十二官危), 여러 체액 통로들이 막혀서 서로 통하지 않게 되고(使道閉塞而不通), 그러면 인체는 크게 상해를 입고(形乃大傷), 이렇게 양생하면 재앙에 이른다(以此養生則殃). 그리고 천하도 이렇게 다스리면(以爲天下者), 천하의 근본(宗)들이 크게 위험해지니(其宗大危), 조심하고 또 조심해야 한다(戒之戒之). 세상의 모든 원리는 같다는 말을 하고 있다.

제3장

至道在微, 變化無窮, 孰知其原, 窘乎哉. 消者瞿瞿, 孰知其要, 閔閔之當, 孰者爲良. 恍惚之數, 生於毫氂, 毫氂之數, 起於度量, 千之萬之, 可以益大, 推之大之, 其形乃制.

진리란 극히 미묘하고(至道在微), 변화가 무궁무진해서(變化無窮), 그 원리를 잘 알기란 진짜 어렵구나(孰知其原, 窘乎哉)! 모자라는 사람이라도 열심히 공부하면(消者瞿瞿), 그 핵심을 잘 알 수가 있고(孰知其要), 그것을 알기 위해서 열심히 고민하는 것이 당연하며(閔閔之當), 잘 알면 훌륭해질 수 있다(孰者爲良). 셀 수 없는 큰 숫자도(恍惚之數), 아주 작은 숫자에서 시작하며(生於毫氂), 아무리 작은 숫자라도(毫氂之數), 도량으로 잴 수 있으며(起於度量), 천이 되고, 만이 되고(千之萬之), 아주 커진다 해도 측정이 가능하다(可以益大). 계속 커져서 아무리 커진다 해도(推之大之), 그 형체를 측정할 수가 있다(其形乃制). 진리란 어렵지만, 차곡차곡 배워가면, 결국에 터득할 수 있다는 사실을 말하고 있다.

黃帝曰, 善哉. 余聞精光之道, 大聖之業, 而宣明大道, 非齋戒擇吉日, 不敢受也. 黃帝乃
擇吉日良兆, 而藏靈蘭之室, 以傳保焉.

황제가 말한다(黃帝曰). 좋습니다(善哉). 내가 진리를 들었다(余聞精光之道). 큰
성인의 업적을 널리 알리려는데(大聖之業, 而宣明大道), 목욕재계하고 길일을 택하
지 않고서야(非齋戒擇吉日), 어찌 이 진리를 감히 받겠는가(不敢受也)? 황제는 상서
로운 길일을 택해서(黃帝乃擇吉日良兆), 이 글을 황제의 서고에 보관하여(而藏靈蘭
之室), 보존하고 후세에 전했다(以傳保焉).

이 장은 아주 짧지만, 인체 해부생리학의 정수를 볼 수 있는 부분이다. 이것이
황제내경의 품격이다.

제9편. 육절장상론(六節藏象論)

제1장

黃帝問曰, 余聞天以六六之節, 以成一歲, 人以九九制會, 計人亦有三百六十五節, 以爲天地久矣, 不知其所謂也. 岐伯對曰, 昭乎哉問也, 請遂言之. 夫六六之節, 九九制會者, 所以正天之度, 氣之數也. 天度者, 所以制日月之行也, 氣數者, 所以紀化生之用也.

황제가 묻는다(黃帝問曰). 하늘은 6개의 갑자(甲子)와 육지기(六之氣)로 일 년을 만든다고 들었다(余聞天以六六之節, 以成一歲). 6개의 갑자는 60일을 의미한다. 이 60일이 6개가 되면 360일의 달력이 나오며, 24절기를 4개씩 자르면 6개의 절기가 나오는데, 이것이 육지기이다. 이렇게 1년 360일로 표현한다. 사람은 9,9로 제회한다(人以九九制會). 사람은 인체에 구규(九竅)라는 9개의 구멍이 있는데, 이 구멍들은 모두 외분비선을 가지고 있으며, 이 외분비선을 통해서 인체 체액의 산과 알칼리 균형을 조절하고 통제(制)한다. 또, 인체는 3부9후(三部九候)를 통해서 인체의 기(氣循環)를 순환(會)시킨다. 계절에 24절기가 있듯이 사람에게서도 역시 절이 있는데, 이것을 계산하면 365개의 경혈(經穴)이 되어 나온다(計人亦有三百六十五節). 이렇게 천지와 사람은 영원히 순행한다. 그런데 그 이유를 모르겠다고 한다(不知其所謂也). 기백이 대답한다(岐伯對曰). 명확히도 물어보시네요(昭乎哉問也)! 요청에 대답을 드리겠습니다(請遂言之). 육육지절이라는 것과 구구제회라는 것은(夫六六之節, 九九制會者), 각각 정천의 도이고(所以正天之度), 기의 숫자이다(氣之數也). 정천의 도라는 것은(天度者), 일월의 운행을 측정(制)하는 것이다(所以制日月之行也). 일(日)은 태양이고 월(月)은 달이다. 그래서 천도(天度)라는 것은 하늘(天)에서 운행되는 태양과 달의 움직임인데, 이 둘의 움직임을 측정(度)하는 것이 천도이다. 결국에 책력의 기준을 말하고 있다. 기의 숫자라는 것은(氣數者), 생명체가 필요한 화합물을 만들기(化生) 위해서 이용(用)하는 기(氣)의 숫자(紀)를 의미한다(所以紀化生之用也). 즉, 생명체가 필요한 화합물을 만들기 위해서는(化生) 반드시 기(氣)가 필요한데, 이 기는 하늘이 주는 육기를 의미한다. 이 육기가 없다면 생명은 없다. 그래서 기의 숫자(氣數)는 육기이다.

제2장

天爲陽, 地爲陰, 日爲陽, 月爲陰. 行有分紀, 周有道理. 日行一度, 月行十三度而有奇焉. 故大小月三百六十五日而成歲, 積氣餘而盈閏矣. 立端於始, 表正於中, 推餘於終, 而天度畢矣.

하늘은 양을 만든다(天爲陽). 즉, 태양계에 있는 태양과 행성들은 전자(陽)를 만들어서 태양계 대기에 공급한다. 땅은 음을 만든다(地爲陰). 즉, 땅은 이 전자들과 일조량을 받아서 물체(陰)를 만들어낸다. 태양은 양을 만든다(日爲陽). 즉, 태양이라는 이름은 전자(陽)의 원천(太)이라는 뜻처럼, 태양은 전자 공급의 근원지이다. 달은 음을 만든다(月爲陰). 즉, 달은 중력(陰)을 통해서 지구에 영향력을 행사하며, 음(陰)인 밤에 달빛을 선물한다. 이들의 운행(行)은 시공간을 통해서 나누어지며(分), 나누어지는 데는 원칙(紀)이 있다(行有分紀). 즉, 한 주기(周)를 도는데, 무작정 도는 게 아니라 길(道)이 정해져 있고, 원리(理)도 정해져 있다(周有道理). 그래서 태양(日)은 황도상에서 하루(日)에 1도(一度)씩 돌며(日行一度) 즉, 황도에서 1도가 하루를 만들며, 달(月)은 1달(月)을 만드는데 황도상에서 30도를 도는데, 나머지(奇)가 생긴다(月行十三度而有奇焉). 여기서 나머지(奇)는 각도로 말하면 0.35도이며, 일로 표현하면 0.32일이 된다. 이것을 1년으로 계산하면 5일이 된다. 이것이 음력 360일과 양력 365일의 차이이다. 그래서 큰 달과 작은 달을 계산해서 태양력으로 계산하면 365일이 나오고, 드디어 1년을 완성한다(故大小月三百六十五日而成歲). 여기서 나머지들을 모아서(積氣餘) 윤달(閏)로 채워주고(盈閏), 음력의 360일을 양력의 365로 조정해준다(積氣餘而盈閏矣). 종합하면, 처음(始)에 1(端)에서 시작(立)해서(立端於始), 중간(中)에 360도 정원(正圓)을 그려(表) 넣고(表正於中), 마지막(終)에 여기(氣餘:0.35도)를 고려해서 365일을 조정할 윤달을 확충(推)하면(推餘於終), 천도(天度)는 완성(畢)된다(而天度畢矣). 천도(天度)를 이용해서 월력(月曆:달력)을 만드는 방법을 설명하고 있다. 책력은 하늘의 사계절 기운(氣)을 표현한 것이므로 0.35도를 기여(氣餘)라고 표현했다.

제3장

제1절

帝曰, 余已聞天度矣. 願聞氣數何以合之. 岐伯曰, 天以六六爲節, 地以九九制會. 天有十日, 日六竟而周甲, 甲六復而終歲, 三百六十日法也. 夫自古通天者, 生之本, 本於陰陽. 其氣九州九竅, 皆通乎天氣. 故其生五, 其氣三, 三而成天, 三而成地, 三而成人. 三而三之, 合則爲九, 九分爲九野, 九野爲九藏. 故形藏四, 神藏五, 合爲九藏, 以應之也.

　황제가 말한다(帝曰). 이제 천도는 들었는데(余已聞天度矣), 기수가 어떻게 조합되는지 듣고 싶습니다(願聞氣數何以合之). 기백이 대답한다(岐伯曰). 하늘은 육육으로 절을 만들고(天以六六爲節) 즉, 60갑자 6개와 육지기 6개로 절기를 만들고, 땅은 구구제회한다(地以九九制會). 즉, 땅은 하늘의 9개 구멍(九竅)인 9개 방위(方)에서 땅의 9개 방위(方)에 하늘의 기운을 받아서(會) 통제(制)한다. 하늘은 10일을 1주(週)로 해서(天有十日), 이 1주가 6번째 끝(竟)나면 1갑(甲)을 돈다(日六竟而周甲). 즉, 60갑자인 60일이 된다. 이 60갑자(甲)가 6번 반복(復)되면 1년을 완성(終) 시킨다(甲六復而終歲). 이것이 달력을 만드는 360일의 규칙(法)이다(三百六十日法也). 무릇 옛날부터 지금까지 사람들은 하늘과 통하는 것을(夫自古通天者), 삶의 근본으로 삼았는데(生之本), 그 근본은 하늘이 조절하는 음양에 있었다(本於陰陽). 이 기운은 세상천지에 미치는데(其氣九州九竅), 모두에 통한다고 해서 천기라고 불렀다(皆通乎天氣). 그래서 음양은 오성(五星)을 통해서 오행(五行)을 만들어내고(故其生五), 그 기운(氣)은 태양과 관계를 고려하면, 삼양 삼음의 3가지로 이루어지며(其氣三), 이 삼양 삼음이 하늘의 기운을 만들고(三而成天), 땅의 기운을 만들고(三而成地), 사람의 기운을 만든다(三而成人). 이 삼양과 삼음을 조합하면 9가지가 된다(三而三之, 合則爲九). 이 삼양과 삼음을 가지고 인체를 9개로 나누면(分) 9개 분야(野)가 되는데(九分爲九野), 이 9개 분야(九候)가 바로 9개의 장기(候:藏)이다(九野爲九藏). 그래서 몸체(形)를 다스리는 4개의 장기(故形藏四)와 전자(神)를 다스리는 5개의 장기(神藏五)로 구분이 되는데, 합하면 9개의 기관(候)이 된다(合爲九藏). 이렇게 해서 9가 인체의 9개의 기관(候:藏)에 대응이 된다(以應之也). 설명이 필요하다. 지금 설명하고 있는 핵심은 기(氣)이다. 그래서 인체에서도 기(氣)가 어떻게 순환하고 있는지를 알아야 한다. 차차 배우게 되겠지만, 인체에서 기의 순환은 3부9후(三部九候)를 통해서 이루어진다. 이들은 머리 부분에서 3개, 가슴 부분에서 3개, 하복부 부분에서 3개, 총 9개의 후(候)로 이루어지는데, 여기에 삼양 삼음의 장기가 개입한다. 그런데 9후(九候) 중에서 이들이 순환시키는 기(氣)는 육체(形)를 통제하는 부분과 신경(神)을 통제하는 부분으로 나뉜다. 9후 중에서 머리 쪽에 존재하는 3후인 3개는 당연히 뇌 신경(神)을 통제하고, 가슴 부분에 존재하는 3후 중에서는 신경(神)과 관련된 후(候)는 없고, 하부 3후 중에는 간과 신장이 있는데, 이 둘이 신경(神)과 관련이 된다. 간은 담즙을 통해서 신경(神)을 통제하고, 신장은 뇌척수액을 통해서 신경(神)을 통제한다. 그래서 결론은 9후(候) 중에서 5개는 신경(神)을 통제하고(神藏五), 4개는 육체(形)를 통제한다(故形藏四). 이것이 인체와 기의 대응 관계이다(以應之也).

제2절

帝曰, 余已聞六六九九之會也. 夫子言積氣盈閏, 願聞何謂氣, 請夫子發蒙解惑焉. 岐伯曰, 此上帝所祕, 先師傳之也. 帝曰, 請遂聞之. 岐伯曰, 五日謂之候, 三候謂之氣, 六氣謂之時, 四時謂之歲, 而各從其主治焉. 五運相襲, 而皆治之. 終期之日, 周而復始, 時立氣布, 如環無端, 候亦同法. 故曰, 不知年之所加, 氣之盛衰, 虛實之所起, 不可以爲工矣.

황제가 말한다(帝曰). 이제 육육구구의 회에 대해서 들었습니다(余已聞六六九九之會也). 선생님께서 적기 영윤에 대해서 말씀하셨습니다(夫子言積氣盈閏). 적기를 왜 그렇게 부르는지 듣고 싶습니다(願聞何謂氣). 선생님께서 저의 몽매함을 깨우쳐주

셨으면 합니다(請夫子發蒙解惑焉). 기백이 대답한다(岐伯曰). 이것은 상제께서 비전한 것으로서(此上帝所祕), 스승님께서 저에게 전해주신 것입니다(先師傳之也). 황제가 말한다(帝曰). 그것이 무언지 듣고 싶네요(請遂聞之). 기백이 말한다(岐伯曰). 5일을 후(候)라고 하고(五日謂之候), 3후가 모인 것을 기라고 하고(三候謂之氣), 6개의 기가 모인 것을 계절이라고 하고(六氣謂之時), 4개의 계절이 모인 것을 년이라고 하므로(四時謂之歲), 각각은 그 주치를 따른다(而各從其主治焉). 즉, 각각의 기간이 각각의 후기시세(候氣時歲)를 다스린다는 것이다. 그래서 오성의 운행인 오운이 서로 이어지면서(襲) 사계절과 장하를 만들고(五運相襲), 1년 모두가 다스려진다(而皆治之). 1년의 마지막 계절이 끝나는 날(終期之日), 새로운 주기는 다시 반복을 시작한다(周而復始). 1년 4계절의 순환을 말하고 있다. 사계절이 시작(立)되고 사계절의 기운이 퍼지(布)면서(時立氣布), 이 주기는 끝없이(無端) 순환한다(如環無端). 이에 따라서 기후(候)도 역시 똑같은 방법으로 끝없이 순환한다(候亦同法). 그래서 다음과 같은 옛말이 있다(故曰). 매년의 년이 어떻게 추가(加)되는지 이유를 모르고(不知年之所加), 사계절의 기운이 어떻게 성쇠가 일어나는지 이유를 모르고(氣之盛衰), 사계절 기운의 허실이 어떻게 일어나는지 이유를 모르면(虛實之所起), 의사를 하는 것이 불가능하다(不可以爲工矣). 인간의 몸은 소우주이고 그래서 인간의 몸은 대우주인 하늘과 땅의 기운(氣)과 서로 소통하므로, 건강은 결국 천지의 기운(氣)과 소통하는 것으로서, 기(氣)를 모르면 의사할 자격이 없다는 것이다. 현대과학으로 설명을 하자면, 태양계 우주 안에 존재하는 모든 존재물은 전자(神)의 놀이터이기 때문에, 전자에 대해서 모르면 즉, 양자물리학을 모르면 의사를 하지 말라는 것이다. 더 쉽게 말하자면 인간은 에너지로 돌아가는데, 이 에너지가 인체 안에서 어떻게 순환하는지 또, 우주 공간에서는 어떻게 순환하는지를 모르면 당연히 의사로서 자격이 없다는 것이다. 이 기준에 따르면 참된 의사는 몇 명이나 될까요? 사실 기(氣)를 안다는 것은 종합 과학을 요구한다. 하루 이틀에 이루어지는 것이 아님을 암시한다.

제3절

帝曰, 五運之始, 如環無端, 其太過不及何如. 岐伯曰, 五氣更立, 各有所勝, 盛虚之變, 此其常也. 帝曰, 平氣何如. 岐伯曰, 無過者也. 帝曰, 太過不及奈何. 岐伯曰, 在經有也. 帝曰, 何謂所勝. 岐伯曰, 春勝長夏, 長夏勝冬, 冬勝夏, 夏勝秋, 秋勝春. 所謂得五行時 之勝, 各以氣命其藏. 帝曰, 何以知其勝. 岐伯曰, 求其至也, 皆歸始春. 未至而至, 此謂 太過, 則薄所不勝, 而乘所勝也, 命曰氣淫. 不分邪僻內生, 工不能禁. 至而不至, 此謂不 及, 則所勝妄行, 而所生受病, 所不勝薄之也, 命曰氣迫. 所謂求其至者, 氣至之時也. 謹 候其時, 氣可與期, 失時反候, 五治不分, 邪僻內生, 工不能禁也.

황제가 말한다(帝曰). 오운의 시작은 끝없이 순환한다고 했는데(五運之始, 如環無端), 그 태과와 불급은 어떠한지요(其太過不及何如)? 기백이 말한다(岐伯曰). 오운이 만드는 오기는 사계절에 번갈아(更) 가면서 나타나는데(五氣更立), 각각은 성할 이유(所)가 있어서(各有所勝), 성쇠가 변하게 되는데(盛虚之變), 이것은 하나의 법칙이다(此其常也). 황제가 말한다(帝曰). 평기는 어떠한가요(平氣何如)? 기백이 말한다(岐伯曰). 지나침(過)이 없는 것입니다(無過者也). 즉, 태과가 없는 것이다. 황제가 말한다(帝曰). 태과와 불급은 어떤가요(太過不及奈何)? 기백이 말한다(岐伯曰). 경문이라는 책에 있습니다(在經有也). 황제가 말한다(帝曰). 승하는 이유가 어떻게 되나요(何謂所勝)? 여기서 승(勝)은 상극(克)을 말한다. 즉, 상극은 하늘에서 운행되는 오성끼리 에너지의 불균형으로 인해서 오성의 기운이 견제를 받는 것을 말한다. 이에 대한 자세한 설명은 제4편 금궤진언론(金櫃眞言論) 제1장을 참고하면 된다. 여기서는 자세한 설명을 피한다. 기백이 말한다(岐伯曰). 봄(木)은 늦여름(土)을 상극(克)하고(春勝長夏), 늦여름(土)은 겨울(水)을 상극(克)하고(長夏勝冬), 겨울(水)은 여름(火)을 상극(克)하고(冬勝夏), 여름(火)은 가을(金)을 상극(克)하고(夏勝秋), 가을(金)은 봄(木)을 상극(克)한다(秋勝春). 이 상극 개념은 천문학의 정수를 볼 수 있는 부분이다. 이것이 황제내경의 품격이다. 이것은 오행이 계절(時)을 주관하면서 상극(克)을 얻는(得) 것을 말하는 것이다(所謂得五行時之勝). 이 상극 관계 각각은 오행의 기의 이름에 따라서 오장에도 그대로 적용(以)한다(各以氣命其藏). 인체는 소우주이기 때문에 하늘에서 통하는 원리는 사람에게서도 통한다는 것을 말하고 있다. 이 원리도 차차 배우게 된다. 황제가 말한다(帝曰). 어떻게 그 상극을 알 수 있나요(何以知其勝)? 기백이 말한다(岐伯曰). 계절이 제대로 운행되면(求其至也), 봄에 시작(始)해서 봄으로 돌아(歸) 오며(皆歸始春), 아직 계절의 기운이 돌아올 때가 아닌데 돌아오면(未至而至), 이를 이르러 태과라고 하는데(此謂太過), 이는 불급(不勝)할 이유가 약(薄)한 것으로써(則薄所不勝), 상극(勝)할 수 있는 이유(所)에 편승(乘)한 것이다(而乘所勝也). 즉, 에너지를 다른 오성에서 과하게 이어받은 것이다. 이때 생기는 기운을 기음(氣淫)이라고 부른다(命曰氣淫). 즉, 에너지를 너무 많이 받은 오성이 이 과잉 에너지를 땅으로 보내면, 그것이 인간에게는 사기가 되는 것이다. 이 기음은 당연히 병의 원인이 된다. 즉, 하늘에서 운행되는 오행의 문제로 인해서 계절이 늦어지고 빨라지는 현상을 말하는데, 인체는 계절의 리듬을 타기 때문에, 이때는 기음(氣淫)으로 인해서 인체에 병이 온다. 이 사기(邪僻)는 인체 안에서 문제를 일으키는데, 이것을 분별할 줄 모르면(不分邪僻內生), 의사는 이 병을 막을(禁) 수가 없다(工不能禁). 즉, 계절의 기운 변화가 병의 원인인지 아니면 다른 사기가 병의 원인인지 분별하지 못하는 의사는 병을 치료할 수가 없다는 것이다. 이번에는 반대로 계절이 돌아올 때가 되었는데도 안 오면(至而不至), 이를 이르러 불급이라고 한다(此謂不及). 즉, 태과(勝)할 이유(所)가 없어져 버린 것이다(則所勝妄行). 그래서 이때 생기는 것은 병이다(而所生受病). 즉, 불급(不勝)으로 인해서(所) 인체의 기가 약(薄)해진 것이다(所不勝薄之也). 그래서 이를 이르러 기박(氣迫)이라고 부른다(命曰氣迫). 즉, 기가 불급으로 인해서 약(迫)해진 것이다. 소위 계절이 정상적으로 도래했느냐를 아는 방법은(所謂求其至者), 절기(氣)의 도래가 때(時)에 맞춰왔느냐를 보는 것이다(氣至之時也). 24절기의 절기(節氣)는 15일마다 변하므로, 이 15일 동안의 변화를 관찰해보면, 계절을 알 수 있다는 것이다. 계절(時)에 따른 기후(候)를 잘 살피면(謹候其時), 절기(氣)가 15일(期)을 채웠는지(與)를 알 수가 있으며(氣可與期), 절기(氣)가 계절(時)에 위반(失)하면 기후(候)도 이에 따라서 위반(反)한다(失時反候). 즉, 절기가 안 맞으면, 기후도 안 맞는다. 하늘에서 운행되는 오운(五運)에 문제가 생겨서, 사계절과 장하를 다스리는 오행의 구분(分)이 없어져 버리면(五治不分), 인체의 에너지 리듬이 깨지면서 기의 운행에 혼란이 오고, 사기 (邪僻)가 인체 안에서 작동을 시작한다(邪僻內生). 그러면 어떤 의사도 막기가 어렵다(工不能禁也). 인체도 에너지로 움직이고, 사계절도 에너지로 움직이지만, 에너지의 원천은 사계절이므로, 사계절이 문제가 되면, 인체 전체의 에너지 운행이 교란되면서 인체 전체가 문제가 되기 때문에, 결국에 유능한 의사라도 어디를 어떻게 치료해야 할지 엄두가 안 난다는 것이다.

帝曰, 有不襲乎. 岐伯曰, 蒼天之氣, 不得無常也. 氣之不襲, 是謂非常, 非常則變矣. 帝曰, 非常而變奈何. 岐伯曰, 變至則病, 所勝則微, 所不勝則甚. 因而重感於邪則死矣. 故非其時則微, 當其時則甚也.

황제가 말한다(帝曰). 오행의 기운이 서로 이어지지(襲) 않는 경우가 있나요(有不襲乎)? 기백이 말한다(岐伯曰). 맑은 하늘의 기운은(蒼天之氣), 변화가 어려우나(不得無常也), 때로는 변해서 절기가 이어지지(襲) 않는다면(氣之不襲), 이를 이르러 정상이 아니라고 하는데(是謂非常), 비정상은 변화를 만들어 낸다(非常則變矣). 황제가 말한다(帝曰). 비정상이라서 변화가 닥치면 어떻게 되나요(非常而變奈何)? 기백이 말한다(岐伯曰). 계절의 기운에 변화가 닥치면 인체는 에너지 균형에 혼란이 오고 병이 든다(變至則病). 태과로 인해서(所) 작은(微) 문제가 발생하거나(所勝則微), 불급으로 인해서 문제가 심각(甚)해졌을 때(所不勝則甚), 어떤 원인에 의해서(因) 인체에 사기가 침범하면, 결국 사기에 이중(重)으로 노출(感)되면서 죽을 수밖에 없다 (因而重感於邪則死矣). 그래서 불급이나 태과의 시기가 아닐 때 병을 앓으면 병은 미미하게 끝나나(故非其時則微), 만일에 태과나 불급을 당(當)했을 때 아프면 사기에 이중(重)으로 노출(感)되면서 병은 아주 심해진다(當其時則甚也). 아무리 건강한 사람일지라도 사기가 겹치면 당연히 생명이 위험해진다.

제4장

帝曰, 善, 余聞氣合而有形, 因變以正名, 天地之運, 陰陽之化, 其於萬物, 孰少孰多, 可得聞乎. 岐伯曰, 悉哉問也. 天至廣不可度, 地至大不可量, 大神靈問. 請陳其方, 草生五色, 五色之變, 不可勝視. 草生五味, 五味之美, 不可勝極, 嗜欲不同, 各有所通. 天食人以五氣. 地食人以五味, 五氣入鼻, 藏於心肺. 上使五色脩明, 音聲能彰, 五味入口, 藏於腸胃, 味有所藏, 以養五氣, 氣和而生, 津液相成, 神乃自生.

황제가 말한다(帝曰). 좋습니다(善). 내가 듣기로는, 기가 합해져서 형체(形)를 만든다는데(余聞氣合而有形:질량-에너지 등가원리:$E=mc^2$), 이로 인한 변화를 정상적인 것으로 명명하며(因變以正名), 천지의 운행(天地之運)과 음양의 변화(陰陽之化)가 일어나면, 그 영향이 만물에 미치는데(其於萬物), 어느 것은 적기도 하고 어느 것은 많기도 하는데(孰少孰多), 이유를 알 수 있나요(可得聞乎)? 기백이 말한다(岐伯曰). 잘 아시고 하시는 질문입니다(悉哉問也). 하늘은 넓어서 측정하기 어렵고(天至廣不可度), 땅은 커서 헤아리기가 어렵기 때문에(地至大不可量), 아주(大) 신비(神靈)로운 질문인데(大神靈問), 그 방법을 말씀드리겠습니다(請陳其方). 풀은 여러 가지 색(五色)으로 생겨나서(草生五色), 이 색들은 시시각각으로 변하기 때문에(五色之變), 모두 다 관찰하는 것은 불가능하다(不可勝視). 풀은 여러 가지 맛(五味)을 가지고 자라나는데(草生五味), 이들은 맛이 아주 다양해서(五味之美), 그 맛들을 정확히(極) 알아내기란 불가능하다(不可勝極). 사람에 따라서 각각의 기호와 욕구가 다르므로(嗜欲不同), 각각은 맛과 소통하는 이유를 가지고 있다(各有所通). 하늘은 오기를 가지고 사람을 먹여 살리고(天食人以五氣), 땅은 오미로 사람을 먹여 살리는데(地食人以五味), 오기는 코로 들어 가서(氣入鼻), 심장과 폐에 저장된다(藏於心肺). 즉, 공기 중에 있는 산소가 코를 통해서 폐로 들어가고, 이 산소는 폐에서 적혈구에 저장이 되고, 심장으로 옮겨져서 전신에 공급된다. 그래서 하늘(上)은 오색(五色)으로 안색(脩)을 밝게(明) 해주고(上使五色脩明), 목소리를 낭랑하게 해준다(音聲能彰). 즉, 하늘이 준 공기 중에서 폐로 충분한 산소가 공급되면, 기도가 건강하면서 목소리도 좋아지며, 이어서 심장이 충분한 산소를 가진 알칼리 동맥혈을 공급받고, 이 혈액을 전신에 공급하면 안색이 밝아진다는 것이다. 여기서 하늘(上)이 준 오색(五色)은 오성의 실제 색깔을 의미한다. 즉, 오색(五色)은 오성(五星)을 의미한다. 오미는 입으로 들어가서(五味入口), 위장에 저장되고(藏於腸胃), 맛은 저장할 곳을 가지고 있다(味有所藏). 즉, 오미라는 맛은 5가지 영양소를 말하기 때문에, 이 영양소들은 인체에 저장이 된다. 그리고 알칼리인 오미는 오장의 기운인 오기를 보양해서(以養五氣), 기의 조화가 생기게 하므로(氣和而生) 즉, 5가지 알칼리 영양소들(五味)은 산(酸)을 중화시키는 오장의 기운(五氣)을 보양해서, 오장에서 알칼리(陰氣)와 산(陽氣)의 균형(和)을 맞춰줌으로써, 진액이 서로 왕성(成)하게 해준다 津液相成). 즉, 음양의 조화를 맞춰줬기 때문에 양기(陽氣)인 진(津)과 음기(陰氣)인 액(液)을 서로(相) 왕성(成)하게 해준다는 것이다. 그러면 신(神)이 자생(自生)하기에 이른다(神乃自生). 신(神)이 자생(自生)한다는 답을 얻으려면 질문 속에 있는 '氣合而有形' 이 문장을 보아야 한다. 이 뜻은 기(氣:神)가 합쳐지면 형체(形)를 가진다는 말이다(질량-에너지 등가원리:E=mc^2). 즉, 이때 만물이 만들어진다는 것이다. 이 부분은 참으로 대단한 부분이다. 황제내경은 2,000년 전에 이미 아인슈타인의 특수상대성 이론의 개념을 아주 잘 알고 있었다는 암시이다. 그러면 만물은 어떻게 만들어질까? 우리는 만물이 만들어지는 것을 성장(成長)한다고 표현한다. 그럼 성장은 뭘까? 간단히 말하면 성장이란 전자(神)를 중화해가는 과정이다. 너무 긴 이야기라서 아주 간단히 설명하면, 각각 다른 물질에 붙어있는 수산기(OH)와 수산기(OH)가 서로 만나서 반응을 하면, 전자(神)가 물로 중화가 되면서 물(H$_2$O)과 열(熱)이 만들어지고, 이때 나타나는 반응을 에스터(Ester) 반응이라고 한다. 이 에스터(Ester) 반응으로 인해서, 두 물체는 하나의 물체로 된다. 이 반응을 계속해가면 물체의 부피는 점점 커진다. 이것이 성장(Growth)이다. 그런데 이 반응이 일어나려면 알칼리 케톤이 있어야만, 이 알칼리 케톤이 전자(神)를 받아서 산(酸)인 수산기(OH)를 만들 수가 있다. 즉, 전자(電子)인 신(神)만 있어서는 성장(自生)을 이뤄낼 수가 없다. 그래서 정상적인 성장을 위해서는 산(陽氣:수산기)과 알칼리(陰氣:케톤)라는 기(氣)의 균형(和)이 필요하다. 그러면 인체에서 이렇게 신(神)이 자생(自生)

해서 만들어진 물체는 뭘까? 바로 호르몬이다. 분비된 호르몬은 무조건 산성이다. 즉, 호르몬은 반드시 전자인 신(神)을 포함하고 있다. 그래서 인체에서 신(神)인 전자가 제일 많이 활동하는 곳은 분비선이다. 그래서 신이 자생한다(神乃自生)는 말은 여러 해석이 가능한데, 그중에 하나는 호르몬의 정상적인 분비를 말한다. 또, 전자는 에너지이기 때문에 성장한다는 말은 에너지의 문제라는 뜻을 암시하고 있다. 즉, 성장인자는 에너지인 전자(酸)이다(질량-에너지 등가원리:E=mc²). 이 문장 하나에 너무나 많은 함의를 담고 있으나, 결론을 내리자면 성장이 되었건 무엇이 되었건 간에 전자가 핵심이라는 사실이다. 즉, 태양계 우주에 존재하는 모든 물체는 전자의 놀이터라는 사실이다. 현재 우리는 양자물리학이라는 최첨단 과학을 통해서 이 사실을 인지하고 있다. 그런데 몇천 년 전에 저술된 황제내경은 이 사실을 이미 알고 있었다. 이것이 황제내경의 품격이다.

제5장

帝曰, 藏象何如. 岐伯曰, 心者, 生之本, 神之變也, 其華在面, 其充在血脈, 爲陽中之太陽, 通於夏氣. 肺者, 氣之本, 魄之處也, 其華在毛, 其充在皮, 爲陽中之太陰, 通於秋氣. 腎者, 主蟄封藏之本, 精之處也, 其華在髮, 其充在骨, 爲陰中之少陰, 通於冬氣. 肝者, 罷極之本, 魂之居也, 其華在爪, 其充在筋, 以生血氣, 其味酸, 其色蒼, 此爲陽中之少陽, 通於春氣. 脾胃大腸小腸三焦膀胱者, 倉廩之本, 營之居也, 名曰器, 能化糟粕, 轉味而入出者也, 其華在脣四白, 其充在肌, 其味甘, 其色黃, 此至陰之類, 通於土氣, 凡十一藏, 取決於膽也.

황제가 말한다(帝曰). 장상은 어떠한가요(藏象何如)? 기백이 말한다(岐伯曰). 심장은 생명의 근본이요(心者, 生之本). 심장은 전신에 알칼리 동맥혈을 공급해주니까 당연히 생명의 근본이 된다. 신이 변한다(神之變也). 심장은 전자(神)를 중화하는 최고의 기관으로써 전자(神)는 심장에 들어가서 중화가 되면서 물(H₂O)로 변(變)한다. 동시에 열(熱)과 빛(明)도 나온다. 심장의 활동이 왕성(華)하면 혈액 순환이 잘 되면서 안색(面)에서 그 상태를 확인할 수 있다(其華在面). 심장 기능의 완전함(充)

은 혈관에서 확인된다(其充在血脈). 심장은 열을 만들어내기 때문에 양(陽)으로 분류가 되는데, 열을 만들어내는 기관 중에서도 최고로 열을 많이 만들어내기 때문에 양 중에서도 최고로 큰 태양(太陽)에 해당한다(爲陽中之太陽). 그래서 심장은 여름의 기운과 소통한다(通於夏氣). 즉, 여름의 무더운 날씨에 과잉 분비된 호르몬이 간질액을 산성으로 만들면, 심장이 이 과잉 산을 중화하기 때문에, 심장은 여름과 소통한다. 폐는 기의 근본이다(肺者, 氣之本). 폐의 핵심은 산소이다. 이 산소는 전자를 중화해서 양기(氣)인 산과 음기(氣)인 알칼리의 균형을 맞춰주는 근본(本) 인자이다. 그래서 폐는 기의 근본이 된다. 폐는 백이 거처하는 곳이다(魄之處也). 우리가 혼백(魂魄)이라고 부르는 용어에서 혼(魂)은 양(陽)인 산(酸)을 의미하고, 백(魄)은 음(陰)인 알칼리를 의미한다. 폐는 인체에서 최고의 알칼리(魄)인 산소(O_2)를 취급하는 핵심기관이다. 그래서 폐는 백(魄)이 거처(處)한다고 한다(魄之處也). 산성 간질액을 최종 통제하는 폐의 활동이 왕성(華)하면 간질액이 알칼리로 변하면서, 간질과 접한 피부의 알칼리 콜라겐이 잘 보존되면서, 이 콜라겐에 뿌리를 박고 있는 체모(毛)는 건강하게 된다(其華在毛). 마찬가지로 폐 기능의 완전함(充)은 피부 알칼리 콜라겐을 잘 보존시키면서 피부가 좋아지게 한다(其充在皮). 폐는 알칼리인 산소를 취급하기 때문에, 당연히 산을 중화하면서 열을 발생시키므로, 양(陽)으로 분류가 되나, 또한 산소라는 인체 최고의 알칼리를 취급하기 때문에 제일 큰(太) 음(陰)에 속하게 된다(爲陽中之太陰). 그래서 폐는 양 중에서 태음이 된다. 가을은 건조하면서도 쌀쌀한 시기이다. 그래서 이때 인체에서 과잉 산이 생기면 절반은 산소로 중화시키고 절반은 염(鹽)으로 처리한다. 폐가 과잉 산을 처리하는 방식과 똑같다. 폐는 산소로 과잉 산을 중화하기도 하지만, 날씨가 추우면 적혈구에 든 알칼리 철(Fe^{3+})을 이용해서 과잉 산을 철염(鐵鹽)으로 처리한다. 다른 기전으로 설명도 가능하다. 가을은 건조해서 폐포에 수분이 부족하면, 폐포가 산소를 제대로 공급하지 못하면서 이산화탄소가 중조염으로 바뀌게 된다. 그래서 가을은 폐와 소통한다(通於秋氣). 신장은 숨겨서(蟄) 밀봉(封)하고 저장(藏)하는 것을 주(主)된 임무로 하며(主蟄封藏之本), 정(精)이 거처하는 장소이다(精之處也). 신장은 과잉 산인 전자(電子)가 존재하면, 이 전자(電子)를 염(鹽)에 숨겨서(蟄) 밀봉(封)하고 소변으로 저장(藏)하는 기능을 하며 즉, 염을 만들어서 소변으로 처리하며, 신장은 부신을 통해서 정기(精)인 스테로이드(Steroid)를 생산해서 보관하는 장소(處)이다. 이 부분도 대단한 것이, 신장이 자유전자를 처리하다가 힘에 부치면, 이를 염(鹽)으로 처리하게 되는데, 몇천 년 전에 이 사실을 알고 있었다는 사실이다. 신장은 산성 뇌척수액을 중화 처리하기 때문에, 산성 뇌척수액에 영향을 받는 머리털(髮)을 보호한다. 그래서 신장의 활동이 왕성(華)하면 뇌척수액이 잘 중화되면서, 머리털(髮)에서 그 상태를 확인할 수 있다(其華在髮). 그래서 신장 기능의 완전함(充)은 뼈에서 확인된다(其充在骨). 신장은 뼈 안에 든 뇌척수액의 산도를 조절하기 때문에 당연히 뼈 건강과 밀접하게 연관된다. 그리고 신장이 뇌척수액을 책임질 수 있는 이유는 $MgCl_2$(염화마그네슘:magnesium chloride)라는 염(鹽)에 있다. 이 염을 신장이 처리해서 뇌척수액의 산도(酸度)를 조절해준다. 신장은 열의 원천인 전자를 염으로 처리하기 때문에 즉, 열이 만들어지는 것을 막기 때문에 음(陰)으로 분류가 되는데, 비장만큼 큰 음은 아니어서 소음(少陰)에 속한다. 그래서 신장은 음 중에서 소음이 된다(爲陰中之少陰). 겨울은 날씨가 춥기 때문에 과잉 산을 염으로 저장하는 계절이다. 그래서 염을 전문적으로 처리하는 신장이 겨울과 소통한다(通於冬氣). 간은 파극의 근본이며(肝者, 罷極之本), 혼이 거주하는 곳이다(魂之居也). 즉, 간은 인체의 최고 해독 기관으로써 피로(罷)를 다스리(極)는 근본(本)이 되며, 소화관에서 올라오는 모든 산(魂)을 처리(處)하는 기관이다. 그래서 간에는 항상 산성 물질인 혼이 거주할 수밖에 없게 된다(魂之居也). 즉, 간이 해독 기관이라는 사실을 말하고 있다. 간의 활동이 왕성(華)하면, 혈액 순환이 잘 되면서 손톱(爪)에서 그 상태를 확인할 수 있다(其華在爪). 간은 간문맥을 통해서 정맥혈을 통제한다. 정맥혈은 림프액과 함께 혈액 순환의 핵심인데, 손톱 밑바닥에는 정맥혈이 혈액 순환을 주도한다. 그래서 혈액 순환이 잘 되면 손톱 밑에 있는 혈관이 비치므로, 간 기능이 좋아서 혈액 순환이 잘 되면, 손톱은 분홍색을 띠게 된다. 간 기능의 완전함(充)은 근육에서 확인된다(其充在筋). 간은 담즙을 통해서 신경을 조절해서 근육을 조절하므로, 간 기능을 근육에서 확인할 수 있다. 간은 소화관에서 올라오는 모든 산성 정맥혈을 간문맥을 통해서 통제한다. 이렇게 해서 정맥혈(血) 속에

들어있는 산(氣)을 조절(生)한다(以生血氣). 간은 과잉 산을 중화하는데 산소가 부족
하면 지방을 통해서 중화한다. 그런데 신맛은 바로 지방을 만들 수 있는 재료가
되어서 간의 산 중화 능력을 향상시켜준다. 그래서 간에 좋은 영양소(味)는 신맛
(酸)이 된다(其味酸). 간은 파란색을 띠는 목성으로 대변되는 파란색이 배정되는데,
그 이유는 간이 만들어내는 파란색의 담즙 때문이다(其色蒼). 또한, 빨간 동맥혈은
산소를 뺏기면, 파란 정맥혈로 바뀐다. 그래서 이때 파란색은 간이 통제하는 파란
정맥혈로도 표현이 가능하다. 간은 소화관에서 올라오는 산을 중화하면서 많은 열
을 만들어내기 때문에 양(陽)으로 분류가 되는데, 심장만큼은 아니므로 소양(少陽)
으로 분류가 되면서, 양 중에서 소양이 된다(此爲陽中之少陽). 봄은 쌀쌀하면서도
따뜻하므로, 따뜻함이 주는 열기는 호르몬 분비를 자극해서 간질을 산성으로 만들
고, 쌀쌀함은 간질을 수축시켜서 체액의 소통을 막기 때문에, 간질에 쌓인 과잉
산은 간질에 뿌리를 둔 구심신경이 처리하면서, 담즙을 통해서 신경을 통제하는
간에 부담을 준다. 그래서 봄은 간과 소통한다(通於春氣). 비위, 대장, 소장, 삼초,
방광은 다양한 여러 가지 물질을 저장하기 때문에 창고(창름:倉廩)와 같으며(脾胃
大腸小腸三焦膀胱者, 倉廩之本), 여러 가지 영양성분(營)이 거주하고 있다(營之居也).
그래서 이들을 그릇(器)이라고 말한다(名曰器). 그래서 능히 거친 영양성분(糟粕)을
정제해서 영양소(味)로 바꾸어서(轉) 인체에 공급(入出)한다(能化糟粕, 轉味而入出者
也). 비장의 활동이 왕성(華)하면 혈액 순환이 잘 되면서 입술 주위(脣四白)에서 그
상태를 확인할 수 있다(其華在脣四白). 입술은 모세 혈관이 굉장히 많이 존재하기
때문에 혈액 순환의 지표로 이용된다. 그런데 혈액 순환의 핵심은 림프이므로, 림
프를 통제하는 비장의 기능을 알 수 있는 곳이 입술이기도 하다. 또, 비장은 산성
간질액을 처리하므로, 비장의 기능이 좋으면(充) 간질(肌)이 잘 보존된다(其充在肌).
비장은 과잉 산을 당을 이용해서 지방으로 만들어서 중화 처리하므로, 단맛(甘)은
비장을 도와준다(其味甘). 또, 위장은 위산을 잘 처리해야 위장이 건강한데 위산을
제일 잘 흡수 환원하는 물질이 바로 당(甘)이다. 비장은 지용성 성분을 소통시키는
림프를 담당하는 기관이므로, 지방색을 의미하는 노란색으로 대표된다. 또, 위산도
노란색을 띠고 있다(其色黃). 또한, 비장은 폐기 적혈구를 처리하면서, 자동으로

노란 색소를 보유한 빌리루빈을 만들어낸다. 또, 비장은 토성을 대표하므로, 토성의 노란색을 대표한다. 비장은 과잉 산을 산소를 이용해서 중화하는 부분이 극히 적기 때문에 일단 양(陽)이 아닌 음(陰)으로 분류하며, 과잉 산의 대부분은 열을 만들지 않는 지방으로 처리하기 때문에 지음(至陰)으로 분류(類)한다(此至陰之類). 소화관에서 흡수되는 대부분 영양소는 림프를 통해서 소통되고, 정맥혈로 소통되는 영양소는 극히 적기 때문에, 림프를 통제하는 비장은 영양 공급의 핵심이 된다. 즉, 인체 전체를 먹여 살리는 기관이다. 그리고 비장은 위산을 만들어서 위장으로 보내서 영양소의 소화 흡수를 돕기 때문에, 인체로 공급되는 모든 영양소의 소화 흡수에 개입한다. 그리고 비장에서 인슐린 전구 세포를 만들어서 당의 흡수에도 개입한다. 그리고, 비장은 면역의 원천인 림프를 통제하므로, 면역에서 엄청나게 큰 역할을 한다. 면역은 온몸의 파수꾼이라는 사실을 상기해보자. 그래서 비장은 우리가 생각하는 것과는 다르게 굉장히 중요한 오장이다. 땅은 땅 위에 있는 모든 생명체를 먹여 살린다. 그래서 비장은 인체에서 땅과 같은 역할을 한다. 그래서 비장은 땅과 소통한다(通於土氣). 다르게 해석할 수도 있다. 비장은 림프를 통해서 면역을 통제하기 때문에, 면역으로 인체 전체를 땅처럼 돌본다. 동양의학에서는 6장6부로 해서 12개 장기로 표현이 된다. 그래서 담을 빼면 11개 장기가 남는다. 담은 담즙을 중화시키는 기관으로써, 담즙의 통로인 담(膽)이 막혀버리면 담즙의 처리는 막힌다. 그러면 담즙을 통해서 신경을 통제하는 간 기능이 멈춰버리고 이어서 신경은 과부하로 치달으면서 신경과 연결된 11개 장기는 강직되면서 기능이 마비되고 만다. 이런 연유로 인해서 무릇 11개 장기의 활동은(凡十一藏), 담이 결정권(決)을 쥐고(取) 있다고 해도 과언이 아니다(取決於膽也).

제6장

故人迎一盛, 病在少陽, 二盛病在太陽, 三盛病在陽明, 四盛已上爲格陽, 寸口一盛, 病在 厥陰, 二盛病在少陰, 三盛病在太陰, 四盛已上爲關陰, 人迎與寸口俱盛, 四倍已上爲關格, 關格之脈臝, 不能極於天地之精氣, 則死矣.

　인영(人迎)은 머리로 알칼리 동맥혈이 공급되는 아주 중요한 경동맥(carotid artery:頸動脈)이 있는 부위이다. 이 인영은 뇌척수액의 점도에 의해서 영향을 받는다. 액체의 점도는 산성이면 점점 더 올라간다. 그래서 뇌척수액이 산성으로 기울면 경동맥에서 머리 쪽으로 동맥혈을 밀어 올리는 힘에 반동이 생긴다. 이 반동을 측정하는 것이 인영에서 맥을 재는 것이다. 뇌척수액을 통제하는 체액은 정맥혈과 림프액이다. 뇌척수액은 림프액이다. 다만, 뇌는 림프계를 직접 이용하지 않고 글림프계(Glymphatic system)라는 독특한 림프계를 이용해서 뇌척수액을 배수시킨 다음 다시 일반 림프계로 뇌척수액을 내보낸다. 또, 간은 담즙을 조절해서 뇌의 신경 간질액을 통제한다. 이렇게 해서 간은 뇌척수액에 관여한다. 그러면 인영맥에 영향을 줄 수 있는 인자는 림프와 담즙이 된다. 그런데 체액 순환의 핵심은 림프이다. 그 이유는 림프는 대분자(大分子) 물질을 흡수해서 체액을 소통시키기 때문에, 림프가 막히면 대분자 물질은 간질에 정체되고 간질을 막아버리면서 간질로 나오는 동맥혈도 압력을 받게 되고, 정맥으로 들어가는 정맥혈도 압력을 받게 된다. 그래서 체액의 핵심이 림프(肉)이기 때문에, 동양의학이 비장을 중요시하는 이유이다. 그래서 인영에 압력을 가하는 순서를 보면, 간은 담즙을 통해서 신경 간질액에 개입하므로, 담즙을 최종 처리하는 담(少陽)이 첫 번째 인자이다. 아직은 간질에서 일어나는 일이기 때문에, 그 영향이 비교적 적다. 그래서 인영맥이 1단계의 반동을 보이면(故人迎一盛), 담즙을 최종 처리하는 담(膽)에 문제가 있는 것이다(病在少陽). 신장은 뇌척수액에 관여하는데, 그 관여하는 부분이 $MgCl_2$ (염화마그네슘:magnesium chloride)라는 염(鹽)에 있다. 그래서 신장은 뇌척수액이라는 림프액 중에서 대분자의 소통에는 관여하지 않고, 대분자는 림프를 통제하는 비장으로 넘겨버린다. 그래서 'MgCl$_2$' 이 염을 최종 처리하는 방광(太陽)에 문제가 생기면, 인영맥은 2단계의 반동을 보인다(二盛病在太陽). 나머지 대분자를 처리하는 위장(陽明)과 연결된 비장이 문제가 생기면, 인영맥은 당연히 3단계의 반동을 보인다(三盛病在陽明). 그런데 만일에 인영맥이 3단계 이상의 반동을 보인다면 림프액의 소통이 완전히 막혔다는 것을 의미하므로, 비장은 이미 과부하에 빠졌고, 체액 관계에서 비장과 음양 관계로 연결된 위장으로 간질 산성 체액이 몰리면서 격양(格陽)을 만들어 낸다(四盛已上爲格陽). 격양(格陽)에서 격(格)은 막힌다는 뜻이다. 그래서 격양이라는 말은 위장이 과잉 산으로 인해서 기능이 막힌 것을 뜻한다. 이번에는 손목 부위의 촌구(寸口)를 보자. 이 부분은 손바닥이라는 저항성이 아주 강한 피부와 손목이라는 저항성이 약한 피부의 경계선이다. 그래서 이 부분에서 혈액 순환의 반동이 일어난다. 이 부분에서 측정하는 반동은 림프가 아닌 정맥혈이 주도한다. 림프는 느리게 소통하므로 당장 즉각 반응을 일으키는 것은 정맥혈이 된다. 그래서 저항성이 강한 손바닥에서 정맥의 소통이 막히면 촌구에서 즉각 반동이 생긴다. 그래서 촌구에서 문제는 정맥의 흐름을 통제하는 오장의 문제로 귀결된다. 정맥혈 통제의 핵심은 간문맥이다. 간문맥이 막히면 정맥혈은 우회로를 찾으면서 난리가 난다. 그래서 촌구의 반동이 1단계이면, 일단 간문맥의 문제이다(寸口一盛, 病在厥陰). 그런데 간은 처리하지 못한 산성 정맥혈을 체액의 흐름도 때문에, 당연히 우 심장(少陰)으로 보내버린다. 그러면 우 심장은 갑자기, 날 벼락을 맞으면서 과부하가 걸린다. 이때 촌구는 2단계의 반동을 보인다(二盛病在少陰). 이제 과부하에 걸린 우 심장은 체액의 흐름도 때문에 산성 정맥혈을 당연히 폐(太陰)로 보내버린다. 이제 폐가 날벼락을 맞는다. 이때 촌구는 3단계의 반동을 보인다(三盛病在太陰). 그런데 폐는 산성 간질액을 최종 처리하는 마지막 단계이다. 그래서 3단계를 넘어서 4단계의 반동이 촌구에서 나타난다면, 체액 흐름도에서 폐 이하에 있는 오장(陰)들은 빗장(關)을 걸어 잠근 것처럼 완전히 막히고 만다(四盛已上爲關陰). 이제 최악의 경우로서, 인영맥과 촌구맥이 동시에 반동을 보이면(人迎與寸口俱盛), 이때는 두 쪽에서 엄청난(四倍) 반동이 나타나면서 관격(關格)을 만들어낸다(四倍已上爲關格). 관격이란 맥상(脈)이 극(贏:영)에 달한 것이다(關格

之脈羸). 이때는 과잉 산이 극도로 기승을 부리는 때이므로, 이미 인체의 모든 알칼리 정기는 고갈되었고, 이 상황을 다스리는(極) 것은 불가능(不能)한 상태가 되어버린다(不能極於天地之精氣). 결과는 뻔하다(則死矣).

제10편. 오장생성론(五藏生成論)

제1장

心之合脈也, 其榮色也, 其主腎也. 肺之合皮也, 其榮毛也, 其主心也. 肝之合筋也, 其榮爪也, 其主肺也. 脾之合肉也, 其榮脣也, 其主肝也. 腎之合骨也, 其榮髮也, 其主脾也.

심장은 혈관과 짝(合)을 이루고(心之合脈也), 혈액 순환을 통해서 안색을 좋게(榮) 하며(其榮色也), 우(右) 심장은 신장에서 산성 정맥혈을 받아서 처리해주므로, 신장을 책임(主) 진다(其主腎也). 다르게 해석할 수도 있다. 신장은 과잉 산을 중화하면서 엄청나게 많은 알칼리 동맥혈을 심장에서 직접 공급받는다. 또, 심장은 신장이 염으로 처리하는 자유전자를 물로 중화시켜주는 대표적인 기관이다. 그리고 폐는 산성 간질액을 통제해서 간질과 접하고 있는 피부와 짝을 이루며(肺之合皮也), 간질과 접하고 있는 체모를 건강(榮)하게 하고(其榮毛也), 인체의 모든 산성 간질액을 중화해서 좌 심장에 공급하므로 심장을 책임진다(其主心也). 다르게 설명할 수도 있다. 폐는 이산화탄소를 처리하는데, 피부는 피부 호흡을 통해서 이산화탄소를 인체 외부로 배출한다. 그래서 폐가 문제가 되면, 피부가 처리해야 할 이산화탄소의 양이 증가하면서 피부는 힘들어지고, 동시에 피부에 뿌리를 둔 체모도 힘들어진다. 그리고 우 심장은 산성 정맥혈을 폐로 보내기 때문에 폐가 문제가 되면, 당장 심장은 힘들어진다. 그리고 간은 담즙을 통제해서 신경 간질액을 통제하고 이어서 신경의 통제를 받는 근육을 통제하므로, 근육과 짝을 이루며(肝之合筋也), 간 문맥을 통해서 정맥혈을 통제하고 이어서 혈액 순환을 도우면서 혈액 순환에 민감한 손발톱을 좋게 하고(其榮爪也), 과부하가 걸린 폐가 보내는 폐기 적혈구를 담즙을 통해서 처리하므로 폐를 책임진다(其主肺也). 비장은 산성 간질액을 받는 림프(肉)와 짝을 이룬다(脾之合肉也). 즉, 비장은 림프를 통제한다. 림프는 혈액 순환의 핵심이기 때문에, 림프를 책임지는 비장이 건강하게 작동하면, 모세 혈관을 굉장히 많이 보유하고 있는 입술은 건강해진다(其榮脣也). 다르게 해석할 수도 있다.

입술은 비장이 통제하는 림프계가 아주 잘 발달해있다. 그래서 비장의 문제는 입술에서도 확인된다. 그리고 간은 인체의 최대 해독 기관으로서 지방으로 과잉 산을 중화하면서 많은 양의 지방을 만들어내기 때문에, 간으로서는 지방을 소통시키는 림프의 능력이 아주 중요하다. 그래서 간은 림프액의 배수구 통로가 3개나 된다. 간이 이 많은 림프액을 처리하기 위해서는 림프를 통제하는 비장이 아주 중요하다. 그래서 비장이 간을 책임진다고 하는 것이다(其主肝也). 신장은 뇌척수액을 책임지고 있으므로 뇌척수액의 통로인 뼈와 짝을 한다(腎之合骨也). 그래서 신장 문제로 인해서 뇌척수액이 산성으로 기울면 뇌척수액의 영향을 받는 머리털에 이상이 발생한다. 그래서 건강한 신장은 머리털을 좋게 한다(其榮髮也). 신장이 처리하는 뇌척수액은 림프액이므로 림프액을 처리하는 비장을 도와준다(其主脾也). 지금 이 부분은 상극 관계를 설명하고 있기도 하다. 여기서 도와준다는 말이나 주도한다는 말은 상극 관계를 말하고 있다. 이 부분은 체액 이론을 자유자재로 다룰 수 있어야 체대로 해석할 수가 있다.

第2장

是故, 多食鹹, 則脈凝泣而變色, 多食苦, 則皮槁而毛拔, 多食辛, 則筋急而爪枯, 多食酸, 則肉胝䐴而脣揭, 多食甘, 則骨痛而髮落. 此五味之所傷也. 故, 心欲苦, 肺欲辛, 肝欲酸, 脾欲甘, 腎欲鹹, 此五味之所合也.

이 구문들은 해석의 편의를 위해서 해석 순서를 바꿔보자. 심장은 자유 지방산이 수거해다 준 전자를 지방산의 Uncoupling 효과를 이용해서 중화한다. 그래서 심장으로서는 자유 지방산 같은 종류의 영양소가 아주 중요하다. 그런데 심장으로 전자를 수거해다가 주는 물질인 사포닌(saponin)이나 자유 지방산은 쓴맛이 난다. 여기서 사포닌은 스테로이드 구조를 보유한 물질이다. 그리고 심장은 심장 스테로이드(Cardiac steroid)나 심장 글리코시드(Cardiac glycoside)를 이용한다는 사실을 기억해두자. 심장 글리코시드는 심장 스테로이드의 다른 말이다. 그래서 심장은 쓴맛을 선호(欲)한다(心欲苦). 그런데 과유불급(過猶不及)이듯이, 모든 영양소는 과하면 문제를 일으킨다. 만일에 쓴맛을 너무 과하게 섭취해서(多食苦), 쓴맛이 심장으로 너무나 많은 전자를 수거해다 주면, 심장은 바로 과부하에 걸려서 기능이 저하되고, 우(右) 심장의 기능도 떨어지면서, 간과 신장에서 보내는 산성 정맥혈을 중화 처리하지 못하고, 체액 흐름도 때문에, 이 산성 정맥혈을 폐로 보내고 이어서 폐는 기능 저하에 빠진다. 그러면 산성 간질액을 최종 처리하는 폐의 기능 저하 때문에, 간질과 접하고 있는 피부와 체모는 산성 간질액 때문에, 피부의 콜라겐이 분해되면서 피부는 습기를 잃고 건조(槁)해지며, 피부 콜라겐에 뿌리를 내리고 있는 체모는 뽑히고(拔) 만다(則皮槁而毛拔). 폐는 산성 간질액을 최종적으로 처리하면서 동시에 적혈구를 다루는 기관으로써 불가피하게 적혈구에 붙어있는 알칼리 철(Fe^{3+})을 이용해서 과잉 산을 중화하게 되고, 그 결과 철염(鐵鹽)이 생기게 되는데, 이 철염을 제일 잘 처리하는 영양성분이 바로 단쇄지방산인 캡사이신(Capsaicin)으로 대표되는 매운맛(辛)이다. 즉, 매운맛은 폐에서 산성 철염을 제거해줌으로서 폐를 도와주는 것이다. 그리고 이 단쇄지방산은 폐가 처리하는 이산화탄소와도 반응을 잘한다. 즉, 단쇄지방산은 에너지인 전자를 수거하는데 탁월한 능력을 보유하고 있다. 이 관계는 대장에서 발효를 통해서 만들어진 단쇄지방산과 연결된다는 사실도 이미 살펴보았다. 그래서 폐는 단쇄지방산인 매운맛을 선호(欲)한다(肺欲辛). 그러나 과유불급이듯이 매운맛 영양소를 너무나 많이 섭취하게 되면(多食辛), 매운맛은 폐에서 폐를 운영하는 에너지인 전자를 너무 많이 제거하면서 폐는 기능 저하에 빠져버린다. 그러면 폐는 산성인 이산화탄소를 처리하지 못하게 되고 이 이산화탄소는 삼투압을 이용해서 적혈구를 파괴하면서 산성 담즙을 만들어내게 되고, 결국에 간은 이 산성 담즙을 처리하면서 과부하에 시달리게 된다. 결국에 간이 통제하는 근육은 수축(急)하고, 손톱은 말라(枯)서 비틀어진다(則筋急而爪枯). 그리고 간은 인체 최고의 해독 기관으로써 지방을 이용해서 많은 산을 처리하는데, 이 지방의 재료가 신맛 영양소이다. 그래서 간은 신맛(酸)을 선호(欲)한다(肝欲酸). 그러나 과유불급이다. 만일에 신맛을 너무 과하게 섭취하면(多食酸), 간은 지방을 너무 많이 만들어내게 되고 결국에 너무 많은 림프액이 만들어지고 림프를 통제하는 비장은 과부하에 시달린다. 그러면 림프가 통제하는 림프액(肉)은 소통이 안 되면서 정체(脈膶:지추)되고, 입술은 혈액 순환이 막히면서 갈라지면서 (揭) 튼다(則肉脈膶而脣揭). 그리고 비장은 간질에서 과잉 산을 받으면, 지방으로 중화를 많이 하게 되는데, 비장에서 이 지방을 만들어주는 재료가 바로 단맛인 당 (糖)이다. 그래서 비장은 단맛 영양소를 선호(欲)한다(脾欲甘). 그러나 과하면 문제 가 된다. 단맛을 과하게 섭취하면(多食甘), 림프에 지방이 너무 과하게 형성되면서, 림프를 통제하는 비장을 과부로 몰아버린다. 그러면 비장과 같이 뇌척수액이라 는 림프를 통제하는 신장은 갑자기, 날벼락을 맞는다. 그러면 신장의 기능 저하로 인해서 뇌척수액은 산성으로 기울게 되고, 결국에 산성 뇌척수액의 영향을 받는 뼈에 통증이 오고 머리털이 빠진다(則骨痛而髮落). 그리고 신장은 뇌척수액 중에서 염을 처리하는 기능을 맡는다. 물론 신장은 다른 체액의 염도 동시에 처리한다. 그래서 신장은 염의 핵심 재료인 짠맛(鹹)을 선호(欲)한다(腎欲鹹). 그러나 과욕은 금물이다. 만일에 짠맛 영양소를 너무 많이 섭취하면(多食鹹), 신장에 너무 많은 염이 몰리면서 신장은 당장 과부하에 시달리고 기능 저하에 빠진다. 그러면 신장 은 산성 정맥혈을 체액의 흐름도에 따라서 우(右) 심장으로 보내버린다. 그러면 심 장은 갑자기, 날벼락을 맞고 기능 저하에 빠진다. 결국에 신장이 처리하지 못한 염(鹽) 때문에, 혈액 순환에 이상이 생기면서 혈관에 혈액이 응고(凝泣)되고, 심장 이 통제하는 안색도 변한다(則脈凝泣而變色). 그래서 적당한 5대 영양소(五味)는 오 장에 약(合)이 되지만(此五味之所合也), 과하면 독(傷)이 된다(此五味之所傷也).

五藏之氣, 故色見. 青如草茲者死, 黃如枳實者死, 黑如炱者死, 赤如衃血者死, 白如枯 骨者死, 此五色之見死也.

오장의 기운(五藏之氣)은 안색으로도 나타나는데(故色見), 안색이 아주 파란 풀처 럼 청색이 되면 죽는다(青如草茲者死). 간은 파란 색깔의 담즙이나 정맥혈을 처리 하는데, 간의 기능 저하 때문에 담즙이나 정맥혈의 소통이 막히면, 파란색의 담즙 이 체액을 따라서 순환하거나 정맥혈이 정체하면서 안색이 파랗게 변한다. 즉, 안색이 파랗다는 말은 간 기능이 극도로 나빠졌다는 뜻이다. 그러면 인체의 최대 해독 기관이 망가졌으므로, 인체는 죽는다. 이것을 현대의학 용어를 사용해서 표현하자면, 청색증(blue disease:靑色症:cyanosis:methemoglobinemia)으로 표현된다. 즉, 이것은 담즙에 들어있는 메타헤모글로빈(methemoglobin:deoxygenated hemoblobin) 때문이다. 즉, 산(酸)을 잔뜩 끌어안은 헤모글로빈이 담즙에 들어있기 때문이다. 그리고 안색이 잘 익은 노란 탱자처럼 노랗게 변하면 죽는다(黃如枳實者死). 비장은 대분자의 림프액을 처리하는데, 이 림프액 가운데는 적혈구의 분해물이 섞여 있다. 그래서 비장이 문제가 되면 이 적혈구의 분해물인 노란색의 빌리루빈(bilirubin)이 체액을 따라서 순환하면서 안색이 노랗게 변한다. 즉, 황달(jaundice:黃疸)이다. 이 상태가 심하다는 말은 비장의 기능이 극단적으로 저하된 상태이기 때문에 당연히 죽는다. 그리고 안색이 숯검댕이처럼 변하면 죽는다(黑如炱者死). 신장은 검은색의 유로빌린(urobilin)을 처리하는데, 이 물질을 처리하지 못하면, 이 물질은 체액을 따라서 순환하면서 안색이 검게 변한다. 그래서 안색이 아주 검게 되면, 이것은 신장 기능의 극단적인 저하를 의미하므로, 결국에 죽는다. 유로빌린은 원래는 갈색인데, 이들이 체액을 순환하면서 자유전자를 흡수하면, 검게 변하게 된다. 그래서 유로빌린이 안색에서 나타날 때는 검게 나타나게 된다. 그리고 안색이 검은 자줏빛이 나는 엉긴 피처럼 빨간색이면 죽는다(赤如衃血者死). 고혈압을 말한다. 고혈압은 대분자인 림프액의 정체로 인해서 림프와 정맥이 막히면서 간질에 동맥혈이 정체되는 경우로서, 동맥의 밀어내는 힘 때문에, 동맥 모세혈관이 확장된 상태를 말한다. 이때 동맥혈도 정체가 되면서 혈색소의 색이 바뀌어서 검은 자줏빛이 난다. 그리고 안색이 건조된 뼈처럼 하얗게 변하면 죽는다(白如枯骨者死). 폐는 빨간색을 띠고 있는 적혈구를 산소를 통해서 통제한다. 그러나 폐가 나빠서 산소를 제대로 흡수하지 못하면 적혈구는 파괴되고 적혈구 숫자가 적어지면서 혈액량이 적어지고 안색은 하얗게 변한다. 결국에 혈액 부족으로 죽는다. 이런 식으로 다섯 가지 색이 안색에 나타나면 죽는다(此五色之見死也). 결국에 다른 말로 하면, 고유 물질을 통해서 산도를 조절하는 오장이 죽으면, 인체는 과잉 산 때문에 죽는다는 뜻이다.

青如翠羽者生, 赤如雞冠者生, 黃如蟹腹者生, 白如豕膏者生, 黑如烏羽者生, 此五色之見生也 .

안색이 물총새 날개처럼 파란색이면 살아나고(青如翠羽者生), 안색이 닭 볏처럼 빨간색이면 살아나고(赤如雞冠者生), 안색이 게 배 딱지처럼 노란색이면 살아나고(黃如蟹腹者生), 안색이 돼지비계처럼 하얀색이면 살아나고(白如豕膏者生), 안색이 까마귀 날개처럼 검은색이면 살아난다(黑如烏羽者生). 이 다섯 가지 안색을 하면 살아난다(此五色之見生也). 즉, 앞에서 예시한 경우의 색보다 약한 색으로써 중증이 아닌 경우이다. 환자는 당연히 살아날 수 있게 된다.

生於心, 如以縞裹朱. 生於肺, 如以縞裹紅. 生於肝, 如以縞裹紺. 生於脾, 如以縞裹栝樓實. 生於腎, 如以縞裹紫. 此五藏所生之外榮也 .

심장에서 나오는(生) 혈액을(生於心), 명주 보자기(縞裹)에 올려놓으면 주(朱)색을 띤다(如以縞裹朱). 주(朱)색은 빨간색이 아주 선명해서 검붉게 보이는 경우이다. 좌 심장에서 막 나온 상태가 아주 좋은 선명한 알칼리 혈액을 말한다. 폐에서 나오는 (生) 혈액을(生於肺), 명주 보자기(縞裹)에 올려놓으면 홍(紅)색을 띤다(如以縞裹紅). 홍(紅)색은 폐에서 좌 심장으로 들어가기 위한 혈액의 색인데. 산소가 첨가되기 시작한 혈액의 색이다. 간에서 나오는(生) 혈액을(生於肝), 명주 보자기(縞裹)에 올려놓으면 연보라(紺)색을 띤다(如以縞裹紺). 연보라는 붉은빛을 띤 흑색이다. 소화관의 정맥혈이 간문맥에 모이는데, 이때 혈액의 색을 말하고 있다. 비장에서 나오는 (生) 혈액을(生於脾), 명주 보자기(縞裹)에 올려놓으면 괄루실(栝樓實) 색을 띤다(如以縞裹栝樓實). 괄루실(栝樓實) 색은 주황색에 가깝다. 혈액이 비장에 들어가서 산성 간질액을 중화한 상태에서 혈액의 색을 말하고 있다. 신장에서 나오는(生) 혈액을(生於腎), 명주 보자기(縞裹)에 올려놓으면 자주(紫)색을 띤다(如以縞裹紫). 자주(紫)색은 보라색(purple:紫朱)에 가까운 색이다. 신장의 사구체에서 불순물을 여과하고서 나오는 혈액의 색이다. 이 혈액들이(此) 오장에서 나온(所生) 혈액들인데 명주 보자기에 싸서 외부(外)에서 본 혈액(榮)들이다(此五藏所生之外榮也). 즉, 오장에서 혈액을 채혈해서 그 색깔을 본다는 내용이다. 여기서 명주 보자기(縞裹)를 사용한 이유는 명주는 알칼리라서 색의 변화에 영향을 덜 주기 때문이다. 혈액은 순환하면서 헴(Heme)에 있는 알칼리 산소를 과잉 산에게 뺏기기 때문에 색이 변한다.

色味當五藏. 白當肺辛, 赤當心苦, 靑當肝酸, 黃當脾甘, 黑當腎鹹. 故, 白當皮, 赤當脈, 靑當筋, 黃當肉, 黑當骨.

오장에 해당하는 맛의 색이 있다(色味當五藏). 백색은 폐의 매운맛에 해당한다(白當肺辛). 즉, 폐에 약이 되는 매운맛이 백색이라는 것이다. 적색은 심장의 쓴맛에 해당한다(赤當心苦). 즉, 심장에 약이 되는 쓴맛이 적색이라는 것이다. 청색은 간의 신맛에 해당한다(靑當肝酸). 즉, 간에 약이 되는 신맛이 청색이라는 것이다. 황색은 비장의 단맛에 해당한다(黃當脾甘). 즉, 비장에 약이 되는 단맛이 황색이라는 것이다. 흑색은 신장의 짠맛에 해당한다(黑當腎鹹). 즉, 신장에 약이 되는 짠맛이 흑색이라는 것이다. 그래서(故) 백색은 폐가 담당하는 피부에 해당하고(白當皮), 적색은 심장이 담당하는 혈관에 해당하고(赤當脈), 청색은 간이 담당하는 근육에 해당하고(靑當筋), 황색은 비장이 담당하는 림프(肉)에 해당하고(黃當肉), 흑색은 신장이 담당하는 뼈(骨)에 해당한다(黑當骨). 사실 이 색들은 오성의 색과 같은데, 묘하게 오장에 약이 되는 색과 겹친다. 색과 맛의 연결은 영지(靈芝)버섯을 보면 확연히 드러난다. 백지(白芝)는 매운맛, 적지(赤芝)는 쓴맛, 청지(靑芝)는 신맛, 황지(黃芝)는 단맛, 흑지(黑芝)는 짠맛이 난다. 이 문장을 다르게 해석할 수도 있다. 오장에 해당하는 "맛'과' 색이 있다(色味當五藏)"로 해석하는 것이다. 그러면 오장과 색이 연결되는데, 이 색들은 오장에서 처리하는 물질과 연관이 된다. 백색은 폐의 피부(皮)인 폐포의 색깔을(白當皮), 적색은 동맥혈(脈)의 색깔을(赤當脈), 청색은 담즙의 색깔을(靑當筋), 황색은 림프액(肉)의 색깔을(黃當肉), 흑색은 신장에 있는 골수(骨)의 색깔을(黑當骨) 각각 나타낸다. 신장에도 부신에 골수가 있다는 사실을 상기하자. 이 사실에 상당히 놀랄 수도 있으나 엄연한 사실이다.

제3장

諸脈者皆屬於目,　諸髓者皆屬於腦,　諸筋者皆屬於節,　諸血者皆屬於心,　諸氣者皆屬於肺.
此四支八谿之朝夕也.

　　모든 체액관(脈)들은 모두 그물의 구멍인 세목(細目)에서 만난다(諸脈者皆屬於目).
동맥, 정맥, 림프는 간질에서 만나는데, 여기에 모세(目)관(管)들이 모여있다. 이 모
세관들이 그물코(目)처럼 생겼기 때문에 이르는 말이다. 모든 골수액은 모두 뇌척
수액에서 만난다(諸髓者皆屬於腦). 뇌척수액과 골수액은 서로 연결되어 있으므로
하는 말이다. 모든 근육은 모두 관절에서 만난다(諸筋者皆屬於節). 근육은 관절에
붙어있는 인대에 붙어있다. 모든 혈액은 모두 심장에서 만난다(諸血者皆屬於心). 심
장을 중심으로 모든 혈액이 순환한다. 모든 기는 모두 폐에서 만난다(諸氣者皆屬於
肺). 폐는 인체에서 만들어지는 모든 산성(氣:酸) 간질액을 최종 처리하기 때문에
하는 말이다. 이것이 사지와 모든 관절(八谿)에서 일어나는 일상(朝夕)이다(此四支八
谿之朝夕也). 계(谿)는 뼈에서 나오는 척수액의 통로를 말한다.

故人臥血歸於肝,　肝受血而能視,　足受血而能步,　掌受血而能握,　指受血而能攝,　臥出而風吹
之,　血凝於膚者爲痺,　凝於脈者爲泣,　凝於足者爲厥.　此三者,　血行而不得反其空.　故爲痺厥也.

　　그래서 소화관에서 공급되는 영양성분이 숨어(臥)있는 사람의 정맥혈(血)은 간문
맥(肝)으로 들어오며(人臥血歸於肝), 간은 이 영양 혈액을 받아서 신경을 통제하고
이어서 눈이 사물을 볼 수 있게 하며(肝受血而能視), 발은 이 영양 혈액을 받아서
걸을 수 있게 되고(足受血而能步), 손은 이 영양 혈액을 받아서 움켜쥘 수 있게 되
고(掌受血而能握), 손가락은 이 영양 혈액을 받아서 잡을 수 있게 된다(指受血而能
攝). 이 영양 정맥혈이 전신으로 배출(出)될 때 풍(風)과 같이 퍼뜨려(吹)지면 즉,
공급되면(臥出而風吹之), 풍(風)은 정맥혈에 침투한 산(酸)이기 때문에, 정맥혈관 안
에 상주하고 있는 알칼리 콜라겐인 피브리노겐(Fibrinogen)과 산-알칼리 반응을

하면서 혈전(凝)이 생기고, 이 혈전이 간질(膚)에서 응고가 일어나면 간질을 막으면서 체액 순환은 막히게 되고 비증(痺)이 일어난다(血凝於膚者爲痺). 이 혈전(凝)이 정맥혈관 안에서 일어나면 혈액 순환을 막아(泣:삽)버리게 되고(凝於脈者爲泣), 발에서 일어나면 궐증(厥)을 만들어낸다(凝於足者爲厥). 풍이 만든 혈전 때문에 일어나는 이 세 가지는(此三者), 혈액이 순환(行)하면서 혈관이라는 공간(空) 안에서 반대(反)로 되돌아 나오지 못했기(不得) 때문에 일어난 것이다(血行而不得反其空). 즉, 혈액이 순환하려면, 어느 지점에서 반대로 뒤돌아 나와야 하는데, 그렇지 못한 상황을 묘사하고 있다. 그래서 결국에 혈전은 비궐을 만들어내게 된다(故爲痺厥也).

人有大谷十二分, 小谿三百五十四名, 少十二兪, 此皆衛氣之所留止, 邪氣之所客也. 鍼石緣而去之.

사람은 대곡이 12개로 나눠지고(人有大谷十二分), 소계가 354개로 표현(名)되는데(小谿三百五十四名), 여기서 12경맥(十二)에 있는 수혈(兪)은 제외(少)한다(少十二兪). 이 모든 장소는 면역(衛氣)이 머물러 있는 곳이며(此皆衛氣之所留止), 또한 사기가 병인(客)으로서 침입하는 곳이기도 하다(邪氣之所客也). 이곳에 침석을 사용해서 병인을 제거한다(鍼石緣而去之). 몇 개 안 되는 이 문장들은 동양의학의 핵심을 말하고 있다. 곡(谷)은 뼈에서 나오는 큰 림프를 말하고, 계(谿)는 뼈에서 나오는 작은 림프를 말한다. 그래서 대곡(大谷)은 인체 전체에 분포하고 있는 큰 림프관을 말한다. 그리고 소계(小谿)는 림프의 작은 분지들을 말한다. 그리고 모든 면역(衛氣:免疫:immunity)은 림프에서 만들어지고 실행되기 때문에, 면역이 핵심인 동양의학에서 림프(經絡)는 아주아주 중요하다. 그리고 여기서 주의해야 할 것이 골수(骨髓:bone marrow)도 림프라는 사실이다. 그런데 왜 12경맥에 있는 수혈은 제외(少) 한다(少十二兪)고 하는 걸까? 12정경에 붙어있는 수혈은 모두 오행(五行)에 귀속되어 있는데, 이 오행들의 의미는 오장을 의미하며, 이 오장들의 의미는 각각 담당하고 있는 체액을 의미한다. 즉, 비장이 담당하는 수혈을 빼고는 림프가 아니라는 말이다. 이곳은 림프가 아니므로, 면역이 모여있지 않다. 그래서 제외하는 것이다. 침석은 바로 건강한 림프절에서 면역을 활성화하고, 이 활성화된 면역이 건강하지 못한 병소로 가서 사기인 과잉 산을 중화하게 하는 것이다. 그래서 경락이 아주 중요하다. 이 경로(經)를 따라서 면역이 병소에 도달하기 때문이다. 또, 림프에 사기가 모이는 이유는 림프가 사기인 과잉 산을 중화하는 곳이기 때문에, 당연한 일이다. 이에 대한 자세한 내용은 뒤에서 다시 다루게 된다.

제4장

제1절

診病之始, 五決爲紀, 欲知其始, 先建其母. 所謂五決者, 五脈也. 是以頭痛巔疾, 下虛上實, 過在足少陰巨陽, 甚則入腎. 徇蒙招尤, 目冥耳聾, 下實上虛, 過在足少陽厥陰, 甚則入肝. 腹滿䐜脹, 支鬲胠脇, 下厥上冒, 過在足太陰陽明. 欬嗽上氣, 厥在胸中, 過在手陽明太陰. 心煩頭痛, 病在鬲中, 過在手巨陽少陰.

병의 시작점을 진단하려면(診病之始), 오결을 기본(紀)으로 삼는다(五決爲紀). 병의 시작점을 알(知) 고자 한다면(欲知其始), 먼저 그 모체인 오결이 건강한지 보아야 한다(先建其母). 소위 오결이라는 것은(所謂五決者), 오장의 맥이다(五脈也). 그래서 머리에 과잉 산이 존재하기 때문에 일어나는 두통이나 전질은(是以頭痛巔疾), 머리로 과잉 산을 보낸 하체(下)는 알칼리가 부족(虛)하고 그 결과 위쪽(上)인 머리에 과잉 산이 몰린(實) 것이다(下虛上實). 일반적으로 간질에 과잉 산이 존재하면 알칼리 동맥혈이나 다른 알칼리로 이 과잉 산을 중화시킨다. 그러고 나서도 알칼리가 부족(虛)해서 산이 존재하면, 간질에 뿌리를 둔 구심신경이 전자를 받아서 뇌로 올려보낸다. 이 양이 과하면, 머리에서 중화가 되면서 두통이나 전질이 생기는 것이다. 이 상황이 하허 상실이다(下虛上實). 그러면 뇌도 자기도 살아야 하니까 이 과잉 산을 뇌척수액을 통해서 버린다. 그러면 이 산성 뇌척수액은 경로(過)를 따라서 뇌척수액을 책임지고 있는 신장(足少陰)을 거치면서 중화가 되고 방광(巨陽)

을 통해서 소변으로 배출된다(過在足少陰巨陽). 그런데 이 상태가 아주 심해서 방광이 과부하를 일으키면, 방광으로 배출되었던 과잉 산은 이제 신장(腎)으로 역류(入)를 한다(甚則入腎). 그리고 눈이 침침하고 어지럽거나(徇蒙招尤), 눈이 아물거리고 귀가 잘 들리지 않은 것은(目冥耳聾), 하실이고 상허이다(下實上虛). 즉, 하체에 산이 몰리고(實), 위 머리 쪽에는 알칼리가 부족(虛)한 상황이다. 즉, 위 머리 쪽에서 알칼리가 부족하면, 과잉 산을 담즙을 통해서 배출한다. 그러면 담즙을 처리하는 간과 담은 당연히 과잉 산(過)이 축적(實) 된다(過在足少陽厥陰). 그래서 하실이고 상허가 된다(下實上虛). 그런데 담이 과부하가 걸려서 간이 만들어 준 담즙을 다 처리하지 못하면, 담즙은 역류(入)해서 간으로 들어온다(甚則入肝). 이번에는 복수가 차고 배가 불러오고(腹滿䐜脹), 늑골과 옆구리에서 문제가 생기고(支鬲胠脇), 과잉 산으로 인해서 인체의 아래쪽은 막히고, 이 과잉 산이 위쪽으로 치솟아 오르면(下厥上冒), 비장과 위에 과잉 산이 몰린다(過在足太陰陽明). 림프는 크게 두 갈래를 통해서 최종 종착지인 폐로 들어간다. 아래쪽에서 올라오는 림프는 왼쪽을 통해서 횡격막을 지나 폐에 도달하고, 위쪽에서 내려오는 림프는 오른쪽을 통해서 내려와서 폐에 도착한다. 지금 상황은 인체 아래에서 왼쪽으로 올라오는 림프 경로가 과부하에 걸린 것이다. 당연한 결과로 중초에 있으면서 림프를 통제하는 비장이 문제가 되고, 음양 관계 때문에 위장은 당연히 문제가 된다(過在足太陰陽明). 그리고 기침하고 가래가 끓고(欬嗽) 산성(氣) 간질액이 위(上)쪽으로 올라오면(欬嗽上氣), 궐증이 가슴에 존재하고(厥在胸中), 과잉 산(過)은 당연히 폐에 쌓이게 되고 음양 관계에 있는 대장도 문제가 생긴다(過在手陽明太陰). 이 상황을 정리하자면 산성 간질액이 최종 종착지인 폐로 과하게 올라오면, 기침과 가래가 생기고 가슴이 답답해지는 것이다. 이번에는 가슴이 불편하고 혈액 순환이 안 되어서 머리가 아프면(心煩頭痛), 병은 가슴에 있는 것이며(病在鬲中), 그러면 과잉 산은 우(右) 심장과 소장(巨陽)에 쌓인다(過在手巨陽少陰). 당연한 일이다.

제2절

夫脈之小大滑濇浮沈, 可以指別. 五藏之象, 可以類推. 五藏相音, 可以意識. 五色微診, 可以目察. 能合脈色, 可以萬全.

　　무릇 맥박의 대소, 활색, 부침을(夫脈之小大滑濇浮沈), 손가락으로 구별이 가능하며(可以指別), 이 결과를 가지고 오장의 상태(五藏之象)도 유추가 가능하며(可以類推), 오장이 서로 내는 이 소리를 가지고 즉, 맥박을 가지고(五藏相音), 마음속으로 병을 인지할 수 있으며(可以意識), 오장이 만들어내는 안색의 미묘한 차이를 보고서도 진단을 하는데(五色微診), 이 상태는 눈으로써도 관찰이 가능하며(可以目察), 이 결과를 가지고 맥박과 안색을 잘 조합하면(能合脈色), 완전한 진단이 가능하다(可以萬全). 뒤에서 추가로 논의가 되겠지만, 맥으로 하는 진맥은 과학적인 혈액분석학(blood analysis)이다.

赤脈之至也, 喘而堅. 診曰, 有積氣在中, 時害於食, 名曰心痺, 得之外疾, 思慮而心虛. 故邪從之. 白脈之至也, 喘而浮, 上虛下實, 驚, 有積氣在胸中, 喘而虛, 名曰肺痺, 寒熱, 得之醉而使内也. 青脈之至也, 長而左右彈, 有積氣在心下支胠, 名曰肝痺, 得之寒濕, 與疝同法, 腰痛足清頭痛. 黃脈之至也, 大而虛, 有積氣在腹中, 有厥氣, 名曰厥疝, 女子同法, 得之疾使四支, 汗出當風. 黑脈之至也, 上堅而大, 有積氣在小腹與陰, 名曰腎痺, 得之沐浴 清水而臥.

　　이 문장들을 풀기 위해서는 맥에 대해서 조금은 언급을 해야 한다. 맥(脈)도 결국은 에너지를 유통하는 체액의 영향을 받는다. 그래서 맥의 강도는 에너지 문제로 귀결된다. 에너지가 과하면 힘이 있고 빠르다. 인체에서 이 에너지의 균형을 보여주는 것이 맥(脈)이다. 인체는 에너지가 너무 과해도 문제가 되고, 너무 적어도 문제가 된다. 결국에 인체의 병은 모두 에너지 문제로 귀결되고, 이 에너지의 정도를 손가락으로 감지하는 것이 맥진이다. 그래서 맥을 본다는 것은 에너지의 흐름을 본다는 것이기 때문에, 맥을 보기 전에 선천도(先天圖)를 보라고 한다. 선천도는 태극(太極)이라는 전자(神)에서 전자를 가진 양(陽)과 전자가 없는 음(陰)이 생겨나고 이어서 음양의 조합인 사상(四象)이 생겨난다. 이어서 팔괘(八卦)가 생겨 난다. 이것을 한마디로 표현하면, 인체의 에너지 흐름을 머리 속에서 그려보라는 것이다. 이 암시는 인체의 에너지 흐름 즉, 기(氣)의 흐름을 모르면 맥을 보지 말라는 것이다. 맥동(microseism:脈動)은 에너지의 표현인데, 태양계 우주 공간에서 모든 에너지의 근원은 전자(電子:Electron)로써 동양의학에서는 신(神)이라고 하는데, 이 전자가 맥동의 근원이다. 그러면 전자는 어떻게 맥동을 만들어낼까? 바로 압전기(piezoelectricity:壓電氣)이다. 이 압전기는 압력을 주면 물체에서 전자가 나오고, 전자를 주입하면 물체가 파동을 만들어내는 현상이다. 인체에서는 산(酸)에 환원성 전자가 붙어있는데, 이 산(酸)에 붙어있는 환원성 전자가 압전기 효과를 만들어내는 전자의 공급처가 된다. 그래서 산이 과잉되면, 에너지인 전자의 공급이 과잉되고 압전기 효과도 강해지면서 파동도 강해진다. 즉, 이때 맥박이 강해지는 것이다. 거꾸로 인체의 에너지인 전자를 가지고 있는 산(酸)이 적으면, 에너지 부족으로 인해서 맥박이 약해진다. 즉, 에너지인 기(氣)가 허약한 것이다. 정확히 말하면, 전자를 가진 양기(陽氣)가 부족한 것이다. 그럼 이 파동은 어디에서 만들어낼까? 바로 심장에 붙어있는 동방결절(sinoauricular node/SA node:洞房結節)이다. 이 동방결절에서 절(節)의 의미는 끊어진 마디가 아니라 박자(拍子)라는 의미가 있다. 즉, 동방결절은 심장의 박동 리듬(rhythm:拍子)을 만들어(結)내는 곳이라는 것이다. 이 동방결절에 전자를 공급하는 인자는 우 심장으로 들어오는 산성 정맥혈과 전자의 운반 통로인 신경이다. 즉, 이 두 인자가 맥박을 결정하는 핵심 인자이다. 결국에 에너지인 전자가 맥박을 결정하는 것이다. 그러나 동양의학에서는 심장에서 만들어낸 맥박을 가지고 다양한 오장의 상태를 측정한다. 물론 다른 오장은 맥박을 만들어내지는 않는다. 그런데 어떻게 심장이 만들어낸 맥박을 가지고 오장과 연계시킬 수가 있을까? 바로 오장이 책임지는 인체의 각 부위를 이용하는 것이다. 간은 근육을, 심장은 혈관을, 비장은 림프관을, 폐는 피부를, 신장은 뼈를 담당한다. 물론 모두 체액을 통해서 통제한다. 그리고 손목은 체액의 흐름에 대해서 저항성의 분기점이다. 손바닥은 저항성이 아주 강한 피부이기 때문에 체액의 흐름에 아주 민감하게 반응한다. 그러나 손목은 아주 부드러운 피부라서 상대적으로 저항성이 약하다. 그래서 이 부분에서 에너지의 균형을 보기가 아주 쉽다. 이제 촌관척(寸關尺)을 살펴보자. 촌(寸)은 심장과 폐를 보는 부분인데, 이 부분은 에너지의 강도를 아주 쉽게 측정할 수 있는 핵심 지점이다. 체액 흐름의 반동이 강하게 나타나는 곳이다. 에너지가 과잉이면 즉, 산이 과잉이면 손바닥은 바로 굳는다. 그러면 심장에서 오는 체액의 반동은 강하게 일어난다. 그러면 왜 이 부분에서 심장과 폐를 측정할까? 심장은 에너지인 전자를 중화하는 인체 최대의 기관이고, 폐는 모든 산성 체액을 최종적으로 중화하는 기관이다. 즉, 이 두 기관은 에너지 조절의 핵심이다. 그래서 촌(村)에 심장과 폐가 배정된다. 관(關)은 문을 가로로 막아 지르는 빗장이라는 뜻이다. 손목에 보면 관(關) 부분에 빗장처럼 가로로 근육이 지나가고 있다. 관(關)은 바로 이 가로(關) 근육 때문에 붙여진 이름이다. 그럼 왜 이 관(關)에 간과 비장이 배정되었을까? 간은 담즙을 통제해서 신경을 통제하고 이어서 근육을 통제한다. 또, 비장은 간질을 통제해서 간질에 뿌리를 둔 신경을 통제한다. 결국에 이 두 기관은 근육을 통제하게 되기 때문에, 근육(筋肉)이 가로로 붙어있는 관(關)에 배정이 되었다. 마지막으로 척(尺)에는 신장과 삼초를 배정하는데, 이유는 뭘까? 먼저 신장과 삼초의 공통점을 봐야 한다. 신장은 삼투압 기질인 염(鹽)을 통제하기 때문에 체액 통제의 핵심이다. 그리고 삼초는 결독지관(決瀆之官)이기 때문에 오장육부의 체액을 통제하는 핵심이다. 결국에 이 두 기관은 체액 통제의 핵심이다. 인체는 체액이 문제가 되면 바로 죽는다. 그래서 맥의 기본을 척맥(尺脈)에 두는 이유이다. 이 부분은 손목의 가로 근육 때문에, 체액이 맨 먼저 저항을 받는 부분이다. 그래서 체액의 상태를 보기 위해서 이 부분을 택한 것이다. 하나 더 보자. 맥의 핵심은 위장(胃)이라고 한다. 왜 그럴까? 위는 위산을 통해서 인체 내외의 산-알칼리 균형을 맞추는 핵심기관이기 때문이다. 즉, 인체의 에너지 균형을 맞추는 핵심기관이 위장이다. 맥은 에너지 문제이기 때문에 당연히 위장이 맥에서 차지하는 비중은 아주 크다. 삼부구후(三部九候)도 맥에서 중요한 이유가 바로 이 에너지 균형을 맞춰주는 곳들이기 때문이다. 삼부구후 문제는 차차 배우게 된다. 그래서 관(關)에서 맥을 잰다는 것은 동맥의 맥박 힘을 이용해서 손목의 가로 근육의 탄력성(彈)을 재는 것이다. 촌(寸)에서 맥을 재는 것은 심장의 압전기가 만들어낸 동맥 혈관의 강도(堅)를 재는 것이다. 척(尺)에서는 산장이 취급하는 염(鹽) 때문에 체액의 점도(堅)와 양(多少:大)을 재는 것이다. 물론 동맥의 맥박 힘을 이용한다. 맥을 다루는 대부분 책에서는 모두 동맥 하나만 가지고 맥을 논의하는 것이 상식으로 통한다. 그러나 동맥 맥박 하나만 가지고 12장부의 다양한 맥을 손가락의 느낌으로만 측정한다는 것은 상식적으로도 불가능하다. 이 엄청난 숫자의 맥을 동맥에 의지해서 손가락으로 측정해서 구별한다는 것은 불가능한데, 왜 지금까지 이런 이론들이 고수가 되었는지는 잘 모르겠지만, 이제는 달라져야 한다. 그래야 맥을 정상적이고 정확히 이용할 수가 있다. 아니면 맥은 영원히 무용지물이 될 것이다. 즉, 맥은 살아있는 화석이 되고 말 것이다. 아무리 좋은 이론도 현실에서 쓸모가 없다면 아무런 의미가 없다. 이 좋은 맥진법을 소생시키기 위해서라도 이제는 다른 생각이 필요한 시점에 와있다. 아무리 좋은 센서를 가진 최첨단 장비로도 동맥 하나만 가지고 이 많은 맥상을 측정한다는 것은 어불성설(語不成說)이며, 상식적으로도 불가능하다. 결국에 겨우 몇 개의 맥만 측정할 수 있을 뿐이다. 동양의학은 체액을 기반으로 구성되며, 이 체액이 맥동의 인자인 에너지를 수송한다는 사실을 상기한다면, 오장이 책임지고 있는 체액에서 맥동의 인자를 찾는 것이 상식일 것이고 그래야 다양한 접근이 가능하고 그래야 손가락 하나로 다양한 맥을 측정할 수가 있다. 지금과 같은 방식으로는 이 수많은 맥을 측정한다는 것은 상식 밖이다. 그런데 오장 각각이 책임지고 있는 체액과 신체 부위를 활용하면 다양한 맥을 손가락으로 측정하는 것이 비로소 가능해진다. 필자도 맥진을 공부하면서 처음에는 동맥 하나만 가지고 어떻게 오장의 상태를 측정할 수가 있을까 하고 의심했었다. 그러나 체액을 이용하면 그것이 가능해진다. 핵심만 말하자면 맥진법은 최첨단 혈액 분석학이다. 이상하게 들릴 것이다. 그러나 다음 기회에 맥을 한 번 더 자세히 기술한다. 그때 왜 맥진법이 최첨단 혈액 분석학인지 알게 될 것이다. 일단 아래에 있는 해석은 이 생각을 미반영한 것이다. 이 해석을 마주하면 많이 낯 설고 불편할 것이다. 처음에는 다 그렇다. 너무 간단하게 설명하는 바람에 두서가 없는 것처럼 보인다. 지면 문제 때문에 별수가 없다. 부족하지만, 이것들을 기반으로 해서 이 문장들을 하나씩 떼어서 풀어보자.

赤脈之至也, 喘而堅. 診曰, 有積氣在中, 時害於食, 名曰心痺, 得之外疾, 思慮而心虛. 故邪從之.

　심장맥이 극(至)에 달하면(赤脈之至也), 헐떡이면서 단단하다(喘而堅). 심장맥이 극에 달했다는 말은 심장에 전자 공급이 과잉되어서 압전기 효과가 강하다는 것을 암시한다. 그러면 심혈관에 강한 파동이 생기면서 혈관이 경직(堅)되고 맥박은 말 그대로 힘들어서 헐떡인다. 이 경우는 고혈압에 해당한다. 진단은 다음과 같다(診曰). 이 경우는 심장에 전자가 과잉으로 공급되었기 때문이다. 전자는 에너지로써 기(氣)이기 때문에, 다시 말하자면 흉중(中)에 기가 쌓인 것(積氣)이다(有積氣在中). 이 경우에는 식사할 때 때때로 불편함을 느낀다(時害於食). 식사하면 위(胃)에서 위산이 환원되면서 산(酸)인 수산기(OH)가 만들어지는데, 이 산(酸)이 소장에서 흡수되면서 음양 관계에 있는 심장을 괴롭힌다. 소장은 파네스 세포(Paneth cell)를 이용해서 많은 산을 중화시키면서 심장에 많은 도움을 준다. 그런데 식사를 하면 산이 몰려오면서 도움이 적어지고 결국 심장은 힘들어한다. 이런 증상들을 종합해서 심비(心痺)라고 한다(名曰心痺). 이 심비는 심장 자체의 문제라기보다는 심장 밖(外)에서 일어난 질병에 의해서 과잉 산이 만들어지고, 그 과잉 산이 심장으로 몰려온 것이다(得之外疾). 심장은 인체 최고의 전자 중화 기관이기 때문에 별수가 없다. 고민(思慮)을 많이 하면 호르몬 분비 자극이 강해지면서 과잉 산이 생성되고, 결국에 심장은 이 과잉 산을 중화하느라 약해질 수밖에 없다(思慮而心虛). 그러면 심장의 산 중화 능력이 떨어지면서 사기가 뒤따라온다(故邪從之).

白脈之至也, 喘而浮, 上虛下實, 驚, 有積氣在胸中, 喘而虛, 名曰肺痺, 寒熱, 得之醉而使內也.

폐맥이 극(至)에 달하면(白脈之至也), 헐떡이면서 부하다(喘而浮). 폐는 간질액을 통제해서 피부(皮)에 영향을 준다. 그래서 폐에 문제가 생겨서 간질에 산이 쌓이면 산은 삼투압 기질이기 때문에 수분을 끌어모은다. 그러면 이 수분 때문에 피부는 팽팽해진다. 이 팽팽해진 피부의 상태를 동맥의 박동을 빌려서 측정하면 부맥(浮脈)이 된다. 이 상태는 체액 순환이 막혀있기 때문에 맥동이 제대로 전해지지 못하고 헐떡인다. 만일에 상허 하실(上虛下實)해서 경기(驚)가 있다면 적기는 흉중에 있게 된다(驚有積氣在胸中). 폐는 산성 체액을 최종 처리하는 기관이기 때문에 만일에 머리 쪽에 알칼리가 부족(虛)하면 머리 쪽에 있는 과잉 산이 모두 폐로 몰려오면서 폐는 과잉 산(實)으로 인해서 몸살을 앓는다. 즉, 상허 하실 상태가 되는 것이다(上虛下實). 이때 경기(驚)가 일어난다면, 머리 쪽에 알칼리가 부족한 상태를 반증하기 때문에, 당연히 폐(胸中)에 과잉 산(積氣)이 쌓인다(驚有積氣在胸中). 이런 상태가 되면 폐가 책임지고 있는 간질은 더욱더 정체되고 피부는 더욱더 팽팽해지면서 맥은 헐떡이게 되고 허맥(虛脈)이 된다(喘而虛). 이 상태를 폐비(肺痺)라고 한다(名曰肺痺). 이렇게 간질에 산성 체액의 정체가 심하면, 동맥혈이 간질에 공급하는 산소는 이 과잉 산을 중화하면서 곧바로 고갈되고 이 여파로 당연히 열(熱)이 발생한다. 대신에 체온을 만들어내면서 안쪽에 자리한 근육은 산소 부족으로 열을 만들어내지 못하고, 결국에 인체는 차가워진다. 이것이 바로 한열(寒熱)의 기전이다. 즉, 폐 문제로 인해서 한열이 발생한 것이다. 이 한열의 원인은 여러 가지가 있으나 여기서는 한 가지를 예로 들었다. 즉, 과음(醉)이다. 수산기(OH)인 알콜기(OH)는 그 자체가 산(酸)이다. 그래서 과음을 했다는 것은 과잉 산을 공급했다는 것이다. 알콜은 흡수가 되면서 먼저 간질로 들어오므로, 폐가 최종 통제하는 간질에 산을 쌓이게 한다. 이 과잉 산(醉)이 인체 안(內)에서 작동(使)을 하면 폐비가 되면서 한열(寒熱)을 만들어낸다(得之醉而使內也).

青脈之至也, 長而左右彈, 有積氣在心下支胠, 名曰肝痺, 得之寒濕, 與疝同法, 腰痛足清頭痛.

간맥이 극(至)에 달하면(青脈之至也), 장하면서 좌우가 팽팽하다(長而左右彈). 장(長)은 힘이 있다는 뜻이고, 탄(彈)은 악기의 줄처럼 탄성이 있어서 팽팽하다는 뜻이다. 간의 맥상은 관(關)에서 측정한다. 관부가 힘(長)이 있고 탄성(彈)이 있으므로 팽팽한 것이다. 즉, 손목을 가로지르는 근육이 단단히 굳은 것이다. 간의 현맥(弦脈)을 말하고 있다. 이렇게 된 이유는 간이 담즙으로 통제하는 신경이 근육을 강하게 수축시킨 결과이다. 그래서 여기에 손가락을 대면 가로 근육이 동맥 맥박의 힘을 받으면서 팽팽하게 느껴진다. 이때는 적기가 심장 아래 갈비뼈 부분에 쌓인다. 바로 간이 자리하고 있는 위치를 말하고 있다. 즉, 간에 과잉 산이 쌓이는 것이다. 즉, 간이 담즙을 처리하지 못하고 있는 것이다(有積氣在心下支胠). 이것을 간비(肝痺)라고 한다(名曰肝痺). 간은 인체의 최고 해독 기관이다. 그런데 간이 과잉 산을 중화하면서 산소가 부족하면, 간은 콜라겐을 이용해서 과잉 산을 중화시킨다. 이때 만들어진 콜라겐은 삼투압 기질로 작용해서 수분을 잔뜩 끌어안고 있게 된다. 이것이 바로 습(濕)이다. 그런데 이 습은 간질에 존재하면서 간질의 소통을 막아버린다. 그러면 간질보다 깊이 들어있는 체온을 만드는 근육은 산소를 공급받지 못해서 체온을 만들 수가 없게 되고 한기가 돈다. 그래서 습(濕)과 한(寒)은 항상 짝이 될 수밖에 없다. 바로 이 한습이 간비를 만들어낸다(得之寒濕). 그런데 간은 하복부에서 오는 정맥혈을 간문맥을 통해서 받는다. 그래서 간이 문제가 되면 하복부의 체액 순환이 막히면서 퇴산(疝)이 생긴다. 그래서 한습이 간을 망치면 더불어 퇴산도 발병한다(與疝同法). 간은 담즙을 통해서 신경 간질액을 통제하기 때문에 척추 문제에도 관여하게 되고 허리에 통증(腰痛)을 유발할 수도 있으며, 뇌 신경에도 관여하게 되면서 두통(頭痛)을 유발할 수도 있으며, 간이 통제하는 하복부의 체액 순환이 막히면서 하체의 체액 순환까지 막히게 되고, 결국에 발도 차가워지게(足清) 된다(腰痛足清頭痛).

黃脈之至也, 大而虛, 有積氣在腹中, 有厥氣, 名曰厥疝, 女子同法, 得之疾使四支, 汗出當風.

비장맥이 극(至)에 달하면(黃脈之至也), 대하면서 허하다(大而虛). 맥이 크다는 말은 맥의 폭이 넓다는 말인데, 비장맥은 관부에서 측정하기 때문에, 가로 근육이 단단히 굳어서 가로 근육 전체가 강한 수축을 한 것이다. 그러면 이 강한 수축은 동맥 맥박의 힘을 제대로 전달하지 못하게 한다. 즉, 맥이 힘이 없는 허맥이 된다. 비장은 간질을 통제하기 때문에, 비장이 문제가 되면 산성 간질액이 적체되면서, 간질에 뿌리를 둔 신경이 자극되고 근육이 굳는다. 이런 상황에서는 복중에 적기가 존재하게 된다(有積氣在腹中). 즉, 복부에서 비장으로 가는 림프가 막히면서 복부에 적기가 쌓인 것이다. 이때 정체된 림프는 폐를 향해서 올라간다(有厥氣). 이 상태를 궐산(厥疝)이라고 한다(名曰厥疝). 즉, 비장으로 가는 복부 체액이 모두 막혀버린 것이다. 결국에 남자는 고환 부분까지 영향을 미친다. 여자는 자궁 부분까지 영향을 미친다(女子同法). 즉, 남자는 정계정맥총이 과부하가 걸리고, 여자는 자궁정맥총에 과부하가 걸린다. 이 궐산은 비장의 문제가 아니라 다른 질병으로 인해서 간질에 산이 쌓이면서 얻게 되는데, 사지의 체액 순환에도 영향을 미치게 된다(得之疾使四支). 이때 땀을 흘리면 풍을 당(當)하게 된다(汗出當風). 땀은 간질에 산성 간질액이 정체되었을 때에, 간질에 접한 피부밑에 있는 갈색지방 미토콘드리아와 면역 세포들이 이 과잉 산에 붙은 전자를 떼어다가 물(汗)로 중화시키면서 만들어내는 것이 땀(汗)이다. 그래서 비장이 막혀서 땀을 흘릴 정도의 과잉 산이 간질에 정체가 되었다면, 이 과잉 산은 당연히 정맥혈로도 들어간다. 이렇게 정맥혈로 들어간 산(酸)이 풍(風)이다. 그래서 비장이 문제가 심각할 때에 땀이 나면 풍을 당(當)할 수도 있는 것이다.

黑脈之至也, 上堅而大, 有積氣在小腹與陰, 名曰腎痺, 得之沐浴, 清水而臥.

신장맥이 극(至)에 달하면(黑脈之至也), 겉(上)에서 재면 단단하면서 대하다(上堅而大). 신장은 삼투압 기질인 염을 다루기 때문에, 신장이 문제가 되면 체액에 염이 많이 존재하면서 체액은 점도가 높아진다. 그런데 신장은 뇌척수액에서 나오는 체액을 다룬다. 이 체액은 뼈의 구멍을 통해서 나오게 되는데, 신장맥을 측정할 때는 이 체액을 측정하는 것이다. 그래서 뼈 위(上)에서 맥을 재면 체액의 점도 때문에 아무리 동맥 맥박의 힘이 강해도 맥이 단단(堅)하게 느껴지면서 폭이 넓게(大) 나온다. 이런 상황에서는 신장이 배출한 염을 처리하는 방광과 음부에 적기가 존재하게 된다(有積氣在小腹與陰). 이 경우는 뇌척수액의 산성도가 높은 경우에 나타나기 때문에 처음에는 골비(骨痺)가 먼저 오고, 그다음에 신비(腎痺)가 온다(名曰腎痺). 이 신비(腎痺)는 골비(骨痺)가 있는 상태에서 찬물에 목욕하고 바로 잠을 잔 경우에 생긴다(得之沐浴清水而臥). 찬물은 간질을 수축시키기 때문에 체액 순환을 막는다. 그러면 간질에 동맥혈의 산소 공급이 줄면서 간질에 있는 산을 중화하지 못하게 되고 산이 쌓이게 되는데, 이 산은 염(鹽)으로 중화 처리된다. 이제 이 염은 염을 전문적으로 처리하는 신장에 부담을 주게 되는데, 잠까지 자버리면, 인체 대사량이 떨어지면서, 이 염 처리는 지연되고 결국에 신비(腎痺)에 걸리게 된다.

제3절

凡相五色之奇脈, 面黃目青, 面黃目赤, 面黃目白, 面黃目黑者, 皆不死也, 面青目赤, 面赤目白, 面青目黑, 面黑目白, 面赤目青, 皆死也.

무릇 오장의 이상에 따른 안색(五色)과 이에 따른 맥이 서로(相) 다른(奇) 경우가 있다(凡相五色之奇脈). 오장 중에서 하나의 장기라도 죽으면 생체는 죽는다. 오장이 죽는 경우는 자기가 부담하고 있는 과잉 산을 다른 오장으로 떠넘기지 못할 때 생긴다. 안색(面)으로 보면 비장(黃)에 문제가 있는데, 눈(目)을 보면 간맥(青)에 이상이 있는 것이다(面黃目靑). 비장은 원칙적으로 간으로 산성 체액을 떠넘겨서 살아남는다. 그런데 지금 간도 상태가 안 좋다. 그러나 비장은 또 다른 탈출구인 신장으로 과잉 산을 떠넘기면 살아남을 수 있다. 그래서 비장은 살아남는다. 안색(面)으로 보면 비장(黃)에 문제가 있는데, 눈(目)을 보면 심장맥(赤)에 이상이 있는 것이다(面黃目赤). 산성 간질액 때문에 비장에 문제가 생겼는데, 간질에 알칼리 동맥혈을 공급하는 심장에 문제가 생겼다. 그러면 비장은 간이나 신장으로 과잉 산을 떠넘기면 살아남는다. 그러나 우(右) 심장이 문제가 걸려있기 때문에, 간이나 신장이나 산성 정맥혈을 우 심장으로 보낼 수가 없는 상태이고, 지금 간과 신장도 과부하에 걸려있다는 암시를 주고 있다. 이 경우에서는 비장은 죽을 수밖에 없다. 안색(面)으로 보면 비장(黃)에 문제가 있는데, 눈(目)을 보면 폐맥(白)에 이상이 있는 것이다(面黃目白). 산성 간질액 때문에, 비장이 문제가 생겼는데, 산성 간질액을 통제하는 폐가 문제가 생겼다. 비장은 간이나 신장으로 산성 체액을 떠넘기면 살아남는다. 그런데 폐가 문제가 생겼기 때문에 우(右) 심장도 과부하에 시달리고 있다. 그래서 우 심장으로 산성 정맥혈을 보내는 간과 신장도 문제가 있다는 암시를 주고 있다. 이 경우에는 비장이 죽는다. 안색(面)으로 보면 비장(黃)에 문제가 있는데, 눈(目)을 보면 신장맥(黑)에 이상이 있는 것이다(面黃目黑者). 비장이 문제가 있는데, 신장이 문제가 되면, 신장은 우 심장으로 산성 정맥혈을 보낸다. 그러면 우 심장은 이 산성 정맥혈을 폐로 보내서 처리하면 된다. 그리고 비장은 간으로 산성 정맥혈을 보낸다. 그러면 간은 산성 정맥혈을 우 심장으로 보내고, 우 신장은 이 산성 정맥혈을 폐로 보내서 처리하면 된다. 그래서 이 경우에서는 비장이 살아남는다. 그래서 지금까지 예시한 문장들에서 보면 비장이 모두(皆) 죽는 것은 아니다(皆不死也). 앞쪽 문장들에서 비장의 문제를 다뤘다. 그러나 뒤쪽 문장들에서는 비장이 유일하게 빠졌다. 결국에 뒤쪽 문장들도 비장이 주제가 된다. 결국에 비장이 작동시키는 면역의 중요성을 강조하고 있다. 동양의학의 핵심은 면역이다. 그래서 뒤쪽 문장들도 비장을 중심으로 해석을 해보자. 안색(面)으로 보면 간(靑)에 문제가 있는데, 눈(目)을 보면 심장맥(赤)에 이상이 있는 것이다(面靑目赤). 비장이 산성 체액을 받으면 보통은 간으로 보내거나 신장으로 떠넘긴다. 그런데 비장이 산성 체액을 떠넘기는 간이 문제가 생긴 상태이다. 그러면 비장은 신장으로 산성 체액을 떠넘기면 되는데, 지금 우(右) 심장도 문제가 되고 있으므로 신장도 산성 정맥혈을 보낼 곳이 없어졌고, 신장도 과부하에 걸려있다는 것을 암시하고 있다. 이제 비장은 자기가 가지고 있는 과잉 산을 어디에도 떠넘길 수가 없는 상황이 돼버렸다. 결국에 비장은 죽는다. 안색(面)으로 보면 심장(赤)에 문제가 있는데, 눈(目)을 보면 폐맥(白)에 이상이 있는 것이다(面赤目白). 이번에는 심장과 폐가 문제가 생겼다. 심장은 간질에 알칼리 동맥혈을 보내서 과잉 산 때문에, 과부하에 걸린 비장을 돕는다. 그런 심장에 문제가 생겼다. 또, 폐는 산성 간질액을 통제해서 비장을 돕는다. 그런데 폐도 과부하에 걸렸다. 그러면 비장의 선택지는 간이나 신장이다. 그런데 간이나 신장은 모두 우(右) 심장으로 산성 정맥혈을 보낸다. 지금 심장은 문제에 걸려있다. 그래서 간과 신장도 과부하에 걸려있다는 암시를 하고 있다. 비장은 산성 정맥혈을 떠넘길 선택지가 모두 사라진 것이다. 결국에 비장은 죽는다. 안색(面)으로 보면 간(靑)에 문제가 있는데, 눈(目)을 보면 신장맥(黑)에 이상이 있는 것이다(面靑目黑). 이번에는 비장의 선택지인 간과 신장 모두에 과부하가 걸린 상태이다. 비장은 죽을 수밖에 없다. 안색(面)으로 보면 신장(黑)에 문제가 있는데, 눈(目)을 보면 폐맥(白)에 이상이 있는 것이다(面黑目白). 이번에는 신장과 폐에 문제가 있다. 비장의 선택지는 이제 간밖에 없다. 그런데 폐가 문제가 되어있으므로, 폐로 산성 정맥혈을 보내는 우(右) 심장도 과부하에 걸린 상태이다. 즉, 간은 산성 정맥혈을 떠넘길 오장이 없다는 것을 암시하고 있다. 즉, 비장의 하나 남은 선택지가 무용지물이 되어버린 것이다. 그래서 비장은 죽는다. 안색(面)으로 보면 심장(赤)에 문제가 있는데, 눈(目)을 보면 간맥(靑)에 이상이 있는 것이다(面赤目靑). 이 경우는 앞에 나온 경우와 앞뒤만 바뀐 것이다. 당연히 비장은 죽는다. 그래서 이 경우들에서는 비장이 모두(皆) 죽는다(皆死也). 이 문장들은 체액 흐름도를 알아야 쉽게 접근할 수가 있다. 해부학에서 정맥혈의 흐름을 보면 된다.

제11편. 오장별론(五藏別論)

제1장

黃帝問曰, 余聞方士, 或以腦髓爲藏, 或以腸胃爲藏, 或以爲府, 敢問更相反, 皆自謂是, 不知其道, 願聞其説. 岐伯對曰, 腦髓骨脈膽女子胞. 此六者, 地氣之所生也, 皆藏於陰而象於地. 故藏而不寫, 名曰奇恒之府. 夫胃大腸小腸三焦膀胱, 此五者, 天氣之所生也, 其氣象天, 故寫而不藏. 此受五藏濁氣, 名曰傳化之府. 此不能久留, 輸寫者也. 魄門亦爲五藏使, 水穀不得久藏.

황제가 묻기를(黃帝問曰), 내가 방사에게 듣기로는(余聞方士), 어떤 경우에는 뇌와 척수를 장이라고 하고(或以腦髓爲藏), 어떤 경우에는 소화 기관을 장이라고 하고(或以腸胃爲藏), 어떤 경우는 소화 기관을 부라고 하고(或以爲府), 그래서 이야기를 취합해 보면 상반된 주장만 반복한다(敢問更相反). 모두가 다 자기가 옳다고 하는데(皆自謂是), 그 원리를 모르겠으니(不知其道), 그에 대한 해설을 듣고 싶습니다(願聞其説). 기백이 대답한다(岐伯對曰). 뇌, 척수, 골수, 혈관, 쓸개, 난소(腦髓骨脈膽女子胞), 이 여섯 가지는(此六者), 음의 기운(地氣)이 나오는 곳이며(地氣之所生也), 모두 음(陰)을 보관(藏)하고 있어서 땅을 닮았다(皆藏於陰而象於地). 그래서 보관은 하지만 버리지는 않는다(故藏而不寫). 이를 이르러 기항지부라고 한다(名曰奇恒之府). 이 부분은 황제내경의 정수를 볼 수 있는 부분이다. 기항지부(奇恒之府)를 해석해보면, 기(奇)는 짝이 없는 외로운 상태를 말하며 홀로의 뜻이다. 항(恒)은 인체의 항상성(恒)을 말하고, 부(府)는 들고나는 창고를 의미한다. 종합해보면, 기항지부(奇恒之府)는 혼자서도(奇) 인체의 항상성(恒)을 유지할 수 있는 뭔가를 보유하고 있는 창고(府)라는 뜻이다. 그러면 이 여섯 가지는 뭘 가지고 혼자서 인체의 항상성을 지킬 수 있다는 말인가? 다음에 또 한번 자세히 언급되기 때문에 여기서는 골자 몇 마디만 언급한다. 이들은 모두 음을 보관(皆藏於陰)한다고 했다. 여기서 음(陰)이란 산(酸)을 중화할 수 있는 알칼리(陰)를 말한다. 그 알칼리는 뭘까? 이 6개의 장기가 가진 알칼리는 바로 줄기세포(stem cell)이다. 이 줄기세포의 알칼리로써 핵심은 줄기세포가 알칼리 콜라겐을 만들어낼 수 있는 능력이다. 알칼리 콜라 겐은 만들어지는 과정이 산(酸)인 전자(電子)를 중화하는 과정이다. 그래서 알칼리 콜라겐이 만들어진다는 것은 산을 중화했다는 말과 같다. 물론 만들어진 알칼리 콜라겐도 여전히 알칼리이다. 이 문제는 다른 편(篇)에서 더 자세히 설명한다. 무 릇, 위, 대장, 소장, 삼초, 방광(夫胃大腸小腸三焦膀胱), 이 다섯 가지는(此五者), 양 의 기운을 만드는 곳이며(天氣之所生也), 그 기운은 하늘을 닮았다(其氣象天). 그래 서 버리기는 해도 보관하지는 않는다(故寫而不藏). 이 다섯 가지는 오장의 탁기를 받는데(此受五藏濁氣), 이를 이르러 전화의 부라고 한다(名曰傳化之府). 이 다섯 가 지 부는 오래도록 보관하지는 못하고(此不能久留), 수송해서 버리는 부(府)들이다(輸 寫者). 항문(魄門) 역시 오장이 운용되도록 도우며(魄門亦爲五藏使), 수곡을 영구히 저장하는 것은 불가능하다(水穀不得久藏). 여기서도 몇 가지는 설명이 필요하다. 먼 저 탁기(濁氣)란 과잉 산이 중화된 물질을 말한다. 위는 비장에서 내보낸 위산이라 는 탁기를 받아서 배출하고, 대장은 담즙이라는 간이 보낸 탁기를 받아서 배출하 느냐 흡수하느냐를 결정하고, 또한, 폐가 힘에 부쳐서 이산화탄소를 배출하지 못하 고, 이를 중조염으로 만들어서 혈류로 내보내면, 대장은 발효를 통해서 만든 단쇄 지방산으로 이를 체외로 배출한다. 이 기전은 이미 설명했다. 소장은 소화관에서 최대의 산 중화 기관으로서 인체에서 과잉 전자를 최고로 많이 중화하는 심장을 돕는다. 그리고 심장은 자유전자를 중화하다가 힘에 부치면, 이를 세로토닌 (Serotonin)에 실어서 혈류로 내보내면, 소장은 이를 멜라토닌(Melatonin)으로 만 들어서 중화해준다. 즉, 심장과 소장은 음양의 관계로 이어져서 서로를 돕는다. 삼 초는 거대한 부(府)로서 오장육부에서 흘러나온 탁기라는 과잉 산의 중화물을 배출 시키는 곳이다. 이를 흔히 복수(腹水)라고도 말한다. 방광은 신장이 만들어준 염 (鹽)이라는 탁기를 받아서 소변으로 배출하는 기관이다. 그리고 담은 간이 만들어 준 담즙을 배출하는 기관이다. 이것이 육부가 오장에서 탁기를 받는 기전이다. 추 가로 여기서 대장은 폐와도 음양 관계를 갖는데, 폐는 산소와 적혈구를 가지고 산 성 간질액을 최종 처리하기 때문에, 산이 과잉되면, 이 과잉 산을 중화하면서 산성 인 환원철을 만들어낼 수밖에 없다. 그런데 대장은 산성인 환원철의 배출에 있어서 핵심 인자이다. 물론 담즙을 통해서이다. 그리고 이 탁기(濁氣)는 모두 전자(電子)를 포함하고 있는 산으로써 양(陽)이기 때문에, 하늘이 공급하는 전자인 에너지를 의미하는 양(陽)과 같은 것이다. 그래서 탁기(濁氣)를 천기(天氣)라고 한 것이다. 그리고 이 장기들은 모두 보관(藏)은 하지 못하고 전달(傳)하기만 하는 장기들이다.

所謂五藏者, 藏精氣而不寫也. 故滿而不能實. 六府者, 傳化物而不藏. 故實而不能滿也. 所以然者, 水穀入口, 則胃實, 而腸虛, 食下, 則腸實而胃虛. 故曰實而不滿, 滿而不實也.

소위 오장이라는 것은(所謂五藏者), 정기인 알칼리를 저장하고 있으며 배출하지는 않는다(藏精氣而不寫也). 그래서 오장에 알칼리인 정기가 가득 차면(滿) 산을 충분히 중화할 수 있으므로, 과잉 산(實)이 존재하기가 불가능(不能)하다(故滿而不能實). 육부라는 것은(六府者), 물질을 유통(傳)하면서 변화(化)시키기는 해도 저장하지는 않는다(傳化物而不藏). 소화와 연동 운동과 배설 문제 때문에 육부를 가득 채울 수가 없으므로, 위와 아래 중에서 한쪽이 채워지면(實) 한쪽은 채워지지 않는다(故實而不能滿也). 이러한 이유로(所以然者), 음식물이 입으로 들어가면(水穀入口), 이 음식물들은 위를 채우게(實) 되고(則胃實), 위(胃)가 채워지면 신경 작용에 의지해서 연동 운동이 일어나면서 자동으로 장(腸)이 비워진다(而腸虛). 이렇게 해서 음식물이 위에서 장으로 내려가면(食下), 이제는 거꾸로 장(腸)은 채워지고(實) 위(胃)는 비워(虛) 진다(則腸實而胃虛). 이 두 가지 현상을 두고, 위(胃)가 가득(實) 차면, 장(腸)은 채워지지 않으며(故曰實而不滿), 장(腸)이 가득 차면, 위(胃)가 채워지지 않는다(滿而不實也)고 말한다. 소화관의 연동 운동을 말하고 있다. 소화관의 연동 운동은 소화관의 독자 신경총에 의해서 통제된다. 그래서 밥을 먹게 되면, 밥은 위장의 신경을 자극하게 되고, 그러면, 위장 신경은 차례로 아래쪽 소화관의 신경을 자극하게 되면서 연동 운동이 일어난다. 그러면, 이 연동 운동 때문에, 당연히 밥을 먹으면 대변이 마렵게 된다. 즉, 소화관에서 일어나는 연동 운동은 소화관의 내용물을 아래로 밀어내는 운동이기 때문이다. 그러면, 위장이 채워지면, 소장이나 대장은 자동으로 비워진다. 그리고 이 둘이 비워져야 다시 밥을 먹을 수가 있게 된다. 그래야 위장에 채워진 내용물을 다시 소장이나 대장으로 보내고, 위장이 비워지면서 밥을 먹을 수가 있게 된다. 지금 구문은 이 과정을 설명하고 있다.

제2장

帝曰, 氣口何以獨爲五藏主? 岐伯曰, 胃者水穀之海, 六府之大源也. 五味入口, 藏於胃, 以養五藏氣, 氣口亦太陰也, 是以五藏六府之氣味, 皆出於胃, 變見於氣口. 故五氣入鼻, 藏於心肺, 心肺有病, 而鼻爲之不利也.

황제가 말한다(帝曰). 기구가 어떻게 홀로 오장을 주도합니까(氣口何以獨爲五藏主)? 기백이 말한다(岐伯曰). 위는 식사 내용물을 다 받아들이는 바다이며(胃者水穀之海), 육부는 모든(大) 영양분의 원천이다(六府之大源也). 즉, 육부의 소화 흡수에 대한 기능을 말하고 있다. 음식물 속에 든 영양성분인 오미가 입으로 들어가면(五味入口), 위에 저장이 되고(藏於胃), 이로써 오장의 기를 보양한다(以養五藏氣). 즉, 위는 에너지인 위산(氣)을 가지고 음식물(味)을 환원시키고, 이 환원 에너지(氣)와 오미(味)를 오장에 공급함으로써, 오장에 에너지(氣)를 공급(養)하게 된다(以養五藏氣). 그리고 폐(太陰)도 역시(亦) 기가 들어가는 입구(氣口)이다(氣口亦太陰也). 여기서 기구(氣口)는 공기(氣)가 들어가는 입구(口)를 말한다. 그리고 이때 공기는 산소(O_2)를 말한다. 그래서 헷갈리기는 하지만, 음식에 들어있는 에너지인 기(氣)와 폐가 공급하는 산소라는 기(氣)를 구별해야 한다. 그리고 산소는 인체 최대의 알칼리로서 산을 중화하는 핵심 인자이다. 그리고 산소는 혈액을 통해서 소통하게 되고, 오장은 이를 받아서 과잉 산을 중화하게 된다. 그래서 기구가 어떻게 홀로 오장을 주도합니까(氣口何以獨爲五藏主)? 라고 황제가 묻고 있다. 답은 산소를 통해서 주도한다. 이렇게 해서 오장육부에 기(氣)와 미(味)가 공급된다(是以五藏六府之氣味). 이 기미는 모두 위에서 출발(出)해서(皆出於胃), 폐(氣口)에서 변화가 일어난다(變見於氣口). 즉, 기미가 위(胃)에서 출발해서 육부의 도움으로 소화 흡수가 되고, 오장에서 모두 이용이 된 다음에, 결국 오장에서 나온 산성으로 변한 오미(五氣)는 모두 폐에서 최종적으로 중화(變見)가 되어서 알칼리화가 되고, 좌(左) 심장으로 들어간다. 그래서 하늘이 준 산성화된 오기(五氣)가 코로 들어오면(故五氣入鼻), 이렇게 들어온 오기는 폐라는 기구(氣口)를 통해서 심장과 폐에 저장이 되고(藏於心肺), 그러면 심폐는 병이 들고(心肺有病), 결국 코가 심폐의 기능을 망친 것이다(而鼻爲之不利也). 공기 중에 있는 사기(五氣)가 코를 통해서 폐로 들어가서 병을 일으키는 상황을 묘사한 것이다. 코가 어느 정도의 역할을 했으면, 사기가 폐로 바로 들어오지는 않는다는 암시를 하고 있다. 그래서 기구는 폐가 되는데, 폐는 산소 공급의 원천도 되지만, 오장 모두에서 올라오는 산성 체액의 최종 중화 장소도 된다. 그래서 기구인 폐는 이래저래 오장을 주도하게 된다. 이것이 황제가 물은 답이다.

제3장

凡治病必察其上下, 適其脈候, 觀其志意, 與其病也. 拘於鬼神者, 不可與言至德, 惡於鍼石者, 不可與言至巧, 病不許治者, 病必不治, 治之無功矣.

무릇 병을 치료하려면 필히 인체 상하를 관찰하고(凡治病必察其上下), 맥에 따라서 나타나는 증후(症候)를 파악하고(適其脈候), 환자의 정신 상태를 알아보면(觀其志意), 드디어 병이 보인다(與其病也). 그런데 환자가 미신을 믿는다든지 귀신에 구속되어 있으면(拘於鬼神者), 그로 인해서 의사의 말을 믿지 않기 때문에 말로 도와주기는 불가능하며(不可與言至德), 침석 치료를 무서워하는 환자는(惡於鍼石者), 말로 치료술을 행하기는 불가능하며(不可與言至巧), 병이 있는데도 치료를 허락하지 않는다면(病不許治者), 반드시 치료가 안 되며(病必不治), 치료를 해봤자 아무 소용이 없다(治之無功矣). 원론적인 이야기라서 특별히 설명할 내용은 없다.

제12편. 이법방의론(異法方宜論)

제1절

黃帝問曰, 醫之治病也. 一病而治各不同, 皆愈何也. 岐伯對曰, 地勢使然也. 故東方之域, 天地之所始生也, 魚鹽之地, 海濱傍水, 其民食魚而嗜鹹, 皆安其處, 美其食. 魚者使人熱中, 鹽者勝血. 故其民皆黑色疏理, 其病皆爲癰瘍, 其治宜砭石. 故砭石者, 亦從東方來.

황제가 묻는다(黃帝問曰). 의사가 병을 치료하는데(醫之治病也), 같은 병도 여러 치료 방법을 쓰는데도(一病而治各不同), 모두 치료되는데, 이유는 무엇인가요(皆愈何也)? 기백이 말한다(岐伯對曰). 지세가 그렇게 만듭니다(地勢使然也). 즉, 각 지역에서 나오는 치료 도구와 음식과 주거가 다르기 때문이다. 그래서 동쪽 지역은(故東方之域), 천지가 시작되고 생겨나는 곳이어서(天地之所始生也), 물고기와 소금이 있는 지역이며(魚鹽之地), 바다에 가깝고 물가에 접하여 있고(海濱傍水), 그 지역민들은 물고기를 먹고 소금의 짠맛을 즐기며(其民食魚而嗜鹹), 모두 그 거처를 편안하게 하고(皆安其處), 이 지역 음식은 맛있다(美其食). 물고기는 사람들의 인체에 열이 나게 하고(魚者使人熱中), 소금은 혈액을 승하게 한다(鹽者勝血). 그래서 이 지역민들은 모두 안색이 검고, 피부 결이 성기며(故其民皆黑色疏理), 그 병은 모두 옹양(癰瘍)이 되며(其病皆爲癰瘍), 그 치료는 마땅히 폄석을 사용했다(其治宜砭石). 그래서 폄석은 역시 동쪽에서 온 것을 주로 쓰게 되었다(故砭石者, 亦從東方來).

이 부분은 설명이 필요하다. 왜 물고기(魚)를 많이 먹으면, 인체에서 열이 나게 되는 걸까? 물고기의 살은 거의 다 콜라겐이다. 이 콜라겐은 전자(酸)를 중화하면서 만들어진다. 즉, 바다라는 환경은 전자가 많은 산성 환경이다. 그래서 물고기는 자연적으로 콜라겐을 생성할 수밖에 없다. 그런데 바다에 사는 물고기의 콜라겐은 저분자(低分子:small molecule) 콜라겐이다. 그래서 이를 먹으면 소화가 잘되고 즉, 위산의 환원이 잘 되어서 전자(胃酸)를 많이 흡수해서 알콜기를 많이 보유하고, 이어서 이 알콜기 때문에 흡수가 잘 된다. 그리고 소장이나 간은 이들의 알콜기에서 전자를 뺏어서 물로 중화를 시키면서 열을 발생시킨다. 이것이 열중(熱中)을 만드는 기전인데, 사실 이 부분은 엄청난 분량을 요구하는 지식을 요구한다. 이번에는 안색이 흑색(黑色)이라고 했다. 이것은 소금을 너무 많이 먹기 때문이다. 즉, 소금은 염이기 때문에, 자동으로 신장에서 처리된다. 그런데 신장은 유로빌리노겐(Urobilinogen)이라는 담즙을 처리한다. 바로 이 물질이 검은색의 색소를 가지고 있다. 그래서 신장이 소금이라는 염(鹽)을 처리하느라 바쁘면, 이 물질을 처리하지 못하게 되고, 이 물질이 혈류를 떠돌면서 안색을 검게 만든다. 이번에는 소리(疏理)이다. 소(疏)는 거칠다는 뜻이고, 리(理)는 피부 결이라는 뜻이다. 종합하면 피부 결이 거칠어졌다는 것이다. 피부는 진피와 표피로 구분되는데, 진피는 70% 이상이 콜라겐 단백질로 구성되어있다. 이 콜라겐은 삼투압 기질이므로, 항상 수분을 머금고 있고, 그래서 진피의 콜라겐이 잘 보존되면 피부가 촉촉해진다. 그러나 이 콜라겐이 없어져 버리면, 피부는 당연히 건조해지고 거칠어진다. 그리고 소금(NaCl)은 염소(Cl⁻)라는 강한 산(酸)을 보유하고 있다. 그래서 소금을 과다 섭취하면, 곧바로 이 염소(Cl⁻)가 문제를 일으킨다. 그래서 나트륨(Na⁺)은 소금 문제와 관련이 없다. 나트륨이 소금 문제와 관련이 있다면, 이는 염소와 반응해서 염소가 흡수되게 하기 때문이다. 그래서 소금을 과하게 먹어서 염소를 과하게 흡수시키면, 염소에 있는 전자가 피부가 접한 간질액을 산성으로 만들어버린다. 즉, 염소는 자유전자를 방출하는 고립 전자쌍을 3개나 가지고 있으므로, 염소가 공급한 자유전자는 중화가 되지 않으면, ROS(Reactive oxygen species:ROS) 즉, 활성산소종(活性酸素種)을 만들어내는 환경을 조성한다. 활성산소는 자유전자가 만든다는 사실을 기억해두자. 이 환경은 간질을 구성하고 있는 알칼리 콜라겐 단백질을 바로 분해해서 산성 환경을 알칼리 환경으로 바꿔 놓는다(12-1, 12-2, 12-3). 즉, 간질을 구성하고 있는 알칼리 콜라겐 단백질이 과잉 자유전자에 의해서 희생된다. 대신에 간질의 환경은 산성 환경에서 알칼리 환경으로 변한다. 이때 간질 콜라겐 단백질 분해의 핵심은 과잉 자유전자이다. 이 과잉 전자가 MMP(Matrix MetalloProteinase:MMP)라는 콜라겐 단백질 분해 효소를 작동시켜서 곧바로 간질의 콜라겐을 분해한다. 이 현상이 간질과 접한 피부에서 일어난 것이다. 당연히 피부는 거칠어진다. 이것이 소금을 과잉 섭취한 결과이다. 이 표현을 '鹽者勝血' 이렇게 한 것이다. 즉, 소금이 혈액(血)에서 기(酸:Cl⁻)가 기승(勝)을 부리게 만든 것이다. 다시 말하면, 소금이 염소(Cl⁻)를 통해서 인체에서 산성(酸) 환경을 조성한 것이다. 이렇게 진피의 콜라겐을 분해해서 과잉 산(Cl⁻)을 중화시킨 결과물이 바로 옹종인 옹양(癰瘍)이다(其病皆爲癰瘍). 즉, 피부가 썩은 것이다. 즉, 피부 콜라겐 단백질이 분해된 것이 옹양이다. 그런데 여기를 째고 치료를 할 때 폄석(砭石)을 쓴 다(其治宜砭石). 그것도 당연히(宜) 쓴다고 했다. 왜 당연히(宜)라는 말을 썼을까? 그 이유는 폄석의 성질에 있다. 이 폄석은 자유전자를 흡수하고 내놓는 산화 환원 을 아주 잘하는 성질을 가지고 있으므로 인해서, 알칼리 환경을 조성한다. 즉, 이 옹양을 만들어낸 환경은 산성 환경이다. 그래서 산이 나오는 물질을 쓰면, 옹양은 더 악화가 된다. 그런데 폄석은 알칼리 환경을 조성해준다. 그래서 당연히(宜)라는 말을 쓴 것이다. 동방지역에서 소금을 많이 생산하면서 소금을 많이 섭취하게 되 고, 이어서 옹양이 잘 생기기 때문에, 당연히 폄석 치료 문화가 잘 발달하게 되었 다. 그래서 치료를 위한 폄석은 동방에서 온 폄석을 쓰는 것이다(故砭石者, 亦從東 方來). 이 문장들의 해석에는 종합 과학을 요구한다.

제2절

西方者, 金玉之域, 沙石之處, 天地之所收引也. 其民陵居而多風, 水土剛強, 其民不衣而褐 薦, 其民華食而脂肥. 故邪不能傷其形體, 其病生於內, 其治宜毒藥. 故毒藥者, 亦從西方來.

　서쪽 지방은(西方者), 금과 옥이 많고(金玉之域), 모래와 돌이 많은 지역이며(沙石 之處), 서풍이 부는 지역이기 때문에 봄 서풍은 만물을 자라게 하고(引), 가을의 서 풍은 만물을 추수(收)하게 만든다(天地之所收引也). 이 지역민들은 높은 언덕에 살 고 바람이 많은 지역이며(其民陵居而多風), 그래서 기후와 풍토가 억세다(水土剛強). 그래서 이 지역민들은 일반적인 의복을 입지 않고 모피로 된 옷을 입으며(其民不

衣而褐薦), 이러한 환경을 극복하기 위해서 식사가 화려해서 비만이 많다(其民華食而脂肥). 그래서 모피로 된 옷을 입기 때문에 사기가 외부에서 침투하기는 불가능하고(故邪不能傷其形體), 화려한 식사를 하므로 병은 내부에서 일어나며(其病生於內), 이때 치료할 때는 당연히(宜) 독약을 쓴다(其治宜毒藥). 그래서 독약은(故毒藥者), 서방에서 발달했기 때문에 서방에서 온 것을 쓴다(亦從西方來).

한두 가지 설명이 필요하다. 식사가 화려해서 비만이 많다고 했다. 왜 식사를 화려하게 하면 비만이 많을까? 차차 더 자세히 배우기 때문에 간단히 언급한다. 화려한 식사는 대개 기름진 식사로써 지방과 단백질이 많다. 이 지방과 단백질에는 전자 즉, 고에너지를 보유하고 있다. 이때 에너지가 넘쳐나면, 이 에너지인 과잉 산을 중화시키는데, 이 중화시키는 과정이 바로 성장이다. 성장이란 물질을 쌓는 과정이다(질량-에너지 등가원리:$E=mc^2$). 이것이 비만이다. 즉, 에스터(Ester) 과정이 연속으로 나타난 것이 비만이다. 차차 더 심도 있게 배우게 된다. 다음에는 독약(毒藥) 문제이다. 왜 독(毒)이라는 단어를 썼을까? 비만이 되었다는 말은 에너지의 과잉 즉, 에너지인 산(酸)의 과잉을 의미한다. 그러면 이 과잉 산(酸)을 중화하기 위해서는 당연히(宜) 강알칼리가 필요하다. 그러면 결국 강알칼리가 독(毒)이라는 결론이 나온다. 그러면 왜 강알칼리는 독(毒)이 될까? 바로 신경 때문이다. 신경(神經)은 신(神)이 다니는 길(經)이다. 현대과학으로 말하자면 전기(電氣)가 흐르는 도선(經)이 신경이다. 이 전기는 전자(電子)의 흐름이다. 이 전자(電子)를 동양의학으로 말하면 신(神)이다. 또, 이 전자(電子)는 산(酸)과 알칼리를 결정하는 핵심 인자이다. 내어줄 전자를 보유하고 있으면 산(酸)이 되고, 없으면 알칼리이다. 그래서 산(酸)은 내어줄 전자를 보유하고 있으므로, 신경을 작동시킬 수가 있다. 그래서 전자를 함유한 산(酸)은 신경이 먹는 밥이다. 즉, 산이 없어지면, 신경을 굶어 죽는다. 즉, 신경이 멈추는 것이다. 알칼리는 내어줄 전자를 가지고 있지 않기 때문에 전자를 거두어들인다. 즉, 신경이 먹을 밥을 뺏어서 먹어버린다. 즉, 신경은 마비가 된다는 말이다. 이 경우가 폐나 심장에서 일어나면, 신경을 가진 생명체는 신경이 멈추면서 죽는다. 즉, 독(毒)에 중독이 된 것이다. 병을 일으키는 주요 인자는 산이기 때문에, 이 과잉 산을 중화시키기 위해서는 강알칼리를 쓸 수밖에 없다. 즉, 독약(毒藥)을 쓸 수밖에 없는 것이다. 대개의 뱀독이 강알칼리인 경우가 많다. 벌독도 강알칼리이다. 그래서 약이면서 독이 된다. 이 독성학은 뒤에 더 배우게 된다. 그래서 치료에서 당연히(宜)라는 말을 쓴 것이다.

제3절

北方者, 天地所閉藏之域也. 其地高陵居, 風寒冰冽, 其民樂野處而乳食. 藏寒生滿病, 其治宜灸焫. 故灸焫者, 亦從北方來.

북쪽 지방은(北方者), 천지가 모두 저장되고 막힌 지역이다(天地所閉藏之域也). 즉, 추운 겨울은 성장을 멈추게(閉) 하고 과잉 산을 염으로 저장(藏)시키기 때문에 하는 말이다. 지역은 높고 산에서 거주하며(其地高陵居), 바람과 추위가 매섭다(風寒冰冽). 지역민들은 추운 날씨 때문에 농사를 지을 수가 없고 목축을 하므로, 야외에서 생활하는 것을 즐기고 우유를 먹는다(其民樂野處而乳食). 질병은 축적된 찬 기운이 만드는 창만병이며(藏寒生滿病), 치료는 당연히 구설로 한다(其治宜灸焫). 그래서 이 구설은(故灸焫者), 북방에서 온 것을 쓴다(亦從北方來).

장한(藏寒)부터 풀어보자. 한(寒)이란 열의 재료인 전자를 격리한 상태인 염(鹽: 화학용어)을 지칭하는 것으로서, 장한(藏寒)이란 바로 이 염(鹽)이 축적(藏)된 상태이다. 이 염(鹽)은 삼투압 기질이기 때문에 자동으로 수분을 끌어안는다. 그래서 당연히 수분이 저류되면서 창만병(滿病)이 생긴다(藏寒生滿病). 치료는 간단하다. 염에 격리된 전자를 빼내서 물로 중화시키는 것이다. 염에 격리된 전자를 빼내는 방법도 아주 간단하다. 열을 공급하면 전자는 자동으로 빠져나온다. 이 열을 공급하는 옛날 방식이 구설(灸焫)이다. 구설은 애융(艾絨)이 탈 때 생기는 열로 지지는 방법인데, 지금의 쑥뜸이다. 그래서 당연히(宜)라는 말을 쓴 것이다. 그러면, 간질로 빠져나온 자유전자는 산소에 의해서 즉각 물로 중화된다.

제4절

南方者, 天地所長養, 陽之所盛處也. 其地下, 水土弱, 霧露之所聚也. 其民嗜酸而食腑.
故其民皆緻理而赤色, 其病攣痺, 其治宜微鍼. 故九鍼者, 亦從南方來.

남쪽 지방은(南方者), 일조량이 많고 날씨가 더워서 천지만물이 번창하며(天地所
長養), 일조량이 많은 지역이다(陽之所盛處也). 땅은 평지이며(其地下), 환경은 사람
들에게 우호적이고(水土弱), 안개와 이슬이 많다(霧露之所聚也). 이 지역민들은 신맛
을 즐기며 내장을 먹는다(其民嗜酸而食腑). 그래서 그 지역민들은 피부가 곱고 안
색이 붉다(故其民皆緻理而赤色). 질환은 연비이며(其病攣痺), 치료할 때 우선 미침을
사용한다(其治宜微鍼). 그래서 침술이 발달하게 되었고, 구침은(故九鍼者), 남방에서
유래한 것을 쓴다(亦從南方來).

여기에 나온 질병인 연비(攣痺)를 알려면, 발효에 대한 상당한 지식이 요구된다.
발효에 대해서 간단히 알아보자. 이 남방 지역은 날씨가 덥다는 사실에 주목해야
한다. 더운 날씨에는 음식물이 쉽게 상해서 시어진다. 따뜻한 날씨에 김치가 시어
지는 과정을 상기하면 된다. 바로 이 시어진다는 사실을 역으로 이용해서 나온 방
법이 바로 발효이다. 즉, 발효는 식품을 장기 보관하는 도구이다. 그래서 더운 지
방에서 발효가 잘 발달할 수밖에 없다. 발효를 시키면 나오는 영양성분이 바로
SCFA(Short Chain Fatty Acid: Volatile acid: 揮發性酸: 단쇄지방산)이다. 이것
은 휘발성 산으로써 혈류에 동반되고 체액까지 도달한다. 이 '성능'을 오미(五味)로
분류하면 매운맛(辛)에 해당한다. 즉, 매운맛은 휘발성 단쇄지방산의 한 종류에 불
과하다. 물론 효과는 거의 같다. 그래서 오미의 효과 중에서 매운맛의 부작용이
근육의 위축이다. 즉, SCFA라는 휘발성 지방산의 부작용이 근육의 위축이라는 말
이다. 이게 바로 연비(攣痺)이다. 연비의 핵심 병증은 근육에 있다. 이 지역민들은
무더운 날씨 때문에 발효를 애용할 수밖에 없었고, 발효에서 나오는 SCFA의 신맛
(酸)을 즐길 수밖에 없었다. 그럼 SCFA는 우리 건강에 어떤 영향을 줄까? SCFA

는 휘발성이기 때문에 체액에 쉽게 도달한다. 이 물질은 간질에 있는 전자(酸)를 수거해서 미토콘드리아에서 중화되게끔 해서 간질을 알칼리 환경으로 만들어준다. 그러면 이 알칼리 환경은 체액과 직접 대면하고 있는 피부 콜라겐을 보호하고, 자연스럽게 피부는 잘 보존되고 고와진다. 당연히 간질에 과잉 산의 정체가 없으므로, 혈액 순환은 잘 되고 얼굴은 붉어진다. 이 지역민들이 안색이 붉고(赤色), 피부가 고운(緻理) 이유이다. 그런데 과유불급(過猶不及)이라고, 과하면 항상 문제를 일으킨다. SCFA 기능의 핵심은 전자를 수거해서 중화시키는 능력이다. 그런데 미토콘드리아도 전자를 중화하는데 용량적 한계를 가지고 있다. 그래서 SCFA가 너무나 많은 전자를 수거해오면, 미토콘드리아는 과부하를 일으키고, 전자를 수거해온 SCFA는 이제 자기가 수거해온 전자를 처리하지 못하게 되고, 이들은 전자를 수거했으므로, 당연히 삼투압 기질이 되면서, 수분을 저류시켜서 간질액을 정체시키는 요인으로 작용한다. 그러면 간질에 뿌리를 둔 신경이 이 과잉 전자를 수거하면서, 결국에 근육을 수축시키는 것이다. 그래서 발효 음식을 많이 섭취하는 이 지역에서 연비(攣痺)라는 질환이 생기는 것은 당연하다. 그런데 치료는 왜 당연히 (宜) 침(鍼)일까? 침(鍼)은 원래 독(毒)이다. 이유는 침은 철(鐵)인데, 이 철(Fe^{3+})은 상온에 두면 공기 중에 있는 용매화 전자를 흡수해서 산성인 환원철(Fe^{2+})이 되기 때문이다. 이때 상태가 심하면 철은 빨갛게 녹이 슨다. 그리고 침을 놓는 부분은 원래 알칼리 환경이기 때문에, 이 산성으로써 환원철이 된 침을 놓으면, 침에서 전자가 빠져나온다. 이 전자가 MMP를 작동시켜서 간질에 있는 콜라겐을 분해해 버린다. 염소(Cl^-)가 전자를 공급하는 원리와 똑같다. 왜 이런 일을 일부러 할까? 침은 면역을 활성화해서, 이 면역이 과잉 산을 중화하게 만드는 치료법이다. 그런데 평소에 면역 세포는 간질 콜라겐에 붙잡혀있다. 그래서 침으로 전자를 공급하면, 이 전자는 MMP를 이용해서 간질 콜라겐을 분해하게 되고, 그러면 간질 콜라겐에 붙잡혀있던 면역 세포는 풀려나고, 이어서 면역 활동이 고양되는 것이다. 이 면역 세포는 알칼리이기 때문에, 자동으로 자기 길을 따라서 병소인 산성 환경으로 이끌려간다. 이 현상을 전자주화성(Electrotaxis)이라고 부른다. 다른 말로 전기주성(電氣走性)이라고도 부른다. 그래서 면역이 다니는 길인 경락이 아주 중요하다. 침의 원리에 대해서는 차차 더 공부하게 된다. 그런데 한 가지 의문이 더 남는다. 다른 방법으로도 치료가 가능할 것인데, 왜 굳이 침일까? 바로 신경에 있다. 근육에 연비(攣痺)가 생기려면 반드시 신경이 개입된다. 이 신경은 경락이 자리한 간질에서 만난다. 그래서 신경이 활동하는 간질에서 면역 세포가 신경의 밥인 전자를 중화시켜버리면, 신경은 흥분을 멈추고 연비도 풀린다. 이런 침법의 원리를 모르면, 침 치료는 사고를 부를 수도 있다. 즉, 침이 신경의 밥을 뺏어서 신경이 멈추는 일이 심장경이나 폐경에서 일어나면 생명은 멈춘다. 이것이 침구 사고이다. 더 자세한 내용은 차차 더 배우게 된다. 다음은 짐승의 내장(腑)을 먹는다고 했다. 왜 내장을 먹는 것을 강조했을까? 우리가 즐겨 먹는 순대를 말하고 있다. 내장의 핵심은 콜라겐이다. 육류 콜라겐은 알칼리이면서 비교적 소화가 잘되기 때문에 흡수도 잘 된다. 이 지역은 시어진(酸) 음식의 부작용이 있으므로, 이것에 대처하기 위해서 알칼리 콜라겐을 먹어서 중화시킨다는 전략이 숨어있다. 이것이 전통 음식의 영양소 배합 법칙이다. 한마디로 전통 음식의 제법은 최첨단 과학을 함유하고 있다. 필자는 전통 음식 제법만 따라도 병의 절반은 줄일 수 있다고 생각한다. 문장은 몇 문장 안 되지만, 상당히 많은 지식을 요구하고 있다.

제5절

中央者, 其地平以濕, 天地所以生萬物也衆, 其民食雜而不勞. 故其病多痿厥寒熱, 其治宜導引按蹻. 故導引按蹻者, 亦從中央出也.

가운데 지역은(中央者), 지세가 평탄하고 습이 많으며(其地平以濕), 그래서 천지는 만물이 잘 자라고, 인구(衆)도 많다(天地所以生萬物也衆). 여러 지역에서 몰려든 사람들로 인해서 먹거리 문화가 발달했기 때문에, 이 지역민들은 다양한 먹거리를 이용하며 육체적으로 힘든 노동을 하지 않는다(其民食雜而不勞). 그래서 질환들은 위궐이나 한열이 많고(故其病多痿厥寒熱), 그래서 병 치료는 당연히 체조를 시키고 안마를 받게 해야 한다(其治宜導引按蹻). 그래서 체조나 안마는(故導引按蹻者), 중앙에서 이용하는 법을 따른다(亦從中央出也).

　　병은 위궐(痿厥)과 한열(寒熱)인데, 한열(寒熱)의 기전은 앞에서 설명할 기회가 있었기 때문에 여기서는 피한다. 위궐은 혈액 순환에 장애가 생기면서 혈액 순환에서 많은 저항성을 받는 피부를 보유하고 있는 손발이 문제가 되는 것이, 이 질환의 핵심이다. 그런데 이 두 질환의 주된 요인은 간질액의 정체이다. 혈액 순환의 핵심인 간질액이 간질에 정체가 되면서 혈액 순환이 막히고, 이어서 이 두 질환이 생긴 것이다. 그러면 왜 이 지역에서는 이 두 질환이 생기는 걸까? 답은 '其地平以濕' 이 문장 안에 있다. 이 지역은 평지라서 습기가 많다는 것이다. 산악 지역이나 강이나 바닷가는 기압의 차이가 발생하기 때문에, 바람이 일어나면서 습기를 날려버린다. 그러나 평지는 기압의 차이가 나타날 곳이 없으므로, 바람이 없고 결국에 습기가 누적된다. 그러면 습기는 인체에 어떻게 영향을 미칠까? 인체는 소변을 통해서 하루에 약 1,000㎖의 수분을 체외로 배출한다. 그리고 피부는 피부 호흡을 통해서 하루에 약 800㎖의 수분을 체외로 배출한다. 그런데 수분은 반드시 삼투압 기질인 산(酸)을 포함하고 있다. 그래서 피부로 수분이 증발한다는 말은 산(酸)이 증발한다는 뜻이 된다. 이 산(酸)의 출처는 간질에 있는 간질액이다. 그런데 외부 공기 중에 습기(濕)가 많으면 즉, 습도가 높으면, 이 습기가 피부에 붙어서 피부 땀구멍을 막으면서 피부 호흡이 막혀버린다. 그러면 간질에 있는 과잉 산은 배출이 안 되고, 결국 간질에 과잉 산이 쌓이게 되고, 이 과잉 산은 간질을 막아버린다. 즉, 간질액의 정체가 습(濕)을 만들어낸 것이다. 즉, 외부의 습(濕)이 내부의 습(濕)을 만든 것이다. 이것이 이 지역에서 한열과 위궐을 만들어내는 이유이다. 앞에서 보았던 예들처럼, 지역의 특성인 지세(地勢)가 병을 만들어내는 요인이 된 것이다. 참고로 피부의 70% 정도가 화상을 입으면 죽는 이유가 바로 피부 호흡 장애 때문이다. 치료를 당연히(宜) 안마((按摩:按蹻)와 도인(導引)이라는 체조로 하라고 한다. 안마는 주로 경락 요법이 적용된다. 즉, 경(經)은 면역을 활성화해서 체액 순환을 돕고, 낙(絡)은 그 자체가 체액 순환 용도이다. 그래서 경락 요법이 사용되는 안마는 체액 순환 문제로 생기는 위궐(痿厥)을 치료하는데 아주 훌륭한 도구이다. 그다음에 도인(導引)이라는 체조는 명상까지 포함된 종합 운동 처방 기술이다. 이 도인을 한마디로 표현하기는 불가능하며, 책으로 한 권은 써야만 한다. 명상은 아무 생각도 하지 않고 오직 하나의 생각에만 집중하는 훈련이다. 그러면 인체에서는 무슨 일이 일어날까? 바로 신경을 쓰지 않는 것이다. 무슨 신경을 안 쓸까? 바로 교감신경(sympathetic nerve:交感神經)을 최소로 쓰는 것이다. 교감신경의 반대가 부교감신경(parasympathetic nerve:副交感神經)인데, 이 부교감신경은 인체의 기본 기능을 지켜주는 신경인데, 여기에는 미주신경(vagus nerve:迷走神經)이 포함된다. 중요한 것은 교감신경과 부교감신경은 서로 길항 관계 즉, 하나가 작동하면 하나는 작동이 안 된다. 이 미주신경 작용이 명상의 핵심이다. 미주신경은 항산화(抗酸化) 작용을 하므로, 명상하면 미주신경이 작동되고 건강이 좋아진다. 즉, 미주신경은 과잉 산을 중화해주는 작용을 한다. 이 도구는 미주신경이 분비하는 아세틸콜린(acetylcholine)이다. 여기에서도 핵심은 콜린(choline)이다. 거꾸로 교감신경은 염증반응을 일으킨다. 지금 기술한 내용들은 잘 알려진 사실들이고 논문도 아주 많이 나와 있다. 하나는 운동의 효과이다. 운동의 효과에 대해서는 말이 많은데, 핵심은 과잉 전자(酸)의 중화이다. 인체 간질과 세포에는 많은 전자가 숨겨져 있다. 그런데 운동하면 호르몬 분비가 많아지고, 이어서 숨겨져 있던 전자들이 호르몬에 실려서 간질로 빠져나온다. 또, 운동은 근육에 압력을 제공해서 압전기를 만들어내고, 이어서 숨어있던 전자들이 간질로 빠져나오게 한다. 이때 간질로 빠져나온 자유전자들은 동맥 모세 혈관에 활동전위(活動電位:action potential)를 일으켜서 세포를 수축시키게 되고, 혈관의 확장성을 높이면서 알칼리인 동맥 혈액이 간질로 많이 나오게 한다. 그리고 이 동맥혈이 보유한 산소가 간질로 빠져나온 자유전자를 잡아서 물로 중화해준다. 그래서 운동은 인체 안에 쌓인 과잉 산을 깨끗이 정리를 해준다. 적당한 운동을 하고 나면 기분이 좋아지는 원리이다. 이것는 고혈압(hypertension:高血壓)의 원리이기도 하다. 즉, 인체에 산이 과잉되면, 인체는 이 과잉 산을 중화시키기 위해서 알칼리인 동맥혈을 더 많이 공급받기 위해서 전략적 도구를 찾게 되는데, 이 도구가 바로 고혈압이다. 그래서 고혈압은 과잉 산을 제거해 주면 낫는다. 운동의 또 하나의 효과는 바로 근육량의 증대이다. 지방층과 근육층의 차이는 세포의 활동성에 있다. 평소에 지방층에 있는 세포는 미토콘드리아에서 전자를 거의 중화하지 않고 쉰다. 그러나 근육층에 있는 세포는 언제나 활발히 전자를 중화시킨다. 그래서 운동으로 근육을 키우게 되면, 피로의 원인인 전자를 쉽게 중화시킬 수 있으므로, 지구력이 증가하는 이유이다. 그리고 운동을 계속하거나 강도 높게 운동을 하면 호르몬 분비가 과다해지면서 피로를 유발하는데, 근육이 많으면 활동 세포가 많으므로, 이 과잉 산을 쉽게 중화시킬 수가 있고 이어서 지구력이 생긴다. 즉, 근육 세포는 산을 중화시키는 도구이다. 근력 운동을 하면, 바로 이 세포 수가 증가하면서 건강이 좋아진다. 이것이 면역의 원리이기 때문에 운동하면 면역력이 좋아지는 원리이다. 면역이란 다름이 아니라 병소에 세포를 파견해서 과잉 산을 중화시키는 것이다. 즉, 병소에 세포 숫자를 늘려서 과잉 산을 중화시키는 것이 면역이다. 군대에서 말하는 군대의 추가 파병이다. 당연히 이긴다. 운동에 대해서도 할 말이 아주 많지만, 지면 문제 때문에 여기서 접는다. 결국에 이 지역 주민들은 육체노동을 거의 안 하므로 안마나 체조로 부족한 인체 운동을 보충시키라는 것이다. 그런데 왜 치료법이 안마와 운동인가? 다른 치료법도 많이 있는데, 굳이 왜 이 두 가지 치료법을 택했을까? 답은 간질액이다. 간질액은 전신에 다 퍼져있다. 그래서 간질액 전체에 문제가 생기면, 병이 어디에 있을지 종잡을 수가 없다. 결국은 전신에 있는 모든 간질액에 영향을 줄 수 있는 치료법이 바로 안마와 운동이다. 다시 말하면 운동과 안마는 전신에 알칼리 동맥혈을 공급시키는 핵심 치료법인 것이다.

故聖人雜合以治, 各得其所宜. 故治所以異, 而病皆愈者, 得病之情, 知治之大體也.

그래서 성인은 병을 치료하면서 여러 가지(雜) 방법을 조합(合)했으며(故聖人雜合以治), 각각의 방법은 마땅히(宜) 그 소기(所)의 성과를 얻었다(各得其所宜). 그래서 치료를 하는 데 있어서, 여러 가지(異) 방법을 써서(故治所以異), 모든(皆) 병을 완치(愈)시켰다는 것은(而病皆愈者), 병의 상태(情)를 정확히 알고(得病之情), 치료의 큰 틀을 알았기 때문이다(知治之大體也).

제13편. 이정변기론(移精變氣論)

黃帝問曰, 余聞古之治病. 惟其移精變氣, 可祝由而已. 今世治病, 毒藥治其內, 鍼石治其外, 或愈或不愈, 何也. 岐伯對曰, 往古人居禽獸之間, 動作以避寒, 陰居以避暑, 內無眷慕之累, 外無伸宦之形, 此恬憺之世, 邪不能深入也. 故毒藥不能治其內, 鍼石不能治其外, 故可移精祝由而已. 當今之世不然, 憂患緣其內, 苦形傷其外, 又失四時之從, 逆寒暑之宜, 賊風數至, 虛邪朝夕, 內至五藏骨髓, 外傷空竅肌膚. 所以小病必甚, 大病必死. 故祝由不能已也.

황제가 묻는다(黃帝問曰). 내가 듣기로는 옛날에 병을 치료하면서(余聞古之治病), 이정변기 요법을 생각해내서(惟其移精變氣), 축유 요법으로도 병을 치료하는 것이 가능했다는데(可祝由而已), 지금 우리는 병을 치료하면서(今世治病), 약초로 인체 내부를 치료하고(毒藥治其內), 침석으로 인체 외부를 치료한다(鍼石治其外). 그런데 어떤 경우에는 완치가 잘 되고(或愈), 어떤 경우에는 완치가 안 되니(或不愈), 어찌된 일인가요(何也)? 기백이 대답한다(岐伯對曰). 옛날 사람들은 짐승들 사이에서 살면서(往古人居禽獸之間), 추위를 녹일 때는 움직여서 추위를 녹였고(動作以避寒), 더위를 피할 때는 응달에서 피했으며(陰居以避暑), 인체 내부에서는 정신적 고통의 누적이 없었으며(內無眷慕之累), 사회 외부적으로는 신환(權富:伸宦)의 형태 즉, 계급 구조의 형태가 없었다(外無伸宦之形). 이렇게 마음을 비우고 사는 염담(恬憺)의 세상이어서(此恬憺之世), 사기가 깊숙이 침입하는 것이 불가능했다(邪不能深入也). 쉽게 말하면, 먹고사는 것에 크게 연연하지도 않았고, 권력이라는 계급 구조가 없었기 때문에, 서로를 질투하거나 핍박하지도 않았다. 그래서 이때 병이 걸리면 깊은 병이 걸리는 것도 아니고, 약간의 정신적인 문제나 약간의 외부적 문제만 있었기 때문에, 인체 안에 깊은 병이 있을 때 쓰는 약제(毒藥)를 써서 치료하는 것도 불가능했으며(故毒藥不能治其內), 신체 외부에 깊은 병이 있을 때 쓰는 침석을 사용해서 치료하는 것도 불가능했다(鍼石不能治其外). 그래서 이정 요법이나 축유 요법으로도 완치가 가능했다(故可移精祝由而已). 그러나 지금은 세상이 달라졌다(當今之世不然). 우환은 인체 내부를 얽어 매고(憂患緣其內), 몸을 힘들게 해서 인체 외부에 상해를 입힌다(苦形傷其外). 또, 사계절의 원칙을 따르지도 않고(又失四時之從), 한서에 마땅히 지켜야 할 원칙도 거스르면서(逆寒暑之宜), 사기인 적풍도 자주 왔다(賊風數至). 그래서 결국 알칼리가 고갈(虛)되었을 때 오는 사기(邪)인 허사(虛邪)가 일상(朝夕)이 되어버렸다(虛邪朝夕). 이런 허사가 안으로는 오장과 골수까지 침범을 하고(內至五藏骨髓), 밖으로는 인체의 각종 배출구(空竅)와 피부 깊숙이(肌膚)까지 파고들어서 상해를 입힌다(外傷空竅肌膚). 이런 이유로 작은 병도 반드시 깊어진다(所以小病必甚). 이렇게 해서 큰 병이 발병하면 반드시 죽는다(大病必死). 작은 병도 큰 병이 되는데, 큰 병이 일어나면 더 큰 병이 되기 때문에 죽을 수밖에 없다는 것이다. 그래서 축유법을 사용해서 병을 완치시키는 것이 불가능해졌다(故祝由不能已也). 이 모습은 영화에서 보면 마을 주술사가 축유법으로 환자를 고치는 장면을 떠오르게 한다. 현대인은 이 장면을 보고 비웃었다. 과연 이 장면을 보고 비웃는 현대인은 정상일까? 황금만능주의와 권력만이 최고라는 생각에 사로잡혀 사는 현대인은 서로를 비교하면서 감정은 이입되고, 심적 고통은 날로 심해지면서 병은 깊을 대로 깊어진다. 그래서 현대의 병은 주술사의 축유법으로는 치유가 불가능한 상태로 변해버렸다. 현대인은 최첨단이라고 자랑하는 의학에 의존해야 겨우 목숨을 유지한다. 그런 현대인이 주술사를 무시한다. 거꾸로 깨어 있는 현대인이라면 주술사의 시대를 보고 부러워해야 하지 않을까? 여기서 언급된 이정 변기(移精變氣) 요법이나 축유(祝由) 요법은 같은 말이다. 축유를 해서 이정 변기가 되게 하는 것이다. 축유(祝由)는 말 그대로 축하(祝)할 이유(由)를 생각해내서 마음을 안정시키는 것이다. 일종의 명상이다. 그러면 인체에서는 무슨 변화가 일어날까? 바로 신경의 변화이다. 즉, 교감신경은 작동을 멈추고, 부교감신경인 미주신경이 작동하는 것이다. 그러면 미주신경은 아세틸콜린이라는 알칼리(精)를 분비 이전(移)시켜서 산(酸)인 기(氣)를 변화(變)시키는 것이다. 즉, 알칼리를 분비시켜서 산을 중화시키는 것이다. 이것이 축유(祝由)가 만들어낸 이정 변기(移精變氣)이다. 황금만능주의와 권력만이 최고라는 생각에 잡혀있지 않았던 고대에는 지금만큼 스트레스가 없었기 때문에 큰 병도 없었고, 그래서 축유 요법으로도 치유가 가능했다. 그러나 현대는 스트레스 강도만큼이나 병의 깊이도 깊어졌으므로 인해서, 최첨단 의학에 기대지 않으면 살아갈 수가 없다. 스트레스는 만병의 근원인데, 그 원인은 스트레스로 인한 호르몬의 극단적 과다 분비에 있다. 즉, 간질에 과잉 산이 극단적으로 쌓이는 것이다. 호르몬은 무조건 산성이라는 사실에 주목해보자.

帝曰, 善, 余欲臨病人, 觀死生, 決嫌疑, 欲知其要, 如日月光, 可得聞乎. 岐伯曰, 色脈者, 上帝之所貴也, 先師之所傳也, 上古使僦貸季, 理色脈而通神明, 合之金木水火土四時, 八風六合, 不離其常. 變化相移, 以觀其妙, 以知其要, 欲知其要, 則色脈是矣. 色以應日, 脈以應月, 常求其要, 則其要也. 夫色之變化, 以應四時之脈. 此上帝之所貴, 以合於神明也. 所以遠死而近生, 生道以長, 命曰聖王.

황제가 말한다(帝曰). 좋습니다(善). 저는 임상을 어떻게 하는지(余欲臨病人), 생사를 어떻게 판단하며(觀死生), 의문점은 어떻게 푸는지(決嫌疑), 그 요점을 명확히 알고 싶은데(欲知其要, 如日月光), 이 모든 의문점을 명확하게 들을 수 있겠습니까(可得聞乎)? 기백이 대답한다(岐伯曰). 안색과 맥이라는 것은(色脈者), 상제도 귀중히 여겼으며(上帝之所貴也), 스승님이 저에게 잘 전해 주셨습니다(先師之所傳也). 옛날 상고 시대에 추대계(僦貸季)로 하여금(使)(上古使僦貸季), 안색과 맥에 대한 이론(理)을 정립시키게 해서, 이 이론을 가지고 심장(神明)이 잘 작동(通)하게 했다(理色脈而通神明). 여기서 신명(神明)을 다르게 해석해도 된다. 신(神)은 전자(電子)이기 때문에 에너지이다. 이 에너지인 전자는 전자전달계에서 산소와 반응해서 물(H_2O)로 중화가 되면서 빛(明)을 낸다. 그래서 신명(神明)은 같이 붙어 다닌다. 그래서 신명이 잘 통한다는 말은 에너지의 흐름이 잘 통한다는 것이다. 안색과 맥은 바로 이 에너지의 흐름에 대한 지표이다. 그래서 다시 해석을 해보면, '안색과 맥의 이론을 정립시키게 해서 인체 안에서, 에너지가 정상적으로 통하게 했다(理色脈而通神明)'이다. 인체에서 이 전자(神)를 제일 많이 중화시키는 곳이 심장이다. 그래서 신명을 심장으로 표현해도 문제는 없다. 둘 다 뜻은 잘 통한다. 다시 본문을 보자. 오행(金木水火土)과 사계절(四時)이 짝(合)을 이루면서(合之金木水火土四時), 팔풍과 육합을 만들어내는데(八風六合), 이 원칙(常)들은 서로 떨어질 수가 없다(不離). 그 이유는 그 기묘함을 관찰하고(以觀其妙), 그 요점을 알아보면(以知其要), 그 변화가 서로 이전이 되기 때문이다(變化相移). 그래서 변화의 상호 이전(變化相移)의 핵심을 알려고 한다면(欲知其要), 이 색과 맥이 그것(是)이다. 즉, 안색과 맥의 관계를 보면 변화의 상호 이전(變化相移)의 핵심을 알 수 있다는 것이다. 안색과 맥은 에너지를 서로 이전시키면서 변화하기 때문이다. 안색을 일(日)에 대응시키고(色以應日), 맥을 월(月)에 대응시켜서(脈以應月), 항상(常) 그 요점을 알아보면(常求其要), 그것이 요점이 된다(則其要也). 즉, 무릇 안색의 변화로써(夫色之變化), 사계절의 맥에 대응시키는 것이다(以應四時之脈). 사계절의 변화란 에너지의 변화이다. 맥은 이 사계절의 에너지 변화에 따라서 변한다. 그리고 이렇게 변한 맥의 상태는 안색으로 나타난다. 이 관계는 일조량(日)에 따라서 매월의 달(月)이 변하는 것과 같은 원리라는 것이다. 이것이 상제께서 귀중하게 여긴 것으로서(此上帝之所貴), 인체 에너지의 흐름(神明)과 짝(合)을 이룬다(以合於神明也). 안색과 맥은 모두 인체 안에서 에너지가 어떻게 소통하는지를 나타내는 지표이다. 이렇게 에너지의 관리를 잘했기 때문에(所以), 죽음은 멀리하고 생존은 가까이하게 되었다(所以遠死而近生). 즉, 생존(生)하는 원리(道)를 지킴으로써, 오래 건강하게 장수(長)했다(生道以長). 이렇게 건강의 원리를 지키고 살았던 그를 성왕이라고 불렀다(命曰聖王). 이 문장에서 핵심은 신명(神明)이다. 즉, 인체 안에서 에너지의 조절이다. 병의 거의 대부분은 에너지 과잉으로 인해서 발생하기 때문이다.

中古之治病, 至而治之. 湯液十日, 以去八風五痺之病. 十日不已, 治以草蘇, 草荄之枝, 本末爲助. 標本已得. 邪氣乃服.

  중세(中古)시대의 병 치료는(中古之治病), 병이 나면(至) 그제야 치료했으며(至而治之) 즉, 병을 예방하지 않았다. 성인은 병이 나기 전에 치료한다는 부분을 상기해 보자. 탕제를 10일 복용시켜서(湯液十日), 만병(八風五痺之病)을 제거 했으며(以去八風五痺之病), 10일이 되어도 완치가 안 되면(十日不已), 차조기(蘇) 떡잎(治以草蘇), 떡잎 뿌리의 가지(草荄之枝)를 사용해서 치료했으며, 병의 원인(本)과 증상(末)을 치료(助)했다(本末爲助). 즉, 병의 원인(本)과 증상(標)을 정확히 파악(得)해서(標本已得), 병(邪氣)을 굴복(服)시켰던 것이다(邪氣乃服). 여기서 차조기(蘇)는 중국의 명의인 화타(華佗)가 사용한 명약이다. 여러 증상에 효과가 있는 아주 좋은 약재이다.

暮世之治病也, 則不然. 治不本四時, 不知日月, 不審逆從, 病形已成, 乃欲微鍼治其外, 湯液治其内. 麤工兇兇, 以爲可攻, 故病未已, 新病復起.

지금의 병 치료는(暮世之治病也), 그렇게 하지 않는다(則不然). 사계절의 근본(本)도 모르고(治不本四時), 책력을 이루고 있는 태양(日)과 달(月)에 대해서도 모르고(不知日月), 병의 순리(從)와 역리(逆)를 살피지도 않고(不審逆從), 치료만 하려고 한다. 그러는 사이에 병은 이미 자리를 잡아 버리는데(病形已成), 그제야(乃) 신체 외부(外)는 미침으로 다스리려고(治) 하고(乃欲微鍼治其外), 신체 내부는 탕제로 다스리려고 한다(湯液治其内). 무능한 의사(麤工)는 병을 더 악화(兇兇)시켜 놓고서(麤工兇兇), 치료(攻)가 가능하다(可)고 여긴다(以爲)(以爲可攻). 그래서 원래의 병은 치료되지 않게(未已) 되고(故病未已), 새로운 병이 또(復) 생겨(起) 난다(新病復起). 치료라는 것은 독을 가지고 치료하므로 잘못하면 당연히 새로운 병이 생겨날 수밖에 없다. 여기서는 황제내경이 에너지 의학이라는 사실을 말하고 있다. 그래서 에너지를 조절하려면, 당연히 계절의 기운에 맞춰야 한다. 그래서 병을 제 때에 고치지 않게 되면, 계절이 바뀌면서, 병은 더 악화하고 만다.

帝曰, 願聞要道. 岐伯曰, 治之要極, 無失色脈. 用之不惑, 治之大則, 逆從到行, 標本不得, 亡神失國. 去故就新, 乃得眞人.

황제가 말한다(帝曰). 그 핵심 원리 듣고 싶습니다(願聞要道). 기백이 대답한다(岐伯曰). 치료의 핵심은(治之要極), 안색과 맥을 잘 살피는 것을 잊어서는 안되며(無失色脈), 치료법을 사용하되 의심이 있어서는 안 되며(用之不惑) 즉, 의심을 안 할 만큼 정확히 진단해서 치료법을 확정해야 하며, 치료의 대원칙은(治之大則), 치료의 순리와 역리가 어떻게 도달해서 행동하는지 아는 것이다(逆從到行). 만일에 병의 원인(本)과 증상(標)을 제대로 파악(得)하지 못하게 되면(標本不得), 병의 원인인 신(神) 즉, 전자인 산(酸)은 놓치고(亡) 몸(國)만 망친다(亡神失國). 병의 원인인 산(酸:神)을 놓쳐서 중화하지 못하면, 당연히 몸을 망쳐진다. 모순되는 과거(故)의 지식은 버리고(去) 합리적인 새로운(新) 지식을 취득(就)해야(去故就新), 최고의 의사(眞人)가 될 수 있다(乃得眞人). 치료의 원칙론을 말하고 있다.

帝曰, 余聞其要於夫子矣. 夫子言不離, 色脈, 此余之所知也. 岐伯曰, 治之極於一. 帝曰, 何謂一. 岐伯曰, 一者因得之. 帝曰, 奈何. 岐伯曰, 閉戸塞牖, 繫之病者, 數問其情, 以從其意, 得神者昌, 失神者亡. 帝曰, 善.

황제가 말한다(帝曰). 선생님(夫子)을 통해서 핵심을 잘 들었습니다(余聞其要於夫子矣). 기백 선생님 말씀을 들으니 안색과 맥은 불리할 수가 없군요(夫子言不離, 色脈)! 이것이 내가 알고 싶은 것이었습니다(此余之所知也). 기백이 대답한다(岐伯曰). 치료의 방법은 하나로 모아(極)진다(治之極於一). 황제가 말한다(帝曰). 어찌 하나라고 말씀하십니까(何謂一)? 기백이 대답한다(岐伯曰). 하나라는 것은 원인(因)을 파악(得)하는 것입니다(一者因得之). 황제가 말한다(帝曰). 어찌 그런가요(奈何)? 기백이 말한다(岐伯曰). 두문불출(閉戸塞牖) 집안에서 꼼짝도 못 하고 머리를 싸매고(繫) 누워있는 중환자는(繫之病者), 병 상태(情)를 많이(數) 물어보고(數問其情), 병자가 말하고 싶은 의도를 좇아서(從) 병의 원인을 정확히 파악해야 한다(以從其意). 병의 원인(因)이 되는 산(酸)인 신(神)의 과잉 정도를 정확히 파악(得)할 수 있으면, 의사로써 성공(昌)할 수 있으나(得神者昌), 그렇지 못할(失) 경우는 성공하지 못(亡)한다(失神者亡). 병의 근원(因)은 대부분 산(酸:神)의 과잉 즉, 에너지의 과잉에 있으므로, 산과 알칼리의 균형을 모르면 안 된다. 현대의학으로 말하자면, 체액의 산-알칼리 균형을 pH7.45로 맞춰주는 것이다. 황제가 말한다(帝曰). 좋습니다(善).

제14편. 탕액요례론(湯液醪醴論)

제1장

黃帝問曰, 爲五穀湯液及醪醴奈何. 岐伯對曰, 必以稻米, 炊之稻薪, 稻米者完, 稻薪者堅.

황제가 묻는다(黃帝問曰). 오곡으로 어떻게 탕액과 술을 만들었는지 알고 싶습니다(爲五穀湯液及醪醴奈何). 기백이 대답한다(岐伯對曰). 반드시 찹쌀을 사용해야 하며(必以稻米), 볏짚으로 밥을 짓는다(炊之稻薪). 찹쌀은 밥을 해놓은 후에도 깨지지 않고 밥알 모양이 온전히(完) 보존이 된다(稻米者完). 볏짚은 불을 다 지피고 나서도 여전히(堅) 열기를 제공해준다(稻薪者堅). 술 빚는 방법을 알면, 쉽게 이해가 가는 부분이다. 술을 빚을 때는 반드시 꼬두밥을 짓는데, 그 이유는 밥알이 깨져버리면, 전분인 당이 흩어져버려서 누룩에 있는 효모의 먹이가 되지 못한다. 그래서 찹쌀을 고집하고 꼬두밥을 고집하며, 그것도 그늘에서 건조해서 어느 정도 수분을 제거하고 술을 안친다. 그래서 밥알의 원형이 잘 보존(完)되어야 한다. 볏짚은 불이 꺼져도 숯처럼 상당한 시간 동안 불이 남아있다. 즉 술을 빚을 꼬두밥을 짓는데, 뜸이라는 시간이 필요한데, 이때 여분의 열을 제공(堅)해 줄 수 있는 재료가 볏짚이다. 이 문장들은 술 빚는 방법을 모르면, 해석이 이상한 방향으로 흐른다.

帝曰, 何以然. 岐伯曰, 此得天地之和, 高下之宜, 故能至完, 伐取得時. 故能至堅也.

황제가 말한다(帝曰). 왜 그러지요(何以然)? 기백이 대답한다(岐伯曰). 이것은 음(稻米:地)과 양(稻薪:天)의 조화(和)를 얻는 것이다(此得天地之和). 위(稻米)와 아래(稻薪)가 잘 어울리니(高下之宜), 능히 밥알이 완전한(完) 고두밥을 얻을 수 있고(故能至完), 볏짚으로 열기를 만들어서 밥 짓는(取) 시간(時)을 맞출(得) 수 있으니(伐取得時), 능히 뜸을 들일 수 있는 열을 지속(堅)시킬 수가 있다(故能至堅也). 문장은 몇 문장 안 되는데, 문장이 암호문처럼 되어있어서, 해석이 상당히 어렵다.

帝曰, 上古聖人作湯液醪醴, 爲而不用, 何也. 岐伯曰, 自古聖人之作湯液醪醴者, 以爲備耳. 夫上古作湯液. 故爲而弗服也. 中古之世, 道德稍衰, 邪氣時至, 服之萬全.

황제가 말한다(帝曰). 상고 성인들은 탕액을 만들고 술(醪醴)을 빚었는데(上古聖人作湯液醪醴), 만들어 놓고선 정작 먹지는 않았는데(爲而不用), 왜 그랬죠(何也)? 기백이 대답한다(岐伯曰). 예로부터 성인들이 탕액을 만들고 술을 빚은 것은(自古聖人之作湯液醪醴者), 필요할 때를 대비해서 미리 준비하는 것으로 여겼을 뿐(耳)이다(以爲備耳). 무릇 상고 시대에는 탕액을 만들었으나(夫上古作湯液), 깊은 병이 없던 시절이었으므로, 마실 필요가 없었다(故爲而弗服也). 중고시대에는(中古之世), 도덕 관념이 점점(稍) 사라지(衰)면서(道德稍衰), 사기가 닥치는(至) 시기가 있게 되었고(邪氣時至), 술을 마셔서(服) 여러 가지 병으로부터(萬) 건강을 지킬(全) 수 있었다(服之萬全). 술의 치료 효과는 차차 논의될 것이다.

帝曰, 今之世不必已, 何也. 岐伯曰, 當今之世, 必齊毒藥攻其中, 鑱石鍼艾治其外也.

황제가 말한다(帝曰). 지금은 병이 끊이지 않으니(今之世不必已), 어찌해야 합니까(何也)? 기백이 말한다(岐伯曰). 지금은(當今之世), 반드시 내부적으로는 약초로 다스리고(必齊毒藥攻其中), 외부에서는 참석(鑱石:폄석)이나 침뜸(鍼艾:침애)으로 치료를 해야 합니다(鑱石鍼艾治其外也).

제2장

帝曰, 形弊血盡, 而功不立者, 何. 岐伯曰, 神不使也. 帝曰, 何謂神不使. 岐伯曰, 鍼石
道也. 精神不進, 志意不治. 故病不可愈, 今精壞神去, 榮衛不可復收. 何者, 嗜欲無窮,
而憂患不止, 精氣弛壞, 榮泣衛除. 故神去之而病不愈也.

　황제가 말한다(帝曰). 몰골이 말이 아니고 혈액은 말라가는데(形弊血盡), 그런데
도 치료를 할 수가 없으니(而功不立者), 왜 그런가요(何)? 기백이 말한다(岐伯曰).
산(酸)으로써 신(神)인 에너지가 제대로 작동을 안 해서 그럽니다(神不使也). 황제가
말한다(帝曰). '神不使'란 무슨 말인가요(何謂神不使)? 기백이 대답한다(岐伯曰). 침
석의 원리입니다(鍼石道也). 알칼리(精)와 산(神)이 제대로 순환(進)이 안 되면(精神
不進), 마음은 다스려지지 않는다(志意不治). 그래서 병은 완치가 안된다(故病不可
愈). 병은 산과 알칼리의 균형인데, 이 균형을 못 맞추면, 병은 완치가 불가능하다
는 것이다. 즉, 에너지의 조화가 이뤄지지 않으면, 병은 당연히 완치가 안 된다.
황제가 물어본 지금(今) 상태는 과잉 산(神)을 중화하면서 알칼리(精)는 이미 소진
(壞)되었고, 과잉 산(神)이 인체를 마비(去)시켰기 때문에(今精壞神去), 영양(榮)과 면
역(衛)은 회복이 불가능해졌다(榮衛不可復收). 왜 그렇겠는가(何者)? 욕심이 하늘을
찌르니(嗜欲無窮), 우환은 그치지 않고(而憂患不止), 그 결과 알칼리(精)는 고갈되고
(壞), 신(神)인 기(氣)는 넘쳐나서 인체를 때려부수게(弛) 되니(精氣弛壞), 영양분(榮)
은 순환이 안 되고(泣), 면역(衛)은 고갈되어 사라졌고(除)(榮泣衛除), 과잉 산(神)이
인체를 마비(去)시키고, 당연한 결과로 병은 완치가 안 된다(故神去之而病不愈也).
핵심은 '嗜欲無窮'은 이 문장이다. 끝없이(無窮) 자기 욕심만 채우려다(嗜欲) 보니
좌충우돌 사사건건 사람들과 부딪친다. 결국에 스트레스는 극에 달하고, 이 스트
레스 여파로 산성인 호르몬 분비는 과잉으로 치닫고, 결국에 간질에 과잉 산이 쌓
이게 되고, 당연한 결과로 알칼리(精)는 고갈(壞)되고, 과잉 산(神:氣)은 인체를 공
격(弛)하고, 결국에 체액의 영양분(榮)과 면역(衛)은 고갈되고, 이어서 병은 불치병
이 된다. 여기서 침석(鍼石)의 원리(道)란 면역을 활성화해서, 이 활성화된 면역으

로 병소에 과잉 산(神)을 중화하는 것인데, 침을 놓기 위해서는 '반드시' 알칼리가 풍부한 곳을 찾아야 하는데, 인체는 이미 알칼리가 고갈된 상태이다. 그래서 이처럼 스트레스가 과해서 인체가 산성으로 변하면 의사도 산(酸)인 신(神)을 어떻게 해볼(使) 수가 없게(不) 된다(神不使). 침은 어떤 경우에도 반드시 알칼리 상태에 있어야 시술이 가능해진다. 침의 원리는 앞으로 차차 더 학습하게 된다.

제3장

帝曰, 夫病之始生也, 極微極精, 必先入結於皮膚. 今良工皆稱曰, 病成名曰逆, 則鍼石不能治, 良藥不能及也. 今良工皆得其法, 守其數, 親戚兄弟遠近, 音聲日聞於耳, 五色日見於目, 而病不愈者, 亦何暇不早乎. 岐伯曰, 病爲本, 工爲標, 標本不得, 邪氣不服, 此之謂也.

황제가 말한다(帝曰). 무릇 병이 시작될 때는(夫病之始生也), 아주 미세한 사기(極微)가 알칼리(精)를 고갈(極)시키면서(極微極精), 반드시 먼저 간질(皮膚)에 침입(入)해서 자리를 잡는다(必先入結於皮膚). 즉, 체액으로 인한 병의 시작은 반드시 간질에서 시작된다. 지금 유능한 의사들이 말하는 바는(今良工皆稱曰), 병이 깊어지면(成), 이것을 역(逆)이라고 하면서(病成名曰逆), 침석으로도 치료가 불가능하며(則鍼石不能治), 아주 좋은 약으로도 치료 불가능하다고 한다(良藥不能及也). 지금 유능한 의사들이 그 법칙(法)을 모두 터득해서(今良工皆得其法), 그 법칙(數)을 지키면서(守其數), 주위의 모든 사람(親戚兄弟遠近)의 목소리를 자기 귀로 매일 듣고(音聲日聞於耳), 안색을 자기 눈으로 매일 보는데도(五色日見於目), 병을 완치시킬 수 없다는 것은(而病不愈者), 역시 너무 늦게 대처해서 그런 것 아닌가요(亦何暇不早乎)? 기백이 말한다(岐伯曰). 병은 원인이 있고(病爲本), 의사는 증상을 살피는데(工爲標), 병의 원인(本)과 증상(標)을 제대로 파악(得)하지 못하면(標本不得), 사기를 굴복(服)시킬 수 없다(邪氣不服). 즉, 병을 낫게 할 수가 없다. 이유는 치료하는 의사가 병의 원인과 증상을 정확히 파악하지 못하기 때문이다. 물어본 답이 이것이다(此之謂也).

제4장

帝曰, 其有不從毫毛而生, 五藏陽以竭也. 津液充郭, 其魄獨居, 孤精於內, 氣耗於外, 形不可與衣相保. 此四極急而動中, 是氣拒於內, 而形施於外, 治之奈何. 岐伯曰, 平治於權衡, 去宛陳莝, 微動四極, 溫衣繆刺其處, 以復其形, 開鬼門, 潔淨府, 精以時服, 五陽已布, 疏滌五藏. 故精自生, 形自盛, 骨肉相保, 巨氣乃平. 帝曰, 善.

황제가 말한다(帝曰). 그것은 병인이 아주 작을 때(毫毛) 처리하지 않아서(不從) 생기는(生) 것인데(其有不從毫毛而生), 오장에 있는 산(酸:陽)이 알칼리를 고갈시키면서(竭) 문제가 생긴 것이다(五藏陽以竭也). 그러면 체액(津液)은 과잉 산으로 인해서 정체(充郭)가 되고(津液充郭), 산성 체액의 정체 때문에 알칼리(魄)는 있을 곳이 없고(其魄獨居), 결국에 오장(內)에서는 알칼리(精)가 소모(孤) 되고(孤精於內), 간질(外)에서는 산(酸)으로써 에너지인 기(氣)가 소모되면서(氣耗於外), 인체(形)는 산과 알칼리가 서로 도와주면서 의지하는 관계(相保)를 유지하기가 불가능해진다(形不可與衣相保). 산(酸)은 인체를 움직이는 에너지(氣)이다. 그리고 이 에너지가 과잉일 때 알칼리가 나서서 과잉 에너지를 중화해서 에너지 균형을 맞춰주면, 산과 알칼리의 상호 보완(相保) 관계가 유지되면서 산과 알칼리는 서로 의지하게 되고, 인체(形)는 편안해진다. 그런데, 산이 너무 과잉되면, 결국에 중화되면서 에너지도 고갈되고, 알칼리인 정기도 고갈된다. 즉, 몸이 축나는 것이다. 이런 관계가 깨지면, 과잉 산으로 인해서 신경이 과흥분하게 되고, 사지(四極)의 근육은 수축(急)이 되고, 과잉 산은 삼투압 기질이기 때문에 수분을 저류시키면서 동중(動中)을 일으키고(此四極急而動中), 이 과잉 산(氣)이 인체 안에서 체액의 흐름을 막아버리면(是氣拒於內), 육체(形)는 인체 밖에서 해체(施)된다. 즉, 육체가 과잉 산으로 인해서 상해를 입는 것이다. 이 경우에 어떻게 하면 치료할 수 있겠습니까(治之奈何)? 기백이 말한다(岐伯曰). 산(權)과 알칼리(衡)의 균형(平)을 맞춰주면(治) 된다(平治於權衡). 권형(權衡)은 저울과 저울추를 말하는데, 이 저울과 저울추의 관계가 인체 안에 있는 산과 알칼리 관계처럼 균형을 요구하기 때문에, 이런 비유를 한 것이다. 그렇

게 해서 사지의 수축(宛)을 없애주고(去), 인체 내부의 수축한 조그만 부분(莝)까지
펴줘서(陳)(去宛陳莝), 그 결과 사지(四極)를 조금이라도 움직일 수 있으면(微動四
極), 옷을 따뜻하게 입혀서 온기를 만들어주고, 그곳에 무자법으로 침을 놓는다(溫
衣繆刺其處). 근육 수축으로 인해서 움직일 수 없었던 곳이 움직일 수 있게 되었다
면, 이곳은 과잉 산이 어느 정도 사라졌다는 암시를 주고 있다. 즉, 알칼리 체액이
존재한다는 암시를 주는 것이다. 침은 반드시' 알칼리 체액이 있는 곳에 놓아야
한다는 사실을 상기해보자. 그 이유는 무자법(繆刺法)과 관계가 있다. 무자법은 침
의 당연한 원리 중에서 하나이다. 침은 면역과 체액 순환을 활성화시키는 것이 핵
심이다. 그런데 병소에서는 면역과 알칼리가 이미 고갈된 상태이기 때문에, 병소
에 침을 놓으면, 면역의 활성화는커녕 침이 공급한 전자 때문에 병을 더 악화시키
고 만다. 즉, 침구 사고를 유발하는 것이다. 그래서 병이 없는 즉, 알칼리 체액이
있으므로 면역이 살아있는 병소와 반대쪽에 침을 놓는다. 대신 원칙이 있다. 바로
면역이 다니는 길(經)인 경락(經絡)을 정확히 알고 침을 놓아야지, 그렇지 않으면
침이 활성화한 면역은 엉뚱한 곳으로 가버리고 병은 낫지 않는다. 이런 형식(形)을
반복(復)해서(以復其形), 귀문을 열어주고(開鬼門), 장부(府)에 있는 과잉 산을 중화
시켜서 깨끗하게 하고(潔淨府), 알칼리를 때때로 먹어줌으로써(精以時服), 오장(五
藏)에 있는 오양(五陽:酸)은 희석(布)되고(五陽已布), 오장(五藏)은 과잉 산이 없어짐
으로써 깨끗하게 된다(疏滌五藏). 이 문장에서 핵심은 '開鬼門' 이 구문이다. 여기
서 귀(鬼)는 알칼리를 의미하는데, 그러면 귀문(鬼門)을 연다는 것은 알칼리가 나오
는 문을 연다는 말이 된다. 알칼리가 나오는 문은 어디일까? 즉, 산을 중화시키는
물질이 나오는 문이라는 것이다. 즉, 인체를 알칼리화시키는 면역(免疫:immunity)
이 나오는 문이거나 산성 체액을 중화시키는 알칼리 동맥혈이 나오는 곳이 귀문이
다. 즉, 침이 면역과 체액 순환을 활성(開)화한다는 것이다. 아무리 첨단 의학도
결국은 면역에 의존한다. 이런 측면에서 보면 동양의학은 최첨단 의학이다. 참고
로 귀신(鬼神)에서 귀(鬼)는 알칼리이고 신(神)은 산(酸)이다. 이제 이렇게 귀문을
열어서 과잉 산을 중화해주면, 알칼리(精)는 스스로 자생(自生)하게 된다(故精自生).
즉, 귀문이 공급한 면역과 알칼리 체액이 과잉 산을 중화해주면, 정체되었던 체액

이 풀리면서 알칼리가 충분히 공급된다는 말이다. 그 결과 자동으로 인체의 대사는 스스로 왕성해지고(形自盛), 골육은 서로 보존된다(骨肉相保). 이 조그만 문장은 아주 중요한 의미를 담고 있다. 여기서 골(骨)은 골수(骨髓:bone marrow)를 의미하고, 육(肉)은 림프(Lymph)를 의미한다. 이 두 기관의 특징은 모두 림프이며 면역을 담당하는 기관이라는 사실이다. 결국에 몸이 건강해지면, 당연히 이 두 면역기관은 서로 보존되어야 한다. 림프는 주로 골수에서 면역을 받아서 실행하기 때문이다. 즉, 면역이 보존된다는 말이다. 면역은 골수에서 무한정 생산되는 것은 아니다. 골수에 있는 면역이 고갈되면, 골수는 지방으로 채워진다는 사실을 상기해보자. 이것을 골수 비만(Bone marrow obesity)이라고 표현한다(14-1). 이렇게 되면 과잉 산(巨氣)은 평정(平)되기에 이른다(巨氣乃平). 황제가 기백에서 아주 좋다고 칭찬을 한다(帝曰, 善).

제15편. 옥판론요(玉版論要)

제1장

黃帝問曰, 余聞揆度奇恒, 所指不同, 用之奈何. 岐伯對曰, 揆度者, 度病之淺深也. 奇恒者, 言奇病也. 請言, 道之至數, 五色脈變, 揆度奇恒, 道在於一, 神轉不回, 回則不轉, 乃失其機. 至數之要, 迫近以微, 著之玉版, 命曰合玉機.

황제가 묻는다(黃帝問曰). 제가 듣기로는 규도와 기항이(余聞揆度奇恒), 서로 다른 의미가 있다던데(所指不同), 쓰임새가 어떻게 되는지요(用之奈何)? 기백이 대답한다(岐伯對曰). 규도라는 것은(揆度者), 병의 깊고 얕음의 정도를 측정(度)하는 것이며(度病之淺深也), 기항이라는 것은(奇恒者), 기병을 말한다(言奇病也). 말씀 드리자면(請言), 도달하는 숫자의 원리인데(道之至數), 다섯 가지 안색, 맥의 변화, 규도, 기항(五色脈變, 揆度奇恒)이 가리키는 것은 서로 다르지만, 원리는 하나에 있다(道在於一). 신이 전달되었으나, 돌아오지 않는 것(神轉不回), 돌아왔으나 전달되지 않는 것(回則不轉), 급기야(乃)는 기를 잃어버리는 것이다(乃失其機). 이 부분은 신(神)이라는 개념을 모르면, 이해가 안 가는 부분이다. 신(神)은 전자(電子)이다. 그런데, 이 전자가 전(轉)하고 회(回)한다. 전자인 신이 전하고 회하는 데는 인체에서 어디일까? 바로 신경(神經)이다. 지금 이 문장들은 신경전달을 말하고 있다. '神轉不回' 이 문장은 구심신경에서 전자(神)가 뇌 신경으로 전달(轉)이 되었는데, 그 반응이 원심 신경을 통해서 되돌아와야(回) 하는데, 안 돌아온 것이다. 즉, 피부를 주먹으로 때리면, 구심신경을 통해서 뇌로 전자(神)가 전해지고(轉), 이어서 원심 신경을 통해서 전자가 되돌아와서(回) 고통을 호소하게 된다. 그런데 이 과정이 끊겨버린 것이다(神轉不回). '回則不轉' 이 문장은 정반대이다. 뇌에서 전자(神)가 원심 신경을 통해서 오장으로 신경전달을 보냈는데(回), 중간에서 끊겨서 받지 못한 것이다. 왜 끊겼을까? 신경에서 신호전달 즉, 전자(神)의 전달에 문제가 생긴 것이다. 이 신경 신호를 전달하는 도구는 바로 신경전달물질(機)이다. 이 신경전달물질

(神經傳達物質:neurotransmitter)을 여기서는 기(機)라고 표현했다. 기(機)라는 것은 물건을 운반하는 기계라는 뜻이다. 즉, 인체에서 전자(神)를 운반하는 기계 즉, 물질을 말한다. 정리하자면, 기(機)는 전자를 전달해 주는 모든 호르몬과 효소를 말한다. 그런데 여기서는 신경 문제이기 때문에, 신경전달물질(機)을 말한다. 최악의 상태에서 급기야(乃)는 이 신경전달물질이 끊겨(失)버리는 것이다(乃失其機). 여기서 신경전달물질이 전해(至)주는 전자(神)의 숫자(數)가 중요하다(至數之要). 즉, 전자의 숫자는 흥분의 정도를 의미하므로, 전자의 숫자가 적으면, 신경은 흥분이 안 된다. 그래서 신경전달물질이 전달시켜주는 전자의 숫자가 아주 적어서(微) 신경 시냅스 근처(近)에서 신경 흥분 인자인 전자가 고갈(迫)되어 버리면(迫近以微), 안색에 표현(著)되는 색은 파란 옥(玉) 판(版) 색으로 나타난다(著之玉版). 그래서 신경전달물질(機)과 파란 옥(玉)처럼 파란 안색을 합쳐서(合) 옥기(玉機)라고 부른다(命曰合玉機). 사실 인체는 전자의 놀이터이기 때문에, 신경이 문제가 되면, 인체의 모든 기능은 끝나게 된다. 그래서 모든 원리는 하나에 있다고 했다(道在於一). 즉, 바로 신(神)인 전자(電子)에 있다. 그런데 왜 안색이 파랗게 변할까? 신경의 장애로 혈액 순환이 안 되기 때문이다. 이때 안색의 색깔이 파란 옥색을 닮은 것이다(著之玉版). 사실, 이 구문은 소름 끼치는 구문이다. 전자가 신경전달물질이라는 사실을 이미 알고 있었다. 그것도 몇천 년 전에 말이다. 이것이 황제내경의 품격이다.

제2장

容色見上下左右, 各在其要, 其色見淺者, 湯液主治, 十日已. 其見深者, 必齊主治, 二十一日已, 其見大深者, 醪酒主治, 百日已. 色夭面脫, 不治, 百日盡已, 脈短氣絶, 死. 病溫虛甚, 死. 色見上下左右, 各在其要, 上爲逆, 下爲從. 女子右爲逆, 左爲從, 男子左爲逆, 右爲從. 易, 重陽死, 重陰死.

용모(容貌)와 안색(顔色)을 상하좌우로 살피는데(容色見上下左右), 각각은 그 중요성이 있다(各在其要). 안색(顔色)에 병이 심각하지 않게(淺) 보이면(其色見淺者), 탕제로(湯液主治), 10일이면 낫는다(十日已). 안색(顏色)에 병이 심각하게(深) 보이면(其見深者), 필히 다른 약제를 배합(齊)해서 치료해야 하며(必齊主治), 21일이면 낫는다(二十一日已). 안색(顏色)에 병이 중증(大深)으로 보이면(其見大深者), 거르지 않은 술인 요주(醪酒:諸味酒)를 써서 치료하는데(醪酒主治), 100일이면 낫는다(百日已). 왜 요주(醪酒)인 제미주(諸味酒)를 사용해서 치료하라는 것일까? 또, 요주(醪酒)인 제미주(諸味酒)는 뭘까? 제미주(諸味酒)는 거르지 않은 술로써, 말 그대로 여러 가지(諸) 맛(味)이 나는 술(酒)이다. 동양의학은 영양소를 오미(五味)로 나눈다. 바로 이 제미주에 오미의 맛이 다 들어있는 것이다. 이 제미주를 쓸 때는 병이 중증일 때이다. 병이 중증이라는 말은, 이미 여러 장기에도 병이 침입한 상태이기 때문에 여러 약성을 요구한다. 즉, 오미(諸味) 모두를 원하는 것이다. 이때 이 제미주가 제격이다. 그럼 왜 술일까? 술은 발효의 결과물이다. 그리고 발효란 영어로 Fermentation인데, Ferm은 Foam이라는 뜻이며, Foam이라는 말은 자른다(Cutting)는 뜻이다. 즉, 발효란 영양성분이 든 음식 재료를 자디잘게 잘라 났다는 말이다. 이 잘라진 영양성분은 흡수가 아주 잘 된다. 중증 환자는 거의 씹지를 못하니까 아주 좋은 방법이 발효된 음식을 주는 것이다. 물론 과음은 금물이다. 또 하나 더 짚고 넘어가야 하는 것은 술을 만들 때는 반드시 누룩을 쓰는데, 이 누룩은 밀기울로 만드는데, 이 밀기울에는 아주 좋은 성분들이 아주 많은데, 이 약성이 좋은 성분들은 반드시 발효를 거쳐야만 얻을 수가 있다는 단점이 있다. 발효가 안 된 밀기울을 섭취하면 인체는 난리가 난다. 그 이유는 밀기울에 많이 들어있는 강산성인 인산이 밀기울을 강산성 식품으로 만들기 때문이다. 그런데 이 누룩을 가지고 발효를 시키면, 발효 미생물이 이 산(酸)에 있는 전자(電子)를 에너지원으로 소비해버린다. 즉, 산에서 전자를 빼내서 에너지원으로 써먹는 것이다. 산에서 전자를 산화시켰으니까 나머지는 당연히 알칼리 케톤으로 전환된다. 동양의학에서 누룩을 약으로 쓰는 이유이다. 그리고 술을 약으로 쓸 때 제미주(諸味酒:醪酒:요주)를 사용하는 이유이다. 술로 병을 치료한다는 말을 들으면 비웃을지 몰라도 아주 첨단 과학을 암시하고 있다. 서양에서도 위스키(whisky)의 원래의 뜻은 생명의 물이라는 뜻이다. 포도주도 생명의 물방울이라는 원래의 뜻을 보유하고 있다. 즉, 서

양 전통 의학에서도 술을 약으로 썼다는 뜻이다. 제미주(諸味酒:醪酒)에는 또 다른 약성이 있다. 바로 발효된 당(糖)이다. 그 외에도 발효 미생물이 만들어낸 건강에 유용한 물질들이 수도 없이 많다. 즉, 행복 호르몬인 도파민(Dopamine), 강알칼리인 멜라토닌(Melatonin), 신경의 과흥분을 막아주는 가바(GABA), 간을 도와주는 단쇄지방산 등등 발효를 파고 들어가면, 아주 재미있는 현상들을 많이 만날 수가 있다. 그리고 술 발효 때 약초를 넣으면, 더 좋은 효과를 볼 수가 있다. 술은 어떻게 사용하느냐에 따라 백약도 되고 백독도 된다. 알콜에 대한 효능과 기전은 또 네 가지가 더 있다. 하나는 알콜이 간에서 해독되면 산성인 알콜은 아세트알데히드(Acetaldehyde)라는 알칼리로 변한다. 이 알칼리는 일종의 단쇄지방산이 된다. 그러면 이 단쇄지방산은 체액을 따라서 전신을 순환하다가 산성 환경을 만나면, 여기서 산을 수거해서 미토콘드리아로 전해주고 이어서 산은 중화가 된다. 즉, 병의 원인인 산을 알콜이 공급한 단쇄지방산이 제거한 것이다. 이것이 알콜의 첫 번째 약성(藥性)이다. 두 번째는 알콜은 흡수가 아주 잘 되기 때문에 간을 거치지 않고서도 바로 간질로 유입이 된다. 그러면 바로 내줄 수 있는 전자를 가진 알콜은 간질에 전자를 공급하게 된다. 그러면 이 전자는 간질과 접한 모세 혈관 세포에 활동전위(Action potential:活動電位)를 만들게 된다. 그러면 혈관의 세포가 강한 수축을 하면서 혈관을 이루고 있는 세포들의 사이사이에 비어있는 공간이 생기게 되고, 이 공간을 통해서 알칼리 동맥혈이 평소보다 더 많이 간질로 나오게 된다. 이 알칼리 동맥혈은 간질에 있는 과잉 산을 중화시킨다. 이때 인체에서 나타나는 현상은 고혈압(hypertension)이다. 즉, 고혈압의 원인은 과잉 산이 그 원인이다. 그래서 인체에 고혈압이 있다는 말은 인체 간질에 과잉 산이 쌓여있다는 뜻이 된다. 이때 알콜이 주는 효과는 바로 혈관의 투과성(透過性:permeability)을 높이는 것이다. 그래서 술을 먹으면 혈액 순환이 강하게 일어나면서 얼굴과 피부가 붉어지게 된다. 이것이 알콜의 두 번째 약성(藥性)이다. 나머지 하나는 알칼리 케톤과 반응성이다. 알칼리 케톤 종류는 알콜기가 없으므로 소화관에서 인체 안으로 흡수가 잘 안 된다. 그런데 여기에 알콜을 섞어주면, 그제야 케톤은 인체로 흡수가 된다. 그래서 동양의학은 가끔 약과 술을 섞어서 처방한다. 약 대부분은 알칼

리 케톤인 경우가 많은데 문제는 흡수가 잘 안 되기 때문에 술과 섞거나 법제한
다. 그래서 알콜의 세 번째 약성(藥性)은 흡수력 강화이다. 네 번째는 알콜은 림프
로 들어가서 면역을 자극한다. 림프는 산성 물질이 침입하면 활성화되기 때문이
다. 이외에도 더 많은 사실이 알콜을 약으로 만든다. 물론 과음은 당연히 독이 된
다. 그래서 알콜은 용량에 따라서 백약이자 백병의 근원이 된다. 사실 이 부분은
엄청난 분량을 요구한다. 알콜의 약성에 대해서는 여기서 간단히 마친다. 안색이
칙칙하고 얼굴에 버짐이 끼면(色夭面脫), 치료 불가능하고(不治), 백일 안에 죽는다
(百日盡已). 얼굴이 칙칙하고 버짐이 끼었다는 말은 간질에 과잉 산이 너무 많아서
피부에 있는 알칼리 콜라겐을 거의 다 소모했다는 암시를 준다. 즉, 이 정도가 되
면 인체 안에 있는 알칼리는 거의 다 소모가 되었다는 암시이다. 맥이 짧고 기가
끊어지면(脈短氣絶), 죽는다(死). 맥이 짧다는 말은 맥을 뛰게 하는 에너지가 부족
하다는 말이고, 기가 끊겼다는 말은 에너지가 고갈되었다는 말이기 때문에, 이때
는 당연히 힘이 없어서 죽는다. 온병이면서 알칼리 고갈(虛)이 심하면(病溫虛甚),
죽는다(死). 인체 안에서 온(溫)이 생기는 이유는 산(酸)에서 전자(電子)를 빼내고,
이를 알칼리를 이용해서 계속해서 중화하기 때문이다. 그런데 이때 알칼리 고갈
(虛)이 심하면(甚) 당연히 죽는다. 즉, 인체 안에 과잉 산은 쌓여있는데, 과잉 산을
더는 중화하지 못하는 것이다. 당연히 죽는다. 안색을 상하좌우로 살피는데(色見上
下左右), 각각은 그 중요성이 있다(各在其要). 기가 위(上)로 올라오는 것은 역리(逆)
이고(上爲逆), 아래(下)로 내려가면 순리(從)이다(下爲從). 여기서 위와 아래는 얼굴
을 기준으로 한 것이다. 여기서 기(氣)는 과잉 산이 있는 산성 체액을 의미한다.
인체의 모든 산성 체액은 최종적으로 폐로 모여서 중화된다. 그런데 폐가 과부하
에 걸려서 산성 체액이 정체되면, 머리 쪽에서 내려가야 할 산성 체액은 내려가지
못하고 얼굴 부위에 정체된다. 이 상태를 기가 역(逆)했다고 표현하고, 폐가 있는
아래로 내려가면, 기가 종(從)한다고 표현한다. 여자는 우측이 역리이고(女子右爲
逆), 좌측이 순리이다(左爲從). 남자는 좌측이 역리이고(男子左爲逆), 우측이 순리이
다(右爲從). 이 상태가 거꾸로 되면(易), 중양이 되어도 죽고(重陽死), 중음이 되어
도 죽는다(重陰死). 설명이 필요하다. 체액 흐름의 핵심은 림프이다. 그래서 지금

나온 문장들은 남자와 여자의 인체에서 림프의 흐름을 말하고 있다. 하체에서 올라오는 림프는 좌측을 통해서 최종 종착지인 폐로 모이고, 머리 쪽에서 내려오는 림프는 우측을 통해서 최종 종착지인 폐로 모인다. 그런데 남녀 간에는 호르몬의 차이가 있는데, 이 호르몬이 산과 알칼리 균형에 엄청난 영향을 미친다. 바로 여성들이 많이 분비하는 성호르몬인 에스트로겐(Estrogen)이다. 이 호르몬은 강(强) 알칼리인 에스트론(Estrone)으로 존재하면서 산이 과잉되면, 이를 수거해서 에스트라디올(Estradiol)이 된다. 그래서 이 에스트로겐 덕분에 아래쪽에서 왼쪽으로 올라오는 림프액은 상대적으로 덜 산성이 된다(左爲從). 그래서 평소에 여성은 머리 쪽에서 폐로 내려오는 림프액이 상대적으로 더 산성이다(女子右爲逆). 남자는 이 에스트로겐이 극도로 적게 분비되기 때문에, 산성 림프액의 양이 압도적으로 많은 왼쪽 경로가 상대적으로 더 산성이다(男子左爲逆). 그리고 우측 경로로 내려오는 림프액은 상대적으로 적은 양이기 때문에 덜 산성이다(右爲從). 이 상태가 역전(易)이 된다면, 인체의 체액에 혼란이 왔다는 말이 된다. 그래서 이때 과잉 산(重陽)이 만들어진다면 인체는 이미 혼란이 와있는 상태이기 때문에 당연히 죽는다(重陽死). 또, 이때 산소가 부족해서 과잉 산을 알칼리 콜라겐(陰)으로 중화하면서, 알칼리 콜라겐(陰)의 생성이 과해지면(重), 이 콜라겐이 체액의 흐름을 막아버리는데, 게다가 인체는 이미 혼란이 와 있으므로, 이때도 당연히 죽는다(重陰死). 이 부분의 해석도 상당한 지식을 요구한다.

제3장

陰陽反他, 治在權衡相奪, 奇恒事也, 揆度事也. 搏脈痺躄, 寒熱之交, 脈孤爲消氣, 虛泄爲奪血, 孤爲逆, 虛爲從, 行奇恒之法, 以太陰始. 行所不勝曰逆, 逆則死, 行所勝曰從, 從則活. 八風四時之勝, 終而復始, 逆行一過, 不復可數. 論要畢矣.

팔풍이나 사계절에서 음과 양이 서로 배척(反他)을 하면(陰陽反他) 즉, 산과 알칼리가 서로 조화를 이루지 못하면, 이에 따라서 인체 안에서도 산과 알칼리가 조화를 이루지 못하게 되고, 음(衡)과 양(權)이 서로 싸우는 것(相奪)을 다스려야(治) 하는데(治在權衡相奪), 이때 나타나는 병(事)이 기항이고(奇恒事也), 이때 치료하는 방법(事)이 규탁이다(揆度事也). 산과 알칼리가 서로 싸우면 맥이 요동(搏)을 치고, 그래서 팔다리에 혈액 순환이 안 되어서 감각이 둔해지고 저리면(搏脈痺躄), 한과 열이 교대로 나타나고(寒熱之交), 알칼리 체액을 보유한 맥은 외로이 혼자(孤) 산(氣)을 중화(消)하고(脈孤爲消氣), 알칼리가 고갈(虛)되어서 설사(泄)하면, 혈액(血)에서 알칼리를 뺏기게 되고(虛泄爲奪血), 알칼리 체액을 가진 맥이 외롭게 싸우면 산(氣)은 과잉(逆)이 되며(孤爲逆), 산이 모두 중화(虛)가 되면, 그제야 맥이 정상(從)으로 되돌아온다(虛爲從). 그러면 이때는 태음으로 시작하는(以太陰始), 기항의 법칙을 행하라(行奇恒之法). 이렇게 했는데도(行) 맥이 산(酸)을 제어하지 못하면(不勝) 이를 역(逆)이라고 부르며(行所不勝曰逆), 결국에는 산 과잉(逆)으로 죽는다(逆則死). 반대로 맥이 산을 제어하면, 종(從)이라고 부르며(行所勝曰從), 이때는 생명을 건진다(從則活). 자연계의 원리인 팔풍이나 사계절(八風四時)은 제대로(勝) 순환을 하면(八風四時之勝), 끝나면 다시 순환을 시작하나(終而復始), 한번 과해서 거스르게 되면(逆行一過), 예측할 수 있는 방식(可數)으로 반복 순환되지 않는다(不復可數). 즉, 그래서 기병(奇病)이 생긴다. 이렇게 요점을 마친다(論要畢矣). 여기서 나오는 모든 병의 핵심은 간질액으로 모아진다. 팔풍이나 사계절에서 음과 양이 서로 배척(反他)을 하면(陰陽反他), 그 결과는 이상 기후로 나타난다. 그러면 인체는 이에 대응하면서 간질에 산성인 호르몬을 과다 분비시키고, 간질액을 산성으로 만들어버린다. 산성 간질액은 모든 질병의 근원이 되기 때문에, 간질액이 산성으로 변하면, 자동으로 기병(奇病)이 나타날 수밖에 없다. 그러면 기병을 치료하기 위해서는 자동으로 산성 간질액을 통제하라는 암시를 준다. 대표적으로 간질액을 통제하는 기관은 비장(太陰)과 폐(太陰)이다. 비장은 산성 간질액을 림프를 통해서 직접 받고, 폐는 산성 간질액을 최종 처리하는 기관이다. 그래서 기항지법(奇恒之法)을 행(行)하되 태음에서 시작하라(以太陰始)고 한 것이다. 이 두 기관을 가지고 산성 간질액을 통제하라는 것인데, 그래도 여전히 과잉 산이 통제가 안 되면, 죽을 수밖에 없다는 것이다(行所不勝曰逆, 逆則死). 여기에 나온 기전들은 차차 더 학습하게 된다.

제16편. 진요경종론(診要經終論)

제1장

黃帝問曰, 診要何如. 岐伯對曰, 正月二月, 天氣始方, 地氣始發, 人氣在肝. 三月四月, 天氣正方, 地氣定發, 人氣在脾. 五月六月, 天氣盛, 地氣高, 人氣在頭. 七月八月, 陰氣始殺, 人氣在肺. 九月十月, 陰氣始冰, 地氣始閉, 人氣在心. 十一月十二月, 冰復, 地氣合, 人氣在腎.

황제가 묻는다(黃帝問曰). 진요가 무엇입니까(診要何如)? 기백이 대답한다(岐伯對曰). 1월과 2월(正月二月)은 목성(木星)의 영향으로 서서히 일조량(天氣)이 늘기 시작하고(天氣始方), 이에 상응해서 땅 기운도 기지개를 켠다(地氣始發). 즉, 만물을 싹 틔울 준비를 하는 것이다. 이때 인체의 기운은 간에 존재한다(人氣在肝). 이 시기는 일조량이 늘어서 약간 따뜻하기는 하지만 여전히 쌀쌀하다. 그래서 일조량이 주는 열기가 산성인 호르몬 분비를 자극해서 간질액을 산성으로 만들어버린다. 그런데 여전히 쌀쌀하므로, 간질은 수축이 되어있고 산성 간질액은 소통이 안 된다. 그러면 간질에 뿌리를 둔 구심신경이 나서서 간질액의 산을 뇌 신경으로 올려보낸다. 그러면 뇌 신경은 갑자기, 들이닥친 과잉 산을 담즙으로 중화해서 간으로 보내버린다. 그러면 간은 산성 담즙을 그대로 떠안게 되고 간에 기(氣:酸)가 모이는 것이다. 3월과 4월(三月四月)은 일조량이 정상으로 돌아오고(天氣正方), 이에 대응해서 땅의 기운도 드디어 만물의 싹을 틔우기 시작한다(地氣定發). 이때 공급되는 열기로 인해서 간질에 호르몬이 분비된다. 이 시기는 쌀쌀한 기운이 없으므로 간질은 소통이 잘 되면서, 간질에 쌓인 산성 간질액은 그대로 림프로 흘러들고 결국에 비장으로 모인다. 그래서 이 시기는 인체의 기가 비장에 존재하게 된다(人氣在脾). 5월과 6월(五月六月)은 일조량이 최고조(盛)에 다다르고(天氣盛), 이에 대응한 땅의 기운은 만물을 무성하게 키운다(地氣高). 그런데 이때 너무 많은 일조량이 산성인 호르몬 분비를 너무 과하게 자극하는 바람에 간질에 과잉 산이 쌓이고 만다. 그러나 이 많은 양의 과잉 산을 비장이 모두 처리하기란 불가능하다. 결국에 간질에 뿌리를 둔 구심신경이 처리하면서, 뇌 신경은 과부하에 걸린다(人氣在頭). 즉, 인체의 기운이 머리로 몰리는 것이다. 물론 담즙을 통해서 간으로 떠넘기기는 하지만, 간도 비장의 산성 체액을 받아서 처리하기 때문에, 간도 이미 과부하에 걸려있고, 머리 쪽만 죽어나는 것이다. 7월과 8월(七月八月)은 음기(陰氣)가 숙살(殺)을 시작하는 시기로서(陰氣始殺), 인체의 기운은 폐에 존재한다(人氣在肺). 이 시기는 가을이다. 즉, 건조하고 쌀쌀한 시기이다. 즉, 쌀쌀한 기운(陰氣)이 성장을 죽이는(殺) 시기이다. 폐는 계면활성제가 폐포에 정상적으로 존재해야 폐의 산소 운반 기능이 유지가 되는데, 여기에는 수분이 절대적으로 필요하다. 그런데 가을은 건조하기 때문에, 폐포의 수분을 증발시켜서 폐를 괴롭힌다. 그러면 폐의 기능이 떨어지면서, 폐에 산이 쌓이게 되고, 이 산은 폐가 취급하는 적혈구에 있는 알칼리 철(Fe^{3+})로 중화가 되면서 철염(金)을 만들어낸다. 그래서 이 시기는 폐에 기가 존재하게 된다(人氣在肺). 9월과 10월(九月十月)은 음기가 물을 얼리기 시작하고(陰氣始冰), 만물을 성장시키던 땅의 기운은 막히기 시작하며(地氣始閉), 이 시기는 인체의 기가 심장에 존재한다(人氣在心). 이 시기는 날씨가 상당히 쌀쌀해지면서 간질이 수축한다. 그러면 간질액은 소통이 더뎌진다. 그러면 간질에 동맥혈을 밀어내는 심장은 정체된 간질액으로 인해서 심한 압력을 받게 된다. 즉, 고혈압에 시달리는 것이다. 그래서 이 시기는 심장에 기가 존재한다(人氣在心). 이에 관한 연구 논문들도 많이 있다(16-1). 11월과 12월(十一月十二月)은 일조량이 많이 부족하므로, 얼음만 반복적으로 언다(冰復). 이에 대응해서 땅의 기운도 하늘의 기운과 짝(合)을 이룬다(地氣合). 즉, 땅이 주도하는 모든 성장이 멈추는 것이다. 이 시기는 일조량이 부족해서 CRY 활동이 줄기 때문에, 과잉 산은 염(鹽)으로 격리가 된다. 그래서 염을 전문적으로 취급하는 신장이 이 시기에 고생한다. 즉, 이 시기는 신장에 기가 존재하게 된다(人氣在腎). 이 부분은 사계절로 설명하면서 나오는 오장과 사계절의 관계가 아닌, 일 년을 육기로 설명하면서 사계절과 오장의 대응 관계가 아닌, 육기와 오장의 관계를 말하고 있다. 오장과 사계절의 대응 관계만 알고 있는 상태에서 체액 이론을 정확히 모르면, 이 구문은 해석이 불가하게 된다. 하늘의 기운은 오운육기가 있다는 사실을 상기해보자.

제2장

故春刺散兪, 及與分理, 血出而止, 甚者傳氣, 間者環也. 夏刺絡兪, 見血而止, 盡氣閉環, 痛病必下. 秋刺皮膚循理, 上下同法, 神變而止. 冬刺兪竅於分理, 甚者直下, 間者散下.

　앞에서 보았듯이, 봄은 쌀쌀한 날씨로 인해서 간질(分理)이 수축한 상태이다. 그래서 간질액의 소통이 핵심이다. 그러면 침으로 간질액을 소통시키려면 어떻게 해야 할까? 바로 간질액의 소통을 위해서 만들어 놓은 침 자리가 있다. 이 침자리 보고는 경(經)이라고 하지 않고, 수(兪)라고 말한다. 바로 오수혈(五兪穴:五輸穴)이다. 오수혈(五輸穴)의 의미는 보자면, 오(五)는 오장을 의미하며, 수(輸)는 수송하여 유통시킨다는 뜻이다. 그래서 오수혈(五輸穴)은 오장(五)이 각각 책임지고 있는 체액을 유통(輸)하는 장소(穴)라는 뜻이다. 그래서 이 오수혈 각각에 오행이 배정된다. 이 오행이 오장을 대표한다. 그래서 오수혈은 오장이 책임지고 있는 각각의 체액을 소통시킬 수 있는 혈자리들이다. 예를 들면, 오수혈의 음경(陰經)에서 정혈(井穴)은 목(木)으로써 간(肝)을 대표하기 때문에, 간이 책임지고 있는 정맥혈(筋)을 통제하는 혈자리이다. 여기서 정맥은 물론 정맥 모세혈관을 의미한다. 하나만 더 예를 들면, 오수혈의 양경(陽經)에서 형혈(滎穴)은 수(水)로써 신장(腎)을 의미하기 때문에, 신장이 통제하는 뇌척수액을 통제하는 혈자리이다. 이렇게 해서 오수혈을 통제하면 인체의 모든 체액을 통제하게 된다. 그래서 경(經)의 침법이 직접 면역을 겨냥한 것이라면, 오수혈은 체액의 소통을 통해서 면역을 도와준다. 물론 다 같이 면역에 영향을 주지만 상당히 다르다. 그러면 어떻게 오수혈에서 체액의 소통을 유도할까? 인체의 체액은 모두 관(管)을 통해서 소통된다. 그래서 관으로 들어가는 간질에 있는 모세관들을 통제하면 된다. 간질이 수축한 상태에서는 이 모세관들도 수축이 되어있다. 그래서 이 모세관들로 체액이 흘러 들어가게 해야 한다. 어떻게 해야 할까? 모세관의 투과성 즉, 모세관의 구멍을 크게 열어주면 된다. 어떻게 해야 할까? 세포는 활동전위(活動電位:action potential)가 걸리면 수축을 한다. 즉, 미세관들을 구성하고 있는 세포에 활동전위를 만들어주면 세포는 수축하면서 미세관의 틈새는 넓어지고 체액의 소통이 빨라진다. 이 미세관의 활동전위를 침이 만들어낸다. 어떻게? 활동전위를 만들어내려면 전자를 공급하면 된다. 이 전자를 침이 제공하는 것이다. 그러면 세포는 수축하고 모세관의 틈새는 넓어지고 체액은 드디어 소통된다. 그래서 오장의 체액을 통제하는 오수혈은 체액의 정체가 심한 곳에 배치되어 있다. 지금 말하고 있는 이야기는 잠정적이고 일시적으로 침을 이용해서 고혈압(hypertension:高血壓)을 '유도(誘導)'하는 과정을 말하고 있다. 너무 긴 이야기이기 때문에 여기서 줄인다. 이제 본문을 풀어보자. 봄에는 앞에서 설명한 것처럼 간질(分理)이 막혀있다. 그래서 봄에는 간질의 소통이 중요하기 때문에 침을 놓는데 산재(散)하고 있는 수혈(兪)에 침을 놓아야 한다(故春刺散兪). 그리고 이 효과가 여러(與) 간질(分理)에 미치게(及) 해야 한다(及與分理). 즉, 지금은 봄이기 때문에, 간이 책임지고 있는 체액 모두에 영향을 미치게 해야 한다는 것이다. 다시 말하면, 12정경의 오수혈 중에서 목(木)에 배정된 수혈 전체에 침을 놓으라는 것이다. 이렇게 침을 놓아서 드디어 간질 체액이 소통되면, 분명히 피가 나오게 된다. 즉, 간질이 소통되었다는 신호이다. 그러면 침을 그만 놓는다(血出而止). 당연하다. 체액이 정상적으로 소통이 되고 있으니까! 만일에 이렇게 체액이 정상적으로 소통되고 있는 상태에서도 침을 계속(甚) 꽂아둔다면, 침은 전자(氣)를 공급하는 도구이기 때문에, 병의 원인인 전자(氣)를 전달(傳)하는 꼴이 되고 만다(甚者傳氣). 즉, 혈흔이 보이면 침을 바로 빼라는 말이다. 이 침을 꽂아두는 시간(間)을 잘 맞추면 체액은 정상적으로 순환(環)이 된다(間者環也). 여름은 앞에서 보았듯이 체액의 소통에는 문제가 없고, 너무 많은 산성 간질액 때문에 문제가 되는 시기이다. 12정경에는 반드시 낙혈(絡穴)이라는, 오수혈 외에 또 다른 경(經)이 아닌 수혈(兪)이 있다. 이 낙혈(絡穴)은 오장육부가 음양의 관계로 이어지는데, 해당 오장과 육부가 체액으로 이어지는 지점이다. 즉, 양경(陽經)과 음경(陰經)이 체액으로 만나는 지점이 낙혈이다. 여름에는 소통의 문제가 아니라 간질액의 과잉 산의 문제가 핵심이기 때문에, 이 과잉 산을 중화하는 문제에 집중해야 한다. 그런데 이 과잉 산은 양경(陽經)을 통해서 음경(陰經)으로 흐른다. 그래서 양경과 음경이 만나는 또 다른 수혈인 낙혈에서 과잉 산이 양경에서 음경으로 흘러 들어가는 것을 차단해야 한다. 그래서 여름에는 12정경의 낙혈(絡)이라는 수혈(兪)에 침을 놓으라는 것이다 (夏刺絡兪). 이때 양경의 산성 간질액과 음경의 혈액이 서로 압력을 만들어내는데, 혈흔이 보인다는 것은 혈액의 압력이 더 세다는 증거이므로, 침을 빼면 된다(見血 而止). 이렇게 해서 산(氣)을 소진(盡)하고, 산(氣)이 순환(環)되는 것을 막아(閉) 버 리면(盡氣閉環), 당연히 반드시 여름에 일어나는 '머리'에 통증은 없어(下) 진다(痛 病必下). 가을은 날씨가 건조하고 쌀쌀하다. 그래서 봄처럼 간질이 수축이 된 상태 이다. 그래서 간질(理)의 순환(循)이 문제가 된다. 그래서 가을에는 피부(皮膚)에 침 을 놓아서 간질(理)을 소통(循)시키면 된다(秋刺皮膚循理). 여기서 피부(皮膚)는 경 (經)과 상대되는 말로써 오수혈(兪)이 있는 혈(穴)자리 피부(皮膚)를 말한다. 그래서 치료법도 앞에서 말했던 봄의 방법과 같다(上下同法). 날짜에서 봄은 위(上)에 있고 가을은 아래(下)에 있으므로 상하(上下)라는 표현을 썼다. 그래서 간질에 있는 산 (神)이 중화되어서 변화(變)가 생기면, 이때 침을 뽑는다(神變而止). 이때 치료법이 봄의 방법과 같은 원리이기는 하지만, 가을은 산성 간질액을 최종 처리하는 폐가 부담을 가지는 계절이기 때문에, 12정경의 오수혈 중에서 금(金)에 해당하는 오수 혈(兪)에 자침해야 한다. 겨울은 일조량이 거의 없으므로, 과잉 산을 염(鹽)으로 저 장한다. 그래서 염을 전문으로 통제하는 신장이 고생하는 시기이다. 그런데 신장 이 염을 처리하느라 고민을 하고 있으면, 신장이 처리하는 산성 뇌척수액의 중화 처리가 늦어지면서 문제를 일으킨다. 이 뇌척수액은 뼈의 구멍(竅)을 통해서 나온 다. 그래서 겨울에는 침을 간질(理)과 뼈가 분리(分)되는 지점의 구멍(竅)에 있는 수혈(兪)에 침을 놓아야 한다(冬刺兪竅於分理). 즉, 12정경의 오수혈 중에서 신장을 대표하는 수(水)에 해당하는 오수혈에 침을 놓으라는 것이다. 즉, 12정경 음경의 합혈(合穴)들과 양경의 형혈(滎穴)들에 침을 놓으라는 것이다. 그런데 신장이 다루 는 이 염은 전해질이기 때문에 체액의 점도를 높여버린다. 그래서 침을 너무 오래 (甚) 꽂아두면 침이 공급하는 전자(氣)가 산성 뇌척수액에 전달(傳)이 되고, 그러면 뇌척수액의 점도는 더 높아지기 때문에, 뇌척수액이 뼈에서 나올 때 굳어져서(直) 나오게(下) 된다(甚者直下). 그러나 침을 꽂아두는 시간(間)을 잘 맞추게 되면, 산성 뇌척수액은 점도가 떨어진(散) 상태로 흘러나오게(下) 된다(間者散下). 이 구문들의 해석은 의외로 까다로운 측면들이 많이 있다. 오수혈의 구조와 원리를 모르면 풀기가 어려운 문장들이다.

제3장

春夏秋冬, 各有所刺, 法其所在. 春刺夏分, 脈亂氣微, 入淫骨髓, 病不能愈, 令人不嗜食, 又且少氣, 春刺秋分, 筋攣, 逆氣環爲欬嗽, 病不愈, 令人時驚, 又且哭, 春刺冬分, 邪氣著藏, 令人脹, 病不愈, 又且欲言語.

춘하추동에 따라서(春夏秋冬), 침을 놓는 혈자리가 정해져 있다(各有所刺). 그래서 그 혈자리를 알고 침법을 시행해야 한다(法其所在). 봄에 여름에 해당하는 혈자리에 침을 놓으면(春刺夏分), 맥은 난리가 나고 기는 소모되어 미약해진다(脈亂氣微). 골수에 사기가 침입하고(入淫骨髓), 병은 완치가 불가능해진다(病不能愈). 그래서 사람들에게 음식을 거부하게 만들며(令人不嗜食), 게다가 알칼리까지 소모한다(又且少氣). 이 구문들의 해석은 앞 해석의 연장선이다. 봄에 침을 놓아야 할 혈자리는 오수혈 중에서 간을 담당하는 수혈이다. 즉, 봄에는 간이 통제하는 정맥혈을 소통시켜주라는 것이다. 그런데 엉뚱하게 여름에 사용하는 심장의 수혈인 낙혈(絡穴)에 침을 놓으면, 이때는 동맥 모세 혈관에서 알칼리 혈액을 빼내서 심장과 음양 관계로 맺어진 소장의 간질액에 있는 정상적인 산(酸)을 중화시켜버린다. 그런데 정상적인 산(酸)은 인체를 가동하는 에너지이므로, 심장과 소장에 피해를 입히고 만다. 그러면 아파서 죽겠다고 호소하는 간은 방치가 되고 만다. 이제 간과 심장이 둘 다 문제가 생긴 것이다. 멀쩡한 심장을 건드려놨으니, 심장이 담당하는 맥(脈)은 난리(亂)가 나고, 정상적인 에너지까지 소모하면서 심장과 소장을 작동시키는 에너지인 기(氣)는 미약(微)해지고 말았다(脈亂氣微). 동시에 병든 간(肝)이 방치되면서, 간은 소화관의 체액을 받아서 처리하기 때문에, 이제 소화관의 산성 체액이 정체되고, 소화관의 연동 운동이 멈추면서 밥 입맛이 없어져 버리게 만든다(令人不嗜食). 이러는 사이에 간이 통제하는 산성 정맥혈은 정체되고 계속해서 알칼리를 소모한다(又且少氣). 이제 문제는 여기서 끝나지 않는다. 우(右) 심장은 간과 신장에서 동시에 산성 정맥혈을 받아서 중화 처리한다. 그러면 두 고래 싸움에 등 터지는 것은 신장이다. 즉, 심장이 문제가 생겼기 때문에, 신장은 산성 정맥혈을 보낼 곳이 없어져 버렸다. 신장이 문제가 되면 산성 체액을 비장으로 떠넘길 수도 있지만, 비장이 산성 정맥혈을 보내는 간은 이미 죽을상이 된 지가 오래 되어버렸다. 즉, 비장도 문제를 안고 있다. 이제 신장에 문제가 걸린 것이다. 그러면 신장이 통제하는 산성 뇌척수액은 중화 처리가 안 되고, 결국 뇌척수액이 다루는 골수에 산이 침입을 한다(入淫骨髓). 결국, 간, 심장, 신장까지 줄줄이 사탕처럼 엮어서 문제를 심각하게 만들면서, 처음에 간 문제가 치료의 잘못으로 인해서 이제 불치병이 되어버린 것이다(病不能愈). 이게 침(鍼) 사고이다. 봄에 가을에 해당하는 혈자리에 침을 놓으면(春刺秋分), 근육은 경련을 일으키고(筋攣), 기 순환이 거꾸로 되면서 해수천식을 얻게 되고(逆氣環爲欬嗽), 병은 완치 불가능하게 된다(病不愈). 그래서 사람들을 시시때때로 잘 놀라게 만들고(令人時驚), 게다가 슬퍼하게까지 만든다(又且哭). 지금은 봄이기 때문에 간에 문제가 있다. 그런데 가을을 맡고 있는 폐 수혈에 자침하면, 바로 앞에서 심장에 문제가 생기는 것처럼, 이제 폐에 문제가 생기고 만다. 멀쩡한 수혈인 금(金)에 자침하면, 침이 폐에 전자(酸:氣)를 공급하는 효과를 발휘하면서, 폐로 들어가는 체액은 과잉 산(逆氣)을 순환시키게 되고, 결국 산성 체액을 만난 알칼리 콜라겐으로 구성된 폐포는 이 과잉 산(逆氣) 때문에 녹아내리면서 기침과 가래를 만들어낸다(逆氣環爲欬嗽). 그러면 폐 기능이 저하되고, 폐가 처리하는 산성인 환원철(Fe^{2+})의 처리가 지연되면서, 알칼리 산화철(Fe^{3+})이 부족하게 되고, 알칼리 산화철이 있어야 만들어지는 행복 호르몬인 도파민(Dopamine)은 만들어지지 않는다. 그 결과 행복 호르몬인 도파민 부족으로 인해서 슬픈 감정이 올라오게 되고 자주 울게 된다(又且哭). 이러는 사이에 정작 먼저 아픈 간은 방치가 되고 만다. 간은 담즙을 처리해서 신경을 통제하고 이어서 근육을 통제한다. 그런데 간이 문제가 되면서 산성 담즙의 처리가 지연되고, 신경 간질에 산이 쌓이면서 신경을 과흥분시키게 되고, 당연한 순리로 근육은 경련이 일어난다(筋攣). 그리고 신경이 과부하가 걸리면서 때때로 깜짝깜짝 놀라는 경기라는 병을 얻는다(令人時驚). 결과는 참담하다. 이제 병은 불치병이 돼버린 것이다. 침(鍼) 사고가 일어난 것이다. 봄에 겨울에 해당하는 혈자리에 침을 놓으면(春刺冬分), 사기가 오장을 괴롭히며(邪氣著藏), 사람들에게 복부 팽만감을 안겨주고(令人脹), 병은 치유가 안된다(病不愈). 게다가 말을 많이 하게 만든다(又且欲言語). 봄은 분명히 간을 괴롭힌다. 그런데 이런 봄에 신장에 도움을 주는 오수혈인 멀쩡한 수(水)에 자침하면, 침이 신장에 전자(酸)를 공급하면서 신장에 부담을 주고 만다. 결국에 신장이 처리하는 삼투압 기질인 염의 제거가 지연되면서 복수가 차게 되고 복부 팽만감을 안겨준다(令人脹). 당연한 결과로 오장들의 체액 흐름은 막히고 오장은 생고생을 한다. 즉, 사기(邪氣)가 오장(藏)에서 나타나게(著) 된 것이다(邪氣著藏). 그런데 신장은 뇌척수액을 처리하기 때문에 뇌 신경 문제에 개입한다. 또, 간도 산성 담즙을 처리하기 때문에, 뇌 신경 문제에 개입한다. 결국에 뇌 신경은 극도의 스트레스에 직면하게 된다. 이때 나타나는 병증이 말을 많이 하는 병증이다(又且欲言語). 즉, 혼자서 계속 구시렁댄다. 즉, 혼잣말처럼 작은 소리로 자꾸 말을 되풀이한다. 봄에는 간에서 문제가 발생하기 때문에 수혈 중에서 목(木)만 잘 처리했으면 문제가 깨끗이 끝날 것을 이제 불치병으로 만들고 말았다(病不愈). 침(鍼) 사고가 일어난 것이다.

夏刺春分, 病不愈, 令人解墮. 夏刺秋分, 病不愈, 令人心中欲無言, 惕惕如人將捕之. 夏刺冬分, 病不愈, 令人少氣, 時欲怒.

여름에 봄에 해당하는 혈자리에 침을 놓으면(夏刺春分), 병은 불치병이 되고(病不愈), 환자는 기운이 없어서 축 늘어지는 해타에 걸린다(令人解墮). 여름에는 봄처럼 간질액의 소통 문제가 아니라 극심한 일조량 덕분에 산성인 호르몬 분비가 과잉되면서 간질에 과잉 산이 쌓인다. 그래서 이 과잉 산을 중화시키기 위해서 수혈(兪穴)인 낙혈(絡穴)을 선택해서 치료한다. 그런데 이것은 방치를 하고, 간질의 소통에 문제를 두고 자침을 하면, 아무런 효과도 못 본다. 그러는 사이에 간질에 쌓인 과잉 산은 인체를 나른하게 만들고 결국은 해타에 걸리게 만든다(令人解墮). 결국에 병은 불치병이 되고 만다(病不愈). 이번에는 여름에 가을에 해당하는 수혈인 금(金)에 자침을 하면(夏刺秋分), 병은 불치병이 되고(病不愈), 심장성 중풍(心中)이 오게 만들어서, 말을 하고 싶어도 못하게 만들고(令人心中欲無言), 죄를 지어서 경찰이 체포하러 오는 것처럼 무서워하게 만든다(惕惕如人將捕之). 여름에는 병이 심장에 있는데, 금(金)의 수혈에 자침하면, 폐에 전자를 공급하게 되면서, 폐 기능을 저하시키면 문제는 아주 심각해진다. 그 이유는 폐는 산성 정맥혈을 우(右) 심장에서 받아서 중화 처리하기 때문이다. 지금까지 폐가 기능을 잘해서 문제가 있는 심장이 그럭저럭 버텨왔는데, 이제 폐를 망쳐놨으니 심장은 극도의 스트레스에 시달리게 되고, 혈액 순환은 심각한 장애가 온다. 그러면 모세 혈관을 제일 많이 가지고 있고, 에너지를 제일 많이 소비하며 알칼리 동맥혈이 특히나 많이 필요한 뇌는 심각한 문제에 직면한다. 이 결과로 일어난 질환 중에서 하나가 심장성 중풍(心中)이다. 이 중풍에 걸리면 말을 하고 싶어도 못한다. 이유는 뭘까? 말은 혀(舌)의 문제이다. 혀는 근육이기 때문에 뇌가 통제하는 신경의 문제이면서, 심장과 같은 조건의 특수 세포로 이루어져 있으므로, 심장의 영향도 직접 받기 때문이다. 이제 심장이 오갈 데가 없이 문제가 돼버리면, 봄에 여름에 해당하는 혈자리에 침을 놓았을 때(春刺夏分) 보았던 것처럼, 신장이 문제가 되어버린다. 신장은 부신을 통해서 공포(恐) 호르몬인 아드레날린(Adrenaline)을 분비한다. 즉, 신장이 과부하에 걸리면, 이 호르몬의 분비가 과해지면서, 죄를 지어서 경찰이 체포하러 오는 것처럼 무서워하게 만든다(惕惕如人將捕之). 신장은 염을 배출시키는 기관인데, 이 염의 배출을 자극하는 도구가 알도스테론(Aldosterone)이다. 그런데 아드레날린이 이 알도스테론으로 변해서 염의 배출을 촉진한다. 그래서 신장이 과부하에 걸리면, 이 호르몬이 자동으로 많이 분비된다. 결국에 병은 불치병이 되고 만다(病不愈). 여름에 겨울에 해당한 혈자리에 침을 놓으면(夏刺冬分), 병은 불치병이 되고(病不愈), 알칼리를 소모하고(令人少氣), 때때로 분노를 자아낸다(時欲怒). 심장이 안 좋은 여름에 겨울을 담당하는 신장까지 망쳐 놓으면, 산성 정맥혈을 우(右) 심장으로 보내는 신장은 문제가 심각해진다. 또, 우 심장이 문제가 걸렸기 때문에, 우 심장으로 산성 정맥혈을 보내는 간도 문제가 걸린다. 그런데 간은 담즙을 통해서 신경 간질액을 통제한다. 그래서 간이 문제가 되면, 신경이 과흥분되면서 신경이 날카로워지고 때때로 분노를 폭발시킨다(時欲怒). 이러는 사이에 여름 날씨로 인해서 간질에 과잉 산이 쌓이고, 이 과잉 산을 처리하지 못하면서 알칼리는 소모된다(令人少氣). 이제 병은 불치병이 되고 만다(病不愈).

秋刺春分, 病不已, 令人惕然, 欲有所爲, 起而忘之. 秋刺夏分, 病不已, 令人益嗜臥, 又且善夢. 秋刺冬分, 病不已, 令人洒洒時寒.

가을에 봄에 해당하는 혈자리에 침을 놓으면(秋刺春分), 병은 완치가 안 되고(病不已), 우울하게(惕然) 만든다(令人惕然). 뭔가를 하려고 하는 욕망은 있으나(欲有所爲), 생각만 하지 바로 잊어버린다(起而忘之). 폐에 문제가 있는데, 간까지 망쳐 놓으면(秋刺春分), 간은 담즙을 처리해서 뇌 신경 문제에 개입하기 때문에, 간이 문제가 되면 당연히 기억에 문제가 생긴다(欲有所爲, 起而忘之). 그리고 폐는 행복 호르몬인 도파민 생성에 관여하기 때문에 당연히 우울감이 온다(令人惕然). 병이 치료되면, 그게 더 이상할 것이다(病不已). 가을에 여름에 해당하는 혈자리에 침을 놓으면(秋刺夏分), 병은 완치가 안 되고(病不已), 누워있기를 좋아하게 만들고(令人益嗜臥), 게다가 정신이 자주 몽롱해진다(又且善夢). 이제 폐와 심장이 문제가 된 상태이다. 폐는 인체의 모든 산성 체액을 최종 처리하는 기관이며, 심장은 산성 체액을 알칼리 동맥혈로 중화시키는 기관이다. 즉, 이 두 기관은 산성 체액을 처리하는 핵심기관이다. 그래서 이 두 기관이 문제가 되면, 과잉 산이 간질에 쌓이면서 인체는 나른해지고 당연히 눕기를 좋아할 수밖에 없다(令人益嗜臥). 또, 폐는 머리 쪽에서 내려오는 산성 체액을 최종 처리하는 기관이며, 심장의 알칼리 동맥혈에 제일 민감하게 반응하는 기관이 바로 뇌이다. 그래서 이 두 기관이 문제가 되면 머리는 맑지 못하고 브레인포그(brain fog)가 오면서, 정신이 자주 몽롱(夢)해진다(又且善夢). 당연히 병은 완치가 안된다(病不已). 가을에 겨울에 해당하는 혈자리에 침을 놓으면(秋刺冬分), 병은 완치가 안 되고(病不已), 추워서 떨게 하고(洒洒) 때때로 한기가 돌게 한다(令人洒洒時寒). 폐와 신장에 문제가 생긴 것이다(秋刺冬分). 먼저 폐에 문제가 생기면, 폐로 산성 정맥혈을 보내는 우(右) 심장은 당연히 문제가 생긴다. 그런데 설상가상으로 우(右) 심장으로 산성 정맥혈을 보내는 신장도 문제가 되어있기 때문에, 추가로 우(右) 심장을 괴롭힌다. 그러면 우(右) 심장으로 산성 정맥혈을 보내는 간도 문제가 걸린다. 인체에서 열(熱)을 제일 많이 생산하는 기관이 바로 간과 심장이다. 그런데 지금 이 두 기관이 모두 거의 죽을 지경이다. 특히 열을 아주 많이 생산하는 심장은 이중으로 고통을 받고 있다. 결국에 인체는 추워서 떨 수밖에 없게 된다(令人洒洒時寒). 당연히 병은 쉽게 완치가 안된다(病不已).

冬刺春分, 病不已, 令人欲臥不能眠, 眠而有見. 冬刺夏分, 病不愈, 氣上, 發爲諸痺. 冬刺秋分, 病不已, 令人善渴.

겨울에 봄에 해당하는 혈자리에 침을 놓으면(冬刺春分), 병은 완치가 안 되고(病不已), 자고 싶으나 잠은 안 오고(令人欲臥不能眠), 잠을 자도 제대로 못 잔다(見困)(眠而有見). 신장과 간에 문제가 만들어졌다(冬刺春分). 신장은 뇌척수액으로 뇌 신경을 다스리고, 간은 담즙으로 뇌 신경을 다스린다. 그런데 지금 이 두 기관이 모두 문제를 가지게 되었다. 결국에 뇌 신경은 극도의 과부하에 빠진다. 여기에 묘사는 안 되었지만, 분명히 두통이 심할 것은 뻔하다. 당연히 눕고 싶고 잠을 제대로 못 잘 것이다. 잠이 들어도 뇌 신경의 과흥분 때문에 제대로 잠을 못 잘(見困) 것이다(眠而有見). 이때 잠을 못 자는 것은 그냥 상식일 것이다. 병은 당연히 완치가 안 된다(病不已). 겨울에 여름에 해당하는 혈자리에 침을 놓으면(冬刺夏分), 병은 불치병이 되고(病不愈), 기는 위로 올라 오고(氣上), 그 기가 유발(發)하는 것은 여러 가지 비증(諸痺)이 된다(發爲諸痺). 이번에는 신장과 심장에 문제가 만들어졌다(冬刺夏分). 신장이 문제가 되기 때문에 산성 뇌척수액은 처리가 안 되어서 뇌 신경이 과부하에 걸려있는데, 이 산성 뇌척수액을 중화해줄 알칼리 동맥혈은 심장의 문제로 인해서 공급이 안 되고 있다. 당연히 과잉 산(氣)이 머리 쪽(上)에 머무르는 상기(氣上)가 일어난다. 상기(上氣)가 되면서 대개는 얼굴이 붉어진다. 신장은 체액의 점도(viscosity:粘度)를 결정하는 염(鹽)을 통제하는 기관이다. 그래서 신장이 문제가 되면서 간질액의 점도는 올라가고, 이 점도를 낮춰줄 알칼리 동맥혈은 심장의 문제로 공급이 안 되고 있다. 당연히 끈적끈적한 체액은 간질에 쌓이게 되고, 체액 순환이 정체되면서 각종 비증(諸痺)이 발생한다(發爲諸痺). 병은 당연히 치유가 안 된다(病不愈). 겨울에 가을에 해당하는 혈자리에 침을 놓으면(冬刺秋分), 병은 완치가 안 되고(病不已), 자주 갈증을 유발한다(令人善渴). 이번에는 신장과 폐에 문제가 생겼다(冬刺秋分). 신장은 삼투압 물질인 염을 통제한다. 폐는 삼투압 물질인 산성 간질액을 최종 처리한다. 삼투압을 조절하는 대표적인 두 기관이 문제가 발생한 것이다. 당연한 순리로 삼투압 물질은 수분을 계속 붙잡고 안 놓아준다. 즉, 삼투압 물질의 정체 때문에, 시간이 가면서 인체는 수분을 추가로 요구하는 것이다. 즉, 갈증이 자주 일어나게 만든다(令人善渴). 당연히 병은 완치가 안된다(病不已).

제4장

凡刺胸腹者, 必避五藏. 中心者, 環死. 中脾者, 五日死. 中腎者, 七日死. 中肺者, 五日死. 中鬲者, 皆爲傷中, 其病雖愈, 不過一歲必死. 刺避五藏者, 知逆從也. 所謂從者, 鬲與脾腎之處, 不知者反之. 刺胸腹者, 必以布憿著之, 乃從單布上刺, 刺之不愈, 復刺. 刺鍼必肅, 刺腫搖鍼, 經刺勿搖. 此刺之道也.

무릇, 가슴과 복부에 침을 놓을 경우(凡刺胸腹者), 반드시 오장을 피해야 한다(必避五藏). 심장 한가운데에 침을 놓으면(中心者), 혈액이 한 바퀴 순환하는 즉시 죽는다(環死). 비장 한가운데에 침을 놓으면(中脾者), 5일 안에 죽고(五日死), 신장 한가운데에 침을 놓으면(中腎者), 7일 안에 죽고(七日死), 폐 한가운데에 침을 놓으면(中肺者), 5일 안에 죽는다(五日死). 지금 나온 4개의 장기는 혈액의 압력을 이용하기 때문에, 이들 장기에 구멍이 생기면 혈액의 압력이 없어지면서 장기의 기능도 서서히 죽어간다. 또, 심한 압력 때문에 침으로 생긴 구멍은 서서히 커진다. 그러면서 장기의 기능도 죽어간다. 이 압력이 세면 셀수록 빨리 죽는다. 그래서 심장에 구멍이 나면 심장의 심한 압력 때문에, 구멍은 순식간에 커지면서 심장의 기능이 정지되기 때문에 바로 즉사한다. 나머지 장기들도 같은 원리이다. 횡격막 한가운데 침을 놓으면(中鬲者), 어느 경우든(皆) 횡격막 가운데(中)에 상해(傷)를 입히게 (爲) 되고(皆爲傷中), 비록(雖) 그곳의 상처(病)가 아물었다(愈) 하더라도(其病雖愈), 불과 일 년 안에 반드시 죽는다(不過一歲必死). 횡격막은 오장처럼 압력은 없으나, 횡격막은 계속 움직이는 곳이기 때문에, 여기에 상처를 입히면, 상처는 점점 더 커지게 된다. 그래서 설사 상처가 아물었다 해도 흉터가 아주 크게 남으면서, 이 상처로 인해서 횡격막의 유연성이 급격히 떨어진다. 그리고 폐와 심장, 위의 대망과 소망, 간 등등이 횡격막과 붙어있으므로, 결국 이들 장기에까지 영향을 준다. 즉, 오래 살기를 바랄 수가 없다. 그래서 많이 살아야 1년을 살며, 반드시 죽는다 (不過一歲必死)는 것이다. 침을 놓을 때 오장을 피한다는 것은(刺避五藏者), 침의 순리와 역리를 아는 것이다(知逆從也). 소위 순리를 따른다는 것은(所謂從者), 비장과 신장이 접한(與) 곳(處)을 구분(鬲)할 줄 안다는 것이고(鬲與脾腎之處), 모르면 그 반대로 한다는 것이다(不知者反之). 비장과 신장은 비장의 꼬리 부분에서 서로 접하고 있다. 그런데 이 접한 부분을 인체 밖에서 구분하라고 하는 말은, 복부에 침을 놓을 때는 대단한 실력을 갖추어야 침을 놓을 수 있다는 말이다. 가슴과 복부에 침을 놓을 때는(刺胸腹者), 반드시 수건(布)을 사용(以)해서 신중(愻)하게 표시 (著)를 하고(必以布愻著之), 그다음에(乃從) 홑수건(單布) 위에 침을 놓는다(乃從單布上刺). 침을 놓아도 완치가 안 되면(刺之不愈), 다시 침을 놓는다(復刺). 침을 놓을 때는 생명을 다루기 때문에 반드시 엄숙한 자세로 임해야 하며(刺鍼必肅), 종기에 침을 놓을 때는 침을 흔들며(刺腫搖鍼), 경혈에 침을 놓을 때는 흔들지 않는다(經刺勿搖). 이것이 침을 놓는 원리이다(此刺之道也). 그리고 침을 놓을 때는 반드시 엄숙히 하라(必肅)는 말은 그만큼 침을 놓는 일이 쉽지 않으며, 침은 병의 근원이며 동시에 신경의 에너지인 전자를 공급하기 때문에, 생명의 안위와 직결된다는 말이다. 또, 침을 흔들면 무슨 현상이 일어날까? 침은 상온에 두면 공기 중에 있는 전자를 흡수해서 산성인 환원철(Fe^{2+})이 된다. 노상의 철이 썩어서 분해되는 원리와 똑같다. 그래서 침을 놓는다는 것은 전자를 공급해서 침을 알칼리(Fe^{3+})로 만든다. 종기(腫)는 과잉 산이 적체되면서 콜라겐을 분해해서 과잉 산을 중화한 결과물이다. 그래서 종기는 피부 콜라겐과 연결되어 있다. 이때 침으로 전자를 추가로 공급하면 종기 주변에 있는 피부의 멀쩡한 콜라겐까지 상당 부분 분해되어서 나온다. 즉, 종기를 도려내는 효과를 발휘하는 것이다. 이때 침을 흔들면 침에서 더 많은 전자가 종기 부위로 공급되고, 종기를 도려내는 효과가 더 커지게 된다. 그래서 침으로 종기를 치료할 때는 침을 흔들라고 한 것이다. 반대로 경(經)에 침을 놓을 때는 흔들지 말라고 한다. 여기서 경(經)은 면역 세포가 곤히 잠자고 있는 절(節:Node)들이다. 즉, 경은 림프절이다. 여기에 침이 전자를 공급하면, 이 전자는 MMP(Matrix MetalloProteinase:MMP)라는 콜라겐 단백질 분해 효소를 작동시켜서, 절에 있는 간질의 콜라겐에 잡혀서 곤히 잠자고 있는 면역 세포를 해방시켜 주는 것이다. 만일에 이때 침을 흔들면, 전자를 너무 많이 공급하게 되고, 간질에 있는 콜라겐을 너무 많이 분해하면서 자가면역질환(Autoimmune diseases:自家免疫疾患)을 만들어내고 만다. 침의 작용이 백신의 작용과 같으므로 부작용도 백신과 같다. 그래서 백신의 부작용에는 자가면역질환(Autoimmune diseases)이 많은 이유이다(16-2). 여기서 암시는 자가면역질환은 콜라겐 문제라는 사실이다.

제5장

帝曰, 願聞十二經脈之終, 奈何. 岐伯曰, 太陽之脈, 其終也, 戴眼, 反折, 瘈瘲, 其色白, 絶汗乃出, 出則死矣. 少陽終者, 耳聾, 百節皆縱, 目睘絶系, 絶系一日半死, 其死也, 色先青白, 乃死矣. 陽明終者, 口目動作, 善驚妄言, 色黃, 其上下經盛不仁, 則終矣. 少陰終者, 面黑, 齒長而垢, 腹脹閉, 上下不通而終矣. 太陰終者, 腹脹閉, 不得息, 善噫, 善嘔, 嘔則逆, 逆則面赤, 不逆則上下不通, 不通則面黑, 皮毛焦, 而終矣. 厥陰終者, 中熱嗌乾, 善溺, 心煩, 甚則舌卷卵上縮, 而終矣. 此十二經之所敗也.

황제가 묻는다(帝曰). 12경맥이 끊어진 때도 있다고 들었는데(願聞十二經脈之終), 어떠한가요(奈何)? 기백이 대답한다(岐伯曰). 태양(膀胱:bladder)의 맥이 끊겨버리면 그 기능은 멈춰(終) 버리고(太陽之脈, 其終也), 대안(戴眼), 반절(反折), 계종(瘈瘲)이 발병하고, 안색이 하얗게 변하며(其色白), 절한(絕汗)이 나온다(絕汗乃出). 절한이 나오면 죽는다(出則死矣). 방광은 신장이 만들어준 탁기를 받아서 버리는 곳이다. 그래서 방광의 기능이 멈추면 동시에 신장의 기능도 멈춘다. 그러면 신장이 책임지고 있는 산성 뇌척수액은 중화가 안 되고, 이제 신경과 관련된 온갖 증상들이 발현된다. 눈은 뇌 신경의 지배를 받는데, 뇌척수액이 산성으로 기울면서 뇌 신경이 과부하가 일어나고, 안구 운동마비가 일어나면서 대안(戴眼)이 찾아오고, 척추 신경이 과잉 반응하면서 경련이 일고 몸이 뒤로 젖혀지는 증상인 반절(反折)이 일어나며, 이어서 척추의 통제를 받는 사지에 문제가 찾아오면서, 팔다리가 펴지고 뒤틀어지는 것이 반복되면서 추동(抽動)이 멈추지 않는 계종(瘈瘲)이 찾아든다. 이때 뇌척수액이 아주 심한 산성으로 변하면, 이 과잉 산은 신경 간질에 있는 콜라겐을 분해해서 중화되는데, 동시에 신경이 과흥분하면서 근육을 강하게 수축시키기 때문에, 이때 분해된 점성이 약한 콜라겐이 땀과 함께 땀구멍으로 배출되는데, 이것을 절한(絕汗)이라고 표현한다. 콜라겐을 보유한 땀에 점성이 있으므로 붙여진 이름이다. 이런 상태가 되면, 인체의 알칼리는 이미 모두 고갈되었고, 갈수록 신경은 근육을 더욱더 강하게 수축시킬 것이고, 결국에 심장과 폐에 관련된 근육은 경련이 일어날 것이고, 안 죽으면 그게 더 이상할 것이다. 즉, 절한이 나오면 죽는다(出則死矣). 이렇게 근육이 강하게 수축이 되면, 혈액 순환은 당연히 안 되고, 안색은 하얗게 변한다(其色白). 소양(膽)이 기능을 멈춰(終)버리면(少陽終者), 귀가 안 들리고(耳聾), 모든 관절이 신장 되며(百節皆縱), 눈은 동공이 커지고 뒤집어 까지며(目睘絕系), 눈이 뒤집어 까지면 하루 만에 절반은 죽고(絕系一日半死), 나머지도 죽을 수밖에 없다(其死也). 안색이 먼저 새파랗다가 하얘지면(色先青白), 죽음에 이른다(乃死矣). 담(膽)은 담즙을 처리하는 기관이다. 담이 문제가 생겨서 담즙을 처리하지 못하면, 동시에 산성 담즙을 처리하는 간은 기능하지 못하게 된다. 간은 담즙을 통해서 신경 간질액에 개입한다. 그래서 간이 문제가 되면 신경 간질액은 산성으로 변한다. 사실 이 문제는 바로 앞의 방광 문제와 같은 병증이 나타난다. 그 이유는 똑같이 신경 간질에 개입하기 때문이다. 그래서 이번에도 신경 문제로 귀착된다. 그래서 뇌척수액이라는 신경 간질액의 통제는 받는 귀는 당연히 잘 안 들린다(耳聾). 그리고 관절활액도 신경 간질액이기 때문에, 간이 문제가 되면, 이 활액은 산성으로 기울게 되고 신경을 과부하시키면서 관절이 신장 된다(百節皆縱). 뇌 신경의 지배를 받는 눈은 당연히 심각한 문제에 직면한다. 만일에 동공이 커지고 눈이 뒤집어 까지는 상태가 되면, 이때는 이미 인체 안에 알칼리는 모두 고갈된 상태이기 때문에, 당연히 바로 죽는다. 하루에 절반만 죽는 것이 더 이상할 것이다(絶系一日半死). 담즙의 색은 파란색인데, 이 담즙이 혈류에 편승하면 안색이 파랗게 변한다. 그런데 안색이 다시 하얀색으로 바뀐다면, 이는 혈액 순환이 멈췄다는 이야기이므로, 당연히 죽는다(色先青白, 乃死矣). 양명(胃)이 기능을 멈춰(終)버리면(陽明終者), 입술과 눈꺼풀이 떨리고(口目動作), 잘 놀래고 헛소리를 하며(善驚妄言), 안색이 누렇게 변한다(色黃). 상하 경락이 성해서 불인하면(其上下經盛不仁), 생명의 기능은 멈춘다(則終矣). 위장에 문제가 있어서 위산 분비가 안 되면, 위장으로 과잉 산을 버리는 비장의 기능은 멈춘다. 비장은 산성 간질액을 림프를 통해 받아서 중화시킨다. 그래서 비장이 문제가 되어서 산성 간질액이 문제가 되면, 간질액은 정체가 되고 간질액에 뿌리를 두고 있는 신경들이 작동한다. 그러면 특히 신경들이 잘 발달해있는 입술과 눈은 바로 영향을 받게 되면서 근육이 수축하고 떨리게 된다(口目動作). 이 신경의 과부하는 뇌 신경에도 영향을 미치므로 잘 놀래고 헛소리를 하는(善驚妄言) 병증도 찾아온다. 비장은 림프가 가져다준 적혈구 덩어리를 처리하는데, 비장이 문제가 되면, 이 물질을 처리하지 못하면서 이 물질은 혈류에 편승하게 되고, 이 물질이 가진 노란 색소 때문에 안색이 누렇게 변한다(色黃). 즉, 적혈구에서 만들어진 노란 색소를 보유한 빌리루빈 때문에 안색이 누렇게 변한다. 이 비장은 림프(肉)가 모이는 림프절(經)을 통제하므로 비장이 문제가 되어서 림프가 막히면, 림프절이 과부하(盛)에 걸리고, 림프절은 경이기 때문에 경(經)이 막히고(不仁) 마는 것이다(其上下經盛不仁). 림프는 체액 순환의 핵심이고 영양분 수송의 핵심이며 면역의 핵심이기 때문에, 이들이 막히면 생명은 끝난다(則終矣). 소음(腎)의 기능이 멈추면(少陰終者), 안색은 검어지고(面黑), 잇몸이 수축해서 치아가 커 보이면서 불결해지고(齒長而垢), 복부가 창만지면서 막히고(腹脹閉), 이렇게 위아래가 막히면 생명은 멈춘다(上下不通而終矣). 신장은 담즙의 하나인 유로빌리노겐(Urobilinogen)이라는 검정 색소를 가진 물질을 처리한다. 그래서 신장이 문제가 되면, 이 물질을 처리하지 못하게 되면서, 이 물질이 혈류에 편승하게 되고 안색은 검어진다(面黑). 신장은 뼈의 림프액인 뇌척수액을 통제하기 때문에 신장이 문제가 되면, 치아에도 당연히 영향을 미치고, 치아에 있는 산성 체액이 치아를 감싸고 있는 콜라겐 단백질을 녹이면서, 이빨이 선명하게 드러나게 되고 분해된 콜라겐이 주위에 축적된다(齒長而垢). 또, 신장은 삼투압 물질인 염을 통제하기 때문에, 신장이 문제가 되어서 이 삼투압 물질을 체외로 배설하지 못하면, 결국에 이들은 인체 안에서 수분을 잔뜩 끌어안고 있게 되고 이어서 복수가 차면서 체액의 흐름을 막아버린다(腹脹閉). 이제 신장의 문제가 심각해지면, 위(上)로는 머리에 뇌척수액이 정체되고, 아래(下)로는 복부에 복수가 차면서 상하 불통이 일어나는데, 그러면 인체의 기능은 멈춘다(上下不通而終矣). 태음(脾)의 기능이 멈추면(太陰終者), 복부가 창만해지고 막히면서(腹脹閉), 숨을 쉴 수가 없고(不得息), 한숨을 자주 쉬고(善噫), 구토를 자주 하고(善嘔), 구토하면 과잉 산이 체외로 역류를 하고(嘔則逆), 그러면 그 덕분에 혈액이 순환되면서 안색은 붉어진다(逆則面赤). 이렇게 구토해서 과잉 산을 외부로 배출시키지 못하면 위아래가 막힌다(不逆則上下不通). 위아래가 막히면 안색은 검어지고(不通則面黑), 피부와 모발은 오그라들고(皮毛焦), 드디어 생명의 기능은 멈춘다(而終矣). 비장은 체액 순환의 핵심인 림프액을 통제하기 때문에, 비장이 문제가 되면, 림프액의 순환이 막히면서, 복부에도 체액이 정체되고, 이 산성 체액들은 삼투압 기질이기 때문에, 복부에 부종을 유발하고 결국 체액의 흐름을 막아버린다(腹脹閉). 복부에 부종이 생기면 횡격막을 강하게 자극하면서 횡격막이 폐를 괴롭히게 되고, 결국에 이 횡격막 때문에 숨을 제대로 쉴 수가 없게 되고(不得息), 한숨을 자주 쉬고(善噫), 구토를 자주 하게 된다(善嘔). 이때 구토하면, 인체 안에 과잉 산을 인체 밖으로 배설하기 때문에, 정체된 산성 체액이 풀리면서 혈액 순환이 되고 안색이 붉어진다(嘔則逆, 逆則面赤). 그러나 구토를 하지 못해서 과잉 산을 인체 외부로 배설시키지 못하면, 횡격막의 수축이 풀리지 않게 되고, 횡격막을 기준으로 가슴(上) 부분과 복부(下) 부분이 불통 된다(不逆則上下不通). 이렇게 상하가 소통이 안 될 정도가 되면, 비장의 과부하는, 같이 산성 림프액을 중화 처리하는 신장으로 옮겨간다. 그러면 신장이 처리하는 유로빌리노겐 때문에 안색은 검게 변한다(不通則面黑). 비장은 산성 간질액을 처리하기 때문에, 비장이 문제가 되면 산성 간질액과 접한 피모는 산성 간질액이 피부 콜라겐을 분해하기 때문에 고통(焦)을 당한다(皮毛焦). 이 정도의 상태가 되면, 생명의 기능은 멈춘다(而終矣). 궐음(肝) 기능이 멈추면(厥陰終者), 가슴에 열이 차고, 입안이 마르고(中熱嗌乾), 소변이 자주 마렵고(善溺), 열로 인해서 가슴이 답답해진다(心煩). 이 상태가 심해지면, 혀가 꼬이고 고환이 위쪽으로 수축이 된다(甚則舌卷卵上縮). 이 정도가 되면 생명의 기능은 죽는다(而終矣). 이것이 12경맥의 기능이 멈춘 것을 묘사한 것이다(此十二經之所敗也). 실제는 삼양 삼음의 경맥만 언급하고 있으나, 결국은 서로 연결이 되기 때문에, 12경맥이라고 한 것이다. 간 기능이 멈추면 간이 중화 처리하는 산성 정맥혈은 우(右) 심장으로 보내지고, 이어서 우 심장은 이 과잉 산을 중화시키면서 당연히 열을 과하게 만들어내게 되고, 이 여파로 가슴 부분에 열이 쌓이고(中熱), 이 열로 인해서 가슴이 답답해지며(心煩), 입안이 바싹 말라간다(嗌乾). 이렇게 심장이 과부하에 시달리면, 우 심장으로 산성 정맥혈을 보내는 신장도 문제를 일으키면서 소변을 자주 보게 된다(善溺). 혀(舌)는 심장과 같은 성질을 가지기 때문에 당연히 심장이 문제가 되면, 혀도 문제가 되며, 고환을 통제하는 정계정맥총(蔓狀靜脈叢:만상정맥총)은 간의 통제를 받기 때문에 간이 문제가 되면, 곧바로 고환에 문제가 생긴다(甚則舌卷卵上縮). 이 정도가 되면 생명은 더는 유지될 수가 없다(而終矣).

제17편. 맥요정미론(脈要精微論)

제1장

黃帝問曰, 診法何如. 岐伯對曰, 診法常以平旦, 陰氣未動, 陽氣未散, 飮食未進, 經脈未盛, 絡脈調勻, 氣血未亂. 故乃可診有過之脈. 切脈動靜, 而視精明. 察五色, 觀五藏有餘不足. 六府强弱, 形之盛衰, 以此參伍, 決死生之分.

황제가 묻는다(黃帝問曰). 진맥법은 어떤 것인가요(診法何如)? 기백이 대답한다 (岐伯對曰). 진맥은 통상(通常) 이른 아침(平旦)에 한다(診法常以平旦). 이때는 음기가 아직 활동하지 않고 있고(陰氣未動), 양기는 아직 흩어지지 않았고(陽氣未散), 식사를 아직 안 했기 때문에(飮食未進), 경맥은 안정되어 있고(經脈未盛), 낙맥은 고르게 균형을 유지하고 있고(絡脈調勻), 기와 혈은 안정되어 있다(氣血未亂). 그래서 맥이 병을 가졌는지 진찰이 가능하다(故乃可診有過之脈). 평단(平旦)은 새벽 해가 막 뜰 무렵인 4시에서 6시 정도이다. 해가 뜬다는 것은 일조량의 공급을 의미한다. 이 일조량이 주는 열에너지는 인체를 자극해서 호르몬을 분비케 만든다. 호르몬은 알칼리인 호르몬 전구체(陰氣)로 존재하다가 일조량이 주는 열에너지에 의해서 밤새 과잉 산을 염(鹽)에 저장해두었던 전자를 빼내서 산성인 호르몬(陽氣)으로 배출된다. 그래서 일조량이 시작될 시점인 평단에는 아직 호르몬의 분비가 시작되지 않은 시점이다. 즉, 새벽인 평단에는 알칼리 음기(陰氣)인 호르몬 전구체가 전자 부족으로 인해서 미동(未動)도 안 하고 있고(陰氣未動), 그래서 산성 양기(陽氣)인 호르몬의 분비(散)도 안(未) 되고 있는 것이다(陽氣未散). 또, 이때는 식사 전이다. 식사하면 대부분의 영양성분은 림프(經)를 통해서 수송된다. 그런데 이 림프절(經)은 경맥(經脈)의 핵심이다. 그래서 식사를 하면 식사가 주는 영양성분 때문에 경맥의 기운이 심한 변동을 일으킨다. 또, 식사하면 체액의 작은 분지(分支)인 낙맥(絡脈)들도 당연히 변화가 생긴다. 또, 식사하면 작은 영양성분들은 정맥혈을 통해서 소통되기 때문에 기혈(氣血)에도 영향을 미친다(氣血未亂). 그래서 인체 대사에 영향을 미칠 수 있는 모든 요소가 없는 시간이 평단이기 때문에, 이때 진맥을 하면 몸의 상태를 정확히 파악할 수가 있다(故乃可診有過之脈). 진맥해서 맥이 안정(靜)되어 있는지 불안(動)한지 살피면, 정명(精明)을 알 수가 있다(切脈動靜, 而視精明). 맥이 안정되느냐 안정되지 않느냐는 산(酸)과 알칼리(精)의 균형에 달려있다. 그래서 맥을 보면 알칼리 체액의 균형(精明) 상태를 명확히 알 수가 있다. 또, 오장의 문제가 안색으로 표현되는 다섯 가지 안색을 살펴보면(察五色), 오장에 산이 과잉(有餘)인지 알칼리가 부족(不足)한지 알 수가 있다(觀五藏有餘不足). 이렇게 하면 육부의 강약을 파악할 수가 있고(六府強弱), 신체의 성쇠를 알 수가 있다(形之盛衰). 이렇게 5가지를 참고(參考)하면, 생과 사의 분기점(分)을 결정(決)할 수가 있다(決死生之分). 여기서 정명(精明)은 3편과 13편에 나오는 신명(神明)과 대비되는 단어이다. 신(神)은 전자로써 에너지이다. 그래서 신명은 에너지(神)의 조절이 명확히(明) 조절되고 있는 상태이다. 즉, 기(神)가 잘 순환되고 있다. 기(神)가 막히면 말도 잘 안 나오고 몸도 말을 안 듣는다. 그러나 신명(神明)이 나면 즉, 에너지의 흐름이 정상이면 너무 즐거워한다. 우리가 굿판에서 아주 잘 놀면 '신명 났다'라고 한다. 인간은 정신(精神)이 없어지면 죽는다. 특히, 정(精)과 신(神) 중에서 하나만 없어져도 죽는다. 정(精)은 알칼리로써 산(酸)인 신(神)의 과다를 조절해준다. 신(神)은 에너지로써 인간이 활동하는 원동력이다. 그래서 정신이 필요하며, 정신(精神)이 없어지면 죽는다. 결론적으로 신명(神明)은 에너지 조절이 잘 되어서 기(神)가 잘 통하는 상태를 말하고, 정명(精明)은 에너지인 기(神)의 조절을 잘한 상태이다. 이는 한마디로 pH7.45의 체액 상태를 말한다.

제2장

夫脈者, 血之府也. 長則氣治, 短則氣病, 數則煩心, 大則病進, 上盛則氣高, 下盛則氣脹, 代則氣衰, 細則氣少, 濇則心痛, 渾渾革, 至如涌泉, 病進而色弊, 緜緜, 其去如弦絶, 死.

　　무릇 맥이라는 것은(夫脈者), 체액을 담고 있는 창고(府)이다(血之府也). 맥이 안정되어서 항상성(長:恒常性)이 유지되면 즉, 장맥(長脈)이면, 기(氣:酸)가 다스려지고(治) 있다는 말이고(長則氣治), 맥이 안정되지 않아서 천박(短:淺薄)하면 즉, 단맥(短脈)이면, 에너지인 기(氣:酸)가 병(病)을 일으키고 있다는 말이고(短則氣病), 맥이 빈맥(tachycardia:頻脈:數脈)이면, 심장은 힘들어 한다(數則煩心). 빈맥(頻脈)인 삭맥(數脈)이면 심장으로 전자의 공급이 과해서 압전기가 과하게 작동하면서 파동을 많이 일으키고 있다는 말이기 때문에, 당연히 심장은 그만큼 힘들어한다. 맥이 정도가 지나치면(大) 즉, 대맥(大脈)이면, 병이 이미 진행되고 있다는 것이며(大則病進), 기가 폐가 있는 위쪽(上)에서 왕성하면(上盛), 기가 가슴을 그득하게(高) 하고, 숨이 차게 만들며(上盛則氣高), 복부가 있는 아래쪽(下)에서 왕성하면 복부 창만(脹)을 만든다(下盛則氣脹). 맥이 뛰었다 안 뛰었다 하는 현상이 교대(代)로 나타나면 즉, 대맥(代脈)이면, 기가 고갈(衰)되어 간다는 것이다(代則氣衰). 맥을 작동시키는 에너지인 기(氣)가 약(衰)하면 맥이 뛰었다 멈췄다(代) 하는 것은 당연하다. 맥이 힘이 없어서 아주 약(細)하면 즉, 세맥(細脈)이면, 에너지인 기가 소모되어있다는 것이고(細則氣少), 맥이 막혀서(濇) 원활하지 못하면 즉, 색맥(濇脈)이면, 당연히 심장에 무리가 오면서, 심장에 통증이 생긴다(濇則心痛). 맥의 무질서(渾渾) 정도가 심하면(革) 맥이 용천(涌泉)하는 것 같은 상태에까지 이른다(至如涌泉). 병이 계속 진행(進)되면 안색(色)이 안 좋게(弊) 변하면서(病進而色弊), 병이 계속 진행되고(緜緜) 간 기능(弦)을 망치는(絶) 데까지 이르면(去如) 즉, 간맥인 현맥(弦脈)이 끊기면, 죽는다(緜緜, 其去如弦絶, 死). 아주 중요한 맥상들을 정의해 주고 있다.

夫精明五色者, 氣之華也. 赤欲如白裹朱, 不欲如赭. 白欲如鵝羽, 不欲如鹽. 青欲如蒼璧之澤, 不欲如藍. 黃欲如羅裹雄黃, 不欲如黃土. 黑欲如重漆色, 不欲如地蒼. 五色精微象見矣, 其壽不久也. 夫精明者, 所以視萬物, 別白黑, 審短長. 以長爲短, 以白爲黑, 如是則精衰矣.

무릇 정명오색(精明五色)이라는 것은(夫精明五色者), 기가 내는 표현(華)이다(氣之華也). 기(氣)가 잘 조절이 되는 것이 정명(精明)이고, 오색(五色)은 오장(五藏)에서 기(氣)인 산(酸)의 조절이 잘못되어서 안색에 나타나는 병증의 지표이다. 그래서 정명과 오색이라는 것은 기(氣)가 표현(華)된 것이다. 그런데 병적인 안색인 오색을 구분할 때는 기준이 필요하다. 그래서 이 안색의 색깔에 대한 정의를 여기서 해주고 있다. 심장에 문제가 있어서 안색이 붉어질 때, 붉은 안색이란 마땅히 하얀 천으로 자줏빛 주사(朱砂)를 싼 것과 같아야지(如), 붉은 흙(赭)과 같으면(如) 병적인 안색이 아니다(赤欲如白裹朱, 不欲如赭). 폐에 문제가 있어서 안색이 하얀 색깔일 때, 하얀 안색이란 마땅히 거위 날개(鵝羽)처럼 하얗게 되어야지, 소금(鹽)처럼 하얗게 되어서는 병적인 안색이 아니다(白欲如鵝羽, 不欲如鹽). 간에 문제가 있어서 안색이 푸를 때, 푸른 안색이란 마땅히 광택(澤)이 있는 파란 옥(蒼璧) 같아야지, 검푸른 쪽빛(藍)처럼 파래서는 병적인 안색이 아니다(青欲如蒼璧之澤, 不欲如藍). 비장에 문제가 있어서 안색이 노랗게 되는 때, 노란 안색은 아주 노란 석웅황(雄黃)을 비단에 싼 것처럼 노래야지, 황토(黃土)처럼 노란 갈색이면 병적인 안색이 아니다(黃欲如羅裹雄黃, 不欲如黃土). 신장에 문제가 있어서 안색이 검게 변할 때, 검은 안색은 두 번(重) 칠한 옻색(漆色)인 진한 검은색으로 나타나야지, 진흙(地蒼)처럼 검은빛이 나서는 병적인 안색이 아니다(黑欲如重漆色, 不欲如地蒼). 이렇게 안색에 병적인 오색이 나타난 상태에서, 알칼리(精)가 부족(微)한 상태인 정미(精微)가 오색과 같이 나타나면(五色精微象見矣), 알칼리 부족으로 인해서 오색을 나타나게 한 과잉 산을 중화할 수가 없으므로, 수명은 오래 가지 못한다(其壽不久也). 즉, 얼마 안 있어 죽는다. 무릇 알칼리가 풍부해서 기(氣)를 잘 조절한 정명(精明)이라는 것은(夫精明者), 결과적으로(所以) 만물(萬物)의 수명을 판단(視)할 수 있게 해 주고(所以視萬物), 안색(色)의 흑백(白黑)을 구별(別)할 수 있게 해주고(別白黑), 맥의 정상과 비정상인 장단(短長)을 판단(審)할 수 있게 해준다(審短長). 그래서 건강한 장맥(長脈)이 에너지가 부족한 단맥(短脈)으로 변했다거나(以長爲短), 정상적인 하얀(白) 안색이 비정상적인 검(黑)은 안색으로 변했다면(以白爲黑), 이와 같은 현상(如是)은 알칼리(精)가 부족(衰)해서 일어난 현상이다(如是則精衰矣). 이 구문에서 핵심은 알칼리가 풍부한 정명(精明)과 알칼리가 부족한 정미(精微)이다. 인체는 에너지(氣) 덩어리이기 때문에, 대부분 병은 에너지(酸) 과잉으로 일어난다. 그래서 인간이 건강을 지키기 위해서는, 이 에너지(氣:酸)를 어떻게 조절하느냐가 핵심인데, 이 조절 인자가 바로 알칼리(精)이다. 그래서 알칼리가 부족한 정미(精微) 상태가 되면, 인체는 에너지 조절에 실패하면서, 여러 가지 병에 시달리게 되고, 결국에 오래 건강하게 장수할 수가 없게 된다. 이 원리는 식물에도 똑같이 적용된다. 식물은 알칼리를 이용해서 전자를 받아서 Ester 작용을 하면서 성장하기 때문에, 식물도 알칼리가 부족하면, 곧바로 병이 들기 시작하고, 결국에는 이 과잉 에너지인 전자가 MMP를 동원해서 식물의 몸체를 분해해서 식물을 죽게 만든다.

제3장

五藏者, 中之守也. 中盛藏滿, 氣勝傷恐者, 聲如從室中言, 是中氣之濕也. 言而微, 終日 乃復言者, 此奪氣也. 衣被不斂, 言語善惡, 不避親疏者, 此神明之亂也. 倉廩不藏者, 是 門戶不要也. 水泉不止者, 是膀胱不藏也, 得守者生, 失守者死.

오장이란 것은(五藏者), 인체의 가운데 존재하면서 인체의 중앙을 지킨다(中之守也). 인체 중앙(中)이 과부하(盛)가 걸려서 오장(藏)이 그득(滿)해지면(中盛藏滿), 이것은 산(酸)인 기(氣)가 기승(勝)을 부리면서 공포(恐)를 담당하는 신장에 상해를 입힌 것으로서(氣勝傷恐者), 이때 목소리(聲)는 방 안(室中)에서 말(言)할 때 울리는(從) 것 같은 목소리가 나오는데(聲如從室中言), 이것은 인체 중앙에서 기가 습을 만들었기 때문이다(是中氣之濕也). 어떤 경우이든 습(濕)이 생기려면 반드시 삼투압 기질이 필요하다. 이 삼투압 기질은 전해질(電解質:electrolyte)로써 전자(電子)를 보유한 산(酸)이다. 그래서 산(酸)인 기(氣)가 기승(勝)을 부리면 당연히 습(濕)이 생길 수밖에 없다. 그래서 습이 생겼다는 말은 인체에서 삼투압 기질을 전문적으로 다루는 신장(恐)에 문제가 생겼다는 것을 암시한다. 그러면 신장은 뇌척수액도 통제하기 때문에, 신장이 상해를 입으면, 곧바로 뇌 신경에서 문제가 발생한다. 그래서 결국에 뇌 신경의 통제를 받는 혀(舌)도 문제가 되면서 말소리도 제대로 못 낸다(聲如從室中言). 그래서 말은 하지만 미약하고(言而微), 하루 온종일(終日) 같은 말을 반복(復言)하기에 이르면(終日乃復言者), 이것은 기를 뺏는 것이다(此奪氣也). 사람은 말을 하면 산(酸)인 에너지(氣)를 소모(奪)하게 된다. 그런데 하루 온종일 같은 말만 반복한다면, 그만큼 에너지(氣)인 산(酸)을 중화(奪)시키는 행위를 한다는 것이다. 이렇게 해서 뇌에 정체된 과잉 산(氣)을 소모(奪)해서 중화하는 것이다(此奪氣也). 그런데 의복(衣)과 침구(被) 정리(斂)도 제대로 하지 못하고(衣被不斂), 말(言語)도 어눌하고(言語善惡), 가까운 사람들조차도 알아(避)보지 못하면(不避親疏者), 이것은 신명(神明)의 혼란(亂)이다(此神明之亂也). 즉, 신명(神明)은 에너지가 잘 조절이 되어서 흐르는 상태를 말하기 때문에, 이런 문제가 생기는 이유는 에너지(神)인 산(酸)이 문제(亂)를 일으킨 것이다(此神明之亂也). 이 상황은 신장에서 시작되었다. 결국, 하루 온종일 말이라도 해서 과잉 에너지를 어느 정도 소모해주면 기를 뺏어서 문제의 심각성을 조금은 덜어주는데, 지금 상태는 말도 어눌하고 침구 정리도 하지 못할 만큼 에너지의 사용량도 형편이 없다. 결국에 에너지의 과잉인 과잉 산을 조절하지 못한 신명의 난(神明之亂)에 봉착한 것이다. 결국, 이 문제는 신장에서 끝나지 않고 방광에까지 영향을 미칠 수밖에 없다. 그러면 소변을 보관하는 창고(倉廩:창름)인 방광이 소변을 저장하지 못한다는 것은(倉廩不藏者), 소변을 저장하고 배출하는 방광(門戶)이 제 기능(要)을 하지 못한다는 것이다(是門戶不要也). 그래서 소변(水泉)이 방광에 체류(止)하지 못한다(不)는 것은(水泉不止者), 방광이 소변을 저장(藏)하지 못한다(不)는 것이다(是膀胱不藏也). 이 상태를 다스릴(守) 수가 있으면(得) 살아남지만(得守者生), 못 다스리면 죽을 수밖에 없다(失守者死). 지금 상황은 신장의 중요성을 말하고 있다. 신장이 삼투압 기질인 염(鹽)을 처리하지 못하면, 곧바로 복수가 차고, 부종도 온다. 그 결과로 체액 순환은 막히고 만다. 체액 순환이 막히면 어떤 생명체건 다 죽는다.

夫五藏者, 身之强也. 頭者, 精明之府, 頭傾視深, 精神將奪矣. 背者, 胸中之府, 背曲肩隨, 府將壞矣. 腰者 腎之府, 轉搖不能, 腎將憊矣. 膝者, 筋之府, 屈伸不能, 行則僂附, 筋將憊矣. 骨者, 髓之府, 不能久立, 行則振掉, 骨將憊矣. 得强則生, 失强則死.

　　무릇 오장이라는 것은(夫五藏者), 신체를 강하게 하는 곳이다(身之强也). 머리라는 것은(頭者), 정명의 부이다(精明之府). 정명(精明)은 알칼리를 이용해서 기(氣)를 조절하는 것이다. 그러면 왜 머리가 정명의 부일까? 머리는 신경의 집합체이다. 이 신경이 전자(電子)인 기(氣)를 산성인 간질에서 받아서 구심신경을 통해서 머리로 올려보낸다. 이러는 사이에 이 기(氣)인 산(酸)은 신경 세포를 통과하면서 많이 중화된다. 여기 신경 세포에서 산 중화의 핵심은 선명한 노란 갈색을 띤 리포푸신(Lipofuscin)이라는 지방질이다. 즉, 신경 세포에서 과잉 산을 중화시킨 결과물이 리포푸신이다. 이에 대한 논문은 많이 나와 있다. 대신 이런 종류의 논문을 볼 때는 반드시 리포푸신이 과잉 산을 중화한 결과물이라는 사실을 염두에 두어야 한다 (17-1). 그래서 뇌 신경에 문제가 일어나면, 이 리포푸신이 신경에 많이 축적된다. 또, 이 리포푸신은 청색광을 받으면, 자신이 보유한 전자를 배출시킨다. 즉, 청색광이 신경을 흥분시키는 전자를 만들어내는 것이다(17-2, 17-3). 이 부분에 대한 논문은 재미있는 것들이 아주 많다. 그러나 정확한 판단을 하기 위해서는 종합적인 지식이 요구된다. 본론으로 돌아가 보자. 그래서 뇌는 신경 집합체인 만큼 과잉 산을 중화시키는 능력도 탁월하다. 그래서 머리를 정명의 부라고 했다(頭者, 精明之府). 그리고 이 부분은 다른 기전을 추가해줘도 된다. 즉, 이때는 스테로이드 기전을 추가해줘도 된다. 기억을 담당하는 해마, 잠을 통제하는 송과체, 신경 통제의 핵심인 시상하부 등등에서는 강알칼리(精)인 스테로이드를 굉장히 많이 만들어낸다. 이 부분은 차크라(Chakra)에서 머리에 기가 순환하는 곳이 두 군데나 있다는 사실에서 재차 확인할 수 있다. 그리고 이 부분을 최첨단 현대의학은 면역신경학(immuno-neurology)이라는 명목으로 겨우겨우 어렵게 어렵게 접근하고 있다.

그리고 지금은 소실되고 없지만, 일부 한의학 고전에서는 머리를 장(藏)이라고 말하기도 한다. 즉, 머리가 과잉 산을 전문으로 중화하는 오장과 같은 기능을 한다는 뜻이다. 이는 정확히 맞는 이야기이다. 이도 역시 차크라와 맥을 같이 하고 있다. 여기서 놀라운 사실은 최첨단이라고 자부하고 있는 현대과학은 아직도 이 사실을 정확히 모르고 있다는 사실이다. 황제내경의 품격은 대단하지 않은가! 머리를 가누지 못하고(頭傾), 눈이 움푹 들어가면(視深), 정(精)과 신(神) 모두(將)를 빼앗긴(奪) 것이다(頭傾視深, 精神將奪矣). 머리를 제대로 가누지 못한다는 말은 목이 아파서라기보다 과잉 산 때문에 머리가 아프다는 뜻이다. 눈이 움푹 들어갔다는 말은 과잉 산이 눈 주위에 있는 알칼리 콜라겐을 녹였다는 뜻이다. 이 상태를 종합해보면, 머리에 과잉 산이 상당히 존재했었기 때문에, 이 과인 산(酸)인 신(神)이 알칼리인 정(精)과 반응하면서 중화가 되었다는 것이다. 그 결과로 알칼리인 정(精)도 소모(奪)되었고, 산(酸)인 신(神)도 소모(奪)되었다(精神將奪矣)는 뜻이다. 즉, 정신(精神) 모두(將)를 빼앗긴 것이다. 다시 말하면, 정신(精神)이 나간 것이다. 등이라는 것은(背者), 가슴의 부이다(胸中之府). 등에 굴곡이 생기고 어깨도 따라서 굴곡이 진다면(背曲肩隨), 장차 이 부는 무너진다(府將壞矣). 가슴은 심장과 폐를 가지고 있다. 그런데 등에 있는 흉추(胸椎)인 T1에서 T5 사이에 있는 신경이 폐와 심장을 통제한다. 그래서 등을 가슴의 부라고 한다(背者, 胸中之府). 그래서 등의 척수 신경에 문제가 생겨서 등과 연결된 어깨까지 문제가 파급되면, 등 척수 신경에 심각한 문제가 있다는 뜻이기 때문에, 심장과 폐(府)는 기능을 멈출(壞) 수밖에 없게 된다(府將壞矣). 허리는(腰者), 신장의 부이다(腎之府). 그래서 허리가 아파서 허리를 제대로 쓸 수가 없게 되면(轉搖不能), 두 개의 신장 모두(將)는 고달파진다(腎將憊矣). 요추(腰椎) 신경 L2에 신장이 연결되어 있으므로, 당연히 허리가 아프면 신장에 심각한 영향이 온다(腎將憊矣). 그래서 허리를 신장의 부라고 한다. 관절(膝)은(膝者), 근육을 가진 부이다(筋之府). 그래서 무릎(膝)이 아파서 오므리고(屈) 펴는(伸) 것을 못하면(屈伸不能), 보행할 때 오므리(僂)고 펴지(附)를 못한다(行則僂附). 그러면 근육 모두(將)가 고달파진다(筋將憊矣). 관절에 근육이 붙어있으므로 관절을 근육의 부라고 한다. 그래서 당연히 관절이 문제가 되면 근육이 고달파진다.

뼈는(骨者), 골수를 가지고 있는 부이다(髓之府). 뼈가 서로 똑바로 자리(立) 잡고 있지 못하면(不能久立), 보행할 때 뼈는 각자 따로 움직이고(振) 인체는 흔들린다 (行則振掉). 이렇게 되면 뼈는 모두 고달프다(骨將憊矣). 뼈에 골수가 들어있고, 뼈가 서로 어긋나면 당연히 보행할 때 고달파진다. 이때 강해지는 방법을 찾으면(得) 살고(得強則生), 그렇지 못하면 죽는다(失強則死). 이 구문들은 주로 신경 문제를 다루고 있다. 관절활액도 신경 간질액이라는 사실을 상기해보자. 즉, 이 구분은 신경의 중요성을 말하고 있다.

제4장

岐伯曰, 反四時者, 有餘爲精, 不足爲消. 應太過不足爲精, 應不足有餘爲消. 陰陽不相應, 病名曰關格.

　　기백이 말한다(岐伯曰). 사계절의 원칙을 지키지 않아서 문제가 생겼을 때(反四時者), 과잉 산(有餘)이 존재하면 알칼리(精)를 만들어줘서(爲) 과잉 산을 중화시켜줘야 하고(有餘爲精), 만일에 알칼리가 부족(不足)하면 알칼리를 보충해서 과잉 산을 제거(消)해줘야 한다(不足爲消). 즉, 산이 과잉(太過)이고 알칼리가 부족(不足)한 경우에 대응(應)할 때는 알칼리(精)를 만들어줘서(爲) 과잉 산을 중화시켜줘야 하고(應太過不足爲精), 알칼리가 부족(不足)하고 산이 과잉(有餘)일 경우에 대응(應)할 때는 알칼리를 보충해서 과잉 산을 제거(消)해줘야 한다(應不足有餘爲消). 이때 산(陽)과 알칼리(陰)의 균형을 못 맞춰주면(陰陽不相應), 병이 생기게 되는데, 이때 생긴 병을 관격이라고 부른다(病名曰關格). 결국, 관격(關格)은 인체 안에 과잉 산이 쌓여서 생긴 결과물이다. 그러면 인체는 이 과잉 산을 체외로 버려야 되는데, 이 과잉 산은 삼투압 기질이기 때문에 수분을 붙잡게 되고, 당연히 소변이 안 나온다. 그러면 인체가 이 과잉 산을 체외로 배출하는 최후의 방법은 위장을 이용하는 것이다. 바로 구토(嘔)를 선택한다. 그래서 인체 안에 과잉 산이 쌓이면 관격(關格)은 당연히 따라올 수밖에 없다.

帝曰, 脈其四時動奈何, 知病之所在奈何, 知病之所變奈何, 知病乍在內奈何, 知病乍在外奈何, 請問此五者, 可得聞乎. 岐伯曰, 請言其與天運轉大也. 萬物之外, 六合之內. 天地之變, 陰陽之應, 彼春之暖, 爲夏之暑, 彼秋之忿, 爲冬之怒.

　황제가 말한다(帝曰). 맥이 사계절에 따라서 어떻게 변하며(脈其四時動奈何), 병이 어디에 있는지 어떻게 알며(知病之所在奈何), 병이 변하는 이유를 어떻게 알며(知病之所變奈何), 병이 갑자기(乍), 인체 안에 어떻게 존재하며(知病乍在內奈何), 갑자기(乍), 인체 밖에 어떻게 존재하는지(知病乍在外奈何), 이 다섯 가지 문제를 묻고 싶은데(請問此五者), 들을 수 있겠습니까(可得聞乎)? 기백이 대답한다(岐伯曰). 그것은 하늘의 운행과 더불어 많이 다르게 나타난다(請言其與天運轉大也). 형체(外)를 가진 만물은(萬物之外). 우주 공간(六合) 안(內)에 존재한다(六合之內). 천지의 변화(天地之變)에 음양이 대응(陰陽之應)을 하면, 봄의 따뜻함(暖)이 시발점(彼)이 되어서(彼春之暖), 여름의 무더위(暑)를 만들어내며(爲夏之暑), 가을의 약한 추위(忿)가 시발점이 되어서(彼秋之忿), 겨울의 매서운 추위를(怒) 만들어 낸다(爲冬之怒).

四變之動, 脈與之上下. 以春應中規, 夏應中矩, 秋應中衡, 冬應中權. 是故冬至四十五日, 陽氣微上, 陰氣微下. 夏至四十五日, 陰氣微上, 陽氣微下.

　사계절이 변하면서 요동치면(四變之動), 맥도 그와 더불어 상하로 요동친다(脈與之上下). 봄은 중규와 대응(以春應中規)되고, 여름은 중구와 대응(夏應中矩)되고, 가을은 중형과 대응(秋應中衡)되고, 겨울은 중권과 대응된다(冬應中權). 이런 이유로(是故), 동지에서 45일이 되면(是故冬至四十五日), 양기가 미미하게 살아나고(陽氣微上), 음기가 미미하게 사라져가며(陰氣微下), 하지에서 45일이 되면(夏至四十五日), 음기가 미미하게 살아나고(陰氣微上), 양기가 미미하게 사라진다(陽氣微下). 이 구문들을 정확하게 해석하려면 황도(黃道)를 알아야 한다. 그리고 사계절이 황도의 어떤 지점과 대응되는지도 알아야 한다. 그리고 각 글자의 의미를 알면, 더 재미가 있다. 사계절과 황도를 대응시킬 때, 봄은 규(規)인데, 규라는 뜻은 동그라미로써 원형을 뜻하는데, 황도를 그리면 둥근 부분이 있는데, 그 부분을 묘사한 것이고, 황도에서 이 둥근 부분이 봄에 해당한다. 여름은 구(矩)인데, 구(矩)는 곱자라는 말로써 굽어지는 곳이라는 뜻이다. 구(矩)는 황도에서 원의 굽어지는 곳에 해당하며, 이 부분을 여름이 지나간다. 가을의 형(衡)은 저울대 형이라는 뜻인데, 형(衡)의 원래 뜻은 가로지른다는 의미이다. 황도를 그릴 때 남북을 가로지르는 직선 축이 있는데, 이 직선 축을 가로지르는 황도(黃道) 원(圓)이 가을에 해당한다. 겨울은 권(權)인데, 권(權)은 원래 저울이라는 뜻인데, 권(權)의 다른 뜻은 광대뼈처럼 툭 튀어나온 부분을 말하는데, 황도에서 보면 원(圓) 뒤쪽에 툭 튀어나온 원 부분이 있는데, 황도에서 이 부분이 겨울에 해당한다. (참조:출처:두산백과:황도) 황도를 24절기로 나누면, 한 절기가 15일이 된다. 동지에서 15일 간격으로 따라가다 보면 차례대로 소한 대한 입춘이 나온다. 바로 동지에서 45일째 되는 때가 입춘이 된다. 당연히 입춘은 봄의 시작이니까, 서서히 양기인 따뜻한 기운이 미미하게 나타나기 시작하며(陽氣微上), 음기인 찬 기운이 미미하게 사라지기 시작한다(陰氣微下). 같은 원리로 하지에서 15일 간격으로 따라가다 보면, 차례대로 소서 대서 입추가 나온다. 바로 하지에서 45일째 되는 때가 입추가 된다. 당연히 입추는 가을의 시작이니까, 서서히 양기인 따뜻한 기운은 미미하게 사라지기 시작하고(陽氣微下), 음기인 찬 기운이 미미하게 나타나기 시작한다(陰氣微上). 맥은 당연히 이 음기와 양기 즉 사계절의 일조량 변화에 따라서 변한다. 이상이 이 문장의 정확한 해석이다. 황도 개념을 정확히 모르면, 해석이 이상한 방향으로 흐르고 만다.

陰陽有時, 與脈爲期, 期而相失. 知脈所分, 分之有期. 故知死時, 微妙在脈, 不可不察. 察之有紀, 從陰陽始, 始之有經, 從五行生, 生之有度. 四時爲宜.

음양은 사계절(時)이라는 주기를 가지고 있다(陰陽有時). 더불어 맥도 주기(期)를 가진다(與脈爲期). 즉, 맥도 사계절에 반응해서 주기를 가진다는 것이다. 주기가 돌아오면, 앞 주기와 뒤 주기는 서로 분리(失)가 된다(期而相失). 그래서 맥의 주기가 분리(分)되는 이유(所)를 안다면(知脈所分), 맥이 분리되면(分之) 영향을 받는 해당

기간(期)도 안다(分之有期). 즉, 맥의 주기가 분리되는 이유는 사계절이기 때문에, 맥의 주기가 분리되면, 그 영향이 맥에 어떻게 미칠지도 안다는 것이다. 그래서 죽을 시간을 안다(故知死時). 즉, 예를 들면 심장이 안 좋은 사람은 심장이 과부하가 잘 걸리는 여름이 되면, 죽기가 쉽다는 사실을 안다는 것이다. 맥에는 말로 설명할 수 없는 미묘함이 존재하기 때문에(微妙在脈), 자세히 살피지 않으면 안된다(不可不察). 맥을 자세히 살피는 데는 법도(紀)가 있다(察之有紀). 음양의 시작점(始)을 따라가다(從) 보면(從陰陽始), 음양이 시작되는 데는 법도(經)가 있으며(始之有經), 오행이 생겨나는(生) 것을 따라가다(從) 보면(從五行生), 오행이 생겨나는 데도 법도(度)가 있다(生之有度). 사계절도 마땅히 그렇다(四時爲宜). 그래서 사계절을 따르는 맥도 마땅히 그렇다. 즉, 사계절이 생겨나는 데도 법도가 있으며, 맥이 생겨나는 데도 법도가 있다. 그래서 맥도 법도가 있으므로, 그 법도를 알면 아무리 어려운 미묘(微妙)한 맥이라도 자세히 살필 수 있다는 것을 말하고 싶은 것이다.

補寫勿失, 與天地如一, 得一之情, 以知死生. 是故聲合五音, 色合五行, 脈合陰陽.

보사는 서로 어긋나는 것(失)이 아니고 실제로는 하나이며(補寫勿失), 더불어 천지도 실제로는 하나와 같다(與天地如一). 그래서 생과 사가 하나라는 것을 앎으로써(以知死生), 비로소 하나라는 핵심(情)을 깨닫게(得) 된다(得一之情). 이런 이유로(是故), 소리도 오음(五音)으로 따로 분류는 되지만, 합쳐지면(合) 소리(聲)로 하나가 되며(是故聲合五音), 색도 오행으로 나누어지지만, 합쳐지면 색으로 하나가 되며(色合五行), 맥도 음양으로 나누어지지만 합치면, 그냥 하나의 맥일 뿐이다(脈合陰陽). 여기서는 하나가 되는 법칙(一之情)을 예를 들어서 설명을 하고 있다. 예를 들면, 손을 볼 때, 손은 손바닥과 손등이라는 둘로 나뉘지만, 실제로는 그냥 손을 보고 있을 뿐이다. 즉, 손은 하나이다(一之情). 하나의 사물을 가지고, 바라보는 관점에 따라 표현이 달라지는 것이다. 소리도 5가지로 분리했지만, 실제로는 그냥 소리이다. 삶과 죽음도 서로의 연장선으로 보면 하나로 이어진다. 그 하나는 바로 몸이다. 삶은 몸이 눈으로 볼 수 있는 형체를 가진 상태이며, 죽음은 몸이 눈으로 볼 수 없는 형체가 흩어진 상태이다. 몸이라는 개념으로 삶과 죽음을 보면, 당연히 하나이다. 이것이 바로 하나의 법칙이다(一之情).

是知陰盛, 則夢涉大水恐懼. 陽盛, 則夢大火燔灼. 陰陽俱盛, 則夢相殺毀傷. 上盛則夢飛. 下盛則夢墮. 甚飽則夢予. 甚飢則夢取. 肝氣盛, 則夢怒. 肺氣盛, 則夢哭. 短蟲多, 則夢聚衆. 長蟲多, 則夢相擊毀傷.

　　음이 성하다는 사실을 바로(是) 아는 것은(是知陰盛), 큰 강물을 건너면서 놀라서, 정신이 혼미해지는 것과 같은 상상(夢)을 하면 된다(則夢涉大水恐懼). 이 구문들은 인체에서 음양의 조화가 깨졌을 때 몸에서 일어나는 상황을 묘사한 것이다. 몽(夢) 자는 꿈을 꾼다는 뜻이 아니라 상상(夢)한다는 뜻이다. 음이 성하다는 말은 콜라겐으로 과잉 전자를 중화한 상태로서 과잉 콜라겐으로 인해서 체액 순환이 정체된 상태를 말한다. 그러면 뇌에 혈액 순환이 안 되면서 정신이 몽롱해진다. 그래서 이 상태를 알려면, 물살이 휘몰아치는 큰 강의 외나무다리를 건널 때 무서워서 정신이 몽롱한 상태를 상상(夢)하면 된다는 것이다. 양이 성하다는 사실을 바로 아는 것은(陽盛), 큰불이 나서 모든 것을 태우는 것과 같은 상상(夢)을 하면 된다(則夢大火燔灼). 즉, 인체에서 산(陽)이 과잉(盛)이면, 이 과잉 산을 중화시키면서 열을 발생시키기 때문에, 이 상태를 알려면 모든 것을 태울 정도로 큰불이 나서 열기가 넘치는 현상을 상상하면 된다는 것이다. 즉, 양이 성하면 과잉 산을 인체 외부로 배출하지 못해서, 인체 내부에서 중화하면서 열이 올라서 몸이 불덩이와 같은 상태가 되는데, 이것을 묘사한 것이다. 음양이 모두 성하다는 사실을 바로 아는 것은(陰陽俱盛), 서로 죽이겠다고 유혈이 낭자하게 싸우는 현상을 상상(夢)하면 된다. 산(陽)과 알칼리(陰)는 서로 만나면, 서로 중화해서 서로의 양을 줄여버린다. 즉, 이때는 서로를 소모하는 것이다. 이 사실을 서로 피 터지게 싸우는 현상으로 묘사했고, 음과 양이 서로 중화되는 상황은 이 상황을 상상하면 이해가 간다는 뜻이다. 신체의 위쪽이 성하다는 사실을 바로 아는 것은 날아가는 것을 상상(夢)하면 된다(上盛則夢飛). 인체 상부가 성하면 즉 폐와 심장에 과잉 산이 존재하면 열이 많이 난다. 비(飛)는 열(熱)이 비화(飛火)되어 퍼지는 현상을 말한 것이다. 그래서 이때는 열이 비화되어 퍼지는 것을 상상하면 된다는 것이다. 신체의 아래쪽이 성하다는 사실을 바로 아는 것은, 추락하는 것을 상상(夢)하면 된다(下盛則夢墮). 인체 하부가 성하다는 말은 보통 신장과 간이 성하다는 뜻인데, 특히 신장이 성하면 열(熱)의 원천인 전자를 염의 형태로 격리해서 인체 외부로 배출해버린다. 즉, 이때는 열이 내리는 것(墮)이다. 그리고 이 상태가 심하게 되면 냉(寒)이 된다. 이 현상을 상상하면 인체 하부가 성한 것을 느낄 수 있다는 것이다. 과식(甚飽)이라는 것을 바로 아는 것은, '내가 왕이다'라고 외치는 것을 상상(夢)하면 된다(甚飽則夢予). 심포(甚飽)는 음식을 배불리 먹은 것이다. 그리고 予(예)는 豫(예) 자이다. 즉, 옛날에 식량이 귀한 시절 밥을 배불리 먹으면 왕이나 된 것처럼 즐거웠다(豫)는 것이다. 그래서 포해서 배가 부른 상태를 알려면, 이런 상상을 해보라는 것이다. 기아(飢餓:饑餓)를 바로 아는 것은, 음식을 찾아 나서는 것을 상상(夢)하면 된다(甚飢則夢取). 즉, 기아(甚飢) 상태가 되면, 눈에 불을 켜고 밥을 찾게(取) 되는데, 기아를 알려면 이런 상상을 해보라는 것이다. 간기가 성하다는 사실을 바로 아는 것은(肝氣盛), 분노(怒)한 상태를 상상(夢)하면 된다(則夢怒). 즉, 간은 담즙을 처리해서 신경을 조절한다. 그런데 간이 성해서 과부하에 시달리면, 담즙 처리가 지연되면서 신경이 과부하에 걸리면, 신경이 날카로워진다. 이때는 누가 조금만 거슬려도 분노가 폭발한다. 그래서 간이 과부하에 걸린 상태를 알려면, 이런 분노한 상황을 상상해보라는 것이다. 폐기가 성하다는 사실을 바로 아는 것은(肺氣盛), 우는 것을 상상하면 된다(則夢哭). 폐가 과부하에 시달리면, 환원철의 처리가 지연되면서 행복 호르몬인 도파민을 만들 수 없으므로, 감정이 우울해지면서 잘 운다. 그래서 폐가 과부하에 걸리는 것을 느끼려면, 이런 상상을 해보면 된다는 것이다. 도파민의 생성은 알칼리 철을 필수적으로 요구한다는 사실을 기억해두자. 작은 기생충이 많다는 사실을 바로 아는 것은(短蟲多), 많은 사람이 모여있다고 상상(夢)하면 된다(則夢聚衆). 즉, 단충(短蟲)은 미생물 감염으로 생각하면 된다. 미생물은 증식이 아주 빨라서 수가 기하급수적으로 늘어난다(衆). 그리고 이놈들이 우리 몸의 영양분을 모두 뺏어간다(聚). 그래서 작은 기생충들이 우리 몸에 미치는 영향을 느

끼려면, 이런 상상을 해보라는 것이다. 큰 기생충이 많다는 사실을 바로 아는 것
은(長蟲多), 서로 치고받으면서 유혈이 낭자한 현상을 상상(夢)하면 된다(則夢相擊
毁傷). 장충(長蟲)은 몸체가 상당히 큰 기생충을 말한다. 이런 기생충에 감염이 되
어서 이들의 숫자가 많아지면, 숙주의 몸은 난리가 난다. 이 거대한 기생충들은
온몸을 순환하면서 영양분을 얻기 위해서 숙주의 몸 전체를 공격한다. 그러면 인
체는 이 기생충들을 공격하고, 기생충은 인체를 공격하고(相擊), 결과는 서로 유혈
이 낭자해진다(毁傷). 그래서 큰 기생충에 감염된 상황을 느끼려면, 이런 상상을
해보라는 것이다. 이상이 이 구문들의 정확한 해석이다. 아 구문은 꿈을 꾸는 게
아니다. 이는 병에 걸렸을 때 몸 상태를 상상적으로 묘사한 것이다.

是故持脈有道, 虛靜爲保. 春日浮, 如魚之遊在波. 夏日在膚, 泛泛乎萬物有餘. 秋日下膚,
蟄蟲將去. 冬日在骨, 蟄蟲周密. 君子居室. 故曰, 知內者按而紀之, 知外者終而始之. 此
六者, 持脈之大法.

　이런 이유로(是故), 맥(脈)이 가지고 있는 원리(道)를 유지(持)하려면(是故持脈有
道), 허(虛)를 진정(靜)시켜서 인체를 보호(保)하면 된다(虛靜爲保). 4계절에 따른 맥
의 이상 현상을 묘사하고 있다. 봄에 맥이 부풀면(春日浮), 물고기가 파도치는 곳
에서 유영하는 것과 같다(如魚之遊在波). 봄은 간이 담당하기 때문에, 봄철에 맥이
부푼다(浮)는 것은, 간맥은 부맥(浮)이 된다는 것이다. 즉, 간에 문제가 생겼다는
것이다. 그러면 정맥혈을 통제하는 간문맥은 과부하에 걸리고, 이어서 정맥혈은
정체하고, 이어서 혈액 순환이 정체되면, 당연한 결과로서 정맥 맥관(脈管)이 부풀
어(浮) 오른다. 그러면 강물에 사는 물고기가 거센 풍랑을 만나서 힘든 유영을 하
듯이, 정맥혈도 힘든 순환을 유지한다는 것이다. 정맥혈의 순환 상태가 간맥의 상
태를 대변하기 때문이다. 여름에 맥이 피부에 존재해서 천박(淺薄)하면(夏日在膚),
만물에 사기가 왕성(有餘)해서 맥이 표류(泛泛:범범)하는 것과 같다(泛泛乎萬物有餘).
여름에 일조량이 극에 달하면서, 산성인 호르몬 분비도 극에 달하게 되고, 간질액
은 산성으로 변하면서 간질의 소통을 막아버린다. 즉, 여름에는 간질에 산성 간질

액이 정체된다. 그래서 여름에 맥이 피부에 존재한다는 말은 피부와 접한 간질에 산성 간질액이 정체되어있다는 말이다. 그래서 여름에 맥이 피부에 존재하면, 살짝 대면 맥을 느낄 수가 있고, 세계 누르면 맥이 힘이 없는 상태를 말한다. 이때는 심장 자체도 힘을 못 쓴다. 즉, 과잉 산이 심장 근육을 굳게 만들어서 심장이 혈액을 제대로 뿜어주지를 못하게 하는 것이다. 자연스럽게 맥은 약해진다(泛泛). 결국, 심장의 동맥혈의 상태는 심장이 간질에 주는 압력으로 표현된다는 것이다. 가을에 맥이 피부 깊숙이(下) 있는 것은(秋日下膚), 칩충조차도 모두 없어져 버린 것과 같다(蟄蟲將去). 폐는 가을을 담당하며 동시에 산성 간질액을 최종 처리하기 때문에 간질액의 소통에도 책임이 있다. 그런데 가을은 날씨가 쌀쌀하기 때문에 간질이 수축되고 간질액의 소통이 잘 안 되는 계절이다. 그런데 간질액의 소통에 책임이 있는 폐까지 과부가 걸리면, 간질의 소통은 더욱더 요원해진다. 결국에 간질액의 상태가 폐맥의 상태를 대변하기 때문에, 이 상태에서 폐맥을 재면, 당연한 결과로서 동면해서 거의 움직임이 없는 칩충(蟄蟲)처럼 맥이 아주 약하다. 이것을 일컬어 가을에는 맥이 피부 깊숙이(下膚) 있다고 한 것이다(秋日下膚). 겨울에 맥이 뼈에 존재하면(冬日在骨), 맥이 아주 약해서 세계 눌러야 맥을 느낄 수 있으므로, 칩충이 서서히 움직이는 것처럼 맥이 아주 느리다(蟄蟲周密). 그러면 군자는 집 안에 머문다(君子居室). 겨울에는 왜 맥이 뼈에 존재할 수가 있을까? 겨울은 신장이 책임지는 계절이다. 신장은 뇌척수액을 책임지기 때문에, 신장의 맥을 측정하려면 뇌척수액이 빠져나오는 뼈 구멍으로 나오는 체액관을 이용해야 한다. 그런데 겨울에 신장이 문제가 생겨서 뇌척수액을 제대로 처리하지 못하면, 뇌척수액은 정체가 되고 뼈에서 나오는 체액의 흐름이 약하기 때문에, 이때 신장맥을 측정하면 아주 약하게 된다. 그래서 겨울에 맥이 뼈에 있다는 말은, 맥을 아주 세계 눌러서 뼈에 닿을 정도가 되어야 겨우 신장맥을 느낄 수 있는 상태를 말한다. 즉, 겨울잠을 자면서 움직임이 거의 없는 칩충(蟄蟲)이 겨우 조금씩 움직이는 것처럼(周密) 맥이 힘이 없는 상태를 말한다. 좀 더 구체적으로 설명하면, 신장은 염(鹽)을 담당하는 기관으로써, 염 처리를 제대로 하지 못하면, 체액의 점성은 높아지고 체액의 흐름이 아주 약해진다. 즉, 체액의 점성 때문에 맥이 거의 잡히지 않는다.

이때 맥을 세게 눌러서 재면 겨우 잡히는 것이다. 이 정도가 되면 건강을 잘 아는 사람인 군자(君子)는 겨울에는 집에서 쉰다. 이렇게 해서 겨울의 추운 날씨 때문에 만들어지는 염의 축적을 막아서 신장을 도와주고, 신장맥이 정상으로 되돌아오게 해준다. 그래서 옛말에, 내경(內經)을 잘 아는 사람은 맥을 보고서(按) 원칙(紀)을 지키며(知內者按而紀之), 사시사철(外)이 돌아가는 원리를 잘 아는 사람은, 한 철이 끝나야 다음 철이 온다는 것을 안다(知外者終而始之)고 했다. 즉, 사계절과 맥의 연계성을 알기 때문에, 그에 따라서 행동한다는 것이다. 이 6가지가(此六者), 맥을 정상으로 유지하는 큰 법칙이다(持脈之大法). 이 문장은 평범한 것처럼 보이지만, 실제로는 맥의 근본 원칙을 말하고 있다. 즉, 오장의 맥을 측정한다는 것은 오장이 담당하고 있는 체액의 상태를 측정하는 것이다. 보통은 동맥의 맥박만 가지고 맥을 측정한다고 생각한다. 물론 동맥 맥박의 힘을 빌려서 오장 체액의 정체 유무를 측정하기는 한다.

제5장

心脈搏堅而長, 當病舌卷不能言, 其耎而散者, 當消環自已. 肺脈搏堅而長, 當病唾血, 其耎而散者, 當病溢汗, 至今不復散發也. 肝脈搏堅而長, 色不青, 當病墜若搏, 因血在脇下, 令人喘逆, 其耎而散, 色澤者, 當病溢飲. 溢飲者, 渴暴多飲, 而易入肌皮腸胃之外也. 胃脈搏堅而長, 其色赤, 當病折髀, 其耎而散者, 當病食痺. 脾脈搏堅而長, 其色黃, 當病少氣, 其耎而散, 色不澤者, 當病足䯒腫, 若水狀也. 腎脈搏堅而長, 其色黃而赤者, 當病折腰, 其耎而散者, 當病少血, 至今不復也.

심장맥이 박(搏)하고, 견(堅)하면서, 장(長)하면(心脈搏堅而長), 당연히(當) 혀가 꼬여서 말을 할 수가 없다(當病舌卷不能言). 그 약함이 계속되면서 확산하게 되면(其耎而散者), 당연히 혈액 순환은 멈추고 인체도 스스로 멈춘다(當消環自已). 먼저 설명이 좀 필요하다. 이 구문들은 한의학과 현대의학을 자유롭게 넘나들 수 있어야 제대로 된 해석이 가능하다. 상당한 내공을 요구한다. 여기서 먼저 맥에서 박(搏),

견(堅), 장(長)의 의미를 알아보자. 박(搏)은 말 그대로 해석하면 툭툭 치는 것이다. 맥을 짚을 때 혈관 위에 손가락을 대고 촉감을 느끼는데, 뭐가 혈관을 툭툭 칠까? 툭툭 치는 요소는 분명 혈액에 있을 것이다. 혈액이 흘러가면서 툭툭 치는 것의 정체는 바로 과잉 산을 혈액 속의 콜라겐인 피브리노젠(fibrinogen)으로 중화시키면서 만들어진 혈전이다. 이 혈전 덩어리가 동맥혈의 빠른 순환 속에서 혈관 벽에 부딪히는 것이다. 그래서 박맥(搏脈)은 죽을 때 나타나는 맥이라고 하는데, 그 이유는 동맥혈은 혈액에 떠있는 알칼리 콜라겐인 피브리로젠 덕분에, 어떤 경우에도 알칼리로 유지된다. 그런데 동맥혈에 혈전이 많이 생겨서 혈관을 칠 정도가 되면 당연히 죽는다. 이것을 현대의학에서는 패혈증(sepsis:敗血症)이라고 한다. 죽지 않으면 그게 더 이상하다. 언제나 알칼리를 유지하는 동맥혈이 이 정도면 다른 장기들은 이미 망가질 대로 망가졌을 것이다. 견(堅)의 뜻은 굳은 상태이다. 맥에서 굳은 상태(堅)를 느낄 수 있는 경우는 뭐가 있을까? 혈액이 굳으면 아예 사람이 죽어버리니까 의미가 없는 추측이 되고, 바로 혈관이 굳어서 단단한(堅) 것이다. 현대의학이 고혈압 때 말하는 혈관의 저항성을 말하고 있다. 그래서 견맥(堅脈)은 혈관이 굳은 것이다. 왜 굳을까? 혈관도 근육이다. 근육의 성질은 산을 중화하면서 경도(硬度)가 높아진다. 결국, 산의 과잉 정도에 따라서 혈관 근육의 경도(硬度)가 결정된다. 그래서 견맥(堅脈)은 혈관의 굳은 정도를 측정하는 것이다. 나머지 하나 장(長)은 무슨 의미일까? 맥은 기본적으로 심장의 압전기 효과에 의해서 일어나는 공진(共振:resonance)현상 즉 파장(wavelength:波長)이다. 바로 장(長)은 파장(wavelength:波長)을 의미한다. 파장의 특징은 힘이 강하면 파장이 짧고, 힘이 약하면 파장이 길다. 현재와 같이 병적인 맥에서 나오는 장맥(長脈)은 파장이 길다는 의미이다. 당연히 힘이 약하다. 그래서 맥에서 박(搏), 견(堅), 장(長)이 나타났다는 말은 병이 아주 위중한 상태를 말한다. 여기서 잠깐, 황제내경은 맥을 논의하면서 왜 박(搏), 견(堅), 장(長) 이 세 가지'만' 논의했을까? 이 의미를 알 수 있는 사람이라면, 아마도 그 사람은 맥의 기본 원리를 아주 잘 아는 사람일 것이다. 그렇다. 박(搏), 견(堅), 장(長) 이 세 가지는 맥의 핵심 중에서 핵심인 맥의 3요소를 말하고 있다. 이 세 가지 의미를 정확하게 파악할 수 있으면, 그 사람은 진정한 의사이다. 왜, 이 세 가지가 맥의 3요소이니까! 박(搏)은 혈액의 상태를 말하고 있고, 견(堅)은 혈관의 상태를 말하고 있고, 장(長)은 공진의 파장을 말하고 있다. 맥에서 이 세 가지 외에 뭐가 더 필요한가? 다시 말하면 진맥을 할 때는 이 세 가지, 즉 혈액의 상태, 혈관의 상태, 파장의 상태를 동시에 측정해야 한다. 어느 하나만 측정해서는 무의미하다. 다음에 나오는 맥의 상태도 똑같은 원리가 적용된다. 심장 맥이 이 상태가 되면 어떤 일이 일어날까? 심장 근육은 전기를 가지고 노는 근육 이라서 특수한 근육을 보유하고 있다. 즉, 심장이 보유한 특수한 근육은 전기의 동기화(Synchronization:同期化)를 만들어내야 한다. 그래서 심장 근육은 특수 근 육인데, 인체에서 유일하게 심장 근육과 특성이 같은 근육이 혀(舌:tongue) 근육 이다. 그래서 심장맥이 이 정도가 되었으면, 심근 경색에 가까워져서 심장 근육은 강한 수축 상태일 것이다. 그러면 같은 조건에서 움직이는 혀 근육도 강한 수축이 일어난다. 당연히 혀 근육의 강한 수축은 혀를 꼬이게 할 것이고(舌卷), 혀가 꼬였 으니 말이라고 제대로 하겠는가(不能言)? 이 상태가 지속이 되면(其耎而散者), 혈액 순환(環)은 멈추고(消), 생명은 스스로 다한다(自己). 즉, 죽는다. 즉, 심근 경색으로 생을 마감한 것이다(當消環自己). 폐맥이 박(搏)하고, 견(堅)하면서, 장(長)하면(肺脈 搏堅而長), 당연히 타혈이 있고(當病唾血), 그 약함이 계속되면서 확산할 때(其耎而 散者), 땀을 줄줄 흘리면 당연히(當病溏汗), 지금까지(至今) 계속되어온 확산이 지속 하지 않는다(至今不復散發也). 폐맥이 이 상태가 되면, 어떤 일이 일어날까? 폐가 이 상태가 되었으면, 폐도 거의 다 망가졌을 것이다. 그러면 폐는 과잉 산으로 인 해서 어떻게 망가질까? 폐는 폐포(alveoli:肺胞)가 핵심이다. 그런데 이 폐포는 알 칼리 콜라겐 덩어리 그 자체이다. 폐는 우 심장에서 산성 정맥혈을 받는데, 이 산 성 정맥혈은 폐에 들어오면서 폐 동맥혈로 바뀌고, 이 산성 동맥혈은 폐포에 그대 로 공급되고, 폐포의 콜라겐은 녹아버린다. 기침할 때 이 결과물이 나오는데, 그것 이 가래에 피가 섞여 나오는 타혈(唾血)이다. 즉, 녹은 콜라겐과 폐포의 콜라겐이 녹으면서 누출된 폐 동맥혈이라는 이 두 가지가 섞인 것이 타혈(唾血)이다. 이 상 태가 계속되면서(其耎而散者), 땀을 줄줄 흘린다면(當病溏汗), 이 상태는 과잉 산을 활발히 중화하고 있다는 증거이므로, 병의 확산은 당연히 멈춘다(至今不復散發也).

간맥이 박(搏)하고, 견(堅)하면서, 장(長)하면(肝脈搏堅而長), 안색이 청색이 아니면 (色不青), 당연히 간은 악기인 박(拍)처럼 축 처져있게 된다(當病墜若搏). 그러면 간 비대증(hepatomegaly:肝肥大症)으로 인해서 혈액이 간문맥의 근처인 옆구리에 모 인다(因血在脇下). 간이 비대해져서 횡격막을 압박하니까 숨이 차고(令人喘逆), 이것 이 지속 되면(其耎而散), 몸이 붓고 피부가 맑은 색택에 걸리고(色澤者), 그러면 당 연히 일음에 걸리고(當病溢飮), 일음이 되면(溢飮者), 갈증이 아주 심해서 물을 많 이 마시게 되고(渴暴多飮), 이 수분은 쉽게 간질(肌皮) 속으로 유입(入)되고, 일음에 걸린 소화 기관(腸胃)은 이 수분을 밖(外)으로 쏟아낸다(而易入肌皮腸胃之外也). 이 제 간으로 가보자. 간맥이 이 상태가 되면, 어떤 일이 일어날까? 간이 문제가 있 으나 최악이 아니면 안색은 푸른색이 된다. 이런 상태가 되면, 당연히 간은 전통 악기인 박(拍:搏)처럼(若) 축 처져있게(墜) 된다. 즉, 간(肝) 부종(浮腫:edema)이 온 것이다. 이쯤 되면 간문맥은 기능을 거의 잃어버린다. 이렇게 되면 소화관에서 간 문맥으로 밀려든 정맥혈은 간문맥 근처인 옆구리에 모이게 된다(血在脇下). 이제 간이 부종으로 비대해지면서, 간과 붙어있는 횡격막은 수축과 이완을 할 때 비대 해진 간이라는 장애물을 만나면서 힘들어지고, 여기에 붙어있는 폐는 당연히 힘들 어지고, 숨쉬기가 어려워 진다(喘逆). 이 상태가 지속이 되면(其耎而散者), 삼투압 기질인 산(酸)이 쌓이면서, 이제 온몸에서 부종이 생기게 되고, 이 부종으로 인해 서 피하에 수분이 저류되고, 얼굴(色)은 맑은 물이 차 있는 연못(澤)처럼 된다. 인 체는 살아있는 한 체액 순환을 계속하고, 산(酸)은 계속해서 쌓이게 되고, 동시에 전해질도 쌓이게 되고, 이 전해질은 삼투압 인자로써 작용하고, 인체는 이 삼투압 인자 때문에 계속 수분을 요구한다(溢飮). 당연히 시간이 가면서 갈증은 폭발하고 (渴暴) 수분 요구도 폭발한다(多飮). 이렇게 되면 간질(肌皮)은 수분을 쉽게(易) 받 아들이고(入), 과잉 산으로 인해서 소화관의 체액이 정체되면서 장(腸)과 위(胃)는 흡수 기능을 잃어버리고 들어온 모든 것을 밖(外)으로 버린다. 즉, 위(胃)는 구토하 고, 장(腸)은 설사한다. 간은 우리 몸에서 엄청나게 중요한 산 중화 기관이기 때문 에, 여기에 열거된 병은 빙산의 일각이다. 위맥이 박(搏)하고, 견(堅)하면서, 장(長) 하면(胃脈搏堅而長), 안색은 붉어지며(其色赤), 병은 당연히 절비이며(當病折髀), 이 상태가 지속 되면(其耎而散者), 당연히 식비가 온다(當病食痺). 이제 위장을 보자. 위장맥이 이 상태가 되면 어떤 일이 일어날까? 위장은 인체 기관 중에서 인체 외부로 산을 최고로 많이 버리는 기관이다. 하루에 쏟아지는 위산의 양을 보면 짐작이 갈 것이다. 그런데 이 위장이 기능을 거의 멈추면, 인체는 이 대량의 산을 인체 안에서 처리해야 한다. 제일 먼저 간질액에 산이 쌓이게 된다. 간질액에 쌓인 산은 간질의 소통을 막아버리고, 그러면 동맥이 공급한 붉은 혈액은 간질에서 정체가 되면서 안색은 붉게 변한다(色赤). 위장이 기능을 제대로 하지 못한다는 것은 이미 위장은 심한 위궤양(stomach ulcer:胃潰瘍)에 걸렸을 것이다. 당연히 그 통증은 말이 필요 없을 만큼 심하다(折髀). 가만히 있어도 이렇게 통증이 심한데(折髀), 식사할 때 위를 채우게 되면, 통증은 더 심해지고 소화가 안 되면서 위산은 신물이 되어서 식도로 역류를 한다(食痺). 비장맥이 박(搏)하고, 견(堅)하면서, 장(長)하면(脾脈搏堅而長), 그 안색은 황색이고(其色黃), 당연히 이 병은 알칼리를 소모하며(當病少氣), 이 상태가 지속 되면(其耎而散), 안색이 맑지 못하며(色不澤者), 당연히 체액 순환이 최고 더딘 하체에 부종이 생기는데(當病足胻腫), 그 모습이 물과 같다(若水狀也). 비장맥이 이 상태가 되면 어떤 일이 일어날까? 비장은 림프 기관이기 때문에, 폐기된 적혈구를 관리한다. 그래서 비장의 기능이 나빠져서 폐기된 적혈구를 제대로 처리하지 못하게 되면, 적혈구가 분해되면서 만들어진 빌리루빈(bilirubin)을 제 때에 처리하지 못하면서, 빌리루빈의 노란색 색소 때문에 안색은 누렇게 변한다(色黃). 비장의 기능이 나빠지면 비장에 부종이 뒤따라 오는데, 이것을 현대의학적으로 말하면 비장 종대(splenomegaly:脾臟腫大)이다. 비장 종대가 오는 이유는 뭘까? 비장은 간질에 과잉 산이 존재하면, 이것을 흡수해서 중화하게 되는데, 그 중화 수단 중에서 하나가 콜라겐을 합성하는 것이다. 콜라겐은 합성 과정에서 산을 중화한다. 콜라겐 합성에 비타민C가 필요한 이유이다. 비타민C가 전자 공급체이기 때문이다. 즉, 비타민C는 콜라겐을 합성하고 나면 전자를 잃기 때문에 전자 두 쌍이 없는 케톤형 비타민C인 Dehydroascorbate가 된다. 산 과잉이 심해서, 그에 따라 콜라겐을 과잉 생성하게 되고, 이 콜라겐은 수분을 잔뜩 흡수하게 되면서, 비장의 용적이 커지면서 비장 종대가 된다. 결국, 비장에서 콜라겐이 흘러나오게 되는데, 이 콜라겐은 삼투압 인자라서, 수분을 잔뜩 흡수하게 된다. 이 콜라겐이 바로 담음(痰飮)이다. 즉, 이를 글자 그대로 해석하면, 물을 잔뜩 먹은 가래이다(痰飮). 이것으로 인해서 생기는 병을 소기(少氣)라고 한다. 즉, 과잉 산 때문에 계속해서 알칼리를 소모하는 것이다. 이 상태가 지속이 되면(其耎而散者), 안색은 어떻게 변할까? 안색은 간질액이 결정한다. 림프와 비장은 간질과 접해있고, 비장이나 간질에서 흘러나와서 생긴 담음(痰飮)은, 당연히 안색을 맑게 하지 못하고 흐리게 한다(色不澤). 담음(痰飮)을 보유한 간질액은 당연히 체액의 순환을 가로막고, 중력과 열심히 싸워야 겨우 체액을 간으로 보내는 하지에서는 체액의 정체가 생긴다. 당연한 순리로 하지에서 부종이 따라온다(足骭腫). 이 부종이 심해지면 간질액은 모공을 통해서 인체 외부로 삐져나오는데, 이것이 바로 수상(水狀)인 수포이다(若水狀). 대상포진에서 잘 나타나는 수포를 말하고 있다. 이 수포를 터뜨리면 물과 함께 끈적한 액체가 나오는데, 바로 그 액체가 콜라겐이다. 그래서 그 모습이 물과 같다(若水狀也)고 한 것이다. 신장맥이 박(搏)하고, 견(堅)하면서, 장(長)하면(腎脈搏堅而長), 안색은 황색이면서 붉다. 즉, 검은색의 한 종류인 색으로 안색이 변한다(其色黃而赤者). 신장은 척추의 요추에서 신경을 받기 때문에 당연히 절요가 되며(當病折腰), 이 상태가 계속되면(其耎而散者), 당연히 병은 알칼리 동맥혈을 계속 소모하며(當病少血), 결국 지금까지(至今) 계속되어온 상태는 반복되지 않고 병은 더 악화된다(至今不復也). 이제 마지막으로 신장으로 가보자. 신장맥이 이 상태가 되면 어떤 일이 일어날까 보자. 신장은 검정 색소를 보유한 유로빌린(urobilin)을 처리하기 때문에, 신장의 기능이 나빠서 이것을 처리하지 못하면 얼굴이 검게 변한다. 그런데 이 검은색은 항상 검은색만 있는 게 아니라, 혈액의 다른 요소와 섞이게 되면 검푸른 색이 되거나(赤), 노르스름한 검은색이 된다(黃). 이것을 표현한 것이 '色黃而赤' 이 문구이다. 당연한 순리로 신장은 척추의 요추에서 신경을 받기 때문에 당연히 허리가 끊어질 듯 아픈 증상인 절요가 되며(當病折腰), 이 상태가 계속되면(其耎而散者), 과잉 산은 계속해서 축적되고, 이어서 알칼리(精血)는 계속해서 소모되고(少血), 급기야는(至今) 이것조차도 반복되지 않는다(不復). 즉, 죽는다.

帝曰, 診得心脈而急, 此爲何病, 病形何如. 岐伯曰, 病名心疝, 少腹當有形也. 帝曰, 何 以言之. 岐伯曰, 心爲牡藏, 小腸爲之使. 故曰少腹當有形也. 帝曰, 診得胃脈, 病形何如. 岐伯曰, 胃脈實則脹, 虛則泄.

　　황제가 말한다(帝曰). 진맥해서 심장맥이 급하면(診得心脈而急), 어떤 병을 만들 어냅니까(此爲何病)? 그리고 이 병은 어디에 형성이 되나요(病形何如)? 기백이 말한 다(岐伯曰). 병명은 심산이다(病名心疝). 하복부에 당연히 병이 형성된다(少腹當有形 也). 황제가 말한다(帝曰). 말로 풀어 주십시오(何以言之). 기백이 말한다(岐伯曰). 심장은 모장을 이루고(心爲牡藏), 소장은 일을 수행한다(小腸爲之使). 그래서 옛말에 (故曰) 하복부에 당연히 병이 형성된다고 했다(故曰少腹當有形也). 우선 여기서 말 하는 심장은 간에서 산성 정맥혈을 받는 우(右) 심장을 말한다. 좌 심장은 폐에서 알칼리 혈액을 받기 때문에 웬만해서는 문제가 생기지 않는다. 그래서 우 심장이 산 과잉으로 인해서 강하게 수축(急)하면, 심장에 통증(心疝)이 있는 것은 당연하다 (病名心疝). 그런데, 우 심장은 간이 공급하는 산성 정맥혈과 신경으로부터 너무나 많은 전자를 받으면, 심장과 낙(絡)으로 연결된 소장(小腸)과 소통이 막혀버린다. 즉, 소장과 심장의 체액 소통이 막힌다. 그 결과로 당연히 소장이 위치한 소복에 병이 형성된다(少腹當有形也). 참고로, 그러면 소장은 이 과잉 산을 어떻게 중화를 할까? 소장에는 분비샘의 일종인 리버퀸샘(crypts of Lieberkühn)이 존재하는데, 여기에 파네스 세포(Paneth cell)가 있고, 이 파네스 세포가 소장의 알칼리화를 책임진다. 그래서 소장은 웬만해서는 산성으로 기울지 않는다. 그래서 산 중화의 핵심인 심장에 문제가 생기면, 그 부담은 고스란히 소장이 지게 된다(小腸爲之使). 그래서 심장에 문제가 생기면(心脈而急), 소장이 위치한 아랫배(少腹)에서 당연히 병이 발생한다(少腹當有形). 추가로 설명을 덧붙이자면, 심장이 문제가 되면, 심장 은 자기가 중화하지 못한 전자를 세로토닌에 실어서 소장으로 보내면, 소장은 이 를 멜라토닌이라는 알칼리로 만들어서 중화해준다. 그래서 심장이 문제가 되면, 소장은 자동으로 문제가 된다. 즉, 소장은 심장이 쓰레기를 버리는 장소가 된다. 심장은 힘이 강한 수컷처럼 많은 전자를 중화하면서 많은 열을 만들어내기 때문에 모장(牡藏)이라고 한다(心爲牡藏). 이 모장이 과잉 산으로 힘들게 되면, 소장과 심장으로 소통되는 체액은 정체가 되면서 과잉 산은 쌓이게 되고, 소장은 이 과잉 산을 중화하게(使) 된다(小腸爲之使). 그 결과로 소장이 있는 소복에서 병이 형성된다(故曰少腹當有形也). 황제가 말한다(帝曰). 위맥에서는 어떤 병의 형태를 진맥할 수 있는가요(診得胃脈)? 그리고 병은 어떻게 형성이 되나요(病形何如)? 기백이 말한다(岐伯曰). 위맥이 실하면 창이 되고(胃脈實則脹), 허하면 설사를 한다(虛則泄). 위맥이 실(實)하다는 말은 위장 관련 맥에 과잉 산(實)이 존재한다는 말이다. 그러면 이 과잉 산은 삼투압 물질로 작용해서 체액이 정체되고 창만(脹滿)을 만들어내는 것은 당연하다. 그리고 이때 알칼리가 부족(虛)하면, 이 과잉 산을 중화하지 못하게 되고, 결국에 이를 체외로 배출할 수밖에 없는데, 이때 일어나는 현상이 설사(泄瀉:diarrhea)이다(虛則泄).

제6장

帝曰, 病成而變, 何謂. 岐伯曰, 風成爲寒熱, 癉成爲消中, 厥成爲巔疾, 久風爲飱泄, 脈風成爲癘, 病之變化, 不可勝數.

황제가 말한다(帝曰). 병이 진전되면 변한다는데(病成而變), 무엇을 이르는 말인가요(何謂)? 기백이 말한다(岐伯曰). 풍이 진전되면 한열이 된다(風成爲寒熱). 황달이 진전되면 소중이 된다(癉成爲消中). 궐증이 진전되면 전질이 된다(厥成爲巔疾). 풍이 오래되면 손설이 된다(久風爲飱泄). 맥풍은 진전되면 여가 된다(脈風成爲癘). 병이 진전되어서 변화하면(病之變化), 이길 가능성은 없다(不可勝數).

풍(風)은 정맥혈로 들어간 산(酸)을 말한다. 간질에 산이 존재하면 대개는 림프로 들어가거나 알칼리 동맥혈로 중화를 시키기 때문에 웬만해서는 정맥혈로 과잉 산이 침투하지는 않는다. 그래서, 정맥혈로 과잉 산이 침투할 정도가 되면 간질에 과잉 산이 아주 많다는 암시를 준다. 그러면 인체는 간질에서 이 과잉 산을 중화하면서 한열(寒熱)을 만들어낸다. 한열의 기전은 앞에서 이미 설명했다. 그러나 과잉 산(酸)이 계속 유지가 되면, 한열이라는 도구만으로는 이 과잉 산을 중화하는데 한계가 있게 된다. 그러면 이제 간질에 산이 축적되면서, 축적된 과잉 산(風)이 동맥 모세 혈관에 활동전위를 만들어서 이를 강하게 수축시킨다. 그러면 평소보다 동맥혈관의 투과성(透過性:permeability)은 아주 높아지게 되고, 이어서 적혈구까지 간질(間質:interstitial)로 빠져나온다. 간질로 빠져나온 알칼리 적혈구는 당연히 간질에 축적된 산(酸:風:전자)을 흡수하면서 빌리루빈(bilirubin)으로 분해가 되고, 이것을 처리하는 비장은 과부하가 걸리고, 다음 순리로 황달(癉)이 일어난다. 즉, 황달이 일어났다는 말은 인체에 알칼리 소모가 극에 달했다는 말이다. 이 말을 다르게 표현해서 소갈(消渴)이라고 한다. 그래서 황달이 진전(成)되면 당연히 소중이 된다(癉成爲消中). 소갈(消渴)이란 소모성 질환(消耗性疾患:wasting disease)으로써, 알칼리를 소모해서(消) 아예 고갈(渴)시켜버리는 병증의 총칭이다. 대개는 소갈(消渴)을 당뇨라고 하는데, 당뇨(糖尿:diabetes mellitus)는 소모성 질환으로써 소갈(消渴)의 한 종류일 뿐이다. 즉, 소갈(消渴)이란 알칼리(精)를 계속 소모해서 고갈시켜버리는 소모성 질환이다. 이들 중에서 소중(消中)이 포함된다. 이렇게 되면 체액 순환이 막히면서 손발이 차지는 것(厥)은 당연한 사실이고, 이 현상이 진전(成)되면, 인체의 모든 간질에 산(風)이 축적된다. 그 간질(間質液:interstitial fluid) 중에는 뇌척수액도 포함이 된다. 뇌척수액이 산성으로 변하면, 뇌 신경은 극단적으로 흥분한다. 이 결과로 뇌 신경과 연결된 인체는 강하게 수축하게 된다. 이것이 전질(巔疾)이다. 그래서 궐이 전질로 변하는 것이다(厥成爲巔疾). 이런 현상이 아예 고착화하게 되면(久風), 먹기만 하면 설사(飧泄)로 이어진다. 그 이유는 과잉 산(風)으로 인해서 소화관의 체액이 정체되면서 장이 흡수하지 못하게 되고 당연히 먹은 것 모두는 체외로 자연스럽게 빠져나간다(久風爲飧泄). 이 현상이 더 지속 되면 이제 축적된 산(風)은 동맥혈(脈)까지 침범하게 되고, 여기(癩氣)를 초래한다(脈風成爲癩). 그래서 병이 이 정도까지 진전되면(病之變化) 치료는 불가능해진다(不可勝數). 즉, 체액이 산성으로 변하면, 전염병(癩)에 취약해진다는 것이다. 그러면 치료가 어렵게 된다는 것이다. 여기서 아주 아주 중요한 사실이 나온다. 이 문구(脈風成爲

癃)이다. 몇천 년 전에 이 사실을 알았다는 사실에 찬탄을 금할 수가 없다. 바로 코로나19(corona virus disease 19:COVID-19)의 원인을 말하고 있다. 바이러스 감염(Infection:感染)의 (어떤 경우에도 예외가 없는) 절대적 조건은 체액의 산성화(癃氣:邪氣)이다. 바이러스는 모두 캡시드(capsid)라는 알칼리 캡슐(capsule) 속에서 곤히 자고 있다. 누가 밖에서 이 캡시드의 문을 열어주지 않으면, 바이러스는 영원히 캡슐 안에서 잠만 자고 있게 된다. 우리는 이처럼 잠자고 있는 바이러스를 잠복(潛伏)하고 있다고 표현한다. 그런데 이 캡시드라는 캡슐의 성분이 알칼리라는 사실이다. 알칼리를 깨드릴 수 있는 조건은 딱 하나이다. 바로 산(酸:Acid)이다. 그래서 체액이 산성이라서 병에 걸려있는 기저 질환자(基底疾患)는 당연히 코로나19 바이러스에 취약할 수밖에 없다. 아니 이때는 모든 바이러스 질환에 아주 취약해진다. 코로나19 바이러스는 힘이 더 셀 뿐이다. 그래서 아주 건강해서 체액이 알칼리로 유지되는 사람은 바이러스에 감염이 되어도 바이러스는 그냥 잠만 자고 있다. 그러나 체액이 산성으로 바뀌면 곧바로 깨어나서 활동을 시작한다. 치료되었다가도 다시 다시 확진 판정을 받는 이유이기도 하다. 여기서 재미있는 현상을 하나 볼 수가 있는데, 바로 박쥐(Bat)이다. 왜 바이러스는 박쥐에서 잠만 자고 있을 뿐 깨어나지 않을까? 박쥐는 육식하는 동물로서 체액의 산성도가 pH8.5로서 아주 강한 알칼리를 유지하고 있으며, 웬만해서는 산성으로 바뀌지 않는다. 그렇다고 박쥐라고 해서 영원히 바이러스에 걸리지 않는 것은 아니다. 박쥐도 체액이 산성으로 바뀌면서 바이러스에 집단으로 감염되는 사례도 있다. 육식 동물은 거의 모두가 체액이 이처럼 강알칼리를 유지하고 있어서 바이러스를 보유하고는 있지만, 바이러스의 활성화는 안 된다. 개나 고양이가 인간보다 바이러스에 덜 취약한 이유이다. 이왕 말을 꺼냈으니 좀 더 나가보자. 코로나19 치료에서 혈장 치료와 구충제 치료가 불쑥 튀어나온다. 체액 의학을 거의 등한시하고, 산과 알칼리 구분을 제대로 하지 못하는 현대의학의 입장에서 살펴보면, 이 말은 이상하기가 짝이 없다. 물론 그 원리도 모른다. 의학 연구를 단백질 의학에 집중한 결과이다. 바이러스 감염의 핵심은 체액의 조건이 산성(酸:Acid)이어야 되므로, 이 산을 중화시켜버리면, 바이러스는 다시 잠만 자야 하는 신세로 전락하고 만다. 즉,

감염이 멈춘다는 얘기이다. 바로 혈장과 개 구충제가 알칼리라는 사실이다. 알칼리도 그냥 알칼리가 아니라 강알칼리이다. 당연히 혈장과 개 구충제가 코로나19를 치료한다. 특히, 개 구충제는 암 치료를 한다고 해서 논란이 많다. 이유가 있다. 이 약품에는 문제가 하나 있다. 물질이 인체 안으로 흡수가 되기 위해서는 반드시 수산기(OH)가 필요하다. 그런데 이 약품에는 흡수에 아주 중요한 수산기가 하나밖에 없다. 즉, 이 개 구충제는 이론상으로는 아주 훌륭한 암 치료제가 될 수 있고, 코로나바이러스 치료제도 될 수는 있으나, 문제는 흡수가 잘 안 된다는 것이다. 이 사실을 모르면 논쟁만 할 뿐이다. 또 다른 하나인 혈장은 자체가 알칼리이기 때문에, 이들이 체액에 주입되면, 체액을 알칼리로 만들어서 바이러스 치료에 도움을 준다. 면역 세포도 같은 원리로 면역글로불린(immunoglobulin:Ig)이라는 알칼리 단백질을 이용해서 과잉 산을 중화해서 면역력을 높여줄 뿐이다. 즉, 혈장 단백질과 면역글로불린 단백질의 성질이 똑같다. 너무 긴 이야기이다. 여기서 줄인다. 이것이 동양의학의 힘이다. 세상 모든 원리는 음(케톤)과 양(수산기:알콜기)으로 다스려진다. 즉, 전자(電子:神)의 세상이다. 우주에 존재하는 모든 유무형의 개체는 전자의 놀이터에 불과하다. 건강을 잘 다스렸던 양생(curing:養生)의 도인(道人)들이 양생을 잘하는 방법이 바로 음양의 조화를 맞추는 것이었다. 현대의학적으로 말하면 체액의 산도를 pH7.45로 맞춰주는 것이다. 원리만 알면 아주 간단하다. 아니 건강을 가지고 논다는 표현이 맞을 것이다. 좀 더 나아가 보자. 전쟁이 나고 태풍이 휩쓸고 나면, 왜 질병이 횡행(橫行)할까? 또 문명이 발달한 도시가 왜 문명이 덜 발달한 도시보다 바이러스 감염에 취약할까? 동양의학을 배우는 사람들은 인간도 소우주라는 말을 일상적으로 듣는다. 그러나 그 의미를 정확히 파악하는 사람은 드물다. 인간의 체액이 pH7.45로 유지가 되면 건강하듯이, 우리가 숨 쉬는 대기는 지구의 체액이다. 그렇다. 지구의 체액(대기)도 알칼리로 유지가 되어야 한다. 지구의 대기가 알칼리로 유지되는 이유는 전자 친화성에서 아주 강한 면모를 보이는 산소가 있기 때문이다. 대기의 알칼리 조건을 깨뜨리는 사건들이 바로 전쟁이나 태풍이다. 이들은 전자를 만들어내는 기능을 한다. 즉, 대기에 전자를 공급하는 것이다. 그리고 소위 문명이라는 조건들도 에너지를 너무 많이 소비하면서 대기의 알칼리 조건들을 망쳐 놓는다. 전쟁이 일어나면 전쟁의 잔해물들이 전자(酸)를 만들어내서 대기를 산으로 오염시킨다. 또, 인명이 살상되면서, 살상된 인명이 분해되면서 자연스럽게 산이 나오면서 대기를 오염시킨다. 태풍은 자체가 큰 풍(酸)이다. 문명이 발달하면서 생활은 참 편해졌다. 그러나 그만큼 대가를 치른다. 특히 가공식품은 건강에 많은 문제를 일으키는데, 바로 산성인 식품 첨가물 덕분이다. 특히 인산(Phosphate)은 강산인데 규제는 제일 느슨하다. 물고기는 물속에서 숨을 쉰다. 물이 더러워지면 물고기는 죽는다. 사람은 대기에서 숨을 쉰다. 대기가 산성으로 바뀌면 인간도 물고기처럼 힘들어진다. 코로나19 감염에서 시골이 덜 취약했다. 왜 그랬을까? 시골은 산소를 만들어내는 나무가 아주 많고 가공식품에 덜 접근한다. 식물은 알칼리인 산소를 내뿜어서 주위의 산을 정화해준다. 또, 피톤치드(phytoncide)를 만들어내면서 공기 중에 산을 중화해준다. 이 단어의 어원을 보면 phyton은 식물이라는 뜻이고, cide는 죽인다는 뜻이다. 다시 말하면 피톤치드는 식물성 살충제이다. 당연히 바이러스가 깨어날 수가 없다. 또, 가공식품을 덜 먹다 보니 체액도 알칼리로 잘 유지가 된다. 하나 더 있다. 바로 문명의 후유증인 미세 먼지이다. 먼지 자체는 전자(酸)를 가지고 있지 않으면 먼지가 안 된다. 시골보다 도시가 건강에 문제가 많은 이유이다. 이야기가 너무 길어졌다. 이 내용을 가지고 책을 쓴다면 한 권은 너끈히 나올 것이다. 지면 문제로 여기서 줄인다. 본론으로 되돌아가 보자. 이 문장(脈風成爲癘)에서 맥풍(脈風)이란 혈관(脈:血管)에 풍(風:酸)이 있다는 말이다. 혈관에 있는 혈액은 특히 동맥혈은 원만해서는 산성 쪽으로 기울지 않는다. 그러면 맥풍(脈風)이 왔다면, 다른 체액들은 이미 산이 많이 축적되었다는 사실을 암시하고 있다. 즉, 감염에 아주 취약한 상태가 된 것이다. 결과는 코로나19의 감염 때처럼 려(癘)가 발병한다. 종합해보면, 이 말(脈風成爲癘)은 체액이 산성화되면, 감염에 아주 취약하다는 뜻이다. 처음에서 風成(풍성)에서 시작해서 발전하고 발전해서, 脈風(맥풍)까지 발전해서 전염병(癘)까지 갔다. 초기에 병을 잘 다스리는 게 얼마나 중요한지를 말하고 싶은 것이다. 조금만 병도 진전이 되면, 치료는 불가능하게 되기 때문이다(不可勝數). 그리고 이 부분은 동양의학의 깊이를 잘 볼 수 있는 대목이다.

帝曰, 諸癰腫筋攣骨痛, 此皆安生. 岐伯曰, 此寒氣之腫, 八風之變也. 帝曰, 治之奈何.
岐伯曰, 此四時之病, 以其勝治之愈也.

황제가 말한다(帝曰). 옹종, 근연, 골통은 모두 어떻게 생깁니까(諸癰腫筋攣骨痛,
此皆安生)? 기백이 대답한다(岐伯曰). 이것들은 한기가 만든 부종이다(此寒氣之腫).
팔풍에 의해서 변한 것이다(八風之變也). 황제가 말한다(帝曰). 어떻게 치료합니까
(治之奈何)? 기백이 말한다(岐伯曰). 이것들은 사시의 병입니다(此四時之病). 그 승으
로 치료하면 완치가 됩니다(以其勝治之愈也). 먼저 찬 바람에 쏘이면(寒氣) 근육은
수축이 되고, 혈액 순환은 더뎌지고, 이어서 산소 공급은 줄어들고, 이어서 미토콘
드리아의 전자전달계는 느려진다. 그러면 미토콘드리아에서 산소를 받아서 전자를
물(H_2O)로 중화시키면서 열(熱)을 발생시키는 과정은 줄어들고, 인체는 당연히 한
기(寒氣)가 든다. 그리고 체액에는 산(酸)이 쌓이게 되고, 이 산(酸:電子)은 문제를
일으키기 시작한다. 이렇게 해서 생긴 것이 癰腫(옹종), 筋攣(근련), 骨痛(골통)이
다. 그리고 이 과잉 산은 삼투압 기질이기 때문에, 당연히 부종을 만들어낸다(此寒
氣之腫). 여기서 발생하는 옹종은 한기(寒氣) 때문에 수축한 간질에 정체된 과잉
산(酸)에 의해서 간질에 있는 콜라겐이 분해되면서 나타나는 병증이다. 그런데 이
병을 승(勝)을 이용(以)해서 치료하면 완치가 된다고 한다. 그리고 이때 한기의 승
을 이용하라는 것이다. 한기(寒氣)의 승(勝)은 열기(熱氣)이다. 열기를 공급해주면
한기 때문에 수축되었던 간질은 이완되면서 이어서 정체되었던 산성 간질액은 소
통되고, 옹종을 만들어낸 과잉 산은 제거되면서, 옹종이 완치된다는 것이다. 그런
데 이 병을 사계절의 병이라고 했다(此四時之病). 즉, 사계절(八風)이 변하면서 생
긴 병이라는 것이다(八風之變也). 그래서 결국 옹종은 겨울에 생기는데 여름이 되
면 낫는다는 말이다. 또 다른 대책은 열기를 인위적으로 만들어줘도 치료가 된다
는 암시가 나온다. 즉, 간질을 소통시켜주라는 것이다. 이게 바로 승(勝)의 원칙이
다. 이번에는 근련(筋攣)을 보자. 근육에 경련이 이는 것이 근련인데, 원인은 신경
이다. 신경은 간질에 뿌리를 두고 있으므로, 한기로 인해서 간질이 수축하고, 이어
서 간질에 과잉 산이 쌓이면 신경은 당연히 과부하가 일어나고 이어서 근육에 경

련이 일어난다. 이것도 간질에 쌓인 과잉 산의 문제이므로, 앞에서처럼 승(勝)을
이용해서 치료하면 된다. 마지막으로 골통(骨痛)이다. 뼈는 뼈의 간질액인 뇌척수
액이 지배하는 공간이다. 간질이 한기로 인해서 수축하면, 산성 뇌척수액도 당연
히 정체되고, 이 정체된 산성 뇌척수액은 뼈를 괴롭히게 된다. 이것도 뼈 간질에
쌓인 과잉 산이 문제이므로, 앞에서처럼 승(勝)을 이용해서 치료하면 된다.

帝曰, 有故病, 五藏發動, 因傷脈色, 各何以知其久暴至之病乎. 岐伯曰, 悉乎哉問也. 徵其脈小,
色不奪者, 新病也. 徵其脈不奪, 其色奪者, 此久病也. 徵其脈與五色俱奪者, 此久病也. 徵其脈
與五色俱不奪者, 新病也. 肝與腎脈並至, 其色蒼赤, 當病毀傷, 不見血, 已見血, 濕若中水也.

　황제가 말한다(帝曰). 병에는 분명히 이유가 있을 텐데(有故病), 오장이 발동하고
(五藏發動), 그로 인해서 맥과 안색은 상하게 되는데(因傷脈色), 각각은 그 상태가
오래되고, 흉폭하게 되면, 결국 병에 이르게 되는데, 어떻게 압니까(各何以知其久暴
至之病乎)? 기백이 말한다(岐伯曰). 모두 잘 아시면서 물으시네요(悉乎哉問也)! 맥은
힘없이(小) 뛰나(徵其脈小), 안색은 멀쩡하다면(色不奪者), 새로 생긴 병이다(新病
也). 즉, 아직 안색까지 병이 번지지 않았다는 것이다. 맥은 완전히 빼앗기지 않았
으나(徵其脈不奪), 안색이 나쁘면(其色奪者), 이 병은 오래된 병이다(此久病也). 안색
도 안 좋고 맥도 안 좋으면(徵其脈與五色俱奪者), 이것은 오래된 병이다(此久病也).
안색과 맥이 모두 빼앗기지 않았으면(新病也), 새로 생긴 병이다(新病也). 간과 신
장이 동시에 안 좋으면(肝與腎脈並至), 안색은 창적이 되고(其色蒼赤), 당연히 병은
훼상이 되며(當病毀傷), 출혈이 보이든 안 보이든(不見血, 已見血), 습이 수독을 닮
는다(濕若中水也). 병(病)이란 처음에는 간질이나 혈액에서 문제를 일으키고, 따라
서 맥(脈)에 변화를 준다(新病). 이제 병이 더 진전되어서 시간이 지나면 오장(五
藏)의 기능까지 망친다(久病). 오장의 기능 이상 여부는 안색을 통해서, 확인이 가
능하다. 그래서 맥과 안색을 보고서 병이 이제 막 생겼는지(新病), 이미 시간이 오
래되어서 고질병이 되었는지(久病) 알 수 있다. 또, 이 상태들이 심하냐(奪) 심하지
않느냐(不奪)를 가지고 병의 경과 여부를 판단한다(新&久). 간과 신장이 동시에 문

제가 있으면 안색은 창적(蒼赤)으로 변한다. 여기서 창(蒼)은 푸른색이고, 적(赤)은 빨간색인데, 이 두 가지 색을 합치면 검푸른 색이 나온다. 즉, 창적(蒼赤)의 안색은 검푸른 안색을 말한다. 다시 말하면, 신장의 검은색과 간의 푸른색이 합쳐진 것이다. 이 두 기관이 동시에(與) 문제가 되면 병이 아주 심각해진다(毁傷). 두 기관이 동시에 나빠지면 어떤 현상이 나타날까? 간은 담즙의 형식으로 유기산을 체외로 배출하고, 신장은 염의 형식으로 무기산을 체외로 배출한다. 그런데 이 두 종류의 산은 삼투압 기질로서 수분을 저류시킨다. 이 수분 저류는 인체에 어떤 현상을 만들어 낼까? 피부에는 부종으로 나타나고 복부에는 복수로 나타난다. 즉, 온몸이 물로 가득 찬 것이다(濕若中水). 우리는 이것을 수독병(水毒病)이라고 칭한다. 이쯤 되면 인체는 과잉 산(酸)을 중화시키기 위해서 인체에 있는 콜라겐도 상당히 많이 분해하고 혈관의 근육 콜라겐도 분해가 되면서 출혈이 생기고 이어서 혈액이 피하로 번지고 육안으로도 출혈을 볼 수 있게 된다(不見血, 已見血). 이 전체 현상을 총칭해서 훼상(毁傷)이라고 부른다. 인체가 많이 훼손(毁損)된 것이다.

제7장

尺內兩傍, 則季脇也. 尺外以候腎, 尺裏以候腹, 中附上左 外以候肝, 內以候鬲, 右 外以候胃, 內以候脾, 上附上右 外以候肺, 內以候胸中, 左 外以候心, 內以候膻中. 前以候前, 後以候後, 上竟上者, 胸喉中事也, 下竟下者, 少腹腰股膝脛足中事也.

양쪽 손(兩傍) 척부(尺) 한 가운데(內)에서 계협(季脇)의 맥을 진맥하고(尺內兩傍, 則季脇也), 척부 바깥쪽(外)에서 신장(腎)의 맥을 진맥(候)하고(尺外以候腎), 척부 한 가운데(裏)에서 복부(腹:명문, 삼초, 방광)를 진맥한다(尺裏以候腹). 좌측 손(左) 관부(關部:中附)에서 위쪽(上)으로 바깥쪽(外)에서 간(肝)의 맥을 진맥하고(中附上左 外以候肝), 좌측(左) 손 관부 한가운데(內)에서 횡격막(鬲)의 맥을 진맥하고(內以候鬲), 오른손(右) 관부 바깥쪽(外)에서 위장의 맥을 진맥하고(右 外以候胃), 오른손(右) 관부 한가운데(內)에서 비장의 맥을 진맥한다(內以候脾). 오른손(右) 촌부(寸部:上附)

위쪽(上)에서 바깥쪽(外)에서 폐(肺)의 맥을 진맥하고(上附上右 外以候肺), 오른손(右) 촌부(寸部:上附) 한가운데(內)에서 흉중(胸中:심포)의 맥을 진맥한다(內以候胸中). 왼손(左) 촌부(寸部:上附) 바깥쪽(外)에서 심장의 맥을 진맥하고(左 外以候心), 왼손(左) 촌부(寸部:上附) 한가운데(內)에서 단중(膻中)의 맥을 진맥한다(內以候膻中). 촌관척의 진맥 부위를 설명하고 있다. 척부의 앞부위를 이용해서 인체의 앞부위를 진단해서 살피고(前以候前), 뒷부분을 이용해서 인체의 뒷부분을 살핀다(後以候後). 위쪽 모두는 즉, 좌우 촌부는 가슴과 목구멍의 문제를 진맥하고 즉, 관부를 기준으로 상체를 진맥하고(上竟上者, 胸喉中事也), 아래쪽 모두는 즉, 좌우 척부는 골반강, 허리, 고관절, 무릎, 종아리, 발 등의 맥을 진맥한다. 즉, 관부를 기준으로 하체를 진맥한다. 종합해서 정리하자면, 촌관척 진맥에서, 촌은 인체의 상부를 진맥하고, 관은 인체의 중앙 부분을 진맥하고, 척은 인체의 하부를 진맥한다는 것이다. 여기서 반드시 정리해야 할 부분이 하나가 있다. 바로 단(膻)이다. 이 단(膻)을 꼭 짚고 넘어가야 하는 이유는 단이 아주 엄청나게 중요한 장기이기 때문이다. 결론부터 말하자면 단은 면역을 책임지는 흉선이기 때문이다. 동양의학의 핵심이 바로 면역이기 때문이다. 단(膻)은 고황(膏肓)을 의미한다. 즉, 흉선(thymus:胸腺)이다. 상식적으로 생각해봐도 동양의학에서 면역 기관으로서 비장을 중요시하는데, 아주 중요한 면역 기관인 흉선을 무시할 이유가 없다. 膻(단)의 뜻은 '노린내(누린내)'이다. 즉, 액취(腋臭)를 말하는 것이다. 가슴 부분에서 액취가 나는 근원은 어디일까? 인체에서 나오는 호르몬 중에서 액취가 나는 호르몬이 있다. 그게 뭘까? 바로 성호르몬인 스테로이드 호르몬이다. 그런데 흉선에서 스테로이드를 생산한다는 사실이다. 많은 사람이 흉선에서 스테로이드를 만든다고 하면 이상하게 생각할 것이다. 그러나 사실이다(17-4). 소고기나 돼지고기에서 노린내(누린내)가 나는 경우가 있는데, 그 정체는 androstenone이라는 스테로이드 호르몬이다. 그래서 비육우나 육 고기 용도로 돼지를 키울 때 스테로이드 호르몬의 분비를 막기 위해서 거세를 하는 이유이다. 그러면 고기에서 노린내가 안 난다. 즉, 노린내가 나는 수컷의 성호르몬이 생성되는 것을 막아버리는 것이다. 단(膻)과 고황(膏肓)은 같은 말로써 고황은 흉선인데, 흉선이 청소년기까지 작동을 잘하다가, 성인이 되면 많은 부분이 지방(膏)으로 변한다. 왜일까? 지방은 산을 중화한 결과물이다. 그렇다. 흉선은 산을 중화시키는 임무를 띤 면역 기관이다. 흉선이 너무나 활발히 면역 활동을 하다 보니 지방으로 변한 것이다. 골수가 성인이 되면서 지방으로 채워지는 것과 같은 원리이다. 이것을 골수 비만이라고 부른다. 산을 중화하는 임무를 맡은 갑상선이나 부신 선도 지방으로 많이 변하는 이유이다. 바로 활발한 산(酸) 중화의 결과물이다. 림프도 마찬가지이다. 림프에는 지방질이 많다. 그 이유는 림프가 면역을 담당하는 기관이기 때문이다. 즉, 면역 활동의 결과물로서 지방을 보유하고 있다. 그리고 이 흉선은 심포와 접해있다. 그래서 관습대로 말하자면, 단중은 심포를 말한다. 그러나 단중은 더 논의가 필요하다. 지면 문제 때문에 여기서 끝낸다.

제8장

麤大者, 陰不足, 陽有餘, 爲熱中也. 來疾去徐, 上實下虛, 爲厥巓疾. 來徐去疾, 上虛下實, 爲惡風也. 故中惡風者, 陽氣受也.

맥이 과도하고(大), 거칠면(麤), 음이 부족하고 양이 과잉이다(麤大者, 陰不足, 陽有餘). 그러면 열이 흉중에서 만들어진다(爲熱中也). 여기서 양(陽)은 산(酸)인 전자(電子)를 말한다. 맥이 과도하고 거칠다는 말은 맥에 힘이 있다는 말이다. 즉, 산을 중화할 수 있는 알칼리가 부족해서 산이 힘을 발휘하고 있는 것이다. 힘이 나오는 원천은 에너지이다. 에너지는 다름 아닌 전자(電子)이다. 산(酸)인 전자를 중화시키면 당연히 열(熱)이 발생한다. 그래서 산이 과잉이면, 이 과잉 산을 중화하면서 인체에서 많은 열이 발생한다(爲熱中也). 산이 쌓일 때는 빨리 쌓이고 제거가 될 때는 느린 상태에서(來疾去徐), 인체 상부는 실해지고 하부가 허해지는 때는(上實下虛), 궐과 전질을 얻는다(爲厥巓疾). 질병의 원인은 과잉 산이다. 이 과잉 산은 간질에 존재한다. 그런데 이 과잉 산이 간질에 쌓일 때는 빨리(疾) 쌓이고, 간질에서 제거가 될 때는 알칼리 부족으로 인해서 서서히(徐) 제거되면, 그러는 사이에 간질에 뿌리를 둔 구심신경이 이 과잉 산을 뇌 신경으로 올려보낸다. 그러면 머리

쪽(上)은 과잉 산(實)이 넘쳐난다(上實). 그러면 뇌 신경도 살아야 하니까 이 과잉 산을 담즙으로 처리해서 인체 아래쪽(下)에 있는 간으로 보내버린다. 그러면 간은 이 산성 담즙을 처리하면서 알칼리가 고갈(虛) 된다(下虛). 그래서 이 과정에서 과 잉 산이 머리 쪽(上)에 존재할 때는 머리에서 전질(巓疾)을 일으키고, 담즙을 통해 서 아래쪽(下)인 간으로 왔을 때는 궐증(厥)을 일으킨다(爲厥巓疾). 이번에는 과잉 산이 간질에 쌓일 때는 서서히(徐) 쌓이고, 제거될 때는 빨리(疾) 제거되는 상태에 서(來徐去疾), 인체 상부가 허하고 하부가 실하다면(上虛下實), 악성 풍이 온다(爲惡 風也). 그래서 복부에 악성 풍이 생기는 것은(故中惡風者), 복부가 양기를 받은 것 이다(陽氣受也). 이 상태에서도 간질에 있는 과잉 산은 신경을 통해서 뇌 신경으로 올라간다. 그런데 뇌 신경(上)에 알칼리가 부족(虛)해서(上虛), 뇌 신경이 받은 과잉 산을 담즙을 통해서 간(下)으로 보내버리면, 간은 과잉 산(實)으로 가득 찬다(下實). 그러면 간은 과부하가 걸리면서, 이 과잉 산을 제대로 처리하지 못하게 되고, 이 과잉 산은 간이 처리하는 정맥혈 속으로 유입이 되면서 풍(風)으로 변하는데, 산의 과잉이 아주 심한 상태이므로, 악성(惡) 풍(風)이 되고 만다(爲惡風也). 그래서 이때 복중(腹中)인 간에서 생긴 악성 풍(惡風)이라는 것은(故中惡風者), 뇌 신경에서 산성 담즙이라는 양기(陽氣)를 받은(受) 것에서 기인한다(陽氣受也).

有脈俱沈細數者, 少陰厥也. 沈細數散者, 寒熱也. 浮而散者, 爲眴仆.

맥이 모두 침체해있고, 약하며, 자주 뛰면(有脈俱沈細數者) 즉, 침맥(沈), 세맥 (細), 삭맥(數)이면, 소음(少陰)으로 인해서 궐이 발생한다(少陰厥也). 이 세 가지 맥 은 일단 힘이 없는 맥들이다. 맥의 힘은 심장의 압전기에 의해서 나오기 때문에, 이 힘이 없는 맥들은 심장(少陰)에 이상이 있음을 말한다. 그러면 당연한 순리로 혈액 순환은 막히고 궐증이 오는 것은 당연한 일이다. 즉, 병든 심장이 궐증을 만 들어낸 것이다(少陰厥也). 이것도 모자라서 여기에 산맥(散脈)까지 추가하면(沈細數 散者), 한열이 온다(寒熱也). 산맥(散脈)은 동맥이 동맥혈을 간질 체액으로 밀어내는 힘이 분산(散)되는 경우이다. 왜 동맥혈이 밀어내는 힘이 간질에서 분산될까? 이유는 간단하다. 동맥혈의 밀어내는 힘보다 간질에 정체된 간질액의 저항하는 힘이 더 세기 때문이다. 즉, 간질액이 아주 심하게 적체되었다는 말이다. 즉, 체액의 소통이 거의 막혔다는 뜻이다. 그래서 산맥(散脈)은 위험한 맥이 되는 것이다. 이 상태는 산성 간질액이 소통이 안 되기 때문에, 간질에서 이 과잉 산을 중화해야 한다. 결국, 한열이 발생한다. 한열의 기전은 이미 앞에서 설명했다. 즉, 간질에 과잉 산이 심하게 적체가 일어나면 한열은 당연한 일이 된다. 이번에는 부맥(浮脈)과 산맥(散脈)이다. 부맥은 피부에 손가락을 살짝만 대도 느낄 수 있는 맥이다. 왜 그럴까? 피부가 팽창을 해서 탄력성을 가지고 있기 때문이다. 즉, 부종에 걸린 것이다. 그래서 부맥(浮脈)과 산맥(散脈)이 동시에 일어났다는 것은 체액의 순환이 완전히 막혔다는 것을 암시한다. 그럼 이제 간질액에 쌓인 과잉 전자(酸)의 탈출구는 하나밖에 없다. 바로 간질에 뿌리를 둔 구심신경이다. 신경은 체액의 흐름과 관계없이 전자를 수송할 수 있기 때문이다. 물론 이 전자는 뇌 신경의 간질에 공급되고, 뇌 신경의 간질액인 뇌척수액을 산성으로 만들고 만다. 그러면 이때 뇌척수액에서 간질액을 받는 중이(中耳)는 산성 뇌척수액을 받으면서 문제를 일으킨다. 문제를 일으키는 핵심은 바로 이석(耳石:otholith)이다. 이 이석은 불행히도 알칼리이다. 그래서 산성 뇌척수액이 중이로 공급되면, 이석(耳石)은 곧바로 분해되면서 문제를 일으킨다. 이석이 하는 일은 인체의 중심을 잡는 것이다. 이 결과는 갑자기, 중심을 잡지 못해서 현기증으로 쓰러지는 순부(眴仆)이다(爲眴仆).

諸浮不躁者, 皆在陽, 則爲熱, 其有躁者在手. 諸細而沈者, 皆在陰, 則爲骨痛, 其有靜者在足.

모든 맥이 부풀어 올라있지만(浮) 빠르지 않고(不躁)(諸浮不躁者) 즉, 부맥(浮脈)이면서, 탁하고 불규칙하게 뛰는 맥인 조맥(躁脈)이 아니고, 모든 맥에 양(陽:酸)이 존재하면(皆在陽), 열을 만들어낸다(則爲熱). 부맥이면서 조맥이 아니라는 말은 부종인 상태에서도 맥을 움직이는 에너지가 너무 과잉은 아니라는 뜻이므로, 최악은 아니라는 말이다. 그러나 부종이 일어나려면, 간질액이 정체되어야 한다. 간질액이 정체되려면, 삼투압 기질인 산(酸)이 존재해야 한다. 산(酸)은 당연히 양(陽)이다.

즉, 부맥이 나타나려면, 맥에 양이 존재하는 것은 당연하다(皆在陽). 또, 맥에 양인 산이 존재하면, 이 산을 중화하면서 열을 만들어내는 것도 당연하다(則爲熱). 이때 부맥(其)이면서 조맥(躁脈)이면, 열기는 손에 존재한다(其有躁者在手). 조맥은 탁하고 불규칙하다. 탁하다는 말은 손끝에 느껴지는 감각이 매끄럽지 못하고 점성이 높다는 것을 말한다. 또, 불규칙하다는 말은 뭔가에 저항을 받아서 규칙성이 없어졌다는 것을 암시한다. 그러면 인체 안에서 점성이 있고 저항성이 있는 것이 뭘까? 바로 과잉 산을 중화시킨 결과물인 콜라겐이다. 이 콜라겐이 체액의 흐름을 막으면서 문제를 일으킨 것이다. 그러면 저항성이 강한 피부를 가진 손바닥에서 체액 순환 장애가 일어나면서 손바닥에 과잉 산이 쌓이게 되고, 이 과잉 산이 중화되면서 열이 발생 된다(其有躁者在手). 모든 맥이 약하면서도 침체해 있고(諸細而沈者) 즉, 침맥(沈脈)과 세맥(細脈)이고, 모두 음이 존재하면(皆在陰), 뼈에 통증이 일어나며(則爲骨痛), 여기에 정맥까지 추가되면 뼈 통증은 발에 존재한다(其有靜者在足). 세맥(細脈)은 가느다란 물줄기가 흐르는 느낌을 주는 맥이고, 침맥(沈脈)은 뼈에 닿을 정도로 눌러야 느껴지는 맥이다. 즉, 세맥은 과잉 산으로 인해서 측정하려는 체액의 점성이 높아져서 체액이 제대로 소통이 안 되는 상태를 말하며, 뼈에 닿을 정도가 되어야 느껴지는 침맥은 신장맥으로서 뼈 구멍에서 나오는 뇌척수액을 측정하는 맥이다. 그래서 뼈 구멍에서 나오는 뇌척수액이 산성으로 기울면 점성이 높아지면서 뇌척수액이 흐름이 약하기 때문에 뼈에 닿을 정도로 세게 눌러야 뇌척수액을 흐름을 감지할 수가 있다. 이 정도가 되면 당연히 산성 뇌척수액을 담고 있는 뼈에 통증이 유발된다(則爲骨痛). 이번에는 침맥(沈脈)과 세맥(細脈)이면서 정맥(靜脈)까지 추가가 된다면, 뼈 통증은 발뼈에 존재한다(其有靜者在足). 정맥은 아예 미동도 없을 만큼 체액의 순환이 정체해 있는 맥이다. 그러면 체액 순환에서 제일 문제가 되는 발에 문제가 올 것은 뻔하다. 발뼈에서 나오는 뇌척수액이 막히면서 발뼈에 통증이 오는 것이다(其有靜者在足). 그러면 림프액인 뇌척수액은 왜 이렇게 점성이 높아졌을까? 바로 과잉 산을 중화시킨 알칼리(陰) 콜라겐을 흡수했기 때문이다(皆在陰). 림프는 이런 대분자 물질을 흡수하는 것이 본연의 임무이기 때문이다.

數動一代者, 病在陽之脈也, 洩及便膿血, 諸過者切之. 濇者陽氣有餘也. 滑者陰氣有餘也. 陽氣有餘, 爲身熱無汗. 陰氣有餘, 爲多汗身寒. 陰陽有餘, 則無汗而寒. 推而外之, 內而不外, 有心腹積也. 推而內之, 外而不內, 身有熱也. 推而上之, 上而不下, 腰足淸也. 推而下之, 下而不上, 頭項痛也. 按之至骨, 脈氣少者, 腰脊痛而身有痺也.

삭맥(數)이 뛰다가 가끔 한 번씩 대맥(代)이 뛰면(數動一代者), 병은 양맥(陽脈)에 있다(病在陽之脈也). 양맥(陽脈)은 일반적으로 양증(陽證)일 때 나타난다. 즉, 산(陽)이 과잉일 때 나타난다. 그래서 삭맥(數脈)도 당연히 양맥(陽脈)에 속한다. 그런데 한 번씩 쉬는 대맥(代)은 음증(陰證)일 때 나타나는 음맥(陰脈)에 속한다. 이때 병증은 설사하는데 급기야 대변에 피고름이 나온다(洩及便膿血). 이 병증은 정확히 양증과 음증이 섞인 경우이다. 설사하는 것은 과잉 산 때문에, 소화관의 림프가 막혀서 흡수가 안 되기 때문에 일어난다. 그런데 소화관 체액에 쌓인 과잉 산의 정도가 심해지면, 소화관에서 소화 흡수를 관장하는 알칼리 콜라겐으로 구성된 점막은, 이 과잉 산에 의해서 녹아버린다. 이때 녹은 점막을 통해서 출혈이 발생한다. 이 출혈과 콜라겐이 섞여서 대변으로 나온다. 이것이 음증이다. 그래서 설사인 양증과 대변에 쏟아지는 피고름이라는 음증이 동시에 나타난다. 맥상과 정확히 일치하는 것이다. 이 모든 것이 과하면 죽는다(諸過者切之). 당연히 죽을 수밖에 없다. 즉, 소화관 자체가 소화 흡수를 하지 못하기 때문에 영양 부족으로 죽을 수밖에 없다. 색맥(濇脈)은 과잉 산이 존재하는 경우이다(濇者陽氣有餘也). 유여(有餘)라는 말 자체가 원래 양기유여(陽氣有餘)라는 말이다. 즉, 산이 과잉이라는 것이다. 색맥은 삽맥(澁脈)과 같은 맥이다. 원래 색(濇)이나 삽(澁)은 막혀있다는 뜻이다. 또, 음맥이다. 무엇이 맥을 막을 걸까? 산이 과잉일 때 나타나는 색맥이 양맥이 아니라 음맥이라는 사실에 주목해보자. 그리고 막혀있다. 답은 과잉 산을 중화하면서 알칼리 콜라겐이 생긴 것이다. 이 알칼리(陰) 콜라겐이 체액의 흐름을 막은 것이다. 그래서 산이 과잉이고 일반적인 알칼리가 부족하면, 콜라겐이 동원되면서 당연히 색맥이 나올 수밖에 없다(濇者陽氣有餘也). 활맥(滑脈)은 음기가 남아도는 것이다(滑者陰氣有餘也). 즉, 과잉 산을 중화시킨 알칼리 콜라겐이 남아도는 것이다. 그런데 양맥(陽脈)에 속한다. 즉, 알칼리 콜라겐도 많지만, 과잉 산도 많다는 것이다. 즉, 앞에 나온 색맥(濇脈)보다 에너지인 산(酸)이 더 많으므로 맥은 더 힘이 있게 된다. 양기인 산이 많고(陽氣有餘) 알칼리가 부족하면, 인체의 열은 땀이 없게(無) 만들어(爲) 버린다(爲身熱無汗). 즉, 과잉 산이 존재하는 상태에서 알칼리가 충분하면, 이 과잉 산을 충분히 중화시키면서 땀도 많이 배출된다. 그러나 알칼리가 부족한 상황에서는 많은 땀을 만들 수가 없다. 그래서 이때 생긴 열은 얼마 되지 않은 땀을 증발시켜 버린다. 그래서 이때 피부를 보면 땀이 없게 된다(爲身熱無汗). 이번에는 알칼리가 많고(陰氣有餘) 상대적으로 산은 과잉이 아니면, 많은 땀이 인체를 차갑게 만들어(爲) 버린다(爲多汗身寒). 알칼리가 많으므로 산을 충분히 중화시키면서 많은 땀을 만들어낼 수가 있다. 그런데 땀은 열기를 가지고 증발하는 성질이 있다. 이것이 인체가 땀을 만드는 이유이다. 특히, 여름에 이런 기전으로 해서 몸을 차갑게 만들고 무더운 여름을 견디게 한다. 그래서 알칼리가 충분해서 땀을 많이 흘리면, 인체는 당연히 한기가 들 수밖에 없다(爲多汗身寒). 이번에는 음과 양이 모두 넘쳐 흐른다(陰陽有餘). 그러면 땀을 없게 만들고 한기가 든다(則無汗而寒). 이것은 앞에 있는 것 두 개를 합쳐 놓은 것이다. 음과 양이 넘쳐흐르면, 서로 중화되면서 열도 많이 만들어지고 땀도 많이 만들어진다. 그러면 많은 열은 많은 땀을 증발시켜서 피부에 땀이 없게(無) 만들고, 동시에 많은 땀이 증발되면서 인체의 열기는 많은 땀만큼 빼앗기게 되고 인체는 차가워진다(則無汗而寒). 땀이 어떻게 만들어지고, 열은 어떻게 만들어지고, 또, 이 과정에 산과 알칼리가 어떻게 작용을 하는지 알면 쉽게 이해가 가는 부분이다. 복부에 이상이 있을 때, 복부를 손으로 누르면(推) 뭔가 밖으로(外之) 튀어나오고(推而外之), 손으로 눌러서 안(內)으로 들어갔던 피부는 다시 밖(外)으로 복구되지 않는 경우는(內而不外), 심복에 뭔가 쌓여있는 것이다(有心腹積也). 뱃속에 뭔가 쌓여있는 것은 과잉 산을 중화하면서 생긴 콜라겐 덩어리이다. 이 콜라겐은 점성이 있으므로, 손으로 눌러서 감지할 수 있는 정도면, 상당한 양이 쌓인 것이다. 그래서 이 부분을 손으로 누르면(推) 점성이 있는 콜라겐이 당연히 피부 쪽으로(外之) 밀려 올라온다(推而外之). 또, 콜라겐 점성 때문에 누른 곳이 들어가서는(內) 다시 올라오지(外) 않는다(內而不外). 이때는 당연히 심복에 콜라겐이 쌓여있다고 봐야 한다(有心腹積也). 이번에는 누르면(推) 안쪽으로(內之) 들어가는데(推而內之), 밖(外)으로 나와 있는 것은 눌러도 안쪽(內)으로 안 들어간다(外而不內). 그러면 이때는 몸에 열이 있는 경우이다(身有熱也). 일단 몸에서 열이 만들어지려면, 간질에 과잉 산이 적체되고 이어서 간질액이 정체되어서 부종을 만들어야 한다. 이때 간질액이 정상인 곳의 피부를 누르면 피부가 안쪽으로(內之) 들어간다(推而內之). 그러나 간질이 정체되어서 밖으로 튀어나와서 부푼 곳에 있는 피부는 정체된 간질액 때문에 손가락으로 눌러도 안쪽(內)을 들어가지 않는다(外而不內). 이때는 당연히 몸에 열이 있다(身有熱也). 이번에는 피부에 있는 혈관이나 체액관의 아래쪽에서 위쪽으로 체액을 손으로 밀어보면(推) 위쪽으로는(上之) 잘 올라가는데(推而上之), 한번 올라간(上) 체액은 다시 내려오지 않는(不下) 경우가 있는데(上而不下), 이 경우는 인체 하부 쪽(腰足)의 체액 순환이 안 되어서 인체 하부가 차가워진(清) 경우이다(腰足清也). 아래쪽의 체액 순환 장애를 측정할 때 체액관을 눌러보면 된다는 것이다. 하체가 체액 순환이 안 되니까 아래로는 체액의 흐름이 안 간다. 이번에는 거꾸로 체액관을 손가락으로 누르면, 아래쪽으로는 체액이 잘 내려가는데(推而下之), 이때 아래로 내려간 체액이 다시 위쪽(上)으로 못 올라오는 경우는(下而不上), 인체의 상부 쪽에 체액이 정체되어서 못 올라간다는 암시를 주기 때문에, 인체 상부에 있는 머리나 목에서 과잉 산이 정체되면서, 이 과잉 산은 당연히 통증을 유발한다(頭項痛也). 신장맥을 진맥하면서 맥이 잡히지 않아서 눌러서 뼈에 닿을 정도가 되면(按之至骨) 즉, 신장맥이 침맥(沈脈)이면, 뇌척수액은 상당한 과잉 산을 보유한 상태이기 때문에, 당연히 이 과잉 산을 중화시키면서 알칼리를 소모(氣少)한다(脈氣少者). 그러는 과정에서 이 과잉 산은 척추에 있는 콜라겐 연골을 녹여서 중화되고 이어서 척추(腰脊)에는 당연히 통증이 오고 인체는 비증(痺)을 앓게 된다(腰脊痛而身有痺也).

제18편. 평인기상론(平人氣象論)

제1장

黃帝問曰, 平人何如. 岐伯對曰, 人一呼脈再動, 一吸脈亦再動, 呼吸定息, 脈五動, 閏以
太息. 命曰平人. 平人者, 不病也. 常以不病調病人, 醫不病. 故爲病人平息, 以調之爲法.
人一呼脈一動, 一吸脈一動, 曰少氣. 人一呼脈三動, 一吸脈三動而躁, 尺熱, 曰病溫. 尺
不熱, 脈滑曰病風, 脈濇曰痺. 人一呼脈四動以上曰死, 脈絶不至曰死, 乍疏乍數曰死.

황제가 말한다(黃帝問曰). 보통 사람은 어떠합니까(平人何如)? 기백이 대답한다
(岐伯對曰). 사람의 맥박은 숨을 내쉴 때 두 번(人一呼脈再動), 들여 마실 때 두 번
(一吸脈亦再動), 그래서 호흡을 정상적으로 할 경우(呼吸定息), 한 번 호흡에 맥은
다섯 번 뛰는데(脈五動), 한 번은 긴 호흡(太息)으로 보충(閏)한다(閏以太息). 이를
이르러 보통 사람이라고 한다(命曰平人). 보통 사람이란 병이 없는 사람을 말한다
(平人者, 不病也). 항상 병이 없는 사람(不病)이 병이 있는 사람(病人)을 보살펴야만
(調) 하므로(常以不病調病人), 의사(醫)는 병이 없는 사람(不病)이어야 한다(醫不病).
즉, 의사는 건강한 상태에서 환자를 돌봐야 한다. 그래서 살피는 법칙을 사용해서
(以調之爲法), 병이 있는 사람의 호흡을 평상시 호흡(平息)으로 만들어(爲) 주어야
한다(故爲病人平息). 사람이 한 번 숨을 내쉴 때 맥박이 한 번 뛰고(人一呼脈一動),
한 번 숨을 들이쉴 때 맥박이 한 번 뛰면(一吸脈一動), 이것을 이르러 소기(少氣)라
고 한다(曰少氣). 즉 에너지(氣) 부족(少)이다. 사람이 한 번 숨을 내쉴 때 맥박이
세 번 뛰고(人一呼脈三動), 한 번 숨을 들이쉴 때 맥박이 세 번 뛰면서 맥이 빠르
(躁)고(一吸脈三動而躁), 척부(尺)에 열이 있으면(尺熱), 이를 이르러 온병(病溫)이라
고 한다(曰病溫). 신장과 부신인 명문의 맥을 측정하는 척부에 열이 있다는 말은
부신에서 과잉 산을 중화하고 있다는 말이다. 그런데 산의 과잉 정도가 아주 심하
지는 않기 때문에, 간질에 과잉 산은 쌓이지 않아서 체온보다 훨씬 높은 열(熱)은
만들어지지는 않지만, 그래도 어느 정도의 과잉 산은 존재하기 때문에, 이 과잉

산을 부신이 중화하면서 부신에서 체온보다 약간 높은 온(溫)을 만들어낸다. 즉, 온병에 걸린 것이다(曰病溫). 척부에 열이 없으면서(尺不熱), 맥이 활맥(滑脈)으로 나타나면, 이를 이르러 풍병(病風)이라고 하고(脈滑曰病風), 맥이 색맥(濇脈)이면, 이를 이르러 비병(痺病)이라고 한다(脈濇曰痺). 척부에 열이 있다는 말은 신장이 부신을 통해서 과잉 염(鹽)을 중화하고 있다는 말인데, 그렇지 않다는 말은 과잉 염이 존재하지 않는다는 말이 된다. 그런데 염은 체액의 점도를 높이기 때문에, 만일에 염이 과잉일 때 맥을 재면 맥은 당연히 활맥(滑脈)으로 나타난다. 활맥이란 체액의 점도가 높을 때 나타나는 맥이기 때문이다. 그러면 지금 상태는 신장은 정상이기 때문에 염 때문에 활맥이 나타난 것은 아니라는 결론이 나온다. 그런데 활맥이라는 점도가 높은 맥 상태가 나타났다면, 염이 아닌 다른 요인이 체액의 점도를 높였다는 결론이 나온다. 그것은 혈전밖에는 없다. 그런데 이 상태를 보고, 풍병(病風)이라고 한다(脈滑曰病風). 왜 그럴까? 풍(風)은 처음에 정맥혈 속으로 산이 침투하면서 생기기 시작해서, 시간이 지나면 혈액 순환을 따라서 순환한다. 그런데 정맥혈로 산이 침투하면, 정맥 안에 상주하고 있는 알칼리 콜라겐인 피브리노겐(Fibrinogen)으로 중화되면서 혈전이 생성된다. 이 혈전이 혈액의 점도를 높이면서 활맥(滑脈)을 만든 것이다. 그래서 이 상태를 보고 풍병(病風)이라고 (脈滑曰病風)했던 것이다. 이 혈전이 '풍 맞았다'고 할 때 주범이다. 이 혈전이 뇌의 실핏줄을 막아버리면서 문제를 일으키는 증상이 풍(風)이다. 그래서 뒤이어서 비병(痺病)이 나온다. 즉, 척부에 열이 없으면서(尺不熱), 맥이 색맥(濇脈)이면, 이를 이르러 비병(痺病)이라고 한다(脈濇曰痺). 색맥(濇脈)은 말 그대로 막힌 것(濇)이다. 즉, 혈전이 체액을 순환하다가 간질에서 정체되면서 간질의 소통을 막은 것이다. 이때 생기는 병은 당연히 비병(痺病)이 된다(脈濇曰痺). 사람의 맥이 숨을 한 번 내 쉴 때(呼) 네 번 이상이면 죽는다고 한다(人一呼脈四動以上曰死). 맥이 끊어져서 맥의 파동이 도달하지 못하면 즉, 맥의 파동이 끊기면 죽는다고 한다(脈絶不至曰死). 맥이 잠깐(乍) 거칠다가 잠깐(乍) 많이 뛰면 죽는다고 한다(乍疏乍數曰死). 이 상태는 모두 과잉 산이 인체를 뒤흔들고 있는 경우이다. 그냥 놔두면 당연히 죽는다. 여기서 잠깐 현대과학과 이 문장들을 조금만 비교해 보고 넘어가자. 현대과학에서 호흡은 1분에 13회에서 20회 정도로 추정하고 있으며, 맥막은 1분에 60회에서 80회 정도로 추정하고 있다. 현대과학에서 호기와 흡기를 합쳐서 호흡이라고 하는데, 이를 고려해서 살펴보면, 호흡은 1분에 26회에서 40회 정도로 세분된다. 이 사실을 고려해서, 맥박과 호흡의 비율을 계산해 보면, 흡기와 호기에 각각 두 번 정도로 맥이 뛰며, 나머지(閏)가 약간 있는데, 이것을 긴 숨(太息)으로 채워주면, 현대과학과 동양의학의 견해가 일치한다. 그래서 환자를 진단하기 위해서는 이런 표준이 필요하다(故爲病人平息, 以調之爲法). 사람은 맥이 한번 호흡에 8번 이상 뛰면 죽는다. 현대의학적으로 말하면 맥박이 1분에 200번 이상 뛴다는 것이다. 이 말은 체액에 산 과잉이 극단에 이르렀다는 말이다. 당연히 죽는다(人一呼脉四動以上曰死). 맥박이 멈춰서 혈액 순환이 멈추면 당연히 죽는다(脉絶不至曰死). 또 맥박이 갑자기 서맥을 보이다가 갑자기 빈맥을 보이면 죽는다. 이 말은 심장 근육에 과잉 산이 공급되면서, 심근이 강하게 수축했기 때문에, 심장이 뛰었다 안 뛰었다 하는 상태이다. 당연히 죽는다(乍疏乍數曰死).

제2장

平人之常氣稟於胃. 胃者, 平人之常氣也. 人無胃氣曰逆, 逆者死.

보통 사람은 항상 기를 위(胃)에서 받는다(平人之常氣稟於胃). 위라는 것은 보통 사람의 기가 항상 있는 곳이다(胃者, 平人之常氣也). 사람의 위에 기가 없는 것을 이르러 역한다고 한다(人無胃氣曰逆). 역하면 죽는다(逆者死). 대략 해석은 이렇다. 보통 사람은 항상 소화를 잘 시키고 위산으로 많은 산을 배출시키고 건강을 유지한다. 아니면 기가 역으로 차올라서 죽는다. 에너지인 기(氣)는 산(酸)을 말하는데, 위(胃)에 존재하는 기(氣)니까 당연히 위산(胃酸)이 된다. 건강한 사람은 당연히 위산 분비가 원활해서 인체의 과잉 산을 위(胃)를 통해서 체외로 배출시킨다. 덕분에 소화도 잘 시킨다. 즉, 산의 환원적 분해 특성을 이용해서 소화를 시키는 것이다. 그러나 위산이 분비되지 않으면, 이 산(酸)은 인체 내부로 역류(逆)하고, 이어서 소화는 안 되고, 이어서 인체 내부는 위산으로 배출하지 못한 과잉 산으로 인해서 난리가 난다. 그런데 에너지인 이 위산은 실제로는 버려지는 것이 아니라 재순환된다. 3부9후(三部九候)에서 다시 배우겠지만, 이 위산은 알칼리인 음식에 붙어서 다시 인체로 흡수된다. 그래서 보통 사람은 항상 에너지인 기(氣)를 위(胃)에서 받는다(平人之常氣稟於胃)고 한 것이다. 즉, 위가 에너지(氣) 공급처이다. 그래서 건강한 사람은 항상 위산 분비가 정상적으로 분비된다(胃者, 平人之常氣也). 이런 양면성을 가진 위산 분비가 안 되면, 당연히 인체 안에서는 이 분비될 위산만큼 과잉 산이 쌓이(逆)는 것이다(人無胃氣曰逆). 그러면 인체는 이 과잉 에너지를 처리하지 못해서 에너지 과잉(逆)으로 죽는다(逆者死). 결국, 위(胃)는 에너지 조절자이다. 위산에 대해서 조금만 더 알고 가자. 하루에 위산으로 쏟아지는 산의 양은 어마어마하다. 한번 식사 때에 약 500~700ml의 위액이 분비된다. 하루 세 번의 식사를 고려하면, 하루에 총 1500~2100ml의 위산을 몸 밖으로 버린다. 물론 단위 기준이 틀리지만, 대충 킬로그램으로 환산해 보면 1.5~2.1Kg이나 된다. 인체의 총 체액의 양(量)은 체중의 약 60% 정도이니까, 체중이 60Kg인 사람을 기준으로 하면, 36Kg이 체액이다. 위산 분비량과 체액을 비교해 보면 엄청난 양이다. 인체는 pH7.35~45라는 아주 미세한 범위 내에서 산-알칼리 균형 상태를 힘겹게 유지하고 있으므로, 위산의 분비가 막힌다면, pH 조절은 아주 쉽게 무너지고 만다. 그리고 현대의학에서 이 현상을 쉽게 볼 수 있는 부분이 비만 때문에 시행하는 위절제수술(gastric resection:胃切除術)이다. 이때는 너무 쉽게 추론이 가능하지만, 위 절제 수술 뒤에 후유증은 어마어마하다. 이 많은 양의 산이 체외로 배출되지 않는다면, 인체의 다른 장기들이 이 과잉 산의 중화를 책임져야만 한다. 이때 다른 장기들에 병이 유발되는 것은 당연한 순리이다. 그럼 왜 위산이 있어야 소화가 될까? 소화(digestion:消化)는 분해하는 과정이다. 분해되는 과정은 연결된 부분을 풀어주는 것이다. 물체는 연결(連結)이 되려면 축합(縮合:esterification:酸化)이라는 과정을 거친다. 이것을 보통 Ester 작용이라고 말한다. 이때 전자를 중화(酸化)하면서 물(H_2O)이 나온다. 그리고 이 esterification(縮合:酸化) 상태에다 전자(酸:電子)를 공급하면 환원(還元:reduction)이 일어나면서 물체는 분해된다. 바로 이것이 소화이며, 이때 필요한 전자(電子)를 위산이 공급한다. 그래서 다음에 나오는 문구들은 위산의 문제를 이용해서, 계절과 여러 장기를 연결해 놓고 있다. 여기서도 핵심은 역시 산(酸:氣: 電子)이다. 왜? 과잉 산은 만병의 근원이니까! 이제 한 문장씩 풀어나가 보자.

春胃微弦曰平, 弦多胃少曰肝病, 但弦無胃曰死. 胃而有毛曰秋病, 毛甚曰今病. 藏眞散於 肝, 肝藏筋膜之氣也.

봄에 위(胃)는 정상이고 간(弦)에 약간(微)의 산이 축적된다면, 이는 건강한(平) 사람이다(春胃微弦曰平). 봄에 간(弦)에 과잉(多) 산이 존재하고 위산 분비가 적다 (少)면, 이를 이르러 간병(肝病)이라고 한다(弦多胃少曰肝病). 그렇지만(但), 간은 정 상이더라도 위산이 전혀 분비가 안(無) 된다면 죽는다(但弦無胃曰死). 먼저 현(弦)자 의 의미를 알아야 한다. 결론부터 말하자면 현(弦)은 간(肝)을 달리 부르는 말이다. 이유는 간을 세로로 지나가는 힘줄 때문에 붙여진 이름이다. 이 힘줄이 활시위를 연상케 한다. 사전에서 현(弦)자의 뜻을 찾아보면, 모두 간을 연상케 한다. 봄은 간이 부담을 갖는 계절이기 때문에, 봄에 간에 약간의 산이 쌓이는 것은 당연하 다. 그래서 이런 상태를 가진 사람을 건강하다고 한다(春胃微弦曰平). 그런데 간 (弦)에 과잉(多) 산이 쌓인 상태인데, 여기에 위산(胃)까지 적게(少) 분비가 된다면, 위산이 분비하지 못한 양까지 간이 책임을 져야 한다. 그 이유는 소화관의 체액을 간이 처리하기 때문이다. 당연히 간에 병이 든다(弦多胃少曰肝病). 그리고 아무리 간이 정상일지라도 위산 분비가 전혀 없으면(無), 이 많은 양의 산을 간이 책임져 야 하는데, 간은 이 많은 양의 산을 처리할 수가 없으므로, 인체는 간 독성으로 인해서 죽고 만다(但弦無胃曰死). 위산 분비는 정상이지만, 피모에 과잉 산이 존재 하면, 이를 이르러 추병(秋病)이라고 한다(胃而有毛曰秋病). 피모에 과잉 산이 극단 적으로 존재하면, 이를 이르러 금병(今病)이라고 한다(毛甚曰今病). 모(毛)는 폐를 상징하는데, 폐포의 섬모(cilium:纖毛)를 말한다. 간질액에 잠겨있는 폐포 섬모에 문제가 생기면, 육안으로도 쉽게 폐포의 병증을 확인할 수 있는 곳이 간질액에 잠 겨있는 피부와 피부에 뿌리를 둔 체모(體毛)이다. 그 이유는 간질액에 접하고 있는 폐포의 섬모(毛)나 간질액에 접하고 있는 피모(毛)나 모두 간질액이라는 체액의 영향을 똑같이 받기 때문이다. 그래서 폐는 피모(皮毛)에 개규(開竅)한다고 한다. 즉, 모(毛)는 이중적 의미가 있다. 그래서 해석도 두 가지로 해도 된다. 폐에 과잉 산이 존재한다고 해도 되고, 피모가 접한 간질에 과잉 산이 존재한다고 해도 문제는 없다. 어차피 폐는 간질을 통제하기 때문이다. 그래서 피모가 접한 간질에 과잉 산이 쌓이면 추병이라고 했다. 가을은 건조하고 쌀쌀한 날씨 때문에 간질이 수축하면서 간질액의 소통이 막히고 간질에 과잉 산이 축적되고 결국에 간질액을 최종 처리하는 폐에 병이 걸리는 것이다. 그래서 추병(秋病)은 실제는 폐병(肺病)이다(胃而有毛曰秋病). 그런데 이 상태가 심하면 앓아눕는 병(今病) 즉, 중병이 든다는 것이다. 그 이유는 폐는 간질액을 최종 처리해서 알칼리로 전환하고, 이 알칼리 혈액을 좌 심장이 받아서 전신에 공급하기 때문이다. 그래서 폐는 아주 중요한 장기이다. 그래서 폐병의 상태가 심해지면 중병(今病)이 되어서 앓아눕는 것은 당연하다(毛甚曰今病). 간에서 오장의 진기(藏眞)가 흩어지면(藏眞散於肝), 간이 근막의 기를 축적한다(肝藏筋膜之氣也). 오장의 알칼리(藏眞)가 과잉 산을 중화하면서 간에서 고갈(散)이 되면, 간은 더는 산성인 담즙을 처리할 수가 없으므로, 근막의 기(筋膜之氣)를 축적(藏)한다. 여기서 근막의 기(筋膜之氣)는 근막이 접하고 있는 간질액의 과잉 산을 말한다. 간은 담즙을 처리해서 신경을 통제하고 이어서 근육을 통제한다. 그래서 근막이 접하고 있는 과잉 산은 신경도 접하고 있는 산성 간질액을 의미한다. 그래서 근막의 기(筋膜之氣)를 축적(藏)한다는 말은 신경 간질액에 산이 축적된다는 말이다. 즉, 신경의 간질액인 뇌척수액이 산성으로 변한다는 것이다. 그러면 어떤 결과가 나올까? 담즙 미처리로 인해서 신경 간질액에 쌓인 산은 구심신경을 통해서 뇌 신경으로 전달된다. 그러면 결국은 간성혼수(肝性昏睡:hepatic coma)가 온다.

夏胃微鉤曰平, 鉤多胃少曰心病, 但鉤無胃曰死. 胃而有石曰冬病, 石甚曰今病. 藏眞通於
心, 心藏血脈之氣也.

　　여름에 위는 정상이고, 심장(鉤)에 약간의 산이 쌓인다면 건강한 사람이다(夏胃微
鉤曰平). 심장에 산이 과다(多)하고 위산 분비가 적다면(少) 심장병을 일으킨다(鉤多
胃少曰心病). 그렇지만, 심장이 정상이더라도 위산이 전혀 분비가 안(無) 된다면 죽
는다(但鉤無胃曰死). 여기서 鉤(구)의 뜻은 고랑, 골, 홈 등의 뜻이 있는데, 해부학에
서 심장 판막을 보면, 그렇게 보인다. 그래서 鉤(구)는 심장을 상징한다. 여름은 심
장을 괴롭히는 계절이다. 그래서 여름에 심장에 약간의 산이 쌓이는 것은 정상이
다. 그런데 심장에 과잉 산이 쌓인 상태에서 위산 분비가 적어지면, 이 적어진 위
산 분비량만큼 심장에 부담이 더해진다. 당연히 심장에 병이 생긴다(鉤多胃少曰心
病). 그리고 여름에 심장이 정상이더라도 위산 분비가 멈추면, 심장은 이 과잉 산을
감당하지 못하고 결국에 기능을 멈추게 되고 결국에 생명도 끝이 난다. 위가 정상
이고 신장에 과잉 산이 존재하면 동병이라고 한다(胃而有石曰冬病). 신장에 과잉 산
의 축적이 극에 달하면 바로 앓아눕는다(石甚曰今病). 여기서 석(石)은 신장을 의미
하는데, 신장에 이상이 있을 때 나타나는 석맥(石脈)으로 해석해도 된다. 또, 여기
서 석(石)의 원래 의미는 두 가지로 해석이 된다. 하나는 신장 사구체를 직경으로
자르면 석류(石榴)처럼 생겨서 그렇고, 하나는 석(石)은 저울이라는 뜻도 있다. 신장
두 개가 옛날 천칭 저울처럼 양쪽에 매달려 있기 때문이다. 아무튼, 병의 근원은
신장에 과잉 산이 있기 때문이다. 신장은 겨울에 만들어지는 염(鹽) 때문에 겨울이
되면 힘겨워하는 장기이다. 그래서 동병(冬病)은 신병(腎病)이다. 동병이 심해지면
당연히 중병(今病)으로 앓아눕게 된다(石甚曰今病). 이유는 심장이 처리하지 못한 염
이 삼투압 기질이기 때문에, 부종이 오고 체액 순환이 멈추기 때문이다. 오장의 알
칼리가 심장에서 소모되어 버리면, 심장은 혈액에 산(血脈之氣)을 축적한다. 여기서
말하는 심장은 우(右) 심장을 말한다. 우 심장은 간과 신장에서 과잉 전자(酸)를 받
아서 중화시킨다. 그런데 이런 우(右) 심장에서 과잉 산을 중화시킬 수가 없다면,
당연히 간에서 올라오는 산성 정맥혈에 과잉 산이 축적된다(心藏血脈之氣也).

長夏胃微耎弱曰平, 弱多胃少曰脾病, 但代無胃曰死. 耎弱有石曰冬病, 弱甚曰今病. 藏眞濡於脾, 脾藏肌肉之氣也.

　　장하(長夏)에 위는 정상이고 비장(脾:耎弱)에 약간의 산이 있다면, 건강한 사람이다(長夏胃微耎弱曰平). 비장에 산이 과잉으로 존재하고, 위산 분비가 적다면 비장에 병이 온다(弱多胃少曰脾病). 그러나 비장은 멀쩡한데 위산이 전혀 분비가 안 된다면 죽는다(但代無胃曰死). 먼저 연약(耎弱)이란 말의 의미는 비장을 해부학에서 보면 아주 연약하게 생겼다. 물렁물렁하고 굉장히 부드럽다. 이것을 본떠서 비장을 연약(耎弱)이라고 표현했다. 또, 대(代)는 앞에 있는 것을 지칭하는 대명사(代)이다. 아니면 비장맥의 하나인 대맥(代脈)으로 해석해도 된다. 장하는 비장을 괴롭히는 계절이다. 그래서 장하에는 건강한 사람일지라도 비장에 미약하게나마 산이 축적된다. 그리고 비장에 과잉 산이 존재하고 위산 분비가 적다면, 당연히 비장에 병이 생긴다(弱多胃少曰脾病). 여기서 장하를 따지지 않더라도 위산이 분비가 안 되면 위장과 음양 관계를 맺고 있는 비장은 과잉 산을 처리할 수가 없어서 당연히 기능을 제대로 하지 못한다(但代無胃曰死). 비장은 정상이고 신장에 과잉 산이 존재하면 동병이라고 한다(耎弱有石曰冬病). 비장에 산 과잉이 극단에 이르면, 곧바로 앓아눕게 된다(弱甚曰今病). 오장의 알칼리가 부족해서 비장에서 알칼리가 부족해지면(藏眞濡於脾), 비장은 간질에 산을 축적한다(脾藏肌肉之氣也). 비장이 극단적인 기능 저하가 되면, 림프의 소통이 안 된다. 그런데 비장은 림프를 통제해서 면역을 통제하기 때문에, 비장이 문제가 되면, 온몸을 다스리는 면역이 문제가 되면서 중병을 앓게 된다(弱甚曰今病). 또, 비장은 간질액을 받아서 처리하기 때문에, 비장이 문제가 되면 간질(肌)과 림프(肉)에 산이 쌓이게(藏) 된다(脾藏肌肉之氣也).

秋胃微毛曰平, 毛多胃少曰肺病, 但毛無胃曰死. 毛而有弦曰春病, 弦甚曰今病. 藏眞高於肺, 以行榮衛陰陽也.

가을에 위는 정상이고 폐(毛)에 약간의 산이 쌓이는 것은 건강한 사람이다(秋胃微毛曰平). 폐에 산이 과잉이고 위산 분비가 적어지면 폐에 병이 생긴다(毛多胃少曰肺病). 그러나 폐가 건강하다고 해도 위산 분비가 완전히 막혀버리면 죽는다(但毛無胃曰死). 가을은 폐가 힘이 드는 계절이기 때문에 건강한 사람일지라도 가을에는 폐(毛)에 약간의 산(微)이 축적된다. 그런데 폐에 산이 과다하게 축적이 되어있고 위산 분비가 적어지면, 적게 분비된 위산만큼 폐는 부담을 안기 때문에 폐병이 일어난다(毛多胃少曰肺病). 그러나 폐가 정상이더라도 위산 분비가 전혀 안 되면 폐는 이 과잉 산을 감당하지 못해서 죽는다(但毛無胃曰死). 폐가 건강해도 간에 과잉 산이 존재하면 춘병에 걸린다(毛而有弦曰春病). 간은 봄을 담당하기 때문에 춘병은 간병이다. 그래서 춘병이 걸린 상태에서 간이 심하게 문제가 되면 당연히 앓아눕는 중병이 된다(弦甚曰今病). 폐에 알칼리(藏眞)가 최고조(高)에 달하게 하려면(藏眞高於肺), 영양(榮)과 면역(衛)과 음양(陰陽)의 조절(行)을 잘하면 된다(以行榮衛陰陽也). 폐는 인체의 모든 산성 간질 체액을 최종 처리하는 기관이다. 그래서 간질의 과잉 산을 조절해주는 영양(榮)과 면역(衛)과 음양(陰陽)의 조절(行)을 잘하면, 당연히 폐는 그 만큼 알칼리를 아낄 수 있으므로, 폐는 알칼리가 최고조에 달하게 된다(藏眞高於肺).

冬胃微石曰平, 石多胃少曰腎病, 但石無胃曰死. 石而有鉤曰夏病, 鉤甚曰今病. 藏眞下於腎, 腎藏骨髓之氣也.

겨울에 위는 정상이고 신장(石)에 미약하게나마(微) 산이 축적되는 것은 건강한 사람이다(冬胃微石曰平). 신장에 산이 과잉으로 존재하고, 위산 분비가 적어지면, 신장병에 걸린다(石多胃少曰腎病). 그러나 신장이 정상이더라도 위산 분비가 완전히 막히면 죽는다(但石無胃曰死). 겨울은 염을 만들어내기 때문에 염을 처리하는 신장을 힘들게 하는 계절이다. 그래서 겨울에는 아무리 건강한 사람일지라도 신장에 조금의 산(微)은 축적된다. 그런데 신장에 산이 과다하고(多) 위산 분비가 적어지면(少) 신장은 적어진 위산 분비액만큼 추가 부담을 안게 되면서 신장병에 걸린다(石多胃少曰腎病). 신장이 정상이더라도 위산이 분비가 완전히 막히면, 이 과잉 산을 신장이 감당하지 못하고 결국에 인체는 죽는다(但石無胃曰死). 신장이 정상이고 간에 산이 과잉이면 하병이라고 한다(石而有鉤曰夏病). 여름은 심장이 담당하기 때문에 하병은 심병이 된다. 여기서 말하는 심장은 우(右) 심장이다. 이 우 심장은 간과 신장에서 산성 체액을 받는다. 그래서 간과 신장에서 동시에 우 심장으로 과잉 산을 보내버리면 당연히 우 심장은 병에 걸리게 된다. 즉, 하병에 걸린다. 이렇게 하병이 있는 상태에서 심장에 문제가 추가로 생기면 중병이 되어서 앓아눕는 것은 당연하다(鉤甚曰今病). 오장의 알칼리가 과잉 산을 중화하면서 신장에서 알칼리가 저하되어 있으면(藏眞下於腎), 신장의 기능은 저하되고, 신장이 처리하는 산성 뇌척수액의 처리가 지연되면서 뇌척수액(骨髓)에 과잉 산이 축적된다(腎藏骨髓之氣也).

胃之大絡, 名曰虛里. 貫鬲絡肺, 出於左乳下, 其動應衣, 脈宗氣也. 盛喘數絶者, 則病在中. 結而橫, 有積矣. 絶不至曰死, 乳之下, 其動應衣, 宗氣泄也.

위는 큰 그물이다(胃之大絡). 이를 이르러 허리(虛里)라고 한다(名曰虛里). 횡격막을 통해서 폐까지 연계돼 있다(貫鬲絡肺). 시작은 좌측 젖가슴 아래에서 하고(出於左乳下), 그것의 움직임은 피부(衣)에 나타난다(其動應衣). 위는 혈액이 가지고 있는 기의 원천(宗氣)이다(脈宗氣也). 숨이 차고 숨이 자주 끊어지면(盛喘數絶者), 병은 가슴에 있다(則病在中). 무언가가 맺혀 있고(結) 불편(橫)하면(結而橫), 뭔가가 쌓여 있는(積) 것이다(有積矣). 끊어졌는데(絶) 다시 되돌리지 못하면(不至) 죽는다(絶不至曰死). 젖가슴 바로 아래에서(乳之下), 그것의 움직임이 피부에서 포착되면(其動應衣), 종기가 새고 있는 것이다(宗氣泄也). 하나씩 해석해보자.

해부학의 정수를 볼 수 있는 부분이다. 絡(락)은 망(網)을 의미한다. 그리고 위장은 대망(greater omentum:大網)과 소망(lesser omentum:小網)을 보유하고 있다. 이 두 장간막(mesentery:腸間膜)은 복부 전체를 지배한다고 해도 과언이 아니다. 이것을 빈 공간의(虛) 피부(里:理)라고 부른다(名曰虛里). 즉, 소망과 대망이 복부의 피부(虛里)가 된다. 허리(虛里)의 또 다른 의미는 몸의 표면에서 좌 하측 부에서 중위부(中胃部)를 말하는데, 이 부분은 위가 자리하고 있는 위치이다. 그래서 허리(虛里)라는 표현은 복부에 있는 피부라는 의미와 위장이 자리하고 있는 위치를 말한다. 위장의 장간막은 횡격막과 연결돼 있으며, 당연히 횡격막을 통해서 폐까지 연결된다(貫鬲絡肺). 이 장간막의 출발은 위장이 위치한 좌측 가슴 아래에서 한다(出於左乳下). 이 장간막이 움직이면 그 반응이 피부(衣)에 나타난다(其動應衣). 위는 위산을 통해서 기를 공급하기 때문에 당연히 혈액에 공급되는 기의 원천이다(脈宗氣也). 숨이 차거나 숨쉬기가 힘들면(盛喘數絶者), 그것은 가슴에 병이 있는 것이다(則病在中). 즉, 대망과 소망이 수축하거나 문제를 발생시키면, 횡격막을 압박하고, 횡격막과 연결된 폐는 활동이 제한되고, 당연히 호흡은 힘들어진다(盛喘數絶). 이 상태를 가슴에 병이 있다고 표현한 것이다(則病在中). 만져 봐서 뭔가가 맺혀(結) 있고 불편(橫)하면(結而橫), 뭔가가 안에 쌓여있는 것이다(有積矣). 이 장간막을 수축시키거나 문제를 일으키는 것은 과잉 산(酸)이다. 장간막은 이 산을 접하면, 당연히 중화하려고 든다. 어떻게 중화할까? 장간막은 콜라겐 덩어리로서 하나의 힘줄이다. 그런데 여기에는 섬유아세포(fibroblast:纖維芽細胞)가 굉장히 많이 상주하고 있다. 이 섬유아세포는 산을 접하면 콜라겐을 만들어서 산을 중화한다. 바로 이 콜라겐이 안에 쌓여서(積) 맺히면서(結) 불편함(橫)을 유발한다(結而橫, 有積矣). 이것이 오래되면 콜라겐이 굳어지면서 손으로 만져진다. 즉, 적(積)이 된다. 그런데 이 대망, 소망이 기능이 저하되고(絶) 다시 되돌아오지 못하면(不至) 죽는다(絶不至曰死). 이 정도가 되면 복부는 이미 난리가 난 상태일 것이다. 핵심은 횡격막의 기능을 방해하고 결국에 심장과 폐는 기능을 제대로 하지 못한다. 당연히 죽는다. 젖가슴 아래에서 그 움직임을 피부(衣)에서 포착할 수 있는데(乳之下, 其動應衣), 이 정도의 상태가 되면, 인체 기의 원천인 종기는 공급이 중단된다(宗氣泄也). 즉, 위의 기능 저하로 인해서 종기(宗氣)인 위산(胃酸) 분비가 안 되는 것이다. 이 구문들은 위장의 해부학을 잘 모르면 해석이 산으로 간다.

제3장

제1절

欲知寸口太過與不及, 寸口之脈, 中手短者, 曰頭痛. 寸口脈, 中手長者, 曰足脛痛. 寸口脈, 中手促上擊者, 曰肩背痛.

촌구의 태과와 불급을 알고자 한다면(欲知寸口太過與不及), 촌구의 맥을 잘 알아야 한다(寸口之脈). 촌구맥 중에서(寸口脈), 중수에서 맥이 짧으면 두통이 있고(中手短者, 曰頭痛), 길면 하체(足脛)에 통증이 있고(中手長者, 曰足脛痛), 빠르면서 위로 치고받으면, 어깨와 등에 통증이 있다(中手促上擊者, 曰肩背痛).

먼저 왜 손목 부분에서 맥을 측정하는지 이유부터 알아보자. 맥은 체액을 나르는 맥관들의 진동이다. 이 진동은 온몸 어디에서나, 측정이 가능하다. 그러나 정확한 측정을 하기 위해서는 특히 민감한 부위를 선택해야 한다. 손목이 바로 그 민감한 부위이다. 이유는 인체 중에서 손바닥과 발바닥이 제일 저항성이 강한 피부를 가지고 있기 때문이다. 그런데 그 저항성의 분기점이 바로 손목이다. 손목에서 팔꿈치까지는 저항성이 보통이다. 그리고 중수는 중수골(metacarpal bone:中手骨)에서 손목에 있는 다섯 개의 손가락뼈가 시작되는 손목 지점이다. 이 중수 부분에는 피부가 아주 잘 발달해있다. 그래서 맥동을 아주 잘 반영한다. 현대의학에서 마르팡 증후군(Marfan's syndrome)이라고 하는 뼈·근육·심장·심혈 등의 이상 발육을 유발하는 선천성 발육 이상 증후군을 측정하기 위해서 이용하는 부위이기도 하다. 즉, 이 부위가 현대의학에서도 심장·심혈관의 상태를 측정하는 곳이다. 그래서 중수(中手)나 촌구(寸口) 그리고 촌관척(寸關尺)은 같은 말이다. 촌구맥에서 짧다(短)는 말은 단맥(短脈)을 말한다. 이 단맥은 관(關) 부위에서만 비교적 뚜렷하게 나타나고 촌(寸) 부위와 척(尺) 부위에서는 잘 나타나지 않는 맥을 말한다. 즉, 간맥이나 비장맥에 해당한다. 비장은 간질을 통해서 신경을 통제하고, 간은 담즙을 통해서 신경을 통제한다. 그래서 단맥이 나타나면 당연히 신경과 연결이 되고 자연스럽게 뇌 신경과 연결된다. 자연스러운 순리로 신경 덩어리인 머리에서 두통(頭痛)이 발생한다(中手短者, 曰頭痛). 반대로 중수맥의 파장이 길다(長)는 말은 장맥(長脈)을 뜻한다. 이 장맥은 촌구(寸口) 부위를 지나서까지 나타나는 맥을 말하는데 양맥(陽脈)에 속한다. 긴 장대를 만지는 것처럼 곧게 짚이는 맥이다. 즉, 촌관척 모든 부위를 진동시키는 맥이다. 다시 말하면, 산 과잉이 아주 심해서 근육을 심하게 굳게 만들어 놓은 상태를 암시한다. 그러면 당연히 혈액 순환이 잘 안 된다는 결론에 다다른다. 혈액 순환이 잘 안 되면, 제일 고통받는 부위는 체액 순환에 제일 취약한 하체이다. 하체는 중력의 힘을 거슬러서 점성도가 높은 산성 체액을 상체로 밀어 올려야 하는 부담을 안고 있기 때문이다. 이렇게 혈액 순환이 잘 안 되면 산성 체액은 정체되고, 정체된 산성 체액은 주위의 콜라겐을 분해하면서 중화되고, 그 여파로 하체에 통증이 온다(曰足脛痛). 이제 중수맥이 빠르면서도(促), 위로 치고받는다(上擊). 즉, 촉맥(促脈)이면서 위로 치받는 것이다. 촉맥은 빠르고 힘있게 뛰다가 때로 한 번씩 멎었다가 뛰는 맥을 말하는데 양맥(陽脈)에 속한다. 촉맥은 양이 성하고 심열(心熱)이 있을 때, 또는, 어혈, 담음(痰飮), 식적(食積) 등이 있을 때 주로 나타난다. 위로 툭툭 친다(上擊)는 말은 체액 안에서 혈전 덩어리가 혈관에 부딪힌다는 말이다. 즉, 산 과잉이 상당한 수준에 이른 것을 암시한다. 결국, 이 맥상은 심장에 문제가 있는 것을 말하고 있다. 심장은 흉추에서 신경을 받는다. 그래서 심장에 문제가 생기면, 신경을 통해서 흉추가 지배하는 등과 어깨에 통증을 유발한다(曰肩背痛).

寸口脈, 沈而堅者, 曰病在中. 寸口脈, 浮而盛者, 曰病在外. 寸口脈, 沈而弱, 曰寒熱, 及疝瘕少腹痛. 寸口脈, 沈而橫, 曰脇下有積, 腹中有橫積痛. 寸口脈, 沈而喘, 曰寒熱.

촌구맥이 침맥이고 견맥이면, 병의 원인은 오장에(中) 있고(寸口脈, 沈而堅者, 曰病在中), 부맥이고 성맥이면 병의 원인은 간질에(外) 있고(寸口脈, 浮而盛者, 曰病在外), 침맥이고 약맥이면, 한열이 오고, 산가에 이를 수 있으며, 그러면 하복부에 통증이 오며(寸口脈, 沈而弱, 曰寒熱, 及疝瘕少腹痛), 침맥이고 횡맥이면, 갈비뼈 아래에 뭔가 쌓여있으며, 그러면 쌓인 것이 복부에서 횡적통을 일으키며(寸口脈, 沈而橫, 曰脇下有積, 腹中有橫積痛), 침맥이고 천맥(喘脈)이면, 한열이 있게 된다(寸口脈, 沈而喘, 曰寒熱).

침맥(沈脈)은 세게 눌러서 뼈에 닿을 정도가 되어야 느낄 수 있는 맥으로써 신장맥이다. 뇌척수액이 과잉 산으로 인해서 점성이 아주 높아졌기 때문에 침맥이 생겼다. 견맥(堅脈)은 세게 누르면 맥을 느낄 수가 없다. 이유는 맥관도 굳고 체액도 점성이 높아진 상태이기 때문이다. 이 경우는 대개 기온이 내려갔을 때 간질이 수축하고 염(鹽) 생성이 많아지면서 맥관은 수축하고 체액의 점성이 높아지면서 생긴다. 결국에 이 맥도 추운 겨울을 담당하는 신장맥이다. 그래서 촌구맥이 침맥이고 견맥이면, 병의 원인은 오장(中)에 있다고 한 것은 신장(病)에 병이 있다는 말이다(曰病在中). 부맥(浮脈)은 간질액이 정체되어서 부종이 생긴 것이다. 이때 간질액의 정체로 인해서 피부가 팽팽해져 있으므로 인해서, 손가락을 살짝만 대도 느껴지는 맥이 부맥이다. 성맥(盛脈)은 인영맥이 두 배나 크게 뛰는 것이다. 인영맥은 전형적인 동맥의 맥상인데, 이 맥이 두 배 이상 세게 뛴다는 말은 동맥혈이 저항을 심하게 받고 있다는 암시이다. 동맥혈은 간질로 밀어내진다. 그래서 간질이 점성이 높은 산성 간질액으로 막혀있으면, 간질로 밀어내는 동맥혈은 자연적으로 심한 저항을 받는다. 이때 나타나는 맥상이 성맥(盛脈)이다. 종합해보면, 성맥과 부맥 모두 간질액(外)의 정체를 의미한다. 그래서 부맥이고 성맥이면 병의 원인은 간질에(外) 있다고 한 것이다(曰病在外). 약맥(弱脈)은 힘이 없으므로, 조금만 세게 눌러도 맥을 느낄 수 없는 맥이다. 즉, 과잉 산으로 인해서 맥관은 굳어 있고, 체액은 점성이 높아진 상태이다. 즉, 약맥은 기혈(氣血)이 다 부족한 허증(虛證)이나 양기가 허해질 때 주로 나타난다. 이 약맥은 비장맥인데, 비장을 유약(臾弱)이라고 칭한 데서 온 것이다. 비장이 담당하는 체액은 림프액이다. 그래서 비장이 문제가 심해지면, 결국 림프는 정체가 되고 그렇지 않아도 림프는 흐름이 느린데, 정체가 심하면 약맥이 나올 수밖에 없다. 이렇게 비장이 문제가 되면, 같이 산성 림프액을 통제하는 신장은 갑자기 날 벼락을 맞는다. 그래서 신장맥인 침맥이 나타나게 된다. 결국에 침맥과 약맥이 동시에 나타나면, 둘 다 간질액을 통제하기 때문에 간질액이 막히면 당연히 한열병이 따라온다. 한열의 기전은 이미 설명했다. 그래서 산가(疝瘕)가 생기는데, 산가는 옥기진장론(玉機眞藏論)에서 "비(脾)에서 신(腎)으로 전해지는 병을 산가(疝瘕)라고 명명한다"고 말한 이유이다. 산가에 걸리면, 아랫배인 소복에 통증이 오는 것은 당연하다. 갈비뼈 아래에 뭔가 쌓여 있다(曰脇下有積). 이건 무슨 의미일까? 갈비뼈 아래에서 제일 문제를 자주 일으키는 장기는 바로 오장 중에서 가장 큰 장기인 간(肝)이다. 간은 횡(橫)으로 걸쳐있다. 그래서 횡맥(橫脈)은 간맥(肝脈)을 말한다. 간은 산성 정맥혈을 우(右) 심장으로 보낸다. 그런데 신장도 우 심장으로 산성 정맥혈을 보낸다. 그래서 신장맥인 침맥(沈脈)과 간맥인 횡맥(橫脈)이 같이 나온 이유이다. 간은 인체에서 해독하는 대표적인 기관으로써 알칼리가 부족하면, 곧바로 콜라겐을 만들어서 과잉 산을 중화시킨다. 이 콜라겐이 갈비뼈 아래에 뭔가 쌓여있는 느낌을 준다(曰脇下有積). 당연히 간을 중심으로, 이 콜라겐이 쌓이면서 바로 횡적통(橫積痛)을 일으킨다(腹中有橫積痛). 이번에는 신장맥인 침맥과 폐맥인 천맥(喘脈)이 나온다. 천맥을 맥경(脈經)에서 보면, 천맥이 활하고 부하면 살고(喘脈滑而浮者生), 삽하고 삭하면 죽는다(澁而數者死)고 했다. 이 말들을 종합해보면, 모두 간질액의 흐름을 말하고 있다. 그래서 비록 염이 많아서(滑) 부종이 되었으나(浮), 이때 체액의 흐름이 어느 정도 유지가 되면 살 수 있고, 아예 막히거나(澁) 저항이 아주 심하면(數) 죽는다는 것이다. 이것이 천맥의 특성인데, 이것이 폐맥인 이유는 폐는 인체의 모든 산성 간질액을 최종 처리하는 장기이기 때문이다. 그래서 폐가 숨이 차서 헐떡이는 상태를 본떠서, 천맥(喘脈)이라고 했다. 이제 폐의 천맥과 신장의 침맥이 만나면 어떤 일이 벌어질까? 둘은 모두 산성 간질액을 책임지고 있다. 즉, 산성 간질액의 정체를 암시하고 있다. 그 결과 한열이 나타난 것이다(曰寒熱).

脈盛滑堅者, 曰病在外, 脈小實而堅者, 病在內. 脈小弱以濇, 謂之久病, 脈滑浮而疾者, 謂之新病. 脈急者, 曰疝瘕少腹痛. 脈滑曰風, 脈濇曰痺, 緩而滑, 曰熱中. 盛而緊, 曰脹.

맥이 성맥(盛), 활맥(滑), 견맥(堅)이면, 병의 원인은 간질(外)에 있다(脈盛滑堅者, 曰病在外). 이 세 가지 맥은 모두 간질액의 정체를 의미하고 있기 때문이다. 맥이 소맥이면서 실하고 견맥이면, 병은 오장에 있다(脈小實而堅者, 病在內). 견맥(堅脈) 은 신장맥이다. 그리고 소맥(小脈)은 세맥(細脈)과 같은 뜻으로 쓰인다. 세맥은 맥 의 폭이 가늘어서 마치 실오리를 만지는 감을 주는 맥을 말하는데 음맥(陰脈)에 속한다. 세맥은 기혈(氣血)이 다 허하거나 음허(陰虛), 혈허(血虛) 등 여러 가지 허 손증(虛損證) 때 주로 나타난다. 결국, 세맥은 오장(內)의 문제로 귀결된다. 그래서 맥이 소맥이면서 실하고 견맥이면, 병은 오장에 있다(脈小實而堅者, 病在內)고 한 것이다. 맥이 소맥(小)이면서 약맥(弱)이고 색맥(濇)까지 가세하고 있으면, 오래된 병이다(脈小弱以濇, 謂之久病). 이 세 가지 맥상의 특징은 모두 간질액이 막힌 상태 를 말하고 있다. 그런데 삽맥(澀脈)인 색맥(濇脈)이 가세를 하고 있다. 즉, 간질이 단단히 막힌 것이다. 간질은 체액의 주요 소통 통로이기 때문에, 단번에 막히지는 않는다. 즉, 시간이 오래되면서 천천히 막혀간다. 그래서 색맥이 가세한 상태가 되 면, 이것은 병이 오래되었다는 반증이다(謂之久病). 그런데 이번에는 맥이 활맥(滑), 부맥(浮)이면서 질맥(疾)이면 새로 생긴 병이다(脈滑浮而疾者, 謂之新病)라고 한다. 활맥이나 부맥은 체액의 정체를 의미하는데, 바로 앞의 경우와 다른 것은 질맥(疾 脈)이 가세하고 있다는 것이다. 질맥은 극맥(極脈)이라고도 하는데, 몹시 빨리 뛰는 맥으로서, 1번 숨 쉬는 동안에 7~8번 정도 뛰는 맥을 말하는데 양맥(陽脈)에 속한 다. 즉, 앞의 경우보다 체액의 흐름이 더 원활해지기 때문에 질맥이 나타날 수가 있다. 즉, 아직 간질이 상당이 양호한 것이다. 그래서 이때 나타나는 병증은 오래 된 병증이 아니 신병인 것이다(謂之新病). 맥이 급맥(急)이면 산가로 인해서 하복부 에 통증이 있다(脈急者, 曰疝瘕少腹痛). 급맥(急脈)은 간맥(肝脈)인데, 간을 가로지르 는 인대(弦)의 팽팽함(急)을 표현한 것이다. 산가(疝瘕)는 비(脾)에서 신(腎)으로 전 해지는 병을 산가(疝瘕)라고 한다. 결국에 방광이 있는 하복부에 통증이 온다. 간이 급맥으로 고생을 하면, 간으로 산성 체액을 보내야만 하는 비장은 과부하가 걸리고, 비장은 이 부담을 신장으로 떠넘겨버린다. 즉, 산가가 발생하고 이어서 하복부에 통증이 뒤따른다(曰疝瘕少腹痛). 맥이 활맥이면 풍이 있게 된다(脈滑曰風). 활맥(滑脈)이라는 말 자체에 풍(風)이 들어있다. 활맥에서 활(滑)은 미끄럽다는 말인데, 체액이 미끄럽다는 말이다. 체액이 미끄러우려면 체액의 점도가 높아져야 한다. 그렇게 되려면, 점성이 있는 콜라겐이 요구된다. 정맥혈에 산이 들어가면 풍(風)이 되는데, 이 풍은 바로 정맥혈 안에 들어있는 혈전을 의미한다. 이 혈전이 바로 콜라겐이다. 이때 맥을 측정하면, 체액의 점도 때문에 활맥이 나타난다. 그래서 활맥(滑脈)이라는 말 자체에 풍(風)이 들어있다는 것이다(脈滑曰風). 맥이 색맥이면, 비가 있게 된다(脈濇曰痹). 색맥(濇脈)이라는 말 자체에 비(痹)가 들어있다. 색맥은 간질액이 막힌 것이다. 그런데 비(痹)는 간질액이 막혀서 일어나는 피부 병증이다. 그래서 색맥(濇脈)이라는 말 자체에 비(痹)가 들어있다고 한 것이다. 맥이 완맥이면서 활맥이면 열중이 생긴다(緩而滑, 曰熱中). 열중(熱中)은 소갈(消渴)의 한 종류인데, 소갈은 산 과잉으로 인해서 알칼리를 계속 소모하는 병이기 때문에, 산을 알칼리로 중화시키면 열이 나올 수밖에 없다. 그래서 인체 안(中)에 열(熱)이 계속 존재하기 때문에, 열중이라고 한다. 완맥(緩脈)에서 완(緩)은 비장이 비대해져서 축 늘어진 상태를 묘사한 것이다. 그래서 완맥은 비장맥이다. 비장은 과잉 산을 중화하다가 알칼리가 부족하면 콜라겐을 생성해서 과잉 산을 중화시킨다. 그러면 이 콜라겐이 삼투압 기질로 작용하면서 수분을 잔뜩 끌어안게 되고 비장은 비대해지면서 완맥이 만들어진다. 활맥(滑脈)도 콜라겐 문제이다. 결국, 둘 다 산이 과잉이라서 만들어진 맥들이다. 그래서 이 과잉 산을 중화하면서 열중이 만들어지는 것이다(緩而滑, 曰熱中). 맥이 성맥이면서 긴맥이면 복부가 창한다(盛而緊, 曰脹). 성맥(盛脈)은 앞에서 본 것처럼 간질액에 대한 저항성을 나타내는 것이다. 긴맥(緊脈)은 간맥(肝脈)인데, 간의 가로 인대(弦)의 팽팽한 모습을 본떠서 이름을 지은 것이다. 간은 소화관 체액과 비장이 주는 체액을 모두 관장한다. 그런데 이미 성맥(盛脈)이 나타나고 있으므로, 비장은 이미 과부하에 걸려서 간에 부담을 주고 있다. 또, 비장은 소화관을 책임지고 있다. 그리고 간도 소화관의 체액과 비장의 체액을 받는다. 결과는 복부에 있는 모든 체액이 정체를 일으킨 것이다. 이때 복부가 창만(脹滿)이 오는 것은 당연하다(盛而緊, 曰脹).

제2절

脈從陰陽, 病易已, 脈逆陰陽, 病難已, 脈得四時之順, 曰病無他, 脈反四時, 及不間藏, 曰難已.

맥이 음양을 잘 따라주면(從), 병은 쉽게(易) 치유(已)가 되고(脈從陰陽, 病易已), 음양을 잘 따라주지 못하면(逆), 병은 치유(已)가 어렵게(難) 된다(脈逆陰陽, 病難已). 맥이 음양을 잘 따라준다는 말은 산(陽)과 알칼리(陰)의 균형이 잘 맞춰진다는 것으로서, 체액 순환의 원활함을 암시한다. 이때는 병이 난다 해도 당연히 치료가 잘 된다. 반대면 당연히 반대이다. 맥이 사계절의 순리(四時之順)를 잘 따라(得) 주면(脈得四時之順), 병이 다른 오장(他)에까지 번질 이유가 없고(曰病無他), 잘 안 따라주면(脈反四時), 병은 체액 흐름도로 이어지지 않는(不間) 다른(他) 오장에까지 이르게(及) 되고(及不間藏), 병은 치유(已)를 어렵게(難) 만든다(曰難已). 오장은 사계절 각각에 대해서 책임을 지는 장기가 따로 있다. 그래서 사계절의 원리를 제대로 지켜서 건강을 관리해주면, 해당 계절을 담당하는 오장의 맥이 해당 계절이 돌아오면, 어느 정도의 과부하는 일어나지만, 이 과부하가 다른(他) 오장까지 영향을 미치지는 않는다(脈得四時之順, 曰病無他). 그러나 계절에 따라서 건강관리를 잘못하면, 해당 계절이 돌아왔을 때 해당 장기의 과부하뿐만 아니라 해당 계절과 관계가 없는(不間) 다른(他) 오장(藏)까지 병이 확산(及)이 된다(及不間藏). 그러면 당연히 치료를 어렵게 만든다(曰難已). 즉, 여러 오장을 동시에 치료해야 하므로, 당연히 치료가 어렵게 된다.

제3절

臂多靑脈, 曰脫血. 尺脈緩澀, 謂之解㑊. 安臥脈盛, 謂之脫血. 尺澀脈滑, 謂之多汗. 尺寒脈細, 謂之後泄. 脈尺麤常熱者, 謂之熱中.

　　팔뚝(臂)에서 유난히 청맥(靑脈)이 강하면(多), 이는 탈혈이 있는 것이다(臂多靑脈, 曰脫血). 즉, 팔뚝에 유난히 파란 혈관이 많이 보이면, 이는 탈혈이 있는 것이다. 臂多靑脈(비다청맥)의 상태는 말단 청색증(末端 靑色症:acrocyanosis)을 말하는데, 특히 상지에 많이 발생한다. 청색증이 나타나는 이유는 인체에 산(酸)은 많은데, 알칼리인 혈액이 부족해서 일어난다. 이는 산(酸)인 전자(電子)가 적혈구의 헤모글로빈을 환원시키면서, 헤모글로빈의 색깔이 파랗게 변했기 때문이다. 여기서 탈혈(脫血)은 혈액의 유출로 해석하기보다는, 혈액의 부족으로 해석하는 게 더 합리적이다. 즉, 말단 청색증의 원인은 알칼리인 혈액이 부족하기 때문이다. 척맥이 완하고 색하면, 해역이 있다(尺脈緩澀, 謂之解㑊). 척맥(尺脈)은 보통 신장맥(腎脈)을 말하는데, 신장맥이 산성 뇌척수액의 정체로 인해서 점도가 높아지면서 뇌척수액이 정체(澀)되고 이어서 막히면서 느려터진(緩) 것이다. 그러면 같이 산성 간질액을 중화하는 비장은 날벼락을 맞는다. 그러면 비장의 과부하로 인해서 간질에 산성 체액이 정체되고, 혈액 순환에 장애가 오면서 인체는 피곤하고 무기력해지는 해역(解㑊)이 온다(尺脈緩澀, 謂之解㑊). 피곤해서 눕기를 좋아하고 맥이 성맥(盛脈)이면 탈혈이 있는 것이다(安臥脈盛, 謂之脫血). 일단 성맥(盛脈)은 정체된 산성 간질액의 저항성을 나타낸다. 즉, 간질에 과잉 산이 존재한다는 암시를 준다. 당연히 해역처럼 혈액 순환이 잘 안 되면서 피곤하고 무기력해지므로, 자꾸 눕기를 좋아한다. 당연히 간질에 알칼리 동맥혈이 부족(脫血)한 것이다. 척부 부분이 막힌 듯하면서, 맥이 활맥이면 땀이 많아진다(尺澀脈滑 . 謂之多汗). 활맥(滑脈)은 간질액의 정체를 유발하기 때문에 당연히 신장맥을 재는 척맥에서 체액이 막히(澀)는 상태가 잡힌다. 간질액의 정체는 과잉 산이 원인이기 때문에, 인체는 이 과잉 산을 중화시키면서 땀을 흘리게 되는데, 지금은 체액이 막히(澀)는 상태까지 왔기 때문에,

산 과잉의 정도가 상당히 심하다. 그래서 이에 비례해서 땀도 많이 흘리게 되는 것이다(謂之多汗). 척부 부분이 차가우면서 맥이 세하면 설사가 있는 것이다(尺寒脈細, 謂之後泄). 맥을 재는 척 부위가 차갑다는 말은 신장맥이 극도로 위축되어 있다는 뜻이다. 당연히 맥은 세맥(細脈)으로 나온다. 세맥은 체액의 흐름이 거의 없는 경우이다. 그러면 신장은 이 부담을 간질을 받는 비장으로 떠넘겨버린다. 비장은 소화관을 통제하기 때문에, 비장이 문제가 되면, 소화관의 연동 운동은 정지되고 이어서 소화관의 체액은 정체되면서 이어서 소화관의 흡수 기능은 멈추고 이어서 설사로 이어진다. 우리는 이 현상을 보고 신장이 한(寒)을 담당하기 때문에 한(寒)이 침범했다고 말한다. 척맥이 거칠고 이 부분에 항상 열이 있으면 열중이다(脈尺麤常熱者, 謂之熱中). 척맥이 거칠다는 말은 에너지가 많아서 맥에 힘이 있다는 것이고, 그러면 에너지인 산이 과잉이라는 말이 된다. 산이 과잉이기 때문에, 인체는 이 과잉 산을 중화하면서 항상(常) 열(熱)을 만들어내는 것은 당연하다. 그런데 항상(常) 열(熱)이 있다는 말은 과잉 산을 계속 중화하면서 알칼리를 계속 소모(消)하고 결국 고갈(渴)시킨다는 뜻이다. 이것이 소갈(消渴)이다. 그리고 소갈의 한 종류가 열중(熱中)이다. 소갈(消渴)은 그 원리상 인체 안(中)에서 지속적(常)으로 열(熱)을 만들어낼 수밖에 없는 구조를 보유하고 있다(熱中).

제4절

肝見, 庚辛死. 心見, 壬癸死. 脾見, 甲乙死. 肺見, 丙丁死. 腎見, 戊己死. 是謂眞藏見, 皆死.

이 구문들을 풀기 위해서는 몇 가지를 정리해야 한다. 먼저 60갑자에서 庚辛(경신)은 금(金)으로써 폐(肺)를 뜻하며, 壬癸(임계)는 수(水)로써 신(腎)을 뜻하며, 甲乙(갑을)은 목(木)으로써 간(肝)을 뜻하며, 丙丁(병정)은 화(火)로써 심(心)을 뜻하며, 戊己(무기)는 토(土)로써 비(脾)를 뜻한다. 여기서 진장(眞藏)이라는 단어도 뜻을 정확히 알아야 한다. 진(眞)이란 진액(眞液)을 말하는 것으로서 산을 중화시키는 알칼리를 말하며, 장(藏)은 감추다, 사라진다는 뜻이다. 종합하면 진장(眞藏)은 알칼리가 사라졌다는 의미이다. 그래서 진장 상태는 산을 중화할 능력을 잃었기 때문에, 해당 오장은 이제 더는 장기로서 기능하지 못한다는 말이다. 상극(相克)을 알아야 한다. 목(木)은 토(土)를 상극하고, 토(土)는 수(水)를 상극하고, 수(水)는 화(火)를 상극하고, 화(火)는 금(金)을 상극하고, 금(金)은 목(木)을 상극한다. 이 상극이라는 개념은 원래 하늘에서 운행되는 오성의 에너지 관계를 계산한 것이다. 뒤에서 차차 더 배우게 된다. 이 오행들의 에너지 관계는 인간의 오장에서의 에너지 관계와 똑같으므로 인간에게도 그대로 적용된다. 즉, 에너지라는 측면에서 바라보면, 인간은 소(小)우주이다. 그래서 인간의 오장에서 상극한다는 개념은 자기가 중화하지 못한 산성 체액을 떠넘긴다는 뜻이다. 아니면 자기가 과부하로 죽으니까! 이 내용들을 참고해서 본문 해석을 해보자.

간(肝)이 진장맥(眞藏脈)을 보이면(見), 경신(庚辛:金)에 해당하면 폐(肺)가 죽는다 (肝見, 庚辛死). 간(木)과 폐(金)의 에너지 관계에서, 금(金)인 폐(肺)가 목(木)인 간 (肝)을 상극(克)한다. 즉, 폐의 서늘함(淸)을 간의 온(溫)으로 해결한다. 즉, 폐에서 산 과잉이 일어나면 전자를 철염(鐵鹽)으로 격리해서 서늘함(淸)을 유도한다. 이 철염은 적혈구에 들어있는 철이다. 그러면 적혈구는 폐기가 되면서 간으로 내려가서 담즙으로 버려진다. 그런데 이 과정에서 폐기된 적혈구 안에 있던 환원된 철은 간에서 전자를 뺏기게 되고 전자는 중화가 된다. 이때 온(溫)이 만들어진다. 그래서 서늘함(淸)은 온(溫)으로 다스려야 된다고 한다. 이것이 바로 역치법(逆治法)인 정치법(正治法)이다. 즉, 이는 상극을 이용하는 치료법이다. 다음에 나오는 문장들도 똑같은 원리가 적용된다. 그런데 간이 진장을 보이면 즉, 간에서 알칼리가 고갈(眞藏)되면, 폐(庚辛)는 죽는다(肝見, 庚辛死)고 했다. 그 이유는 상극 관계를 이용해서 폐가 만든 철염을 간을 통해서 처리해서 폐가 살아남았는데, 간이 알칼리가 고갈되어 버리면, 폐는 더는 철염을 처리할 수가 없게 되고, 결국 폐는 과잉 산의 과부하로 죽기 때문이다. 이 짧은 다섯 글자(肝見, 庚辛死) 안에 엄청난 비밀이 숨어 있는 것이다. 여기서 경신(庚辛)을 오행의 날짜로 해석해도 된다. 즉, 간이 상태가 안 좋아서 폐가 보내는 산성 담즙을 중화할 수가 없을 때, 폐가 과부하에 걸리는 경신(庚辛) 일을 만나면, 이때 폐도 과부하에 걸리게 되는데, 이때 폐가 살아나려면, 폐가 처리하는 산성 담즙을 간으로 떠넘겨야 하는데, 지금 간은 죽을상이 된지가 이미 오래되었다. 이제 폐는 자기가 처리하지 못한 산성 담즙을 간으로 떠넘기지 못하게 되고, 결국에 폐는 경신(庚辛) 일에 죽을 수밖에 없게 된다.

심장이 진장을 보이면 임계(壬癸:水)에 해당하면 신장이 죽는다(心見, 壬癸死). 즉, 신장인 수(水)는 심장인 화(火)를 상극한다. 즉, 신장에 염(鹽:寒)이 과부하가 되면, 전자를 심장에 떠넘겨서 처리한다. 다른 말로 하면, 체액의 흐름도에서 신장은 과부하가 걸리면 산성 정맥혈을 우(右) 심장으로 보내서 화(禍)를 모면한다. 그런데, 이때 우 심장에 진장인 알칼리 고갈 상태가 되어있으면, 신장은 과잉 산을 우 심장으로 보낼 수가 없게 된다. 그러면 신장은 과잉 산을 처리하지 못해서 죽는다(心見, 壬癸死). 다르게 해석할 수도 있다. 즉, 전자를 기준으로 하는 해석이다. 심장은 Uncoupling 방식으로 전자를 물로 중화시킨다. 그런데 신장은 전자를 염(鹽)을 격리해서 인체 밖으로 버린다. 그래서 만약에 신장이 이 전자를 염으로 격리해서 인체 밖으로 내보내지 않으면, 이 전자는 체액을 떠돌다가 결국 심장에서 중화된다. 즉, 신장이 자기가 해야 할 일을 심장에 떠넘긴 것이다. 즉, 신장인 수(水)가 심장인 화(火)를 상극한 것이다. 그러나, 심장은 지금 문제를 안고 있다. 결국에 신장은 과잉 전자를 심장으로 떠넘기지 못하고 죽게 된다. 여기서 임계(壬癸)를 오행의 날짜로 해석해도 된다. 즉, 심장이 상태가 안 좋아서 신장이 보내는 전자를 중화할 수가 없을 때, 신장이 과부하에 걸리는 임계(壬癸) 일을 만나면, 이때 신장도 과부하에 걸리게 되는데, 이때 신장이 살아나려면, 신장이 처리하는 전자를 심장으로 떠넘겨야 하는데, 지금 심장은 죽을상이 된 지가 이미 오래되었다. 이제 신장은 자기가 처리하지 못한 전자를 심장으로 떠넘기지 못하게 되고, 결국에 신장은 임계(壬癸) 일에 죽을 수밖에 없게 된다.

비장이 진장을 보이면서 갑을(甲乙:木)에 해당하면 간이 죽는다(脾見, 甲乙死). 즉, 목(木)은 토(土)를 상극한다. 즉, 간은 산성 간질액을 비장으로 떠넘겨서 과잉 산이라는 위기를 모면한다. 그런데 원래 간은 비장에서 산성 정맥혈을 받는다. 그런데 이번에는 이상한 방향으로 이야기가 흐르고 있다. 도대체 가운데에 무엇이 끼어 있단 말인가? 목(木)은 토(土)를 어떻게 상극할까? 비밀은 바로 간이 만들어 내는 림프액(肉)이다. 간은 인체의 최고 해독 기관이다. 그래서 간은 알칼리 산소가 부족하면, 지방을 만들어서 과잉 산을 중화시킨다. 이 지방은 당연히 림프를 통해서 배출된다. 만일에 간에서 만들어진 지방이 림프로 빠져나가지 못한다면, 간은 지방간(Fatty liver:脂肪肝)이 된다. 그래서 지방간은 과잉 산이 만들어낸 결과물이다. 간은 인체 최고의 해독 기관인 만큼 만들어진 림프액의 양도 어마어마하다. 그래서 간에는 림프 배수구가 세 갈래나 된다. 그만큼 간에서 림프액이 많이 만들어진다. 그런데 이 림프를 통제하는 비장에 진장이 있어서 알칼리가 고갈되었다면, 비장은 간에서 올라온 산성 림프액을 처리하지 못한다. 그러면 간은 자기기 만든 지방에 치여서 죽는다. 즉, 지방간이 심하면 죽는 것이다. 그래서 비장이 진장을 보이면 간이 죽는다(脾見, 甲乙死)는 것이다. 여기서 갑을(甲乙)을 오행의 날짜로 해석해도 된다. 즉, 비장이 상태가 안 좋아서 간이 보내는 산성 림프액을 받아서 중화할 수가 없을 때, 간이 과부하에 걸리는 갑을(甲乙) 일을 만나면, 이때 간도 과부하에 걸리게 되는데, 이때 간이 살아나려면, 간이 만든 산성 림프액을 비장으로 떠넘겨야 하는데, 지금 비장은 죽을상이 된 지가 이미 오래되었다. 이제 간은 자기가 만든 산성 림프액을 비장으로 떠넘기지 못하게 되고, 결국에 간은 갑을(甲乙) 일에 죽을 수밖에 없게 된다.

폐가 진장을 보이면서 병정(丙丁:火)에 해당하면 심장이 죽는다(肺見, 丙丁死). 화(火)는 금(金)을 상극한다. 즉, 우 심장은 산성 정맥혈을 폐로 보내서 화(禍)를 모면한다. 그래서 폐가 진장인 알칼리 고갈 상태가 되면, 우 심장은 산성 정맥혈을 보낼 수가 없어서 결국 과잉 산 때문에 죽는다(肺見, 丙丁死). 여기서 병정(丙丁)을 오행의 날짜로 해석해도 된다. 즉, 폐가 상태가 안 좋아서 우 심장이 보내는 산성 정맥혈을 받아서 중화할 수가 없을 때, 심장이 과부하에 걸리는 병정(丙丁) 일을 만나면, 이때 심장도 과부하에 걸리게 되는데, 이때 심장이 살아나려면, 우 심장이 만든 산성 정맥혈을 폐로 떠넘겨야 하는데, 지금 폐는 죽을상이 된 지가 이미 오래되었다. 이제 우 심장은 자기가 만든 산성 정맥혈을 폐로 떠넘기지 못하게 되고, 결국에 심장은 병정(丙丁) 일에 죽을 수밖에 없게 된다.

신장이 진장을 보이면서 무기(戊己:土)에 해당하면 비장이 죽는다(腎見, 戊己死). 그리고 토(土)가 수(水)를 상극한다. 즉, 비장은 림프액을 처리하는 기관인데, 신장도 역시 뇌척수액이라는 림프액을 처리한다. 그래서 비장은 산성 림프액이 과잉되면, 이를 신장으로 떠넘겨버린다. 이 말은 조금 더 해설이 필요하다. 사실 신장은 염(鹽)을 처리하는 기관이기 때문에 뇌척수액이라는 산성 림프액 중에서 MgCl$_2$(염화마그네슘:magnesium chloride)이라는 염(鹽)만 처리한다. 그리고 나머지 림프액 성분은 비장으로 떠넘겨진다. 그런데 비장이 문제가 되면, 신장은 염(鹽) 이외의 림프액까지 처리해야 한다. 이렇게 해서 비장은 과잉 산이라는 화(禍)를 모면한다. 그래서 신장이 진장인 알칼리 고갈 상태가 되면, 비장은 더는 과잉 산을 떠넘길 수가 없게 되고, 비장은 과잉 산에 치여서 죽는다(腎見, 戊己死). 신장이 염(鹽) 이외의 림프액까지 처리하는 과정에서 제일 많이 나오는 물질이 림프의 지방 분해 산물인 케톤체(ketone body)이다. 이 수치가 너무 과하면, 신장염에 걸리고 심하면 신부전까지 갈 수가 있다. 그래서 비장이 나쁘면 신장이 바로 영향을 받는 이유이다. 여기서 무기(戊己)를 오행의 날짜로 해석해도 된다. 즉, 신장이 상태가 안 좋아서 비장이 보내는 산성 림프액을 받아서 중화할 수가 없을 때, 비장이 과부하에 걸리는 무기(戊己) 일을 만나면, 이때 비장도 과부하에 걸리게 되는데, 이때 비장이 살아나려면, 산성 림프액을 신장으로 떠넘겨야 하는데, 지금 신장은 죽을상이 된 지가 이미 오래되었다. 이제 비장은 산성 림프액을 신장으로 떠넘기지 못하게 되고, 결국에 비장은 무기(戊己) 일에 죽을 수밖에 없게 된다.

그래서 이 예시들에서 보았듯이, 진장이 보이면, 상극 관계에 있는 오장들이 모두 죽는다고 하는 것이다(是謂眞藏見, 皆死). 이 구문들은 쉽지만 상당한 내공을 요구한다. 차차 알게 되겠지만, 이 구문들이 말하는 것은 인간도 소(小)우주라는 것이다. 그래서 오성의 에너지 상극이 인간의 오장에서 에너지 상극과 맞아떨어지는 것이다.

제5절

頸脈動, 喘疾欬, 曰水. 目裏微腫, 如臥蠶起之狀, 曰水. 溺黃赤安臥者, 黃疸. 已食如飢者, 胃疸. 面腫, 曰風. 足脛腫, 曰水. 目黃者, 曰黃疸.

전체적으로 보면 황달(黃疸:jaundice)의 기전을 설명하고 있다. 목동맥이 빨리 뛴다는 것은(頸脈動), 인영맥(人迎脈)이 빨리 뛴다는 것인데, 인영맥은 머리로 들어가는 동맥혈의 저항성을 보는 곳이다. 동맥혈은 간질로 뿜어져 나가기 때문에, 간질액이 산성으로 변해서 점성이 높아지면서 정체가 되면 자동으로 동맥혈의 저항성은 높아진다. 즉, 고혈압이 되는 것이다. 그런데 산성 체액을 최종적으로 처리하는 기관은 폐이다. 그래서 이 산성 체액을 만난 폐는 과잉 산을 중화하면서 콜라겐 덩어리인 폐포(alveoli:肺胞)는 자연스럽게 분해가 되고, 폐포는 막히게 되고, 기침과 가래가 생기면서 숨쉬기가 어려워진다(喘疾欬). 이 분해된 콜라겐은 삼투압 기질이기 때문에 수분(水)을 저류시킨다(曰水). 즉, 부종이 생긴다. 인영맥이 세게 뛴다는 것은 간질액인 뇌척수액이 산성으로 변했다는 것이기 때문에, 그러면 뇌척수액에서 간질액을 받는 눈에서도 당연히 간질액의 정체가 일어나고 이어서 눈 안에 미세한 부종이 생긴다(目裏微腫). 이 부종은 눈 옆으로 퍼지면서 다크서클(dark circle)을 만들어낸다. 이때 만들어진 다크서클은 눈 밑의 정맥혈관이 부풀어서 부종을 만들어낸 결과물이다. 눈 밑의 부종의 모습이 잠자던 누에(臥蠶)가 일어나는(起) 모습을 연상시킨다(如臥蠶起之狀). 이 역시 체액(水)의 저류가 문제인 것이다(曰水). 지금 상태는 간질액이 심하게 정체가 된 상황이다. 그러면 간질에 쌓인 과잉 산은 활동전위를 강하게 일으키게 되고 이어서 동맥 모세 혈관을 강하게 수축시키면서 고혈압을 일으키고 결국에 혈관의 투과성을 높여서 분자량이 큰 적혈구까지 간질로 나오게 만든다. 이 적혈구는 간질에서 전자(酸)를 흡수하면서 분해가되고, 당연히 분자 크기가 크기 때문에, 림프로 들어가서 결국에 비장으로 들어간다. 이어서 비장에서 노란 색소를 가진 빌리루빈(bilirubin)이 생성되는데, 이때비장이 과부하에 시달리면, 이 노란 색소를 가진 빌리루빈은 당연히 혈류로 빠져나와서 순환한다. 그러면 이 여파로 피부는 노란색으로 변한다. 물론 눈에서도 노란색을 관찰할 수가 있다. 체액이 정체된 상태이기 때문에 혈액 순환이 안 되고이어서 몸은 피곤하고 나른해지면서 눕기를 좋아하고(安臥), 비장의 여파로 신장으로 과잉 산이 떠넘겨지고 이어서 소변(溺)은 빨간 색소를 가진 적혈구 찌꺼기와빌리루빈의 노란 색소가 섞이면서 황적색(黃赤)을 띤다(溺黃赤安臥者). 이것이 황달(黃疸)이다. 즉, 비장은 과부하가 걸리면 신장으로 과잉 산을 떠넘기는데, 이 결과가 이렇게 나타난 것이다. 그런데 비장이 과부하가 걸리면, 여기서 끝나는 것이아니다. 비장과 음양 관계 맺고 있는 위장이 이 과잉 산의 일부를 감당하게 된다.그러면 걸신들린 것처럼(如飢) 밥을 먹어대는데(已食如飢者), 이것은 위달이다(胃疸). 달(疸)은 황달인데, 황달의 원인은 간질에 쌓인 과잉 산이 원인이기 때문에,위달(胃疸)은 간질에 쌓인 과잉 산이 위(胃)에서 위산으로 쏟아져 나오는 경우이다.당연히 이 위산을 중화시키기 위해서 걸신들린 것처럼(如飢) 밥을 먹어댈 수밖에없다(已食如飢者). 그래서 비장의 문제가 위장까지 영향을 미쳐서 위달까지 만들어냈다. 여기서 끝날까? 아니다. 비장은 간으로 산성 체액을 보내고, 간에서 나온 엄청난 양의 림프액을 처리한다. 결국, 이번에는 간에서 문제가 발생한다. 이때 얼굴에 부종이 생기면(面腫), 이를 풍이라고 한다(曰風). 얼굴의 부종은 뇌척수액이라는간질액이 산성으로 변하면서, 이 영향을 받는 얼굴에 산성 간질액이 정체되면서생긴 것이다. 그런데 간은 담즙을 통해서 신경 간질액인 뇌척수액 문제에 개입한다. 즉, 간이 문제가 있다는 것을 암시한다. 그러면 간은 과잉 산을 중화하지 못하게 되고, 간의 간질 체액에 과잉 산이 정체되면 간문맥이 다루는 정맥혈로 이 과잉 산이 침투하고, 이제 이 과잉 산은 풍(風)으로 변한다. 그래서 얼굴에 부종이생기면 간에서는 풍을 만들어내고 있다는 증거이다(面腫, 曰風). 이어서 이 과잉 산은 풍이 되어서 혈전을 만들어내고 결국, 모세 혈관들을 막으면서 사고를 치게 된다. 즉, 풍을 맞는 것이다. 이 상태가 되면 림프액의 정체로 인해서 온몸에 부종이 생긴다. 이때 하체에도 부종이 생기는 것은 당연한 일인데(足脛腫), 이도 역시 체액(水)의 정체 때문이다(曰水). 당연히 눈에도 황달이 표현되면서, 눈이 노랗게 변하는데(目黃者), 이것도 역시 황달 때문이다(曰黃疸). 이 실타래의 근원은 결국 점도가 높은 산성 간질액의 정체이다. 이어서 고혈압을 만들어냈다. 그래서 이 문장들은 고혈압의 후유증을 거론했다고 해도 무리가 없다.

제6절

婦人手少陰脈動甚者, 姙子也.

왜 여성(婦人)이 임신(姙娠)하면, 심장이 아주 빨리 뛸까(動甚)? 이 원리는 임신성 당뇨나 임신성 고혈압을 살펴보면 쉽게 풀린다. 고혈압이나 당뇨 모두가 산(酸)이 원인이니까! 전자(電子)를 보유한 산(酸)은 심장 박동을 만들어낸다. 심장이 아주 빨리 뛴다는 말은 산(電子) 공급이 아주 많다는 것이다. 그런데 왜 임신을 했다고 갑자기 산(電子)이 많아졌을까? 답은 산 배출이 줄었기 때문이다. 산 배출은 누가 막았을까? 바로 에스트로겐이다. 알칼리인 에스트론(estrone)은 인체의 산을 수거해서 산성인 에스트라디올(estradiol)로 전환된다. 그렇다. 임신하면 에스트로겐 분비가 많아지면서, 인체는 산을 많이 보유하게 되고, 자연스럽게 심장 박동은 빨라진다. 좀 더 가보자. 그럼 임신이 안 되면, 에스트로겐은 어떤 효과를 발휘할까? 에스트로겐은 성장(成長)인자인 산(酸)을 공급해서 자궁내막을 증식시킨다. 즉, 자궁내막에다 콜라겐을 만드는 것이다. 그런데 수정이 안 되면, 이 자궁내막의 콜라겐은 분해가 되면서 생리혈과 함께 체외로 배출된다. 수정되면 황체가 만들어지면서 알칼리인 프로게스테론(progesterone)이 분비되면서, 증식한 자궁내막의 콜라겐은 그대로 계속 증식을 해간다. 즉, 태아가 착상한다. 그런데 수정이 안 되면, 황체가 만들어지지 않게 되고, 이어서 알칼리인 프로게스테론의 분비는 멈춘다. 그러면 자궁의 산성 환경이 산을 공급하면서 자궁내막에 붙은 콜라겐의 연결고리를 환원시키면서, 콜라겐은 자궁내막에서 떨어지게 되고, 동시에 출혈도 일어나면서 생리를 하게 된다. 즉, 생리는 산(電子)을 체외로 배출시키는 기능을 한다. 이것이 여성의 폐경기 증후군의 이유이다. 폐경기가 되면 에스트로겐의 분비가 줄면서 인체 내부에서 산을 모아서 인체 외부로 버리는 도구인 에스트로겐의 분비가 현저히 줄어든 것이다. 당연히 폐경기 증후군이 온다. 안 오면 그게 더 이상하다. 좀 더 가보자. 그럼 왜 임신 때 인체는 에스트로겐을 통해서 산을 모을까? 산(電子)은 성장인자(growth factor:成長因子)이기 때문이다. 산(電子)은 성장호르몬을 통해서 섬유아세포를 자극하고 콜라겐을 만들어낸다. 이 콜라겐을 만들어내는 것이 성장의 첫 단계이다. 그렇다. 산모(puerperd:産母)는 배 속에 아이를 성장시키기 위해서 산(電子)을 배출시키지 않고 인체 내부에 저류시키는 것이다. 그래서 에스트로겐을 주입하면, 위산 분비가 줄어드는 이유이다. 당연히 임신성 당뇨나 임신성 고혈압도 이해가 간다. 참고로, 식물은 계속 자라기만 한다. 식물 체액은 pH5.5로서 항상 산성이다. 그리고 산(電子)을 중화하는 산소를 체외로 배출해버린다. 즉, 식물은 계속 성장만 하게끔 구조적으로 만들어진 생명체이다. 인체에서도 식물체가 자랄 수 있는데, 그것이 바로 암(癌:cancer)이다. 그래서 암 조직의 체액은 거의 모두 pH5.5 이다. 혹자는 암을 두고 식물성이라고 말하는 이유이기도 하다. 그리고 암 조직은 세포는 3% 정도이고 나머지 97%는 모두 콜라겐 덩어리이다. 산성 환경에서 사는 암세포가 산을 중화하기 위해서 콜라겐을 만들어 낸 것이다. 즉, 산성 환경이 지속되면, 암세포는 이 과잉 산을 중화하면서 계속 콜라겐을 만들어낸다. 우리는 이 현상을 보고 암세포가 자란다고 말한다. 암세포의 특성과 태아 배아세포의 특성이 같은 이유이다. 그럼 암 치료도 답이 보인다. 그렇다. 체액을 알칼리화시켜 주는 것이다. 식물을 섭취하면 간을 통과하면서 알칼리로 변한다. 그래서 암 환자에게 채식을 요구하는 이유이다. 탕제의 한방약은 식물성이며 간을 통해서 약성을 발휘한다. 그래서 탕제인 한방약이 과하거나 간이 약하면 간 독성이 일어나는 이유이다. 이것이 각종 식물성 성분(phytochemical)이 암을 치료하는 기전이다. 이 부분을 연구하다 보면 아주 재미가 있다. 지면 관계상 여기서 줄인다.

제7절

脈有逆從四時, 未有藏形. 春夏而脈瘦, 秋冬而脈浮大, 命曰逆四時也. 風熱而脈靜, 泄而
脫血脈實. 病在中脈虛, 病在外脈澁堅者, 皆難治, 命曰反四時也.

　맥이 사계절 원리를 거슬러서(逆) 따르면(脈有逆從四時), 장은 기능(形)을 유지(有)
할 수가 없다(未有藏形). 봄 여름에 맥이 약하거나(春夏而脈瘦), 가을 겨울에 맥이
뜨면서 강하면(秋冬而脈浮大), 이를 이르러 사계절의 원리를 거슬렀다고 한다(命曰
逆四時也). 오장은 체액을 나르는 맥관을 통해서 영양분을 공급받으면서 생존을 한
다. 그런 맥관들이 사계절의 에너지 균형을 따르지 않아서 문제가 되면, 당연히 장
은 정상적인 기능(形)을 유지할 수가 없다. 봄과 여름은 일조량이 늘면서 산성인
호르몬 분비를 자극하기 때문에, 이로 인해서 에너지를 받은 맥동은 당연히 힘이
있게 된다. 그런데 이때 맥동이 약하다면, 당연히 사계절의 원리를 따르지 않은(逆)
결과이다(命曰逆四時也). 반대로 가을과 겨울은 일조량이 줄면서 추운 날씨가 오기
때문에, 상대적으로 호르몬 분비가 적어지고 결국에 맥동의 에너지 공급도 줄면서
당연히 맥동이 약해지는 계절인데, 이때 맥동이 부풀어 올라있고 크다면, 이는 에
너지의 과다 공급을 암시하기 때문에, 사계절의 원리를 따르지 않은(逆) 것이다(命
曰逆四時也). 풍열이 있는데도 맥이 조용하거나(風熱而脈靜), 설사가 있고 탈혈이 있
는데도 맥이 실하거나(泄而脫血脈實), 병은 내부에 있는데 맥이 허하거나(病在中脈
虛), 병이 외부에 있는데 맥이 색견하면(病在外脈澁堅者), 모두 병은 치료가 힘들며
(皆難治), 이를 이르러 사계절의 원리에 반했다고 한다(命曰反四時也). 계절에 따라
서 오는 풍과 열은 산 과잉이 일으키기 때문에, 이 과잉 산이 에너지를 공급하게
되므로, 에너지로 움직이는 맥동은 당연히 강해야 하는데 약(瘦)하다면, 이는 당연
히 사계절의 원칙에 위배되는 것이며(命曰反四時也), 결국 치료를 어렵게 만든다(皆
難治). 즉, 에너지의 순환이 제대로 안 되기 때문에 강해야 할 맥동이 약한 것이다.
이 에너지의 균형에 사계절은 큰 영향을 준다. 그래서 사계절의 원칙에 따르지 않
는 인체의 에너지 순환은 난치병을 만들어낸다는 것이다. 설사나 탈혈은 인체 안에

서 과잉 산을 인체 밖으로 배출해서 인체의 에너지를 줄이는 과정이다. 그런데도 에너지가 넘쳐흘러서 맥동이 강(實)하다면, 인체의 에너지 순환에 심각한 문제가 있음을 암시하기 때문에, 난치병이 될 것이다. 그리고 당연히 사계절이 조절하는 에너지 균형에도 따르지 않은 것이다. 병이 인체 내부에 있다는 것은 오장에 병이 있다는 것을 말하는데, 그러면 오장은 과잉 산과 싸우고 있다는 말이다. 그러면 당연히 이 과잉 산이 주는 에너지 때문에 오장의 맥은 실(實)해야 하는데, 허(虛)하다면, 이는 오장이 과잉 산을 제대로 중화를 하지 못하고 있다는 증거이므로 병은 당연히 난치병이 된다. 이 상태로는 과잉 산을 중화할 수 있는 능력이 없어진 것이다. 이 경우도 결국 사계절의 에너지 조절 규칙을 따르지 않은 결과이다. 병이 외부에 있다는 말은 간질(外)에 산성 간질액의 정체가 병의 원인이라는 것이다. 그런데 이때 간질액이 아예 막혀버리는 색맥(澁)이 나타나거나 맥관이 굳어버리는 견맥(堅)이 나타난다면, 이는 간질의 소통이 막혔다는 것을 말한다. 즉, 체액 순환이 막혔다는 것이다. 당연히 난치병이 될 수밖에 없다. 이것도 역시 에너지 불균형의 결과이기 때문에, 에너지를 조절하는 사계절의 원칙을 위반했기 때문에 생긴 것이다.

제4장

人以水穀爲本. 故人絶水穀則死. 脈無胃氣亦死. 所謂無胃氣者, 但得眞藏脈, 不得胃氣也. 所謂脈不得胃氣者, 肝不弦, 腎不石也.

사람은 수곡인 영양성분을 인체가 살아가는 근본인 에너지로 삼는다(人以水穀爲本). 그래서 수곡인 에너지가 끊기면 죽는다(故人絶水穀則死). 위산 분비가 없어도 맥은 역시 죽는다(脈無胃氣亦死). 위산(胃氣)의 또 다른 기능은 인체 안의 과잉 에너지를 조절하는 것이다. 그래서 위산 분비가 없다면, 인체의 과잉 에너지의 조절이 안 된다는 뜻이다. 당연히 맥의 조절도 안 되고 결국에 맥은 과잉 산 때문에 죽는다. 소위 위산(胃氣) 분비가 없는 데다가(所謂無胃氣者), 진장맥까지 있으면(但得眞藏脈), 위산 분비의 재개는 불가능하다(不得胃氣也). 진장맥(眞藏脈)이란 알칼리가 고갈된 맥이다. 인체에 알칼리가 없고 산(酸)만 존재한다면, 이 전자를 가진 산은 신경을 과흥분시켜서 근육의 경직을 만들어낸다. 그러면 인체의 오장들은 경직이 된다. 그런데 위산까지 분비가 안 되어버리면, 과잉 산은 더욱더 인체 안에 쌓이게 되고 이어서 신경은 더욱더 과 흥분되고 이어서 근육은 아예 석고처럼 굳어버린다. 그런데 모든 분비선은 신경이 조절한다. 즉, 신경 작용이 없으면, 모든 분비선은 정지된다. 위산도 분비선에서 나온 물질에 불과하다. 이런 상태가 되면 당연히 위산 분비는 물 건너간다(不得胃氣也). 소위 위산 분비를 재개시킬 수 없는 맥이면(所謂脈不得胃氣者), 간맥인 현맥도 살려내기 어렵고(肝不弦), 신장맥인 석맥도 살려내기 어렵다(腎不石也). 위산 분비가 안 되면, 위장과 음양 관계로 맺어진 비장은 과잉 산 때문에 몸살을 앓는데, 그러면 비장은 두 가지 선택지가 있게 된다. 즉, 산성 간질액을 신장으로 떠넘기든지, 산성 체액을 간으로 떠넘기든지, 아니면 이 두 개의 오장을 동시에 이용하든지 말이다. 그러나 어떤 경우의 수를 선택하든지 위산으로 쏟아내는 산(酸)의 양이 어마어마해서 간이나 신장은 견디지를 못한다.

太陽脈至, 洪大以長. 少陽脈至, 乍數乍疏, 乍短乍長. 陽明脈至, 浮大而短.

태양맥이 극에 달하면(太陽脈至), 장맥(長)과 함께 홍맥(洪), 대맥(大)이 나타난다. 태양(太陽)은 방광을 말한다. 그래서 방광맥이 극(至)에 달했다는 것은 당연히 신장도 문제가 있다는 암시를 주고 있다. 신장은 맥의 에너지가 되는 전자를 염으로 격리해서 방광을 통해서 체외로 배출한다. 그러면 맥동은 당연히 힘이 떨어진다. 그런데 이런 역할을 하는 신장과 방광이 문제(至)가 생겼다. 즉, 인체 안에 맥동의 에너지인 전자를 가진 산(酸)이 쌓인 것이다. 결과는 너무 뻔하다. 방광이 체외로 배출하지 못한 이들 에너지를 기반으로 해서 맥동들이 아주 힘이 세진 것이다. 즉, 장맥(長脈), 홍맥(洪脈), 대맥(大脈)은 모두 다 힘이 아주 센 맥들이다. 소양맥이 극에 달하면 갑자기, 빨리 뛰다가 갑자기, 소강상태가 되기도 하고 갑자기, 단맥이 되었다가 갑자기, 장맥이 되기도 한다(少陽脈至, 乍數乍疏, 乍短乍長). 삼양삼음에서 소양(少陽)은 담(膽)인데, 담맥이 극(至)에 달했다는 말은 담으로 담즙을 배출하는 간도 문제가 생겼다는 암시를 준다. 간은 담즙을 통해서 신경을 통제하고 이어서 근육을 통제한다. 이때 간맥을 관부에서 재면, 관부에 있는 손목의 가로 근육의 탄력성 정도를 잴 수가 있다. 즉, 관부인 손목 가로 근육의 수축과 이완을 감지할 수가 있다. 그래서 간이 처리하는 담즙의 양에 따라서 신경으로 인한 팔목 근육의 수축과 이완이 일어난다. 그래서 간 기능이 아주 약해지면 소맥(疏脈)이나 단맥(短脈)이 나타나고, 조금 좋아지면 장맥(長脈)이나 삭맥(數脈)이 나타난다. 즉, 신경을 상대적으로 덜 써서 간이 처리해야 할 담즙 양이 적어지면, 간 기능이 호전되면서 장맥(長脈)이나 삭맥(數脈)이 나타나고, 신경을 많이 써서 간에 부담을 주면 소맥(疏脈)이나 단맥(短脈)이 나타나는 것이다. 이번에는 양명맥이 극에 달하면(陽明脈至), 부맥과 대맥이 나타나면서 단맥이 나타난다(浮大而短). 여기서 양명은 위장을 말한다. 당연히 위장이 나쁘면 비장도 문제가 발생한다. 위장이 나쁘면 위산 분비 감소로 인해서 인체 안에 과잉 산이 쌓이게 되고, 비장이 나쁘면 간질의 과잉 산을 처리하지 못하게 된다. 위산도 간질이기 때문에, 결국은 간질이 정체되는 결과를 가져온다. 간질에 과잉 산이 정체되면 부종이 생기면서 부맥(浮脈)이 오는 것은 당연하고, 간질에 쌓인 과잉 산은 에너지를 공급해주기 때문에 당연히 대맥(大脈)도 나타난다. 그런데 비장이 문제가 되면 비장은 산성 체액을 간으로 보내버린다. 그러면 간 기능은 떨어지고, 관부에서 맥을 측정하면 힘이 없는 간맥(肝脈)인 단맥(短脈)이 나타난다.

夫平心脈來, 累累如連珠, 如循琅玕, 曰心平. 夏以胃氣爲本, 病心脈來, 喘喘連屬. 其中微曲, 曰心病. 死心脈來, 前曲後居, 如操帶鉤, 曰心死.

무릇 건강한 사람의 심장 박동은(夫平心脈來), 일정한 크기의 비취 구슬을 꿰어 놓은 것 같고(如連珠), 이렇게 꿰진 비취 구슬(琅玕:낭간)을 순환(循)하는 것처럼(如循琅玕), 정확한 크기에 정확한 간격으로 뛴다(累累). 이것을 건강한(平) 사람의 심장(心)이라고 한다(曰心平). 다시 말하면 이를 이르러 심장(心)이 건강하게 잘 다스려지고(平) 있다고 한다(曰心平). 위기(胃酸)를 근본으로 삼는 여름에(夏以胃氣爲本),

심장에 병이 들면(病心脈來), 심장맥이 너무 빨리 뛰는 상태가 연속되며(喘喘連屬), 이런 가운데 작은 변화가 있으면(其中微曲), 이를 이르러 심장에 병이 들었다고 한다(曰心病). 심장이 죽은 때 심장 박동은(死心脈來), 혁대의 버클(帶鉤:대구)을 꽉 조여 놓은 것 같고(操), 앞에서는 변화가 있다가(前曲) 뒤에서는 멈춰버린다(後居). 이를 이르러 심장이 죽었다고 한다(曰心死). 여름에 위산 분비를 기본으로 삼는(夏以胃氣爲本) 이유는 여름은 일조량이 많아서 체액으로 산이 많이 쏟아진다. 이 과잉 산을 처리하려면 위산 분비가 필수이다. 그런데 이 위산 분비가 막히면, 과잉 산을 심장이 모두 처리해야 하니까 심장에 병이 들고(病心脈來), 심장은 당연히 빨리 뛰며 힘들어한다(喘喘連屬). 심장이 죽을 때는 심근이 거의 굳은 상태이기 때문에, 혁대의 버클(帶鉤)을 꽉 조여 둔 것과 같다(操)는 것이다. 즉, 심근 경색을 말하고 있다(操帶鉤). 즉 심장 마비로 죽는 것이다(曰心死).

平肺脈來, 厭厭聶聶, 如落楡莢, 曰肺平. 秋以胃氣爲本. 病肺脈來, 不上不下, 如循雞羽, 曰肺病. 死肺脈來, 如物之浮, 如風吹毛, 曰肺死.

잘 다스려진 건강한 사람의 폐맥은(平肺脈來), 편안하고 고요하며(厭厭:염염) 나뭇잎이 바람에 움직이는 것 같고(聶聶:섭섭), 가을에 느릅나무 열매(楡莢)가 기류를 따라 춤추듯 떨어지는 모습을 닮았다(如落楡莢). 이를 이르러 폐가 잘 다스려졌다고 한다(曰肺平). 즉, 건강한 사람의 폐라고 한다. 또, 폐는 간질액을 책임지고 있으므로, 간질액의 흐름으로 나타나는 폐맥을 측정하면, 맥이 아주 부드럽게 흐른다. 위산 분비를 기본으로 삼는 가을에(秋以胃氣爲本), 폐가 병이 들면(病肺脈來), 폐맥은 날아가는 화살 끝에 박아 놓은 닭 깃털이 위아래로 움직이지 못하고 빙빙 돌면서 순환만 하듯이(如循雞羽), 위아래로 움직이지 못한다(不上不下). 즉, 폐가 책임지고 있는 간질액이 인체의 위아래로 소통을 하지 못하고 정체되어있다. 이를 이르러 폐에 병이 들었다고 말한다(曰肺病). 가을에는 일조량이 줄면서 과잉 산 처리를 제대로 하지 못하고, 과잉 산을 염으로 축적하기 시작하는 시기인데, 가을도 역시 위산 분비를 통해서 많은 산을 체외로 버린다(秋以胃氣爲本). 위산 분비의 중요성을 계속 강조하고 있다. 폐가 죽을 때(死肺脈來), 맥은 물건이 붕 떠 있는 것 같으며(如物之浮), 조그만 털이 바람에 흩날리는 것처럼 힘이 없다(如風吹毛). 이를 이르러 폐가 죽었다고 한다(曰肺死). 폐는 간질액을 통제하고 있으므로, 폐가 문제가 되면, 간질액이 정체되면서 부종이 생긴다. 이때 맥을 측정하면, 무엇이 떠있는 느낌을 받는다. 그리고 체액이 정체되어있기 때문에, 맥동도 제대로 전달이 안 되면서, 맥은 당연히 힘이 없게 된다. 이쯤 되면 폐는 죽는다(曰肺死).

平肝脈來, 耎弱, 招招, 如揭長竿末梢, 曰肝平. 春以胃氣爲本. 病肝脈來, 盈實而滑, 如循長竿, 曰肝病. 死肝脈來, 急益勁, 如新張弓弦, 曰肝死.

건강한 사람의 간맥은(平肝脈來), 장대 끝에(長竿) 매달려 있는(揭) 조그마한 것이(末梢) 연약(耎弱)하게 움직이는 것 같다(招招). 이를 이르러 간이 잘 다스려지고 있다고 한다(曰肝平). 즉, 건강한 사람의 간이다. 간이 책임지고 있는 체액은 정맥혈이기 때문에, 동맥혈만큼 역동적이지 않다. 봄은 위산 분비를 기본으로 삼는다(春以胃氣爲本). 봄은 일조량이 많아지면서 겨울에 축적해 났던 산(酸)이 서서히 풀리면서, 간에 부담을 주는 시기인데, 이 과잉 산을 위산 분비로 극복한다. 그래서 봄도 역시 과잉 산을 처리하는 방법으로써 위산 분비가 아주 중요하다(春以胃氣爲本). 간이 병이 들었을 때 맥은(病肝脈來), 장대 끝(長竿)에서 무엇이 돌아가는 것처럼(循), 가득 찬 듯이 실하면서 활하다(盈實而滑). 이를 이르러 간에 병이 들었다고 한다(曰肝病). 간이 책임지는 체액은 정맥혈이기 때문에, 간이 문제가 되면, 정맥혈이 정체된다. 그래서 이때 간맥을 측정하면 정체된 간맥이 뭔가 가득 찬(盈) 느낌을 주는 것은 당연하다. 그리고 활맥(滑脈)은 점성 문제이기 때문에, 간이 문제가 되어서 풍(風)이 만들어지면, 당연히 활맥이 만들어진다. 당연히 간에 병이 든 것이다(曰肝病). 간이 죽어갈 때 맥은(死肝脈來), 새로 만든 활의 시위가 뻗어 있는 것처럼(如新張弓弦), 아주 굳세고(益勁) 팽팽하다(急). 이것을 이르러 간이 죽었다고 말한다(曰肝死). 간은 담즙을 통해서 신경을 통제하고 이어서 근육을 통제하기 때문에, 간맥을 측정하는 관부의 가로 근육은 신경의 부하에 영향을 많이 받는다. 그런데 관부의 이 가로 근육이 새로 만든 활의 시위가 뻗어 있는 것처럼(如 新張弓弦), 아주 굳세고(益勁) 팽팽하다(急)면, 간은 이미 망가져서 신경을 통제하지 못하는 상태를 암시한다. 즉, 간은 이미 죽은 것이다(曰肝死).

平脾脈來, 和柔相離, 如雞踐地, 曰脾平. 長夏以胃氣爲本. 病脾脈來, 實而盈數, 如雞擧足, 曰脾病. 死脾脈來, 銳堅, 如烏之喙, 如鳥之距, 如屋之漏, 如水之流, 曰脾死.

　　건강한 사람의 비장맥은(平脾脈來), 닭(雞)이 양쪽 발을 땅에 디디고(踐) 안정되게 서 있는 것처럼(如雞踐地), 서로 다른 것이(相離) 모여서, 조화(和)와 유연성(柔)을 만드는 것 같다(和柔相離). 이를 이르러 비장이 잘 다스려지고 있다고 말한다(曰脾平). 즉, 건강한 사람의 비장맥이다. 비장은 면역을 담당하면서, 산성 체액을 처음으로 접하는 첫 길목에 비장이 자리하고 있다. 그래서 비장은 면역을 통해서 인체의 조화(和)를 만들어내고, 산성 간질액의 산을 중화해서 신경 자극을 줄이면서, 인체의 유연성(柔)을 만들어낸다. 그래서 비장은 닭이 양쪽 발을 땅에 짚고 안정되게 서 있는 것처럼(如雞踐地), 인체에 안정을 가져다준다. 만약에 비장으로 대표되는 림프계가 없다면, 산성인 간질액은 중화가 안 되고, 닭이 외발을 짚고 땅 위에 서 있는 것처럼(如雞擧足), 맥이 불안정해진다(實而盈數)는 것이다. 비(脾)에 해당하는 장하(長夏)는 산(酸)이 극도로 축적되는 시기여서, 위산 분비가 필수이므로, 위기(胃氣)를 기본으로 삼는다(長夏以胃氣爲本). 비장에 병이 있으면 비장맥은 닭이 한 다리를 들고 있는 것처럼(如雞擧足) 실하면서 차 있고 자주 뛴다(實而盈數). 이를 이르러 비장에 병이 있다고 말한다(曰脾病). 산성 간질액이 중화가 안 되면, 과잉 산은 신경을 통해서 혈관을 수축시키면서 맥은 실(實)해지고, 비장의 기능 저하로 인해서 간질액이 정체되면서 산성 간질액은 정체되어 차오르고(盈), 이어서 우 심장에 전자(酸) 공급은 많아지고 맥은 자주 뛴다(數). 말 그대로 닭이 외발로 서 있으면서 균형을 잡느라고 애쓰는 모습을 연상시키는 맥이다(如雞擧足). 죽어가는 비장맥은(死脾脈來), 새의 날카로운 부리와 같고(如烏之喙), 뾰족한 새의 발톱과 같고(如鳥之距), 처마 끝에서 떨어지는 낙수물과 같고(如屋之漏), 강하게 흘러가는 물처럼

(如水之流) 예리하고(銳) 굳어(堅) 있다. 이를 이르러 비장이 죽었다고 말한다(曰脾死). 비장은 림프액의 소통을 책임지고 있다. 림프액은 지방질과 대분자의 단백질을 소통시키기 때문에, 평소에도 림프액의 흐름은 약하다. 그런데 비장이 문제가 생기면, 림프액은 더욱더 막힌다. 이때 비장맥을 재면 당연히 액체 성분을 다루는 다른 맥상과는 다르게 고형 성분을 다루는 비장맥은 단단히 굳어서(堅) 예리해질(銳) 수밖에 없다. 이쯤 되면 당연히 비장은 죽어있을 것이다. 즉, 비장의 기능이 멈춰있을 것이다(曰脾死). 그리고 새의 날카로운 부리와 같고(如鳥之喙), 뾰족한 새의 발톱과 같다(如鳥之距)는 말은 비장이 비대해져 있는 모습을 서술한 것이다.

平腎脈來, 喘喘, 累累, 如鉤, 按之而堅, 曰腎平. 冬以胃氣爲本 . 病腎脈來 如引葛 . 按之益堅 . 曰腎病 . 死腎脈來 發如奪索 . 辟辟如彈石 . 曰腎死

건강한 사람의 신장맥은(平腎脈來), 심장맥과 같이(如鉤), 구슬을 꿰놓은 것처럼 정확한 크기와 정확한 간격으로 뛰면서(累累) 여유가 있다(喘喘). 그리고 정상적인 신장맥은 꽉 눌러야만 단단함을 느낄 수 있다(按之而堅). 이를 이르러 신장이 잘 다스려지고 있다고 말한다(曰腎平). 신장맥의 측정은 신장이 통제하는 뇌척수액의 흐름을 측정하는 것이다. 뇌척수액을 받아서 나오는 체액관은 뼈의 구멍을 통해서 뼈 밖으로 나온다. 그래서 신장맥은 눌러서 측정하는 것이며(按之), 누르면 뼈에 닿기 때문에 대부분은 굳게(堅) 느껴진다. 즉, 거의 뼈에 닿을 정도가 되어야 뼈에 붙은 체액관을 접할 수 있기 때문이다. 겨울은 산(酸)을 축적만 하는 시기이므로, 위산 분비의 덕을 아주 많이 보는 시기이며, 위기(胃氣)를 기본으로 삼을 수밖에 없다(冬以胃氣爲本). 즉, 겨울에 위산 분비는 과잉 산 조절에서 아주 중요하다. 병이 있는 신장맥은(病腎脈來), 칡덩굴을 잡아당기는 느낌을 받으며(如引葛), 누르면 아주(益) 단단함이 느껴진다(按之益堅). 이를 이르러 신장에 병이 있다고 말한다(曰腎病). 안 그래도 평소에 신장맥은 단단하게 느껴지는데(堅), 신장에 질환이 있을 때 신장맥을 측정하면, 더(益) 단단하게 느껴지는(益堅) 것은 당연하다. 즉, 뇌척수액이 산성으로 변하면서 점성이 높아졌기 때문이다. 신장이 죽어 갈 때 맥은(死腎

脈來), 신장에 병이 있을 때 나타나는 칡덩굴을 잡아당기는 것보다 더 센 동아줄을 잡아당기는 느낌을 받으며(發如奪索), 비유컨대(辟辟) 튀어 오르는 돌(彈石)에 닿는 느낌을 준다(辟辟如彈石). 이를 이르러 신장이 죽었다고 말한다(曰腎死). 동아줄을 잡아당기는 느낌이란 뇌척수액에 과잉 산 축적이 한계에 다다르면서 뇌척수액의 점성이 엄청나게 높아져서 체액관이 거의 굳은 상태를 말한다. 또, 튀어 오르는 돌(彈石)에 닿는 느낌을 준다(辟辟如彈石)는 의미는 신장은 단단한 염(鹽)을 취급하기 때문에 여기에 빗대는 말뜻이다. 이 정도가 되면 신장의 기능은 당연히 멈춘다(曰腎死).

제19편. 옥기진장론(玉機眞藏論)

제1장

제1절

黃帝問曰, 春脈如弦, 何如而弦. 岐伯對曰, 春脈者肝也, 東方木也, 萬物之所以始生也. 故其氣來耎弱, 輕虛而滑, 端直以長. 故曰弦, 反此者病.

황제가 묻는다(黃帝問曰). 봄맥은 현과 같다는데(春脈如弦), 어찌하여 현이라고 합니까(何如而弦)? 기백이 대답한다(岐伯對曰). 봄맥은 간에 있고(春脈者肝也), 방위는 동쪽이며 오행은 목이고(東方木也), 그런 이유로 만물이 소생한다(萬物之所以始生也). 그래서 봄기운은 연약하게 오며(故其氣來耎弱), 맥은 약한 허이면서 활하고(輕虛而滑) 길지만, 끝에서 끊어진다(端直以長). 그래서 현이라고 한다(故曰弦). 이를 어기면 병이 든다(反此者病).

봄에 일조량이 늘면서 겨울에 축적해두었던 산(電子)이 체액으로 흘러나오면서, 담즙을 통해서 과잉 산을 받는 간은 봄에 부담을 가질 수밖에 없다. 그래서 봄맥은 간에 있다(春脈者肝也)고 한 것이다. 식물은 봄에 일조량이 늘면서 식물 체액으로 성장인자인 전자(酸)가 나오면서 서서히 성장을 시작한다. 즉, 만물이 소생하는 시기이다(萬物之所以始生). 그래서 일조량의 역할은 몸에 쌓여있던 산(氣)을 체액으로 끌어내는 것이다. 그러나 봄은 아직 일조량(氣)이 많지 않기(耎弱) 때문에 체액으로 흘러나온 산(電子)이 많지가 않다. 즉, 봄기운(氣)은 약하게(耎弱) 온다(其氣來耎弱). 이 일조량과 함께 오는 에너지의 출처는 봄에 동쪽(東)에서 높이 떠서 빛나는 목성(木)에 있다(東方木也). 이렇게 체액으로 흘러나온 산(電子)은 우 심장의 동방결절에 영향을 주고 심장 박동을 결정한다. 그런데 봄의 일조량이 만들어준 에너지 때문에 간맥은 당연히 힘이 있는 장맥(長脈)이 되는데, 그러나 봄은 여전히 일조량이 적기 때문에, 온전한 장맥처럼 관부를 훨씬 지나서까지 영향을 미치지 못하고 관부의 끝(端)에서 끊어(直) 진다(端直以長). 즉, 완전한 장맥을 만들기에는 아직 역부족인 것이다. 그래서 맥이 완전히 힘이 있지 못하며(輕虛) 즉, 약간(輕) 허(虛)하며, 겨울에 전자를 염(鹽)으로 격리해서 염을 축적했기 때문에, 염의 성질에 따라서 맥은 점성이 높아진 활맥(滑脈)이 된다(輕虛而滑). 맥의 이런 상태를 현(弦)하다고 한다. 즉, 간맥을 재는 관부의 손목 가로 근육이 팽팽하게 긴장(長)된 상태를 악기나 활시위의 줄(弦)을 빗대서 표현한 것이다. 그런데 장맥(長脈)인 봄맥이 너무 힘이 있다거나(實), 장맥(長脈)이 아닌 힘이 없는 단맥(短脈)이면, 이는 봄맥의 원칙을 어긴(反) 것이며, 그러면 당연히 병이 생긴다(反此者病).

帝曰, 何如而反. 岐伯曰, 其氣來實而强, 此謂太過, 病在外. 其氣來不實而微, 此謂不及, 病在中.

황제가 말한다(帝曰). 어떤 것이 위반인가요(何如而反)? 기백이 대답한다(岐伯曰). 봄에 기가 실하고 강하게 오면(其氣來實而强), 이것을 이르러 태과라 하며(此謂太過), 병은 간질(外)에 있다. 거꾸로 봄에 기가 실하지 못하고 미약하면(其氣來不實而微), 이를 이르러 불급(不及)이라고 말하며(此謂不及), 병의 원인은 인체 오장(中)에 있다(病在中).

바로 앞 문장에서 보았듯이, 봄은 원래 기(氣)가 연약(耎弱)하다. 그래서 봄기운은 당연히 연약할 수밖에 없는데, 거꾸로 봄기운이 실하고 강하게 왔다면(其氣來實而强), 이것을 원래 봄기운 보다 넘쳐 흐른다(太過)고 해서 태과라고 한다(此謂太過)는 것이다. 그러면 이 강한 봄기운은 인체의 호르몬 분비를 자극해서 산성인 호르몬이 분비되는 장소인 간질(外)을 산성으로 만들어버린다. 그런데 봄기운은 아직도 쌀쌀한 기운이 여전히 있으므로 간질은 수축해있다. 즉, 간질액의 소통이 잘 안 되는 계절이 봄이다. 그래서 이 산성 간질액이 병의 원인을 제공하기 때문에, 병은 간질(外)인 외부(外)에 있다(病在外)고 한 것이다. 이번에는 거꾸로 원래 봄이 제공하는 일조량에 못 미쳐서 즉, 봄이 제공하는 에너지의 양이 줄어서, 봄기운이 원래보다 부실하거나 미약하면(其氣來不實而微), 원래 봄기운에 미치지 못했다(不

황제내경 소문 (상)

及)고 해서 불급(不及)이라고 한다(此謂不及)는 것이다. 이때는 병이 간질(外)보다 인체의 가운데(中)에 자리하고 있는 오장(中)에서 생긴다(病在中)는 것이다. 봄기운이 약한데 왜 병이 오장에서 일어날까? 일조량은 인체를 자극해서 호르몬 분비도 자극하지만, CRY라는 과잉 산을 중화하는 인자도 작동시킨다. 그런데 봄기운이 약해서 에너지의 제공이 약하면, 과잉 산을 중화시키는 CRY가 제대로 작동하지 못하게 되고, 봄에 간질에 만들어진 과잉 산은 고스란히 오장(中)으로 떠넘겨잔다. 오장의 원래 기능이 과잉 산을 중화시키는 것이기 때문이다. 그러면 이 과잉 산을 받은 오장은 분명히 문제가 발생할 것이다. 그런데 지금은 봄이기 때문에 해당하는 오장은 간이 될 것이고, 봄에 간이 부담을 갖는 이유가 된다.

帝曰, 春脈太過與不及, 其病皆何如. 岐伯曰, 太過, 則令人善忘, 忽忽, 眩冒而巓疾. 其不及, 則令人胸痛引背, 下則兩脇胠滿.

황제가 말한다(帝曰). 봄에 태과와 불급이 왔을 때(春脈太過與不及), 그 질병들은 모두 어떠합니까(其病皆何如)? 기백이 대답한다(岐伯曰). 기(氣)가 과하면(太過), 사람에게 건망증을 가져다주고(善忘), 때로는 혼이 나간 사람처럼 멍하게 하고(忽忽), 어지럽게 하고(眩冒), 전질(巓疾)을 일으킨다. 즉, 봄에 일조량이 과해서 간질에 산성인 호르몬이 과하게 분비가 되더라도 간질의 소통만 잘 되면 문제는 없다. 그러나 봄은 여전히 쌀쌀한 기운이 존재하기 때문에 간질은 위축이 되어있다. 즉, 간질액의 소통이 잘 안 된다. 그러면 간질에 과잉 산이 축적되는데, 이때 인체는 이 과잉 산을 간질에 뿌리를 둔 구심신경을 통해서 뇌 신경으로 올려보낸다. 그러면 당연한 결과로 뇌 신경이 과흥분되면서 작게는 건망증(善忘)을, 중간은 생각 없는 행동을 만들어내거나(忽忽), 어지럼증(眩冒)을, 급기야는 전질(巓疾)을 만들어낸다. 이번에는 기(氣)가 부족하면(不及), 사람에게 흉통(胸痛)을 가져다주며, 등이 당기게 하고(引背), 아래로는 양쪽 옆구리 부분(兩脇胠)을 그득하게(滿) 만든다. 앞 문장에서 불급(不及)하면, 오장(中)에 문제가 생긴다고 했다. 지금은 봄이니까 봄을 담당하는 간에 문제가 생긴다. 간은 옆구리 밑(下)에 자리하고 있으므로, 간이 문제가 되면, 간이 비대해지면서, 이 부분(兩脇肱)을 그득(滿)하게 만든다. 또, 간은 횡격막과 붙어있으므로, 이렇게 비대해진 간은 당연히 횡격막을 자극하게 되고, 이 결과 횡격막과 붙은 심장과 폐까지 괴롭게 되고 이어서 흉통(胸痛)을 유발한다. 문제는 여기서 끝나지 않는다. 횡격막은 척추 신경과 연결되어있다. 이 영향으로 당연히 등(背)이 당긴다(引).

제2절

帝曰, 善. 夏脈如鉤, 何如而鉤. 岐伯曰, 夏脈者心也, 南方火也. 萬物之所以盛長也. 故其氣來盛去衰. 故曰鉤, 反此者病.

황제가 말한다(帝曰). 좋네요(善). 여름맥은 구(鉤)와 같다는데(夏脈如鉤), 왜 구(鉤)와 같지요(何如而鉤)? 기백이 말한다(岐伯曰). 여름맥은 심장에 속하며(夏脈者心也), 방위는 남방이고 오행은 화이다(南方火也). 그로 인해서 만물은 무성하게 자란다(萬物之所以盛長也). 그래서 기운(氣)은 성하게 와서 서서히(衰) 간다(故其氣來盛去衰). 그래서 구(鉤)라고 한다(故曰鉤). 이를 어기면 병이 든다(反此者病).

여름은 태양이 주는 아주 풍부한 일조량과 남쪽(南) 하늘에 높이 떠있는 화성(火)이 주는 풍부한 에너지 덕분에(南方火也), 간질에 산성인 호르몬이 과다 분비되면서 간질액은 정체되기 일쑤이다. 그러면 간질로 동맥혈을 밀어내야 하는 심장은 스트레스가 이만저만 아니다. 그래서 여름은 심장에 부담을 주는 계절이다. 즉, 고혈압이 오는 계절이 여름인 것이다(夏脈者心也). 식물도 여름이 오면 사람과 똑같이 간질에 산성인 호르몬이 쌓인다. 이 과잉 산은 성장인자로 작용해서 식물이 무성하게 자라게 한다(萬物之所以盛長也). 여름의 무더위는 봄에 시작한 열기가 여름에 강하게 되기 때문에 올 때는 강하게 오고 장하와 가을이 되면서 서서히 약해진다(故其氣來盛去衰). 구(鉤)는 밭고랑이나 개천이나 하수도를 말한다. 그래서 구(鉤)는 물이 들고 빠지는 배수구(排水溝)를 말한다. 이 배수구(鉤)에 물이 갑자기 많이

(盛) 들어 왔다가 서서히(衰) 빠져나가는 모습이 여름의 더위가 갑자기(盛) 왔다가 서서히(衰) 사그라지는 모습과 닮은 것이다. 그래서 여름맥인 심장맥을 구맥(鉤脈)이라고 한다(故曰鉤)는 것이다. 그런데 여름이 만들어내는 무더위와 과한 에너지가 예년과 같지 않고 과하거나 부족하면 병이 온다(反此者病)는 것이다. 여름이 공급하는 무더위는 겨울에 염으로 축적해둔 과잉 산을 간질로 나오게 한다. 그러면 화성이 준 과잉 에너지는 CRY를 작동시켜서 이 과잉 산을 중화시켜준다. 그러면 인체는 일조량이 적은 가을과 겨울에 과잉 산을 축적할 공간을 확보하게 된다. 그래서 여름을 잘 지내면, 가을과 겨울에 병이 없게 된다. 그러나 여름에 이 에너지나 일조량이 부족(不及)해서 지난해 겨울에 염(鹽)으로 쌓아 둔 과잉 산을 모두 중화하지 못하면, 염을 만들어내는 가을이나 겨울이 돌아오면 염은 과잉이 되고, 이 과잉 염은 반드시 문제를 일으킨다. 그 대표적인 것이 온병(溫病)이다. 이제 거꾸로 여름 기운이 과한 태과(太過)가 오면, 어떤 현상이 일어날까? 여름의 무더위를 피하는 방법이 땀이다. 즉, 여름에는 땀이 없으면, 인체는 더워서 죽는다. 땀은 열을 가지고 증발하므로, 무더운 여름에도 인체 내부를 상대적으로 차갑게 유지해준다. 즉, 체온의 항상성을 땀이 유지해주는 것이다. 그런데 여름의 기운이 과하게 오면, 그만큼 과한 땀을 흘려야 체온의 항상성을 유지할 수가 있다. 그러나 땀이란 단순한 것이 아니다. 땀은 겨울에 과잉 산을 중화하지 못하고 염으로 저장해둔 산(電子)을 중화시키는 과정이다. 즉, 겨울에 저장해둔 염(鹽)의 양(量) 이상으로는 땀을 만들 수가 없다는 것이다. 그래서 여름의 기운이 과하게(太過) 오면, 땀을 만들 염이 부족하게 되고, 이어서 인체는 체온의 항상성을 맞추지 못하고 결국에 죽거나 더위를 먹는다. 당연히 병이 따라온다(反此者病). 에어컨이 있고 보일러가 있는 현대에서도 이 전자(電子)의 균형을 맞추지 못하면, 문제가 발생한다. 필자는 이 실험을 위해서 겨울에 보일러를 극도로 적게 가동하고 여름에 에어콘을 극도로 적게 가동해 보았다. 그리고 또 다른 해들에서는 이 조합을 여러 가지로 구성해보았다. 겨울에 아주 춥게 지내서 염을 많이 축적한 상태에서 여름에 에어콘을 최고로 가동해 보았다. 아니나 다를까, 가을이 오자마자 뼈가 쑤셔오기 시작했다. 이 통증은 장난이 아니다. 즉, 겨울에 쌓아 둔 과잉 산을 여름에 에어콘으로 중화를

막은 결과이다. 가을이 되면서 염이 서서히 축적되면서 문제를 일으킨 것이다. 즉, 염 과잉이 일어난 것이다. 염의 문제이기 때문에, 특히 관절에 통증이 아주 심했다. 다행히도 통제하는 방법을 알고 있어서 바로 잡기는 했으나 바로 잡기까지는 한 달 정도의 시간이 걸렸다. 이것이 음양의 진가(眞價)이다. 그리고 여기서 재미있는 하나의 암시가 따라온다. 즉, 관절염이다. 즉, 지금의 문장에서 관절염의 원인과 치료법도 함께 유추해낼 수 있다는 사실이다.

帝曰, 何如而反. 岐伯曰, 其氣來盛去亦盛, 此謂太過, 病在外. 其氣來不盛去反盛, 此謂不及, 病在中.

황제가 말한다(帝曰). 어긴다는 게 뭔가요(何如而反)? 기백이 말한다(岐伯曰). 기가 왕성하게 왔다가 왕성하게 가버리면(其氣來盛去亦盛), 이를 이르러 태과라고 하며(此謂太過), 병의 원인은 간질에 있다(病在外). 기가 미진하게 오거나 반대로(反) 갑자기, 성하게 가버리면(其氣來不盛去反盛), 이를 이르러 불급이라고 하며(此謂不及), 병의 원인은 인체 내부에 있는 오장에 있다(病在中).

어떤 조건의 태과이건, 태과(太過)는 산성인 호르몬 분비를 과하게 자극해서 간질(外)에 과잉 산을 쌓이게 하고 결국에 산성 간질액을 정체시킨다. 당연히 병은 간질(外)에서 시작된다(病在外). 어떤 조건의 불급이건, 불급(不及)은 CRY 작동을 막아서 간질(外)에 쌓인 과잉 산은 모두 중화하지 못하게 하고, 인체 깊숙이 있는 오장(中)으로 과잉 산을 떠넘긴다. 당연히 병은 오장에서 시작된다(病在中).

帝曰, 夏脈太過與不及, 其病皆何如. 岐伯曰, 太過, 則令人身熱而膚痛, 爲浸淫. 其不及, 則令人煩心, 上見欬唾, 下爲氣泄.

황제가 말한다(帝曰). 여름에 태과와 불급이 오면(夏脈太過與不及), 그 병(病)은 모두 어떻습니까(其病皆何如)? 기백이 말한다(岐伯曰). 태과하면(太過), 열이 나게 하고 피부에 통증이 있게 하며(則令人身熱而膚痛), 그것이 덧나면 침음(浸淫)으로 된다(爲浸淫). 불급하면(其不及), 가슴을 힘들게 하고(則令人煩心), 위로는 폐를 힘들게 해서 기침과 가래가 나오고(上見欬唾), 아래로는 기(氣)를 배설시키면서 설사(泄)를 한다(下爲氣泄).

무더운 여름은 그렇지 않아도 간질에 과잉 산이 쌓이게 하는 계절인데, 태과(太過)까지 온다면, 간질액의 정체는 더욱더 심하게 된다. 그러면 간질에 접한 피부에 있는 면역 세포의 미토콘드리아에서 이 과잉 산을 중화시키게 된다. 이때 당연히 열이 발생한다. 그런데 이 상태가 심해지면, 면역 세포는 과잉 산을 피부에 있는 콜라겐을 녹여서 중화시킨다. 피부의 생살(生肉)인 콜라겐을 녹이니까 피부 통증은 당연하다. 또, 이것이 더 심해지면 병은 진전이 되면서 침음(浸淫)이 된다. 즉, 옹종같은 피부 종기로 발전한다. 이번에는 반대로 불급하면, 에너지 부족으로 인해서 간질의 과잉 산은 모두 중화되지 못하게 되고, 이들은 오장으로 들어간다. 폐는 온몸의 산성 간질액을 모두 받는다. 즉, 이때 폐가 과부하에 걸린다는 말이다. 그러면 폐는 좌(左) 심장으로 알칼리 동맥혈을 제대로 공급하지 못하면서, 심장을 괴롭히게 되고, 폐 자신도 불편해진 상태가 된다. 이때 가슴에서 일어나는 병증이 심번(煩心:번심)이다. 그래서 간질액의 산 과잉으로 인해서 상부(上)에 있는 폐는 기침과 가래를 만들어내고(上見欬唾), 하부(下)에 있는 소화관의 간질액도 정체가 되면서, 소화 흡수가 안 되면서 설사를 일으킨다(下爲氣泄). 즉, 심장은 소장으로 산성 체액을 보내고, 폐는 대장으로 산성 체액을 보낸다. 그 대가로 소장과 대장은 설사를 만들어내게 된다.

제3절

帝曰, 善, 秋脈如浮, 何如而浮. 岐伯曰, 秋脈者肺也, 西方金也. 萬物之所以收成也. 故
其氣來輕虛以浮, 來急去散, 故曰浮. 反此者病.

　황제가 말한다(帝曰). 좋습니다(善). 가을맥은 부(浮)와 같다고 하는데(秋脈如浮),
왜 그러죠(何如而浮)? 기백이 대답한다(岐伯曰). 가을맥은 폐에 속하며(秋脈者肺也),
방위는 서방이고 오행은 금이며(西方金也), 그런 이유로 가을은 수확하는 시기이다
(萬物之所以收成也). 그래서 기가 올 때는 부한 상태에서 약간 허한 상태이며(故其
氣來輕虛以浮), 올 때는 급하게 왔다가 갈 때는 서서히 흩어져 소모된다(來急去散).
그래서 부라고 말한다(故曰浮). 이 원칙을 위반하면 병에 걸린다(反此者病).

　가을은 서쪽(西)에서 금성(金)이 찬바람과 건조함을 주며 일조량도 줄어드는 계절
이다(西方金也). 이 건조함이 폐를 힘들게 한다. 또 다른 측면도 있다. 즉, 가을은
CRY 활동도 줄면서 과잉 산 중화가 지체된다. 그래서 폐는 서서히 과잉 산(酸)을
철염(鐵鹽)같은 염으로 축적하기 시작한다. 당연히 철($金:Fe^{3+}:Iron$)을 다루는 폐는
철염(金鹽)을 처리하는데 부담을 진다. 그래서 가을은 폐가 부담을 지는 계절이다.
그래서 폐맥은 가을맥이라고 한 것이다(秋脈者肺也). 일조량이 줄고 쌀쌀한 가을은
성장인자인 전자를 염으로 저장하기 시작하면서, 당연히 성장을 멈추게 하는 계절
이다. 즉, 성장인자인 전자를 염으로 거둬(收)들이면서 성장을 멈추게 하고 수확
(收)을 하게 만드는 계절이다(萬物之所以收成也). 가을의 쌀쌀한 기운은 간질을 수축
시키고 간질액의 소통을 원활하지 못하게 한다. 즉, 간질액이 정체되면서 부종(浮)
을 일으키는 계절이 가을이다. 그래서 간질액이 정체되어서 부풀어(浮) 오른 이때,
맥을 측정하면 약간(輕) 힘이 없게(虛) 된다. 이때 체액의 정체는 바로(急) 되지만
이 정체된 체액은 서서히(散) 정체가 풀린다(來急去散). 이 모습을 보고 가을맥인
폐맥을 부맥(浮脈)이라고 한다(故曰浮). 이 부분을 다르게 해석할 수도 있다. 즉, 이
는 거품(浮)을 연상하면 된다. 거품(浮)은 가볍고(輕) 힘이 없는 것이(虛), 만들어질

때는 갑자기, 많아지다가(急), 시간이 가면서 서서히 사그라든다(散). 그래서 부(浮)라고 부른다(故曰浮). 가을은 성장인자인 전자를 염(鹽)으로 거둬(收)들이기 시작하는 계절이다. 그런데 가을에 너무 많은 과잉 산을 만드는 환경을 조성하게 되면, 이를 염으로 저장하는 데 한계가 있게 되고, 이때는 당연히 병이 생긴다(反此者病).

帝曰, 何如而反. 岐伯曰, 其氣來毛而中央堅, 兩傍虛, 此謂太過, 病在外. 其氣來毛而微, 此謂不及, 病在中.

황제가 말한다(帝曰). 위반한다는 게 뭔가요(何如而反)? 기백이 말한다(岐伯曰). 가을에 기는 모에 오는데, 가운데가 견하면서(其氣來毛而中央堅), 양쪽 옆이 허하면(兩傍虛), 태과라고 한다(此謂太過). 병은 간질에 있다(病在外). 기가 체모에 오나 미미하면(其氣來毛而微), 불급이라고 하며(此謂不及), 병은 가운데에 있다(病在中).

황제가 가을의 규칙을 위반한다는 것이 무엇인지 묻고 있다. 가을은 쌀쌀한 기운 때문에 간질이 수축하면서 간질 체액이 정체된다. 그러면 간질과 접하고 있는 피부가 영향을 받는다. 그러면 피부에 뿌리를 둔 체모(毛)도 영향을 받는다. 그래서 가을의 기운이 모(毛)에 온다(其氣來毛)고 한 것이다. 이런 가을이 태과가 되려면(此謂太過), 중앙이 견(堅)하고(中央堅), 양쪽 측면이 허(虛)해야 한다(兩傍虛)고 한다. 이게 도대체 무슨 말일까? 지금 우리가 논의하고 있는 시기는 가을이고, 가을의 기운을 논하고 있다. 그래서 사고를 할 때 가을을 중심에 놔야 한다. 그러면 여기서 중앙(中央)은 장하(長夏)가 된다. 그리고 양쪽 측면(兩傍)은 가을의 양쪽에 있는 여름과 겨울을 의미한다. 이것을 촌관척에서 적용해도 된다. 중앙인 관부는 비장을 측정하기 때문에, 비장을 의미하고 장하를 의미한다. 그리고 중앙인 관부 양쪽 측면에서 여름을 담당하는 심장과 겨울을 담당하는 신장의 맥을 측정한다. 그래서 이 구문의 해석은 계절로 해도 되고, 맥으로 해도 된다. 그래서 가을에 태과가 오려면, 장마가 지는 장하에 장마가 지는 정상적인 장하가 와서는 안 되며 즉, 비가 오지 않아서 땅이 굳어야(堅) 하며, 가을의 양쪽에 있는 여름과 겨울의 기운이 약(虛)해져야 그 기운들이 가을에 집중되고, 가을에 태과가 일어난다는 것이다(此謂太過). 이렇게 가을에 태과가 오면, 가을의 기운은 강하게 된다. 당연히 에너지는 넘쳐난다. 그러면 이 과잉 에너지는 인체를 과잉 자극해서 산성인 호르몬 분비를 과잉 자극하면서, 간질액은 산성으로 기울게 되고, 간질에서 산성 간질액의 정체가 일어난다. 당연히 병의 원인은 간질(外)에서 시작된다(病在外). 이번에는 정반대로 가을의 기운이 모(毛)에 오기는 오는데 너무 약(微)하게 오는 불급(不及)이다(其氣來毛而微, 此謂不及). 가을에 정상적인 가을 에너지가 공급되지 않으면, 과잉 산을 중화시키는 CRY 활동이 줄게 되고, 과잉 산은 인체 가운데(中)에 있는 오장으로 떠넘겨지게 된다. 그러면 병은 당연히 오장(中)에서 시작된다(病在中).

帝曰, 秋脈太過與不及, 其病皆何如. 岐伯曰, 太過, 則令人逆氣而背痛, 慍慍然. 其不及, 則令人喘, 呼吸少氣而, 上氣見血, 下聞病音.

황제가 말한다(帝曰). 가을맥에 태과와 불급이 있으면(秋脈太過與不及), 그 병(病)은 어떠합니까(其病皆何如)? 기백이 대답한다(岐伯曰). 태과가 되면(太過), 인체는 기가 거스르고 그에 따라 등 쪽에 통증이 오며(則令人逆氣而背痛), 당연히(然) 고통이 따른다(慍慍然). 불급하면(其不及), 해소천식에 걸리며(則令人喘), 호흡할 때 알칼리가 적으면(呼吸少氣而), 상기할 때 출혈이 보이고(上氣見血), 하기하면 환자의 고통스러운 소리가 들린다(下聞病音).

가을 기운이 과해서 태과하면, 호르몬의 분비가 늘면서 간질액은 산성화되고, 간질액이 병의 원인이 된다(病在外). 그런데 이렇게 간질에 과잉 산이 정체되면, 간질에 뿌리를 둔 구심신경이 과잉 산을 뇌로 올려보낸다. 즉, 역기(逆氣)가 일어난다. 그러면 뇌도 살아야 하니까, 이 과잉 산을 같이 연결된 척추 신경으로 보내버린다. 이제 척추 신경에 문제가 생기면, 등 쪽에도 문제가 생긴다(則令人逆氣而背痛). 당연히(然) 고통이 따른다(慍慍). 이번에는 불급이다. 불급하면, 오장에서 문제가 발생한다(病在中). 지금은 가을이니까 가을을 담당하는 오장인 폐에서 문제가 발생한다. 당연히 기침하게 된다. 이 과정에서 과잉 산이 폐에서 알칼리를 소모하는 것은 당연하다(呼吸少氣而). 그런데 이렇게 알칼리가 부족한 상태에서, 폐(上)로 과잉 산(氣)이 너무 많이(上) 몰려들면(上氣), 알칼리 콜라겐으로 구성된 폐포는 녹아내리고 폐포에 분포된 모세 혈관들이 노출되면서 출혈이 보이는 것(上氣見血)은 당연하다. 폐로 약한(下) 산(氣)만 올라와도, 폐는 이 산(氣)을 중화하면서 폐포의 콜라겐은 조금씩 분해되고, 출혈까지는 아니더라도 가래는 많이 만들어지기 때문에 목구멍에서 가래가 끓는 소리가 들린다(下聞病音).

제4절

帝曰, 善. 冬脈如營, 何如而營. 岐伯曰, 冬脈者腎也, 北方水也, 萬物之所以合藏也. 故其氣來沈以搏. 故曰營. 反此者病.

황제가 말한다(帝曰). 좋습니다(善). 겨울맥은 영과 같다는데(冬脈如營), 어찌하여 영입니까(何如而營)? 기백이 대답한다(岐伯曰). 겨울맥은 신장에 속하고(冬脈者腎也), 방위는 북쪽이며 오행은 수(水)이다(北方水也). 그런 이유로(所以) 만물은 겨울에는 모두(合) 축적(藏)을 하며(萬物之所以合藏也), 기운은 박하면서 침하다(故其氣來沈以搏). 이를 이르러 영이라고 한다(故曰營). 이 원칙을 위반하면 병이 생긴다(反此者病).

겨울은 적은 일조량과 북쪽(北) 하늘 높이에서 수성(水)이 주는 차가운 에너지 때문에(北方水也), 전자(酸)를 염(鹽)으로 축적하는 계절이다. 그래서 염을 담당하는 기관이 신장이기 때문에, 겨울을 담당하는 맥은 신장맥이 된다(冬脈者腎也). 그래서 (所以) 만물도 모두(合) 당연히 전자(酸)를 염으로 축적(藏)한다(萬物之所以合藏也). 그래서 이때 나타나는 맥은 신장맥의 전형인 침맥(沈脈)인데, 침맥이라고 하는 이유(以)는 겨울에 만들어지는 많은 염으로 인해서 뇌척수액의 점성이 올라가게 되고, 그 결과 박동 리듬(搏)이 침체(沈)되어있기 때문이다(故其氣來沈以搏). 영(營)은 군대가 머무르는 宿營(숙영)이라는 말로써, 활동(搏)하지 않고(沈) 머무른다(營)는 뜻이다. 즉, 신장맥은 활동성(搏)이 침체(沈)한 것이 군대가 활동을 하지 않고 머물러서 숙영(營)하는 모습을 닮은 것이다. 그래서 신장맥을 영맥(營)이라고 말한다(故曰營). 겨울은 일조량이 적고 수성이 주는 에너지도 적기 때문에, 과잉 산을 CRY를 통해서 중화시키지 못하고, 염으로 저장하는 계절인데, 이때 과잉 산을 염으로 저장하지 못하면, 간질액이 산성으로 변하면서 문제를 일으킨다. 그래서 겨울의 원리를 따르지 않으면, 병이 든다(反此者病)고 한 것이다.

帝曰, 何如而反. 岐伯曰, 其氣來如彈石者, 此謂太過, 病在外. 其去如數者, 此謂不及, 病在中.

황제가 말한다(帝曰). 위반한다는 말은 무슨 뜻인가요(何如而反)? 기백이 대답한다(岐伯曰). 기가 오는데 튕겨 나오는 돌처럼 오면(其氣來如彈石者), 이를 태과라고 하며(此謂太過), 이때 병의 원인은 간질에 있다(病在外). 기가 갈 때 수(數)처럼 가면(其去如數者), 이를 이르러 불급이라고 하며(此謂不及), 이때 병의 원인은 오장에 있다(此謂不及).

겨울은 전자(酸)를 염(鹽)으로 저장한다. 염(鹽)은 다른 표현을 빌리자면, 단단한 돌(石)이다. 여기서 태과는 겨울 기운이 강하다는 뜻이다. 그러면 신장맥의 세기도 강해지는 것은 당연하다. 그러면 뇌척수액의 흐름도 더불어 강해지는데, 이때 뇌척수액 안에 든 돌(石)처럼 단단한 염(鹽)의 운동도 강하게 되면서, 염의 운동이 마치 돌(石)이 튕기듯(彈) 한다(其氣來如彈石者). 이 상태를 태과했다고 말한다(此謂太過). 이렇게 겨울의 기운이 강해지면, 호르몬 분비 자극도 강해지면서 간질(外)에 과잉 산이 쌓인다. 그래서 이때는 병의 원인이 간질(外)에 있다(病在外)고 한 것이다. 이번에는 거꾸로 겨울의 기운이 너무 약하면(此謂不及), 그렇지 않아도 약한 신장맥은 아예 느려(數) 터진다(其去如數者). 또, 이렇게 겨울 기운이 약하면, CRY 활동은 아예 멈추다시피 하고, 과잉 산의 중화 책임은 모두 오장(中)으로 떠넘겨진다. 결국에 오장에서 병이 생긴다(病在中).

帝曰, 冬脈太過與不及, 其病皆何如. 岐伯曰, 太過, 則令人解㑊, 脊脈痛, 而少氣不欲言. 其不及, 則令人心懸如病飢, 眇中淸, 脊中痛, 少腹滿, 小便變. 帝曰, 善.

황제가 말한다(帝曰). 겨울에 태과와 불급이 오면(冬脈太過與不及), 그 질환들은 어떻게 됩니까(其病皆何如)? 기백이 말한다(岐伯曰). 태과면 해역을 만들고(太過, 則令人解㑊), 척주에 통증이 오며(脊脈痛), 기가 소진되어서 말도 하기 싫어한다(而少氣不欲). 거꾸로 불급이면(其不及), 심현을 만들어내고, 마치 배가 고픈 것과 같은 느낌을 주며(則令人心懸如病飢), 아래 옆구리 부분에 냉이 있고(眇中淸), 척주에 통증이 있으며(脊中痛), 골반강 부분이 그득하며(少腹滿), 소변이 변한다(小便變). 황제가 말한다(帝曰). 좋습니다(善).

겨울 기운이 태과(太過)하면, 당연히 간질로 산성인 호르몬의 분비가 더 많아진다. 그런데 겨울은 그래도 춥기 때문에 간질이 수축해있다. 즉, 간질액의 소통이 쉽지 않은 계절이 겨울인데, 겨울 기운이 강해져서 산성인 호르몬 분비가 많아지면, 당연히 간질에 과잉 산이 쌓인다. 그러면 혈액 순환이 안 되면서, 전신이 나른하고 피곤한 해역(解㑊)에 걸린다(太過, 則令人解㑊). 그러면 뇌척수액이라는 간질도 정체가 되면서, 당연히 뇌척수액을 담고 있는 척추에 통증이 온다(脊脈痛). 이러는 사이에 간질에 쌓인 과잉 산은 계속해서 알칼리를 소모(少氣) 시킨다. 결국, 산은 더욱더 쌓여만 가고, 혈액 순환은 더욱더 막히면서 전신이 피곤하고 나른해서 말하는 것조차도 싫어한다(而少氣不欲言). 이제는 거꾸로 겨울 기운이 불급이 되면(其不及), 그나마 조금 있었던 일조량과 에너지의 공급은 더 적어지면서, CRY 활동은 멈추다시피 하고, 간질에 쌓인 산은 아예 중화가 안 되고, 고스란히 신장으로 떠넘겨진다. 그러면 신장도 자기가 살아야 하니까, 체액의 흐름도에 따라서 산성 정맥혈을 우(右) 심장으로 보내버린다. 그러면 심장에서는 무슨 일이 벌어질까? 즉, 과잉 산을 받은 심장은 위험에 빠지고 만다. 다시 말하면, 과잉 산이 공급한 과잉 에너지는 심근을 너무 과하게 수축시키는 것이다. 즉, 심근 경색으로 심장을 위험(懸)에 빠뜨리는 것이다. 인간은 굶주리게(飢) 되면, 알칼리 공급이 안 되면서, 인체 안으로 위산을 재흡수하지 못하게 되고, 결국에 에너지 고갈이 일어난다. 위산은 인체 에너지 공급의 근원임을 상기해보자. 이 기전은 앞에서 이미 설명했다. 그러면 에너지로 움직이는 심장은 에너지 고갈로 인해서 위험(懸)에 빠진다. 그래서 불급이 되면(其不及), 기아병(飢)에 걸려서 심장(心)이 위험(懸)에 빠지는 것(則令人心懸如病飢)처럼 심장(心)이 위험(懸)에 빠지는 것이다. 평소 신장은 부신이라는 기관을 통해서 열을 많이 만들어낸다. 그런데 신장이 과부하가 걸려서 문제가 되면 부신도 혹사를 당하면서 즉, 부신피로(副腎疲勞:Adrenal Fatigue)가 오면서 더는 열을 만들지 못한다. 즉, 신장이 자리하고 있는 양쪽 허구리(眇)가 차가워지는(淸) 것이다(眇中淸). 신장은 산성 뇌척수액을 중화시키기 때문에, 신장이 문제가 되면, 산성 뇌척수액을 담고 있는 척추는 자연스럽게 통증에 시달린다(脊中痛). 신장이 이렇게 과부하가 걸리면, 신장에서 산성 체액을 받아서 처리하는 방광도 문제가 일어난다. 이 여파로 인해서 방광이 자리하고 있는 아랫배(少腹滿)는 그득(滿)해진다. 왜 그득해질까? 신장이 처리하지 못한 삼투압 기질인 염(鹽)이 방광에 적체가 되면서 수분을 붙잡고 있기 때문이다. 당연히 소변에도 변화가 온다(小便變). 즉, 삼투압 기질 때문에 소변이 잘 안 나오는 것이다.

제5절

帝曰, 四時之序, 逆從之變異也, 然脾脈獨何主. 岐伯曰, 脾脈者土也, 孤藏以灌四傍者也.

황제가 말한다(帝曰). 사계절에는 순서가 있는데(四時之序), 따르거나 어길 때 변화가 다르게 나타나는데(逆從之變異也), 어찌 비장이 홀로 주관하지요(然脾脈獨何主)? 기백이 대답한다(岐伯曰). 비장은 땅입니다(脾脈者土也). 비장은 외로운 장기로써(孤藏以) 사방을 깨끗이 씻어주고 돌보는 장기이다(孤藏以灌四傍者也). 비장은 면역을 담당하는 림프를 주관한다. 면역이란, 땅이 땅 위에 있는 모든 만물을 돌보듯이, 인체 전체를 돌본다. 인체는 면역의 돌봄이 끝나는 순간 인체도 끝난다는 사실을 상기해보자. 그래서 비장은 외롭게 혼자서 면역으로 인체 사방팔방(四傍)에 있는 병인들을 깨끗이 청소(潅)해준다(孤藏以潅四傍者也).

帝曰, 然則脾善惡, 可得見之乎. 岐伯曰, 善者不可得見, 惡者可見.

황제가 말한다(帝曰). 그렇다면 비장 상태가 좋은지 나쁜지(然則脾善惡), 눈으로 봐서 알 수 있나요(可得見之乎)? 기백이 대답한다(岐伯曰). 좋은 상태를 눈으로 봐서 알기는 어려우나(善者不可得見), 나쁜 상태를 육안을 통해서 판단하는 것은 가능하다(惡者可見). 즉, 비장이 상태가 좋으면 인체에 특징적인 현상이 나타나지 않아서 좋은 상태인지 구별할 증거는 없지만, 비장이 나쁘면 황달이 일어나서 안색이나 눈동자가 황색으로 변하기 때문에, 비장의 상태를 육안으로도 알아챌 수가 있다는 것이다.

帝曰, 惡者何如可見. 岐伯曰, 其來如水之流者, 此謂太過, 病在外. 如鳥之喙者, 此謂不及, 病在中.

황제가 묻는다(帝曰). 어떻게 나쁜 것을 판단 가능한가요(惡者何如可見)? 기백이 대답한다(岐伯曰). 그 기(氣)가 물이 흐르는 것처럼 오면은(其來如水之流者), 그것은 태과이고(此謂太過), 이때 병은 간질에 있다(病在外). 그 기(氣)가 새의 부리처럼 오면(如鳥之喙者), 이는 불급으로써(此謂不及), 병은 오장에 있다(病在中).

비장은 산성 간질액을 받아서 중화 처리하는 기관이다. 또, 비장은 장하를 담당한다. 장하는 장마로 인해서 습기가 많아지고 자연스럽게 간질에 산성 간질액의 정체를 유발한다. 그런데 장하의 기운이 태과하면 간질에 산성 간질액은 더 정체한다. 그래서 태과가 왔을 때(此謂太過), 림프를 통해서 간질을 담당하는 비장의 맥상을 측정하면 간질액(水)의 저류(流) 즉, 간질액의 정체를 느낄 수가 있다(其來如水之流者). 이때는 당연히 간질(外)에 있는 산성 간질액이 병의 원인이 된다(病在外). 이번에는 거꾸로 장하의 기운이 제대로 오지 않은 경우를 보자(此謂不及). 장하의 기운이 떨어지면, 당연히 CRY 활동이 줄면서, 간질의 과잉 산은 중화가 안 되고, 그 부담은 고스란히 비장으로 떠넘겨진다. 이제 비장은 이 과잉 산을 중화시키면서 문제가 발생하기 시작한다. 비장은 과잉 산을 중화시키면서 알칼리 산소가 부족하면 콜라겐을 만들어서 중화시킨다. 그러면 콜라겐은 삼투압 기질이기 때문에 수분을 잔뜩 끌어안으면서, 콜라겐을 품은 비장은 비대해진다. 이때 비장의 외형을 해부학적으로 보자. 이때 비장의 외형을 보면, 아래쪽 하연(下緣)은 무디고 둥글며, 위쪽 상연(上緣)은 날카롭게 생겼다. 바로 이 모습이 새의 부리(鳥之喙)를 닮은(如) 것이다(如鳥之喙者). 이것이 불급 때의 비장의 모습이다(如鳥之喙者, 此謂不及). 이때 병은 당연히 장하를 책임지는 오장(中)인 비장에 있게 된다(病在中).

帝曰, 夫子言脾爲孤藏, 中央土, 以灌四傍, 其太過與不及, 其病皆何如. 岐伯曰, 太過則令人四支不擧. 其不及, 則令人九竅不通, 名曰重强.

황제가 묻는다(帝曰). 선생님 말씀에 따르면 비장은 오장을 돌봅니다(夫子言脾爲孤藏). 비장은 사방을 씻어주는 중앙에 있는 땅인데(中央土, 以灌四傍), 장하 때 태과와 불급이 오면(其太過與不及), 어떤 질환이 오나요(其病皆何如)? 기백이 대답한다(岐伯曰). 태과하면 사지를 들어 올릴 수가 없고(太過則令人四支不擧), 불급하면 구규가 불통하는데(其不及 . 則令人九竅不通), 이를 이르러 중강이라고 한다(名曰重强).

장하가 태과하면, 비장이 처리하는 간질액은 더욱더 정체된다. 그런데 관절의 활액도 간질액이다. 그래서 간질액의 정체가 오면 당연히 관절의 활액도 산성으로 변하면서, 관절은 쑤시고 아파서 움직일 수가 없게 된다. 그래서 장하에 태과가 오면 사지를 쓸 수가 없는 지경에 이른다(太過則令人四支不擧). 이제는 거꾸로 불급이 오면, 비장은 비대해지면서 비장이 처리하는 산성 림프액과 산성 간질액은 정체가 되고 만다. 그러면 산성 간질액을 분비하는 분비선의 알칼리 콜라겐으로 구성된 점막은 즉, 분비선의 콜라겐 점막은 이 산성 간질액을 만나면서 녹아버린다. 그러면 당연히 분비선을 보유하고 있는 구규(九竅)는 불통이 되고 만다(則令人九竅不通). 즉, 분비선에서 분비가 안 되는(不通) 것이다. 이것을 중강(重强)이라고 한다(名曰重强).

여기서 중(重)은 부어오른다는 뜻이고, 강(强)은 굳어진다는 뜻이다. 즉, 비장은 부어(重)올랐고, 구규의 분비선은 콜라겐이 녹으면서 굳어진(强) 것이다(重强).

帝瞿然而起, 再拜而稽首, 曰善, 吾得脈之大要, 天下至數, 五色脈變, 揆度奇恒, 道在於一, 神轉不廻, 廻則不轉, 乃失其機. 至數之要, 迫近以微, 著之玉版, 藏之藏府, 每旦讀之, 名曰玉機.

황제가 깜짝 놀라 일어서더니(帝瞿然而起), 두 번 절하고 머리 숙여 재배하고(再拜而稽首), 좋다고 말한다(曰善). 내가 맥의 큰 요점을 깨달았습니다(吾得脈之大要). 이 부분의 해석은 15편 옥판론요편(玉版論要篇) 제1장에 그대로 나오는 부분이므로 해석도 그대로 옮긴다. 천하의 도달하는 개수의 원리인데(天下至數), 다섯 가지 안색, 맥의 변화, 규도, 기항(五色脈變, 揆度奇恒)이 가리키는 것은 서로 다르지만, 원리는 하나에 있다(道在於一). 신이 전달되었으나 돌아오지 않는 것(神轉不廻), 돌아왔으나 전달되지 않는 것(廻則不轉), 급기야(乃)는 기를 잃어버리는 것이다(乃失其機). 이 부분은 신(神)이라는 개념을 모르면 이해가 안 가는 부분이다. 신(神)은 전자(電子)이다. 그런데 이 전자가 전(轉)하고 회(廻)한다. 전자인 신이 전하고 회하는 데는 인체에서 어디일까? 바로 신경(神經)이다. 지금 이 문장들은 신경전달을 말하고 있다. '神轉不廻' 이 문장은 구심신경에서 전자(神)가 뇌 신경으로 전달(轉)되었는데, 그 반응이 원심 신경을 통해서 되돌아와야(廻) 하는데, 돌아오지 않은 것이다. 즉, 피부를 주먹으로 때리면 구심신경을 통해서 뇌로 전자(神)가 전해지고(轉), 이어서 원심 신경을 통해서 전자가 되돌아와서(廻) 고통을 호소하게 된다. 그런데 이 과정이 끊겨버린 것이다(神轉不廻). '廻則不轉' 이 문장은 정반대이다. 뇌에서 전자(神)가 원심 신경을 통해서 오장으로 신경전달을 보냈는데(回), 중간에서 신경이 끊겨서 받지 못한 것이다. 왜 끊겼을까? 신경에서 신호전달 즉, 전자(神)의 전달에 문제가 생긴 것이다. 이 신경 신호를 전달하는 도구는 현대의학 용어를 빌리면 바로 신경전달물질(機)이다. 이 신경전달물질(神經傳達物質:neurotransmitter)을 여기서는 기(機)라고 표현했다. 기(機)라는 것은 물건을 운반하는 기계라는 뜻이다. 즉, 인체에서 전자(神)를 운반하는 기계 즉, 물질을 말한다. 정리하자면, 전자를 전달해 주는 모든 호르몬과 효소를 말한다. 그런데 여기서는 신경 문제이기 때문에 여기서 기(機)는 신경전달물질(機)을 말한다. 최악의 상태에서 급기야(乃)는 이 신경전달물질이 끊겨(失)버리는 것이다(乃失其機). 여기서 신경전달물질이 전해(至)주는 전자(神)의 숫자(數)가 중요(要)하다(至數之要). 즉, 전자의 숫자는 흥분의 정도를 의미하므로, 전자의 숫자가 적으면 신경은 흥분이 안 된다. 그래서 신경전달물질이 전달하는 전자의 숫자가 아주 적어서(微) 신경 시냅스 근처(近)에서 신경 흥분 인자인 전자가 고갈(迫)되어 버리면(迫近以微), 안색에 표현(著)되는 색은 파란 옥(玉) 판(版) 색으로 나타난다(著之玉版). 그래서 신경전달물질(機)과 파란 옥(玉)처럼 변하게 된 파란 안색을 합쳐서 옥기(玉機)라고 부른다(名曰玉機). 사실 인체는 전자의 놀이터이기 때문에, 신경이 문제가 되면, 인체의 모든 기능은 끝나게 된다. 그래서 모든 원리는 하나에 있다고 했다(道在於一). 즉, 바로 신(神)인 전자(電子)에 있다. 그런데 왜 안색이 파랗게 변할까? 신경의 장애로 인해서 혈액 순환이 막혔기 때문이다. 이때 안색의 색깔이 파란 옥색을 닮은 것이다(著之玉版). 사실, 이 구문은 소름 끼치는 구문이다. 전자가 신경전달물질이라는 사실을 이미 알고 있었다. 그것도 몇천 년 전에 말이다. 이것이 황제내경의 품격이다. 황제가 마지막으로 말한다. 이를 보관창고에 보관해 두고(藏之藏府) 매일 읽어야겠군요(每旦讀之)!

제2장

제1절

五藏受氣於其所生, 傳之於其所勝, 氣舍於其所生, 死於其所不勝, 病之且死. 必先傳行, 至其所不勝, 病乃死. 此言氣之逆行也, 故死.

이 해석은 원래 상극(相克) 관계를 이용해서 한다. 상극(勝)이란 과잉 산이 들이닥쳐서 자기가 감당하지 못하면, 다른 장기에 이 과잉 산을 떠넘기는 관계를 말한다. 여기에는 체액의 흐름도가 자리하고 있다. 이 결과로 상극(勝) 관계에 해당하는 장기가 떠넘겨 받은 과잉 산을 처리하지 못하면 또 상극(勝) 관계를 이용해서 과잉 산은 떠넘겨진다. 그런데 산의 과잉 정도가 아주 심해서 이렇게 상극(勝) 관계를 이용해서도 중화가 안 되면, 이 과잉 산은 상생(不勝) 관계에 있는 장기까지 침범하게 된다. 그러면 인체가 과잉 산에 의해서 죽는 것은 당연하다. 상극 관계에 대해서 오성의 상극 관계는 4편 금궤진언론편(金櫃眞言論篇)의 제1장에서, 오장의 상극 관계는 18편 평인기상론(平人氣象論篇)의 제3장 제4절에서 설명을 했으므로 참고하면 된다. 그럼 이번에는 상생 관계를 설명해보자. 오행은 오장과 같은 의미이므로, 오행의 상생 관계를 설명하면, 오장의 상생 관계를 설명하는 것이 된다. 구체적으로 보면, 목화토금수(木火土金水)라는 오행(五行)의 순차적인 흐름이다. 금(金)은 수(水)와 상생한다. 즉, 폐와 신장은 서로 상생한다. 수(水)는 목(木)과 상생한다. 즉, 신장은 간과 상생한다. 목(木)은 화(火)와 상생한다. 즉, 간은 심장과 상생한다. 화(火)는 토(土)와 상생한다. 즉, 심장은 비장과 상생한다. 토(土)는 금(金)과 상생한다. 즉, 비장은 폐와 상생한다. 그런데 해석에서 약간 주의해야 할 점이 있다. 상극은 과잉 산의 부담을 떠넘긴다는 뜻인데, 상생은 서로 살아남는 것이 아니라 도와준다는 뜻이다. 즉, '목(木)은 화(火)와 상생한다. 즉, 간은 심장과 상생한다'에서 간은 심장을 도와준다는 뜻이 된다. 어떤 원리로 도와줄까? 원리는 간단하다. 그러나 생리학을 상당히 자세히 공부해야 한다. 하나씩 보자.

금(金)은 수(水)와 상생한다. 즉, 폐와 신장은 서로 상생한다. 즉, 폐가 신장을 도와준다는 것이다. 신장은 염(鹽)을 전문적으로 처리하는 기관이다. 그래서 염 처리를 누가 도와준다면 참으로 고마울 것이다. 폐는 적혈구를 취급하면서 과잉 산이 몰려오면, 적혈구 속에 든 알칼리 산화철(Fe^{3+})을 빼내서 과잉 산을 중화시킨다. 그러면 이 과정에서 철염(鐵鹽)이 발생한다. 이 철염은 염이기 때문에 신장이 책임을 져야 한다. 그런데 폐가 기능이 좋아서 이 철염을 덜 발생시키면 당연히 신장을 도와주게 된다(金生水). 다르게 해석할 수도 있다. 폐가 기능이 저하되어서 이산화탄소를 처리하지 못하면, 이 이산화탄소는 중조라는 염으로 변해서 신장으로 가서 처리된다. 그래서 폐가 신장을 도와줄 수도 있고, 신장이 폐를 도와줄 수도 있으므로 폐와 신장은 상생 관계가 된다. 수(水)는 목(木)과 상생한다. 즉, 신장은 간과 상생한다. 즉, 신장이 간을 도와준다. 간은 인체 최고의 해독 기관으로서 단백질을 이용해서 과잉 산을 중화하는데, 이때 암모니아가 발생한다. 즉, 간은 과잉 산을 중화시키면서 단백질에서 아민기(Amine group)를 떼어내서 암모니아로 만들어서 버린다. 이 결과가 바로 간 수치를 만들어낸다. 그래서 간 기능 검사를 할 때 간 수치를 재는 것은 간이 얼마나 많은 산을 중화하고 있는지를 알아보는 것에 불과하다. 그런데 신장은 이 암모니아(ammonia)를 암모니움 클로라이드(NH4Cl)라는 물질로 만들어서 소변을 통해서 체외로 버린다. 신장은 염소(Cl⁻)를 버리는 장소이기 때문에, 자연스럽게 암모니아도 버리게 된다. 이렇게 해서 신장이 활발하게 활동을 해주면, 당연히 간은 암모니아라는 산(酸)에서 해방이 된다. 즉, 신장이 간을 도와준 것이다(水生木). 목(木)은 화(火)와 상생한다. 즉, 간은 심장과 상생한다. 즉, 간이 심장을 도와준다. 간은 과잉 산을 중화하면서 다른 알칼리가 부족하면 지방을 만들어서 중화한다. 이것이 과하면 지방간이 된다. 그런데 심장은 자유 지방산이 수거해다 준 과잉 산을 중화시키는 장기이다. 현대과학은 이것을 보고 심장 에너지의 80% 이상을 지방산으로 쓴다고 표현한다. 그래서 체액에 지방산이 너무 과하면, 심장은 엄청나게 고된 노동을 해야 한다. 이 현상이 바로 콜레스테롤이라는 지방과 심장의 관계이다. 그래서 심혈관계(心血管系)를 논의할 때 콜레스테롤(Cholesterol)을 자주 언급하는 이유이다. 그런데 심장은 이 자유 지방산에서 전자만 빼서 열로 중화시키고 지방 자체는 지방을 전문적으로 취급하는 간으로 보내버린다. 그래서 간이 기능이 아주 좋아서 지방의 처리를 잘 해주면 심장은 바로 이익을 챙기는 것이다. 즉, 간이 심장을 도와준 것이다(木生火). 이것을 다르게 해석할 수도 있다. 간은 산성 정맥혈을 우 심장으로 보낸다. 그런데 간이 제 기능을 하면, 정맥혈의 산도는 낮아지고 결국 우 심장을 도와주는 것이다. 화(火)는 토(土)와 상생한다. 즉, 심장은 비장과 상생한다. 즉, 심장이 비장을 도와준다. 비장은 산성 간질액을 림프를 통해서 받아서 처리하기 때문에 간질액의 산성도가 비장에게는 아주 아주 중요하다. 그런데 심장은 간질로 알칼리 동맥혈을 뿜어준다. 그러면 간질액의 산성도는 내려가고 비장의 부담은 준다. 그래서 비장에게 심장은 아주 아주 고마운 존재이다. 즉, 심장이 비장을 도와준 것이다(火生土). 토(土)는 금(金)과 상생한다. 즉, 비장은 폐와 상생한다. 즉, 비장이 폐를 도와준다. 폐는 인체의 모든 산성 간질액을 받아서 최종 처리하는 아주 중요한 기관이다. 그중에서도 림프액의 처리가 아주 아주 중요하다. 그런데 비장은 림프를 통제하는 대표적인 장기이다. 그래서 비장의 기능이 충실하면 산성 간질액의 산성도는 내려가고 폐는 당연히 부담을 줄이게 된다. 즉, 비장이 폐는 도와준다(土生金). 여기서 주의해야 할 점은 이 상생 관계에서 도와주는 장기가 막히면 문제는 심각해진다는 사실이다. 즉, 이때는 병이 생기면서 죽을 수 있다는 사실이다(死於其所不勝, 病之且死). 이것을 기반으로 본문을 풀어보자.

오장은 기가 만들어진 곳(所生)에서 기를 받는다(五藏受氣於其所生). 즉, 오장은 과잉 산(氣)을 생성하는 곳이 아니라 중화하는 곳이기 때문에, 대개는 산성인 호르몬 때문에 과잉 산이 만들어지는 간질에서 과잉 산을 받는다. 기를 전할 때는(傳之), 상극(勝)하는 장기에 기를 전해준다(傳之於其所勝). 즉, 오장은 처리해야 할 산이 과잉되면, 상극(勝)하는 장기로 과잉 산을 떠넘긴다. 기는 원래 기가 만들어진 곳에서 제거(舍) 된다(氣舍於其所生). 과잉 산은 대부분 간질에서 생성되지만, 알칼리 동맥혈 등을 이용해서 대부분 간질에서 중화가 된다. 기가 상생(不勝)하는 즉, 도와주는 장기에까지 전해지면 죽는다(死於其所不勝). 즉, 오장은 자기가 받은 과잉 산을 처리할 수가 없으면, 상극(勝) 관계를 이용해서 위기를 모면하는데, 그래도 안 되면 상생(不勝) 관계 즉, 자기를 도와주는 오장에까지 영향을 미치게 되는데, 이때쯤 되면 과잉 산이 극단에 이르렀다는 증거이므로, 당연히 해당 장기는 죽을 수밖에 없으며, 따라서 인체도 죽는다(死於其所不勝)는 것이다. 또한, 역시(且) 병이 나도 죽는다(病之且死). 즉, 이때는 또(且) 병이 나기 때문에도 죽는다. 필히 먼저(先) 기가 전해져서(傳) 행동(行)에 옮겨지고(必先傳行), 도와주는(不勝) 장기에(其所) 이 과잉 산(氣)이 도달(至)하면(至其所不勝), 당연히 병으로 죽는다(病乃死). 앞에서 설명한 내용의 반복이다. 먼저 반드시 과잉 산이 전해지고 이어서 이 과잉 산의 작용이 일어나고, 이어서 이 상태가 심각해져서 자기를 도와주는 장기에까지 과잉 산이 침범하면, 병이 나서 죽는다는 것이다. 즉, 이 말은(此言) 기가 역행(逆行)을 한다는 것이며(此言氣之逆行也), 그러면 죽는다(故死). 상생 관계에서 보면 도와주는 장기는 체액의 흐름도에서 반드시 앞에 있게 된다. 그래서 산 과잉이 심해서 역행을 한다는 것은 상생하는 장기를 과잉 산이 침범했다는 말이 되며(此言氣之逆行也), 그러면 산 과잉이 너무 심하다는 증거이므로, 결국에는 산 과잉으로 인해서 죽는다(故死)는 것이다.

肝受氣於心, 傳之於脾, 氣舍於腎, 至肺而死.

앞에서 보았듯이, 간(肝)은 심장이 전자만 빼먹고 버린 자유 지방산을 최종처리하는 기관이다. 즉, 간은 심장에서 자유 지방산을 받는 것이다(肝受氣於心). 그러면 간은 이 지방산의 일부는 케톤으로 분해하지만, 나머지 지방은 지용성을 전문적으로 다루는 림프로 보내지고, 결국은 비장으로 들어(傳) 간다(傳之於脾). 신장은 비장과 함께 림프를 처리하는 기관이므로, 신장에서도 일부가 처리된다(氣舍於腎). 신장에서 지방이 분해된 형태인 케톤체가 처리되는 이유이다. 그래도 처리가 안 된 과잉 산을 담은 림프액은 흉선을 통과하면서 대부분이 중화된다. 그런데 이 산성 림프액이 폐까지 전해진다면, 그때는 상당한 산도(酸度)를 의미하기 때문에, 폐는 당연히 망가지고, 이어서 인체는 죽게 된다(至肺而死).

이 부분을 다르게 풀 수도 있다. 간은 스테로이드를 담즙의 형태로 받아서 처리한다. 즉, 모든 스테로이드 구조를 보유한 물질은 담즙을 통해서 간으로 모여든다는 뜻이다. 담즙은 스테로이드 구조가 뼈대라는 사실을 상기해보자. 그런데, 심장도 심장 스테로이드(Cardiac steroid)를 이용한다. 그래서 간은 심장에서 심장 스테로이드를 받을 수가 있다(肝受氣於心). 물론 이때 스테로이드는 자유전자를 잔뜩 실은 산성 스테로이드이다. 그리고 이때 간이 과부하에 걸리면, 간을 이를 중성지방으로 만들어서 림프를 통해서 비장으로 보낸다(傳之於脾). 그리고 이때 비장이 과부하에 걸리면, 비장은 이를 당연히 친구인 신장으로 보낸다(氣舍於腎). 신장은 스테로이드를 염의 형태로 배출한다는 사실을 기억해두자. 이때 신장이 과부하에 걸리게 되면, 이어서 부신이 문제가 된다. 그러면, 부신은 스테로이드를 생산할 수가 없게 된다. 이때 문제는 폐로 전해진다. 그리고 이때쯤 되면 폐는 죽게 된다(至肺而死). 왜? 그리고 어떻게? 이 부분은 생리학의 정수를 요구하고 있다. 폐는 폐포가 핵심이다. 폐포(肺胞:alveoli of the lung)가 잘못되면, 산소를 이산화탄소와 교환할 수가 없기 때문이다. 그런데, 폐포를 지키는 핵심이 계면활성제이다. 이 계면활성제(界面活性劑:surfactant)는 인지질(phospholipid)로서 강알칼리라서 폐포에 침입하는 모든 과잉 산을 중화해서 폐포를 보호해준다. 그리고 이 계면활성제가 하는 역할은 또 있는데, 가스(Gas) 교환을 더 잘 되게 하는 것이다. 즉, 산소와 이산화탄소의 교환을 더 잘 되게 하는 역할을 계면활성제가 한다. 그도 그럴 것이 계면활성제는 물질에서 계면을 만들어줘서 물질과 물질 사이에 틈새를 만들어준다. 그러면 이때 산소와 이산화탄소라는 가스는 이 틈새를 통해서 폐를 자유자재로 왕래하게 된다. 그래서 폐에서 계면활성제의 역할은 상당히 중요하다. 그런데, 폐포에서 활동하는 계면활성제를 만들어내는 세포를 부신이 만들어낸 스테로이드가 통제한다. 즉, 이 계면활성제를 분비하는 세포(AT1:alveolar type 1, AT2:alveolar type 2)를 스테로이드가 통제한다. 그래서 스테로이드가 부족하게 되면, 곧바로 폐가 문제가 된다. 그래서 난경 第八難 寸口脈平而死者에서 보면, 스테로이드를 총지휘하는 부신을 호흡의 문(呼吸之門)이라고 표현하기도 한다. 그래서 신장 문제가 폐로 전해지면, 폐는 산소를 공급할 수가 없게 되고, 결국에 생명은 끝이 난다(至肺而死). 여기서 핵심은 스테로이드이다.

心受氣於脾, 傳之於肺, 氣舍於肝, 至腎而死.

심장이 비장에서 기를 받을 경우(心受氣於脾), 이것을 전달받는 장기는 폐이다(傳之於肺). 이것은 간에서 중화가 된다(氣舍於肝). 그런데 간에서 중화가 모두 안 되고 신장까지 전달되면 죽는다(至腎而死). 생리학의 정수를 요구하고 있다. 심장이 비장에서 과잉 산(氣)을 받는다(心受氣於脾)는 말은 산성 간질액을 받아서 처리하는 비장이 과부하가 걸려서 더는 산성 간질액을 처리할 수가 없다는 뜻이다. 그러면 동시에 간질에는 산이 축적되고, 이 축적된 과잉 산은 자연스럽게 간질에 있는 동맥 모세 혈관 속으로 침투를 하면서 동맥 모세 혈관을 수축시키면서 고혈압을 만들어내고, 혈관의 침투성이 증가하면서 혈액에 있는 적혈구까지 간질로 나오게 된다. 이때 이 여파는 당연히 적혈구를 다루는 폐까지 전해진다(傳之於肺). 즉, 폐에서 산소를 나르는 적혈구의 숫자가 적어진 것이다. 이제 간질로 나온 이 적혈구는 간질에 있는 과잉 산이 환원을 시키면서 분해가 되고 빌리루빈 등의 물질로 변한다. 결국, 이 물질들은 간에서 최종 처리가 된다(氣舍於肝). 만일에 이 물질들이 간에서 처리가 안 되면, 간으로 인한 황달이 나타난다. 그러면 이 물질은 또 다른 배출구를 찾게 되는데, 바로 신장이다. 즉, 신장이 간에서 나온 암모니아를 처리하듯이 빌리루빈도 처리를 해주는 것이다. 신장에서 이 물질들을 처리하게 되면, 소변 색이 빌리루빈의 노란 색소 때문에 노랗게 변한다. 이때쯤 되면 이미 몸은 망가질 대로 망가진 상태를 암시한다. 결국, 이 상태가 신장까지 오면 죽을 수밖에 없다(至腎而死)는 것이다.

이 부분도 스테로이드 기전을 이용해서 다르게 해석할 수도 있다. 심장은 비장을 통해서 기를 받는다고 했다(心受氣於脾). 어떻게 받을까? 이때 중개자는 흉선이다. 흉선은 림프액을 통제하는 기관인데, 스테로이드도 만들어낸다. 그리고 림프 기관을 최종 통제하는 기관은 비장이다. 그래서 우 심장은 흉선을 통해서 스테로이드를 공급받게 되는데, 이는 사실상 비장의 통제하에 있다. 그리고, 이때 우 심장이 문제가 되면, 체액의 흐름도 때문에, 이는 당연히 폐로 전해진다(傳之於肺). 그리고 이때 폐가 문제가 되면, 폐는 이를 담즙으로 만들어서 간으로 보낸다(氣舍於肝). 그리고, 이때 간도 이를 처리하지 못하게 되면, 이는 자동으로 신장으로 보내진다. 신장도 스테로이드를 염을 형태로 배출한다는 사실을 상기해보자. 그래서, 이 정도가 되면, 신장도 문제가 되고, 이어서 부신이 문제가 된다. 그러면, 부신은 스테로이드를 만들어서 폐로 보낼 수가 없게 되고, 생명은 끝나게 된다(至腎而死). 즉, 폐가 스테로이드 부족으로 인해서 산소 공급을 할 수가 없게 된다.

脾受氣於肺, 傳之於腎, 氣舍於心, 至肝而死.

　비장이 폐에서 기를 받으면(脾受氣於肺), 이 여파는 신장에까지 전해진다(傳之於腎). 이 기는 최종적으로 심장에서 중화된다(氣舍於心). 그런데 심장에서 중화가 안 되고 간에까지 영향을 미치면 죽는다(至肝而死). 비장이 폐에서 기를 받는다(脾受氣於肺)는 말은 폐는 산성 간질액을 최종 처리하기 때문에 폐가 책임지는 체액은 간질이 되는데, 이때 폐가 문제가 되면 또 다른 문제가 기다리는데, 바로 알칼리 동맥혈을 좌(左) 심장으로 충분히 보낼 수 없다는 뜻이다. 그러면 간질에 공급되는 심장의 알칼리 동맥혈이 줄어들면서 산성 간질액을 처리하는 비장은 힘들어진다. 이렇게 폐는 간질을 통제하기 때문에, 비장에 과잉 산을 전해주게 된다(脾受氣於肺). 그러면 비장은 과부하에 걸린다. 이제 비장도 살아야만 하니까, 같이 림프액을 처리하는 신장으로, 이 과잉 산을 전달한다(傳之於腎). 그러면 신장은 이 과잉 산을 체액 흐름도에 따라서 산성 정맥혈을 통해서 우(右) 심장으로 보내버린다. 그러면 심장은 과부하가 일어나고, 이 과잉 산을 지방산을 도구로 중화하면서(氣舍於心) 엄청난 양의 지방산을 만들어내고, 이 지방산은 간의 부담으로 이어진다. 그래서 이쯤 되면, 이미 몸은 망가질 대로 망가졌다. 그래서 폐에서 시작한 과잉 산 문제가 간까지 도달하면 당연히 생명은 끝이 난다(至肝而死).

　이 부분도 스테로이드 기전을 이용해서 다르게 해석할 수도 있다. 폐가 과부하에 걸리게 되면, 폐는 스테로이드에 자유전자를 실어서 림프를 통해서 비장으로 보내게 된다. 즉, 비장이 폐에서 기를 받은 것이다(脾受氣於肺). 그리고 이때 비장이 문제가 되면, 비장은 이를 친구인 신장으로 보낸다(傳之於腎). 그리고 이때 신장이 문제가 되면, 신장은 이를 자기가 상극하는 우 심장으로 보낸다(氣舍於心). 그러면, 우 심장은 스테로이드에 자유전자를 실어서 스테로이드를 담즙으로 처리하는 간으로 보낸다. 그러면, 이제 간이 과부하에 걸리게 되고, 그러면, 간은 폐가 보내는 산성 스테로이드를 받을 수가 없게 되고, 인체는 생을 마감한다(至肝而死). 즉, 산소 공급을 받을 수가 없게 되면서, 인체는 생을 마감한다.

肺受氣於腎, 傳之於肝, 氣舍於脾, 至心而死.

　폐가 신장에서 기를 받으면(肺受氣於腎), 그 여파는 간까지 이어진다(傳之於肝). 이 기는 비장에서 최종 처리된다(氣舍於脾). 이 기가 심장에까지 이르면 죽는다(至心而死). 폐가 신장에서 기를 받는다(肺受氣於腎)는 말은 바로 철염(鐵鹽)이다. 즉, 신장에 문제가 있어서 신장이 철염을 처리하지 못하면, 이 철염의 부담은 고스란히 폐의 부담으로 이어진다. 즉, 폐가 신장에서 기를 받은 것이다(肺受氣於腎). 그러면 폐는 이 산성인 철염을 담즙을 통해서 처리하면서 결국 철염은 간으로 전해진다(傳之於肝). 간은 당연히 과잉 산을 만나면 중화하게 되고, 이 과정에서 지방이나 단백질이 동원되면서 림프액이 증가하게 되고, 이 림프액은 비장으로 들어가서 최종 처리된다(氣舍於脾). 그런데 여기서 비장이 이 과잉 산성 림프액을 처리하지 못하면, 분자의 크기가 아주 큰 이 림프액 분자들은 림프로 들어가지를 못하고 간질에 정체된다. 이제 간질은 이들 대분자 물질 때문에 꽉 막히고 만다. 심장은 아무것도 모르고 열심히 막힌 간질로 혈액을 뿜어댄다. 그러나 간질은 이미 이 대분자에 의해서 막혀있다. 그러면 심장은 고혈압으로 죽는다. 그러면 생명도 끝이 나는 것은 당연하다(至心而死).

　이 부분도 스테로이드 기전을 이용해서 다르게 해석할 수도 있다. 이미 살펴본 바와 같이, 폐는 부신에서 스테로이드를 공급받는다(肺受氣於腎). 그리고, 폐가 문제가 되면, 폐는 이를 담즙으로 만들어서 간으로 보낸다(傳之於肝). 이제 간이 문제가 되면, 이를 림프액으로 만들어서 비장으로 보낸다(氣舍於脾). 스테로이드는 지용성이라는 사실을 상기해보자. 이때 비장이 문제가 되면, 이어서 스테로이드를 취급하는 흉선이 문제가 되고, 그러면, 흉선에서 산성 스테로이드가 우 심장으로 공급되고, 이때 우 심장이 문제가 되면, 이는 폐로 보내지고, 이제 산소 공급이 끊기면서, 생명은 끝난다(至心而死).

腎受氣於肝, 傳之於心, 氣舍於肺, 至脾而死.

신장이 간에서 기를 받으면(腎受氣於肝), 이 기는 심장으로 전해진다(傳之於心). 이 기는 폐에서 최종 처리 된다(氣舍於肺). 이 기가 비장에까지 전달되면 죽는다 (至脾而死). 앞에서 보았듯이, 신장은 간에서 암모니아를 받아서 체외로 배출시킨다 (腎受氣於肝). 이때 신장에 과부하가 걸리면, 신장은 과잉 산을 산성 정맥혈로 만들어서 우(右) 심장으로 보내버린다(傳之於心). 그러면 우 심장은 체액 흐름도에 따라서, 이 과잉 산을 폐로 보내서 최종 처리시킨다(氣舍於肺). 그런데 만일에, 이 과잉 산이 비장에 전달되면 죽는다(至脾而死). 폐는 산성 간질액을 최종 처리하기 때문에, 폐가 안 좋으면, 산성 간질액의 처리는 미뤄지고, 산성 간질액을 림프를 통해서 처리하는 비장은 문제를 일으킨다. 그러면 산성 간질액의 처리는 모두 막힌 것이다. 당연히 혈액 순환은 막히고 당연히 죽는다(至脾而死).

이 부분도 스테로이드 기전을 이용해서 다르게 해석할 수도 있다. 간이 스테로이드를 처리하다가 문제가 생기면, 이를 신장으로 보낸다(腎受氣於肝). 그리고 이때 신장이 문제가 되면, 신장은 자기가 상극하는 우 심장으로 이를 보낸다(傳之於心). 이때 우 심장도 문제가 되면, 이를 폐로 보낸다(氣舍於肺). 이때 폐도 문제가 되면, 이를 림프액에 실어서 비장으로 보낸다. 이 말은 모든 오장이 과부하에 걸렸다는 뜻이 되고, 결국에 생명은 끝난다(至脾而死).

이 부분은 상당히 많은 암시를 주고 있다. 그리고 스테로이드가 상당히 중요하다는 말을 하고 있기도 하다. 즉, 스테로이드는 오장육부 모두에서 필요로 하는 아주 중요한 물질이다. 그래서 이 스테로이드 문제는 전 세계의 에너지 의학에서 아주 중요한 자리를 차지하고 있다. 그러나, 이 스테로이드 문제는 최첨단 현대의학이 땅에 깊숙이 파묻어 놓고서 되도록 말을 하지 않는 부분이기도 하다. 그러면서도 스테로이드를 오남용하고 있다. 그 이유는 스테로이드가 만병통치약이기 때문이다. 그러면, 자동으로 인체 안에서 만들어지는 스테로이드가 그만큼 중요하다는 결론에 쉽게 다다르게 된다. 즉, 스테로이드 제제를 오남용할 것이 아니라, 인체 안에서 만들어내는 스테로이드를 이용하면 된다는 뜻이다. 그러나, 최첨단 현대의학은 돈에 눈이 멀어서, 이 말은 절대로 하지 않는다. 다시 말하자면, 생명보다는 돈을 버는 것이 우선이니까! 특히, 스테로이드 중에서도 여성 호르몬인 에스트로겐(Estrogen)은 아주 강력한 강알칼리라서 효과가 아주 좋다. 그리고, 인체 안에서 스테로이드는 주로 성 기관과 부신, 흉선에서 만들어진다. 그러나 소량이지만, 뇌 신경, 소화관, 피부, 심장 등등에서도 만들어진다. 이렇게 인체 곳곳에서 스테로이드가 만들어진다는 말은, 이 스테로이드가 그만큼 중요하다는 뜻이다. 이를 에너지 의학으로 살펴보면, 아주 재미있는 현상을 발견할 수가 있게 된다. 세계에서 유행하는 에너지 의학 중에서 탄트라(Tantra)라는 에너지 의학이 있다. 이 탄트라는 여성의 성력(性力)을 교의의 중심으로 하고 있다. 그래서 탄트라는 대중들에게 이상한 시선을 받고 있기도 하다. 그러나 이는 에너지 의학을 정확히 몰라서 그렇다. 그리고, 더불어 최첨단 현대의학이 의학 독점을 위해서 이를 미신이나 범죄 집단으로 취급한 영향도 크다. 그러나 이의 실체를 정확히 알면, 탄트라의 핵심이 눈에 보인다. 여기서 여성의 성력(性力)은 에스트로겐을 말한다. 즉, 탄트라의 교리 핵심은 인체 안에서 만들어지는 강알칼리인 스테로이드를 이용해서 건강을 지키자는 것이다. 그리고 여기서 반드시 호흡이 따라온다. 그 이유는 앞에서 살펴본 바와 같이, 폐는 스테로이드를 이용하기 때문이다. 그래서, 호흡과 스테로이드는 항상 같이 붙어서 다닌다. 그도 그럴 것이 스테로이드도 강알칼리이고, 폐가 공급하는 산소도 강알칼리이기 때문이다. 인체의 세포는 한순간도 쉬지 않고 계속해서 호흡하면서, 산성 노폐물을 간질로 뿜어낸다. 그리고, 인체는 이를 중화해서 인체의 체액 산도를 pH7.45로 맞춰줘야 살 수가 있다. 만일에, 이 체액 산도가 어긋나면, 인체는 곧바로 죽게 된다. 그리고, 이 체액 산도는 운신의 폭이 아주 좁아서 순간순간 항상 신경을 써줘야 한다. 인체의 체액 산도가 pH7.30만 되어도 인체는 곧바로 혼수상태에 빠져버린다. 이 산도 조절을 알칼리 물질이 해준다. 그리고 스테로이드와 산소는 강알칼리이다. 그래서 스테로이드는 만병통치약이 될 수밖에 없고, 이를 최첨단 현대의학은 너무나도 잘 알고 있다. 그러나 철저히 숨기고 있다. 그러면서 이를 오남용하고 있다. 그리고 이를 철저히 이용하는 에너지 의학이 바로 탄트라이다. 즉, 탄트라는 완벽한 과학을 기반으로 한 에너지 의학이지, 최첨단 현대의학이 비아냥대는 것처럼, 미신(迷信)이 아니다. 즉, 탄트라의 실체는 미신(美神)이다. 그리고 이를 철저히 이용하는 또 다른 에너지 의학이 바로 차크라이다. 차크라(Chakra)는 인체에서 스테로이드가 제일 많이 만들어지는 6곳을 지정해서, 이를 강화시켜주는 것이다. 즉, 스테로이드를 많이 만드는 성기, 음부, 부신, 흉선, 이마의 정중선, 백회혈 부근의 정수리가 차크라의 핵심적인 지점이 된다. 그리고 당연히 호흡 수련이 따라온다. 그리고 이를 황제내경도 철저히 이용하고 있다. 바로 12정경에 있는 원혈(原穴)이다. 즉, 황제내경은 탄트라나 차크라보다도 더 구체적이고, 더 많이 스테로이드를 이용하고 있다. 그리고 난경 第八難 寸口脈平而死者에서는 오장이 정상이어서 촌구맥의 맥상이 지극히 정상인데도 불구하고, 갑자기 죽는 경우가 있는데, 이 원인을 부신에서 찾는다. 즉, 부신이 분비하는 스테로이드 호르몬이 오장을 총통제한다는 사실을 말해주고 있다. 그리고 실제로도 오장에서 스테로이드는 엄청나게 중요한 역할을 해주고 있다. 우리 몸은 산화 환원을 통해서, 우리 몸의 에너지인 자유전자를 유통시키는데, 이 산화 환원의 귀재가 바로 스테로이드 호르몬이다. 즉, 우리 몸의 에너지 조절자가 스테로이드 호르몬이다. 인체를 작동시키는 에너지는 과잉되면, 반드시 문제를 일으키게 되는데, 이를 스테로이드가 완충해주는 것이다. 이는 왜 최첨단 현대의학이 스테로이드를 남용하는지 알 수 있게 해주는 대목이다. 그리고 탄트라에서 왜 그토록 여성의 성력을 중요시했는지도 알 수 있게 해주는 대목이기도 하다. 그래서 최첨단 현대의학을 연구하는 연구자들이 부신을 절제하고 동물 실험을 해보면, 스트레스가 없는 환경에서는 스테로이드를 생산하는 부신이 없어도 해당 동물은 잘 살아간다. 그러나 스트레스가 조금만 가해져도, 이 동물은 곧바로 죽고 만다. 이 부분은 왜 황제내경이 부신을 명문(命門)이라고 했는지 이해가 가는 대목이다. 부신은 말 그대로 목숨(命)의 문(門)인 것이다. 그래서 난경 第八難 寸口脈平而死者는 찬탄을 자아내게 하는 명문(命門)을 설명하는 명문(名文)이다. 그래서 이 제8난을 정확히 해석할 수 있으면, 한의학이나 동양의학을 완벽하게 정통한 사람일 것이다. 그리고, 이를 응용해서 나온 것이 단전(丹田) 호흡법이다. 여기서 단(丹) 자가 아주 중요하다. 이 단(丹)은 단사(丹沙:丹砂: 수은으로 이루어진 황화 광물)에서 나왔는데, 단사(丹砂)는 아주 강한 강알칼리이다. 그래서 이를 불멸의 약으로 사용했던 것이다. 그런데, 이 단(丹)은 원래는 단(膻)이었다. 단(膻)은 누린내의 의미를 보유하고 있는데, 이 누린내의 주범이 바로 스테로이드이다. 그래서 단전(丹田)은 원래 단전(膻田)으로서 스테로이드(膻)의 밭(田)이라는 뜻이다. 즉, 단전은 스테로이드가 엄청나게 많은 곳이라는 뜻이다. 그리고 단전 호흡은 원래 두 단어이다. 즉, 스테로이드를 통제하는 단전과 폐를 통제해서 산소를 통제하는 호흡이 합쳐진 말이다. 그래서 단전을 구분할 때 보면, 보통은 세 군데를 지정한다. 그리고, 이 세 군데는 정확히 스테로이드를 통제하는 곳이다. 이 분류법은 두 가지가 있게 된다. 하나는 스테로이드를 많이 만드는 음부, 스테로이드를 총통제하는 부신, 그리고 흉선이다. 그래서 이 세 기관이 자리한 곳이 단전이 된다. 또 다른 한 가지는, 음부, 부신, 이마의 정중선이다. 둘 다 모두 맞는 위치이다. 여기서 스테로이드와 뇌의 관계를 좀 더 살펴보자. 보통 신경에서 만들어지는 스테로이드를 신경 스테로이드라고 말한다. 이 신경 스테로이드(Neuro-steroid)는 콜레스테롤에서 만들어지는데, 주로 신경 교세포(Glial cell)와 뉴런(Neuron)에서 만들어진다. 이는 당연한 이야기가 된다. 신경은 모두 자유전자에 의해서 움직인다. 그래서 신경은 자유전자가 과잉되어서 MMP(Matrix MetalloProteinase)를 작동시키지 못하게 만들어야 한다. 아니면, 이들이 MMP를 동원해서 알칼리 콜라겐 덩어리인 신경을 갈기갈기 찢어 놓을 테니까! 그리고 모든 세포막에는 콜레스테롤이 막의 사이사이에 많이 박혀있다. 그래서 자유전자가 간질에서 과잉되면, 간질과 접한 세포막에 붙은 콜레스테롤이 환원되어서 자동으로 자유전자를 완충하게 된다. 그러면, 세포는 일단 자유전자의 횡포를 피하게 된다. 그리고 이 콜레스테롤의 뼈대가 스테로이드이다. 그리고, 이들은 신경의 뉴런이나 신경 교세포에서 만들어진다. 뇌의 구성을 보면, 신경은 10% 내외이고, 나머지 90%는 신경의 피복인 알칼리 콜라겐 단백질이다. 그래서 뇌는 알고 보면, 사실상 알칼리 덩어리이다. 그래야 신경을 통해서 온몸에서 올라오는 엄청난 양의 자유전자를 완충할 수 있게 된다. 그런데, 뇌는 자기를 보호하기 위해서 또 다른 장치를 만들어 놓았는데, 이들이 바로 시상하부와 송과체이다. 시상하부(hypothalamus)는 인체에서 올라오는 모든 신경의 집결지이다. 그래서 시상하부는 자동으로 인체의 거의 모든 문제를 책임지고 있다. 이 말을 다시 하자면, 시상하부에는 엄청난 양의 자유전자가 신경을 통해서 모이게 되는 장소이다. 그래서 시상하부는 이에 대한 대책으로 스테로이드를 이용한다. 그래서 시상하부는 스테로이드와 관련된 모든 기관과 연결된다. 하나씩 살펴보자. 시상하부가 통제하는 갑상선(Thyroid gland:甲狀腺)은 칼슘염을 통제하므로, 염을 통제하는 신장과 연결되고, 자연스럽게 부신과 연결된다. 그리고 시상하부는 엄청난 양의 자유전자를 통제하므로, 성장인자인 자유전자가 통제하는 성장호르몬도 통제하게 되고, 스테로이드 통제 기관인 부신과는 당연히 연결되고, 당연히 스테로이드를 생산하는 음부와도 연결되고, 스테로이드인 성호르몬에 의해서 통제되는 프로락틴(prolactin)과도 연결된다. 그래서 이들을 종합해보면, 시상하부는 스테로이드 총 통제기관이 된다. 그래서 여기서 스테로이드와 관련된 연결고리가 생겨난다. 즉, 시상하부-뇌하수체-부신 축(HPA-axis:Hypothalamic-Pituitary-Adrenal Axis)이 만들어진다. 그런데, 시상하부는 여기서 또 다른 예비 완충 장치를 하나 더 보유하고 있다. 이는 다름 아닌 그 유명한 송과체(epiphysis cerebri:松果體)이다. 송과체는 일주기를 조절하는 멜라토닌(Melatonin)의 생산으로 더 유명하다. 그러나 송과체를 자세히 연구하다 보면, 더 유명한 것이 바로 송과체의 스테로이드 생산이다. 이 송과체는 뇌하수체가 생산하는 스테로이드의 양보다 더 많은 양의 스테로이드를 생산한다. 물론, 이 송과체는 시상하부의 하수인이다. 즉, 송과체는 시상하부의 통제를 받게 된다. 그런데, 이 송과체의 생리가 아주 재미가 있다. 이 송과체는 뇌의 한 구성 요소이므로, 신경으로 연결되어 있는데, 송과체와 연결된 신경은 모두 원심성 신경(efferent neuron)이다. 즉, 송과체는 뇌에서 뇌 밖으로 자유전자를 내보내기만 한다. 즉, 시상하부에서 자유전자가 과잉되면, 시상하부는 이를 송과체로 보내게 되고, 송과체는 이를 뇌 밖으로 방출하는 기능을 한다. 즉, 송과체는 뇌의 쓰레기 청소부이다. 즉, 송과체는 스테로이드라는 쓰레기 청소부를 많이 만들어낼 뿐만이 아니라, 그 나머지 쓰레기마저 원심성 신경을 통해서 뇌 밖으로 쓸어내서 버려준다. 한마디로 송과체는 뇌의 청소부이다. 그리고 송과체의 또 다른 특징은 송과체 자체가 모두 분비샘 세포로만 이루어져 있다. 그래서 자유 전자를 배출하는 분비샘의 특성 때문에, 송과체는 그만큼 자유전자를 뇌 밖으로 많이 버릴 수가 있게 된다. 그리고 송과체가 만들어낸 멜라토닌도 쓰레기 청소부 이다. 즉, 멜라토닌은 자유전자를 수거한 유황(6-Hydroxymelatonin-O-Sulfate) 과 결합해서 신장으로 배출된다. 그래서 송과체가 뇌를 깨끗이 비워주게 되면, 신 경의 자극이 없게 되고, 이어서 잠을 편안하게 이룰 수가 있게 된다. 그래서 그 유명한 철학자인 데카르트(René Descartes)는 송과체를 보고, 영혼이 잠든 곳, 또는 영혼의 본거지(principal seat of the soul)라고도 했다. 그리고 이 모든 것 은 바로 송과체의 쓰레기 청소부 역할 때문이다. 그리고 송과체가 만들어내는 멜 라토닌은 소화관에서도 만들어지는데, 소화관이 만들어내는 멜라토닌의 양은 송과 체에서 만들어지는 양보다 약 400배는 더 많다. 그래서 송과체와 소화관도 멜라 토닌이라는 고리를 통해서 자동으로 연결된다. 그러면, 이는 스테로이드와 소화관 도 연결되게 만든다. 그리고 소화관은 인체에서 만들어지는 세로토닌(Serotonin) 의 50~80%에서 만들어낸다. 그리고 이 세로토닌은 멜라토닌으로 바뀌게 된다. 그런데, 장내 미생물은 멜라토닌도 만들어낸다. 그래서 장내 미생물과 송과체가 연결되게 되고, 장내 미생물은 스테로이드 대사와도 연결되게 된다. 그래서 인체 안에서 스테로이드는 인체를 거미줄처럼 연결하게 되는데, 이는 모두 인체 안에 적체한 산성 쓰레기의 청소부 역할이다. 인체의 백병은 모두 산성 쓰레기 때문이 라는 사실을 상기해보자. 그러면, 다시 원론으로 돌아가 보자. 그러면, 우리는 여 성의 성력인 스테로이드 호르몬을 근간으로 확립된 탄트라(Tantra)를 과연 미신이 라고 부를 수 있을까? 그러면, 과연 최첨단 현대의학이 미신(迷信)일까? 아니면 탄 트라가 미신(美神)일까? 물론 판단은 독자 여러분의 몫이다. 우리는 이제야 단전 호흡의 문화가 지금까지 명맥을 유지한 이유를 알게 되고, 차크라의 문화가 지금 까지 명맥을 유지한 이유를 알게 된다. 이는 최첨단 자연 의학이며, 최첨단 자연 치유 방법이다. 그리고, 황제내경을 이들 모든 이론을 품고 있는 자연 의학, 자연 치유의 교과서이다. 황제내경에 관해서 무슨 말을 더 붙이겠는가? 마지막으로 종합해보면, 뇌는 인체의 중앙통제장치이다. 그런데, 이런 중앙통제장치를 스테로이드가 통제하고 있는 셈이다. 그러니, 스테로이드를 정확히 아는 사람이라면, 스테로이드에 안 미치겠는가? 그래서 탄트라라는 종교까지 탄생하게 된다. 뇌가 정상이 되면, 인체는 모두 정상이 된다는 사실을 상기해보자. 즉, 모든 병은 근육에서 일어나게 되고, 이 근육은 신경이 통제하게 되고, 신경은 뇌가 통제하게 되고, 뇌는 스테로이드가 통제하게 되고, 이어서 건강은 스테로이드가 통제하게 된다. 그러면, 자동으로 스테로이드 대사를 건드리게 되면, 건강에 심각한 문제가 야기된다는 사실은 너무 빤히 보인다. 그런데 불구하고 최첨단 현대의학은 스테로이드 구조를 보유한 콜레스테롤의 대사를 건드린다. 즉, 콜레스테롤 저하제를 쓴다. 이 약은 콜레스테롤을 만들지 못하게 원천 봉쇄한다. 이 약 이름은 스타틴(statin)이다. 이를 콜레스테롤 합성 저해제(cholesterol synthesis inhibitor)라고도 한다. 이 약물은 국내와 국외에서 수요가 매우 큰 약물이다. 이 약은 처음에 승인되는 과정부터 문제가 아주 많은 약물이었다. 이 문제 때문에 콜레스테롤 논쟁은 격화되었고, 이를 반증하는 자료와 책들의 무수히 발간되었으나, 인간 생명은 아랑곳하지 않고, 오직 돈만 바라보는 최첨단 현대의학은 모르쇠로 일관하고 있다. 이 약의 대표적 부작용은 2가지가 있다. 물론 수많은 부작용은 열거하기가 힘들 정도이다. 이 결과들은 강알칼리인 스테로이드를 건드려 놨으니 당연하다. 먼저, 발기부전(勃起不全:erectile dysfunction)이다. 발기부전은 스테로이드 구조를 보유한 성호르몬의 문제이므로, 너무나 당연한 일이다. 그리고 인체에서 콜레스테롤 적체와 같은 고지혈증이 생기는 이유는 알칼리 부족 때문에 생긴다. 그런데, 이때 알칼리를 보충해서 채워주지는 못할망정, 오히려 강알칼리인 스테로이드를 만들지 못하게 원천 봉쇄해버린다. 의학 상식을 모르는 일반 대중은 눈 뜨고 코 베인 셈이다. 상상력을 조금만 더해보면, 이 전략은 병을 만들자는 전략으로 밖에는 안 보인다. 두 번째 대표적인 부작용은 단기 기억 상실(amnesia:記憶喪失)이다. 이것도, 뇌의 스테로이드 기능을 망쳐놨으니, 너무나 당연한 사실이다. 바로 앞에서 보았듯이, 뇌도 실제로는 스테로이드가 통제한다는 사실을 상기해보자. 특히 뇌에서 기억을 담당하는 핵심기관이 해마(hippocampus:海馬)인데, 이 해마에서도 스테로

이드를 아주 많이 생산한다. 그래서 스테로이드 생성을 방해하는 콜레스테롤 저하
제는 해마의 기능을 망치게 되면서 당연히 단기 기억 상실증이 나타나게 만든다.
이것이 최첨단이라고 으스대는 최첨단 현대의학의 추악한 흡혈귀와 같은 민낯이
다. 최첨단 현대의학에서는 인간 생명 존중은 온데간데없고, 오직 돈과 권력만 있
을 뿐이다. 도대체 최첨단 현대의학에서 우리가 진실이라고 믿고 있는 진실 중에
서 진짜 진실은 과연 몇 가지나 될까? 그러면, 스테로이드 문제는 여기서 끝날까?
아니다. 더 있다. 소화관은 장점막에서 많은 스테로이드 호르몬을 만들어내서 소
화관의 면역을 통제한다. 인체 면역의 70%가 소화관에서 활동하고 있다는 사실을
상기해보자. 그래서 콜레스테롤 저하제를 복용하면, 소화관은 지독하게 고생하게
된다. 즉, 스타틴 때문에 소화관에서 궤양이 생기고 난리가 난다. 그도 그럴 것이
소화관에서 활동하고 있는 인체 면역의 70%를 망쳐놓기 때문이다. 즉, 스타틴은
인체 면역을 파괴해서 병을 만드는 주범이 된다. 또 있을까? 또 있다. 혈관이다.
혈관이 나빠지면, 심장은 치명타를 입게 된다. 혈관에 생기는 질환은 콜레스테롤
유황 화합물이 부족한 경우에 생긴다. 여기서 콜레스테롤이 아주 중요한 역할을
한다. 그래서 콜레스테롤의 생성을 원천 봉쇄하면, 혈관 때문에, 심장은 타격을 받
는다. 그런데, 이상하게도 실험들은 콜레스테롤 저하제가 심장병을 막는다고 발표
되고 있다. 심장은 심장 스테로이드(Cardiac steroid)를 이용하므로, 콜레스테롤
저하제는 스테로이드를 만들지 못하게 하면서, 심장이 타격을 입는 것은. 그냥 상
식인데도 말이다. 물론 스타틴이 심장병을 막는다는 허무맹랑한 논리는 수많은 도
전을 받고 있다. 그러나 여전히 스타틴의 처방은 활발히 진행되고 있다. 이것이
최첨단이라고 으스대는 최첨단 현대의학의 흡혈귀와 같은 추악한 민낯이다. 스테
로이드가 만들어지는 곳이 하나 더 있다. 피부이다. 피부도 많은 양의 스테로이드
를 만들어서 피부의 감염을 막는다. 피부병에 합성 스테로이드 제제를 바르는 이
유이다. 그래서 스타틴을 복용하게 되면, 피부가 난리가 난다. 그래서 스타틴은 병
을 낫게 하는 치료제가 아니라 병을 발병시키는 원흉이다. 그런데 불구하고 활발
히 처방되고 있는 약물이 스타틴이다. 물론 제약회사의 입장으로 보면 효자도 이
런 효자가 없을 것이다. 즉, 콜레스테롤 저하제는 수익원 발굴의 일등 공신이 된

다. 즉, 이는 돈을 찍어내는 기계이다. 여기서 스타틴 때문에 부작용이 일어나는 곳들은 모두 스테로이드를 스스로 만드는 곳들이다. 그리고 이들이 스스로 스테로이드를 생성하는 이유는 이곳에 과잉 산이 몰리기 때문이다. 그래서 이들을 살펴보면, 심장은 인체에서 자유전자를 제일 많이 중화하는 곳이고, 소화관은 위산으로 환원된 음식물과 음식 자체가 보유한 산이 몰리는 대표적인 곳이고, 뇌는 전신에서 올라오는 자유전자가 모두 모이는 곳이고, 피부는 산성 노폐물과 영양분이 교환되는 간질과 접하고 있어서 산성 체액에 무방비로 노출되는 곳이고, 성 기관은 성장인자인 자유전자가 모이는 곳이다. 그래서 스타틴을 복용하게 되면, 이들은 과잉 산을 중화하는 스테로이드를 만들지 못하게 되면서, 자동으로 과잉 산을 중화할 수가 없게 되고, 이들은 홍역을 치르게 된다. 이는 전자생리학으로 보면, 그냥 상식이다. 이 문제는 전자생리학을 기술할 때 더 자세히 심층적으로 기술하겠지만, 최첨단 현대의학에 양자역학을 기반으로 한 전자생리학을 들이대면, 최첨단 현대의학은 가관이 된다. 분노가 치밀어 오를 때가 한두 번이 아니다. 이 문제는 너무 긴 이야기이므로, 여기서 접는다. 이 편에서 스테로이드 문제를 꺼낸 이유는, 이 편의 제목인 옥기진장론(玉機眞藏論)에 있다. 여기서 옥(玉)은 구슬을 말하는데, 이 옥은 만병의 근원인 전자를 가지고 노는 산화 환원(Redox)의 귀재이다. 그리고 기(機)는 호르몬을 말한다. 그래서 옥기(玉機)는 산화 환원을 아주 잘하는 호르몬이라는 뜻이다. 즉, 옥기 중에서 하나가 스테로이드 호르몬이라는 뜻이다. 이 편을 이런 식으로 풀다 보면, 황제내경은 소름이 끼치도록 무서운 책이라는 느낌을 받게 한다. 즉, 최첨단이라고 으스대는 최첨단 현대의학은 감히 명함도 내밀 수가 없다는 뜻이다. 그리고 황제내경은 전 세계에 존재하는 모든 에너지 의학의 교과서라는 느낌이 자동으로 들게 만든다. 그리고 인체는 에너지로 작동하는 생체이므로, 인체를 에너지로 접근하는 것이 옳다. 즉, 최첨단 현대의학이 인체를 단백질로 접근하는 사실 자체가 틀렸다는 이야기이다. 물론 이러는 사이에 최첨단 현대의학은 돈을 쓸어 담을 수가 있다. 그리고 실제로도 돈을 쓸어 담고 있다. 그리고 이 돈으로 정치를 사서 의학 독점을 유지하고 있기도 하다. 여기에 언론까지 사는 바람에, 이런 언론에 미혹된 대중은 의학은 현대의학밖에 없는 것으로 무의

식중에 착각하고 있다. 아니, 대중이 보기에는 현대의학은 종교가 되었다. 이런 사실들은 양자역학을 심도 있게 공부하다 보면, 너무나 빤히 보인다. 이 문제는 다음에 기회가 되면, 다시 심도 있게 논의될 것이다.

此皆逆死也, 一日一夜五分之. 此所以占, 死生之早暮也.

이 모든 것은 산이 과잉(逆)이면 죽는다는 것이다(此皆逆死也). 하루 밤낮을 5등분하고(一日一夜五分之), 이것을 가지고 생사를 점쳐(占) 보면(此所以占), 생사의 빠르고 느림을 판단할 수 있다(死生之早暮也). 즉, 언제쯤이 생명에 위험한 시점인지 알 수 있다는 것이다. 여기서 5등분(五分之)은 오장을 기준으로 하루 밤낮을 나눈 것이다. 즉, 오장의 상태에 따라서 삶과 죽음의 경계선을 판단할 수 있다는 것이다. 예를 들면 심장이 문제가 되면 바로 죽는다는 사실을 알 수 있다는 것이다.

여기서 공통점은 서로 상극 관계를 이룬다는 사실이다. 즉, 시작점과 끝점 그리고 시작점에서 처음 받는 장기와 끝점 장기와도 상극 관계를 이루고 있다. 상극은 결국 상대방을 죽인다는 의미를 담고 있음을 암시하고 있다. 즉, 오장이 상극하면 죽는다는 것이다. 하나만 예를 들면 '肝受氣於心, 傳之於脾, 氣舍於腎, 至肺而死' 이 문장에서 나오는 장기는 간, 심, 비, 신, 폐인데, 여기서 시작점은 심장(火)이고 끝점은 폐(金)이다. 즉, 화(火)는 금(金)을 상극한다. 그리고 시작점에서 받은 간(木)과 끝점의 폐(金)도 금(金)과 목(木)으로써 상극 관계를 이루고 있다. 즉, 금(金)이 목(木)을 상극한다. 이어서 나오는 4개의 문장에서도 이 관계들이 성립된다. 그래서 이 문장들은 상극 관계의 예를 들고 있는 것이며, 오장이 상극하면 죽는다는 개념도 포함하고 있다. 단, 여기에서 일어나는 상극 관계는 경로를 다르게 지정해 주고 있다는 점이 다를 뿐이다.

제2절

黃帝曰, 五藏相通, 移皆有次, 五藏有病, 則各傳其所勝. 不治, 法三月, 若六月, 若三日, 若六日, 傳五藏而當死. 是順傳所勝之次. 故曰, 別於陽者, 知病從來, 別於陰者, 知死生之期, 言知至其所困而死.

황제가 말한다(黃帝曰). 오장은 서로 체액으로 교통한다(五藏相通). 병이 없어서 체액이 정상적으로 흐르면(移), 체액은 모두(皆) 정상적으로 다음(次) 순환 장기로 흘러서 들어간다(移皆有次). 그러나 과잉 산으로 인해서 오장에 병이 생기면(五藏有病), 오장 각각은 상극(勝)하는 오장으로(其所) 과잉 산을 전가(傳) 시킨다(則各傳其所勝). 그렇게 해서 해당 오장은 병에서 벗어나는 것이다. 그러나 바로 앞에서 보았듯이, 상극(勝)은 죽음을 의미한다. 그래서 이 상극을 제때 치료하지 않으면(不治), 원칙적으로는(法), 3개월 정도까지 살 수 있고(法三月), 약 6개월까지도 가능하며(若六月), 약 3일이나 6일 안에도 죽을 수 있는데(若三日, 若六日), 그러나 오장 모두로 과잉 산이 전가(傳)되면 당연히(當) 죽는다(傳五藏而當死). 너무나 당연한 말이다. 오장 모두에 과잉 산이 전달(傳)되었다는 말은 오장들이 모두 산 중화 능력을 잃었다는 말이 되기 때문이다. 이것은 상극(勝)당한 다음(次) 장기에서(所), 순차적으로(順) 상극(勝)이 연이어 일어나면서, 과잉 산이 오장으로 전달(傳)되었기 때문이다(是順傳所勝之次). 그래서 옛말(故曰)에, 병의 원인인 산(酸)으로써 양(陽)을 분별할 줄 알면(別於陽者), 당연히 병이 언제 올 것인지를 알수 있고(知病從來), 병의 원인인 산(酸)을 중화하는 알칼리로써 음(陰)을 분별할 줄 알면(別於陰者), 환자가 얼마나 살지를 안다고 했다(知死生之期). 이 말은(言) 병의 원인(困)이 되는 과잉 산이 상극하는 오장에(其所) 언제 다다를(至) 것인지를 안다(知)는 것이며, 그래서 죽을지도 안다는 것이다(言知至其所困而死). 즉, 오장이 서로 상극을 당했을 때, 어느 오장에 과잉 산이 언제 도달할지를 알면, 죽을 날짜도 안다는 것이다. 예를 들면, 상극해서 과잉 산이 심장에 도달하면 바로 죽는다는 것을 안다는 것이다. 여기서 굉장히 중요한 말을 하고 있다. 바로 음양(陰陽)을 분별할 줄 알면, 치료뿐만 아니라 건강을 가지고 놀 수 있다는 암시를 주고 있다. 즉, 양생법의 핵심을 말하고 있다. 그러나 음양을 알기 위해서는 기(氣)의 개념을 먼저 알아야 하고, 다음으로는 인체의 기(氣)와 우주의 기(氣)가 어떻게 소통하는지도 알아야 한다. 사실, 이 과정을 꿰뚫으려면 상당한 시간이 요구된다. 물론 다양한 과학을 두루 섭렵해야 가능하다. 이 과정을 모두 깨닫고 나면, 세상의 모든 현상은 음과 양으로 구분이 되며, 왜 봄이 되면 바람이 세게 불고, 여름이 되면 만물이 무성한지, 왜 겨울에 눈이 많이 와야 풍년이 드는지 자연스레 알게 된다. 이것을 정확히 표현한 것이 양자물리학(量子物理學:quantum physics)이다. 즉, 양자물리학은 음양물리학(陰陽物理學)이라고 해도 틀린 말이 아닐 것이다. 음양을 알게 되면, 세상은 참 신기하고 재미있으며, 인간이라는 존재의 숙명도 자연스럽게 알게 되며, 풀이 되었건, 돌이 되었던, 모두 다 생명의 존재라는 사실도 깨닫는다. 당연히 모든 생명은 경이롭게 보이고, 생명을 진정으로 아낄 수도 있게 된다. 왜 그럴까? 인간이라는 나부터 생명을 먹지 못하면 바로 죽는다. 우리가 먹는 모든 것은 다 살아있는 생명이다. 우리는 썩은 것은 절대로 못 먹는다. 가만히 살펴보면, 썩은 것 이외에는 모든 것이 살아 숨 쉬는 생명체임을 알 수 있다. 우리가 생명을 소중히 여겨야 하는 이유는 바로 나 자신의 생명 유지 때문이다. 이것이 공존이다. 생명을 가벼이 여기는 것은 자기 생명을 가벼이 여기는 자멸 행위이다. 인간도 언젠가는 죽어서 한 생명의 먹이가 된다. 인디언들이나 먼 옛날 우리 조상들은 곡식이나 산천초목을 신(神)으로 삼는 토템(totem) 신앙을 가졌었다. 왜 그랬을까? 바로 이것들이 우리의 생명 유지에 필수이기 때문에, 그들을 조심스럽게 보존하기 위한 것이었다. 이것은 미신(迷信)이 아니라 미신(美神)이다. 아니 최첨단 미신(美神)이다. 그러면 문명이 최고조로 발달했다고 자부하는 우리가 미개인(未開人)일까? 아니면 토템을 믿었던 우리 조상이 미개인(未開人)이었을까? 해답은 독자 여러분의 상상에 맡긴다.

제3절

是故風者百病之長也, 今風寒客於人, 使人毫毛畢直, 皮膚閉而爲熱, 當是之時, 可汗而發也, 或痺不仁腫痛, 當是之時, 可湯熨及火灸刺而去之.

그래서 풍이라는 것은 백병의 장이요(是故風者百病之長也). 사람에게 풍한은 병의 원인이다(今風寒客於人). 사람의 털을 곧추 세우며(使人毫毛畢直), 피부를 닫히게 하고 열을 만든다(皮膚閉而爲熱). 즉시(當是之時) 땀을 내서 발산시키면 된다(可汗而發也). 혹시 마비가 와서 장애가 오고(不仁) 부종 통증이 있으면(或痺不仁腫痛), 즉시(當是之時), 더운물로 찜질을 해주거나(湯熨), 불뜸이나 불침으로 제거하면 된다(可湯熨及火灸刺而去之).

풍(風)은 정맥혈로 들어간 산(酸)이다. 그러면 이 정맥혈은 동맥혈로 들어가서 전신을 순환한다. 이러는 사이에 이 풍은 모세 체액관들을 막아버리고 여러 가지 다양한 병을 일으킨다. 그래서 당연히 민병의 근원이 된다(百病之長). 풍은 정맥혈로 들어간 산(酸)이라면, 한(寒)은 염(鹽) 속에 격리된 전자(電子)를 말한다. 염에 격리된 전자는 일정한 열에너지를 만나면, 곧바로 빠져나와서 산(酸)을 만들면서 인체에 상해(傷)를 입힌다. 이것이 바로 상한(傷寒)이며 상한론(傷寒論)의 근본이다. 상한론은 동양의학의 한 축이다. 상한론이 중요한 이유는 이 상환론의 근본이 되는 염(鹽)이 바로 코로나바이러스 같은 바이러스의 에너지원이 된다는 사실 때문이다. 코로나바이러스가 폐에서 기승을 부리는 이유가 바로 폐에 많이 축적되는 펜톤 반응(Fenton's reaction)을 일으키는 철염(鐵鹽) 때문이다. 이 염들은 현대의학적으로 말하자면 ROS(Reactive Oxygen Species:ROS)를 만들어내는 주범들이다. 이 ROS는 현대의학에서 병의 주범으로서 골칫거리 중에서 골칫거리이다. 다시 말하면 상한론(傷寒論)으로 코로나바이러스와 같은 바이러스를 얼마든지 치료할 수 있다는 것이다. 그리고 코로나 후유증은 엄청나게 큰데, 그 이유는 코로나바이러스가 염(鹽)으로 축적해둔 전자(電子) 때문이다. 즉, 상한(傷寒)이 코로나바이러스 후유증인 것이다. 너무 긴 이야기라서 여기서 줄이고 본문으로 돌아가자. 그래서 풍(風)

과 한(寒)은 인체에서 만병의 근원(客)이 된다(今風寒客於人). 그러면 왜 염(鹽)을 한 (寒)이라고 하는 걸까? 그것은 염이 열(熱)의 원천인 전자(電子)를 격리해서 열의 근본을 차단했기 때문이다. 그래서 염(鹽)을 전문적으로 처리하는 신장(腎)에 한(寒) 을 배정한 것이다. 풍한(風寒)은 산(酸)으로써 전자(電子)를 가지고 있으므로, 열이 공급되면 염에서 전자가 빠져나오고, 이 전자는 피부에서 신경을 흥분시키고 이어 서 피부 근육이 수축하고 피부에 뿌리를 둔 체모(毫毛)는 반드시 곧추서게(直) 된다 (使人毫毛畢直). 피부 근육이 수축했기 때문에 당연히 모공은 닫히고(皮膚閉), 염이 만든 과잉 산을 중화하느라 당연히 열(熱)이 생성(爲) 된다(皮膚閉而爲熱). 이때는 곧바로(當是之時) 땀을 내주면, 피부 사이에 있는 산을 피부밑의 갈색지방의 미토 콘드리아가 중화해준다. 땀은 산(酸)에 붙어있는 전자를 떼어내서 중화한 결과물이 기 때문이다. 이렇게 땀으로 과잉 산을 발산시켜주면 피부가 풀린다(可汗而發也). 그런데 이때 과잉 산이 너무 과하면, 피부에 비증(痺)을 일으켜서 불인(不仁)을 만 들고, 피부에 있는 알칼리 콜라겐을 녹이면서 종기(腫)를 만들어내게 되고 이어서 통증(痛)을 유발하면, 즉시(當是之時), 더운물로 찜질을 해주거나(湯熨), 불뜸이나 불침으로 제거하면 된다(可湯熨及火灸刺而去之). 더운물 찜질은 피부에 열에너지를 공급하면서 피부 사이에 잡혀 있던 산(酸)들이 가진 전자를 간질로 빼내고, 이 전 자들은 간질로 공급되는 알칼리 동맥혈에 있는 산소와 반응을 하면서 중화가 된 다. 이것이 찜질의 효과이다. 겨울에 쌓였던 염이 일으키는 질병을 여름철의 무더 위로 치료하는 원리와 똑같다. 그리고 종기 치료에 쓰이는 화구와 화침(火灸刺)은 원리가 조금 다르다. 화구(火灸)는 열을 제공하므로 찜질 효과도 있지만, 뜸의 재 료인 쑥에서 공급되는 전자가 콜라겐 분해 효소인 MMP를 작동시켜서 피부 콜라 겐을 분해하면서 종기를 도려내는 효과를 발휘한다. 또, 간질 콜라겐에 잡혀있던 면역 세포를 해방시켜서 면역력을 높여주는 효과도 있다. 하나 더, 이렇게 공급된 전자는 간질에 있는 모세 혈관 세포에 활동전위를 일으켜서 혈관의 투과성을 높이 고 알칼리 동맥혈을 간질로 더 많이 나오게 해서 간질에 쌓인 과잉 산을 쉽게 중 화시키게 해준다. 그래서 이때 혈압을 재면 당연히 일시적으로 아주 높은 고혈압 이 나타난다. 그러면 현대의학에 경도된 사람들은 이 현상을 보고서 뜸이 아주 나쁜 것이라고 난리를 친다. 이는 무지함의 극치이다. 이제 화침(火刺)으로 가보자. 일반 침은 상온에 보관한다. 상온에 보관된 침은 철이기 때문에, 공기 중에 있는 전자를 잘 흡수한다. 그래서 산성인 환원철(Fe^{2+})이 된다. 이 환원철인 침을 놓으면 침은 인체에 전자를 공급해서 MMP를 작동시키고 콜라겐에 잡혀있던 면역 세포를 풀어주게 되면서 면역이 활성화되게 한다. 이것이 침의 기전이다. 그런데 화침(火刺)은 기전이 정반대이다. 침인 철을 불에 달구면, 철인 침에 붙어있던 전자가 산화되면서 침이 알칼리 산화철(Fe^{3+})로 바뀐다. 이 상태에서 침을 놓으면 침은 인체 안에 들어가서 산(酸)에 붙은 전자를 흡수해 버린다. 즉, 병의 근원이 되는 산(酸)에서 전자를 빼내서 산을 무력화시키고, 병을 낫게 하는 것이다. 그래서 화침을 종기에 놓는 이유는 종기는 과잉 산이 만들었기 때문에, 이 종기 부위에서 과잉 산을 제거해주면, 종기는 당연히 없어지기 때문이다. 그래서 화침은 면적이 큰 침을 써서 침이 종기에 닿는 면적을 최대한 늘려주며 더욱더 침을 흔들어서 침의 면적을 더 넓혀주는 효과를 내게 한다. 이렇게 해서 피부에 쌓인 과잉 산을 모두 무력화시키면, 종기도 없어지고 통증도 없어 진다(可湯熨及火灸刺而去之).

弗治, 病入舍於肺, 名曰肺痺, 發欬上氣. 弗治, 肺即傳而行之肝, 病名曰肝痺, 一名曰厥. 脇痛出食, 當是之時, 可按若刺耳.

그래도 낫지 않으면(弗治), 병은 폐에 들어간다(病入舍於肺). 이를 이르러 폐비라고 한다(名曰肺痺). 상기해서 기침까지 나온다(發欬上氣). 이때도 치료가 안되면(弗治), 이제 폐는 더는 과잉 산을 중화시킬 수가 없고, 그 부담은 상극(勝) 관계를 맺고 있는 간으로 전(傳)해져서 과잉 산은 간에서 활동(行)을 한다(肺即傳而行之肝). 이때 생기는 병을 간비라고 한다(病名曰肝痺). 다른 말로 하자면 궐(厥)이다(一名曰厥). 그러면 간이 자리한 갈비뼈 부위가 아프고, 간은 소화관의 간질액을 통제하기 때문에 간비가 생기면, 소화관의 간질액이 산성으로 기울면서 토한다(脇痛出食). 그러면 즉시(當是之時), 안마 및(若) 침으로도(耳) 치료가 가능하다(可按若刺耳). 앞에서와 같은 방법으로도 치료가 안 된다면, 어차피 풍한(風寒)도 체액에 존재하기 때문에 산성 체액을 최종적으로 받아서 처리하는 폐로 이들이 들어가는 것은 당연하다. 이렇게 위로 올라온 상기(上氣)는 당연히 폐에서 기침을 유발한다(發欬上氣). 이제 이 단계에서도 치료가 안 되면, 폐는 자기가 상극(勝)하는 간(肝)으로 과잉 산을 보내버린다(肺卽傳而行之肝). 당연히 궐증이 일어난다. 간이 문제가 되었기 때문에 간이 자리하고 있는 갈비뼈 부위에서 통증이 있는 것은 당연하고, 간은 소화관 체액을 책임지기 때문에, 구토가 나오는 것도 당연하다(脇痛出食). 이때는 침과 안마로 치료가 가능하다(可按若刺耳). 지금 핵심 문제는 체액의 순환이기 때문에 안마를 선택해도 된다. 여기서 안마는 체액 순환이 핵심인 경락 마사지를 말한다.

弗治, 肝傳之脾, 病名曰脾風, 發癉, 腹中熱, 煩心, 出黃, 當此之時, 可按可藥可浴. 弗治, 脾傳之腎, 病名曰疝瘕, 少腹冤熱而痛, 出白, 一名曰蠱, 當此之時, 可按可藥. 弗治, 腎傳之心, 病筋脈相引而急, 病名曰瘛, 當此之時, 可灸可藥. 弗治, 滿十日, 法當死, 腎因傳之心, 心卽復反, 傳而行之肺, 發寒熱, 法當三歲死. 此病之次也.

그래도 치료되지 않으면(弗治), 과잉 산은 간이 상극(勝)하는 오장인 비장으로 전달(傳)된다(肝傳之脾). 당연히 비풍(脾風)에 걸린다(病名曰脾風). 비장은 림프 기관이기 때문에 분자 크기가 큰 폐기 적혈구를 당연히 처리하면서 비장이 과부하에 시달리면서 황달(癉)이 발생하고(發癉), 비장이 과잉 산을 중화시키면서 복부에 열을 만들어낸다(腹中熱). 비장이 이런 상태가 되면, 산성 간질액은 정체되고, 간질로 동맥혈을 뿜어대는 심장은 고혈압에 시달리면서 심장은 불편해진다(煩心). 지금 상태는 간과 비장이 모두 문제가 되어있기 때문에, 비장은 자기가 상극(勝)하는 신장으로 적혈구 파괴 물질을 배출시키면서 소변이 노래진다(出黃). 그러면 즉시(當此之時), 안마, 약, 목욕 등으로 치료가 가능하다(可按可藥可浴). 그래도 치료가 안 되면(弗治), 당연히 비장이 상극(勝)하는 신장으로 과잉 산이 전가된다(脾傳之腎). 이때 생기는 병을 산가(疝瘕)라고 한다(病名曰疝瘕). 이 산가는 골반강(少腹)에서 과잉 산을 중화하면서 원열(冤熱)을 만들어내고 통증을 만들어낸다(少腹冤熱而痛). 그리고 이때는 체액에 항상 떠다니는 알부민 단백질을 이용해서 과잉 산이 중화되면서 단백뇨(albuminuria:蛋白尿)가 소변으로 나오기 때문에 소변이 하얗게 변한다(出白). 이를 이르러 고(蠱)라고 한다(一名曰蠱). 그러면 즉시(當此之時), 안마로도 치료가 가능하고 약으로도 치료가 가능하다(可按可藥). 그래도 치료가 안 되면(弗治), 과잉 산은 신장이 상극(勝)하는 심장으로 전해진다(腎傳之心). 그러면 근맥이 서로 당기며 강하게 수축이 되는 병에 걸린다(病筋脈相引而急). 이제 과잉 산은 드디어 심장으로 진입을 했다. 그러면 이 과잉 산은 심장의 기능을 저하해 버린다. 그 결과 간질로 충분한 알칼리 동맥혈을 공급하지 못하게 되고, 간질에 과잉 산이 쌓이면서, 간질에 뿌리를 둔 신경이 이 과잉 산을 처리하게 되고, 결국에 신경이 통제하는 근육이 강하게 수축하면서 서로 당기는 병증이 발생한다. 이것을 계종(瘈瘲:瘛瘲)이라고 한다(病名曰瘈). 그러면 즉시(當此之時) 치료를 해야 하는데, 뜸 치료도 가능하고, 약으로 치료도 가능하다(可灸可藥). 그래도 치료가 안 되면(弗治), 원칙(法)적으로(法當死), 만 10일이면 죽는다(滿十日). 심장 기능이 문제가 되어있기 때문에 10일도 많이 사는 것이다. 과잉 산이 신장에서 원인(因)이 되어 상극(勝)하는 심장으로 전해지면(腎因傳之心), 심장은 상극(勝) 관계에 따라서 바로 뒤집어서(心即復反), 폐로 보내버린다(傳而行之肺). 그러면 산성 간질액을 최종 통제하는 폐가 과부하가 걸리면서 당연히 산성 간질액은 정체가 일어나고 이어서 한열을 발생시킨다(發寒熱). 한열의 기전은 전에 이미 설명했다. 이 상태가 되면 원칙적으로(法當), 3년 안에 죽는다(法當三歲死). 이렇게 병(病)들은 순차적으로 일어난다(此病之次也). 즉, 어느 오장에서 산 과잉으로 인해서 병이 생기기 시작하면, 오장끼리 상극(勝) 관계가 형성되면서, 병은 순차(次)적으로 일어나게 된다(此病之次也). 이 문장은 상극(勝)이 일어나는 과정을 자세히 설명한 것이다.

제4절

然其卒發者, 不必治於傳, 或其傳化有不以次. 不以次入者, 憂恐悲喜怒, 令不得以其次. 故令人有大病矣, 因而喜大虛, 則腎氣乘矣. 怒則肝氣乘矣, 悲則肺氣乘矣, 恐則脾氣乘矣, 憂則心氣乘矣, 此其道也. 故病有五, 五五二十五變. 及其傳化, 傳, 乘之名也.

그러나(然), 병이 갑자기(卒) 발생하면(然其卒發者), 반드시(必) 과잉 산이 전해진(傳) 오장에서 치료하지는 않는다(不必治於傳). 즉, 과잉 산을 받은(傳) 해당 오장에서 치료하지는 않는다. 혹(或), 과잉 산이 전해졌으나(傳化) 과잉 산을 받은 오장이 다음(次) 장기로 전하지 않고(或其傳化有不以次), 해당 장기가 과잉 산을 보유(入)하면(不以次入者), 오장에서는 이 과잉 산으로 인해서 다섯 가지 감정 변화가 일어나고(憂恐悲喜怒), 전달(傳) 고리에 있는 다른 장기로 과잉 산을 전달시키지(傳化) 못하게 된다(令不得以其次). 그래서 이로 인해서 큰 병을 초래하게 된다(故令人有大病矣). 이런 병인(病因)으로 인하여, 심장이 기뻐서 크게 허해지면(因而喜大虛), 신장의 기운이 상승한다(則腎氣乘矣). 분노하면 간 기운이 상승한다(怒則肝氣乘矣). 슬퍼하면 폐기가 상승한다(悲則肺氣乘矣). 공포가 오면 비장의 기운이 상승한다(恐則脾氣乘矣). 근심이 오면 심장의 기운이 상승한다(憂則心氣乘). 이것이 이들의 원리이다(此其道也). 병은 하나의 장기에서 하나씩 나오니까 5가지가 되고(病有五), 이것이 서로 연결되면 25가지가 나온다(五五二十五變). 전해진(傳化) 것이 또 전해지게 된 것(傳)을 승(乘)이라고 한다(乘之名也).

과잉 산을 다른 오장에서 받았으나 다시 다른 오장으로 떠넘기지 못하면 즉, 전달하지 못하면, 당연히 자기가 중화 책임을 져야 한다. 결국, 해당 오장은 과잉 산 때문에 병이 생기는 것은 당연하다. 이때 오장에 따라서 분비되는 호르몬의 종류가 다르므로 감정의 변화도 다르게 나타난다(憂恐悲喜怒). 그런데 상극하는 체액의 흐름도와 또 다른 체액의 흐름도가 있는데, 이 문장에 나오는 체액의 흐름도는 산성 정맥혈의 흐름도이다. 이 흐름도에 따라서 해석하면 된다. 그래서 기뻐서 크게 허해지면 즉, 기쁨은 심장이 일으킨 감정 변화의 문제이기 때문에, 너무 과한 기쁨으로 인해서 심장을 과부하시켜서 허(虛)하게 만들면(因而喜大虛) 즉, 우(右) 심장(喜)이 약해져서 과잉 산을 중화하지 못하게 되면, 산성 정맥혈의 흐름도에 따라서 우 심장으로 산성 정맥혈을 보내야만 하는 신장은 과부하(乘)에 시달린다(則腎氣乘矣)는 것이다. 이렇게 우 심장이 과부하에 시달리면, 산성 정맥혈의 흐름도에 따라서 우 심장으로 산성 정맥혈을 보내야만 하는 간(怒)도 간에 과잉 산이 존재해서 분노를 일으키더라도, 과잉 산을 우 심장으로 보낼 수가 없게 되고, 간(怒)은 여전히 과부하에 시달린다(怒則肝氣乘矣). 이렇게 우 심장이 과부하에 시달리면, 산성 정맥혈의 흐름도에 따라서 우 심장은 폐로 산성 정맥혈을 보내버리면서 슬픔을 담당하는 폐(悲)는 슬픔을 유발하게 되고, 이어서 과부하에 시달릴 수밖에 없다(悲則肺氣乘矣). 우 심장의 과부하 때문에 산성 정맥혈을 우 심장으로 못 보낸 신장이 과부하에 걸리는 바람에 신장(恐)과 같이 산성 림프액을 중화하는 비장이 다시 과부하에 걸리게 된다(恐則脾氣乘矣). 그러면 문제는 비장(憂)이 담당하는 간질액은 정체되고, 이어서 간질로 동맥혈을 뿜어내는 좌(左) 심장이 덤터기를 쓴다(憂則心氣乘矣). 즉, 비장 때문에 좌 심장이 과부하에 걸린 것이다. 이처럼 병은 하나의 장기에서 하나씩 나오니까 5가지가 되고(病有五), 오장의 이 관계가 체액으로 얽히고 설켜서, 이것이 서로 연결되면 총 25가지의 병변(變)이 나온다(五五二十五變). 그리고 전해진(傳化) 것이 또 전해지게 된 것(傳)을 승(乘)했다고 한다(及其傳化, 傳, 乘之名也). 즉, 얽히고설킨 관계를 승(乘)으로 표현한 것이다. 그래서, 총 25가지의 승(乘)이 나오는 것이다.

제3장

大骨枯槁, 大肉陷下, 胸中氣滿, 喘息不便, 其氣動形, 期六月死. 眞藏脈見, 乃予之期日. 大骨枯槁, 大肉陷下, 胸中氣滿, 喘息不便, 內痛引肩項, 期一月死. 眞藏見, 乃予之期日. 大骨枯槁, 大肉陷下, 胸中氣滿, 喘息不便, 內痛引肩項, 身熱, 脫肉破䐃, 眞藏見, 十月之內死. 大骨枯槁, 大肉陷下, 肩髓內消, 動作益衰, 眞藏來見, 期一歲死. 見其眞藏, 乃予之期日.

과잉 산으로 인해서 큰 뼈는 마르고(大骨枯槁), 큰 근육들이 소모되어서 움푹 들어간 상태가 되면(大肉陷下), 흉중에 기가 가득 차고(胸中氣滿), 천식으로 인해서 불편해지며(喘息不便), 이 기는 인체(形)를 변화(動) 시킨다(其氣動形). 그러면 살 수 있는 기간(期)은 6개월 정도이며(期六月死), 이때 오장에 알칼리가 고갈되었을 때 나타나는 진장맥이 보이면(眞藏脈見), 마침내 죽을 날짜까지 예견할 수가 있다(乃予

之期日). 큰 뼈가 말랐다는 말은 뼈는 뼈 안에 알칼리 물질을 굉장히 많이 보유하고 있으므로, 뼈 안에 있는 알칼리 콜라겐이 과잉 산으로 인해서 완전히 소모되었다는 뜻이다(大骨枯槁). 큰 근육들이 소모되어서 움푹 들어갔다는 말은 근육은 알칼리 콜라겐을 많이 보유하고 있으므로, 과잉 산으로 인해서 근육의 알칼리 콜라겐이 완전히 소모되었다는 뜻이다(大肉陷下). 이들 말을 종합하면, 살은 다 빠지고(大肉陷下), 뼈만 앙상하게 남아 있는(大骨枯槁) 몰골을 묘사하고 있다. 이 말은 오장에서 과잉 산의 중화가 제대로 안 되고 있다는 뜻이기 때문에, 온몸의 산성 체액은 최종 종착지인 폐로 몰려온다. 즉, 폐가 있는 가슴 부분(胸中)에 과잉 산(氣)이 가득(滿) 차게 된다(胸中氣滿). 당연히 알칼리 콜라겐으로 구성된 폐포는 이 과잉 산에 의해서 녹아내리고, 이어서 천식이 오며, 이어서 폐는 아주 불편해진다(喘息不便). 이 과잉 산들이 이렇게 인체(形)를 변화(動)시키면(其氣動形), 많이 살아야 6개월 산다(期六月死). 그런데 이때 맥을 측정했는데, 과잉 산을 중화하는 알칼리가 완전히 고갈된 상태를 나타내는 진장맥이 보이면(眞藏脈見), 아예 죽을 날짜까지 예견할 수 있게 된다(乃予之期日). 이런 상태에서 과잉 산이 쌓인 흉중 안(內)에서 통증이 있고, 어깨와 목이 당기게(引) 되면(內痛引肩項), 많이 살면 한 달 산다(期一月死). 과잉 산이 쌓인 흉중 안(內)에 통증이 있다는 말은 폐와 심장이 붙은 횡격막에 문제가 있다는 뜻이다. 즉, 폐가 문제가 되면서 폐와 연결된 횡격막이 문제를 일으킨 것이다. 그런데 횡격막은 모든 오장과 연결되어 있다고 해도 과언이 아니므로 결국에 많이 살아야 1개월 산다(期一月死)고 한 것이다. 그리고 어깨와 목이 당기는 이유는 목에서 횡격막 신경을 공급하기 때문이다. 어깨는 목과 근육이 연결되어 있으므로, 목이 아프면 당연하게 어깨에도 문제가 생긴다. 이때 설상가상으로 진장맥까지 보이면(眞藏見), 아예 죽을 날짜까지 예견할 수 있게 된다(乃予之期日). 또, 이런 상황에서 과잉 산을 중화하면서 신열(身熱)까지 있게 되면, 이 몰골은 더욱더 파괴되어서 그나마 남아있던 근육(肉)까지 빼앗아(脫)가며, 그나마 남아있던 살가죽(䐃:군)까지 파괴(破) 시킨다(脫肉破䐃). 게다가 진장맥까지 보이면(眞藏見), 10개월 안에 사망한다(十月之內死). 여기서 앞 경우보다 긴 10개월까지 살 수 있는 이유는 신열(身熱) 때문이다. 신열이란 온몸에서 산을 중화하고 있다는 증거이다. 즉, 아직도 알칼리가 어느 정도 남아있다는 증거이다. 살은 다 빠지고(大肉陷下), 뼈만 앙상하게 남아 있는(大骨枯槁) 몰골을 가진 상태에서, 골수(肩髓)가 안(內)에서 소모(消) 되고(肩髓內消), 시간이 지나면서 행동(動作)이 더(益) 쇠약(衰)해지고(動作益衰), 진장맥이 올(來) 것이 예견(見) 되면(眞藏來見), 많이 살면 1년 산다(期一歲死). 진장맥이 당장 보이면(見其眞藏), 죽을 날짜까지 예견이 가능하다(乃予之期日). 아직도 소모될 알칼리 골수가 남아있고, 아직도 움직일 수 있는 알칼리 근육이 남아있으므로, 앞 경우보다 더 살 수 있다. 그러나 진장맥이 당장 보이면(見其眞藏), 죽을 날짜까지 예견이 가능해진다(乃予之期日).

大骨枯槁, 大肉陷下, 胸中氣滿, 腹內痛, 心中不便, 肩項身熱, 破䐃脫肉, 目匡陷, 眞藏見, 目不見人, 立死. 其見人者, 至其所不勝之時, 則死.

살은 다 빠지고(大肉陷下), 뼈만 앙상하게 남아 있는(大骨枯槁) 몰골을 가진 상태에서, 흉중에 기까지 가득 차고(胸中氣滿), 복부에 통증이 있고(腹內痛), 심장이 불편하고(心中不便), 횡격막과 신경으로 연결된 목과 어깨에서 열이 나고(肩項身熱), 그나마 남아있던 근육과 살가죽까지 소모하고(破䐃脫肉), 눈에 있던 근육이 과잉 산으로 인해서 소모되면서 눈은 움푹 들어가 있고(目匡陷), 진장맥까지 보이고(眞藏見), 눈으로 사람을 알아보지 못하게 되면(目不見人), 죽을 날을 정해(立)둔 것이다(立死). 이런 상태를 보이는 사람은(其見人者), 과잉 산이 상극(勝)하지 않고 상생(不勝)하며 도와주는 오장에 도달(至)하는 시점(時)에 즉사(則死)한다. 즉, 상생해서 도와주는 오장까지 과잉 산이 왔다는 것은 더는 도움을 받을 장기가 없다는 사실을 암시하기 때문에, 바로 죽을 수밖에 없다(則死). 이 부분은 자세한 해설이 필요 없다. 온몸이 아프지 않은 곳이 없고, 성한 곳도 없다. 이미 살아있는 시체이다.

急虛身中卒至, 五藏絶閉, 脈道不通, 氣不往來, 譬於墮溺. 不可爲期, 其脈絶不來, 若人一息五六至, 其形肉不脱, 眞藏雖不見, 猶死也.

갑자기(卒) 인체(身中)에서 맥이 빨라지고(急) 약(虛)해지면서(急虛身中卒至), 오장은 완전히 막히고(五藏絶閉), 혈관들은 통하지 않고(脈道不通), 신경도 통하지 않는 것은(氣不往來), 높은 곳에서 떨어지거나(墮) 물에 빠져서 물을 많이 먹은 상태에(溺) 비유(譬) 된다(譬於墮溺). 맥이 끊겨서 통하지 않기 때문에(其脈絶不來), 언제 죽을지 살아날지 기한을 정할 수가 없다(不可爲期). 한 번 호흡에(一息) 5~6번 맥이 뛰고(五六至), 육체적인 체중 감량이 없고(其形肉不脱), 알칼리가 소모되었다는 징후가 안 보여도(眞藏雖不見), 죽을 수밖에 없다(猶死也). 전형적인 쇼크사의 경우이다. 백과사전(百科事典)에서 쇼크사를 검색해 보면, 바로 이해가 갈 것이다. 여기에서는 물에 빠져서 익사 직전이나 높은 데서 떨어져서 쇼크 상태를 보일 때를 비유적으로 제시했다.

眞肝脈至, 中外急, 如循刀刃責責然, 如按琴瑟弦, 色青白不澤, 毛折乃死.

간맥이 진장맥이 되면(眞肝脈至), 몸의 안(中)과 밖(外)이 수축(急)하고(中外急), 맥의 순환(循)은 재촉하는(責責然) 칼날(刀刃)을 피하는 듯이 하고(如循刀刃責責然), 맥(按)은 거문고(琴)나 비파(瑟)의 줄(弦)처럼 팽팽하고(如按琴瑟弦), 안색은 청백으로 윤택이 없고(色青白不澤), 모발이 끊어지기 시작하면(毛折) 죽는다(毛折乃死).

간은 담즙을 통해서 신경을 통제한다. 그래서 간에서 알칼리가 고갈된 진장(眞藏) 상태가 나타나면, 산성 담즙의 처리는 지연되고 이어서 신경은 과부하를 일으킨다. 그러면 신경이 몸의 안(中)과 밖(外)에 있는 근육을 수축시키게 되고(中外急), 맥의 순환(循)은 날카로운 칼날을 피하면서 몸이 오그라들어서 수축하듯이 수축한다(如循刀刃責責然). 즉, 맥이 굳어진다. 이때 간맥을 관부에서 재면 당연히 관부의 가로 근육이 수축해서 굳어 있으므로, 간맥은 거문고(琴)나 비파(瑟)의 줄(弦)처럼 팽팽하게 느껴진다(如按琴瑟弦). 간이 나쁘므로 파란 담즙이 체액에서 순환하면서 안색이 파랗게도 나타나고, 신경이 혈관을 수축시키면서 혈액 순환을 방해하기 때문에 안색이 하얗게도 나타나게 되며, 이때는 신경이 피부를 수축시키기 때문에 피부의 신진대사가 막히면서 당연히 안색에 광택이 없어진다(色青白不澤). 이렇게 피부의 신진대사가 막히면 피부에 뿌리를 둔 체모(毛)는 영양 부족으로 인해서 끊어지게 된다. 이 정도가 되면, 신진대사가 완전히 막힌 상태를 암시하기 때문에 당연히 죽는다(毛折乃死).

眞心脈至, 堅而搏, 如循薏苡子累累然, 色赤黑不澤, 毛折乃死.

심장맥이 진장맥이 되면(眞心脈至), 맥이 견맥과 박맥이 나타나고(堅而搏), 맥의 순환은 율무쌀(薏苡子)이 겹겹이 쌓여 있는(累累然) 것 같고(如循薏苡子累累然), 안색은 적흑이며 윤택이 없고(色赤黑不澤), 모발(毛)이 끊어지기(折) 시작하면 죽는다(毛折乃死).

심장은 우 심장과 좌 심장이 있는데, 서로 기능이 약간 다르다. 심장에 오는 진장맥이란 어떤 의미일까? 심장이 주관하는 곳은 바로 동맥혈이다. 그런데 심장에 진장(眞藏)이 왔다는 말은, 동맥혈에 진장이 왔다는 뜻이다. 맥(脈)은 기항지부(奇恒之府)의 한 구성 요소로서 혈관을 통과하는 혈액 안에 많은 콜라겐을 보유하고 있다. 우리는 이것을 피브리노젠(fibrinogen)이라고 말한다. 이 콜라겐이 과잉 산을 중화시키기 때문에, 동맥혈은 어떤 경우에도 알칼리로 유지된다. 즉, 이 알칼리 콜라겐 때문에 맥(脈)이 기항지부로서 기능한다. 그런데 이 동맥혈에 진장(眞藏)이 왔다는 말은 동맥혈의 콜라겐이 산에 녹았다는 뜻이다. 우리는 이것을 보고 혈전(thrombus:血栓)이 생겼다고 표현한다. 산이 과잉 상태이기 때문에, 신경을 자극해서 혈관은 당연히 굳어 있다(堅). 이때 맥을 측정하면, 혈관이 굳었으니까 혈관으로 나타나는 맥은 견맥(堅脈)이고, 혈액으로 나타나는 맥은 혈전이 있으니까, 이 혈전이 혈관벽을 때리면서(搏), 죽을 때나 나타나는 박맥(搏脈)으로 나타난다. 이때 혈액 순환(循)은 율무쌀(薏苡子)이 겹겹이 쌓인 것처럼(累累然) 힘이 없다. 즉, 혈전을 율무쌀로 표현한 것이다. 혈전이 쌓여있으니 혈액 순환이 잘 될 리가 없다. 안색을 보면 빨간색과 검은색이 나타나는데 왜 그럴까? 빨간색은 산이 과잉이다 보니까, 동맥 모세 혈관은 강하게 수축하고, 적혈구가 간질로 빠져나와 나타나는 현상이다. 우 심장은 신장에서 올라오는 산성 정맥혈을 받는데, 심장이 망가졌으니 신장은 당연히 과부하가 걸린다. 신장은 검은 색소를 가진 유로빌린(urobilin)을 처리하지 못하고 혈류에 순환시키면서 안색은 검어진다. 그래서 심장이 진장 상태가 되면, 안색은 검은색과 빨간색을 섞은 모습이 된다. 심장이 문제가 되면서 혈액 순환이 안 되기 때문에, 안색에서 광택이 날 리가 없다(色赤黑不澤). 같은 원리로 피부에 혈액이 제대로 공급이 안 되면서, 체모(毛)가 영양을 공급받지 못해서 끊어진다(折). 이 정도로 영양 공급이 막히면 당연히 죽는다(毛折乃死).

眞肺脈至, 大而虛, 如以毛羽中人膚, 色白赤不澤, 毛折乃死.

폐맥이 진장이 되면(眞肺脈至), 대맥과 허맥이 나타나며(大而虛), 맥의 순환(循)은 사람 피부에 털이나 깃털이 스쳐 지나가는 것처럼 약하며(如以毛羽中人膚), 안색은 백적색으로 나타나며 윤택이 없고(色白赤不澤), 모발(毛)이 끊어지기(折) 시작하면 죽는다(毛折乃死).

폐는 산성 간질액을 최종 처리하는 장기이다. 그래서 폐에 문제가 생기면, 산성 간질액은 정체되고, 간질액의 움직임은 아주 약하게 된다. 간질액은 피부와 접하고 있으므로, 폐맥을 측정할 때는 간질액과 접한 피부의 수축과 이완 정도를 측정하는 것이다. 그런데 폐의 진장으로 인해서 간질의 흐름이 사람 피부에 털이나 깃털이 스쳐 지나가는 것처럼 약한 상태(如以毛羽中人膚)로 변해버렸다. 이때 피부에서 나타나는 폐맥 강도는 아주 약하게 나타난다. 그것이 대맥(大脈)과 허맥(虛脈)이다. 즉, 둘 다 힘이 없는 맥이다. 폐가 안 좋으므로 폐가 취급하는 빨간 혈색소를 보유한 적혈구의 공급이 제대로 안 되면서 안색은 하얗게 변하고, 간질에 적체된 과잉 산이 동맥 모세 혈관을 쥐어짜는 바람에 간질로 혈액이 나와서 정체가 되고 결국 하얀 안색과 빨간 안색이 뒤섞인다. 그러나 체액 순환이 제대로 안 되기 때문에, 안색은 광택이 없게 된다(色白赤不澤). 간질액의 정체로 인해서 피부에 혈액이 제대로 공급이 안 되면서, 체모(毛)가 영양을 공급받지 못해서 끊어진다. 이 정도로 영양 공급이 막히면 당연히 죽는다(毛折乃死).

眞腎脈至, 搏而絶, 如指彈石辟辟然, 色黑黃不澤, 毛折乃死.

신장맥이 진장맥이 되면(眞腎脈至), 박맥과 절맥이 나타나고(搏而絶), 진맥을 해보면(指) 날아가는 돌이(彈石) 벽을 치는(辟辟然) 것과 같고(如指彈石辟辟然), 안색은 흑황색이며 윤택이 없고(色黑黃不澤), 모발이 끊어지기 시작하면(毛折) 죽는다(毛折乃死).

신장은 뇌척수액을 담당하면서, 염(鹽)을 취급한다. 염(鹽)은 일종의 광물(鑛物)로서 아주 단단하다. 그런데 신장의 알칼리가 모두 다 소모되어서 문제가 심각해지면(眞藏), 염(鹽) 배출은 잘 안 되고, 이 염(鹽)들은 체액에서 순환한다. 이 단단한 염(鹽)들이 순환하면서 혈관 벽을 때린다(搏). 그 결과 박맥(搏脈)이 나타난다. 염(鹽)은 삼투압 기질로써 수분을 모으면서 곳곳에서 혈액 순환을 막고(絶), 중간중간 혈액 순환이 멈추는 절맥(絶脈)을 만든다. 이때 맥을 짚어 보면(指), 축적된 단단한 성질의 염(鹽)들 때문에 돌덩이가 튕기면서(彈石) 벽을 치는(辟辟然) 느낌을 준다(如指彈石辟辟然). 신장은 검정 색소를 보유한 유로빌린(urobilin)을 처리하는데, 신장이 망가져서, 이 물질을 처리하지 못하면 안색은 검어진다. 그리고 신장이 문제가 되면, 같이 림프액을 취급하는 비장이 덤터기를 쓰게 되면서, 비장도 문제가 생긴다. 그러면 비장이 폐기 적혈구를 제대로 처리하지 못하게 되고, 이때 만들어진 노란 색소를 보유한 빌리루빈 때문에 안색은 황색으로 변해버린다. 결국, 안색은 신장과 비장 때문에 흑황색을 나타낸다. 이 두 기관이 막히면, 간질액이 막히면서 결국에 혈액 순환도 막히게 되고 안색은 윤택을 잃는다(色黑黃不澤). 간질액의 정체로 인해서 피부에 혈액이 제대로 공급이 안 되면서 체모(毛)가 영양을 공급받지 못해서 끊어진다. 이 정도로 영양 공급이 막히면 당연히 죽는다(毛折乃死).

眞脾脈至, 弱而乍數乍疏, 色黃靑不澤, 毛折乃死. 諸眞藏脈見者, 皆死不治也.

비장맥이 진장맥이 되면(眞脾脈至), 약하면서(弱) 잠시 삭맥이었다가(乍數) 잠시 소강상태를(乍疏) 보이다가(弱而乍數乍疏), 안색은 황청이며 윤택이 없고(色黃靑不澤), 모발이 끊어지기 시작하면(毛折) 죽는다(毛折乃死).

비장이 진장이 되면, 비장은 산성 체액을 간으로 보낸다. 또, 비장이 문제가 되면 간질액의 정체가 일어나면서 간질에 뿌리를 둔 신경이 과부하를 일으킨다. 그래서 신경은 간질액의 정체 정도에 따라서 부하가 결정된다. 그런데 간질액을 산성으로 만들어서 정체시키는 최대 인자는 호르몬이다. 이 호르몬은 신경을 많이 쓰면 많이 나온다. 그래서 신경과 호르몬은 시소게임을 한다. 이때 맥을 측정하면 신경을 덜 써서 호르몬이 조금만 분비되면 간질액이 덜 산성이 되고, 이어서 신경의 부하가 적어지면서 비장맥을 재는 관부의 가로 근육이 덜 수축되고, 이어서 맥은 약하면서 삭맥(數脈)이 나타나고, 신경을 많이 써서 간질을 상대적으로 더 산성으로 만들어버리면, 신경은 강하게 부하가 일어나고 관부의 근육은 더 세게 수축하면서 소맥(疏脈)이 나타나게 된다(弱而乍數乍疏). 비장은 폐기 적혈구를 취급하기 때문에 비장이 문제가 되면 안색이 황색으로 변하며, 비장이 간을 과부하시키면서 간이 문제가 되면, 안색은 파란색으로 변한다. 그래서 비장이 안 좋으면 안색은 황청으로 나타난다. 그리고 비장이 안 좋으면 간질이 막히면서 혈액 순환이 막히고 이어서 안색의 광택도 없어진다(色黃靑不澤). 간질액의 정체로 인해서 피부에 혈액이 제대로 공급이 안 되면서 체모(毛)가 영양을 공급받지 못해서 끊어진다. 이 정도로 영양 공급이 막히면 당연히 죽는다(毛折乃死). 이렇게 모두 진장맥이 보이면(諸眞藏脈見者), 치료 불가능하며(不治) 모두 죽는다(皆死不治也).

黃帝曰, 見眞藏曰死, 何也. 岐伯曰, 五藏者, 皆稟氣於胃, 胃者五藏之本也. 藏氣者, 不
能自致於手太陰, 必因於胃氣, 乃至於手太陰也. 故五藏各以其時自爲, 而至於手太陰也.
故邪氣勝者, 精氣衰也. 故病甚者, 胃氣不能與之俱至於手太陰. 故眞藏之氣獨見. 獨見者,
病勝藏也. 故曰死. 帝曰, 善.

황제가 말한다(黃帝曰). 진장맥이 보이면 죽는다고 하는데(見眞藏曰死), 왜죠(何
也)? 기백이 대답한다(岐伯曰). 오장은 모두 위(胃)에서 기(氣)를 받게(稟) 된다(五藏
者, 皆稟氣於胃). 그래서 위는 오장의 근본이다(胃者五藏之本也). 이 문장의 의미를
이해하지 못하면 의사를 할 자격이 없다. 위는 에너지인 위산을 알칼리 음식에 환
원시켜서 오장뿐만 아니라 인체 대부분에 에너지를 공급한다. 그래서 당연히 위는
오장이 활동할 수 있게 에너지를 공급하기 때문에 오장 에너지 공급의 근본이 된
다(胃者五藏之本也). 그러나 저장된 기가(藏氣者) 곧바로 스스로(自) 수태음(肺)에 도
달하기는(致) 불가능(不能)하다(不能自致於手太陰). 필히 위기(胃氣)에서 시작(因)해서
(必因於胃氣), 더 나아가서(乃至) 수태음에 도달한다(乃至於手太陰也). 즉, 위에서 공
급된 위산이 당장 곧바로 간질액을 최종 처리하는 폐까지 직행하지는 않고, 여러
장기를 거친 후에야 최종 정착지인 폐에 도달하게 된다는 것이다(乃至於手太陰也).
너무나 당연한 사실이다. 그래서 오장이 각각 때를 맞춰서(以其時), 스스로 작용해
줌(自爲)으로써(故五藏各以其時自爲), 저장된 기는(藏氣者) 수태음에 도달하게 된다
(而至於手太陰也). 그래서 이렇게 체액이 폐로 가는 과정에서 과잉 산인 사기가 기
승(勝)을 부리면(故邪氣勝者), 이 과잉 산을 중화하느라 당연히 알칼리인 정기(精氣)
는 소모(衰) 된다(精氣衰也). 그래서 산(酸)이 과다해서 병이 깊어(甚) 지면(故病甚
者), 이 과잉 산을 중화하면서 위기(胃氣)가 모두(俱) 수태음(手太陰)에 함께(與) 도
달하기(至)는 불가능(不能)해진다(胃氣不能與之俱至於手太陰). 여기서 세심한 독자들
은 하나의 의문점을 발견했을 것이다. 분명 위산은 산(酸)인데, 왜 갑자기, 폐로
향하면서 알칼리인 정기(精氣)로 바뀌었을까? 그 비밀은 간(肝)에 있다. 위장에서
알칼리인 음식에 환원된 위산은 알콜기를 만들게 되는데, 소화관에서 흡수된 이
알콜기(Hydroxyl group)는 산(酸)으로써 간(肝)에 흡수가 된다. 그러면 간(肝)은

이 알콜기에서 전자를 뺏어서 동맥혈의 산소를 이용해서 중화시키고 물(H₂O)로 만들어버린다. 물론 부산물로 열(熱)이 나온다. 그러면, 이 알콜기를 부유한 물질은 갑자기, 정기(精氣)인 알칼리 케톤으로 변한다. 지금 말하고 있는 이 원리는 술을 마시면 술이 간을 지나면서 아세트알데히드(Acetaldehyde)라는 알칼리 케톤으로 바뀌는 것과 같은 원리이다. 이것이 술이 약이 되는 원리이다. 이렇게 위산으로 환원된 알칼리 음식이 결국에는 간에서 다시 알칼리로 변해서 오장으로 공급되고 결국은 폐까지 도달하는 것이다. 그런데 이 알칼리가 폐까지 가면서 중간에서 과잉 산을 만나면 중화시키면서 고갈되고, 폐까지 못 가는 것이다. 그래서 과잉 산이 원인인 병이 깊어지면, 위에서 시작한 알칼리가 폐까지 못 간다는 것이다. 사실, 이 과정은 책을 한 권 써도 모자랄 판이다. 그래서 진장의 기(眞藏之氣)는 한 곳에서만(獨) 나타난다(故眞藏之氣獨見). 위장에서 시작한 알칼리 정기의 양은 아주 많다. 그런데 이 알칼리는 폐까지 가는 과정에서 서서히 소모된다. 그러다가 병이 아주 심해진 장기에 도달하면, 그 장기에서 알칼리인 정기는 고갈되고 곧바로 진장 상태가 형성된다. 즉, 당연히 병이 아주 심해진 한 개의 장기에서만 진장 상태가 형성되는 것이다(故眞藏之氣獨見). 어느 한 장기에 진장 상태가 보이면(獨見者), 병은 해당 장기(藏)의 기능을 억눌러(勝) 버린다(病勝藏也). 그래서 죽는다고 한다(故曰死). 즉, 인체에서 어느 하나의 장기라도 기능이 억눌려서 정지되면 곧바로 죽을 수밖에 없다. 황제가 말한다(帝曰). 좋습니다(善).

제4장

제1절

黃帝曰, 凡治病, 察其形氣色澤, 脈之盛衰, 病之新故, 乃治之. 無後其時, 形氣相得, 謂之可治. 色澤以浮, 謂之易已, 脈從四時, 謂之可治. 脈弱以滑, 是有胃氣, 命曰易治.

황제가 말한다(黃帝曰). 무릇 병을 치료할 때는(凡治病), 육체(形), 기(氣), 안색

(色), 윤기(澤)를 관찰하고(察其形氣色澤), 맥이 너무 과한가(盛), 약한가(衰)를 관찰하고(脈之盛衰), 현재 앓고 있는 병이 지병(故)인가 새로 생긴 병(新)인가를 관찰하고(病之新故), 치료에 임하는 것이다(乃治之). 치료 시기를 놓치지 않고(無後其時), 육체(形)와 기(氣)가 서로(相) 도와주는(得) 관계이면(形氣相得), 치료는 가능하다고 말한다(謂之可治). 여기서 육체와 기가 서로 도와주는 관계란(相得), 기(氣)란 산(酸)으로서 육체(形)를 움직이는 신경에 전자(氣:酸)를 공급해서 육체를 돕고, 육체(形)는 과잉 기(積氣)인 과잉 산(氣:酸)을 알칼리 콜라겐이나 산소를 통해서 중화시켜서, 과잉 산(積氣)이 일으킬 병(病)을 미리 예방해 주는 것이다. 이것이 정상적인 건강한 사람의 생리가 보이는 상득(相得)이다. 이런 조건이 되면, 어떤 병이라도 당연히 치료가 가능하다(謂之可治). 그리고 안색과 피부 윤택의 문제가 심하지(浮) 않으면(色澤以浮), 이것도 쉽게 치료가 가능하다(謂之易已). 안색이란 오장의 문제를 표현하고, 피부의 윤택은 알칼리인 콜라겐의 보유 정도를 표현한다. 그래서 이 두 가지 변수가 심각하지만 않다면(浮), 당연히 치료가 쉽다고 말할 수 있다(謂之易已). 맥이 사계절을 따라준다면, 병이 나도 치료는 가능하다(脈從四時, 謂之可治). 봄에는 간맥, 여름에는 심장맥, 장하에는 비장맥, 가을에는 폐맥, 겨울에는 신장맥의 형태로 나타나면, 병이 있더라도, 치료가 가능하다는 말이다. 맥이 활맥(滑脈)이면서 약할지라도(脈弱以滑), 위기(胃氣)를 보유하고 있다면(是有胃氣) 병은 쉽게 치료된다(命曰易治). 활맥은 산을 격리한 염(鹽)이 많은 맥으로서 과잉 산이 존재한다는 뜻이다. 그러나 위산 분비 기능이 정상이라면, 병이 나도 치료 가능하다는 것이다. 위가 과잉 산을 염(鹽)인 위산(胃酸)의 형태로 처리할 수 있기 때문이다. 위산인 염산(鹽酸:hydrochloric acid:HCl)은 말 그대로 염(鹽)이다. 여기서 활맥(滑脈)을 만드는 요인이 염(鹽)이라는 사실과 위산인 염산(鹽酸)이 염(鹽)이라는 사실을 알면 쉽게 이해가 갈 것이다. 그래서 염이 많은 활맥이 존재한다고 해도, 위가 건강해서 위산으로 염을 배출해 주게 되면, 활맥 상태를 극복할 수 있게 되면서, 활맥으로 인한 병을 쉽게 완치시킬 수가 있다는 것이다(命曰易治).

取之以時, 形氣相失, 謂之難治. 色夭不澤, 謂之難已. 脈實以堅, 謂之益甚. 脈逆四時, 爲不可治. 必察四難, 而明告之.

사계절(時)을 거스르고(取之), 육체(形)와 기(氣)가 서로 피해를 준다면(相失), 병은 고치기 어렵다(取之以時, 形氣相失, 謂之難治). 사계절의 원리를 거슬렀다(取之以時)는 말은, 예를 들면 봄에 봄맥인 간맥이 오지 않고, 여름맥인 심장맥이 오는 경우처럼, 맥이 사계절의 원리를 따르지 않는 경우이다. 맥이 사계절의 원리를 안 따르면 왜 문제가 될까? 계절의 문제는 일조량과 CRY의 문제를 제기한다. 일조량에 따라서 청색광이 공급되고, 공급되는 청색광에 따라서 과잉 산을 중화시킬 수 있는 CRY 능력이 배가된다. 예를 들면, 겨울은 일조량이 적기 때문에, 청색광의 공급이 적어지고, CRY를 통해서 과잉 산을 중화시킬 수 있는 인체의 능력도 떨어진다. 그런데 이때 겨울맥이 아니라 여름맥이 온다면, 즉, 산 과잉이 여름만큼 많아진다면, 인체는 산 과잉으로 몸살을 앓을 것이고, 병은 쉽게 낫지 않을 것이다. 여기에다가 설상가상으로 기(氣:酸)가 너무 과다해서 신경이 과잉 자극되고, 이어서 근육을 과다 수축시켜서 육체(形)를 괴롭히고, 한편으로 육체(形)는 콜라겐 등의 알칼리를 이미 소모해서 더는 과잉 산(酸:氣)을 중화시킬 수 없는 상태가 되면(形氣相失), 병은 당연히 난치병이 된다(謂之難治). 즉, 산(氣)은 과잉이고, 알칼리는 고갈된 상태를 '形氣相失(형기상실)'이라고 한다. 이 상태가 되면 육체와 기는 서로 전혀 도움이 안 되고 손해만 끼친다. 이 상태에서 병이 나으면, 그게 더 이상할 것이다(謂之難治). 안색이 칙칙하고(色夭), 살결에 윤택이 없으면(色夭不澤), 병이 났을 경우 치유되기가 어렵다(謂之難已). 안색이 칙칙하다는 말은 이미 오장이 알칼리(精) 고갈로 문제가 있다는 뜻이다. 안색이 칙칙한 것보다 더 중요한 지표가 불택(不澤)이다. 보통 불택은 피부가 윤택이 없이 푸석하거나 꺼칠한 것이다. 왜 불택이 생길까? 피부는 표피와 진피로 나뉘는데, 사실상 진피가 피부의 거의 모든 생리 대사를 도맡아서 한다. 그런데 이 진피는 70%가 알칼리인 콜라겐이다. 이 진피 콜라겐에 모발도 뿌리를 내리고 있고, 땀샘도 피지샘도 이 진피 콜라겐에 뿌리를 내리고 있다. 그런데 이 콜라겐은 체액인 간질액과 직접 접하고 있다. 그래서 간질액이 산성으로 변하면, 진피 콜라겐은 이 산성 간질액 때문에 녹아버린다. 그러면 피지와 땀샘이 피해를 보면서 피부로 수분과 지질 성분을 내보내지 못한다. 그에 따라서 피부는 거칠어지고 윤택이 없어진다. 즉, 피부가 윤택이 없어졌다는 말은 체액이 산성이라서 진피 알칼리 콜라겐이 산을 중화하느라 분해되었다는 암시를 주는 것이다. 다시 말하면, 인체 내부에 알칼리가 부족한 것을 외부로 표현한 것이 불택(不澤)이다. 추가로 피부로 흘러나온 수분과 SCFA(단쇄지방산)는 산(酸)을 보유하고 있다. 즉, 피부를 통해서 산을 배출하는 것이다. 우리는 이것을 보고 피부 호흡이라고 한다. 화상을 입어서 피부의 70% 정도를 잃으면, 곧바로 죽는 이유이다. 그런데 왜 인체는 피부를 통해서 산(酸:電子)을 버려야만 할까? 결론부터 말하자면, 인체는 피부로 산을 안 버리면 피부는 엉망이 될 정도로 망가진다. 인체의 외부는 공기 중에 노출되어 있는데, 공기의 20~23%는 산소이다. 이 산소는 전자 친화력이 굉장히 강해서 전자만 보면 환장하고 달려든다. 미토콘드리아는 산소의 이 성질을 이용해서 전자전달계에서 전자를 물로 중화시킨다. 다시 인체 외부인 피부로 가보자. 만일에 피부에 전자(酸:氣)를 가진 수분과 SCFA가 없다면, 산소는 피부에 있는 생살(生肉)에서 전자를 빼앗아가고, 피부는 튼다. 피부가 각질이 생기고 쩍쩍 갈라지는 것이다. 즉, 피부가 산화된 것이다. 이 산화를 막아주는 것이 바로 수분과 SCFA인데, 여기에 진피 콜라겐이 관여한다. 그만큼 불택(不澤)이 중요한 지표가 된다. 우리가 화장품을 바르면서 피부를 촉촉하게 유지하려는 이유도 이 산소 때문이다. 화장품에 비타민을 넣는 이유도 이 때문이다. 피부로 흘러나온 SCFA가 산소에 전자(酸)를 공급하면 산소와 전자가 만나면서 수분을 만들어내고 피부는 보호되면서 촉촉해진다. 이 현상을 보고 피부가 윤택(潤澤)이 난다고 한다. 즉, 건강하다는 표시이다. 이야기가 너무 길어졌다. 지면 문제상 여기서 줄이고, 다시 본문으로 돌아가 보자. 맥이 견맥이면서 실하면(脈實以堅) 즉, 견맥(堅脈)인데, 이 견맥이 강한 견맥이라는 말이다. 견맥은 혈관맥이며 혈관이 단단히 굳었다는 말이다. 그런데 거기에다 실(實)하기까지 하면 혈관이 굳어도 단단히 굳었다는 말이다. 즉, 산 과잉이 아주 심하다는 뜻이다. 이때 병이 있다면, 병은 더(益) 악화(甚)할 것이 불 보듯 뻔하다(謂之益甚). 맥이 사계절의 원리를 역행한다면(脈逆四

時), 병을 치유 불가로 만들어 버린다(爲不可治). 너무나 쉬운 이야기이다. 앞에서 설명했다. 환자를 만나서 진찰할 때는, 앞에 열거한 치료가 어려운(難) 4가지 경우를 잘 살피고(必察四難), 환자에게 명확하게(明) 알려줘야(告) 한다(而明告之).

所謂逆四時者, 春得肺脈, 夏得腎脈, 秋得心脈, 冬得脾脈, 其至皆懸絶沈濇者, 命曰逆. 四時, 未有藏形, 於春夏而脈沈濇, 秋冬而脈浮大, 名曰逆四時也.

사계절을 역행한다는 것은(所謂逆四時者), 봄에 폐맥을 얻고(春得肺脈), 여름에 신장맥을 얻고(夏得腎脈), 가을에 심장맥을 얻고(秋得心脈), 겨울에 비맥을 얻어서(冬得脾脈), 그 맥들이 모두 현절침색의 맥에 도달하는 것으로서(其至皆懸絶沈濇者), 이를 이르러 기(氣)가 역(逆)했다고 한다(命曰逆). 사계절의 원리에 따라서 기(氣:酸:電子)가 어떻게 움직이는지를 알면 쉽게 해석된다. 또, 이들은 상극(勝) 관계가 형성된다. 즉, 하나만 보면 봄에 폐맥을 얻었다(春得肺脈)는 말은 봄(木)을 가을(金)이 지배하고 있다는 말이다. 즉, 금(金)이 목(木)을 상극(勝)하고 있다는 말이다. 다음 세 개의 문장도 같은 상극(勝) 관계가 성립된다. 사계절의 원리에 따라서 기(氣:酸:電子)가 어떻게 움직이는지를 알면, 이들 상극(勝) 관계가 쉽게 해석된다. 봄과 여름은 가을과 겨울에 축적해 둔 기(鹽:氣)를 소모하는 시기이면서, 거꾸로 가을과 겨울에 기(鹽:氣)를 축적할 공간을 확보해주는 시기이기도 하다. 거꾸로 말하면, 가을과 겨울은 봄과 여름이 만들어준 빈 공간에 기(鹽:氣)를 채워 넣는 시기이다. 즉, 가을과 겨울은 기(鹽:氣)를 축적하는 시기이다. 이렇게 기를 채워주면 비우고 비워주면 채워주고, 이렇게 기가 순환하는 게 기(氣)의 사계절 원리(四時)이다. 그런데 기를 채워야 할 가을과 겨울에 소모하고, 소모해야 할 봄과 여름에 채운다면, 이것을 보고, 기(氣)가 역행(逆)한다고 말한다. 봄은 소모할 시기인데 저장(肺)을 하고(春得肺脈), 여름도 소모할 시기인데 저장(腎)을 하고(夏得腎脈), 가을은 저장할 시기인데 소모(心)를 하고(秋得心脈), 겨울도 저장할 시기인데 소모(脾)를 하면(冬得脾脈), 이를 두고 역행(逆)이라고 말한다(命曰逆). 그 결과 봄에는 현맥이 나타나고, 여름에는 절맥이 나타나고, 가을에는 침맥이 나타나고, 겨울에는 색맥이 나타난다(其至皆懸絶沈濇者). 이 관계는 너무 많은 지면을 요구하지만, 간단히 압축하면, 이들 모두는 맥이 아주 약해서 거의 끊어진 상태를 나타낸다. 즉, 기(氣)에 혼란이 와서 체액 순환이 엉망이 돼버린 것이다. 당연히 건강에 이상이 오고 병이 온다. 차례대로 조금씩만 기술해보자. 봄에는 늘어나는 일조량 때문에 CRY의 도움을 받아서 기를 소모해야 하는 계절이다. 그런데 가을의 폐맥이 나타나서 기를 축적한다는 말은(春得肺脈), 기(氣)인 에너지를 충분히 소모하지 못하고 있다는 뜻이다. 에너지 부족으로 인해서 맥은 당연히 힘이 없다. 그래도 어느 정도는 기가 소모되니까, 완전히 힘이 없지는 않다. 이 맥(脈)이 바로 현맥(懸脈:虛脈)이다. 즉, 힘이 있지도 않고, 힘이 없지도 않고 중간 정도에 있는 맥이다. 이번에는 기를 왕성하게 소모해야 할 여름에 겨울맥이 나타난다는 말은 기를 전혀 소모하지 못하고 있는 것이다(夏得腎脈). 즉, 인체의 기능이 멈췄다는 말이다. 여름은 일조량이 최고조에 달하고 CRY 활동도 최고조에 달하며 동식물의 성장도 최고조에 달하는 시기이기 때문에, 기는 자연스럽게 활발하게 소모된다. 그런데 여름에 기를 전혀 소모하지 못하고 겨울처럼 쌓고만 있다면 인체의 기능이 완전히 멈춘 것이다. 당연히 이때 나타난 맥(脈)은 절맥(絶脈)이다. 즉, 맥박이 끊긴 것이다. 이번에는 가을에 여름맥을 얻었다는 말은(秋得心脈), 가을은 기(氣)를 축적(鹽)하기 시작하는 시기인데, 여름처럼 활발하게 소모하고 있다면, 여름에 이미 기를 활발하게 소모했기 때문에, 이미 기는 바닥을 보인다. 그런데 아직도 기를 소모하고 있다면, 맥박을 충분히 만들 기(氣:酸:電子)가 남아있을 리가 없다. 이때 맥을 측정하면 당연하게 침맥(沈脈)이 나타난다. 맥이 힘이 없어서 세게 눌러야 맥의 힘을 느낄 수가 있다. 이번에는 기(氣)를 축적(鹽)해야 할 겨울에 기를 소모(脾)하고 있다면(冬得脾脈), 어떤 맥이 나타날까? 겨울에 기는 가을에 축적한 소량뿐이다. 그런데 장하(長夏:脾)처럼 기를 소모한다면, 기는 곧바로 고갈되고, 맥은 자연스럽게 체내의 기가 부족할 때 나타나는 색맥(濇脈:澁脈)이 나타난다. 기의 흐름이 막힌(濇:澁) 것이다. 이런 현상 모두를 일컬어 역(逆)이라고 한다(命曰逆). 즉, 기(氣)가 축적되고 소모되는 기의 순환 원리를 역행하고 있다. 사계절의 원리가 제대로 작동을 해도(四時), 오장(五臟)이 기능(形)적으로 문제가 있다면(未有藏形), 봄여름에 침맥과 색맥이 나타나고(於春夏而脈沈濇), 가을과 겨울에 부맥과 대맥이 나타난다면(秋冬而脈浮大), 이를 이르러 사계절에 역행한다고 말한다(名曰逆四時也). 오장(五臟)이 상처를 입어서 제대로 기능(形)하지 못하면(未有藏形), 봄과 여름에도 기(氣)를 활발하게 소모하지 못할 것이고, 당연히 침맥과 색맥이 나타날 것이다. 가을과 겨울에는 기(氣)를 축적하는 시기인데, 오장의 문제로 기를 축적하지 못하고, 거꾸로 소모한다면, 맥상은 당연히 간질액이 정체되면서 부맥과 대맥이 될 것이다. 이것도 역시 사계절의 원리를 거스른(逆) 것이다(名曰逆四時也).

病熱脈靜, 泄而脈大, 脫血而脈實, 病在中脈實堅, 病在外脈不實堅者, 皆難治.

발병해서 열이 나는데도 맥이 조용하고(病熱脈靜), 발병해서 설사했는데도 맥이 대맥이고(泄而脈大), 발병해서 출혈이 있었는데도 맥이 강해서(脫血而脈實), 병의 원인이 오장(中)의 생리 반응에 있는데(病在中), 이때 맥이 실하고 견하거나(脈實堅), 병의 원인이 간질액(外)에 있는데(病在外), 맥이 실하고 견하지 않거나 하면(脈不實堅), 그러면 이들 두 경우 모두 난치병이다(皆難治).

열(熱), 설사(泄), 출혈(脫血) 이들 세 경우는 모두 과잉 산인 에너지를 체외로 배출한 경우들이다. 그러면 이때 나타나야 할 맥은 에너지를 체외로 많이 버렸기 때문에 힘이 없어야 정상이다. 그런데도 여전히 맥이 실하고 견하다면(脈實堅), 이것은 오장이 과잉 산을 조절하는 기능을 잃었다는 암시를 주는 것이다. 그러면 당연히 이 병은 불치병이 될 수밖에 없다(皆難治). 이번에는 병의 원인이 간질액에 있다면(病在外), 간질은 산(酸)인 에너지가 쌓이는 곳이므로, 이때 맥을 측정하면 맥은 당연히 실하고 견해야(脈實堅) 된다. 그런데 맥을 측정했을 때, 맥이 실하고 견하지 않다면(脈不實堅), 인체의 에너지 대사에 심각한 문제가 있다는 암시를 줌으로, 당연히 이때의 병은 난치병이 된다(皆難治)는 것이다.

제2절

黃帝曰, 余聞虛實以決死生, 願聞其情. 岐伯曰, 五實死, 五虛死.

황제가 말한다(黃帝曰). 내가 듣기로는 허실(虛實)이 생사를 가른다(決)고 하는데 (余聞虛實以決死生), 그 핵심(情)을 듣고 싶습니다(願聞其情). 기백이 말한다(岐伯曰). 다섯 가지가 실해도 죽고(五實死), 다섯 가지가 허해도 죽는다(五虛死). 두말할 필요도 없이, 산 과잉(實)으로 과부하가 걸리면서 일어나는 다섯 가지 죽는 경우와 (五實死), 알칼리가 고갈(虛)되어서 인체가 기능을 제대로 하지 못해서 일어나는 다섯 가지 죽는 경우이다(五虛死). 당연히 죽을 수밖에 없다.

帝曰, 願聞五實五虛. 岐伯曰, 脈盛, 皮熱, 腹脹, 前後不通, 悶瞀, 此謂五實. 脈細, 皮寒, 氣少, 泄利前後, 飮食不入, 此謂五虛.

황제가 말한다(帝曰). 오실(五實)과 오허(五虛)가 뭔지 듣고 싶습니다(願聞五實五虛). 기백이 말한다(岐伯曰). 산 과잉으로 동방결절에 전자가 과잉 공급되고, 맥이 과하게 뛰고(脈盛), 체액에 산이 과잉 축적되면서, 이 과잉 산을 중화하기 위해서, 면역 세포와 갈색지방이 작동해서, 체열이 아닌 피부에 허열이 있고(皮熱), 삼초가 과잉 산을 콜라겐으로 중화하면서, 콜라겐이 복부에 쌓이고, 복부는 더부룩해지고 (腹脹), 과잉 산 때문에 간문맥에 과부하가 걸리면서, 혈액 순환이 모세혈관상(毛細血管床:capillary bed)에서 막히고, 동맥(前)과 정맥(後)이 서로 통하지 못하고(前後不通), 이로 인해서 눈(目)의 모세 혈관에 문제가 생기고, 눈 모세 혈관 주위에 정체된 산성 혈액은 눈의 근육 콜라겐을 녹이고, 이것들이 뭉치면서 눈을 움직일 때마다 무언가가 어른거린다(悶瞀:민무). 이것들을 이르러 5가지 실증이라고 한다(此謂五實). 즉, 산이 과잉(實)일 때 나타나는 5가지 증상을 말하고 있다. 심장 근육이 알칼리 부족으로 과잉 산을 중화시키지 못하고, 심근이 강직되면서, 맥은 세맥(脈細)이 되고, 피부가 접하고 있는 간질에 산이 축적되었으나, 알칼리 부족으로 면역

세포와 갈색지방을 작동시키지 못하고, 열의 원천인 전자를 염(鹽)으로 처리하다
보니까, 피부에 염(鹽)인 한(寒)이 쌓여서 피한(皮寒)이 되고, 그 와중에 알칼리는
계속 소모되고(氣少), 소화관에서 산은 과잉인데 알칼리가 부족해서 과잉 산은 설
사를 유발하고(前), 점막의 콜라겐을 녹여서 이질(利:痢疾)을 만들어내서(後), 점막을
기준으로 전후(前後)에서 산을 쏟아낸다(泄利前後). 설사하고 이질을 앓는 상황에서,
밥이 입으로 들어 갈리는 만무하다(飲食不入). 이질이 될 정도로 장 점막이 상했다
면, 위 점막도 성하지는 못할 것이고, 밥맛이 있을 리가 없다. 이를 이르러 오허(五
虛)라고 말한다(此謂五虛). 즉, 알칼리가 부족할 때(虛) 나타나는 5가지 증상을 말
하고 있다. 여기서 오실(五實)과 오허(五虛)를 오장에 대비해서 풀어도 된다.

帝曰, 其時有生者, 何也. 岐伯曰, 漿粥入胃, 泄注止, 則虛者活, 身汗, 得後利, 則實者
活, 此其候也.

황제가 말한다(帝曰). 그럴 때도(其時) 병이 치료되어서 살아 남는데(有生), 어찌
된 건가요(其時有生者, 何也)? 기백이 대답한다(岐伯曰). 첨장죽(漿粥)을 먹이면(漿粥
入胃), 설사가 나는 것(注)을 막을 수 있고(泄注止), 알칼리가 부족(虛)한 사람도 살
아날(活) 수가 있다(則虛者活). 첨장죽을 보면 이유를 금방 알 수 있다. 첨장죽을
알려면, 이 죽의 재료를 먼저 알아야 한다. 먼저, 검정콩(黑豆:烏豆:黑大豆)은 영어
로 'Glycine max Merrill' 이라고 부르는데, 직역하면, 인체로 흡수가 되면서 알
칼리로 작용하는 아미노산인 '글리신(Glycine)을 최고(max)로 많이 보유한 물질
(Merrill)'이라고 번역된다. 또, 글리신은 담즙의 주요 성분이기도 하다. 즉, 글리
신은 인체의 병의 근원인 자유전자를 흡수해서 담즙으로 만들어지고, 간을 통해서
해독되거나 체외로 배출됨으로써, 인체를 청소해주는 청소부 역할을 하게 된다.
즉, 상당히 강한 알칼리를 보유하고 있고, 청소부 역할도 하는 것이 검정콩이라는
뜻이다. 우리 조상들의 전통에서 검정콩을 콩자반으로 만들어서 매일 반찬으로 상
식(常食)했던 이유이기도 하다. 그리고 약선식 서적이나 식이요법 한의학 서적에서
보면, 참기름과 검은콩은 반드시 해독제로 등장한다. 그리고 두 번째가 갱미(粳米)

인데, 이 갱미를 경미(硬米)라고도 부른다. 이유는 밥이 찰져서 쉽게 깨지지 않는다(硬)고 해서 붙여진 이름이다. 언뜻 생각해 보면, 잘 깨지지 않으니까 환자에게 먹이면 안 될 것 같지만, 실제로는 전통적으로 환자의 전용식(專用食)으로 사용해 왔다. 왜 그럴까? 여기에는 아주 심오한 생리학이 들어있다. 즉, 쌀 전분은 아밀로스(amylose)와 아밀로펙틴(amylopectin)으로 이뤄지는데, 찹쌀은 아밀로펙틴의 함량이 98%이다. 즉, 찹쌀은 거의 모든 전분이 아밀로펙틴이다. 그러면 아밀로펙틴의 특징을 알아보자. 아밀로펙틴은 환원 말단(reducing end)이라는 산(電子)을 흡수할 수 있는 부분을 많이 보유하고 있다. 그래서 아밀로펙틴을 보유한 찰밥이 위(胃)에 들어가면 위산(胃酸:Gastric acid)을 잘 흡수해서 쉽게 소화가 된다. 소화란 위산을 흡수(還元)하는 과정이기 때문이다. 즉, 위산을 잘 흡수할수록 소화는 더욱더 잘된다. 즉, 찹쌀의 장점은 아밀로펙틴 때문에 소화도 잘되고 위산도 잘 중화시킨다. 즉, 아밀로펙틴은 강알칼리로서 한마디로 일거양득(一擧兩得)이다. 그리고 위산(胃酸:Gastric acid)은 병의 원인인 과잉 산을 체외로 배출시키기 때문에 질병에서 아주 중요한 역할을 한다. 그래서 황제내경에서는 위산을 굉장히 중요하게 다루고 있다. 첨장죽(漿粥) 재료의 나머지 하나가 설탕이다. 설탕은 케토스(Ketose)와 알도스(aldose)가 합쳐진 것이다. 즉, 설탕은 케톤 형식의 당이다. 다시 말하면, 이때 설탕은 약알칼리라는 뜻이다. 아마 이 책을 읽고 있는 독자들의 대부분은 깜짝 놀랄 것이다. 당이 알칼리라니! 당은 이미 인류의 적이 되어있는데, 무슨 정신이 나가도 한참 나간 이야기라고 하면서 펄쩍펄쩍 뛸 것이다. 그러나 엄연한 사실이며, 논문도 버젓이 나와 있다. 그러나 최첨단 현대의학은 부정으로 일관하고 있다. 우리는 지금까지 뭘 보고 배운 걸까? 최첨단이라고 자부하며 으스대고 있는 최첨단 현대의학의 정체는 뭐란 말인가? 이제 이 굴레에서 빠져나와 보자. 이 문제는 잠시 뒤에 더 논의해 보자. 그래서 첨장죽(漿粥)의 재료를 구성하고 있는 이들 세 가지는 모두 당(糖)인 셈이다. 글리신에서 Gly는 당(糖)이라는 뜻이며, 실제로도 단맛이 난다. 찹쌀도 전분으로서 당이다. 그러면 첨장죽의 핵심은 당인 셈이다. 아니, 당이다. 당이 약이 된 것이다. 왜? 당(糖)은 알칼리이니까! 이건 또 무슨 헛소리인가? 당이 약이라니? 이 문제도 잠시 뒤로 미루자. 아무튼, 종합하면 알칼리가 부족해서 병든 사람(虛)은 알칼리(漿粥)를 보충해 주면(入胃), 병이 낫는다는 뜻이다(則虛者活). 그래서 여기서 언급한 첨장죽(漿粥)은 의미가 아주 큰 단어이다. 알칼리를 대표하고 있기도 하며, 이 의미를 정확히 알고 있다면, 이는 얼마라도 응용이 가능하기 때문이다. 물론, 그 정도 단계까지 가려면 의학에 상당한 내공을 쌓은 후에야 가능하지만 말이다. '먼저' 온몸에서 땀을 내면(身汗), '다음에(後)' 자동으로 이질(利)이 해결되고(得), 산이 과잉일지라도(實) 살 수가 있다(則實者活). 땀은 물(H_2O)이 주성분으로서, 전자(酸:氣)를 중화시킨 결과물이다. 결국에 온몸에서 땀을 낸다는 사실은 산(酸:氣)을 중화하는 것이며, 산을 중화시켰으니, 이질(利)은 자동으로 잡힌다. 이렇게 해서 과잉 산을 중화해주면, 산 과잉 때문에, 병든 사람도 살아(活)남는다는 것이다(則實者活). 이것이 그 이유(候)들이다(此其候也). 이제 앞에서 미뤄 둔 이 구문과 연관된 다른 문제들을 탐구해보자.

먼저 당(糖)을 알아보자. 당은 이미 약 7,000년 전에 앗시리아(Assyria)와 바빌로니아(Babylonia)에서부터 약으로 사용해 왔었고, 동양의학에서도 약으로 써 왔다. 첨장죽(漿粥)의 3가지 재료가 모두 당(糖)인 이유이다. 현대의학에서 당(糖)의 '모순(矛盾:inconsistency)'을 찾아보자. 우리 몸을 병들게 하는 제1요인은 동양의학에서 칠정(七情)이라고 말하는 바로 스트레스이다. 이 스트레스는 현대의학도 병의 제1요인으로 인정한다. 인체는 스트레스를 받으면, 맨 먼저 스트레스 호르몬인 코티졸을 분비한다. 산(酸)인 코티졸(Cortisol)은 알칼리인 코티손(cortisone)이 산(酸)을 흡수해서 만들어진 스트레스 결과물이다. 코티졸의 또 다른 이름은 포도당 신생합성(gluconeogenesis:葡萄糖新生合成) 인자이다. 여기서 포도당을 만드는데 당의 축합 형태인 글리코겐(glycogen:糖原)에서 포도당을 만드는 게 아니라 단백질이나 다른 재료를 이용해서 포도당을 새로 만든다. 즉, 이때는 글리코겐이 고갈된 것이다. 그래서 이때는 주로 콜라겐을 분해해서 이용한다. 이 분해 과정이 염증이다. 얼마나 포도당이 급했으면, 자기 살을 파내서(콜라겐 분해) 포도당을 만들까? 이때 포도당은 과잉 산을 흡수한 결과물이다. 포도당은 이렇게 중요한 생리인자이다. 왜 포도당이 이렇게 중요할까? 당은 세포 내로 흡수되어서 미토콘드리아

(mitochondria:사립체:絲粒體)에서 전자전달계를 통해서 ATP를 만든다. 이 ATP는 세포질로 나와서 H-ATPase(V-ATPase)를 이용해서, 과잉 산을 세포소기관(organelle)이나 소낭(공포:Vesicle:호르몬 함유)에 격리한다. 과잉 산을 세포소기관이나 소낭에 격리하는데 ATP는 필수이고, ATP는 당이 아니면 만들 수가 없다. 이렇게 당은 과잉 산을 처리한다. 당이 산을 중화하는 기전은 하나가 더 있다. 당은 ATP 재료인 인산(phosphate)을 끌고 미토콘드리아로 들어가면, 이 산성인 인산은 중화되고(과잉산의 중화), 알칼리인 ATP로 변신하는 것이다. 이렇듯 당은 과잉 산 중화의 중심에 서 있는 것이다. 즉, 당이 한 번 움직이면, 많은 양의 과잉 산이 중화되는 것이다. 왜 인체는 스트레스를 받아서 과잉 산이 체액에 축적되면, 눈에 불을 켜고, 자기 생살을 파서(콜라겐 분해) 당을 만들어야 하는지 이해가 갈 것이다. 당은 이런 식으로 산을 중화시켜서 산이 원인인 통증을 경감시키는 작용도 한다. 공포 호르몬(Fight&Flight)인 아드레날린도 당을 만들어서 과잉 산을 중화시킨다. 공포도 스트레스로서 호르몬을 통해서 과잉 산을 체액에 쏟아내기 때문에, 이것을 중화시키기 위해서는 당이 필요하기 때문이다. 과연 당은 우리 건강에 적군일까? 아군일까? 물론 과(過)하면 모든 게 다 독(毒)이다. '체액을 기준으로' 인체를 바라보면, 답은 너무 환하게 보인다. 병은 체액의 산성화가 문제이고, 이 과잉 산을 해소하는데, 당이 핵심이다. 과음하면 다음 날 아침에 숙취가 있다. 숙취가 일어나는 이유는 알콜이 산(酸)이기 때문이다. 알콜의 부작용도 알콜의 순작용도 모두 알콜이 산(酸)이기 때문에 생긴다. 이때 우리는 숙취의 원인인 산을 해소하기 위해서 꿀물을 먹는다. 정확히 과학이다. 전통은 첨단 과학이다. 숙취에 대해서 좀 더 알아보자. 숙취가 자주 일어나면 지방간(脂肪肝:fatty liver)이 생긴다. 즉, 알콜 중독은 지방간을 만들어낸다. 그러면 이유는 뭘까? 그리고 간은 왜 지방간을 만들어 낼까? 먼저 지방을 만들어내는 중성지방은 정체가 뭘까? 중성지방(Triglyceride:neutral fat:中性脂肪)은 산(酸)을 중화시킨 결과물이다. 알콜은 산이고, 알콜 중독은 과잉 산을 만들어내고, 간은 이 과잉 산을 중성지방으로 만들어서 중화시키고, 결과는 지방간으로 나타난다. 현대의학은 이 경우를 알콜성지방간(alcoholic fatty liver)이라고 표현한다. 그런데 현대의학은 비알콜성지방간(non alcoholic fatty liver)에 대해서는 설명하지 못하고 있다. 산과 알칼리 구분을 명확하게 구분하지 못하기 때문에 생긴 혼란이다. 알콜성지방간이건 비알콜성지방간이건 모두 다 과잉 산이 원인이다. 즉, 모든 지방간은 간이 과잉 산을 중화하면서 생긴 결과물이다. 과잉 산을 막으면, 저절로 지방간은 방지된다. 'No acid, No fat'이다. 비만도 같은 원리이다. 비만도 중성지방이 문제이니까 당연하다. 비만이 만병의 근원인 것처럼 말하지만, 비만이나 중성지방은 죄가 없다. 화재 현장에서 화재를 진압하는 소방관이 화재 현장에 있다고 해서 소방관이 방화범이 아닌 것처럼 말이다. 비만이나 중성지방은 결과물이지 원인은 아니다. 원인은 바로 과잉 산이다. 지방 문제가 나오면 항상 문제가 되며, 건강 기준의 필수 항목이 돼버린 콜레스테롤에 관해서 알아보자. 콜레스테'롤'(cholesterol)이라는 글자 자체에서 보듯이 콜레스테롤은 알콜이다. 즉, 이는 산이다. 그래서 콜레스테롤 자체가 많다는 사실은 분명히 건강에 독이다. 그런데 콜레스테롤도 결과물이지 원인은 아니다. 그리고 콜레스테롤은 알칼리인 콜레스테론(cholesterone)이 과잉 산을 흡수해서 만들어진 결과물이다. 알칼리인 코티손(cortisone)이 과잉 산을 흡수해서 코티졸(cortisol)로 변하는 원리과 같은 원리이다. 콜레스테롤을 없애려고 아무리 발버둥을 쳐도, 그 원천인 과잉 산을 없애지 않는다면, 콜레스테롤은 없어지지 않고 건강만 나빠진다. 즉, 잔디 뿌리는 놔두고 잔디만 깎아 준다면, 잔디는 계속 자랄 것이다. 좀 더 나가보자. 숙취 음료에 대해서 보자. 바커스(Bacchus)는 술(酒)의 신(神)이다. 이것을 본떠서 만든 숙취해소 음료가 박카스이다. 이 박카스에는 도대체 무엇이 들어있으며, 왜 효과가 있는 것일까? 핵심은 타우린(taurine)이다. 타우린은 강알칼리이다. 당연히 산인 알콜을 중화시킨다. 술 먹은 다음 날 아침에 숙취에 꿀물을 먹는 것과 같은 원리이다. 그래서 세간에서 말하는 것처럼, 술을 먹기 전에 박카스를 먹으면 술이 덜 취한다는 말은 근거가 없는 게 아니다. 이 타우린은 우리 몸에서 하는 역할이 아주 많다. 타우린은 인체에서 세포 내부의 산을 조절하는 데 필수 물질이다. 이 타우린을 제일 많이 처리하는 물질이 바로 담즙산이다. 담즙산(bile acid:膽汁酸)은 간에서 과잉 산을 처리하는 주 무기 중에서 하나이다. 바로 이 타우린을 콜레스테롤이 수거한다. 이 콜레스테롤 합성물은 대장에서 균총에 의해서 알칼리로 변해서 다시 간을 통해서 인체로 재흡수된다. 이 형태의 담즙을 동양의학에서 약으로 쓰는데, 현대의학에서 말들이 많다. 체액 의학이라는 관점에서 보면, 간단히 풀리는 문제이다. 이 형태를 제일 흔하게 접할 수 있는 것이 건강 보조제로 팔리고 있는 것이 우루사(Urusa)라는 약이다. 우루사의 핵심성분은 UDCA(Ursodeoxycholic acid)라는 알콜 형태로서 산(酸)이다. 이 물질은 알콜로서 간을 통과하면서 알칼리 케톤으로 변한다. 알칼리 케톤으로 변한 UDCA가 약성을 발휘하는 것이다. 체액 의학이라는 관점에서 바라보면, 이 기전은 간단히 풀린다. 그러나 이 기전을 단백질 의학이란 관점에서 풀려면 안 풀린다. 조금 더 가보자. 한때 곰 쓸개에 미친 사람들이 많았었다. 왜 그랬을까? 타우린과 UDCA와 같은 물질 때문이었다. 이것을 섭취하면 간을 통과하면서 알칼리 케톤으로 바뀌면서 약성을 발휘하는 것이다. 이것도 당연히 산(酸)이기 때문에, 과하면 간을 상하게 만든다. 동양의학에서 쓸개즙을 약으로 쓰는 이유이다. 약성의 핵심은 간이기 때문에, 간이 안 좋은 사람은 주의해야 할 것이다. 사실 이 부분을 서술하면서 많이 망설였다. 현대의학의 이론이 종교처럼 여겨지는 지금 이 시대에, 이 내용을 피력하면 비난받을 게 불 보듯 뻔하기 때문이다. 비난 정도를 넘어설 수도 있을 것이다. 그러나 엄연한 진실을 나 하나 편해지자고 외면할 수는 없다. 판단은 독자 여러분들에게 맡긴다. 한 가지 확실한 것은, 시간은 걸리겠지만, 세상의 원리는 결국 정도(定道)를 따른다는 것이다. 즉, 세상일은 반드시 사필귀정(事必歸正)이 된다. 단지 시간이 조금 걸릴 뿐이다.

제20편. 3부9후론(三部九候論)

제1장

黃帝問曰, 余聞九鍼於夫子, 衆多博大, 不可勝數. 余願聞要道, 以屬子孫, 傳之後世, 著之骨髓, 藏之肝肺, 歃血而受, 不敢妄泄. 令合天道, 必有終始, 上應天光星辰歷紀, 下副四時五行, 貴賤更互, 冬陰夏陽, 以人應之奈何, 願聞其方.

황제가 묻는다(黃帝問曰). 내가 선생님(夫子)의 구침(九鍼)에 관한 이야기를 듣다 보니(余聞九鍼於夫子), 내용이 아주 풍부하고(衆多) 범위도 넓어서(博大), 쉽게 이해가 안 갑니다(不可勝數). 중요한 원리를 들을 수 있을까요(余願聞要道)? 자손들이 이어받아서(以屬子孫), 후세에 전해지고(傳之後世), 골수에 새기고(著之骨髓), 간과 폐에 저장하고(藏之肝肺), 전수받는 사람과 굳건히 약속해서(歃血而受), 감히 이 내용이 소실되지 않도록 하며(不敢妄泄), 천도를 지킴으로서(令合天道), 반드시 시작과 끝을 잘 마무리하게끔 하고(必有終始), 위로는 하늘의 이치에 따르고(上應天光星辰歷紀), 아래로는 사계절과 오행에 맞추며(下副四時五行), 모든 사물이 질서 정연하고(貴賤更互), 겨울은 음에 대응하고, 여름은 양에 대응하는데(冬陰夏陽), 이에 대응해서 사람은 어떻게 해야 하나요(以人應之奈何)? 그 방법을 가르쳐 주십시오(願聞其方)!

岐伯對曰, 妙乎哉 問也, 此天地之至數. 帝曰, 願聞天地之至數, 合於人形血氣, 通決死生, 爲之奈何. 岐伯曰, 天地之至數, 始於一, 終於九焉, 一者天, 二者地, 三者人, 因而三之, 三三者九, 以應九野. 故人有三部, 部有三候, 以決死生, 以處百病, 以調虛實而除邪疾.

기백이 대답한다(岐伯對曰). 질문이 아주 오묘하십니다(妙乎哉 問也). 이것은 세상의 지극한 도리(至數)입니다(此天地之至數). 황제가 말한다(帝曰). 세상의 지극한 도리를 듣고 싶습니다(願聞天地之至數). 이 세상의 지극한 도리는 인간의 육체(形)와 혈액(血)과 기(氣)와 부합(合)하며(合於人形血氣), 모두(通) 인간의 삶과 죽음을 결정

(決)하는데(通決死生), 어떻게 세상 원리가 그렇게 만듭니까(爲之奈何)? 기백이 대답한다(岐伯曰). 세상의 지극한 원리란(天地之至數), 하나에서 시작해서(始於一), 아홉에서 끝맺음한다(終於九焉). 일(一)이라는 것은 하늘이고(一者天), 이(二)라는 것은 땅이요(二者地), 삼(三)이라는 것은 사람이다(三者人). 이 세 가지가 근원(因)이 되는 3가지이다(因而三之). 즉, 세상을 이루는 3요소를 말한다. 이것들을 조합하면, 아홉 가지가 되며(三三者九), 실제로는 아홉(九) 가지 분야(野:分野)로써 대응(應)한다(以應九野). 그래서(故) 사람은 3부(三部)를 가지며(人有三部), 각 부(部)는 3후(三候)를 가지는데(部有三候), 이것으로써(以) 생사를 결정하고(以決死生), 이것으로써(以) 온갖 질병(百病)을 처리(處理)하며(以處百病), 이것으로써(以) 허와 실을 조절해서(調虛實), 사기와 질병을 제거(除邪疾)한다(以調虛實而除邪疾). 즉, 3부9후(三部九候)의 기능을 말하고 있다. 다음 문장에서부터, 그 내용이 하나씩 서술된다.

제2장

帝曰, 何謂三部. 岐伯曰, 有下部, 有中部, 有上部, 部各有三候. 三候者, 有天有地有人也. 必指而導之, 乃以爲眞. 上部天, 兩額之動脈, 上部地, 兩頰之動脈, 上部人, 耳前之動脈, 中部天, 手太陰也, 中部地, 手陽明也, 中部人, 手少陰也. 下部天, 足厥陰也, 下部地, 足少陰也, 下部人, 足太陰也. 故下部之天以候肝, 地以候腎, 人以候脾胃之氣. 帝曰, 中部之候奈何. 岐伯曰, 亦有天, 亦有地, 亦有人, 天以候肺, 地以候胸中之氣, 人以候心. 帝曰, 上部以何候之, 岐伯曰, 亦有天, 亦有地, 亦有人, 天以候頭角之氣, 地以候口齒之氣, 人以候耳目之氣.

황제가 말한다(帝曰). 무엇을 3부라고 부릅니까(何謂三部)? 기백이 대답한다(岐伯曰). 삼부는 하부, 중부, 상부가 있으며(有下部, 有中部, 有上部), 부마다 각각 삼후를 가지고 있는데(部各有三候), 삼후는(三候者), 하늘을 가지고 있고, 땅을 가지고 있고, 사람을 가지고 있다(有天有地有人也). 반드시 힘을 들여야(指) 유도(導:誘導)되며(必指而導之), 마침내(乃以) 진실(眞實)에 다다르게(爲) 된다(乃以爲眞). 상부의 하늘은(上部天), 양쪽 이마의 동맥이며(兩額之動脈), 상부의 땅은(上部地), 양쪽 얼굴

(뺨)의 동맥이며(兩頰之動脈), 상부의 사람은(上部人), 귀 앞의 동맥이며(耳前之動脈), 중부의 하늘은(中部天), 수태음이며(手太陰也), 중부의 땅은(中部地), 수양명이며(手陽明也), 중부의 사람은(中部人), 수소음이다(手少陰也). 하부의 천은(下部天), 족궐음이며(足厥陰也), 하부의 땅은(下部地), 족소음이며(足少陰也), 하부의 사람은(下部人), 족태음이다(足太陰也). 그래서 하부는 천은 후로서 간을 두고 있고(下部之天以候肝), 땅은 후로서 신장을 두고 있고(地以候腎), 사람은 후로서 비위의 기를 두고 있다(人以候脾胃之氣). 황제가 말한다(帝曰). 중부의 후는 어떻습니까(中部之候奈何)? 기백이 대답한다(岐伯曰). 중부도 역시 천지인을 보유하고 있다(亦有天, 亦有地, 亦有人). 하늘은 후로서 폐를 두고 있고(天以候肺), 땅은 후로서 흉중의 기를 두고 있고(地以候胸中之氣), 사람은 후로서 심장을 두고 있다(人以候心). 황제가 말한다(帝曰). 상부는 어떤 후를 두고 있습니까(上部以何候之)? 상부도 천지인을 가지고 있습니다(亦有天, 亦有地, 亦有人). 하늘은 후로서 머리의 기를 보유하고 있으며(天以候頭角之氣), 땅은 후로서 구치의 기를 가지고 있으며(地以候口齒之氣), 사람은 후로서 이목의 기를 가지고 있다(人以候耳目之氣).

이 구문들은 정확히 알면, 동양의학의 근간과 동양의학의 정수를 볼 수 있으며, 모르면 도대체 무슨 말을 하는지 이해가 안 가는 부분이다. 사실, 이 구문들은 생리학의 정수를 보여주고 있기도 하다. 몇천 년 전에 이 사실을 알고 있었다는 게 믿어지지 않는다. 역시 황제내경의 깊이는 대단하다. 또, 한번 소름 끼치도록 놀라게 만든다. 이 구문들을 정확히 해석하기 위해서는 엄청난 분량의 지면을 요구한다. 여기서는 거두절미하고 최대한 간단히 설명할 수밖에 없다. 또, 이 구문은 동양의학과 현대의학을 자유자재로 넘나들 수 있어야만 정확한 해석이 가능하다.

먼저, 왜? 부(部)라는 개념을 도입했으며, 후(候)라는 단어를 썼을까? 답은 동양의학의 정수인 기(氣)의 순환을 설명하기 위해서이다. 즉, 이 부분은 동양의학의 핵심 중에서 핵심인 기순환(氣循環)을 말하고 있다. 인체에서 기는 인체의 '안팎'을 순환한다. 인체는 인체 내부에서 기(氣:酸:電子:陽:energy)가 과잉되면, 일단 인체 밖으로 과잉된 부분을 내보낸다. 여기서 기(氣)의 다양한 의미에 주목해야 한다. 특히, 기(氣)는 에너지원(energy source)이다. 그래서 에너지인 기(氣)가 과잉이라고 해서 기를 마음대로 버릴 수는 없다. 인체의 전략은 과잉된 기는 일단 외부로 버리되, 필요한 만큼 다시 재흡수하는 것이다. 인체 내부의 과잉된 기를 인체 외부로 버리는 곳은 세 군데가 있다. 바로, 방광에서 염의 형태로, 위에서 위산의 형태로, 담에서 담즙산의 형태로 버린다. 그런데 방광에서 버리는 염은 반응성이 아주 약한 산이라서 인체가 재흡수해서 재활용을 잘하지 못한다. 그러나 위산과 담즙산은 반응성이 아주 좋은 산(酸:氣)이라서 재활용이 아주 쉽다. 위산은 알칼리인 음식물이 위(胃)로 들어오면 환원이라는 과정을 통해서 즉, 소화라고 하는 과정을 통해서 기(氣:酸)를 필요한 만큼 재흡수한다. 또, 담즙산은 중성지방을 환원해서 소화하고 흡수되면서 기를 공급하며, 대장에서도 기는 균총들의 도움을 받아서 인체 내부로 필요한 만큼 재흡수된다. 그런데 인체는 산(酸:氣)이 있어야 영양성분을 흡수할 수 있다. 세포막에는 인지질이 있는데, 이 인지질은 알콜기를 보유한 물질만 접속을 허용한다. 산이 바로 이 알콜기(hydroxyl group)를 만들어준다. 알콜기가 산 자체이다. 위에서 위산이나 대장에서 담즙산이 이 알콜기를 만들어준다. 그래서 위산이 없다면, 소화관에서 소화도 안 되고 흡수도 안 된다. 대장에서도 마찬가지로 담즙산이 있어야만 영양성분이 흡수된다. 이렇게 기(氣:酸:電子:陽:energy)는 인체 내외부를 순환한다. 식사를 제대로 하지 못하면 기력(氣力)이 쇠(衰)해지는 이유이다. 또, 식사할 때도 알칼리를 공급해줘야, 이 알칼리가 위산을 흡수해서 알콜기를 만들고 기가 순환된다. 흡수된 이 기(氣:酸:電子:陽:energy)는 인체 내부에서 신경의 밥이 되어서 호르몬의 분비나 신경전달물질을 분비시킨다. 즉, 기(氣:酸:電子:陽:energy)가 모자라면, 호르몬의 분비도 신경작동도 멈춘다. 그러나 기가 과잉이면, 그것도 문제를 일으킨다. 이때는 신경이 과잉 작동을 하고, 이어서 호르몬도 과잉 분비가 되면서 대사증후군(metabolic syndrome)이 생긴다. 그러면 기의 적정선은 얼마일까? 현대의학적으로 말하면 pH7.45가 바로 기의 균형점이다. 여기가 현대의학과 동양의학이 만나는 지점이다. 이렇게 기의 순환은 아주 아주 중요하다. 인체의 기순환(氣循環)은 여기서 끝날까? 아니다. 뇌의 기순환(氣循環)은 인체의 중부나 하부에서 하는 것과 조금은 다르다. 뇌척수액의 pH(酸度:acidity)는 pH7.35 정도로서 거의 산성 쪽에 가깝다. 즉, 기(氣:酸:電子:陽:energy)가 많이 포함되어 있다. 뇌도 이 중요한 기(氣:酸:電子:陽:energy)를 재활용한다. 뇌에는 림프계(lymphatic system)보다 글림프계(Glymphatic System)라는 독특한 간질 체액을 처리하는 기전이 자리하고 있다. 보통 산성 간질액은 림프계를 통해서 정맥계로 들어간다. 그런데 뇌는 뇌척수액(cerebrospinal fluid:腦脊髓液)이라는 간질액이 뇌동맥으로 버려진다. 즉, 뇌동맥은 산성 쪽에 가까운 뇌척수액을 받아서 기(氣:酸:電子:陽:energy)를 재활용한다. 뇌에서는 이렇게 기를 재활용하기 때문에, 뇌동맥이 아주 중요한 역할을 한다. 뇌는 왜 이런 전략을 쓸까? 조그만 뇌는 우리 몸 에너지의 25%를 소비한다. 즉, 기(氣:酸:電子:陽:energy)를 함부로 버릴 수가 없어서 동맥을 이용해서 다시 재활용하는 것이다. 뇌에서는 이렇게 기순환(氣循環)이 이루어진다. 이것이 기가 인체에서 순환되는 기전이다. 이제 부(部)와 후(候)의 의미를 풀어보자. 부(部)를 도입한 이유는, 인체에서 기가 순환하는데, 기의 재활용 기전이 3개인 것이다. 그래서 3부(三部)라는 개념을 도입했고, 이를 나눈 것이 두부, 복부, 흉부인 것이다. 두부에서는 동맥이, 흉부에서는 대장이, 복부에서는 위장이 기(氣)의 재활용 도구이다. 후(候)는 기후(氣候)라는 말로써, 기의 순환이라는 말이다. 그래서 상부인 두부에서는 양쪽 이마 동맥, 양쪽 뺨 동맥, 양쪽 귀 앞 동맥이 3후(三候)가 되며, 중부인 흉부에서는 폐, 대장, 심장이 3후(三候)가 되며, 하부인 복부에서는 간, 신장, 비위가 3후(三候)가 된다. 앞의 구문에서 하부에서 나오는 '人以候脾胃之氣'은 하부인 복부에서 기(氣)의 재활용을 통해서 기를 공급하는 기관이 비위라는 뜻이며, 중부에서 나오는 '地以候胸中之氣'은 중부인 흉부에서 기(氣)의 재활용을 통해서 기를 공급하는 기관이 대장이라는 뜻이다. 상부에서 나오는, '天以候頭角之氣 . 地以候口齒之氣 . 人以候耳目之氣'은 동맥의 세 부분 모두가 기를 공급한다는 개념이다. 즉, 모두 기를 재활용하는 핵심 부분들을 말하고 있다. 이 부분에 관해서는 설명을 조금만 더 해보자. 내경동맥을 통해서 뇌로 들어온 동맥혈은 대뇌동맥륜(cerebral arterial:大腦動脈輪:circle of willis)을 통해서 뇌 전체로 공급된다. 그런데 이 대뇌동맥륜은 세 부분으로 나눠진다. 즉, 전대뇌동맥

(anterior cerebral artery:前大腦動脈)과 후대뇌동맥(posterior cerebral artery: 後大腦動脈) 그리고 후교통동맥(posterior communicating artery:後交通動脈)이 그들이다. 이들을 앞에 구문과 연결해보면, 兩額之動脈은 전대뇌동맥, 兩頬之動脈은 후대뇌동맥, 耳前之動脈은 후교통동맥이다. 이들이 공급하는 기는 두부의 세 부분으로 공급된다. 즉, 전대뇌동맥이 공급하는 양쪽 이마의 기(天以候頭角之氣), 후대뇌동맥이 공급하는 양쪽 뺨의 기(地以候口齒之氣), 후교통동맥이 공급하는 눈과 귀의 기(人以候耳目之氣)이다. 이렇게 해서 인체 전체의 기순환(氣循環)을 마무리 짓는다. 차크라(Chakra)에서 기순환과 똑같은 개념이다. 물론 차크라와 약간의 차이는 있으나, 기라는 측면에서 보면 똑같다. 또, 여기서 천(天)은 위쪽이라는 뜻이고, 지(地)는 아래쪽이라는 뜻이고, 인(人)은 가운데라는 뜻이다.

三部者, 各有天, 各有地, 各有人. 三而成天, 三而成地, 三而成人, 三而三之, 合則爲九, 九分爲九野, 九野爲九藏. 故神藏五, 形藏四, 合爲九藏. 五藏已敗, 其色必夭, 夭必死矣.

삼부는 각각 천지인을 보유하고 있고(三部者, 各有天, 各有地, 各有人), 각각 부(部)마다 또, 후(候)라는 천지인이 있다(三而成天, 三而成地, 三而成人). 그래서 이것들을 합치면(合) 3×3이되고(三而三之) 총 9후(候)가 된다(合則爲九). 인체에서 기를 순환시키는 중요 부분을 9개로 나누면(分) 9개 분야(野)가 니온다(九分爲九野). 이 9개 분야(九野)를 9개 장기(九藏)에 배정한다(九野爲九藏). 다시 설명하면, 3부(三部)는 인체의 두부(頭部), 복부(腹部), 흉부(胸部)인데, 이들에게 각각 천(天), 지(地), 인(人)을 부여했다. 여기서 천(天)의 의미는 위쪽이며, 지(地)의 의미는 아래쪽이며, 인(人)의 의미는 가운데를 뜻한다. 즉, 천지인은 위치 개념이다. 그리고 부(部)의 하부(下部:候)에 또 천지인을 두었다. 즉, 천(天:頭部)에 천지인이 있고, 지(地:腹部)에 천지인이 있고, 인(人:胸部)에 천지인을 두었다. 그래서 천지인 3개가 하늘을 구성하고(三而成天), 3개가 땅을 구성하고(三而成地), 3개가 사람을 구성한다(三而成人). 이렇게 해서 모두 합치면 9개가 된다(合則爲九). 이 아홉 개를 9개로 분리하면 9분야가 나오고(九分爲九野), 이 아홉 개 분야는 9장이 된다(九野爲九藏). 이것을 다시 세분하면 신경(神)과 관련된 분야가 다섯 장기이고, 육체(形)와 관련된 분야가 4개 장기이고(故神藏五, 形藏四), 합하면 9개 장기가 된다(合爲九藏). 즉, 신경은 뇌와 연관이 있으며, 신경은 기(氣:電子:酸)의 통로이기 때문에, 9장(九藏:九候) 중에서 두부(頭部) 쪽의 3개의 후(候:藏)와 복부(腹部) 쪽의 1개의 후(候:藏:胃脾)와 흉부(胸部) 쪽의 1개의 후(候:藏:大腸) 모두 5개의 장(藏:候)을 통제하며, 육체(形)는 9장(九藏:九候) 중에서 나머지 4개를 통제한다(故神藏五, 形藏四). 즉, 위산 분비나 담즙산 분비도 모두 신경의 기능이 있어야 가능하다. 위장으로 통하는 신경을 끊어버리면, 위산 분비는 멈춘다. 즉, 신경이 위장의 기를 통제한다. 오장의 기능이 죽으면(五藏已敗), 안색은 당연히 칙칙해지고(其色必夭), 죽는다는 것은 의심의 여지가 없을 것이다(夭必死矣). 살면 그게 더 이상할 것이다. 여기서 말하는 오장(五藏)은 오장육부의 의미가 아니라 3부9후에서 신경이 통제하는 두부 쪽 3개의 후와 복부 쪽 비위와 흉부 쪽 대장의 오장을 말한다. 즉, 신경이 끊어지면 죽는다는 말을 하고 싶은 것이다. 아니면 이들은 기 순환의 핵심이기 때문에, 기 순환이 멈추면 죽는다는 말이다. 신경도 기가 작동시킨다. 그래서 신경이 끊긴다는 말은 기가 끊긴다는 뜻과 똑같다.

帝曰, 以候奈何. 岐伯曰, 必先度其形之肥瘦, 以調其氣之虛實, 實則寫之, 虛則補之. 必先去其血脈, 而後調之, 無問其病, 以平爲期.

황제가 말한다(帝曰). 후를 어떻게 사용합니까(以候奈何)? 기백이 대답한다(岐伯曰). 반드시 먼저 육체(形)가 살이 있는지 말랐는지를 보고(必先度其形之肥瘦), 기의 허실을 조절(調)하는데(以調其氣之虛實), 실하면 사해주고(實則寫之), 허하면 보해준다(虛則補之). 반드시 먼저 혈맥을 풀어(去) 주면(必先去其血脈), 그다음(後)에 기는 조절이 된다(而後調之). 병에 관계 없이(無問其病), 이 방법을 써서(以) 다스림(平)으로써 완치를 기약할(期) 수가 있다(以平爲期). 여기서 살이 있느냐(肥) 없느냐(瘦)는 아주 중요한 개념이다. 살이란 지방뿐만 아니라 근육도 포함하고 있다. 이 근육에는 콜라겐이라는 알칼리가 포함되어 있다. 그래서 살이 빠졌다는 말은 알칼리 소모가 상당하다는 암시를 주고 있다. 그래서 반드시 우선으로 살이 있는지 없는지를 보라고 한다(必先度). 이 결과를 가지고 기의 허실을 판단하고, 실하면 사해주고, 허하면 보해주어야 한다. 이 말뜻은 정확히 뭘까? 실(實)하다는 말은 산 과잉(氣:酸)을 의미하고, 그래서 실하면 즉, 산이 과잉이면, 이 과잉 산을 없애주라(寫)는 말이다. 허(虛)하다는 말은 뭔가 비었다는 말인데, 뭘까? 바로 알칼리의 고갈(虛)이다. 그래서 허하면 알칼리를 보충해주라(補)는 것이다. 즉, 산이 과잉(實)이면 산을 중화(寫)해주고, 알칼리가 모자라면(虛) 알칼리를 보충(補)해주라는 것이다. 이렇게 보사법(補寫法)을 써서 반드시 먼저 혈맥을 풀어(去) 주면(必先去其血脈), 그다음(後)에 기는 조절이 된다(而後調之)는 것이다. 이 방법을 사용하면(以), 어떤 병이건 상관없이(無問其病), 완치(平)를 기약(期)할 수 있다(以平爲期)는 것이다. 사실 치료에서 보사법이 핵심이다. 즉, 체액을 pH7.45로만 맞추면 끝이라는 뜻이다.

제3장

제1절

帝曰, 決死生奈何. 岐伯曰, 形盛脈細, 少氣不足以息者危. 形瘦脈大, 胸中多氣者死. 形氣相得者生. 參伍不調者病. 三部九候, 皆相失者死. 上下左右之脈, 相應如參春者, 病甚. 上下左右相失, 不可數者死. 中部之候, 雖獨調, 與衆藏相失者死. 中部之候, 相減者死, 目內陷者死.

황제가 말한다(帝曰). 생사를 어떻게 결정합니까(決死生奈何)? 기백이 대답한다(岐伯曰). 육체는 성하고 맥박이 세동하면(形盛脈細), 이미 알칼리가 소모돼서(少氣) 스스로 숨을 쉴 수가 없으니 목숨이 위험하다(少氣不足以息者危). 즉, 과잉 산으로 인해서 육체는 요동(盛)치고, 근육은 굳어서 맥박까지 세맥(細脈)이 나타난다면(形盛脈細), 이 과잉 산을 중화시키면서 알칼리는 소모(少氣)되고, 숨쉬기까지 어려워지면, 위험한 상황에 처한다(少氣不足以息者危)는 것이다. 육체가 말랐는데, 맥이 대맥이고(形瘦脈大), 흉중에 기까지 많으면 죽는다(胸中多氣者死). 육체가 말랐다는 말은 알칼리 콜라겐이 이미 많이 소모되었다는 말이다. 그런데 맥까지 산이 과잉

일 때 나타나는 대맥(大脈)이면(形瘦脈大), 아직도 인체 안에 과잉 산이 많이 존재한다는 뜻이다. 그런데 심장과 폐가 위치한 흉중에도 산이 과잉이라면, 당연히 죽는다(胸中多氣者死). 즉, 산 과잉이 이 정도가 되면, 알칼리 콜라겐으로 구성된 폐포는 녹아서 폐는 기능하지 못할 것이고, 심장의 근육은 강하게 수축하면서 심근경색이 일어날 것이다. 당연히 바로 생을 마감할 것이다. 육체와 산이 서로 상생하는 관계이면, 살아 남으며(形氣相得者生), 부조화로서 상생하지 못하면 병이 난다(參伍不調者病). 3부9후가 모두 상실(共滅)이면 죽는다(三部九候, 皆相失者死). 산(氣)은 신경을 움직여서 육체(形)를 움직일 수 있게 해주고, 이때 산이 과잉되면, 육체(形)는 알칼리 콜라겐을 동원해서, 과잉 산(氣)을 중화시켜서 인체를 안정시켜준다. 이렇게 육체(形)와 산인 기(氣)는 서로 이득(得)을 얻으면서 상생(相生)한다. 즉, 이때 산과 알칼리의 균형이 맞춰지는 것이다. 이것이 형기상득(形氣相得)의 개념이다. 이 반대의 개념이 형기상실(形氣相失)의 개념이다. 그래서 당연히 형기상득이 되어서 산과 알칼리의 균형이 맞으면 즉, pH7.45로 체액이 유지가 되면, 인체는 건강하게 살 수 있으나(形氣相得者生), 산과 알칼리의 균형이 엉망(參伍)이 되어서 산과 알칼리가 부조화(不調)를 보이면, 당연히 인체에 병이 따라온다(參伍不調者病). 또, 기의 순환을 책임지고 있는 3부9후가 모두 형기상실이 되면 당연히 죽는다(三部九候, 皆相失者死). 즉, 이 말은 기의 순환이 막혔다는 말과 같은 뜻이기 때문에, 당연히 인체는 죽는다. 즉, 인체에서 에너지의 소통이 안 되는데 살 수 있다는 말은 거짓말일 것이다. 온몸의 맥이 서로 싸우는 것(參舂:참용)처럼 상응하면, 병은 깊어지고(上下左右之脈, 相應如參舂者, 病甚), 온몸이 서로 상실(相失)하면, 치료는 불가능하고 죽는다(上下左右相失, 不可數者死). 온몸(上下左右)의 맥이 서로 싸운다(參舂)는 말은 기(氣)의 소통이 안 되어서, 산과 알칼리의 균형이 깨진 상태를 말하며, 이때는 당연히 병이 있다면, 병은 더 깊어질 것이다. 또, 온몸(上下左右)에서 형기상실(形氣相失)이 일어났다면, 이 상태는 온몸 모두에서 산과 알칼리 균형이 깨졌다는 말로써, 오장 모두도 산과 알칼리의 균형이 깨졌다는 뜻이다. 그러면 오장의 기능도 모두 정지된다. 이때 인체는 당연히 죽는다. 중부에 있는 후가 홀로 조화를 맞춘다고 할지라도(中部之候, 雖獨調), 더불어 있는 다른 많은 장기가 서로 상실(相失)이면 죽는다(與衆藏相失者死). 인체에서 기의 흐름은 인체 전체가 하나의 통로처럼 흐른다. 그런데, 어느 한 부분만 기가 소통된다면, 나머지 부분들은 기(氣)인 에너지의 공급이 끊어지기 때문에, 에너지로 움직이는 인체는 당연히 죽는다. 형기상실을 말할 필요조차 없다. 중부에 있는 후가 서로 죽이면 죽는다(中部之候, 相減者死). 중부에 있는 후가 서로 죽이면, 인체 전체의 기 흐름은 끊긴다. 이 문제는 중부의 문제만은 아니다. 어느 한 부(部)만이라도 기의 소통이 끊기면, 인체 전체의 기의 소통에 문제가 발생하기 때문에, 인체는 무조건 죽는다. 눈이 안으로 움푹 들어간 사람은 죽는다(目內陷者死). 눈이 움푹 들어갔다는(目內陷) 말은, 눈 주위의 알칼리 콜라겐 근육이 과잉 산 때문에 다 녹았다는 뜻인데, 이쯤 되면 눈으로 산성 뇌척수액을 공급하는 뇌 안쪽은 이미 난리가 났을 것이고, 뇌는 당연히 죽는다. 그리고 인체도 따라서 죽는다.

帝曰, 何以知病之所在. 岐伯曰, 察九候, 獨小者病, 獨大者病, 獨疾者病, 獨遲者病, 獨熱者病, 獨寒者病, 獨陷下者病.

황제가 말한다(帝曰). 어떻게 병이 어디에 있는지 압니까(何以知病之所在)? 기백이 말한다(岐伯曰). 구후를 진찰해서(察九候), 홀로 약하면 병이 든 것이고(獨小者病), 홀로 강하면 병이 든 것이고(獨大者病), 홀로 빠르면 병이 든 것이고(獨疾者病), 홀로 지체되면 병이 든 것이고(獨遲者病), 홀로 열이 나면 병이 든 것이고(獨熱者病), 홀로 냉하면 병이 든 것이고(獨寒者病), 홀로 움푹 들어가 있으면, 병이 든 것이다(獨陷下者病). 이들 모두는 인체의 에너지 흐름이 막혀서 비정상적인 상황들이다. 해설할 필요도 없이 당연한 말들이다.

以左手足上, 上去踝五寸按之, 庶右手足當踝而彈之, 其應過五寸以上, 蠕蠕然者不病, 其應疾, 中手渾渾然者病, 中手徐徐然者病.

　　좌측 손으로는(以) 발 위쪽에 있는 복사뼈 위쪽으로(上去) 5촌 떨어진 곳(上去)을 누르고(以左手足上, 上去踝五寸按之), 우측 손으로는 발의 해당 지점(足當踝) 근처(庶)를 누르면, 부풀어(彈) 오른다(庶右手足當踝而彈之). 그 반응이 5촌 이상까지 미치는데(其應過五寸以上), 반응하는 모양이 벌레가 연동운동하는 것과 같이 꿈틀거리면 병이 없는 것이며(蠕蠕然者不病), 그 반응이 빠르고(其應疾), 동시에 중수 맥이 요동치면 병이 든 것이고(中手渾渾然者病), 중수 맥이 느려도 병이 있는 것이다(中手徐徐然者病). 복사뼈 부근에서 혈맥의 상태를 측정하는 이유는, 이 복사뼈 부분이 체액 흐름의 변곡점이기 때문이다. 발바닥이나 손바닥은 저항성이 아주 높은 피부를 보유하고 있다. 그래서 발에서 복사뼈 부근이 저항성과 유연성을 잘 볼 수 있는 부분이다. 특히, 발은 심장에서 아주 멀기 때문에, 혈액 순환의 변화를 제일 잘 반영한다. 그런데 복사뼈에서 위쪽으로 5촌이면 15cm 정도인데, 여기를 누르면, 발 피부의 저항성 때문에, 당연히 이 부분에서 발목 부분까지 부풀어 오를(彈) 것이다. 이 부푼 부분을 다른 손으로 건드려 봐서 적당히 반응이 있으면(蠕蠕) 건강하다(不病). 그런데 이 부분에서 요동이 일어난다면(疾), 발바닥에서 저항성이 아주 심하다는 것을 암시하며, 근육이 과잉 산으로 인해서 굳었다는 것을 의미한다. 그런데, 이 발목 부분만 가지고는 완전하지 않으므로, 이제 추가로 발목 복사뼈와 유사한 조건을 가진 팔목의 손가락뼈가 모이는 부분인 중수(中手)의 상태를 추가해서 판단한다. 이 손목 부분도 손바닥의 저항성을 반영하는 부분이기 때문에, 이 부분에서 맥이 혼란스럽게 나온다면(渾渾), 분명히 손바닥의 저항성을 반영한 것이며, 당연히 과잉 산으로 인해서 손바닥 근육이 굳었다는 것을 말하고 있으며, 병이 있다는 표시이다. 또, 이 부분에서 혈맥이 아주 느리다면(徐徐), 이것은 혈액의 부족을 의미하며, 혈액 순환의 문제를 암시한다. 당연히 병이 있을 것이다.

其應上不能至五寸, 彈之不應者死. 是以脫肉身不去者死. 中部乍疏乍數者死. 其脈代而鉤
者, 病在絡脈.

그 반응이 위쪽으로(上) 5촌을 넘지 못하고(不能至五寸), 튕겨보았을 때(彈) 반응
이 없으면 죽는다(彈之不應者死). 이 상태에서 살이 빠졌는데, 그 원인을 제거하지
못하면 죽는다(是以脫肉身不去者死). 관부(中部) 맥이 사소사삭(乍疏乍數) 맥상이면
죽는다(中部乍疏乍數者死). 관부맥이 대맥(代脈)이거나 구맥(鉤脈)이면(其脈代而鉤者),
병은 낙맥에 있다(病在絡脈). 추가 설명이 필요하다. 하나씩 풀어보자.

발목 부분에서 반응은 건강한 사람이라면, 5촌 이상으로까지 나타날 것이다. 왜
냐면 동맥혈의 미는 힘이 강한 반동을 일으키기 때문이다. 그런데 손으로 건드려
봐서, 반응이 5촌까지도 못 가고(其應上不能至五寸), 튕겨봐도 반응이 없다면, 이것
은 혈액 순환의 세기가 형편없다는 증거이므로, 당연히 혈액 순환 장애로 인해서
죽을 것이다(彈之不應者死). 즉, 혈관이 아예 굳었거나 혈액 순환이 아예 안 된다는
뜻이다. 또, 살이 빠진 상태에서(脫肉身), 그 원인을 제거해 주지 못하면(不去), 죽
는다(脫肉身不去者死)는 말은 살이 빠졌다는 것은 과잉 산을 중화하면서 알칼리 콜
라겐을 보유한 근육이 소실되었다는 것을 암시하기 때문에, 이 상태에서는 알칼리
를 보충해주든지, 과잉 산을 중화해주든지 해야 한다. 그렇지 않으면 죽는다(是以
脫肉身不去者死)는 뜻이다. 당연한 사실이다. 관부(中部)는 손목의 가로 근육의 탄
력성을 측정하는 곳인데, 간과 비장의 맥상을 측정한다. 간과 비장은 간질액의 산
도를 조절해서 간질에 뿌리를 든 신경을 조절하고 이어서 근육을 조절한다. 그래서
관부의 맥은 신경의 부하에 따라서 변한다. 그런데 이 부분에서 맥이 삭맥이었다가
잠시 끊어지는 소맥이 되면, 관부의 근육이 많이 굳어 있다는 증거이며, 이는 신경
이 뿌리를 둔 간질액이 엄청난 산성이라는 암시이다. 그러면 이 산성 간질액은 이
미 간과 비장을 망쳐놨을 것이고, 이 여파는 체액 흐름도에 따라서 신장과 우 심장
까지 갔을 것이다. 결국에 오장이 이미 다 망가졌을 것은 당연하다. 이 상태에서
안 죽으면 그게 더 이상할 것이다(中部乍疏乍數者死). 관부에서 맥을 측정하는데,

이때 맥에서 느껴지는 힘의 원동력은 동맥의 맥동이다. 그런데 이때 관부에서 맥을 재는데 대맥(代脈)이거나 구맥(鉤脈)이면, 문제는 심각해진다. 대맥(代脈)은 맥동이 가끔 멈추는 현상이 나타나는 맥으로써, 이것은 심장이 박동을 만들어 낼 때 엄청난 저항이 있다는 것을 암시한다. 즉, 심장이 동맥혈을 밀어내는데, 저항이 있다는 것이다. 어디에서 저항이 일어날까? 비로 동맥혈이 강하게 뿜어져 나오는 간질이다. 즉, 간질액이 심각하게 정체되어 있다는 뜻이다. 구맥(鉤脈)에서 중요한 것은 뭔가가 툭툭 친다는 데 있다. 바로 동맥혈관 안에 혈전 덩어리가 빠른 동맥혈을 따라 흐르면서 혈관 벽에 부딪히는 것이다. 이 혈전의 원인은 간질액의 과잉 산에서 기인한다. 간질액의 과잉 산을 비장이나 알칼리 동맥혈이 중화하지 못하면 정맥으로 과잉 산이 흘러들어서 혈전(風)을 만들고 결국에 동맥혈에서 이 혈전이 순환하면서 구맥(鉤脈)을 만들어낸다. 그래서 대맥(代脈)과 구맥(鉤脈)을 종합해 보면 둘 다 원인은 간질에 있다. 이 간질에는 림프, 정맥, 동맥의 모세관들이 자리하고 있다. 바로 이 모세관들이 락맥(絡脈)이다. 그래서 관부에서 맥을 재서 대맥과 구맥이 있으면(其脈代而鉤者), 병은 락맥 즉, 모세관에 있다(病在絡脈)고 한 것이다.

九候之相應也, 上下若一, 不得相失, 一候後則病, 二候後則病甚, 三候後則病危. 所謂後者, 應不俱也.

9후가 상호 반응하는데(九候之相應也), 정상일 경우 상하가 하나같이 반응하기 때문에(上下若一), 서로 상실(相失)할 수는 없다(不得相失). 한 개의 후가 지체(後)되면 병이 나고(一候後則病), 두 개의 후가 지체(後)되면 병이 심해지고(二候後則病甚), 3개의 후가 지체(後)되면, 병이 위중해진다(三候後則病危). 소위 후(後)라는 것은(所謂後者), 9후가 하나처럼 반응하는데, 하나처럼 반응하지 않는 것이다(應不俱也). 3부9후는 기 순환의 핵심이다. 인체에서 기 순환은 하나의 통로에서 물이 흐르는 것처럼 서로 연결되어 있으므로(上下若一), 어느 한 곳에서만 기가 막혀도 온몸의 기 순환은 막히고 만다. 그래서 서로 상실(相失)할 수는 없다(不得相失)고 한 것이다. 그래서 3부9후에서 기 흐름이 막혀서 기 순환이 지체(後)되면 병이 나는 것은 당연하며 많이 막힐수록 당연히 병은 더 커질 것이다. 여기서 후(後)라는 개념은 9개 후(候)가 서로 동조화(同調化)되지 않는다는 말이다(應不俱也).

제2절

察其府藏, 以知死生之期, 必先知經脈, 然後知病脈. 眞藏脈見者, 勝死. 足太陽氣絶者, 其足不可屈伸, 死必戴眼.

부와 장을 진찰해서(察其府藏), 생사의 기한을 알아내는데(以知死生之期), 필히 먼저 경맥을 알아보고(必先知經脈), 그다음에 병맥을 알아본다(然後知病脈). 진장맥이 보이면(眞藏脈見者), 반드시 죽는다(勝死). 족태양의 기가 끊기면(足太陽氣絶者), 다리는 굴신이 불가능하며(其足不可屈伸), 죽을 때는 반드시 눈을 치 뜬다(死必戴眼). 여기서 부와 장은 3부9후에 속한 부와 장을 말한다. 또, 경맥(經脈)이란 경(經)과 맥(脈)을 의미한다. 경(經)은 경락을 말할 때 면역이 상주하고 있는 절들을 의미하며, 맥(脈)은 체액이 흐르는 맥관을 의미한다. 그래서 3부9후를 진찰해서(察其府藏), 환자의 생사 기한을 알고자 한다면(以知死生之期), 반드시 먼저 면역(經)과 체액(脈)의 흐름을 살핀 다음에(必先知經脈), 병맥의 여부를 살펴서 알아보면 된다(然後知病脈). 그런데 이때 알칼리가 고갈된 맥인 진장맥이 오장맥에서 보인다면(眞藏脈見者), 이는 아직도 산 과잉이 존재한다는 말이기 때문에, 당연히 과잉 산으로 인해서 죽을 수밖에 없다(勝死). 그래서 신장에 진장이 나타나서 방광까지 기능이 멈추게(絶) 되면(足太陽氣絶者), 이제 신장이 책임지고 있는 산성 뇌척수액은 정체가 되면서, 뼈와 이와 관련된 관절들은 산성 간질액에 그대로 노출되고 만다. 그러면 관절을 쓸 수가 없게 되고, 이어서 당연히 발 관절도 문제가 되면서 발의 굴신이 불가능하게 된다(其足不可屈伸). 산성 뇌척수액은 결국에 뇌 신경도 과부하로 몰고 가고, 이어서 뇌 신경에서 제일 많은 신경을 받는 눈은 아주 민감하게 반응한다. 즉, 뇌 신경이 눈의 근육을 강하게 수축시키면서, 죽을 때 반드시 눈을 치뜨게 만들어 버린다(死必戴眼).

帝曰, 冬陰夏陽奈何. 岐伯曰, 九候之脈, 皆沈細懸絶者, 爲陰主冬. 故以夜半死. 盛躁喘
數者, 爲陽主夏, 故以日中死. 是故寒熱病者, 以平旦死. 熱中及熱病者, 以日中死. 病風
者, 以日夕死. 病水者, 以夜半死. 其脈乍疏乍數, 乍遲乍疾者, 日乘四季死.

황제가 말한다(帝曰). 왜 겨울은 음이고 여름은 양인가요(冬陰夏陽奈何)? 기백이
대답한다(岐伯曰). 9후의 맥이 모두 침하고 세하고 현하며 절하는 것은(九候之脈,
皆沈細懸絶者), 음이 겨울을 주관해서 만들어진 현상이다(爲陰主冬). 그래서 밤에
절반이 죽는다(故以夜半死). 성하고 조하고 천하고 삭하는 것은 양이 여름을 주관
하게 되기 때문이다(盛躁喘數者, 爲陽主夏). 그래서 한낮에 죽는다(故以日中死). 그
래서 한열병 환자는 새벽(平旦)에 죽는다(是故寒熱病者, 以平旦死). 열중인 상태에서
열이 오르면 한낮(日中)에 죽는다(熱中及熱病者, 以日中死). 풍으로 병이 들면 저녁
녘(日夕)에 죽는다(病風者, 以日夕死). 수병인자는 밤에 반은 죽는다(病水者, 以夜半
死). 맥이 사소사삭맥(乍疏乍數)이거나, 사지사질맥(乍遲乍疾)이면, 사계절 중에서
일조량(日)이 많을 때(乘) 죽는다(其脈乍疏乍數, 乍遲乍疾者, 日乘四季死).

양(陽)인 여름은 기(氣:酸:電子)를 태워서(熱) 중화시키고, 음(陰)인 겨울은 기를
격리(鹽)해서 중화한다. 맥동은 심장에서 압전기 원리에 의해서 공급되는 기(氣:酸:
電子)의 양에 따라서 결정된다. 그런데 겨울은 기를 염(鹽)으로 저장하는 시기이다.
즉, 겨울은 압전기의 원동력인 전자(氣:酸:電子)를 염(鹽)으로 격리해 버리니까 당연
히 맥동은 약해진다(沈細懸絶). 이것은 음이 겨울을 주관했기 때문에 나타난 결과
물들이다(爲陰主冬). 즉, 음인 겨울이 전자를 염으로 격리했기 때문에 나타난 결과
물들이 이 약해 빠진 맥들(沈細懸絶)이다. 맥이 약해지면 결국 체액의 흐름이 막히
고 죽을 수밖에 없다. 겨울은 일조량이 적다고 해도 낮에는 어느 정도의 일조량이
있으므로 일조량을 통해서 맥이 움직일 수 있는 어느 정도의 에너지를 확보할 수
가 있다. 그런데 겨울밤이 되면 일조량이 아예 끊기면서, 이 약해 빠진 맥은 더
약해지면서 체액 순환은 아예 막히다시피 한다. 그래서 밤에 절반이 죽는다(故以夜
半死)고 한 것이다.

이제 거꾸로 여름이 되면, 아주 강한 일조량 때문에 맥박은 정반대가 된다. 즉, 강한 일조량이 호르몬 분비를 자극해서 산을 간질로 공급하면서 에너지가 아주 많이 공급되고, 이 에너지에 따라서 결정되는 맥동은 아주 강하게 나타난다(盛躁喘數). 따라서 이것들은 양(陽)이 여름을 주관했기 때문에 나타난 결과물들이다(爲陽主夏). 그래서 이때는 낮에 과잉 산에 시달린다. 당연히 한낮에 변고가 많이 일어난다(故以日中死). 즉, 무더운 여름의 한낮에는 너무 많은 에너지를 맥에 공급하면서 맥관들의 근육이 과잉 산으로 인해서 경직되어버린다. 결국, 체액 순환이 멈추면서, 당연히 환자는 에너지가 최고로 많은 한낮에 죽는다.

한열(寒熱)은 산성 간질액의 정체 때문에 일어난다. 그런데 밤이 되면 산성 간질액은 정체가 더욱더 심해진다. 즉, 여름밤 내내 산성 간질액이 축적된다. 그래서 산성 간질액 축적량이 최고로 많을 때가 새벽(平旦)이다. 그런데 새벽은 일조량의 분기점이다. 이때 일조량이 에너지를 추가로 공급하기 시작하면, 산성 간질액이 더 축적되면서 한열병은 극에 달한다. 당연히 새벽에 변고가 많다(平旦死). 그래서 한열병 환자는 새벽에 많이 죽는다(是故寒熱病者, 以平旦死)고 한 것이다.

열중(熱中)이라는 병은 소갈(消渴)의 한 종류로서 소모성 질환이다. 즉, 소갈은 과잉 산 때문에 알칼리를 지속으로 소모하는 병이다. 따라서 알칼리인 식사를 계속 요구한다. 당연하다. 산이 과잉이다 보니까 이 과잉 산을 중화시키기 위해서 알칼리인 식사를 계속 요구하는 것이다. 그런데 산 과잉으로 인해서 열중(熱中)인 상태에서 여름에 산 과잉 때문에 일어나는 열병(熱病)까지 걸려버리면(熱中及熱病者), 이제 인체 안에서 산 과잉이 한계에 도달했다는 의미이다. 그래서 열중 환자는 무더운 여름에 일조량이 가장 많은 한낮에 과잉 산은 극단에 이르게 되고, 당연히 이때 많은 변고가 생긴다(以日中死).

풍(風)은 산(酸)이 정맥혈로 들어간 경우로서 시간이 지나면 동맥혈에 유입이 되고 동맥을 따라서 전신을 순환한다. 그러다가 혈액 순환의 힘이 약해지면, 이 풍이 모세 체액관에서 정체돼버린다. 즉, 모세 체액관을 막아버리고, 이어서 체액의 흐름을 막아버린다. 즉, 풍을 맞은 것이다. 그런데 낮에는 일조량이 에너지를 공급하면서 혈액 순환에 힘이 있게 된다. 그런데 해 질 녘(日夕) 저녁 시간은 일조량이 주는 에너지가 없어지면서 혈액 순환의 힘이 약해지게 되고, 이 풍이 모세 체액관에 정체되면서 문제가 된다. 그래서 풍병이 있는 환자는 저녁 해 질 녘(日夕)에 많이 죽는다(病風者, 以日夕死)고 한 것이다.

수병(水病)이란 뭘까? 수병은 체액이 정체되는 병이다. 그런데 체액은 밤이 되면 당연히 정체가 더 심화 된다. 그래서 수병 환자는 당연히 밤에 변고가 잦다. 그래서 밤에 절반이 죽는다(以夜半死)고 한 것이다.

맥이 있다 없다(脈乍疏乍數), 맥이 빠르다 느리다(乍遲乍疾)는 것은 과잉 산으로 인해서 체액의 정체가 아주 심하다는 것을 뜻한다. 그러면 사계절 중에서(四季), 일조량(日)이 제일 많을 때(乘), 간질에 과잉 산이 축적되면서 체액의 정체는 더 심해진다. 그래서 이때 문제가 될 것은 불 보듯이 뻔하다. 당연히 이때 변고가 많이 생길 수밖에 없다(日乘四季死).

形肉已脫, 九候雖調, 猶死. 七診雖見, 九候皆從者, 不死. 所言不死者, 風氣之病, 及經月之病, 似七診之病而非也. 故言不死, 若有七診之病, 其脈候亦敗者死矣. 必發噦噫. 必審問其所始病, 與今之所方病, 而後各切循其脈, 視其經絡浮沈, 以上下逆從循之. 其脈疾者不病, 其脈遲者病, 脈不往來者死, 皮膚著者死.

살이 이미 빠졌다면(形肉已脫), 9후가 조절(調)되고 있다고 하더라도 죽을 수밖에 없다(九候雖調, 猶死). 7진에서 이상이 보이더라도 9후가 모두 정상이면, 안 죽는다(七診雖見, 九候皆從者, 不死). 죽지 않는다고 말하는 이유는(所言不死者), 풍기의 병이기 때문이며(風氣之病), 이미 달을 넘긴 병이며(及經月之病), 7진의 병과 유사한 것처럼 보이나 다르기 때문이다(似七診之病而非也). 그래서 죽지 않는다는 말은(故言不死), 칠진의 병과 닮아(若)있다는 말이다(若有七診之病). 9후의 맥이 죽으면 죽는다(其脈候亦敗者死矣). 반드시 홰희(噦噫:얼애)가 발병한다(必發噦噫). 필히 병이 어디서 났는지 물어보고(必審問其所始病) 즉, 병이 시작된 지점이 어디인지 물어보고, 더불어 현재의 장소에 있는 병에 대한 처방을 하고(與今之所方病) 즉, 일단 대증을 치료하고, 후에 각각 맥의 순환을 절진하고(而後各切循其脈), 상하로 역종 순환을 보고(以上下逆從循之), 경락의 부침을 본다(視其經絡浮沈). 맥이 빠르면 병이 없는 것이고(其脈疾者不病), 맥이 지체되면 병이 든 것이고(其脈遲者病), 맥이 소통되지 않으면 죽는다(脈不往來者死). 말라서 피부가 뼈에 붙어도 죽는다(皮膚著者死). 즉, 피골(皮骨)이 상접(相接)하면 죽는다. 추가 설명을 조금만 해보자.

살이 이미 빠진 상태(形肉已脫)라면, 근육의 알칼리 콜라겐은 과잉 산으로 인해서 이미 소진되었다는 의미이다. 그런데 이때 아무리 9후(九候)가 조절(調)되고 있다고 해도(九候雖調), 9후도 이미 많이 상해 있을 것이다. 9후가 상했다는 말은 에너지인 기의 순환이 분명히 방해를 받고 있다는 뜻이며, 당연히 죽을 수밖에 없다(猶死). 즉, 에너지로 움직이는 인체가 에너지 순환 장애에 걸리면 죽는 것은 당연하다. 앞에서 9후를 진찰할 때(察九候) 언급되었던 7진(七診)에서 이상이 보였는데, 죽지 않은 것은 병세가 7진과 유사해서 7진으로 오인해서 생긴 것이다(似七診之病而非也). 이때 실제의 병은 풍(風)이다(風氣之病). 그것도 이미 달을 넘겨버린 상태이다. 즉, 발병하고 나서 시간이 많이 흘렀다는 것이다. 이 풍병이 7진으로 오해를 받는 이유는 바로 시간이 흘렀기 때문이다. 즉, 풍은 앞에서 설명했지만 다름 아닌 혈전이다. 즉, 과잉 산이 정맥혈로 들어가서 정맥혈관 안에 있는 알칼리 콜라겐인 피브리노겐(Fibrinogen)과 반응을 한 것이 풍인데, 이때 생기는 것이 바로 혈전이다. 이렇게 혈전이 생기기까지는 당연히 시간이 걸릴 수밖에 없다. 그래서 풍병이 시간이 경과했다(風氣之病, 及經月之病)고 한 것이다. 이제 이 혈전은 혈류를 타고 전신을 순환하면서 모세 체액관에서 정체된다. 당연히 9후의 모세 체액관에서도 이 혈전이 정체되면서 마치 7진처럼 증세를 만들어내는 것이다. 여기서 오해가 생긴 것이다(似七診之病而非也). 그래서 죽지 않는다(故言不死)고 한 것이다. 즉, 풍으로는 마비가 오는 등 여러 증상은 있을 수 있지만, 죽지는 않는다는 뜻이다. 그러나 만일에 9후에서 심각한(敗) 문제가 발생하면, 당연히 죽는다(其脈候亦敗者死矣). 즉, 9후에서 문제가 심각해지면, 인체의 기 순환에 장애가 생기기 때문에 죽는 것은 당연하다. 이렇게 기 순환에 장애가 생기면 산성 간질액은 당연히 정체되고, 이 산성 간질액은 결국에 최종 종착지인 폐로 몰려든다. 그러면 폐는 당연히 문제가 되고 이어서 폐와 연결된 횡격막은 힘들어진다. 이때 나타나는 현상이 횡격막 때문에 일어나는 홰희(噦噫:얼애)이다. 그래서 이때는 홰희가 반드시 일어날 수밖에 없다(必發噦噫). 진찰할 때는 '필히 먼저' 병이 제일 먼저 시작된 곳을 물어본 다음(必審問其所始病), 현재 병소에 대한 처방을 내리고(與今之所方病), 그다음에 맥의 순환을 알아보고(後各切循其脉), 이것을 가지고(以) 맥이 상하로 순환이 잘 되는지(從) 안 되는지(逆)를 판단하고, 최종적으로 경락의 부침(浮沈)을 보고 결론을 내린다(視其經絡浮沈). 지금 말하고 있는 네 가지는 환자를 진찰할 때 거쳐야 하는 전형적인 절차를 예시하고 있다. 맥진해서 맥의 흐름이 지체됨(遲)이 없이 빠르면(疾) 병이 없으나(其脉疾者不病), 반대로 지체(遲)되면 병이 있는 것이다(其脉遲者病). 즉, 혈액 순환이 잘 되면(疾) 병이 없고, 안 되면(遲) 병이 있다는 뜻이다. 맥이 끊기면 당연히 죽는다(脈不往來者死). 즉, 심장이 멎었다는 뜻이다. 피골이 상접해서 피부가 뼈에 달라붙어 있으면(著) 당연히 죽는다(皮膚著者死). 피부가 뼈에 붙을 정도면, 근육의 알칼리 콜라겐이 극단적으로 고갈되었다는 것을 의미하기 때문이다. 이제 인체 안에서 과잉 산을 중화시킬 수 있는 알칼리가 거의 모두 바닥이 났다는 것을 암시하므로, 결국에 인체는 과잉 산에 의해서 죽을 것이다(皮膚著者死).

제4장

帝曰, 其可治者奈何. 岐伯曰, 經病者, 治其經. 孫絡病者, 治其孫絡血. 血病身有痛者,
治其經絡, 其病者在奇邪, 奇邪之脈, 則繆刺之, 留瘦不移, 節而刺之. 上實下虛, 切而從
之, 索其結絡脈. 刺出其血, 以見通之. 瞳子高者, 太陽不足. 戴眼者, 太陽已絶. 此決死
生之要, 不可不察也. 手指及手外踝上五指 留鍼.

  황제가 말한다(帝曰). 치료 가능하다는 말은 무슨 뜻인가요(其可治者奈何)? 기백이
대답한다(岐伯曰). 경혈에 병이 있으면 해당 경혈을 치료하면 되고(經病者, 治其經),
손락에 병이 있으면 해당 손락혈(孫絡血)을 치료하면 된다(孫絡病者, 治其孫絡血). 혈
액의 병이 전신에 있으면서 통증이 있으면(血病身有痛者), 해당 경락을 치료하면 되
고(治其經絡), 그 병이 기사에 있으면(其病者在奇邪), 기사맥을 측정해서 무자하면 된
다(奇邪之脈, 則繆刺之). 몸이 야위어(瘦) 있고(留) 체액 순환이 되지 않고 있는 상태
이면(不移), 해당 절(節)을 찾아서 침을 놓는다(留瘦不移, 節而刺之). 상실하고 하허하
면(上實下虛), 절진으로 추적해서(切而從之), 막혀있는(結) 락맥을 찾아서(索其結絡脈),
침을 이용해서 막혀있는 낙맥에서 피를 빼낸다(刺出其血). 그다음에 통하는지를 지켜
보고서(以見通之), 눈동자가 올라가 있으면(瞳子高者), 방광에 알칼리가 부족한 것이
고(太陽不足), 눈이 뒤집어져 있으면(戴眼者), 방광의 기능이 이미 끊어진 것이다(太陽
已絶). 이것이 생사를 결정하는 중요 요점이다(此決死生之要). 이때 병세를 정확히 판
별하지 못하면(不察), 생사를 결정하는 중요한 요점을 찾기란 불가능(不可)하다(不可
不察也). 이때는 손가락에서 시작해서(及) 새끼손가락 위쪽이면서(上五指) 바깥쪽에
볼록 튀어나온 손뼈(手外踝) 부근에 침을 꽂아 둔다(手指及手外踝上五指, 留鍼).

  대부분 내용은 해설이 필요 없을 것 같고, 몇 가지만 보면 된다. 손락(孫絡)은
간질에 나와 있는 모세 체액관들이다. 그런데 이 손락이 존재하는 간질로 동맥혈
이 뿜어져 나온다. 그래서 손락에 병이 있으면 손락혈(孫絡血)을 치료하라고 한 것
이다. 당연한 사실이다. 여기서 나오는 기사(奇邪)는 짝(遇)을 지어서 양쪽으로 갈

라지는 경락(經)에서 한쪽(奇) 경락에만 사기(邪)가 있는 경우이다. 이때 사기(邪)가 있는 쪽 맥이 기사맥(奇邪之脈)이 된다. 경락에 침을 놓는 이유는 면역을 활성화시키기 위함이다. 그런데 어느 구역에 사기가 있다는 말은 그곳의 면역이 고갈되었다는 말과 같다. 그래서 침을 놓을 때는 사기가 없는 건강한 곳에서 침으로 면역을 활성화하고, 이 활성화된 면역이 해당 경맥을 따라서 사기가 있는 병소로 이동해서 병소에 있는 과잉 산을 중화시키는 것이 침술의 기본 법칙이다. 이것을 무자(繆刺)라고 한다. 여기서 무(繆)는 묶여 있다 또는 연결되어 있다는 뜻이다. 즉, 경락(經絡)으로 서로 묶여(繆) 있거나 연결(繆)되어 있다는 뜻이다. 그래서 침술에서 무자법(繆刺法)은 법칙이 아니라 그냥 당연한 일이다. 그래서 기사(奇邪)의 상태에서는 자연스럽게 침을 놓으면 자동으로 무자법(繆刺法)이 적용된다. 침은 그렇게 놓는 것이니까! 단, 여기서 무자법(繆刺法)과 거자법(巨刺法)은 구별해야 한다. 다음에 자세히 학습하겠지만, 이 둘의 특징은 인체의 대칭을 이용하는 것이다. 그런데 무자법(繆刺法)은 낙혈(絡穴)의 대칭을 이용하는 침법이고, 거자법(巨刺法)은 경(經穴)의 대칭을 이용하는 침법이다. 이 사실은 침법에서 아주 아주 중요하다. 대개는 이 둘을 정확히 구별하지 못하고 있다. 나중에 알게 되겠지만, 이 둘의 효과나 기능을 차이가 아주 많이 난다. 몸이 말라 있고 체액 순환이 안된다면(留瘦不移), 절(節)을 찾아서 침을 놓으면 되는데(節而刺之), 절은 오수혈(五兪穴)에서 한 개의 혈자리를 이르는 말이다. 오수혈에 대해서는 16편 진요경종론편(診要經終論篇) 제2장에서 이미 설명했다. 오수혈(五輸穴)은 이름에서 보듯이 절(節)을 의미하는 경(經)이 아니라 체액을 유통하는 수(輸)이다. 즉, 경혈(經穴)과 수혈(輸穴)은 성질이 아주 다른 것이다. 경혈은 절을 이용해서 면역을 직접 작동시키지만, 수혈은 오장이 각각 책임지고 있는 다섯 가지의 체액 순환을 통해서 과잉 산을 중화함으로써 면역을 간접적으로 향상시킨다. 그래서 체액 순환이 안되면(留瘦不移), 수혈인 절(節)을 찾아서 침을 놓으라(節而刺之)고 한 것이다. 체액의 순환에서 오수혈(五輸穴)의 중요성을 암시하고 있다. 이번에는 인체의 상부는 과잉 산(實) 때문에 힘들어하고 있고(上實), 인체 하부에서는 알칼리 부족(虛)으로 힘들어하고 있는(下虛) 상태이다(上實下虛). 인체의 상부는 대부분 알칼리를 담당하고 있는 오장이 자리하고 있고, 인체

하부는 산성 체액의 순환을 책임지고 있다. 그래서 상실하허(上實下虛)라는 말은 인체 하부에서 알칼리가 부족해서 과잉 산을 처리하지 못했고, 이 과잉 산이 결국에 오장으로 모여든 것을 뜻한다. 그러면 동양의학은 이럴 때를 대비해서 어떤 대책을 강구해 두었을까? 바로 낙맥(絡脈)인 낙혈(絡穴)이다. 이 낙혈은 12 정경 모두에 있다. 낙혈(絡穴)에서 낙(絡)은 이어준다는 뜻이다. 오장과 육부는 음양으로 서로 짝을 맺고 있는데, 이 오장과 육부가 체액으로 만나는 지점이 바로 낙맥(絡脈)인 낙혈(絡穴)이다. 그래서 낙혈은 경(經)이 아니라 수(輸)이다. 즉, 낙혈은 짝이 되는 오장과 육부의 체액을 서로 소통시켜주는 곳이다. 그래서 낙혈(絡穴)은 경혈(經穴)이 아니라 수혈(輸穴)이다. 그래서 상실하허(上實下虛)가 있을 경우에는 절진을 해서 막힌 곳을 추적해서(切而從之), 막힌(結) 낙맥을 찾아서(索其結絡脈), 그곳에서 혈액을 빼내라는 것이다(刺出其血). 낙혈인 낙맥은 체액이 소통하는 간질이기 때문에 이곳에 침을 놓으면 당연히 혈액이 흘러나온다(刺出其血). 이렇게 출혈이 보이면(見) 소통이 되었다는 의미인 것이다(以見通之). 대개는 뭉쳐있는 혈액일 가능성이 크다. 즉, 죽은 피다. 이때 나오는 죽은 피는 과잉 산을 흡수했기 때문에 점성이 높은 상태이다. 그래서 상당히 끈적거린다. 여기서 태양은 방광(太陽)인데 방광은 뇌척수액을 신장이 걸러주면 배출시키는 기관이다. 그런데 방광이 문제가 되면 신장도 문제가 뒤따르고 이어서 신장이 책임지고 있는 뇌척수액은 정체가 되고, 뇌는 산성 체액에 노출되고 이어서 뇌 신경은 문제를 일으킨다. 이것으로 인한 문제를 육안을 통해서 제일 잘 볼 수 있는 기관이 눈(目)이다. 눈으로 들어오는 신경은 뇌 신경 중에서 제일 많은 부분을 차지하고 있기 때문이다. 그래서 방광의 문제가 덜 심하면 안구의 근육 수축이 덜 심하지만, 그래도 눈 근육의 상당한 수축 때문에 눈동자는 위로 올라간다(瞳子高者, 太陽不足). 즉, 방광에 알칼리가 부족(不足)해서 방광에 있는 과잉 산을 중화시키지 못해서 생긴 일이다(太陽不足). 그런데 뇌척수액의 산성도가 아주 심해지면, 눈 근육이 아주 강하게 수축하면서 눈동자가 뒤집어질 정도로 눈 근육이 심하게 수축한다(戴眼者, 太陽已絕). 이때는 방광의 기능이 완전히 멈춘 것이다(太陽已絕). 즉, 방광에서 알칼리가 완전히 고갈된 것이다. 이때 침을 놓는데 당연히 무자법에 따라서 인체 상부에 침을 놓아야 한다. 바로, 팔이다. 그중에서 손가락이다. 손가락은 5개인데, 이 다섯 개에 따라서 오장이 배정된다. 첫째는 간(肝), 둘째는 심장(心), 셋째는 비위(脾胃), 넷째는 폐(肺), 마지막 새끼손가락은 신장(腎)이다. 즉, 오행(五行)의 순서와 손가락의 순서가 서로 맞는 것이다. 그래서 지금 방광에 문제가 있으므로, 새끼손가락(五指) 부분에 침을 꽂아두는 것이다(手指及手外踝上五指, 留鍼). 지금까지 기술한 내용들은(此) 생사를 결정짓는 아주 중요한 내용들이지만(決死生之要), 병세를 판별하지 못하면(不察), 생사를 결정짓는 요인을 찾아내기란 불가능하다(不可不察也). 이 구문은 몇 글자 안 되지만 많은 의미를 담고 있다.

제21편. 경맥별론(經脈別論)

제1장

黃帝問曰, 人之居處動靜勇怯, 脈亦爲之變乎. 岐伯對曰, 凡人之驚恐恚勞動靜, 皆爲變也. 是以夜行, 則喘出於腎, 淫氣病肺. 有所墮恐, 喘出於肝, 淫氣害脾. 有所驚恐, 喘出於肺, 淫氣傷心. 度水跌仆, 喘出於腎與骨. 當是之時, 勇者氣行則已, 怯者則著而爲病也. 故曰, 診病之道, 觀人勇怯, 骨肉皮膚, 能知其情, 以爲診法也.

황제가 묻는다(黃帝問曰). 사람의 거처, 동정, 배짱도(人之居處動靜勇怯), 맥에 변화를 줍니까(脈亦爲之變乎)? 기백이 말한다(岐伯對曰). 무릇 사람은 감정의 변화와 동정에 따라서 변화가 나타난다(凡人之驚恐恚勞動靜, 皆爲變也). 그래서 밤에 다니는 것은 밤의 공포 때문에, 부신에서 공포 호르몬인 아드레날린을 분비해서 공포를 담당하는 신장을 힘들게 하고(是以夜行, 則喘出於腎), 이 효과로 나타난 음기는 폐를 병들게 한다(淫氣病肺). 즉, 폐는 산성인 이산화탄소를 처리하는데, 이 이산화탄소는 폐에서 처리가 지체되면, 이는 중조염으로 바뀌어서 신장으로 보내지고, 이어서 신장은 이 염을 체외로 버린다. 그래서 폐는 신장이 기능 저하에 빠지면 당연히 산성인 이산화탄소 때문에 문제에 직면한다(淫氣病肺). 그리고 추가로 폐는 신장에 붙은 부신이 만들어내는 스테로이드를 이용해서 계면활성제를 만들어서 살아간다. 그래서 폐는 신장으로 인해서 부신이 힘들어지면, 당연히 폐도 힘들어진다. 그리고 떨어진다는 공포는 간을 힘들게 하고(有所墮恐), 이 효과로 나타난 음기는 비장을 병들게 한다(淫氣害脾). 즉, 사람이 떨어지려고 하면 근육을 이용해서 버틴다. 그러면 근육을 작동시키는 신경은 당연히 담즙을 많이 만들어낸다. 그러면 담즙을 처리하는 간은 당연히 문제가 발생한다(有所墮恐, 喘出於肝). 그래서 간이 문제가 되어서 간질에 존재라는 산성 담즙을 처리하지 못하면, 간질은 산성으로 변하고, 이어서 간질을 받는 비장은 당연히 문제를 발생시키게 된다(淫氣害脾). 그리고 놀라는 공포는 폐를 힘들게 하고(有所驚恐, 喘出於肺), 이 효과로 나타난 음기는 심장을 병들게 한다(淫氣傷心). 바로 앞에서 보았던 것처럼, 신장이 공포로 문제가 되면, 그 영향은 폐로 옮겨간다. 폐는 온몸의 산성 간질액을 받아서 최종적으로 중화해서 좌 심장으로 넘겨주는데, 이렇게 폐가 문제가 되면, 당연히 심장에 병이 생기는 것은 당연하다(淫氣傷心). 그리고 물을 건너다 넘어질 것 같은 무서움은(度水跌仆), 신장과 더불어 뼈를 힘들게 하고(喘出於腎與骨), 바로(當是之時), 배짱이 있는 사람은 면역(衛氣行)이 강하기 때문에, 한번 놀래고 말지만(勇者氣行則已), 배짱이 없는 사람은 면역(衛氣行)이 약하기 때문에, 많이 놀라면서(著) 병이 일어난다(怯者則著而爲病也). 배짱에 대해서는 따로 논의를 해보자. 물을 건너다 넘어지려는 공포 때문에 안 넘어지려고 하다 보니, 뼈에 힘이 잔뜩 들어가고, 공포를 담당하는 신장과 더불어 신장이 통제하는 뼈도 상하게 되는데, 그때(當是之時), 배짱이 있는 사람은 한번 움찔(氣行)하고 말지만(已), 배짱이 없는 사람은 많이 놀라서(著) 병으로 이어진다(怯者則著而爲病也). 그래서 옛말(故曰)에 병을 진단하는 원칙이 있는데(診病之道), 사람의 배짱을 보고, 골격을 보고, 살집을 보고, 피부를 보고(觀人勇怯, 骨肉皮膚), 능히 환자의 감정 상태를 알 수 있는데(能知其情), 이것도 병을 진단하는 하나의 법칙으로 여긴다(以爲診法也)고 했다. 그래서 병을 진단할 때 환자의 배짱과 뼈와 살집과 피부도 진단 항목에 집어넣는다.

배짱이 있다는 것은 급박한 상황에서 나타나는 스트레스를 얼마나 잘 견디느냐를 보는 것인데, 스트레스는 호르몬의 과다 분비와 신경의 과다 흥분을 유발하면서 체액을 순식간에 산성으로 만들어버린다. 이 산성 체액을 얼마나 효율적으로 처리하느냐가 배짱의 기본이 된다. 일단 산성 체액이 몰리는 곳은 간문맥이다. 그래서 배짱이 있는 사람을 보고 '간이 크다. 간덩어리가 부었다. 간이 배 밖으로 나왔다'라고 말한다. 또, 신경은 담즙을 만들어서 신경의 산성 간질액을 처리하는데, 간이 이 산성 간질액인 담즙을 처리한다. 즉, 간에서 산성 체액을 중화시킬 수 있는 능력을 배짱이라고 할 수 있다. 거꾸로 겁이 많고 배짱이 없는 사람은 '간이 콩알만 해졌다. 간담이 서늘하다'는 표현을 쓴다. 즉, 간의 산성 체액 처리 능력이 약하다는 뜻이다. '심장이 쫄깃하다. 숨이 막힌다. 기가 막힌다' 모두 다 과잉된 산을 중화하지 못해서 신경 흥분으로 인한 근육 수축의 결과물들이다. 간에서 산성 체액을 처리하지 못하면, 신경이 나서면서 온몸은 수축하고, 신경이 뇌를 자극하면서 정신적 혼란이 온다. 그래서 배짱은 인체의 과잉 산 처리 능력과 깊숙이 연관된다. 즉, 배짱은 타고난 것이다. 진단할 때 골격을 보는 이유가 바로 이것이다. 뼈가 크고 탄탄한 골격이면, 건강하고 배짱도 있는데, 그 이유는 뼈에 많은 알칼리를 보유하고 있으므로 인해서, 과잉 산에 좀 더 잘 대처할 수 있기 때문이다. 근육이 탄탄하면 건강하고 배짱도 있는 이유는 근육에 콜라겐이라는 알칼리를 보유하고 있으므로 인해서, 과잉 산에 좀 더 잘 대처할 수 있기 때문이다. 피부도 마찬가지이다. 피부가 좋다는 말은 진피의 70%를 차지하고 있는 알칼리 콜라겐이 잘 유지되고 있다는 것이다. 즉, 몸의 체액이 알칼리로 유지가 되고 있으므로, 간질액과 접하고 있는 피부 알칼리 콜라겐이 제대로 보존된 것이다. 당연히 건강하며 배짱도 있다. 종합해서 보면, 배짱도 내 맘대로 안 되는 것이다. 타고 나야 한다. 그래서 무서움의 스트레스가 닥쳐도, 오장이 튼튼해서 과잉 산을 쉽게 중화할 수 있는 사람은 움찔하고 말지만(勇者氣行則已), 오장이 약해빠진 사람은 약하디약한 스트레스만 와도 가슴이 덜컥하면서 과잉 산을 중화하지 못하고 병이 생기게 된다(怯者則著而爲病也). 동양의학에서는 안색을 아주 중요시하는데, 의사는 이런 외형적인 상태만 보고도 병의 50% 정도는 예측할 수 있어야만 한다. 또, 예측이 가능하다. 당연히 외형을 판단할 수 있는 능력도 진단법 중에서 하나이다(以爲診法也).

故, 飮食飽甚, 汗出於胃. 驚而奪精, 汗出於心. 持重遠行, 汗出於腎. 疾走恐懼, 汗出於肝. 搖體勞苦, 汗出於脾. 故春秋冬夏四時陰陽, 生病起於過用. 此爲常也.

그래서(故) 음식을 과식하면 위가 힘들어 하고(飮食飽甚, 汗出於胃), 놀라서 알칼리를 소모하면 심장이 힘들어 하고(驚而奪精, 汗出於心), 무거운 짐을 지고 먼 거리를 다녀오면 신장이 힘들어 하고(持重遠行, 汗出於腎), 너무 빨리 달려서 겁먹으면 간이 힘들어하고(疾走恐懼, 汗出於肝), 몸을 많이 써서 힘들게 일하면 비장이 힘들어 한다(搖體勞苦, 汗出於脾). 그래서 무엇이든 과용하면 사계절과 음양은 병을 만들어 낸다(故春秋冬夏四時陰陽, 生病起於過用). 이것은 그냥 상식이다(此爲常也).

과식하면 위는 이것을 소화하느라고 힘이 드는 것은 너무나 당연하다(汗出於胃). 놀라서 호르몬 분비가 자극되면 간질에 산이 쌓인다. 그러면 간질에 쌓인 과잉 산은 간질로 뿜어져 나오는 알칼리 동맥혈로 중화시켜야 한다. 당연히 심장이 힘들어진다(汗出於心). 무거운 짐을 지고 머나먼 길을 가면 당연히 뼈에 무리가 가고 이어서 뇌척수액이 산성으로 기울고 이어서 이 산성 뇌척수액을 중화시켜야 하는 신장은 힘들어진다(汗出於腎). 공포가 올 정도로 엄청난 질주를 하면 근육을 혹사하게 된다. 그러면 근육을 통제하는 신경은 과부하가 걸리고 이어서 신경 간질액은 산성으로 기운다. 그러면 이 산성 신경 간질액을 담즙으로 처리하는 간은 힘들어진다(汗出於肝). 몸을 많이 써서 힘들게 일하면 간질에 호르몬이 과다 분비되면서 간질액이 산성으로 기울게 되고 이어서 산성 간질액을 처리하는 비장은 자동으로 힘들어 한다(汗出於脾). 그래서 어떤 경우이건 과용(過用)하면 병을 만들어낸다(生病起於過用). 이것은 그냥 누구나 아는 상식(常)이다(此爲常也).

여기서 해석의 편의를 위해서 한(汗)을 '힘이 들다'로 표현했는데, 한(汗)은 실제로는 의미가 깊은 단어이다. 땀(汗)은 전자(酸) 중화의 결과물이다. 더 자세히 말하자면, 땀(汗)은 전자가 붙은 산(酸)에서 전자(電子)를 빼내서 미토콘드리아의 전자전달계를 통해서 산소로 중화한 결과물(H_2O:Water)이다. 오장이 힘들어하는 이유는 과잉 산이 쌓였기 때문이다. 오장의 본래 임무가 과잉 산을 중화시키는 것이다. 즉, 산에서 전자를 떼어내서 물로 만들어버리는 것이, 오장이 하는 본래 임무이다. 그래서 오장이 땀(汗)을 흘린다는 말은 과잉 산을 중화한다는 말이 된다. 그래서 한(汗)을 '힘들다'로 해석한 것이다.

제2장

食氣入胃, 散精於肝, 淫氣於筋. 食氣入胃, 濁氣歸心, 淫精於脈, 脈氣流經, 經氣歸於肺.
肺朝百脈. 輪精於皮毛, 毛脈合精, 行氣於府. 府精神明, 留於四臟, 氣歸於權衡, 權衡以
平, 氣口成寸, 以決死生. 飲入於胃, 遊溢精氣, 上輪於脾, 脾氣散精, 上歸於肺, 通調水
道, 下輪膀胱. 水精四布, 五經並行, 合於四時五臟陰陽揆度, 以爲常也.

음식의 기운은 위로 들어가고(食氣入胃), 알칼리는 간에서 분산되고(散精於肝),
음기는 정맥에 들어간다(淫氣於筋). 음식의 기운은 위로 들어가고(食氣入胃), 탁기는
심장으로 모여들고(濁氣歸心), 음정은 혈관에 모이고(淫精於脈), 맥기는 경을 따라서
흐르고(脈氣流經), 경기는 폐로 복귀하고(經氣歸於肺), 폐는 백맥을 조정한다(肺朝百
脈). 운반된 혈액은 피모가 있는 간질에 알칼리를 공급하고(輪精於皮毛), 여기에 있
는 모세혈관에 알칼리를 공급한다(毛脈合精). 부정에서 기는 행동을 시작하고(行氣
於府), 부정과 우(右) 심장을 거치고(府精神明), 알칼리는 오장 중에서 4개의 장에
서 머무르고(留於四臟), 기는 권형으로 복귀한다(氣歸於權衡). 권형은 이 기(氣)를
다스리고(權衡以平), 이 기(氣)는 기구에서는 촌맥을 만든다(氣口成寸). 이렇게 해서
(기(氣)는) 생사를 결정한다(以決死生). 술이 위로 들어오면(飲入於胃), 알칼리를 소
모하면서 함께 인체를 떠돌다가(遊溢精氣), 위쪽에서는 비장에 공급되고(上輪於脾),
비장의 기운은 알칼리를 분산시키며(脾氣散精), 위쪽으로는 폐에 복귀하고(上歸於
肺), 신장을 거쳐서(通調水道) 아래쪽에서 방광에 공급된다(下輪膀胱). 수정(水精)은
사방에 배포되고(水精四布), 오경도 병행하며(五經並行), 사계절, 오장, 음양, 규탁
과 반응하고(合於四時五臟陰陽揆度), 이로써 법칙을 만든다(以爲常也). 이 부분의 해
석은 체액 생리학의 정수를 요구하고 있다. 웬만해서는 손도 못 댄다. 여기서 황
제내경의 품격을 볼 수 있다. 하나씩 풀어보자.

우리가 먹는 음식은 대부분이 알칼리이다. 이 알칼리 음식을 위산이 환원시키면
드디어 알칼리 음식은 산으로 바뀐다. 즉, 알콜기(hyroxyl Group:OH)가 만들어

진다. 즉, 소화되는 것이다. 우리가 먹는 음식물들은 이 알콜기가 만들어지지 않으면 소화관에서 흡수가 안 된다. 그래서 위산은 소화와 흡수를 위해서 반드시, 필요하다. 일단 흡수가 된 영양성분 중에서 일부는 소화관의 정맥혈(筋)로 들어간다. 이때 소화관의 정맥혈에 들어간 영양성분은 여전히 산(酸)인 알콜기를 보유하고 있으므로 산(酸)인 음기(淫氣)로써 존재한다. 즉, 소화된 영양성분 일부는 산인 음기 상태에서 소화관의 정맥혈(筋)에 진입하는 것이다(淫氣於筋). 이렇게 소화관에서 모아진 정맥혈(筋)은 모두 모여서 간문맥에 도달한다. 그러면 간에서 알콜기가 붙은 산인 음기는 알칼리 케톤으로 바뀐다. 이 과정에서 간은 음기인 산을 중화시키면서 알칼리(精)를 소모(散) 시킨다(散精於肝). 그러면 우리가 먹었던 영양성분 일부는 간을 거치면서 알칼리 케톤으로 변하고 드디어 간이 이 알칼리 케톤으로 변한 영양성분을 온몸으로 공급하는 것이다. 지금 설명한 이 과정은 분자의 크기가 아주 작은 영양성분만 간문맥으로 모여서 간에서 알칼리로 변해서 온몸에 공급된다. 이제 분자가 큰 영양성분은 림프(經)라는 체액관을 통해서 따로 흡수된다. 이 림프는 주로 지용성 성분을 통제한다. 이제 그 과정을 보자. 음식의 알칼리 성분인 식기(食氣)가 위로 진입을 하면(食氣入胃), 이때 위산(胃酸)인 탁기(濁氣)는 이 알칼리인 식기를 환원시킨다. 이렇게 환원된 식기는 분자가 작은 것은 정맥혈(筋)을 통해서 간문맥으로 가고, 분자가 큰 것은, 림프(經)를 통해서 비장으로 들어간다. 그런데 위산(胃酸)인 탁기(濁氣)가 환원시켜서 림프로 들여보낸 지용성 영양성분 중에는 알콜기를 가지고 있는 자유 지방산이 포함되어 있다. 잘 알다시피 자유 지방산은 심장의 에너지원이 된다. 그래서 탁기로 환원된 자유 지방산은 심장으로 가서 심장의 에너지원이 된다. 즉, 탁기가 심장으로 들어간 것이다(濁氣歸心). 그런데 여기서 자유 지방산이 심장의 에너지원이란 단어는 현대과학 용어이다. 그러나 이는 동양의학 관점에서 보면 즉, 전자생리학의 관점에서 보면 다르다. 이것은 자유 지방산이 산(酸:電子)을 수거해서 심장에 가서 수거한 산(酸:電子)에서 전자를 빼내서 중화(H_2O:Water)시키는 과정에 불과하다. 그 뒤에 자유 지방산은 전자를 뺏겼기 때문에 당연히 중성지방으로 변한다. 그래서 심장에서는 중성지방을 만들어내게 된다. 심혈관 질환에서 중성지방과 심장이 연계되는 것은 전자생리학적 관점에서 보면 아주 쉽게 풀리는 문제이다. 그래서 인체에 산(酸:電子) 과잉이 심하면 심할수록 심장은 당연히 힘들어지고, 체액에 중성지방은 그만큼 많아질 수밖에 없다. 즉, 심장이 중화시키는 산(酸:電子)의 양이 많으면, 그에 따라서 심장에서 중성지방의 생산도 많아지게 된다(21-1, 21-2, 21-3). 그 결과로 심혈관 질환과 중성지방은 밀접하게 연결된다(21-4, 21-5). 본론으로 되돌아가 보자. 그러면 우리가 먹은 알칼리 음식이 위산으로 환원된 경우에 두 가지 경로를 거쳐서 위산인 산이 중화된다는 사실을 알 수가 있다. 하나는 바로 앞에서 언급한 간문맥에서 중화된다. 이것을 종합하면, 우리가 먹은 음식이 위산인 탁기로 환원되어서 산성 물질로 변하고 이어서 이 산성 물질은 소화관에서 흡수가 되는데 흡수되는 경로가 두 가지이다. 하나는 작은 분자의 수용성 영양성분을 흡수하는 정맥혈(筋)이고, 하나는 큰 분자의 지용성 영양성분을 흡수하는 림프(經)이다. 그래서 정맥혈로 흡수된 산성 영양성분은 간문맥을 통해서 알칼리 케톤으로 변한다. 그리고 림프로 흡수된 영양성분 중에 산성인 자유 지방산은 심장을 통해서 알칼리 케톤으로 변한다. 즉, 간과 심장은 산을 중화하는 주요 기관이다. 이렇게 알칼리로 변한 영양성분을 음정(淫精)이라고 한다. 이 알칼리인 음정(淫精)은 폐를 거쳐서 결국 동맥혈(脈)로 공급된다(淫精於脈). 그런데 림프에는 아직도 소화관에서 흡수된 영양성분 중에서 자유 지방산만 심장으로 갔을 뿐, 나머지 분자 크기가 큰 지용성 영양성분은 남아있다. 이 영양성분을 맥기(脈氣)라고 부른다. 당연히 이 맥기(脈氣)는 절(節)인 경(經)를 따라서 흘러(流) 들어간다(脈氣流經). 이제 림프에서 흐르게 된 맥기(脈氣)는 경기(經氣)로 바뀐다. 이 경기(經氣)는 경(經)을 따라서 흐르다가 최종 종착지인 폐로 들어간다(經氣歸於肺). 폐는 인체의 모든 산성 체액을 중화시킨다. 그리고 폐는 이들을 알칼리 동맥혈로 바꿔서 좌(左) 심장에 공급한다. 즉, 실제로는 폐가 모든 동맥혈(百脈)을 공급(朝)하는 것이다(肺朝百脈). 즉, 실제로는 폐가 모든 동맥(百脈)에 알칼리 동맥혈 공급을 주재(朝)하는 것이다. 이 동맥혈은 알칼리인 정(精)이다. 이 알칼리인 정은 동맥혈을 통해서 피모가 자리하고 있는 간질로 수송(輸)이 된다(輸精於皮毛). 그러면 간질에 뿌리를 두고 있는 체액관들인 모맥(毛脈)들은 간질에서 정기(精)를 공급(合)받게 된다(毛脈合精). 그리고 간질에 모인 산(酸)인 기(氣)의 일부는 림프를 통해서 오장이 아닌 부정(府精)으로 흘러 들어가게(行) 된다(行氣於府). 부정(府精)은 전(膻)이나 고황(膏肓)의 다른 이름으로써 산성 림프액을 처리하는 인체 최대의 면역기관인 흉선(thymus:胸腺)을 말한다. 흉선(胸腺)은 림프를 취급하는 인체 최대의 면역기관으로써 많은 산성 림프액을 중화시킨다. 이 흉선이 산성 림프액을 중화시키는 도구는 면역도 있지만, 또 하나는 강알칼리(精)인 스테로이드(精) 호르몬이다. 흉선에서 생성되는 노린내(膻:전)가 나는 스테로이드 호르몬 때문에 흉선을 전(膻)이라고 부른다. 그래서 흉선인 부정(府精)은 하나의 부(府)로써 강알칼리인 스테로이드(精) 호르몬을 생성하기 때문에 붙여진 이름이다. 이 흉선은 고황(膏肓)이라고도 부른다. 고(膏)는 지방을 말하는데, 흉선은 성인이 되면 많은 부분이 지방으로 변하기 때문이다. 황(肓)은 삼각형이라는 뜻으로써 흉선의 모양이 삼각형으로 생겼기 때문이다. 그래서 흉선을 고황(膏肓)이라고 부른다. 그래서 소화관에서 흡수가 되어서 인체 안으로 들어온 산성(氣) 영양성분들은 흉선(府精), 우(右) 심장(神明)을 거치면서 중화가 되고(府精神明), 또, 오장 중에서 폐를 제외한 사장(四臟)에 머무르면서 중화가 되고(留於四臟), 나머지 산성(氣) 영양성분들은 결국 최종 종착지인 폐(權衡)에 도달한다(氣歸於權衡). 그리고 이 산성(酸) 영양성분들은 폐에서 다시 알칼리로 중화(平)가 된다(權衡以平). 여기서 권형(權衡)은 균형을 맞추는 저울을 말한다. 즉, 폐는 산성 체액을 최종 중화 처리해서 산과 알칼리의 균형(權衡)을 맞춰주기 때문에 권형(權衡)이라고 말한다. 즉, 폐가 과잉 산을 다스려(平) 주는 것이다(權衡以平). 또, 폐는 인체에 산소를 공급하기 위해서 공기(氣)를 받는 입구(口)이기 때문에 기구(氣口)라고도 부른다. 그리고 촌(寸)은 심장이라는 뜻이 있다. 그래서 폐(氣口)는 심장(寸)을 완성(成) 시킨다(氣口成寸). 즉, 폐가 산성 체액을 최종 중화시켜서 알칼리로 만든 다음에 이를 좌(左) 심장에 공급함으로써 심장을 정상으로 유지시킨다. 즉, 폐가 없는 심장은 없다는 뜻이다. 인간의 생사를 좌우하는 것은 알칼리 동맥혈이다. 그런데 이 알칼리 동맥혈을 실제로 공급하는 오장은 심장이 아니라 폐이다. 그래서 폐가 인간의 생사를 결정(決)하는 것이다(以決死生). 이번에는 술(飮)인 알콜이 순환하는 과정을 기술하고 있다. 일단 술(飮:Alcohol)을 마시면 위로 들어간다(飮入於胃). 그런데 알콜은 알콜기가 많고 분자 크기가 작아서 흡수가 아주 잘 된다. 또, 술은 분자 크기가 작아서 인체의 혈류를 따라서 온몸을 자유자재로 돌아(遊)다닌다. 이렇게 산(酸)인 알콜(飮)은 인체를 돌아(遊)다니면서 당연히 인체에 있는 알칼리(精氣)를 소모(溢) 시킨다(遊溢精氣). 그리고 산(酸)인 알콜(飮)은 인체의 위쪽(上)에서는 림프로 들어가서 비장(脾)으로 수송(輸)이 되고(上輸於脾), 비장에서 중화가 되면서 비장(脾氣)의 알칼리(精)를 소모(散)시킨다(脾氣散精). 그리고 나머지는 림프액을 따라서 위쪽에 있는 최종 종착지인 폐로 들어간다(上歸於肺). 또, 일부는 신장(水道)을 통과(通)하면서 중화(調)가 되고(通調水道), 결국 아래쪽(下)에 있는 방광(膀胱)으로 수송(輸)된다(下輸膀胱). 결국, 알콜은 중화되어서 소변으로 버려진다. 지금, 이 부분은 체액의 흐름을 자세히 기술하고 있다. 그래서 영양성분인 체액(水)과 알칼리(精)는 온몸(四方)으로 퍼지게(布) 되는데(水精四布), 이때 오장(五)의 경락(經)도 같이(幷) 체액 흐름(行)을 도와준다(五經並行). 그리고 체액과 알칼리인 수정(水精)은 사계절과 오장, 음양 그리고 인체의 여러 규범인 규탁(揆度)과도 반응(合)을 한다(合於四時五臟陰陽揆度). 이렇게(以) 인체의 체액 흐름은 하나의 법칙(常)을 만들어낸다(以爲常也). 이상이 정확한 해석이다. 이 부분을 이해하지 못하면, 체액 생리학을 이해하지 못하게 되며 이어서 체액 생리학을 기반으로 하는 동양의학을 이해할 수가 없게 된다. 그래서 이 몇 안 되는 문장들은 동양의학의 기틀이라고 해도 과언이 아닐 것이다.

제3장

太陽藏獨至, 厥喘虛氣逆. 是陰不足, 陽有餘也. 表裏當俱寫, 取之下兪.

태양과 신장이 다른 오장과 관계없이 혼자서 과부하가 걸리면(太陽藏獨至), 기가 역하면서 궐과 천과 허를 만들어낸다(厥喘虛氣逆). 이것은 알칼리가 부족하고(是陰不足), 산이 과잉이기 때문이다(陽有餘也). 해당하는 표리 모두를 사(寫)해주는데(表裏當俱寫), 취하는 곳은 하수이다(取之下兪). 이 부분의 해석도 상당한 주의를 요구한다.

여기서 태양은 방광(太陽)이다. 일단 방광이 문제가 되면 이어서 신장이 문제가 되고 이어서 뇌척수액이 문제가 되고 이어서 비장이 문제가 되고 이어서 폐가 문제가 된다. 체액의 흐름도에 따르기 때문에 자세한 설명은 생략한다. 그에 따라서 산은 과잉(氣逆)이 되고, 궐증(厥), 기침(喘), 알칼리 고갈(虛)이 발생한다(厥喘虛氣逆). 거의 모든 병처럼 이 문제도 알칼리(陰)가 부족(不足)하고(是陰不足), 산(陽)이 과잉(有餘)이기 때문이다(陽有餘也). 이때는 당연히 표(表)인 방광과 리(裏)인 신장 모두에서 과잉 산을 중화(寫)해 주어야 한다(表裏當俱寫). 이때 치료를 하기 위해서 취하는 침 자리는 인체 하부에 있는 수혈이다(取之下兪). 즉, 족태양방광경(足太陽膀胱經)과 족소음신경(足少陰腎經)의 혈자리 중에서 수혈(輸穴)을 찾아서 자침하라는 것이다. 여기서 수혈은 어떤 수혈을 말하는 걸까? 오수혈에는 각각 오행(五行)이 배정되어 있다. 이 오행(五行)은 오장(五藏)을 대표한다. 또, 오행은 오장이 각각 책임지고 있는 체액을 대표한다. 그런데 배정된 오행이 양경과 음경에서 약간 다르다. 이것만 주의하면 된다. 그러면 신장과 방광의 문제는 오행에서 수(水)에 해당한다. 즉, 신장(水)이 담당하는 산성 뇌척수액을 조절해주라는 것이다. 그래서 족태양방광경(足太陽膀胱經)에서는 방광경의 형혈(滎穴)이 수(水)에 속한다. 즉, 족통곡(足通谷) 수혈(輸穴)에 자침하라는 것이다. 그리고 신장에도 같은 원리로 찾으면, 족소음신경(足少陰腎經)의 합혈(合穴)이며 수(水)에 속하는 음곡(陰谷) 수혈(輸穴)이 된다. 결국, 방광이 혼자서 과부하가 걸리면(太陽藏獨至), 이를 치료하기 위해서 자침하는데, 족통곡혈(足通谷穴)과 음곡혈(陰谷穴)에 자침하라는 것이다. 이것이 이 구문의 정확한 해석이다. 여기서 나오는 수혈에 대해서 말이 많은데, 수혈의 원리를 알면 아주 쉬운 문제이다. 이 편(篇)의 제목이 경맥별론(經脈別論)이다. 경맥(經脈)은 절(節)인 경(經)와 동맥(脈)을 말하는데, 이것들을 제외한 다른(別) 이론(論)이라는 뜻이다. 즉, 경맥과 원리가 다른(別) 수혈(輸:兪)을 다룬다(論)는 것이다. 이 수혈은 주로 오장이 각각 책임지고 있는 다섯 가지 체액의 순환을 책임지고 있다. 그래서 절(節) 통해서 직접 면역을 자극하는 경(經)과는 다른(別) 체계와 기능을 갖는다. 그래서 바로 앞 문장에서 체액의 흐름을 자세히 설명한 것이다. 그리고 초반 문장에서 몇 개 구문들도 모두 체액을 설명하기 위해서 예로 든 것들이다. 여기서 또, 주의

해야 할 것이 수(兪)에 대한 해석이다. 수(兪)는 음경에서는 토(土)로써 비장에 해당하며, 양경에서는 목(木)으로써 간에 해당한다. 그런데 수(兪)를 오수혈 중에 하나로 해석을 해주면, 아래에서 보다시피 모든 삼양삼음의 병증에 모두 같은 오수혈인 수(兪)혈이 치료의 핵심이 되고 만다. 다시 말하면, 간이 통제하는 체액과 비장이 통제하는 체액이 만능이 되어버린다. 상식적으로 있을 수 없는 일이다. 결국 수(兪)는 수(輸)로 해석하는 것이 맞다. 즉, 오수혈 전체를 말하는 것이다. 오수혈은 다섯 가지 체액의 순환을 위해서 만들어 놓은 것이기 때문에 더더욱 그렇다. 또, 표현을 그냥 수(兪)라고 하지 않고 하수(下兪)라고 표현한 것에 대해서도 생각해봐야 한다. 오수혈 중에서 어느 특정 혈(穴)을 지정할 때는 '宜治其經絡' 이처럼 하(下)라는 단어를 안 쓴다는 사실에 주목할 필요가 있다. 대신에 기(其)를 써서 정확히 지정해 준다. 그래서 수(兪)가 오수혈 중에 수혈(兪)이었다면, 하(下) 대신에 기(其)를 써서 정확히 지정했을 것이다. 그리고 아래 문장에 나와 있는 '補陽寫陰' 이 조건에서 수(兪)를 그대로 적용하면 '補陽寫陰' 이 조건을 만족시킬 수가 없게 된다.

陽明藏獨至, 是陽氣重幷也. 當寫陽補陰, 取之下兪.

양명과 비장이 다른 오장과 관계없이 혼자서 과부하가 걸리면(陽明藏獨至), 이것은 산(酸)이 이중으로 겹친 것이다(是陽氣重幷也). 해당하는 부위에서 산을 제거해주고 알칼리를 보충해준다(當寫陽補陰). 취하는 곳은 하수이다(取之下兪).

여기서도 문제는 산 과잉이기 때문에, 과잉 산은 중화해주고 부족한 알칼리를 보충해주는 것이다(當寫陽補陰). 여기에 나오는 양명은 위장이다. 위장은 원래 위산을 다루기 때문에 평소에도 산이 쌓여있는 장기인데, 과잉 산까지 몰라면 당연히 양기인 산은 이중(重)으로 쌓이는(幷) 것이다(是陽氣重幷也). 여기서도 명시는 안 했지만, 표리(表裏) 모두의 수혈에 자침해야 한다. 즉, 비장의 수혈과 위장의 수혈에 자침하는데, 비장은 토(土)에 해당하기 때문에 수혈에서 토(土)를 찾으면 된다. 즉, 비장의 태백혈(太白穴)과 위장의 족삼리혈(足三里穴)이 맞은 수혈이 된다. 이 두 수혈에 자침하면 된다.

少陽藏獨至, 是厥氣也. 蹻前卒大, 取之下兪. 少陽獨至者, 一陽之過也.

소양과 간(藏)이 다른 오장과 관계없이 혼자서 과부하가 걸리면(少陽藏獨至), 이것은 기가 막힌 것이다(是厥氣也). 교맥 앞에서 갑자기 맥이 불안해진다(蹻前卒大). 취하는 곳은 하수이다(取之下兪). 소양이 혼자서 과부하가 걸리면(少陽獨至者), 일양이 과한 것이다(一陽之過也).

여기서 소양은 담(少陽)이다. 담이 문제가 되면 간에 문제(厥氣)가 생기는 것은 당연하다(是厥氣也). 간이나 담은 담즙을 가지고 신경을 통제한다. 그런데 음양 두 개 교맥(蹻脈)의 특징은 여기에 병이 나면 근육굴신운동장애(筋肉屈伸運動障碍)가 일어난다는 것이다. 즉, 신경에 문제가 일어난다는 것이다. 그래서 이 교맥에서 갑자기 맥이 대맥이 되면(蹻前卒大), 간과 담의 수혈에 자침을 해주라는 것이다. 간은 목(木)에 속한다. 그래서 간경의 수혈인 대돈(大敦)과 담경의 수혈인 족임읍(足臨泣)에 자침하라는 것이다. 그런데 간(藏)은 정상인데 담(少陽)만 문제가 된다면(少陽獨至者), 이것은 담 하나만의 문제이기 때문에 담만 치료하라는 것이다(一陽之過也). 즉, 담경의 수혈인 족임읍(足臨泣)에만 자침하면 병이 치료된다는 것이다.

太陰藏搏者, 用心省眞, 五脈氣少, 胃氣不平, 三陰也. 宜治其下兪, 補陽寫陰.

태음 장기가 요동친다는 것은(太陰藏搏者), 심장을 사용해서 진기를 소모시켰고(用心省眞), 오맥의 알칼리는 모두 소진되었고(五脈氣少), 위산 분비는 제대로 안 된 것으로서(胃氣不平), 삼음이다(三陰也). 마땅히 그 하수를 치료해야 하며(宜治其下兪), 양을 보해주고 음을 사해준다(補陽寫陰).

여기서 태음은 비장(太陰)이다. 산성 간질액을 받아서 중화시키는 비장이 심하게(搏) 문제가 된다는 말은 간질액이 산성으로 변했는데, 그 정도가 아주 심하다(搏)는 것을 암시하고 있다. 그런데 심장이 공급하는 알칼리 동맥혈은 간질로 뿜어진다. 그래서 간질액이 산성으로 변하면, 간질에 쌓인 과잉 산을 중화시키기 위해서 당연히 심장을 이용(用心)하게 되고, 이 과정에서 당연히 알칼리 동맥혈 속에 들어 있는 알칼리(眞)를 소모(省)하게 된다(用心省眞). 그런데 체액의 흐름도 때문에, 비장은 맨 나중에 과부하가 걸린다. 왜냐면 체액 흐름의 첫 단계에 있는 비장은 자기가 과부하가 걸리면, 다음 단계의 오장으로 떠넘기면 그만이기 때문이다. 그런데 비장이 과부하가 걸렸다는 말은 다른 오장은 이미 과부하라는 암시를 준다. 즉, 비장은 더는 떠넘길 오장이 없다는 뜻이다. 즉, 오장(五脈)은 이미 알칼리 고갈(氣少) 상태인 것이다(五脈氣少). 이때 과잉 산은 비장과 음양 관계에 있는 위장으로 넘쳐 흐르게 되고, 당연히 위장의 기능은 제대로 통제(平)가 안된다(胃氣不平). 이것을 다른 말로 표현을 하자면, 삼양삼음에서 비장이 이 정도가 되면 나머지 이음(二陰)인 궐음(厥陰)과 소음(少陰)도 체액 흐름도 때문에 문제가 심각해졌기 때문에 결국에 삼음(三陰) 모두가 문제가 생긴 것이다(三陰也). 그래서 치료는 이 삼음 모두의 표리에 존재하는 6개의 수혈에 자침하라는 것이다. 그런데 삼음(三陰)은 간, 신장, 비장인데, 이들의 음양 관계를 따지면 소양, 태양, 양명이 나온다. 즉, 삼양삼음의 수혈에 모두 자침을 하라는 뜻이 된다. 다시 말하면, 삼양삼음의 수혈 중에서 목수토(木水土)에 해당하는 6개의 수혈에 자침하라는 것이다. 그런데 자침을 할 때 양은 보해주고, 음은 사해주라는 것이다(補陽寫陰). 즉, 산이 과잉이기 때문에 오수혈의 양경에서는 보(補)해주고 음경에서는 사(寫)해주라는 것이다. 즉, 오수 배혈법(五腧配穴法)을 쓰라는 것인데, 삼양삼음이 모두 문제가 있으므로, 정상적인 오수 배혈법은 쓰기가 쉽지가 않다. 그래서 응용을 한 것이 양경에서는 보(補)해주고, 음경에서는 사(寫)해주는 것이다. 하나씩 풀어보자. 먼저 오수 배혈법(五腧配穴法)의 정의를 한의학 대사전에서 보면 '십이경맥(十二經脈)에 분포한 오수혈(五腧穴)의 오행 속성과 그의 상생, 상극 관계에 따라 실(實)하면 아들격을 사(瀉)하고 허(虛)하면 어머니 격을 보(補)하는 원칙으로 침혈을 배합하여 치료하는 방법이다'라고 나와 있다. 그런데 현재 해석해야 할 구문에서는 조건이 붙어있다. 오수혈의 양경에서는 보(補)해주고, 음경에서는 사(寫)해주라는 것이다(補陽寫陰). 그런데 지금 삼양삼음이 모두 문제가 있으므로, 상극(克) 관계를 이용하기가 불가능하다. 그래서 오직 상생(生) 관계를 이용해서 풀어야만 한다. 오행에서 상생 관계는 목화토금수(木火土金水)를 순서대로 읽어가면 되므로, 아들격은 해당 오행의 바로 다음이 되고, 어머니 격은 해당 오행의 바로 뒤가 된다. 그리고 실(實)하면 아들 격을 사(瀉)하고, 허(虛)하면 어머니 격을 보(補)하는 원칙으로 하면 된다. 지금 상태는 양경은 당연히 과잉 산(實)을 보유하고 있고, 음경은 이 과잉 산을 중화하면서 알칼리가 고갈(虛)된 상태이다. 그래서 상생 원칙에 따라서 풀어보면, 비장(土)은 허(虛)하기 때문에 심장(火)을 보(補)해줘야 하고, 위장(土)은 실(實)하므로 폐(金)를 사(瀉)해줘야 한다. 즉, 비장(土)의 오수혈에서는 화(火)인 대도혈(大都穴)에 자침하면 되고, 위장(土)의 오수혈에서는 금(金)인 여태혈(厲兌穴)에 자침을 하면 된다. 간(木)에서도 같은 원리로 간의 오수혈에서는 수(水)인 곡천혈(曲泉穴)에 자침하면 되고, 담(木)의 오수혈에서는 화(火)인 양보혈(陽輔穴)에 자침하면 된다. 신장(水)에서도 같은 원리로 신장(水)의 오수혈에서는 금(金)인 복류혈(復溜穴)에 자침하면 되고, 방광(水)의 오수혈에서는 목(木)인 속골혈(束骨穴)에 자침하면 된다. 이렇게 해서 삼양삼음의 6개의 오수혈에 모두 보사법을 적용해서 자침하면 된다.

一陽獨嘯, 少陽厥也. 陽并於上, 四脈爭張, 氣歸於腎, 宜治其經絡, 寫陽補陰.

일양이 홀로 울부짖으면(一陽獨嘯), 소양이 막힌 것이다(少陽厥也). 위에서 양이 과중되면(陽并於上), 사맥은 서로 다투고(四脈爭張), 기는 신장에 복귀한다(氣歸於腎). 마땅히 그 경락을 치료해야 하며(宜治其經絡), 양을 사하고 음을 보해준다(寫陽補陰).

삼양에서 일양(一陽)은 당연히 담(膽)이다. 담이 문제가 되면(一陽獨嘯), 당연히 간도 문제가 되고 이어서 간으로 인해서 궐증이 발생한다(少陽厥也). 즉, 소양이 궐을 만들어낸 것이다. 간과 담은 담즙을 통해서 신경 간질액인 뇌척수액을 통제한다. 그래서 담즙을 처리하는 간과 담이 문제가 되면, 뇌 신경이 있는 머리(上)에서는 산성(陽) 뇌척수액이 정체(并)가 된다(陽并於上). 그런데 뇌척수액이라는 림프액은 비장과 신장에도 영향을 준다. 그러면 결국 담, 간, 신장, 비장이라는 네 기관(四脈)이 과잉 산 때문에 서로 다투게 된다(四脈爭張). 즉, 네 기관(四脈)에서 과잉 산을 중화하면서 네 기관(四脈) 모두 과부하에 시달린다는 말이다. 그런데 산성 뇌척수액의 최종 처리는 결국에 신장의 책임이므로, 산성 뇌척수액의 과잉 산(氣)은 결국에 신장으로 몰려(歸)온다(氣歸於腎). 결국에 치료는 소양과 신장의 수혈(輸穴)을 택해서 자침해야 한다. 여기서 나온 낙혈(絡穴)도 음경과 양경의 체액을 이어주는 수혈(輸穴)의 한 종류이다. 그런데 바로 뒤에 조건이 아닌 조건이 붙어있다. 즉, 양경에서는 사법을 쓰고 음경에서는 보법을 쓰라는 것이다(寫陽補陰). 지금 담은 과잉 산 때문에 힘들어하고 있고, 신장은 산성 뇌척수액을 중화시키면서 알칼리 고갈로 힘들어하고 있다. 그래서 양경인 담에서는 과잉 산으로 인해서 실하므로 사법을 쓰고, 음경인 신장에서는 알칼리 고갈로 인해서 허하기 때문에 보법을 써야 한다(寫陽補陰). 이제 이 원리에 따라서 혈자리를 찾아보자. 먼저, 담(木)의 사법(寫)을 쓸 혈자리는 상생의 원칙에 따라서 화(火)에 해당하는 담의 경혈(經穴)인 양보혈(陽輔穴)이다. 이렇게 해서 담이 부담을 안은 과잉 산을 중간에서 없애주면 된다. 다음에, 신장에서도 보법(補)을 쓸 혈자리로서 상생의 원칙에 따라서 경혈(經穴)을 찾아야 하는데, 신장의 경혈(經穴)은 금(金)으로서 복류혈(復溜穴)이다. 이렇게 해서 신장으로 몰려오는 과잉 산을 폐에서 사전에 미리 중화시켜버리는 것이다. 이렇게 담의 경혈(經穴)인 협계혈(俠谿穴)과 신장의 경혈(經穴)인 복류혈(復溜穴)에 자침하면 드디어 양경에서는 사법을 쓰고 음경에서는 보법을 써야(寫陽補陰)만 하는 조건을 충족하게 된다. 이제 낙혈(絡穴)만 남았는데, 담의 낙혈은 광명혈(光明穴)이고, 신장의 낙혈은 대종혈(大鐘穴)이다. 음경과 양경의 체액 변곡점인 낙혈에서 체액을 소통시켜주면 치료는 끝이 난다. 이렇게 하면 해당 경락에 마땅한 치료를 모두 해준 것이 된다(宜治其經絡). 이 부분의 해석도 만만치가 않다.

一陰至, 厥陰之治也. 眞虛㾴心, 厥氣留薄, 發爲白汗, 調食和藥, 治在下兪.

일음이 과부하에 걸리면(一陰至), 궐음을 치료해야 한다(厥陰之治也). 진액이 부족해서 심장이 답답(㾴:연)하면(眞虛㾴心), 간기가 약한 것이며(厥氣留薄), 이때 발병하는 것이 백한이며(發爲白汗), 음식으로 조절하고 약으로 조화를 만들어내야 한다(調食和藥). 치료는 하수에서 한다(治在下兪).

삼음에서 일음은 당연히 간이다. 그래서 일음에 문제가 있으면(一陰至), 당연히 간을 치료하면 된다(厥陰之治也). 이때 알칼리인 진기(眞)가 고갈(虛)되어 있고 심장(心)에 문제(痛:연)가 있다면(眞虛痛心), 이것은 간의 알칼리 기운(厥氣)이 약(薄)해서 간이 산성 정맥혈을 우(右) 심장으로 보내버렸기 때문이다(厥氣留薄). 그러면 심장은 과부하에 시달리면서, 산성 간질액이 쌓여있는 간질로 알칼리 동맥혈을 충분히 뿜어내지 못하게 되고, 간질에 과잉 산이 쌓이게 된다. 그러면 인체는 간질에 있는 과잉 산을 피부에 있는 면역 세포와 갈색지방의 미토콘드리아를 이용해서 중화를 시키게 되고, 이어서 땀이 난다. 그런데 인체는 간질의 산 과잉의 정도가 아주 심하면, 간질의 콜라겐을 녹여서 간질의 과잉 산을 중화시킨다. 이 녹은 콜라겐은 점도가 약하므로, 땀과 함께 피부로 흘러나온다. 이것이 바로 백한(白汗)이다. 그래서 백한이 나올 정도가 되면, 산 과잉이 아주 심하므로, 죽을 정도가 되면 백한이 나온다. 이때 온몸은 성한 곳이 없으므로 결국에 면역도 성한 곳이 없게 되고 면역을 기반으로 하는 침법은 무용지물이 되고 만다. 결국, 인체 안에 존재하는 과잉 산을 중화해줄 방법은 알칼리를 인체 안으로 투입해서 중화시키는 것이다. 그것이 바로 알칼리인 식사(食)와 탕약(藥)이다(調食和藥). 그러고 나서 면역이 살아있는 곳이 생기면 자침하는데 오수혈에 한다(治在下兪). 즉, 간은 목(木)이기 때문에 간의 오수혈 중에서 대돈혈(大敦穴)에 자침한다.

帝曰, 太陽藏何象. 岐伯曰, 象三陽而浮也. 帝曰, 少陽藏何象. 岐伯曰, 象一陽也. 一陽藏者, 滑而不實也. 帝曰, 陽明藏何象. 岐伯曰, 象大浮也. 太陰藏搏, 言伏鼓也. 二陰搏至, 腎沈不浮也.

황제가 말한다(帝曰). 태양과 신장의 상은 어떤가요(太陽藏何象)? 기백이 말한다(岐伯曰). 상이 삼양이기 때문에 부(浮) 한다(象三陽而浮也). 황제가 묻는다(帝曰). 소양과 간의 상은 어떤가요(少陽藏何象)? 기백이 말한다(岐伯曰). 일양을 표현한다(象一陽也). 일양과 오장은 활하고 부실하다(一陽藏者, 滑而不實也). 황제가 말한다(帝曰). 양명과 비장의 상은 어떤가요(陽明藏何象)? 기백이 말한다(岐伯曰). 상은 크게 부한다(象大浮也). 태음장기가 박하다는 말은(太陰藏搏), 가라앉았으나 팽팽한 것이다(言伏鼓也). 이음이 박하기가 극에 이르면(二陰搏至), 신장은 침하고 부하지 않다(腎沈不浮也).

　　지금까지 기술한 삼양삼음에 대해서 맥상을 물어보고 있다. 물론 모두 병증의 맥상이다. 태양(太陽)과 신장(藏)이 문제가 되면(太陽藏何象), 태양인 삼양 즉, 방광의 문제가 되기 때문에, 인체에 수분 대사가 조절이 안 되고 결국에 삼투압 기질인 염(鹽)의 배출이 막히면서, 인체는 부종(浮)이 온다. 맥도 결국에 부맥(浮脈)이 된다(象三陽而浮也). 소양과 간이 문제가 되면(少陽藏何象.), 이것은 결국 일양인 소양 즉, 담의 문제이다(象一陽也). 이렇게 일양인 담과 간(藏)이 문제가 되면(一陽藏者), 산성인 담즙 처리가 안 되면서 신경 간질액의 점도를 높이기 때문에, 간질액은 활(滑)하게 되고 당연히 체액의 흐름은 부실(不實)하게 된다(滑而不實也). 이때 진맥을 하면 맥은 당연히 활맥(滑脈)이 나오면서 당연히 힘이 없다. 위장인 양명과 비장(藏)이 문제가 되면(陽明藏何象), 일단 간질액의 흐름이 막히면서 당연히 부종이 온다. 이에 따라서 맥상(象)도 당연히 부맥(浮脈)이 되고, 이때는 당연히 힘이 없는 대맥(大脈)이 나온다(象大浮也). 태음인 비장이 문제가 심각(搏)하다면(太陰藏搏), 당연히 간질에 산성 간질액의 정체가 심각해진다. 그러면 간질에 뿌리를 둔 신경은 과부하를 일으키고 이어서 근육은 팽팽(鼓)하게 굳어 있게 되고 체액의 흐름은 정체(伏)된다. 그래서 이때 비장맥을 재는 손목 가로 근육에 손을 대면 당연히 맥상은 굳어서 팽팽한 고맥(鼓脈)이 나온다(言伏鼓也). 이음인 신장이 문제가 심각(搏)해지면(二陰搏至), 신장이 담당하는 뇌척수액은 산성으로 기울면서 점도가 올라가기 때문에, 이때 뼈 구멍에서 나오는 뇌척수액의 체액관을 통해서 신장맥을 측정하면, 뇌척수액의 점도 때문에 맥상은 당연히 뜨지 않고(不浮) 가라앉은(沈) 형태가 된다(腎沈不浮也). 즉, 이때는 전형적인 신장맥인 침맥(沈脈)이 나온다.

제22편. 장기법시론(藏氣法時論)

제1장

黃帝問曰, 合人形, 以法四時五行而治, 何如而從, 何如而逆, 得失之意, 願聞其事. 岐伯對曰,
五行者, 金木水火土也. 更貴更賤, 以知死生, 以決成敗, 而定五藏之氣, 間甚之時, 死生之期也.

황제가 묻는다(黃帝問曰). 사람의 육체를(合人形), 사계절 오행의 법칙에 따라서
치료하는데(以法四時五行而治), 어떤 것이 순리이고(何如而從), 어떤 것이 거스르는
것인가요(何如而逆)? 그 득실은 무엇인지(得失之意), 알고 싶습니다(願聞其事). 기백
이 대답한다(岐伯對曰). 오행은(五行者), 목화토금수이다(金木水火土也). 귀천과 관계
없이 어떤 사람이건(更貴更賤), 오행을 가지고(以) 생사를 알 수 있고(以知死生), 치
료의 성패를 결정할 수가 있다(以決成敗). 또, 오장의 기를 판단하고(而定五藏之氣),
병의 상태를 판단하고(間甚之時) 생사의 기한을 판단한다(死生之期也).

帝曰, 願卒聞之, 岐伯曰, 肝主春, 足厥陰少陽主治, 其日甲乙, 肝苦急, 急食甘以緩之.

먼저, 10천간은 갑(甲), 을(乙), 병(丙), 정(丁), 무(戊), 기(己), 경(庚), 신(辛), 임
(壬), 계(癸)를 말한다. 앞에서부터 순서대로 두 개씩 짝을 지어서 오행을 만든다.
물론 오장에도 같은 원리로 배정이 된다. 황제가 말한다(帝曰). 모든 내용을 듣고
싶네요(願卒聞之)! 기백이 말한다(岐伯曰). 간은 봄을 주관하며(肝主春), 족궐음소양
이 다스리며(足厥陰少陽主治), 해당 일은 갑을이다(其日甲乙). 간이 간비대로(急) 고
통 받으면(肝苦急), 빨리(急) 단것을 먹어서 완화해준다(急食甘以緩之).

봄철에 일조량이 늘면서 산성 간질액이 쌓이게 되고 이어서 신경이 과부하하고
이어서 담즙으로 간을 괴롭히기 때문에, 봄철은 담즙을 처리하는 간이 주관하게
된다(肝主春). 그래서 봄은 간과 담이 다스리는 시기이다(足厥陰少陽主治). 오행에서

간은 갑을(甲乙)이다(其日甲乙). 간이 갑자기(急) 문제를 일으키면(肝苦急), 빨리(急) 단 음식을 먹여서 간을 완화해줘야 한다(急食甘以緩之). 간이 갑자기, 문제를 일으키는 경우는 두 가지가 있다. 하나는 산성 정맥혈을 우 심장으로 보내지 못했거나 간문맥에서 산성 정맥혈을 제대로 처리하지 못한 경우이다. 이때는 그래도 갑자기 (急) 큰 문제는 안 생긴다. 그리고 간이 과잉 산을 중화하면서 과다한 산을 버리는 통로는 바로 림프이다. 간은 해독의 중심 기관답게 림프가 배수되는 통로가 세 개나 있다. 그래서 간은 림프 소통이 간 건강의 핵심이 된다. 간이 이렇게 림프 통로를 세 개나 가진 이유는 간이 과잉 산을 중화하면서 만들어낸 중성지방 때문이다. 잘 알다시피 지방은 림프를 통해서 소통된다. 간은 단백질에서 아민기(Amine group)를 떼어내서 암모니아로 처리하고, 단백질의 나머지 부분을 가지고, 중성지방을 만들어서 림프로 보내게 된다. 이때 간 수치를 재면 간 수치가 올라간다. 그래서 간은 잘 알다시피 인체 최대의 지방 대사 기관이다. 이때 간 림프가 막히면 바로 지방간(脂肪肝:fatty liver)이 나타나고, 혈중에 지질이 많이 떠다니게 된다. 그래서 지방을 많이 만드는 간은 림프를 많이 이용할 수밖에 없는 것이다. 그래서 간이 갑자기(急) 문제를 일으키면, 비장에 좋은 단것을 빨리(急) 먹여서 비장의 기능을 활성화시키고, 림프액의 순환을 도와주면, 간의 림프액 배출이 좋아지면서 간이 상태가 좋아진다(肝苦急, 急食甘以緩之). 이 기전은 다르게 해석할 수도 있다. 간은 중성지방을 만들므로, 여기에는 반드시 3탄당이 필요하다. 그래서 간은 스스로 글리코겐(Glycogen)을 저장하기도 한다. 그런데, 이 글리코겐은 약 30분이면 고갈되고 만다. 그러면, 간은 과잉 산을 중성지방으로 만들어서 처리하지 못하게 된다. 그러면, 이때 단것을 먹게 되면, 당이 공급되면서, 간은 중성지방을 만들 수 있게 된다. 즉, 이때 간은 해독 작용을 제대로 할 수 있게 된다.

心主夏, 手少陰太陽主治, 其日丙丁, 心苦緩, 急食酸以收之.

심장은 여름을 주관하며(心主夏), 수소음태양이 다스리며(手少陰太陽主治), 해당 일
은 병정이다(其日丙丁). 심장이 수축(收縮)과 이완(弛緩)을 제대로 하지 못해서(緩) 괴
로워하면(心苦緩), 급하게 산성 식품을 먹여서 수축(收縮)을 도와준다(急食酸以收之).

여름은 찌는 듯한 무더위 때문에 간질로 산성인 호르몬의 분비가 극대로 되는
시기이다. 즉, 간질이 과부하를 일으키는 시기이다. 그런데 심장은 간질로 알칼리
동맥혈을 뿜어주어서 간질에 있는 과잉 산을 중화시켜준다. 그런데 여름이 되면
간질이 정체되면서, 간질로 뿜어대는 동맥혈의 압력이 엄청나게 세진다. 당연히
심장이 고생하는 계절이 여름이다. 그래서 심장이 여름을 주관하게 된다(心主夏).
그래서 여름은 심장과 이와 음양을 이루고 있는 소장이 다스리게 된다(手少陰太陽
主治). 오행에서 심장은 병정(丙丁)이다(其日丙丁). 심장이 수축하지 못하고 이완이
되어있는 상태에서는(心苦緩), 빨리(急) 신 것(酸)을 먹여서 심장의 수축기능을 도와
줘야 한다(急食酸以收之). 이것은 무슨 말일까? 상당한 수준의 생리학 지식을 요구
하고 있다. 황제내경의 품격이기도 하다. 먼저 신맛(酸)은 아주 쉽게 식초의 구성
성분인 아세트산(Acetic acid)을 생각하면 된다. 이 아세트산은 지방을 만드는 재
료이다. 그래서 신 것을 먹으면, 이 아세트산은 간문맥을 통해서 간으로 흡수되고
간에서 지방을 만들면서 과잉 산을 중화하게 된다. 그래서 간에 신맛을 배정한 것
이다. 여기서 만들어진 지방산은 혈류를 타고 가서 지방산을 에너지의 주원료로
사용하는 심장으로 가게 된다. 그런데 이때 간에서 심장으로 들어가는 지방산은
전자를 흡수한 상태이다. 그래서 지방산이 심장으로 들어갈 때는 이 전자를 심장
에 공급하게 된다. 그러면 당연히 이 지방산이 심장에 공급한 전자는 활동전위(活
動電位:action potential)를 만들어내면서 심장의 근육을 수축(收)시켜준다(急食酸
以收之). 그러면 이완(緩)된 심장은 다시 수축하면서 산성 간질액이 존재하는 간질
로 알칼리 동맥혈을 힘차게 뿜어내 준다. 즉, 심장이 제 기능을 회복한 것이다. 이
부분은 다양한 해석이 나올 수 있다. 아세트산은 산성이므로, 당연히 자유전자를

보유하고 있다. 그리고 심장은 자유전자로 작동하는 기관이다. 그래서 신 것이 심장에 자유전자를 곧바로 제공할 수가 있다. 그러면, 심장은 이 자유전자를 받아서 활동전위를 만들 수가 있게 되고, 드디어 심근은 수축할 수가 있게 된다. 또 다른 해석은, 신 것은 간을 도와주므로, 신 것으로 간을 도와주면, 간은 우 심장으로 산성 정맥혈을 덜 보내서, 우 심장을 도와주게 되고, 그러면, 심장은 여유를 가질 수가 있게 된다. 물론 모두 효과는 같다.

脾主長夏, 足太陰陽明主治, 其日戊己, 脾苦濕, 急食苦以燥之.

비장은 장하를 주관하며(脾主長夏), 족태음양명이 다스리고(足太陰陽明主治), 해당일은 무기이다(其日戊己). 비장이 습으로 힘들어 하면(脾苦濕), 급히 쓴 것을 먹여서 건조하게 해준다(急食苦以燥之).

장하는 장마철을 말하는데, 이때는 당연히 습기가 기승을 부리는 시기이다. 이습기는 피부에 붙어서 피부 호흡을 막아버리고, 이어서 간질에 있는 산성 간질액이 체외로 증발하는 것을 막아버리면서, 결국에 간질에 과잉 산이 쌓이게 되고, 그러면 림프를 통해서 간질을 통제하는 비장은 힘들어한다. 결국에 문제는 간질에 정체된 산성 간질액이 비장 문제의 원인이다. 이때 비장에 생긴 문제를 푸는 방법은 간단하다. 바로 산성 간질액을 중화시켜주면 된다. 그러려면 간질로 알칼리 동맥혈을 뿜어내는 심장을 활성화시켜주면 된다. 심장이 에너지로 쓰는 장쇄지방산은 쓴맛(苦)이 난다. 그래서 쓴맛의 지방산을 심장으로 공급해주면, 심장은 활성화되고 간질로 알칼리 동맥혈이 충분히 공급되면서 간질의 과잉 산이 중화되고 이어서 열(熱)이 습기를 증발시켜서 피부를 건조(燥)하게 해준다. 그러면 습기 때문에 힘들었던 비장은 과부하에 풀린다(急食苦以燥之). 그러므로 장하는 비장과 이와 음양을 이루는 위장이 다스린다(足太陰陽明主治). 오행에서 비장은 무기(戊己)이다(其日戊己). 그리고 참고로 심장 스테로이드(Cardiac steroid)도 쓴맛이 난다. 이 스테로이드가 쓴맛을 내는 사포닌에 들어있다. 그리고 이들이 심장이 사용하는 자유전자를 조

장기법시론(藏氣法時論)

절해주게 된다. 이때 심장 스테로이드는 심장에 자유전자가 과잉이면, 이들을 수거해서 보관하고, 모자라면, 자기들이 보관했던 자유전자를 공급하게 된다. 그래서 심장 스테로이드는 심장에서 자유전자 완충 장치로 작동하게 된다. 스테로이드에는 반드시 전자가 부족한 이중결합을 최소한 한 개는 보유하게 되는데, 이 이중결합이 자유전자의 완충 장치로 작동하게 된다. 이 문제는 최첨단 현대의학의 기반인 단백질 생리학으로 풀면 절대로 안 풀린다. 반드시 전자생리학으로 풀어야 풀린다. 그리고 지금, 이 구문은 이 문제를 말해주고 있다. 그래서 심장에서 스테로이드의 기능은 아주아주 중요한 문제이다. 즉, 심장도 스테로이드 대사가 문제가 되면, 위험해진다는 사실을 말하고 있다. 난경 제8난을 다시 한번 상기해보자. 그래서 명문인 부신이 총지휘하는 스테로이드가 문제가 되면, 폐와 심장은 직격탄을 맞게 된다. 물론 이때 신장도 문제가 되는 것은 당연하다. 그리고 담즙의 뼈대가 스테로이드이므로, 간도 직격탄을 맞게 된다. 그러면, 비장은 스테로이드의 영향에서 벗어날까? 아니다. 비장은 림프를 통해서 면역을 통제하는데, 이 림프와 면역에 관련된 기관이 흉선이다. 그리고 흉선은 스테로이드를 만들어낸다. 그래서 스테로이드 때문에, 흉선이 문제가 되면, 비장은 직격탄을 맞게 된다. 그래서 스테로이드 문제가 터지면, 난경 제8난에서 말하고 있듯이, 오장육부의 맥상이 잘 다스려지고 있을지라도, 인체는 곧바로 사망하게 된다. 이때 이용하는 혈자리가 스테로이드를 통제하는 원혈(原穴)이다. 그래서 원혈은 12정경에 모두 있을 수밖에 없다. 즉, 스테로이드를 통제하는 원혈은 굉장히 중요하다는 뜻이다. 스테로이드라는 기능 하나만 가지고, 탄트라나 차크라가 거대한 신도를 이끌고 있다는 사실이 무엇을 말하는지 금방 알 수 있는 대목이다. 그리고 스테로이드를 통제해서 호흡을 통제하는 단전 호흡이라는 하나만 가지고도 많은 추종자를 거느리고 있는 현실도 상기해볼 필요도 있다. 그래서 스테로이드 호르몬의 중요성은 아무리 강조해도 지나치지가 않다. 이 부분은 오해가 생겨서 정력제로 둔갑하게 된다. 즉, 스테로이드는 정력에만 작용하는 것이 아니라는 뜻이다. 이 문제는 콜레스테롤 문제까지 가게 된다. 그리고 스테로이드가 더욱더 중요한 것은, 인체 전체를 통제하는 뇌에서도 신경 스테로이드(Neuro-steroid)가 엄청나게 중요하다는 사실이다. 그래서 스테로이드의 기능에 의존하는 차크라에서 머리에 기의 순환 지점이 두 개나 있는 이유이기도 하다. 이 왕 말이 나왔으니 좀 더 가보자. 그러면, 도대체 스테로이드는 무슨 물질이기에, 이를 추종하는 탄트라라는 종교가 탄생하고, 차크라라는 문화가 생겨나고, 단전 호흡이라는 문화까지 생겨나게 했을까? 답은 인체의 생리에 있다. 인체를 이루고 있는 약 60조 개의 세포는 한순간도 쉬지 않고 계속해서 호흡하면서 산성 노폐물을 계속해서 간질로 쏟아낸다. 그러면, 이때 인체의 정상 산도(酸度)인 pH7.45는 순식간에 산성 쪽으로 기울어서 인체를 괴롭히게 된다. 이때 대책은, 누군가가 나서서 이 산성 노폐물인 산성 쓰레기를 치워줘야 한다. 이때 산성 쓰레기 청소부가 바로 스테로이드이다. 그렇다. 스테로이드는 우리 몸에서 쓰레기 청소부이다. 그리고, 이 산성 쓰레기가 인체 안에 적체하게 되면, 만병의 근원이 되어서 만병을 일으키게 된다. 그래서 스테로이드는 이 만병의 근원을 청소해주므로, 자동으로 만병통치약이 된다. 그래서 최첨단이라고 으스대는 최첨단 현대의학은 스테로이드를 남용하게 된다. 즉, 최첨단 현대의학도 스테로이드 원리를 아주 잘 알고 있다는 뜻이 된다. 즉, 최첨단 현대의학도 인체 안에서 만들어지는 스테로이드가 얼마나 중요한지를 너무나 잘 알고 있다는 뜻이다. 그리고 이 스테로이드가 산성 쓰레기를 수거하면, 이는 콜레스테롤로 변한다. 그리고 이들은 담즙이 되어서 제일 많이 가는 곳이 간이고, 그다음이 신장이고, 그다음이 비장이다. 그래서 이들은 자동으로 담으로 가서 배출되고, 방광으로 가서 배출되고, 위장으로 가서 배출된다. 이렇게 우리 몸은 스테로이드를 만들어서 인체의 산성 쓰레기를 청소하게 된다. 이를 역으로 판단해서, 이들의 대사를 건드리게 되면, 인체는 산성 쓰레기 때문에 몸살을 앓게 되고, 만병이 발생하게 된다. 즉, 이 스테로이드 대사를 건드리면, 만병이 생겨나게 되고, 이를 통해서 돈을 긁어모을 수 있다는 뜻이다. 그리고 최첨단 현대의학은 이를 철저히 이용한다. 이 약은 뭘까? 바로 콜레스테롤 저하제이다. 즉, 콜레스테롤 저하제는 돈을 긁어모으는 도구라는 뜻이다. 여기서 최첨단 현대의학이 더 악랄한 것은, 우리가 먹는 음식에서 콜레스테롤이 들어있는 음식을 독으로 만들어놨다는 사실이다. 음식에 들어있는 콜레스테롤은 스테로이드를 보유하고 있으므로, 인체로 들어가면, 인체의 산성 쓰레기를 청소해주는데도 말이다. 물론 이를 방해해야 돈을 긁어모을 수 있으니까 악랄한 최첨단 현대의학의 입장으로 본다면, 이는 당연한 일이다. 한의학에서는 스테로이드 기능을 철저히 이용한다. 우리가 약방에 감초라고하는데, 감초는 이만큼 한의학에서 많이 쓰이는 약초이다. 그 이유는 감초 성분인글리시리진(Glycyrrhizin)이 스테로이드라는 사실 때문이다. 이 감초 외에도 많은본초 성분들이 스테로이드 구조를 보유하고 있다. 이 외에도 스테로이드와 똑같지는 않지만, 같은 효과를 내는 성분들이 대부분의 본초를 구성하고 있다. 그리고 이들은 탕제의 원료로 사용된다. 그래서 한의학도 탄트라나 차크라 못지않게 스테로이드를 아주 잘 이용하고 있다. 그런데, 최첨단 현대의학은 이를 거꾸로 이용해서순진한 대중에게서 돈을 악랄하게 수탈하고 있다. 그리고, 이를 정착시키기 위해서언론, 교육, 정치를 돈으로 휘어잡아서, 이 상태가 진실인 양 만들어 놓았다. 그래서 스테로이드가 콜레스테롤 형태로 많이 들어있는 달걀을 먹지 못하게 만들고, 콜레스테롤의 보고라서 영양성분이 풍부한 새우를 혐오 식품으로 만들어 놓았다. 그리고 이를 정착시키기 위해서 학자들을 돈으로 매수해서 논문을 발표하게 하고, 더악랄한 것은, 이때 논문이 자기들 뜻대로 나오지 않게 되면, 끝까지 실험해서 자기들이 원하는 논문이 나오게 만든다. 이는 실험실 과학자들 사이에서는 이미 불문율로 정해져 있는 실정이다. 그런데 순진한 대중들은 아직도 최첨단 현대의학을 종교로 받아들이고 있다. 진실을 알고 보면, 참으로 서글픈 현실이다. 지금 세상은 부익부 빈익빈이 아주 심해서 돈을 벌기가 얼마나 어려운데, 이런 돈을 또다시 강제로 수탈당하고 있다. 그리고 동양 전통에서는 스테로이드가 정력제로 통하고 있다.스테로이드가 성호르몬의 구성 성분이니까 당연한 일이다. 정력은 성호르몬의 문제이기 때문이다. 그런데, 이의 속성을 잘 알고 있는 악랄한 최첨단 현대의학은 언론을 광고로 매수해서 정력제를 혐오 식품으로 만들어 놓았다. 콜레스테롤이 들어있는 음식을 독으로 만든 원리와 똑같다. 그래야 돈을 긁어 모을 수가 있으니까! 그리고 스테로이드의 기능에 의존하는 탄트라와 같은 종교는 미신으로 둔갑시켜 놓았다. 그것도 모자라서, 탄트라를 아주 혐오스런 종교로 만들어 놓았다. 이 부분은할 이야기가 너무 많다. 이 문제는 나중에 전자생리학을 기술할 때 좀 더 심도 있게 다뤄질 것이다.

肺主秋, 手太陰陽明主治, 其日庚辛, 肺苦氣上逆, 急食苦以泄之.

　폐는 가을을 주관하며(肺主秋), 수태음양명이 다스리고(手太陰陽明主治), 해당 일은 경신이다(其日庚辛). 폐가 기가 역해서 괴로워하면(肺苦氣上逆), 급히 쓴 것을 먹여서 배출케 한다(急食苦以泄之).

　가을은 일조량이 줄고 쌀쌀하며 건조한 시기이다. 이 가을의 건조함은 수분이 필수인 폐포의 수분을 증발시키게 되고, 폐는 힘들어진다. 또, 일조량이 줄면서 쌀쌀한 시기이다. 그래서 과잉 산을 염으로 저장하기 시작하는 시기인데, 폐에서는 산성인 철염(鐵鹽)이 만들어지는 시기이다. 이래저래 가을은 폐가 힘들어지는 시기이다. 그래서 가을을 폐가 주관한다고 한다(肺主秋). 이런 이유로 인해서 폐와 이와 음양 관계를 이루고 있는 대장이 가을을 다스리게 된다(手太陰陽明主治). 오행에서 폐는 경신(庚辛)이다(其日庚辛). 폐는 온몸에서 오는 산성(氣) 간질액을 최종적으로 받아서 중화 처리하는 기관이다. 이때 산성(氣) 간질액이 폐(上)로 모여드는 현상을 기가 상역한다(氣上逆)고 표현하다. 즉, 상역은 폐에 과잉 산이 쌓이는 현상을 말한다. 이 원인은 다름 아닌 산성 간질액이다. 그래서 산성 간질액을 중화 처리하면 문제는 간단히 끝난다. 그런데 이번에는 산성 간질액을 처리하는 방법이 다르다. 즉, 쓴맛을 이용해서 설사(泄)를 시켜주면, 간질의 과잉 산은 설사를 통해서 체외로 배출된다. 당연히 폐는 산성 간질액의 고통에서 벗어난다(急食苦以泄之). 이를 다른 기전으로 설명할 수도 있다. 즉, 쓴맛은 심장을 도와준다. 그래서 쓴맛으로 심장을 도와주게 되면, 우 심장은 전보다 더 적은 산성 정맥혈을 폐로 보내게 되고, 폐는 산성 체액의 부담에서 벗어나게 된다. 물론 쓴맛으로 설사를 시키게 되면, 이는 소장을 통해서 심장을 돕게 되고, 이어서 폐를 돕게 되므로, 효과는 똑같게 된다. 즉, 경로가 다를 뿐이다.

腎主冬, 足少陰太陽主治, 其日壬癸, 腎苦燥, 急食辛以潤之.

신장은 겨울을 주관하며(腎主冬), 족소음태양이 다스리며(足少陰太陽主治), 해당 일은 임계이다(其日壬癸). 신장이 건조해서 괴로워하면(腎苦燥), 급히 매운 것을 먹여서 윤택하게 한다(急食辛以潤之).

겨울은 극심한 한기로 인해서 과잉 산을 염으로 저장하는 시기이다. 그래서 염을 전문적으로 처리하는 신장이 겨울을 주관하게 된다(腎主冬). 그래서 겨울은 신장과 이와 음양 관계를 이루고 있는 방광이 다스리게 된다(足少陰太陽主治). 오행에서 신장은 임계(壬癸)이다(其日壬癸). 신장이 건조해져서 고통받는다(腎苦燥)는 말은 언뜻 보면 말이 안 되는 맥락이다. 그러나 신장에서 열을 굉장히 많이 만드는 기관이 따로 있다. 바로, 부신(adrenal gland:副腎)이다. 부신은 동양의학에서 명문(命門)이라고 부른다. 이만큼 부신은 생명에서 엄청나게 중요하다. 그래서 부신을 절제하고 나서 스트레스가 오면 바로 죽는다. 그래서 부신은 엄청난 양의 과잉 산을 중화시키면서 자연히 열을 굉장히 많이 발생시킨다. 이 표현을 신장이 마른다(腎苦燥)고 은유법을 써서 표현한 것이다. 그래서 부신도 결국은 산성 간질액이라는 덫에 걸리고 만다. 그러면 산성 간질액을 최종 처리하는 폐를 매운맛으로 도와줘서 산성 간질액의 중화를 통해서 부신이 살아남자는 전략이다(急食辛以潤之). 이 기전은 다르게 기술할 수도 있다. 폐는 산성인 이산화탄소를 처리하기 때문에 폐가 과부하에 걸리면, 이산화탄소가 적체하게 되고, 이는 자동으로 중조염이 되어서, 염을 통제하는 신장을 통해서 체외로 배출된다. 그래서 폐를 도와서 중조의 생성을 막으면, 신장은 그만큼 부담을 덜게 된다.

開腠理, 致津液, 通氣也.

　　이렇게 해서 지금까지 오장의 체액 흐름도에 문제가 있을 때 어떻게 대처하는가를 알아보았다. 여기에서는 상생(生)과 상극(克)이라는 동양의학의 관계가 성립한다. 그러나 상생과 상극으로 풀면 도대체 무슨 뜻인지 모를 때가 너무 많다. 그래서 현대 생리학을 빌려서 설명했다. 물론 현대 생리학에 대해서 상당한 수준의 실력을 요구한다. 물론 더불어 동양의학에 대해서도 상당한 수준을 요구한다. 황제내경은 엄청난 의학서적임에는 분명하나 아무에게나 쉽게 접근을 허용하지 않는다. 마지막 구문을 풀어보자. 지금까지 보았던 모든 문제는 체액에 귀결된다. 체액흐름의 핵심은 정맥, 동맥, 림프, 신경이 모두 모이는 간질(腠理)이다. 그래서 맨먼저 간질의 소통이 화두가 된다. 즉, 간질(腠理)에서 간질액이 잘 흐르게 길을 열어(開)줘야 한다(開腠理). 그러면 이어서 체액이 인체 여러 구석구석까지 도달(致)하게 된다(致津液). 즉, 기를 통하게 한 것이다(通氣也).

제2장

病在肝, 愈於夏, 夏不愈, 甚於秋, 秋不死, 持於冬, 起於春, 禁當風. 肝病者, 愈在丙丁, 丙丁不愈, 加於庚辛, 庚辛不死, 持於壬癸, 起於甲乙. 肝病者, 平旦慧, 下晡甚, 夜半靜, 肝欲散, 急食辛以散之, 用辛補之, 酸寫之.

　　병이 간에 있으면 여름에 낫는다(病在肝, 愈於夏). 여름에 낫지 않으면 가을에 병이 깊어진다(夏不愈, 甚於秋). 가을에 죽지는 않으나 겨울에까지 병이 낫지 않고 유지가 되면(秋不死, 持於冬), 병은 봄에 다시 기승을 부린다(起於春). 당연히 풍을 막아야 한다(禁當風). 다음 문장들은 동의어 반복이다. 간병이라는 것은 여름에 치유되고(愈在丙丁), 여름에 치유가 안 되면(丙丁不愈), 가을에 심해지고(加於庚辛), 가을에 죽지 않으나(庚辛不死), 겨울에 유지가 되고(持於壬癸), 봄에 재발한다(起於甲乙). 간병은 새벽에 발병을 하고(肝病者, 平旦慧), 오후 늦게 심해지며(下晡甚), 밤에 절반은 안정이 된다(夜半靜). 간에서 과잉 산을 발산(發散)하려면(肝欲散), 급히 매운 것을 먹여서 발산시킨다(急食辛以散之). 매운맛은 보법에 사용하고, 사법에는 신맛을 사용한다(用辛補之, 酸寫之).

대부분 병의 원인은 과잉 산(酸)이다. 이 과잉 산은 겨울에 염으로 저장이 된다. 그래서 봄이 되면 일조량이 늘면서 인체를 자극하고 이어서 간질에 산성인 호르몬이 분비되고 이어서 과잉 산이 간질에 쌓이게 된다. 이 과잉 산이 병의 원인이 된다. 그런데 봄은 아직도 날씨가 쌀쌀해서 간질의 소통이 원활하지가 않다. 그러면 산성인 호르몬 분비로 인해서 간질에 쌓은 과잉 산은 간질에 뿌리를 둔 신경에 의해서 뇌 신경으로 전해지고 결국 담즙이 되어서 간으로 모이게 되고 간은 봄에 부담을 느낀다. 그래서 봄에 간에 병이 있다는 말은 간질의 소통이 원활치 않아서 과잉 산이 간을 병들게 했다는 뜻이다. 이제 여름이 돌아오면, 날씨가 더워지면서 간질의 소통이 원활해지고, 간질의 소통 때문에 앓았던 간병(肝病)은 당연히 낫는다(愈於夏). 그런데 간질의 소통이 잘 되는 여름이 되어서도 간병(肝病)이 낫지 않는다면(夏不愈), 이 간 병은 꼭 봄 문제만은 아니라는 암시를 준다. 즉, 간질의 소통 문제가 아니라 산 과잉이 문제인 것이다. 이 상태에서 가을이 돌아오면, 가을은 날씨가 쌀쌀하기 때문에, 또 간질이 막혀버린다. 그리고 가을은 일조량이 줄면서 과잉 산을 염으로 저장한다. 즉, 가을이 되면, 과잉 산은 중화되지 않고, 인체 안에 쌓이는 것이다. 그러면 여름에 다 중화하지 못한 과잉 산에다 가을에 염으로 저장된 과잉 산까지 합쳐지면, 가을에는 당연히 병이 깊어진다(甚於秋). 그래서 잘못하면 가을에 병으로 죽을 수도 있지만, 용케 살아나서(秋不死), 겨울까지 잘 버텼다(持) 할지라도(持於冬), 봄이 돌아오면 일조량이 늘면서, 지난해 겨울에 겹겹이 쌓인 과잉 산이 간질로 쏟아지지만, 봄의 쌀쌀한 기운 때문에 간질은 막히고 다시 병이 재발한다(起於春). 간은 간문맥을 통해서 정맥혈을 통제한다. 그래서 간이 문제가 있어서 간으로 몰려든 과잉 산을 처리하지 못하게 되면, 이 과잉 산은 간이 처리하는 정맥혈로 들어가면서 풍(風)이 된다. 그래서 이때는 풍을 조심해야 한다(禁當風)고 한 것이다. 여기서 풍(風)을 봄의 쌀쌀한 바람으로 해석해도 된다. 쌀쌀한 바람은 간질을 수축시켜서 간질액의 소통을 막아버리면서 간 문제를 더 심각하게 만들어버린다. 그래서 봄에 간에 병이 들면 일조량에 따라서 간질이 산성으로 변하면서 간을 괴롭힌다. 그래서 일조량이 시작되는 아침(平旦)에 간병은 발병(慧)을 시작하고(平旦慧), 하루 내내 일조량을 받아서 간질에 과잉 산이 최고로 많이 쌓이는 시간인 오후 늦은 시간이 되면, 당연히 간 병은 더욱더 심해진다(下晡甚). 반대로 일조량이 전혀 없는 밤이 되면, 간병은 당연히 안정(靜)이 된다(夜半靜). 만일에 간에 쌓인 과잉 산을 줄이고(散) 싶으면(肝欲散), 당장(急)은 매운맛을 먹어서 폐를 활성화시켜주면, 간에 있는 과잉 산이 줄어든다(急食辛以散之). 폐는 산성인 철염(鐵鹽)을 처리한다. 즉, 폐는 적혈구와 산소를 다루기 때문에 이런 현상이 일어난다. 그런데 간이 과잉 산을 처리해서 배출하는 주요 도구가 담즙이다. 이 담즙과 철염이 서로 연계가 된다. 즉, 철염이 과하면 담즙의 생성과 배설에 심각한 문제가 생기는 것이다(22-1). 그래서 간의 과부하를 덜어주려면, 매운맛을 써서 간의 과잉 산을 줄이라는 것이다(急食辛以散之). 또, 보법(補法)과 사법(寫法)을 쓸 수도 있다. 여기서 사법은 해당 장기에서 직접 과잉 산을 중화하는 경우이고, 보법은 해당 장기로 과잉 산을 보내는 장기를 치료하는 것이다. 그래서 간에 문제가 있을 때 사법을 쓰려면, 신맛을 간에 직접 공급해서 과잉 산을 지방으로 만들어서 처리하면 된다. 보법은 간에 철염이라는 산성 물질을 보내는 폐를 매운맛으로 도와(補)주면 된다.

病在心, 愈在長夏, 長夏不愈, 甚於冬, 冬不死, 持於春, 起於夏, 禁溫食熱衣. 心病者, 愈在戊己, 戊己不愈, 加於壬癸, 壬癸不死, 持於甲乙, 起於丙丁. 心病者, 日中慧, 夜半甚, 平旦靜, 心欲耎, 急食鹹以耎之. 用鹹補之, 甘寫之.

병이 심장에 있으면(病在心), 늦여름에 치유가 되고(愈在長夏), 늦여름에 치유가 안 되면(長夏不愈), 겨울에 병은 깊어진다(甚於冬). 겨울에 죽지 않으면(冬不死), 봄까지 유지가 되고(持於春), 여름에 발병한다(起於夏). 더운 음식과 더운 옷을 피해야 한다(禁溫食熱衣). 다음 문장들은 동의어 반복이다. 그래서 생략한다. 심장병은 한낮에 발병을 하고(心病者), 야간에 절반은 심해지며(夜半甚), 새벽에 괜찮아 진다(平旦

靜). 굳어진 심장 근육을 부드럽게 하려면(心欲耎), 급히 짠 음식을 먹어서 부드럽게 해주면 된다(急食鹹以耎之). 짠맛은 보법이요(用鹹補之), 단맛은 사법이다(甘寫之).

여름은 극심한 열기를 공급해서 인체를 자극하고 그 결과 산성인 호르몬을 과다 분비시키고 간질액을 순식간에 산성으로 만들면서 간질액을 정체시킨다. 그러면 간질로 알칼리 동맥혈을 뿜어내는 심장은 이 간질에 쌓인 과잉 산 때문에, 엄청난 압력에 시달린다. 결국에 여름은 심장에 병이 존재한다(病在心). 그런데 장하가 되면서 서서히 더위가 수그러들기 시작하면서, 산성인 호르몬 분비도 줄고 간질액의 산성도도 내려가면서 심장은 부담을 던다. 그래서 여름이라는 계절 때문에 생긴 심장병은 장하가 되면 낫게 된다(愈在長夏). 그런데 심장병이 장하에 치유가 안 되었다면(長夏不愈), 이것은 아직도 인체 안에 과잉 산이 존재한다는 말이다. 이렇게 과잉 산이 있는 상태에서, 과잉 산을 중화하지 못하고 염(鹽)으로 중화만 하는 겨울이 오면, 당연히 겹겹이 쌓인 과잉 산은 심각한 문제를 일으킨다. 즉, 병이 심해지는 것이다(甚於冬). 이런 겨울에 요행을 얻어서 죽지 않고(冬不死), 봄까지 잘 버텨낸다(持)고 할지라도(持於春), 그러나 여름이 돌아오면, 겨울에 겹겹이 쌓아둔 과잉 산에다 지난여름에 중화하지 못하고 이월된 과잉 산까지 합쳐지면서, 여름에 다시 심장병이 재발한다(起於夏). 이때 몸을 덥게 하면, 인체를 더 자극해서 산성인 호르몬 분비를 촉진시키므로, 이때는 더운 음식이나 더운 옷은 피해야 하는 것은, 그냥 상식이다(禁溫食熱衣). 심장병은 간질에 쌓인 과잉 산이 핵심이므로, 과잉 산이 간질에 제일 많이 쌓이기 시작하는 제일 무더운 한낮에 발병을 시작하고(日中慧), 일조량이 적어서 산성인 호르몬 분비가 적은 아침에 잠잠(靜)해진다. 그런데 일조량이 없는 밤에 심장병이 심해진다(夜半甚). 왜 그럴까? 여기에는 CRY란 변수가 하나 숨어 있다. CRY는 과잉 산을 중화할 수 있는 능력이 있는데, 조건이 있다. CRY가 작동하기 위해서는 낮에 일조량에서 나오는 청색광(靑色光:Blue light)이 있어야 한다. 즉, 청색광과 지구의 중력이 합쳐져야 CRY가 작동한다. 그런데 밤에는 일조량이 없으므로, 당연히 청색광이 없다. 그래서 밤에는 낮에 간질에 쌓아둔 과잉 산을 중화하는데, CRY의 도움을 받을 수가 없고, 결국에 낮에 간질에 적체가 된 과잉 산은 밤에 심장을 괴롭히게 된다. 당연히 밤에 심장병은 더 심해진다(夜半甚). 심장병의 핵심은 심장으로 과잉 산이 공급되면서 신경을 자극해서 심근을 강하게 수축시키는 것이다. 즉, 심근 경색이 오는 것이다. 그러면 심장은 알칼리 동맥혈을 간질로 뿜어내지 못하게 되고, 그 결과 인체는 산 과잉으로 죽는다. 이런 심장의 근육을 부드럽게(耎) 만들고 싶으면(心欲耎), 바로(急) 짠 음식을 먹여서 심근을 유연(耎)하게 만들라고 한다(急食鹹以耎之). 짠맛의 대표인 소금은 이미 심장의 적이 되었음은 물론이고, 인류의 적이 되었다. 그런데 심장병에 소금을 먹이란다. 이런 이야기는 황당무계하고 어이가 없어도 한참 없는 말이다. 소금 이야기는 다음 기회에 다시 말하겠지만, 여기서 잠깐만 언급하고 가자. 일단, 이 구문부터 마치자. 짠 맛을 사용해서 보법을 쓰고, 단맛을 사용해서 사법을 쓰라고 한다(用鹹補之, 甘寫 之). 사법은 해당 장기에 직접 도움이 되게 하는 치료법이고, 보법은 해당 장기에 도움을 주는 타(他) 장기에 도움을 줘서 간접적으로 해당 장기에 도움이 되게 하는 치료법이다. 심장의 문제는 주로 고혈압이다. 고혈압이 생기는 주요 요인은 심장이 알칼리 동맥혈을 뿜어내는 간질이 과잉 산으로 인해서 막혀있기 때문이다. 그래서 간질의 과잉 산을 받아서 중화시키는 장기를 도와주면 된다. 그 장기가 바로 비장 이다. 비장은 간질의 과잉 산을 림프를 통해서 받아서 중화시킨다. 비장은 림프를 담당하기 때문에, 지질 성분을 주로 취급한다. 탄수화물은 이미 인류의 적이 되었 다. 즉, 탄수화물을 먹으면 살이 찌기 때문이다. 탄수화물은 알칼리로써 위산을 환 원받아서 산이 된다. 물론 간에서 다시 알칼리로 변해서 체액을 순환하다가 산(酸) 을 만나면 산을 수거해서 다시 산이 된다. 이것이 체액에 떠있는 포도당이다. 즉, 체액에 떠있는 포도당은 산을 수거한 결과물이다. 이 포도당은 3탄당으로 분해가 되고 과잉 산을 중화한 결과물인 지방산을 만나면 중성지방으로 변하고 비만 인자 가 된다. 그러면 탄수화물이 비만의 원인일까? 과잉 산이 비만의 원인일까? 비장은 과잉 산을 지방으로 중화하기 때문에 당이 필요하며, 그래서 지방 성분을 다루는 림프를 통제하는 것이다. 그래서 비장에서 단맛은 간질의 과잉 산을 지방으로 중화 시키기 위해서 반드시, 필요한 영양소이다. 그래서 심장을 위해서 사법을 쓸 때는 단맛을 써라고 한 것이다. 비장이 간질의 과잉 산을 중화시켜주면 간질로 알칼리 동맥혈을 뿜어내는 심장은 한층 편해질 수밖에 없다. 이번에는 보법이다. 보법은 과잉 산 때문에 고생하고 있는 해당 장기를 간접적으로 도와주는 치료법이다. 그런데 심장에 보법을 쓸 때는 짠맛을 쓰라고 한다. 짠맛은 염(鹽)이기 때문에 신장을 도와주는 것이다. 과잉 산(酸)을 주도하는 실체는 전자(電子)이다. 즉, 공여할 수 있는 전자가 붙어있으면 산이고, 없으면 알칼리이다. 그래서 전자를 기준으로 심장과 신장의 생리 대사를 보면, 심장(心)은 전자를 산소를 이용해서 물(H_2O)로 중화시켜서 과잉 산을 중화시킨다. 당연히 열이 발생한다. 그래서 심장에 열(熱)을 배정한다. 이와는 반대로 신장(腎)은 열을 만들어내는 전자를 염에 격리해서 과잉 산을 중화시킨다. 물론 신장은 이 염을 체외로 배출시켜서 열의 원천인 전자를 아예 인체에서 없애버린다. 그래서 신장에 한(寒)을 배정했다. 결국, 신장과 심장은 전자를 처리하는 방식이 정반대이다. 그래서 심장이 문제가 되게 만드는 요인은 과잉 산에 붙은 전자이기 때문에, 이 전자를 인체 안에서 제거하면 심장은 편해진다. 이 일을 신장이 해주는 것이다. 그래서 심장에 대한 보법을 쓸 때는 짠맛으로 신장을 활성화해주라는 것이다. 그러면 신장과 짠맛은 어떻게 인연이 있는 것일까? 먼저 잠시 미루어 두었던 소금 문제로 가보자.

최첨단 현대의학 덕분에 인류의 적이 되어버린 짠 것을 먹어서 심장을 유연하게 하라니 기절초풍할 노릇이다. 이미 짠맛의 대명사인 소금은 인류의 적이 되어버렸다. 유연성의 반대말은 경직이다. 근육을 경직시킨다는 것은 신경이 근육을 수축시킨다는 말이다. 신경에 전자(酸)를 많이 공급하면 신경은 강하게 흥분하고 근육을 강하게 수축시킨다. 이것이 근육 경직의 기전이다. 즉, 경직된 근육을 이완시키려면, 산(電子)을 중화시키면 된다. 당연히 신경은 연료가 떨어졌으니 조용히 지낸다. 그러면 이제 소금으로 대표되는 짠맛이 어떻게 산(電子)을 중화시키는지 알아보자. 체액에 산이 과잉되면, 신장에서는 소금(NaCl)을 이용해서 산을 조절한다. 알칼리인 Na^+(나트륨)은 잡아두고, 산성인 Cl^-(염소)는 내보낸다. 이렇게 해서 산도를 조절한다. 그런데 이 염소(Cl^-)는 체외로 배출이 될 때 혼자서만 나가는 게 아니라 산을 품고 있는 암모니아(ammonia)를 달고 나간다. 즉, 염소는 염화암모늄(Ammonium Chloride) 형태로 배출된다. 그렇다. 소금의 역할을 정리해 보면, 나트륨(Na^+)은 알칼리로서 기능하고, 염소(Cl^-)는 과잉 산을 중화시키는 역할을 한다. 이게 소금이 우리 몸에서 하는 역할이다. 산골짜기에 사는 동물이 소금을 찾아서 수십 킬로미터를 고되게 행군하는 이유이다. 입자 크기가 아주 작은 소금은 분해되면, 입자 크기 때문에 활동성이 자유로워서 산도 조절에 안성맞춤인 물질이 된다. 당연한 순리로 신경을 통해서 근육을 수축시키는 전자(酸)를 염소(Cl^-)를 통해서 제거했으니, 근육은 유연해질 수밖에 없다. 그래서 심장의 근육이 굳어서 심장이 힘들어할 때, 소금을 급히(急) 먹여서 심근을 유연하게 하라고 한 것이다. 이것이 동양의학에서 말하는 소금의 효능이다. 그러면 소금에 대한 최첨단 현대의학의 주장이 100% 허구일까? 아니다. 짠맛은 염소(Cl^-)라는 산(酸)을 포함하고 있으므로 어디까지나 절제해서 사용되어야 한다. 동양의학에서 짠맛이 과잉 산을 체외로 배출시켜서 몸을 유연하게 해준다고 하지만, 과하면 독이 되기 때문에 절제하라고 한 이유이다. 여기서 최첨단 현대의학과 동양의학이 접점을 찾는다. 참으로 황제내경의 깊이는 대단하다. 참고로 알칼리인 Na^+(나트륨)은 최첨단 현대의학에서 인류의 적이 되어버렸다. 어디에서 잘못된 것일까? 체액에 산이 과잉되면, 신장은 과잉 산을 배출시키기 위해서 알칼리인 나트륨은 붙잡고 산성인 염소를 내보내는 전략을 쓴다. 그런데 나트륨을 잡고 있다 보니, 나트륨이 삼투압 인자로써 작용하게 되고, 인체는 수분을 더 많이 보유하게 된다. 인체는 왜 이런 전략을 쓸까? 바로 고혈압을 만들기 위해서다. 체액량의 증가로 혈관에 압력이 가해지면, 동맥 모세 혈관에서는 알칼리 동맥혈이 산성 간질액 쪽으로 더 많이 쏟아지게 되고, 산성 간질액은 순식간에 중화되고 인체는 제자리로 돌아가서 제 기능을 한다. 과연 알칼리 나트륨(Na^+)은 인류의 적일까? 해답은 독자 여러분들의 판단에 맡긴다. 소금에 대해서는 할 말이 많다. 소금 이야기는 추가할 기회가 있으면, 그때 추가할 것이다.

病在脾, 愈在秋, 秋不愈, 甚於春, 春不死, 持於夏, 起於長夏, 禁溫食飽食, 濕地濡衣. 脾病者, 愈在庚辛, 庚辛不愈, 加於甲乙, 甲乙不死, 持於丙丁, 起於戊己. 脾病者, 日昳慧, 日出甚, 下晡靜. 脾欲緩, 急食甘以緩之, 用苦寫之, 甘補之.

　병이 비장에 있으면(病在脾), 가을에 치유가 되고(愈在秋), 가을에 치유가 안 되면(秋不愈), 봄에 깊어지며(甚於春), 봄에 죽지 않고(春不死), 여름에 유지가 되다가(持於夏), 다시 늦여름에 발병한다(起於長夏). 뜨거운 음식, 과식, 습지, 저진 옷을 피해야 한다(禁溫食飽食, 濕地濡衣). 다음 문장들은 동의어 반복이다. 그래서 생략한다. 비장 병은 해가 서서히 지기 시작하는 시점에서 발병하고(脾病者, 日昳慧), 해가 뜨면 심해지고(日出甚), 늦은 오후쯤 되면 조용해진다(下晡靜). 비장을 부드럽게 하려면(脾欲緩), 급히 단것을 먹어서 누그러뜨리면 된다(急食甘以緩之). 쓴맛은 사법이고 단맛은 보법이다(用苦寫之, 甘補之).

　장하에 비장에 생기는 병은 장하의 장마로 인한 습기가 피부에 있는 땀구멍을 막으면서, 간질액의 과잉 산을 피부의 땀구멍을 통해서 증발시키지 못했기 때문에 일어난 것이다. 피부를 통해서 수분이 증발하는 현상을 과학용어로 말하면 불감증설(不感蒸泄:insensible perspiration)이라고 한다. 즉, 의식하지 못하는 사이에 수분이 증발한다는 뜻이다. 피부로부터의 하루 증발량은 외계의 기온, 습도에도 관계되나 보통 600~700㎖ 정도로서 이에 의하여 발산되는 열량은 350~400㎈ 정도이며 호흡기로부터의 증발량은 1일 150~450㎖ 정도이다. 다른 표현을 빌리자면, 불가피적 수분 손실(不可避的水分損失:obligatory water loss)이라고도 한다. 그래서 피부는 인체 수분 평형(水分平衡:water balance)에서 아주 중요한 역할을 한다. 그래서 건조한 가을이 되면, 피부에 있던 습기는 증발해서 온데간데없이 사라지고, 피부 호흡이 정상으로 돌아오기 때문에, 장하에 습기 때문에 생기는 비장의 병은 건조한 가을이 오면 낫는 것이다(愈在秋). 가을에도 장하의 습기로 생긴 비장 병이 낫지 않는다면(秋不愈), 봄에 심해진다(甚於春). 봄이 되면은 가을과 정반대로 습도는 높아진다. 봄이 되면 일조량이 많아지고 겨울에 얼었던 대지가 녹으면서, 아지랑이(heat shimmer)가 피어오른다. 이 아지랑이 속에 수분이 들어있다. 결국, 봄이 되면 습도가 올라가면서 비장 병은 심해질 수밖에 없다(甚於春). 게다가 봄은 일조량 덕분에 간질로 산이 흘러나오게 되고 또, 쌀쌀한 날씨 덕분에 간질액의 소통도 잘 안 된다. 그래서 봄이 되면 비장은 삼중고를 겪을 수밖에 없고 비장 병은 당연히 심해진다. 그래도 용케 봄에 살아남고(春不死), 여름을 버틴다고 해도(持於夏), 장마철인 장하가 오면 비장 병은 바로 재발한다(起於長夏). 여름은 날씨가 무더워서 습기를 날려버린다. 그래서 비장은 여름에 어느 정도 버틴다(持於夏). 그러나 여름을 무사히 넘기면 바로 장하(長夏)라는 장마철이 닥치면서 습도는 높아지고 비장은 미쳐간다(起於長夏). 그래서 비장은 이래저래 내외부 습도와 관계가 깊을 수밖에 없다. 거처는 당연히 습도가 적은 곳이어야 하고(禁濕地), 옷도 항상 보송보송해야 한다(禁濡衣). 비장 병이 있다면 식사도 따뜻한 것을 피해야 한다(禁溫食). 그 이유는 음식 열(熱)이 인체를 자극해서 간질액으로 산을 유출시키기 때문이다. 또, 과식하면, 간이 과부하가 걸리면서, 산성 체액을 간으로 보내는 비장은 부담을 안 는다(禁飽食). 해가 서쪽으로 기우는 시간이 되면(日昳), 일조량이 줄면서 당연히 습도는 높아지고 비장 병은 나빠지기 시작한다(日昳慧). 하루 중에 일조량이 많고 습도가 적은 시간인 하포(下晡)가 되면, 비장 병은 잠잠해진다(下晡靜). 하루 중에 습도를 조사해 보면, 가장 높을 때가 새벽(日出)이고, 가장 낮을 때가 3시 정도이다 (下晡). (출처:천재학습백과 초등 과학 용어사전:습도:humidity:濕度). 그래서 하루 중에 습도가 제일 높은 새벽(日出)이 되면, 비장 병은 최고조에 달한다(日出甚). 비장은 과잉 산이 들이닥치면 당(糖)을 이용해서 지방으로 과잉 산을 중화 처리한다. 그래서 비장은 림프로써 지방을 취급할 수밖에 없다. 또, 그래서 비장이 통제하는 림프 부근에 지방들이 많이 축적된다. 이런 이유로 비장의 과부하를 줄여주고 싶으면(脾欲緩), 급히 단 것을 먹이라(急食甘以緩之)고 한 것이다. 비장이 힘이 드는 이유는 간질의 과잉 산 때문이다. 그런데 간질의 과잉 산은 심장이 공급하는 알칼리 동맥혈이 중화시켜준다. 그래서 쓴맛을 사용해서 심장을 활성화해주고, 간질에 있는 과잉 산을 심장이 중화(寫)시키게 만든다(用苦寫之). 그리고 단맛으로 비장을 도와서 비장에 있는 과잉 산을 지방으로 중화시킨다(甘補之).

病在肺, 愈在冬, 冬不愈, 甚於夏, 夏不死, 持於長夏, 起於秋, 禁寒飮食寒衣. 肺病者, 愈在壬癸, 壬癸不愈, 加於丙丁, 丙丁不死, 持於戊己, 起於庚辛. 肺病者, 下晡慧, 日中甚, 夜半靜. 肺欲收, 急食酸以收之, 用酸補之, 辛寫之.

병이 폐에 있으면(病在肺), 겨울에 치유가 되고(愈在冬), 겨울에 치유가 안 되면 (冬不愈), 여름에 깊어지고(甚於夏), 여름에 죽지 않으면(夏不死), 늦여름에 유지가 되고(持於長夏), 가을에 도진다(起於秋). 찬 음식, 찬 음료를 피하고, 옷을 따뜻하게 입어야 한다(禁寒飮食寒衣). 다음 문장들은 동의어 반복이다. 그래서 생략한다. 폐병은(肺病者), 하포에 발병하고(下晡慧), 한낮에 심해지고(日中甚), 야간에 절반은 잠잠해진다(夜半靜). 폐가 수렴작용을 잘하게 하려면(肺欲收), 급히 신 음식을 먹이면, 폐의 수렴작용이 좋아진다(急食酸以收之). 신맛은 보법으로 사용하고 매운맛은 사법으로 사용한다(用酸補之, 辛寫之).

정상적인 인체라면, 여름에 거의 모든 과잉 산은 중화가 돼버리고, 가을과 겨울은 과잉 산을 축적할 공간이 만들진 상태가 된다. 그런데도 몸에 즉, 폐에 문제가 있다면, 아직도 과잉 산이 인체 내부에 상당히 축적되어 있다는 암시이다. 그런데 겨울이 되면, 일조량이 적어서 과잉 산은 체액으로 흘러나오지 않고 염(鹽)의 형식으로 저장된다. 그래서 당장은 문제를 일으키지 않는다. 그래서 폐병은 겨울에 완치가 된다(愈在冬). 이제 겨울은 용케 잘 지나왔다. 그러나 여름이 되면, 일조량은 극(極)에 달하고, 겨울에 축적된 과잉 산과 지난해 여름에 다 중화되지 않은 과잉 산이 한꺼번에 체액으로 마음껏 쏟아지면서, 당연히 폐병은 심해진다(甚於夏). 폐는 온몸의 산성 간질액을 최종 중화 처리하는 기관이기 때문에, 일조량과 간질액의 산성도에 영향을 많이 받는다. 여름을 무사히 넘기면(夏不死), 늦여름이 되면서 장마가 시작되고 열기가 줄면서, 과잉 산이 체액으로 덜 쏟아지면서, 폐병 환자는 늦여름에는 그런대로 잘 지낸다(持於長夏). 그러나 폐병은 가을이 되면 다시 재발한다(起於秋). 그리고 여름에 무더위를 견디기가 어려워서 차가운 것을 너무 많이 먹거나(禁寒飮), 옷을 너무 차갑게 입으면 안 된다(禁寒衣). 무더위로 힘이 들겠지만, 여름에 과잉 산을 최대로 중화시켜줘야 가을에 과잉 산을 저장시킬 수 있는 공간이 확보된다. 겨울에도 몸을 따뜻하게 해서 어느 정도 과잉 산을 덜 축적해야 여름에 폐는 잘 견딘다. 당연한 순리로, 폐병은 하루로 보면 일조량이 가장 많은 한낮에 심해지고(日中甚), 일조량이 적어지는 저녁 무렵에 덜 하다가(下晡慧), 절반 은 일조량이 없는 밤에 잠잠해진다(夜半靜). 결국, 폐에 쌓인 과잉 산인 철염(鐵鹽) 이 핵심이다. 이렇게 철염(鐵鹽)으로 과잉 산(酸)을 수거(收)하는 것을 수렴(收斂) 작용이라고 한다. 수렴작용으로 모아진 철염은 두 가지 경로를 통해서 배출되는 데, 하나는 담즙을 통해서 배출되고, 하나는 단쇄지방산(SCFA)인 매운맛(辛)과 반 응해서 제거된다. 그래서 철염을 담즙으로 잘 배출 시키기 위해서 간에 좋은 신맛 을 이용해서 보법을 시행한다(用酸補之). 그리고 철염을 폐에서 직접 제거(寫)하기 위해서 매운맛을 이용해서 사법을 쓴다(辛寫之).

病在腎, 愈在春, 春不愈, 甚於長夏, 長夏不死, 持於秋, 起於冬, 禁犯焠焼熱食溫炙衣.
腎病者, 愈在甲乙, 甲乙不愈, 甚於戊己, 戊己不死, 持於庚辛, 起於壬癸. 腎病者, 夜半
慧, 四季甚, 下晡靜. 腎欲堅, 急食苦以堅之. 用苦補之, 鹹寫之.

신장에 병이 있으면(病在腎), 봄에 치유가 되고(愈在春), 봄에 치유가 안 되면(春 不愈), 장하에 심해지고(甚於長夏), 장하에 죽지 않으면(長夏不死), 가을에 유지가 되다가(持於秋), 겨울에 재발한다(起於冬). 탄 음식, 아주 뜨거운 음식을 피해야 하 며, 아주 뜨겁게 옷을 입고 지내도 안된다(禁犯焠焼熱食溫炙衣). 다음 문장들은 동 의어 반복이다. 그래서 생략한다. 신장병은 밤에 절반이 발병하며(腎病者), 사계삭 (四季朔)에 심해지며(四季甚), 하포에 잠잠해진다(下晡靜). 신장이 견고해지기를 원 하면(腎欲堅), 급하게 쓴맛 음식을 먹이면 견고해진다(急食苦以堅之). 쓴맛으로 보하 고 짠맛으로 사한다(用苦補之, 鹹寫之).

겨울은 일조량이 아주 약하다. 그래서 열(熱)도 적고, 청색광(靑色光)도 적어서 CRY 활동도 적고, 이어서 과잉 산 중화도 거의 못 한다. 그래서 겨울은 과잉 산

(電子)을 염(鹽)으로 격리할 수밖에 없다. 겨울을 축적의 계절이라고 하는 이유가 염으로 전자(酸)를 축적하기 때문이다. 그래서 염을 전문으로 처리하는 신장은 겨울이 되면 당연히 과부하에 걸린다. 그런데 봄이 되면서 일조량이 늘어나고, 열과 청색광의 공급이 늘면서, 열은 염을 깨뜨려서 전자(酸)를 체액으로 내보내면, 청색광이 CRY를 자극해서 체액의 전자(酸)를 중화 처리하게 되고, 신장은 염 처리에서 여유를 가진다. 즉, 봄이 되면 신장병은 치유가 된다(愈在春). 그런데 봄에 치유가 안 된 신장병은(春不愈), 늦여름이 되면 장마가 지면서 열 공급이 줄고, 전자(酸)를 염으로 처리되는 정도가 늘어나면서 심각(甚)해진다(甚於長夏). 그러나 장하를 잘 견뎌내고 가을을 잘 지냈다 할지라도, 겨울이 되면 재발하는 것은 당연하다(起於冬). 신장은 여름에 모든 염에서 전자가 제거돼야 겨울에 만들어진 과잉 산을 다시 염에 격리할 수가 있다. 그런데 겨울 이전에 염이 존재했기 때문에, 겨울이 되면, 신장은 당연히 과부하가 일어난다. 즉, 겨울에 재발한다(起於冬). 이 문장(禁犯焠㶳熱食溫炙衣)을 해석해보자. '焠㶳熱食(쉬애열식)' 이 말은 불에 태운 음식을 말한다. 칼륨을 포타슘(potassium)이라고 하는데, 이 단어는 아랍어(Arabic)로 타고 남은 재(滓)라는 뜻이다. 즉, 유기 물질을 태우고 나면 재가 남는데, 그 가운데는 무기 물질의 금속염들이 남는다. 이때 칼륨이 남는데, 이를 포타슘이라고 명명했다. 즉, 유기물(飮食)을 태우면 염(鹽)이 남는다는 말이다. '焠㶳熱食(쉬애열식)' 이 문장을 다시 해석하면, 음식을 불에 태우면 염(鹽)이 생기므로, 그렇지 않아도 염(鹽) 과잉 때문에 고생하는 신장에 부담을 줄 수 있으므로, 탄 음식은 먹지마라는 것이다. 즉, 신장병이 있는 사람은 탄 음식을 먹지 말라는 것이다(禁犯焠㶳熱食). 이제 '溫炙衣(온자의)' 이 문장을 보자. 해석하기가 애매한 문장이다. 그런데 衣(의)라는 글자의 뜻이 '피부'라는 뜻이 있다. 그리고 앞 문장들에서 衣(의)라는 글자의 뜻이 의식주(衣食住)에서 식(食)을 빼고 의주(衣住)로 쓰였기 때문에, 식(食)을 제외한 모든 생활을 의미한다. 이런 맥락에서 衣(의)라는 글자를 '피부'로 해석해도 무방할 것 같다. 그래서 '溫炙衣(온자의)' 이 문장을 다시 해석해보면, '피부를 뜨겁게 지진다'는 이야기가 된다. 즉, 뜸(炙)을 말하고 있다. 겨울에 뜸은 분명히 염(鹽)을 만들어낸다. 이렇게 해석을 해야 일관성 있는 해석이 나온다. 이 문장

(禁犯焠痎熱食溫炙衣)을 종합적으로 해석하면 염(鹽)을 만들 수 있는 행동은 범하지(犯) 말라는 것(禁)이다. 왜? 모두 신장병에 안 좋으니까! 신장병은 과잉 전자(酸)를 염으로 격리할 때 문제가 되므로, 열과 청색광이 공급되는 낮에는 당연히 덜 심각해진다. 그러나 밤은 일조량이 없으므로, 과잉 전자(酸)를 염으로 격리하므로, 밤에 신장병이 발병될 수밖에 없다(夜半慧). 그리고 사계삭(四季朔:환절기)이 되면 즉, 환절기가 되면, 일조량의 증감이 있으므로, 당연히 염(鹽)의 양(量)이 변동을 보이면서 신장병은 심각해진다(四季甚). 사계(四季)에서 계(季) 자도 끝(季)이라는 말이다. 그래서 사계(四季)를 사계삭(四季朔:환절기)으로 해석해도 무방하다. 또, 어떤 병이건 사계절 내내 심해질 수는 없기 때문이기도 하다. 낮에는 일조량 덕분에 염(鹽)을 많이 소모했기 때문에, 늦은 오후쯤 되면 상당히 많은 염(鹽)이 소모되었을 것이고, 당연히 신장병은 잠잠해질 것이다(下晡靜). 신장병이 심각할 때 신장을 강하게 해주려면(腎欲堅), 응급조치로써 보법을 써야 하는데, 쓴 것을 먹으면 된다(急食苦以堅之). 여기서 쓴 것은 심장을 도와주는 것인데, 심장에서 전자를 최대한 중화시켜서 신장이 염으로 처리할 전자의 양을 줄여주자는 것이다. 그래서 쓴맛을 보법으로 쓴다(用苦補之). 짠맛은 신장을 직접 도와서 신장에서 바로 과잉 산을 배출할 수 있게 해준다. 그래서 짠맛을 사법으로 쓴다(鹹寫之).

夫邪氣之客於身也, 以勝相加. 至其所生而愈, 至其所不勝而甚, 至於所生而持, 自得其位而起, 必先定五藏之脈, 乃可言間甚之時, 死生之期也.

무릇 사기는 인체에서 보면 손님이다(夫邪氣之客於身也). 그런데 이 손님을 감당해줌으로써(以勝) 병에 대한 부담을 서로(相) 나누어 가지는(加) 것이다(以勝相加). 오행과 오장과 계절을 연결했을 때, 바로 다음 오행 계절에서 치유가 되고(至其所生而愈:相生), 즉, 도와줄 수 있는 계절에서 치유되고, 상극(相克) 관계를 갖지 못하는 계절에서는 병이 심해지며(至其所不勝而甚), 역(逆) 상생 관계가 있는 계절에서 유지가 되며(至於所生而持), 병을 얻은 그 계절에서 재발한다(自得其位而起). 병을 진단할 때는 반드시 먼저 오장의 맥을 판정한 다음(必先定五藏之脈), 병의 진전 상태(間甚)를 물어 보고(乃可言間甚之時), 생사의 기한을 판정한다(死生之期也). 약리학에서 상가 작용(相加作用:additive action)이라는 용어가 있는데, 이 문장에 나오는 相加(상가)도 같은 의미이다. 우리는 勝(승)을 克(극)으로 해석해서, 서로 손해보는 그런 상태로 묘사하는데, 잘못되었다. 이 관계는 즉, 승(勝)의 관계는 부담을 나눠서 가지는 보법(補法)을 사용하는 관계이다. 물론 다르게 해석하면, 내 것을 나눠서 가졌으니까 당장은 극(克)으로서 손해를 보지만, 거꾸로 자기도 극(克)해서 이익을 볼 수가 있다. 다시 말하면 승(勝:克)의 관계는 남이 어려울 때 여유가 있는 내가 도와주고, 내가 어려울 때는 여유가 있는 남에게 도움을 받는 상부상조의 관계이다. 이렇게 되면 병이 나도 쉽게 극복(克復)이 된다. 이제 우리는 相克(상극)관계라는 단어 대신에 극복(克復) 관계라는 단어로 고쳐 써야 한다. 동양의학에서는 이 관계를 보법(補法) 관계라고 하며, 바로 앞 문장들에서 나왔던 것들이다. 그래서 병이 생긴다면, 이런 보법을 사용함으로써(以勝), 보법 관계를 갖는 장기끼리 병을 서로(相) 나누어(加) 가진다(以勝相加). 결과는 병이 쉽게 호전된다는 것이다. 최첨단 현대의학은 병이 난 해당 장기만 치료하는 데 비해, 전통 동양의학은 보법을 씀으로써 극복(克復) 관계에 있는 두 개의 장기를 동시에 다스려서 병세를 쉽게 누그러뜨릴 수가 있다. 개인주의 성격을 가진 서양철학과 협동과 상부상조의 성격을 가진 동양철학의 함의가 의학에도 그대로 표현되었다. 우리는 보법(補法)의 관계를 相克(상극)으로 표시한다면, 이는 서양 철학적 해석이며, 극복(克復)으로 표시한다면, 이는 동양 철학적 해석이다. 사설이 너무 길었다. 다시 본론으로 가보자. 그래서 계절의 영향을 받아서 생긴 오장의 질병은 바로 다음 계절에서 치유가 된다. 이것을 오장에서 표현하면 상생(相生) 관계라고 하며, 체액의 흐름도에서는 서로 바로 연결이 된다. 그래서 바로 서로 질환을 나누어 가진다. 당연히 쉽게 치유가 된다(至其所生而愈). 그런데 보법(補法)의 관계인 극복(克復) 관계를 형성하지 못하면 병은 심각해진다. 너무나 당연한 일이다(至其所不勝而甚). 그런데 혈액은 한쪽으로만 순환하기 때문에, 자기 앞의 장기의 도움도 받지만, 바로 뒷쪽 장기의 도움도 받는다. 바로 뒤쪽 장기가 산성 체액을 중화해주면 당연히 해당 장기는 부담을 덜기 때문이다. 그러면 질환은 치유는 안 될지라도 현상 유지(持)는 된다. 즉, 악화는 안된다(至於所生而持). 이것을 계절로 따지면 해당 계절의 바로 뒷 계절이 된다(至於所生). 병이 치유 안 된 상태에서 병이 났던 계절(位)에 도달하면 당연히 재발한다(自得其位而起). 맥을 보고(必先定五藏之脈), 병세의 진행 상황을 물어 보고(乃可言間甚之時), 생사의 기한을 판단하는 것(死生之期也)은 상식적인 순리이다. 이 구문은 앞에서 나왔던 오장의 발병과 치료의 구조를 설명한 것이다. 여기서도 오행을 가지고 해석을 할 수는 있었지만, 그러면 독자 입장으로 보면, 도대체 무슨 말인지 모를 때가 많아진다. 그래서 현대과학을 동원해서 해석했다.

제3장

제1절

肝病者, 兩脇下痛, 引少腹. 令人善怒, 虛則目䀮䀮無所見, 耳無所聞, 善恐, 如人將捕之. 取其經, 厥陰與少陽. 氣逆則頭痛, 耳聾不聰, 頰腫, 取血者.

간병은(肝病者) 양쪽 옆구리에 통증을 유발하며(兩脇下痛), 골반이 당기며(引少腹), 성질을 자주 내게 만들고(令人善怒), 간의 기능 저하로 눈이 아물거려서 잘 볼 수가 없고(虛則目䀮䀮無所見), 귀도 잘 들리지 않으며(耳無所聞), 갑자기 체포된 것처럼, 잘 놀랜다(善恐, 如人將捕之). 간 경혈과 담 경혈을 취하여 치료하고(取其經, 厥陰與少陽), 기가 역해서 두통이 있고(氣逆則頭痛), 귀가 먹어서 들리지 않고(耳聾不聰), 얼굴이 부으면 취혈한다(頰腫, 取血者).

인간의 인체에서 해독을 담당하는 간은 간겸상간막(falciform ligament:肝鎌狀間膜:Ligamentum falciforme hepatis)과 간원인대(肝圓靭帶:ligamentum teres hepatis:간원삭(肝圓索))을 통해서 배꼽과 방광 그리고 항문까지 지배한다. 그리고 간은 횡격막과 연결되고, 위(胃)의 소망, 대망까지 연결되어 있어서 사실상 복부 전체와 연결되어 있다고 해도 과언이 아니다. 간은 인체에서 제일 큰 장기이기도 하다. 그래서 간에 문제가 생기면 옆구리가 아픈 것은 당연하며(兩脇下痛), 골반강 (少腹)에 있는 장기들이 당기는 것은 당연하다(引少腹). 간은 담즙을 통해서 신경을 지배한다. 그래서 간이 안 좋아서 산성인 담즙을 처리하지 못하면, 신경이 과부하 가 걸리고, 이어서 신경이 날카로워지면서 조그마한 일에도 분노가 폭발한다(令人 善怒). 산성 담즙의 정체는 신경 간질액인 뇌척수액도 산성으로 만들어버린다. 그 러면 뇌척수액에서 체액을 받는 눈은 산성 뇌척수액으로 인해서 알칼리가 고갈(虛) 되고, 이어서 눈 근육이 경직되면서 눈이 잘 안 보이게 된다(虛則目䀮䀮無所見). 중이(中耳)에 들어있는 림프액도 출처가 뇌척수액이기 때문에, 뇌척수액이 산성으 로 기울면, 중이의 림프액도 산성으로 기울면서 중이에 이상이 오고 당연히 귀도 잘 안 들리게 된다(耳無所聞). 산성 뇌척수액의 최종 처리는 신장이 맡는다. 그래 서 신장이, 이 산성 뇌척수액을 처리하면서 과부하에 걸리면, 부신이 작동하면서 공포 호르몬인 아드레날린이 과잉 분비되고, 이어서 인체는 마치 갑자기 경찰에 체포된 것처럼(如人將捕之), 자주(善) 공포(恐)를 경험하게 된다(善恐). 치료할 때 자 침은 당연히 담즙을 처리하는 간과 담에서 하는데, 오수혈 중에서 경혈(經穴)을 선 택한다. 간의 경혈은 중봉(中封)이고 금(金)인 폐에 해당한다. 이 둘의 관계는 상극 (克) 관계로 연결되며 담즙과 철염으로 연결되어 있다. 그래서 폐에서 담즙으로 배 출되는 철염을 미리 처리해주면 간은 부담을 덜게 된다. 즉, 보법(補法)을 사용하 고 있다. 담경의 오수혈에서 경혈은 양보(陽輔)이고 화(火)인 심장에 해당한다. 여 기서 심장은 간이 산성 정맥혈을 보내는 우 심장을 말한다. 즉, 오행에서 상생(生) 관계를 나타내고 있다. 즉, 사법(寫法)을 쓰고 있다. 이렇게 보법과 사법을 이용할 수 있는 간과 담의 오수혈 혈자리가 바로 경혈(經穴)이 된다(取其經, 厥陰與少陽). 간이 좋지 않아서 담즙이 정체되고 머리에 뇌척수액이 정체되면 즉, 기역(氣逆)이 되면 당연히 두통이 뒤따른다(氣逆則頭痛). 물론 이때 귀도 문제가 생긴다(耳聾不 聰). 뇌척수액은 얼굴 부위의 간질에도 영향을 미치기 때문에, 당연히 얼굴에 부종 이 온다(頰腫). 그러면 부종이 생긴 그곳(者)에서 피를 뽑아준다(取血者). 이때 출혈 을 시키는 이유는 산성 정맥혈을 인체 외부로 배출시키려는 사혈(瀉血) 요법에 해 당한다. 즉, 이는 과잉 산을 중화시키는 효과를 낸다.

제2절

心病者, 胸中痛, 脇支滿, 脇下痛, 膺背肩甲間痛, 兩臂內痛, 虛則胸腹大, 脇下與腰相引而痛, 取其經, 少陰太陽, 舌下血者, 其變病, 刺郄中血者.

심장병은(心病者) 가슴에 통증을 유발하고(胸中痛), 갈비뼈가 있는 옆구리가 그득하며(脇支滿), 옆구리 아래에 통증이 있고(脇下痛), 가슴, 등, 어깨와 팔꿈치 사이까지 통증이 있다(膺背肩甲間痛). 양쪽 상완에 통증이 있고(兩臂內痛), 심장의 기능 저하(虛)는 가슴과 배가 불러오게(大) 하고(虛則胸腹大), 옆구리 밑과 더불어 허리가 서로 땅기며 통증이 있다(脇下與腰相引而痛). 그러면 심장과 소장의 경혈을 취해서 치료를 하는데(取其經少陰太陽), 혀 밑에서 출혈이 보이면(舌下血者), 병이 이미 전이해서 변한 것이니(其變病), 위중혈(委中穴:郄中:극중)에서 사혈을 시킨다(刺郄中血者).

이 구문들의 내용을 보면 병의 원천은 심장이지만, 실제로 나타나는 병증들은 심장과 연결된 횡격막에 있다. 심장은 횡격막(diaphragm:橫隔膜) 위에 올라앉아 있다는 표현이 맞을 것이다. 또, 횡격막 양쪽으로 위치한 폐도 호흡하기 위해서는 횡격막 건강이 필수이다. 횡격막은 평소에는 위쪽으로 볼록 솟아 있다가 수축이 되면 아래쪽으로 편평해진다. 그러면 복부는 부풀어 오른다. 만일에 심장이 산 과잉으로 횡격막을 자극해서 횡격막이 수축하면, 복부 쪽은 압력을 받게 된다. 즉, 복부 내장들이 횡격막에 의해서 눌리는 것이다. 이 상태가 계속된다면, 가슴 쪽에 통증은 당연히 오며(胸中痛), 심장도 제대로 기능을 할 수가 없고(心病者), 복부는 부풀어 올라 그득해지며(脇支滿), 이어서 옆구리에 통증이 온다(脇下痛). 횡격막이 수축이 되어있는 상태에서는 복식 호흡(abdominal respiration:腹式呼吸)이 어렵게 되고, 어깨 호흡 즉, 흉식 호흡(costal respiration:胸式呼吸)을 하게 되고, 당연한 결과로써, 양쪽 어깨 부분에 통증이 온다(兩臂內痛). 횡격막은 허리뼈, 복장뼈(breast bone:胸骨), 갈비뼈에 힘줄을 제공하고 있으므로, 횡격막이 계속 수축하고 있으면, 세 부분을 포함해서 어깨까지 통증이 오는 것은 당연하다(膺背肩甲間

痛). 횡격막이 이렇게 수축한 상태에서 심장 기능은 당연히 저하되며(虛), 흉부는 횡격막이 당겨서 부풀어(大) 오르고, 복부는 횡격막이 눌러서 부풀어(大) 오른다. 그래서 흉부와 복부는 잔뜩 부풀어(大) 오르게 된다(虛則胸腹大). 횡격막은 허리뼈, 복장뼈, 갈비뼈에 힘줄을 제공하고 있으므로, 복부가 당기고, 허리 근육이 서로 땅기면서 통증을 유발한다(脇下與腰相引而痛). 이때 치료는 심장과 소장의 경혈(經穴)을 다스려 준다(取其經, 少陰太陽). 심장경의 오수혈 중에서 경혈(經穴)은 영도(靈道)이며 금(金)으로써 폐를 대표한다. 화(火)인 심장과 금(金)인 폐는 상극(克) 관계로써 영도(靈道)는 보법(補法)을 쓰는 혈자리이다. 즉, 심장은 간질에 있는 산성 간질액을 알칼리 동맥혈로 중화시키고, 폐는 산성 간질액을 최종 중화 처리한다. 그래서 심장이 힘들 때 폐의 도움(補)을 받는 것은 당연하다. 그리고 우 심장은 폐로 산성 정맥혈을 보낸다. 그래서 폐는 이래저래 심장을 돕게 된다. 소장경의 오수혈 중에서 경혈(經穴)은 양곡(陽谷)이며 화(火)로써 문제가 되는 해당 장기에서 직접 과잉 산을 중화시키는 사법(寫法)을 쓰는 혈자리이다. 그런데 혀를 검사해서 출혈이 보이면(舌下血者), 이것은 병이 전변(傳變)한 것이기 때문에(其變病), 다른 조치를 해야 한다. 심장이 병이 들었는데, 혀를 보는 이유는 심장 근육의 특수 세포가 혀에도 유일하게 존재하기 때문에 그렇다. 그래서 혀에 출혈이 보인다면, 심장 근육 세포에도 출혈이 있다는 뜻이다. 즉, 상황이 심각한 것이다. 병은 이미 심장뿐만 아니라 다른 곳까지 전이된 상태이다. 즉, 산 과잉 정도가 상당히 심각한 것이다. 이 과잉 산을 인체 밖으로 빼내서 과잉 산을 중화시키는 효과를 노린 것이 사혈 요법이다. 즉, 산성화된 정맥혈을 인체 밖으로 빼내는 것이다. 이때 취하는 혈자리가 극중(郄中)인데, 극중은 방광경의 위중혈(委中穴)이다. 이 위중혈은 혈극(血郄)이라고도 하며, 혈액이 모이는 틈새(郄)라는 뜻이다. 이 혈자리는 족태양방광경(足太陽膀胱經)의 오수혈로써 합혈(合穴)이며 토(土)에 속한다. 이 혈자리의 의미는 아주 깊다. 방광은 수(水)로써 화(火)인 심장과 상극을 이룬다. 그래서 심장(火)이 중화해야 할 과잉 전자를 신장(水)을 통해서 체외로 배출시키자는 것이다. 즉, 상극 관계를 이용한 보법을 쓰자는 것이다. 그런데 구체적인 혈자리를 보면 위중혈(委中穴)은 합혈(合穴)이며 토(土)에 속한다. 즉, 비장을 이용해서 사법을 쓰자는 것이다. 앞에서 심장의 사법에서 비장을 이용한다는 사실은 이미 학습을 했다. 즉, 이 혈자리는 상생(生)의 혈자리이다. 이 혈자리가 절묘한 신의 한 수인 이유가, 이 하나의 혈자리에서 상극과 상생을 이용한 보법과 사법을 동시에 이루어준다는 사실이다. 그리고 더 절묘한 것은 이곳이 산성 정맥혈이 모이는 장소(血郄)라는 것이다. 이것이 황제내경의 품격이 아닌가 싶다. 이것을 보면 혈자리 하나를 이해한다는 것이 얼마나 어려운 일이며, 혈자리 하나하나 모두 쉬운 자리가 아니라는 암시도 준다. 우리는 과연 이 혈자리들을 얼마나 이해하고 있을까?

제3절

脾病者, 身重, 善肌肉痿, 足不收行, 善瘈, 脚下痛, 虛則腹滿腸鳴, 飧泄食不化. 取其經, 太陰陽明少陰, 血者.

비병은(脾病者) 몸을 무겁게 하고(身重), 간질과 림프를 자주 위축시키고(善肌肉痿), 다리는 쉽게 움직이지 못하게 하고(足不收行), 자주 계병(瘈病)에 걸리게 하며(善瘈), 종아리 아래에 통증을 유발한다(脚下痛). 비장의 기능이 저하되면, 복부가 그득하고, 복부에서 소리가 난다(虛則腹滿腸鳴). 밥만 먹으면 소화가 안 되고 설사를 한다(飧泄食不化). 이때는 비장과 위장의 경혈에 자침하고(取其經, 太陰陽明少陰), 사혈을 시킨다血者).

비장은 간질액을 림프에서 받아서 처리하는 기관이다. 만일에 산성 간질액이 비장의 문제로 정체되어 있으면, 그 결과 간질에 쌓인 과잉 산이 간질에 있는 연결 조직의 콜라겐을 녹이면서 간질을 위축(肌痿)시키고(肌痿), 비장의 기능 부전으로 림프액이 정체되면, 림프에 있는 알칼리는 고갈되고, 림프관의 콜라겐도 녹으면서 림프관도 위축(肉痿)이 된다(善肌肉痿). 당연한 결과로 정체된 체액 때문에, 몸은 천근만근이 된다(身重). 비장의 기능 저하로 인해서 체액 순환의 첫 관문이 막혀버리니까 제일 힘이 드는 곳은 다리이다. 다리는 심장에서 제일 멀 뿐만 아니라 중력과도 싸워야 하므로, 체액 정체의 제1 희생자가 된다. 이 정체된 산성 체액은 관절에 있는 콜라겐을 분해할 것이고, 그 결과 보행이 어렵게 되고(足不收行), 다리에 통증까지 겹친다(脚下痛). 당연한 결과로 사지의 혈액 순환은 멈추고 손발은 싸늘해진다(善瘈). 이 상태의 비장은 비장비대(splenomegaly:脾臟腫大)의 상태이다. 비장은 림프액를 통해서 위장과 췌장, 소장까지 통제한다. 즉, 소화관 전체에 비장의 영향력이 미친다. 그래서 비장이 비대해지면서 림프액이 정체되면, 소화관의 체액이 정체되면서 복부가 그득해진다(腹滿). 그리고 비장은 산성 체액을 소화관으로 버린다. 또한, 비장은 산성 체액을 위산 형식을 빌어서 위장으로 버린다. 그래서 당연히 비장 때문에 소화 흡수가 막히게 되고(食不化), 먹자마자 그대로 체외로 배출시킨다. 즉, 손설(飧泄)이 일어난다(飧泄食不化). 그리고 소화 흡수가 안 되면서, 소화관에서는 가스(Gas)인 이산화탄소가 차면서 꼬르륵꼬르륵 소리를 낸다(腸鳴). 이때는 당연히 비장과 위장 그리고 신장의 경혈을 취해서 치료하며(取其經太陰陽明少陰), 사혈을 해서 체액 순환을 시켜준다(血者). 비장 오수혈의 경혈은 상구(商丘)이며 금(金)으로써 폐를 의미한다. 위장 오수혈의 경혈은 해계(解谿)이며 화(火)로써 심장을 의미한다. 신장 오수혈의 경혈은 복류(復溜)이며 금(金)으로써 폐를 의미한다. 이 세 개의 경혈에 자침하면 된다. 그런데 왜 갑자기, 다른 구문과 다르게 신장(少陰)이 튀어나올까? 그 이유는 신장이 처리하는 뇌척수액도 림프이기 때문이다. 그래서 림프액인 뇌척수액 일부는 림프를 통제하는 비장으로도 흘러든다. 그래서 비장을 치료하려면, 당연히 신장도 같이 치료해줘야 한다. 또한, 비장은 신장을 상극한다. 그래서 비장이 문제가 되면, 신장도 자동으로 문제가 된다. 그래서 비장 문제에 신장이 포함된다. 그리고 상구(商丘)는 토(土)와 금(金)으로서 상생(生)하는 관계이며, 사법(寫法)을 쓰고 있다. 해계(解谿)도 상생하는 관계인데, 화(火)가 어머니 격이기 때문에 보법(補法)을 쓰고 있다. 마지막으로 비장과 신장은 토(土)와 수(水)로써 상극의 관계를 이루고 있으므로, 보법을 쓰고 있다. 구체적인 혈자리인 복류(復溜)는 금(金)으로써 폐를 의미한다. 즉, 수(水)와 금(金)으로써 서로 상생 관계를 이루고 있으므로, 사법을 쓰고 있다. 여기서 동시에 사혈도 해준다(血者).

제4절

肺病者, 喘欬逆氣, 肩背痛, 汗出, 尻陰股膝髀腨胻足皆痛. 虛則少氣不能報息, 耳聾嗌
乾, 取其經, 太陰足太陽之外, 厥陰內血者.

폐병은(肺病者) 기가 역하면 해소를 유발하며(喘欬逆氣), 어깨와 등에 통증을 만
들고(肩背痛), 땀이 나게 한다(汗出). 미골, 음부, 고관절, 무릎, 허벅다리, 정강이,
발 등에 모두 통증이 있다(尻陰股膝髀腨胻足皆痛). 폐가 기능이 저하되면, 알칼리
가 소모되고 이어서 숨을 순조롭게 못 쉬며(虛則少氣不能報息), 귀가 안 들리고 목
구멍이 마른다(耳聾嗌乾). 자침은 폐경과 방광경의 경혈에 하고 폐경과 방광경의
경혈 바깥쪽과 간경의 안쪽에서 취혈한다(取其經, 太陰足太陽之外, 厥陰內血者).

폐는 산성 간질액을 최종 중화 처리하는 기관이기 때문에, 산성 간질액이 폐까
지 올라오는(逆氣) 경우가 생길 수밖에 없는데, 그러면 산성 간질액에 의해서 폐포
는 녹아내리고 해소 천식이 일어난다(喘欬). 폐는 횡격막과 밀접하게 연결되어 있
다. 횡격막이 정상으로 기능을 하면, 복식 호흡이 가능하나 아니면 흉식 호흡을
하면서 어깨를 자극한다(肩痛). 그리고 횡격막 근육에 등 근육이 연결되어 있으므
로, 횡격막이 문제가 되면, 등에서도 문제가 생긴다(背痛). 당연히 산성 체액에 있
는 과잉 산을 중화시키느라 땀을 흘린다(汗出). 온몸의 산성 간질액을 모두 받아서
중화 처리하는 폐가 문제가 되면, 산성 체액이 온몸에 정체가 되는데, 이때 제일
피해를 많이 보는 부분이 체액 순환의 정체가 아주 잘 되는 인체 하부이다. 이에
따라서 인체 하부에서는 여러 곳에 통증이 생긴다(尻陰股膝髀腨胻足皆痛). 이렇게
산성 간질액이 정체되어서 폐까지 오면, 폐의 기능은 약화(虛)되고, 폐에 있는 알
칼리는 고갈(少氣)되며, 이어서 호흡이 힘들어지게(不能報息) 된다(虛則少氣不能報
息). 폐의 기능 저하로 인해서 온몸의 산성 체액이 정체되면, 뇌척수액도 정체가
되고 산성화되며, 이어서 중이(中耳)에 공급되는 림프액도 산성화되고 당연히 귀는
안 들린다(耳聾). 산성 간질액이 정체되면, 산성 간질액을 품고 있는 분비선 점막

들은 수축되고, 분비선에서 분비가 멈추면서 목이 마르게 된다(嗌乾). 자침은 폐경 오수혈 중에서 금(金)으로써 경혈인 경거(經渠)와 대장 오수혈 중에서 화(火)로써 경혈인 양계(陽谿)에 한다. 경거(經渠)는 금(金)인 해당 혈에서 직접 과잉 산을 중화시키므로. 사법을 쓰는 자리이고, 양계(陽谿)는 화(火)로써 상극 관계를 이용해서 보법을 쓰는 혈자리이다. 그런데 취혈을 하는데, 왜 갑자기, 간(厥陰)이 튀어나올까? 물론 간과 폐는 상극 관계이기는 하다. 그보다 더 중요한 것은 사혈법에 있다. 서양에서나 동양에서나 사혈법을 쓰는 주요 이유는 환원철의 제거에 있기 때문이다. 환원철은 적혈구에 존재하기 때문이다. 현대의학에서도 간염을 치료하기 위해서 사혈법을 쓰기도 하는데, 핵심은 간에 쌓인 산성인 환원철(Fe^{2+})을 제거하기 위함이다. 또, 폐도 적혈구를 취급하기 때문에 환원철을 다룬다. 그래서 폐와 대장의 오수혈이 자리하고 있는 바깥쪽과 간경에서 오수혈인 경혈 안쪽에서 취혈을 하라고 한 것이다(太陰足太陽之外, 厥陰内血者). 취혈을 하는 이유가 산성 정맥혈을 체외로 빼내서 인체 안에 과잉 산을 줄여주는 것이라는 사실을 알면, 이해가 쉽게 갈 것이다. 또, 그 핵심은 적혈구에 있는 산성인 환원철(Fe^{2+})이다.

제5절

腎病者, 腹大脛腫, 喘欬, 身重, 寢汗出, 憎風. 虛則胸中痛, 大腹小腹痛, 清厥, 意不樂, 取其經少陰太陽. 血者.

신장병은(腎病者) 배를 부풀어 오르게 하고, 정강이가 붓고(腹大脛腫), 해소 천식을 동반하고(喘欬), 몸이 천근만근이 되고(身重), 잘 때 땀을 흘리고(寢汗出), 바람을 싫어한다(憎風). 신장의 기능이 저하되면, 가슴에 통증이 있고(虛則胸中痛), 윗배와 아래 배가 모두 통증이 있으며(大腹小腹痛), 손발이 차갑고(清厥), 세상이 즐겁지가 않다(意不樂). 신장과 방광의 경혈을 취해서 치료하며(取其經少陰太陽), 사혈을 한다(血者).

　　신장은 삼투압 기질인 염(鹽)을 다루기 때문에, 신장이 문제가 되면(腎病者), 온몸에 부종이 오면서 복수가 차오르고(腹大), 정강이도 붓게(脛腫) 된다(腹大脛腫). 그러면 이 부종으로 인해서 산성 간질액을 최종 중화 처리하는 폐는 당장 죽어난다. 그 여파가 해수천식으로 나타난다(喘欬). 온몸에 부종이 생기면서 체액이 정체되었으니, 몸은 천근만근이 된다(身重). 낮에는 일조량 때문에 CRY의 도움을 받아서 그래도 어느 정도의 산은 중화시킨다. 그러나 밤이 되면 일조량이 없어지고 CRY 활동이 줄면서 간질에 과잉 산이 더욱더 축적되고 이어서 간질에 접한 피부 갈색지방의 미토콘드리아에서 과잉 산이 중화되면서 땀을 만들어낸다. 그래서 잠을 잘 때 땀을 흘리게 된다(寢汗出). 그리고 찬바람은 염을 더 많이 만들기 때문에, 신장병이 있는 사람은 찬바람을 싫어한다(憎風). 이렇게 신장에서 알칼리가 고갈(虛)되면, 신장은 산성 정맥혈을 우(右) 심장으로 보내버리고, 그러면 우 심장은 또 폐로 이 산성 정맥혈을 보내버린다. 결국에 흉중에 즉, 가슴 부분에 통증이 있게 된다(虛則胸中痛). 복부에 산성 체액이 정체되면서 복수가 차 있으므로, 당연히 중초와 하초에도 통증이 생긴다(大腹小腹痛). 전신 부종으로 인해서 체액 순환의 최대 취약 부분인 사지는 체액 순환이 안 되면서 냉기(淸)가 돌며 궐(厥)이 생긴다(淸厥). 이렇게 온몸이 쑤시고 아픈데 무슨 세상 사는 낙(樂)이 있겠는가(意不樂)! 자침은 신장과 방광의 경락에 하며(取其經少陰太陽), 이곳(者)에서 취혈도 한다(血者). 신장경 오수혈 중에서 금(金)으로써 경혈인 복류(復溜)와 방광경 오수혈 중에서 화(火)로써 경혈인 곤륜(崑崙)에 자침한다. 복류(復溜)는 상생(生)의 혈자리이며 아들격인 금(金)이기 때문에 사법을 쓰는 곳이다. 곤륜(崑崙)은 화(火)로써 상극(克)을 이용하고 있으므로 보법을 쓰는 혈자리이다. 이곳(者)에서 취혈도 같이 해준다 (血者).

제4장

肝色靑, 宜食甘. 粳米, 牛肉, 棗, 葵, 皆甘. 心色赤, 宜食酸. 小豆, 犬肉, 李, 韭, 皆酸. 肺色白, 宜食苦. 麥, 羊肉, 杏, 薤, 皆苦. 脾色黃, 宜食鹹. 大豆, 豕肉, 栗, 藿, 皆鹹. 腎色黑, 宜食辛. 黃黍, 雞肉, 桃, 葱, 皆辛.

이 문장들을 해석하려면, 림프 체액의 흐름도를 따라서 해석하면 된다. 오장이 만들어내는 안색들은 해당 장기의 과부하를 의미하므로, 이는 산 과잉을 의미한다. 체액의 흐름도에서 자기에게 체액을 공급하는 장기가 문제가 있으면, 자기가 그 부담을 떠안는다. 즉, 현재 자기의 산 과잉 문제는, 자기가 만든 문제가 아니라, 자기에게 체액을 공급한 바로 직전 장기의 문제이므로, 바로 직전 장기를 다스려주면, 자기의 현재 과부하를 풀 수 있다는 것이다. 그래서 앞에 안색으로 표현된 장기는 과잉 산을 받는 오장이 되고, 뒤에 오미로 표현되는 장기는 과잉 산을 보내는 오장이 된다. 간이 과잉 산으로 인해서 과부하가 걸리면 안색이 청색이 되는데(肝色靑), 이는 간 자신이 만든 문제가 아니라 간에 산성 체액을 공급하는 비장이 문제인 것이다. 즉, 비장이 과부하가 걸려서 산성 정맥혈이라는 산성 체액을 간으로 보냈기 때문에, 간이 과부하에 걸린 것이다. 당연히 치료는 간이 아니라 비장이 된다. 그렇게 해서 비장이 치료되면, 간은 자연스럽게 깨끗한 체액을 받게 되고, 간은 건강한 상태로 유지된다. 그래서 간이 과부하로 인해서 안색이 파랗게 변하면(肝色靑), 마땅히(宜) 비장을 도와주는 단 음식을 먹어라(宜食甘)는 것이다. 물론 이를 상극 관계로 해석해도 된다. 즉, 간은 과잉 산으로 인해서 과부하에 걸리면, 이를 림프액으로 만들어서 비장으로 보낸다. 그래서 이때 간이 림프액을 비장으로 보내면, 비장은 과부하에 시달리므로, 이를 돕기 위해서 단것을 먹게 한다. 그러면 간은 산성 림프액을 비장으로 마음대로 버릴 수가 있게 된다. 그래서 단맛이 나는 음식을 종류별로 차례대로 열거해 주고 있다. 즉, 단맛이 나는 음식 재료는 찹쌀(粳米), 소고기(牛肉), 대추(棗:조), 해바라기(葵:규) 등이다. 구성은 탄수화물과 단백질을 기본으로 하고 나머지 과일과 채소를 추가로 구성했다. 나머지 문장들도 같은 원리로 구성된다. 여기서 찹쌀과 대추는 당연히 단맛을 낸다. 그런데, 소고기와 대추도 단맛을 낼까? 아니다. 그러면, 왜 이들을 단맛 성분으로 분류해 놓았을까? 답은 생체의 호르몬 작용에 있다. 인체에서 산성 체액을 제일 많이 취급하는 곳이 인체에서 두 군데가 있다. 하나는 인체의 최대 해독 기관인 간이고, 하나는 산성 간질액을 처리하는 비장이다. 그리고 간은 이들을 중성지방으로 만들어서 처리하고, 비장도 이들을 중성지방으로 처리한다. 비장이 통제하는 림프는 지용성 물질을 소통시킨다는 사실을 상기해보자. 그래서 간과 비장은 공통으로 중성지방을 만든다. 그리고 생체에서 무엇이 만들어지는 것을 성장(Growth)이라고 부른다. 그리고 이 성장이 이루어지기 위해서는 반드시 성장호르몬이 필요하다. 그리고 이 성장호르몬의 분비를 성장인자가 자극한다. 그리고 성장인자는 산성 물질에 붙은 자유전자이다. 그래서 자유전자가 붙은 산성 체액을 최고로 많이 처리하는 간과 비장에서 성장인자가 제일 많이 분비될 수밖에 없는 구조이다. 이 성장인자의 활동 결과가 중성지방이다. 그래서 간과 비장은 중성지방을 제일 많이 만들어내는 기관이기도 하다. 이제 소고기와 해바라기 씨앗이 단맛으로 보이기 시작한다. 하나씩 보자. 그러면, 소고기와 해바라기 씨앗이 성장인자와 관계가 있다는 결론에 다다른다. 어떻게? 소는 위장이 4개나 된다. 그 이유는 소는 초식동물이라서 풀에 있는 셀룰로스를 위산으로 분해하지 못하므로, 이를 미생물의 도움을 받아서 발효를 시켜서 분해한다. 그러면, 이때 발효 과정에서 단쇄지방산이 만들어진다. 즉, 미생물이 단쇄지방산을 만들어낸다. 그러면, 왜 미생물들은 단쇄지방산을 만들어낼까? 그 이유는 미생물들은 소의 위장이라는 '자유' 산소가 거의 없는 혐기성 환경에서 살기 때문이다. 그래서 소의 위장에서 사는 미생물들은 풀의 셀룰로스라는 당에 붙은 '고정' 산소를 이용해서 미토콘드리아에서 생긴 자유전자를 처리한다. 즉, 소의 위장이라는 혐기성 환경에서는 자유 산소를 구할 길이 없으므로, 자유 산소 대신에 풀의 셀룰로스에 붙은 고정된 산소를 이용해서 미토콘드리아에서 생긴 자유전자를 처리한다. 아니면, 자유전자는 MMP를 동원해서 미생물들을 갈기갈기 찢어놓기 때문이다. 그래서 자유전자는 미생물들이 살아가기 위한 에너지이기도 하지만, 미생물들을 죽이는 무서운 살생자이기도 하다. 그래서 살아있는 생명체는 미생물이 되었건, 사람이 되었건 간에 자유전자를 조심스럽게 잘 다루어야 오래 살아남을 수가 있게 된다. 그래서 이렇게 미생물들이 자유전자를 풀의 셀룰로스에 환원하게 되면, 풀의 셀룰로스는 자동으로 분해가 되는데, 이때 제일 많이 생성되어서 나오는 물질이 단쇄지방산이다. 그래서 단쇄지방산은 자동으로 성장인자인 자유전자를 달고 나오게 된다. 그리고, 이 단쇄지방산에 붙은 자유전자는 자동으로 성장인자가 되어서 소를 성장시키게 된다. 그래서 소의 생체에는 단쇄지방산에 붙은 자유전자라는 성장인자가 많을 수밖에 없다. 그러나 지금 공장식 사육장에서 키운 소는 성장인자가 아주 적다. 그러면, 성장인자가 없는데, 소는 어떻게 빨리 성장할까? 그 이유는 자유전자가 많이 붙어있는 산성 사료를 많이 먹이기 때문이다. 어차피 성장 문제는 자유전자의 문제이니까 어떤 경로를 통해서든 자유전자만 공급받게 되면 성장은 하니까! 그래서 강산성 식품을 많이 먹이면 먹일수록 소는 더 빨리 성장하게 된다. 그러나 소도 이들을 성장으로 만들기까지는 한계가 있을 수밖에 없게 된다. 즉, 소의 생체가 처리할 수 있는 자유전자의 용량이 제한적이라는 뜻이다. 즉, 소의 생체에서 자유전자가 남아돈다는 뜻이다. 그러면, 이때 소의 생체는 어떻게 될까? 광우병(狂牛病:bovine spongiform encephalopathy)이 발생한다. 광우병의 첫 번째 특징은 소가 근육이 상해서 제대로 일어서지 못한다는 사실이다. 그 이유는 과잉 자유전자가 MMP(Matrix MetalloProteinase)를 불러서 근육을 분해해버렸기 때문이다. 그러면, 이 소의 생체에는 엄청난 양의 자유전자가 정체하고 있다는 뜻이 된다. 즉, 이때 이 소고기는 완벽한 산성 식품이 된다는 뜻이다. 산성 식품은 자유전자가 많은 식품임을 상기해보자. 그래서 이 소고기를 사람이 먹게 되면, 이 소고기는 인체를 완벽하게 산성화시키게 되고, 자동으로 자유전자의 과잉이 일어나게 되고, 이어서 이 과잉 자유전자는 MMP를 불러서 인체의 근육을 해체시켜버린다. 즉, 광우병과 닮은 증상이 나타나게 된다. 그리고, 이 자유전자는 신경을 통해서 소통하므로, 자동으로 구심성 신경을 따라서 뇌로 모여들게 되고, 이어서 뇌가 과잉 자유전자로 인해서 파괴되면서, 뇌에서 광우병처럼 해면질(spongin:海綿質)이 생기게 된다. 그래서 광우병의 기전은 자유전자의 문제이므로, 전자생리학으로 풀면 아주 명확하고 간단하게 풀리게 되나, 최첨단 현대의학의 생리학인 단백질 생리학으로 풀게 되면, 오리무중이 되고 만다. 그래서 지금도 광우병의 원리는 모르는 것으로, 결론이 나와 있다. 그리고, 이 광우병은 보통 4~5세 연령의 소에서 나타나는데, 이는 소의 성장 속도가 이 연령대에서 심하게 정체하기 때문이다. 그래서 이 연령대에서 자유전자의 과잉이 심하게 나타나게 된다. 그리고 이때 광우병이 표면으로 표현되는 것이다. 그래서 공장식 축사에서 키우는 소고기는 자동으로 강산성 식품이 된다. 즉, 이런 소고기를 먹으면, 강산성 식품을 먹게 되고, 이어서 인체는 병이 들게 된다. 그래서 육식 문제와 암 문제가 제기된다. 계속해서 성장만 하는 암도 결국에는 성장인자인 자유전자 과잉이 일으키기 때문이다. 갑자기 뜬금도 없이 이 문제를 자세히 설명하는 이유는 전자생리학이라는 생리학을 구체적인 예를 통해서 맛을 보라는 의도 때문이다. 즉, 이것이 전자생리학인 것이다. 다시 본론으로 되돌아가 보자. 그래서 소고기에는 성장인자가 많이 들어있으므로, 성장인자를 필요로 하는 비장에 소고기가 좋다는 뜻이다. 그래서 소고기를 비장에 좋은 단맛으로 분류하게 된다. 그러나 지금의 소고기는 아니다. 그래서 이 기전은 공장식 축산에서 키운 소고기로는 안 맞게 된다. 이제 해바라기 씨앗으로 가보자. 이 기전도 성장호르몬 문제로 귀결한다. 해바라기 씨앗의 껍질에는 왁스(Wax) 성분인 폴리코사놀(Polycosanol)이라는 성분이 많이 들어있다. 이 성분은 성장 촉진제로 작용한다. 그래서, 이 성분이 비장으로 들어가면, 비장이 중성지방을 더 잘 만들어서 과잉 산을 중성지방으로 중화할 때 도움을 주게 된다. 그래서 해바라기 씨앗을 단맛으로 분류하게 된다.

이번에는 심장으로 가보자. 심장이 과부하가 걸리면 안색이 적색으로 변하고(心色赤), 치료하려면 우 심장에 산성 체액을 간이 공급하기 때문에 간에 좋은 신맛 음식을 먹으면 된다(宜食酸). 그 종류는 작은 콩(小豆), 개고기(犬肉), 자두(李), 부추(韭) 등이다. 심장이 문제가 되면, 간질에 동맥혈이 정체하면서 안색이 붉게 변하게 된다(心色赤). 작은 콩(小豆)은 팥을 말하는데, 팥은 신맛이 날까? 답은 나기도 하고, 안 나기도 한다. 팥은 사포닌이 들어있는데, 이때 사포닌은 스테로이드 구조를 보유하고 있으므로 인해서, 스테로이드가 골격인 담즙의 역할을 해서 간을 도와주게 된다. 그런데, 재미있는 것은 쓴맛이 나는 사포닌은 심장도 도와주게 된다. 그리고 팥에는 저항성 전분이 많이 들어있어서, 팥은 소화관에서 소화가 안 되고, 대장의 균총이 분해하게 된다. 이때 신맛(酸)이 나는 단쇄지방산이 만들어지게 된다. 그리고 이 단쇄지방산은 장간 순환을 통해서 간으로 가서 간을 돕게 된다. 이때 단쇄지방산은 대장의 균총이 환원해준 자유전자를 보유하게 되는데, 간은 이 자유전자를 떼어서 담즙이 수거해서 가져온 단백질을 분해하는 환원제로 쓰이게 된다. 우리를 이 현상을 보고 팥에 해독 작용이 있다고 말한다. 즉, 팥은 간을 도와서 간이 산성 단백질을 분해할 때 도움을 주기 때문이다. 그리고, 자유전자를 뺏긴 나머지 단쇄지방산 부분은 간이 과잉 산을 중화할 때 만드는 지방 재료로 쓰인다. 개고기(犬肉)는 철분이 많은 육류이다. 그래서 개고기는 철분을 조절할 수 있는 단백질을 많이 보유하게 된다. 그리고 간은 폐가 준 폐기 적혈구를 담즙으로 처리하므로, 철분을 많이 다루게 되는데, 이때 개고기의 철분 수거 단백질이 간에게 도움을 주게 된다. 자두(李)는 신맛이 나므로, 당연히 간에 좋다. 그리고 자두에는 당분도 있어서, 자두는 간이 지방을 만들 때 3탄당의 재료를 공급하므로, 간에 도움을 주게 된다. 부추(韭)에는 마늘에 들어있는 알리신(Allicin)이 있는데, 이 알리신은 자유전자를 보유한 채로 간문맥으로 흡수된다. 그리고, 이 알리신이 보유한 자유전자는 간이 단백질을 환원해서 분해할 때 환원제로 쓰이게 된다. 그래서 부추는 간을 돕게 된다. 알리신이 많이 든 마늘이나 부추를 많이 먹으면, 땀이 나게 되는데, 이는 알리신이 보유한 자유전자가 산소로 중화되면서 나타나는 현상이다.

이번에는 폐로 가보자. 폐가 과부하가 걸리면 안색이 백색으로 변하고(肺色白), 치료하려면 폐에 산성 체액을 우 심장이 공급하기 때문에, 심장에 좋은 쓴맛 음식을 먹으면 된다(宜食苦). 그 종류는 보리(麥), 양고기(羊肉), 살구(杏), 염교(부추과:薤:해) 등이다. 폐는 이산화탄소를 통제해서 적혈구에 든 빨간 혈색소를 통제한다. 그래서 폐가 나빠지게 되면, 빨간 혈색소의 숫자가 줄면서 안색이 하얗게 변하게 된다. 보리(麥)에는 스테로이드 구조를 보유한 사포닌이 많이 들어있다. 이 사포닌이 심장 스테로이드를 대신해서 심장을 도와주게 된다. 양(羊)은 원래 추운 지방에서 자라는 가축이라서 항상 추위에 대비해서 혈액 순환에 신경을 써야 한다. 그래서 양의 생리는 항상 혈액 순환에 민감하게 대처하게 된다. 이때 혈액 순환의 핵심은 혈류량에 있다. 그래서 양은 혈류량을 유지하기 위해서 나트륨 조절 호르몬을 통제해서 심장을 돕는다. 그래서 양고기(羊肉)에는 심장을 돕는 나트륨 조절 호르몬이 많게 된다. 그래서 양고기는 나트륨 조절 호르몬을 통해서 인간의 심장을 돕게 된다. 살구(杏)에는 아미그달린(amygdalin)이라는 비타민B17(Vitamin B17)이 많이 들어있는데, 이는 심장병 치료제로 쓰인다. 염교(부추과:薤:해)에는 스테로이드를 보유한 사포닌 성분이 들어있다. 이들이 심장 스테로이드 역학을 해서 심장을 돕게 된다.

이번에는 비장으로 가보자. 비장이 과부하에 걸리면 안색이 황색으로 변하고(脾色黃), 치료하려면 비장에 산성 체액을 신장이 공급하기 때문에, 신장에 좋은 짠맛 음식을 먹으면 된다(宜食鹹). 그 종류는 큰 콩(大豆), 돼지고기(豕肉), 밤(栗), 콩잎(藿:곽) 등이다. 비장은 폐기 적혈구를 처리하므로, 이때 빌리루빈이 생성된다. 그래서 비장이 문제가 심각해져서 노란 색소를 보유한 빌리루빈을 처리하지 못하게 되면, 이들이 체액을 따라서 순환하게 되고, 이어서 안색은 노랗게 변한다(脾色黃). 신장과 비장은 똑같이 림프액을 처리하는데, 림프액의 최종 처리는 비장이 하므로, 비장이 문제가 되면, 이는 신장의 영향도 받은 상태가 되고, 또한, 비장은 신장으로 산성 림프액을 떠넘겨서 신장을 상극하기도 하므로, 이 둘은 복잡하게 얽히게 된다. 그래서 비장이 문제가 되면, 먼저 신장을 도와줘서 비장을 돕게 만든다. 대두(大豆)는 인산을 6개나 보유한 곡물이다. 그리고 이 인산은 칼슘과 같은 미네랄과 결합해서 염이 되고, 이어서 체외로 배출된다. 그래서 염을 통제하는 신장을 인산이 돕게 되고, 그 결과로 대두가 신장을 돕게 된다. 그리고 원래 가정에서 한두 마리만 키우던 돼지고기(豕肉)에서는 노린내가 심하게 난다. 이는 돼지가 노린내가 나는 스테로이드 호르몬을 대량으로 만들어내기 때문이다. 그래서 이런 돼지고기에는 스테로이드 호르몬이 많이 들어있게 된다. 물론 지금은 돼지를 거세해서 키우므로, 노린내가 나지 않는다. 그래서 돼지고기는 이 스테로이드 덕분에 신장에 붙은 부신을 돕게 된다. 부신은 스테로이드를 생산한다는 사실을 상기해보자. 그리고 신장은 부신의 하수인이라는 사실도 상기해보자. 그리고 밤(栗)의 속껍질에는 떫은맛을 내는 탄닌(Tannin) 성분이 들어있는데, 이 성분이 신장을 돕게 된다. 즉, 이 성분이 자유전자를 보유한 미네랄과 반응해서 체외로 배출된다. 그래서 밤은 어린이에게는 먹이지 말라고 하기도 한다. 한참 성장하는 어린이는 미네랄이 보유한 자유전자는 성장인자이므로, 밤이 성장인자를 체외로 빼내게 되면, 성장에 방해가 되기 때문이다. 물론 속껍질이 없는 밤은 문제가 안 된다. 그리고 콩잎(藿:곽)은 대두처럼 인산이 많이 들어있다.

이번에는 신장으로 가보자. 신장이 과부하에 걸리면, 신장이 처리하는 검정 색소를 보유한 빌리루빈을 처리하지 못하게 되면서, 이들이 체액을 타고 흐르게 되고, 이어서 안색이 흑색으로 변하게 된다(腎色黑). 이를 치료하려면, 신장에 산성 체액을 폐가 공급하기 때문에, 폐에 좋은 매운맛 음식을 먹으면 된다(宜食辛). 이때 폐가 신장으로 보내는 체액은 폐가 처리하지 못한 이산화탄소가 물과 반응해서 만들어진 중조염이다. 이를 다르게 해석할 수도 있다. 폐는 부신이 만들어내는 스테로이드를 이용해서 계면활성제를 만들어내서 이용한다. 그래서 폐가 문제가 되면, 부신이 만든 스테로이드를 더 많이 요구하게 되고, 부신은 힘들어진다. 그래서 이때 폐를 돕게 되면, 부신이 수월해진다. 그리고 음식의 종류는 황색 기장(黃黍), 닭고기(雞肉), 복숭아(桃), 파(蔥:총) 등이다. 황색 기장(黃黍)은 저항성 전분이 많다. 그래서 이들은 인체의 소화관에서 소화되지 못하고, 대장의 균총에 의지해서 분해되고, 이어서 단쇄지방산이 만들어진다. 그리고 이 단쇄지방산은 대장에서 인체 안으로 흡수되는데, 단쇄지방산이 인체 안으로 흡수될 때, 거꾸로 중조염은 인체 밖인 대장 공간으로 빠져나와서 대변으로 배출된다. 즉, 폐가 처리하지 못한 이산화탄소의 변환물질인 중조염을 대장이 배출할 때, 이 환경을 기장이 만들어준다. 그리고 닭고기(雞肉)에는 도파민이 많다. 이는 닭의 생리에 있다. 닭은 모래주머니가 있어서 철 성분을 많이 흡수하게 되는데, 이 철은 도파민을 만들 때 핵심 성분이다. 그리고 폐도 행복 호르몬인 도파민을 만든다. 그래서 닭고기는 도파민을 통해서 폐를 돕게 된다. 그러나 지금 양계장에서 키운 닭은 해당되지 않는다. 그리고 복숭아(桃)는 향기가 아주 좋다. 즉, 복숭아에는 휘발성 단쇄지방산이 많다. 그래서 복숭아는 이를 통해서 폐를 돕게 된다. 그리고, 파(蔥:葱:총)에는 마늘에도 많이 들어있는 알리신(Allicin)이 많이 들어있는데, 이도 역시 휘발성 단쇄지방산이다. 그래서 파는 이를 통해서 당연히 폐를 돕게 된다.

辛散, 酸收, 甘緩, 苦堅, 鹹耎. 毒藥攻邪, 五穀爲養, 五果爲助, 五畜爲益, 五菜爲充. 氣味合而服之, 以補精益氣. 此五者, 有辛酸甘苦鹹, 各有所利, 或散或收, 或緩或急, 或堅或耎. 四時五藏病, 隨五味所宜也.

이 문장들은 앞에서 서술한 내용을 정리한 것들이다. 매운맛은 발산 기능이 있고(辛散), 신맛은 수렴 기능이 있고(酸收), 단맛은 이완시키는 기능이 있고(甘緩), 쓴맛은 강정 기능이 있고(苦堅), 짠맛은 유연하게 하는 기능이 있다(鹹耎). 독약이 사기를 공격하고(毒藥攻邪), 여러 곡식이 보양을 하고(五穀爲養), 여러 과일이 도와주며(五果爲助), 여러 가지 육 고기가 유익함을 더해주며(五畜爲益), 여러 가지 채소가 보충을 해준다(五菜爲充). 이런 기미들을 조합해서 먹음으로써(氣味合而服之), 알칼리를 보충해주고 에너지를 더해준다(以補精益氣). 이 다섯 가지는(此五者) 맵고, 시고, 달고, 쓰고, 짜며(有辛酸甘苦鹹), 각각이 이익되는 이유가 있으며(各有所利), 혹은 분산시키기도 하고 혹은 수렴시키기도 하고(或散或收), 혹은 이완시키기도 하고 혹은 수축시키기도 하고(或緩或急), 혹은 강화하기도 하고 혹은 부드럽게 하기도 한다(或堅或耎). 사계절에 오장에 병이 들면(四時五藏病), 오미를 그 약성에 따라서 처방하면 된다(隨五味所宜也).

몇 가지만 설명하면 될 것 같다. 매운맛(辛)은 단쇄지방산으로써 간질에서 전자를 수거해서 간질에 접한 피부 갈색지방의 미토콘드리아로 들어가서 전자를 중화시키면서 열을 내고 땀을 발산(散)시킨다. 신맛(酸)은 아세트산 같은 단쇄지방산으로써 간에서 지방을 만들어서 수거된(收) 과잉 산을 중화하는 수렴(收) 기능을 수행한다. 단맛(甘)은 비장에서 지방을 만들어서 산성 간질액을 중화시켜주므로서 간질로 알칼리 동맥혈을 뿜어주는 심장의 과부하를 막아서 심장을 이완(緩)시켜주는 기능을 한다. 다르게 해석할 수도 있다. 즉, 단맛은 비장의 과부하를 막아서 비장을 이완시켜주는 기능을 한다. 그리고 장쇄지방산과 같은 쓴맛(苦)을 가진 영양소는 심장의 에너지원이 되어서 심장이 전자를 충분히 중화해주게 함으로써 전자를 염으로 처리하는 신장의 부담을 덜어줌으로써 신장을 강(堅)하게 해준다. 다르게 해석할 수도 있다. 심장 스테로이드와 같은 쓴맛의 영양소는 심장을 도와서 심장을 강(堅)하게 해준다. 그리고 짠맛(鹹)은 신경을 흥분시켜서 근육을 경직시키는 전자를 염을 통해서 체외로 배출하면서 근육을 유연(耎)하게 해준다. 사실 이 부분의 해석은 여러 가지로 할 수가 있다. 그리고 여기서 독약(毒藥)이라는 말은 강알칼리를 뜻한다. 강알칼리는 신경의 밥인 전자를 모조리 수거해버리기 때문에, 신경을 멈추게 해서, 오장이 멈추게 만들고, 이어서 생명을 끝나게 할 수 있으므로, 독약이라고 표현했다. 병이 났을 때 강알칼리인 독약을 쓰는 이유는 병의 원인이 강산(強酸) 즉, 과잉 산이기 때문이다. 즉, 강산을 강알칼리로 중화시키는 것이 치료이다(毒藥攻邪). 법제(法製)하는 이유도 이 강알칼리를 약알칼리로 변화시켜야 하기 때문이다. 즉, 법제를 통해서 약성을 누그러뜨리는 것이다. 또, 기미(氣味)에서 기(氣)는 산(酸)을 말하고, 미(味)는 알칼리를 말한다. 그래서 기미(氣味)는 알콜기(Hydrxyl Group:OH)를 보유한 물질을 말한다. 알콜기는 알칼리 케톤이 산(酸)인 전자를 받은 결과물이기 때문이다. 그리고 오미(五味)는 5대 영양소를 말한다.

제23편. 선명오기(宣明五氣)

五味所入, 酸入肝, 辛入肺, 苦入心, 鹹入腎, 甘入脾, 是謂五入.

오미(五味)는 들어가는 곳(所)이 따로 있다(五味所入). 신맛은 간으로 들어가고(酸入肝), 매운맛은 폐로 들어가고(辛入肺), 쓴맛은 심장으로 들어가고(苦入心), 짠맛은 신장으로 들어가고(鹹入腎), 단맛은 비장으로 들어간다(甘入脾). 이것을 이르러 오입(五入)이라고 말한다(是謂五入). 이 5대 영양소는 본초학의 기본을 이룬다. 여기서 기미가 나오고 독약이 나온다. 그래서 오미와 기미를 모르면 본초학은 자동으로 모르게 된다. 이 5대 영양소인 오미가 오장으로 들어간다(入)기보다는 간여(干與)한다고 해야 한다. 입(入)의 뜻 중에 간여(干與)한다는 뜻도 있다. 그래서 이 5대 영양소는 오장으로 들어가는 것이 아니라 오장의 필요에 따라서 쓰일 뿐이다. 즉, 이 5대 영양소는 혈류를 떠돌다가 해당 오장을 만나면 자동으로 이용이 된다. 이것은 물론 해당 오장에 상주하고 있는 면역 세포와 해당 오장의 세포 특성 때문에 일어나는 현상이다. 간은 과잉 산을 중화할 때 주로 단백질에서 아민기를 떼어내서 암모니아로 처리하고 단백질의 나머지 부분으로 지방을 만들어서 과잉 산을 중화시킨다. 이때 간에 상주하고 있는 쿠퍼 세포(stellate cell of Kupffer)가 중요한 역할을 한다. 그래서 간은 지방을 만드는 재료가 아주 중요하다. 그런데 아세트산(Acetic acid)으로 대표되는 단쇄지방산의 신맛(酸)은 단백질처럼 복잡한 과정을 거치지 않고 바로 지방을 만들 수 있게 해준다. 간으로서는 참으로 고맙고 도움이 되는 존재가 신맛인 것이다. 캡사이신(Capsaicin)으로 대표되는 매운맛(辛)은 휘발성(volatile:揮發性)이라는 특징이 있다. 즉, 매운맛은 휘발성 단쇄지방산의 대표 격이다. 폐는 산소와 이산화탄소라는 휘발성 물질을 다루는 대표적인 오장이다. 그래서 휘발성 물질인 매운맛은 자연스럽게 폐로 모인다. 폐는 적혈구를 다루기 때문에 적혈구에 든 철과 이산화탄소를 다루게 되고 당연히 철염과 중조도 다룬다. 그런데 이 철염과 중조와 반응성이 최고로 좋은 물질들이 바로 휘발성 지방산들이다. 즉, 매운맛이 폐가 취급하는 산성인 철염과 중조와 반응해서 이 골치 아픈 두 놈을 제거해준다. 그래서 매운맛이 폐를 도와주는 것이다. 이때 폐에서 주로 활동하는 면역 세포는 수지상 세포(Dendritic Cell)이며 물론 다른 면역도 작동한다. 그러나 수지상 세포는 철(鐵) 대사를 아주 잘한다. 쓴맛(苦)으로 대표되는 장쇄지방산은 전자를 수거해서 순환하다가 심장에 도달하면, 심장에서 전자가 중화되고 나머지는 중성지방으로 변한다. 핵심은 심장은 주로 이 장쇄지방산을 전자 수거 도구로 사용한다는 점이다. 즉, 심장은 Uncoupling 효과를 이용해서 과잉 산을 중화하는데, Uncoupling 효과를 제일 잘 만들어내는 영양소가 바로 쓴맛의 장쇄지방산인 것이다. 그래서 장쇄지방산은 심장에 참 고마운 존재이다. 소금으로 대표되는 짠맛(鹹)은 염(鹽)을 처리하는 신장에는 참 고마운 존재이다. 신장은 산과 알칼리를 삼투압 물질을 이용해서 조절하는데 원만한 산과 알칼리 물질들은 덩치가 너무 커서 세포를 드나들 때 복잡한 과정을 거쳐야 겨우 움직일 수가 있다. 즉, 신장이 이 물질들을 가지고는 산과 알칼리 평형을 순식간에 맞춰주기가 어렵다는 것이다. 그런데 소금(NaCl)을 이루고 있는 나트륨(Na^+)과 염소(Cl^-)는 분자 크기가 아주 작고 반응성이 아주 좋아서, 최대한 빨리 순식간에 세포의 산-알칼리 평형을 맞춰야 하는 신장에는 참으로 고마운 존재이다. 비장은 주로 림프를 통제하는데 림프액은 주로 지질 성분이 대부분이다. 그 이유는 지용성 성분을 간질에서 받아들이기도 하기 때문이지만, 림프에서 과잉 산이 중화되면서 지질 성분이 만들어지기도 하기 때문이다. 이 지질 성분을 만들어내는 데는 반드시 3탄당이 필요하다. 이 3탄당을 즉시 제공해주는 영양소가 바로 단맛(甘)을 내는 당(糖)이다. 그래서 비장에서 단맛 영양소는 아주 고마운 존재이다. 참고로 간도 지방을 이용해서 과잉 산을 중화하기 때문에 3탄당이 필요하다, 그래서 간은 전분인 글리코겐(glycogen)을 저장할 수밖에 없다. 즉, 지방을 만들 때, 이를 바로 빼서 쓰기 위함이다. 또, 비장은 당(糖)을 모으기 위해서는 인슐린(Insulin)이 필요하므로, 비장에서 인슐린을 만들어내는 췌장 세포의 전구 세포도 만들어낸다. 그래서 비장을 절제해 버리면 당뇨병에 잘 걸리게 된다(23-1). 그리고 비장에서 이 지방질 대사를 제일 잘하는 면역 세포는 주로 단핵구(單核球:monocyte)와 대식세포(大食細胞:macrophage)이다. 이 두 면역 세포는 지방 대사에 아주 아주 탁월한 능력을 보유하고 있다. 그래서 중성지방 문제가 핵심인 죽상동맥경화증(atherosclerosis:粥狀動脈硬化症)에는 반드시 대식세포가 개입된다. 이때 대식세포는 당연히 중성지방을 잔뜩 머금고 있게 된다. 그래서 죽상(粥狀)이 된다. 이렇게 오장에는 5가지 영양소가 개입하게 된다(是謂五入). 이것이 본초학의 기본 뼈대이다. 이 뼈대만 잘 이해하고 있으면, 본초학을 가지고 놀 수가 있다. 물론, 치료도 가지고 놀 수가 있다.

이 부분은 사실 알고 보면, 소름이 돋게 하는 곳이다. 여기서 입(入)을 "자동으로 들어간다"로 해석해도 된다. 이 안에는 놀라운 과학의 비밀이 숨겨져 있다. 약 2,000년 전에 이 사실을 알았다는 사실이 놀랍기만 하다. 황제내경은 참으로 깊이를 모르게 하는 책이다. 여기서 오미가 오장으로 자동으로 들어가는 이유가 있다. 이 부분은 이제 겨우 최첨단 현대의학이 연구를 계속하고 있는 분야이다. 먼저, 심장에는 쓴맛이 배정되는데, 이 쓴맛의 미뢰 즉, 쓴맛 수용체가 심장에서 발견되었다. 즉, 심장에는 쓴맛의 미뢰가 실제로 존재하고 있는 것이 확인되었다. 그리고 이들이 심장의 기능에 현저한 영향을 주고 있다는 사실도 확인되었다. 그리고 단맛의 도움을 받는 비장에서 활동하는 대식세포에서 단맛의 수용체 즉, 단맛의 미뢰가 발견되었다. 비장에서 활동하는 대식세포는 중성지방을 만드는 전문가라는 사실을 상기해보면, 당연한 일일 것이다. 그리고 나머지 오장에서도 미뢰가 발견되었다. 그러나 구체적인 맛은 계속해서 확인 중에 있다. 그리고, 이 미뢰는 소화관에도 많이 산재하고 있다. 그리고 폐와 기도에도 많은 미뢰가 산재하고 있다. 그래서 맛의 문제는 혀에 국한되는 문제가 아니다. 그래서 한의학에서 오미로 인체와 오장을 치료한다는 사실은 완벽한 최첨단 과학이다. 아무튼, 참으로 놀라운 일이다. 이 부분은 좀 더 자료를 찾고 보완해서 전자생리학에서 자세히 기술하면서, 근거 논문과 서적도 제시할 예정이다.

五氣所病, 心爲噫, 肺爲欬, 肝爲語, 脾爲吞, 腎爲欠爲嚔, 胃爲氣逆爲噦爲恐, 大腸小腸 爲泄, 下焦溢爲水, 膀胱不利爲癃, 不約爲遺溺, 膽爲怒, 是謂五病.

오장의 기운인 오기(五氣)도 병을 일으키는 장소가 따로 있다(五氣所病). 심장은 횡격막의 볼록 올라온 부위에 자리하고 있다. 그래서 산 과잉으로 심장이 문제를 일으키면, 횡격막이 수축하면서 볼록한 부분이 복부 쪽으로 내려가면, 식도나 위를 누르면서 식사 내용물이 밑으로 내려가지를 못해서 자주 트림(噫:애)을 하게 만든다(心爲噫). 폐는 산성 간질액을 최종 중화 처리하는 기관임으로, 이 과잉 산이 폐에 도달하면, 알칼리 콜라겐으로 이루어진 폐포를 분해하면서 숨쉬기가 어려워지고 기침하게 된다(肺爲欬). 간은 담즙을 통제해서 신경을 통제한다. 그래서 간이 문제가 되면, 뇌 신경이 문제가 되면서, 뇌 신경을 자극하게 되고, 같은 말(語)을 계속 중얼거리는 병에 걸린다(肝爲語). 비장이 과부하가 걸리면, 위산이 과다하게 되고, 이 과다 분비된 위산이 역류하면서 신물이 넘어온다. 이 신물을 계속 삼키는 것을 탄(吞)이라고 한다(脾爲吞). 뇌척수액을 책임지고 있는 신장이 문제가 되면, 척수의 척수액이 산성으로 기울고 척수 신경이 흥분한다. 이어서 척수 신경은 횡격막을 수축시키고, 수축한 횡격막은 횡격막과 근육으로 연결된 어깨 부위를 수축시킨다. 이 상태를 벗어나기 위해서 자꾸 기지개를 켠다(欠). 또, 수축한 횡격막은 기도를 압박하면서, 하품과 재채기를 유발한다(爲欠爲嚔). 위장은 위산을 이용해서 인체 내부의 과잉 산을 배출하는 곳이다. 그런데 위산이 과다 분비되면, 토한다(爲氣逆). 과잉 산으로 인해서 위장 근육이 경직되면, 헛구역질을 한다(爲噦). 위장이 분비하는 위산(HCl)과 신장이 배출하는 염($NaCl$)은 과잉 산을 염소(Cl^-)라는 도구를 이용해서 배출한다는 것을 보여준다. 그래서 위장에 문제가 생겨서 위산 분비에 문제가 생기면 염소(Cl^-)는 위산이 아닌 염($NaCl$)으로 신장을 통해서 배출된다. 그런데 신장이 염을 배출할 때는 먼저 부신에서 공포 호르몬인 아드레날린이 분비되고 이것이 알도스테론(Aldosterone)으로 변하고, 이것이 신장을 조종해서 염을 배출시킨다. 그래서 결국에 위산 분비에 장애가 오면, 거꾸로 부신이 고생하면서 공포 호르몬인 아드레날린을 과다 분비시키고 공포(恐)를 만들어내게 된다(胃爲氣逆爲噦爲恐). 소장과 대장이 있는 소화관에서 산이 과잉되면, 대장과 소장의 점막들은 수축되고, 이어서 소화관 내용물들은 소화 흡수가 잘 안 되고 그대로 체외로 배설된다. 이것이 설사이다(大腸小腸爲泄). 삼초는 복막과 장간막을 보유하고 있는데, 이 막들은 섬유아세포를 보유하고 있고, 이 섬유아세포들은 과잉 산을 만나면 콜라겐을 만들어서 중화한다. 그러면 이때 만들어진 삼투압 기질인 콜라겐은 수분을 저류시킨다. 그래서 만일에 하초에 과잉 산으로 인한 과부하(溢)가 일어나면 수분(水)은 당연히 저류된다(下焦溢爲水). 방광(膀胱)이 기능을 제대로 하지 못하면(不利), 방광 결석증(癃)이 생긴다. 즉, 방광이 산을 제대로 처리하지 못하면 방광이 처리하는 염이 산-알칼리 반응을 일으키면서 방광 결석(鹽:calculus:結石)을 만들어 낸다(膀胱不利爲癃). 방광에서 뇨를 배출하는 요로와 전립선은 방광 정맥총으로 둘러싸여 있는데, 산이 과잉되면, 이 정맥총에 산성 정맥혈이 모이면서 방광 괄약근을 건드리게 되고, 이어서 이 괄약근이 조여지지 않고(不約) 풀리면서, 결국에 요실금(尿失禁)이 일어난다(爲遺溺). 담(膽)이 문제가 되면 간(肝)이 만들어낸 산성인 담즙을 처리하지 못하게 된다. 그러면 신경 간질액의 산도를 조절하는 산성(酸性) 담즙은 신경 간질에 정체하게 되고 이어서 이들은 신경을 과흥분시킨다. 즉, 이때 신경이 날카로워지는 것이다. 그래서 이때는 조그마한 일에도 분노가 폭발한다(膽爲怒). 이것들이 오장의 오기가 일으키는 5가지 병증들이다(是謂五病). 여기에 예시된 병증들은 극히 일부에 불과하다. 즉, 얼마든지 오장에 따라서 여러 가지 병증을 예시할 수 있다.

五精所幷, 精氣幷於心則喜, 幷於肺則悲, 幷於肝則憂, 幷於脾則畏, 幷於腎則恐, 是謂五幷, 虛而相幷者也.

이 구문들은 호르몬 생리학의 정수를 볼 수 있는 문장들이다. 오장의 정기인 알칼리(五精)가 어우러지는 장소가 따로 있다(五精所幷). 심장의 주요 에너지원은 자유 지방산(Free Fatty Acid:FFA)이기 때문에, 심장에 자유 지방산의 원활한 공급은 아주 중요하다. 심장은 이 자유 지방산을 이용함으로써 최고의 과잉 산 중화

기관이 될 수가 있다. 그런데 기분이 좋아서(喜) 웃는다거나 하면, 뇌에서 웃음 호르몬인 엔돌핀(endorphin)이 분비되고, 이 엔돌핀은 중성지방을 분해해서 FFA를 만든다(23-1, 23-2). 그러면 심장은 여유를 가지고 산을 중화할 수가 있게 된다. 그래서 심장에서 정기(精)가 어우러지면(幷), 기쁨이 표출된다(幷於心則喜). 폐는 적혈구와 만나는 장소이기 때문에, 폐는 숙명적으로 헤모글로빈이 보유하고 있는 산화철(Fe^{3+})을 처리한다. 이 산화철은 행복 호르몬인 도파민(dopamine)을 만들 때 필수 물질이기 때문에, 폐에 문제가 생기면 알칼리인 산화철(Fe^{3+})은 산성인 환원철(Fe^{2+})로 바뀌고, 이어서 산화철이 필요한 도파민 생성은 중단된다(23-3). 그래서 폐에 병이 들면, 기분이 우울해지게 되는데, 그 이유는 행복 호르몬인 도파민을 폐가 만들지 못하기 때문이다. 그래서 폐에서 정기(精)가 어우러지면, 슬픔이 표출된다(幷於肺則悲). 간에 문제가 있을 때는 우울증(憂鬱症:depressive disorder)이 온다. 우울증은 갑상선 호르몬과 관계가 깊은데, 이 갑상선 호르몬은 간 기능에 많은 영향을 받는다. 그래서 간이 나빠지면 갑상선 호르몬에 이상이 오고, 결국에 우울증으로 발전한다(23-4). 간과 우울증 문제는 멜라토닌(Melatonin) 등등 여러 가지 호르몬과 연관성이 있으나 현재로서는 갑상선 호르몬이 제일 큰 인자인 것 같다. 그런데 일반적으로 보면 우울증은 뇌 신경 문제로 귀결된다. 그런데 간은 담즙을 통해서 뇌 신경을 통제한다. 그래서 간이 문제가 되면 우울증이 올 가능성이 있다. 스트레스를 받으면 산성인 호르몬의 분비가 자극되면서 간질에는 과잉 산이 쌓인다. 그러면 비장은 이 산성 간질액을 처리하면서 과부하에 걸리면 즉시 신장으로 이 과잉 산을 떠넘겨버린다. 그러면 신장은 이 과잉 산을 처리하는데, 부신의 도움을 받게 되고, 이때 분비되는 호르몬이 스트레스 호르몬인 코티졸(Cortisol)이다. 즉, 스트레스가 호르몬을 거쳐서 비장을 거쳐서 신장의 부신까지 온 것이다. 이때 부신에서는 두려움(Fear)을 대표하는 호르몬인 코티졸(Cortisol)을 분비한다. 그래서 산성 간질액을 중화 처리하는 비장이 문제가 되면, 부신의 두려움(畏:Fear)의 호르몬인 코티졸이 분비된다(23-5, 23-6). 그래서 비장에서 정기가 어우러지면 두려움(畏:Fear)이 표출된다(幷於脾則畏). 사람이 공포에 떨면 신경이 곤두선다. 그러면 뇌척수액은 산성으로 기울고, 이 산성 뇌척수액을 전담 처리하는 신장은 과부하에 걸린다. 그러면 신장에서는 공포 호르몬인 아드레날린이 분비되고 이 아드레날린이 알데스테론(Aldosterone)으로 변해서 신장에 있는 과잉 산을 방광으로 배출시킨다. 그래서 공포에 질리면 소변이 자기도 모르게 배출된다(23-7). 그래서 신장에서 정기(精)가 어우러지면 공포가 표출된다(幷於腎則恐)는 것이다. 이를 이르러 오장에서 정기인 알칼리가 어우러지는 5가지라고(五幷) 한다(是謂五幷). 만일에 해당 오장이 약해지면(虛) 산과 알칼리가 오장에서 서로 어우러진다(虛而相幷者也). 즉, 해당 오장이 알칼리 부족으로 이 과잉 산을 처리하지 못하게 되면, 해당 오장에 있는 세포들은 다른 선택을 하게 되는데, 바로 과잉 산을 호르몬이라는 도구를 이용해서 세포 밖으로 버려버린다. 그러면 호르몬을 받은 간질은 산성으로 기운다. 그래서 호르몬은 세포가 과잉 산을 처리하는 도구이며, 그래서 호르몬은 항상 산성이 될 수밖에 없는 것이다. 여기서 호르몬 생리학의 정수도 볼 수 있지만, 황제내경의 품격도 볼 수 있다.

五藏所惡, 心惡熱, 肺惡寒, 肝惡風, 脾惡濕, 腎惡燥, 是謂五惡.

오장이 싫어하는 것이 따로 정해져 있다(五藏所惡). 이 문장들을 다시 말하자면, 오장은 과잉 산을 싫어한다는 말을 오장의 생리 기능에 맞춰서 표현한 것이다. 심장은 과잉 산을 중화시키는 핵심 장소로서 기능하면서, 그 결과물로 열(熱)이 발생한다. 그러나 열이 어느 한계를 넘어서면 인체 단백질을 변성시켜서 인체 생리 기능을 망쳐버린다. 즉, 정상 체온(body temperature:體溫)인 섭씨 36.5도를 넘어서면 문제가 발생한다. 심장은 그렇지 않아도 열이 많은 기관인데, 여기에 열을 추가한다면, 심장은 바로 죽는다. 심장이 열을 싫어(惡)하는 이유이다(心惡熱). 참고로 체온(體溫)은 온(溫)이지 열(熱)이 아니다. 그래서 심장에서 열이 난다는 것은 정상 체온을 넘어서서 열이 발생하는 것을 말한다. 즉, 과잉 산의 중화를 의미한다. 폐는 철을 다루는 기관인데, 폐에 해가 되는 철은 산성인 환원철(Fe^{2+}:酸性鐵)이다. 이 환원철은 전자를 격리한 염(鹽)이다. 염은 열의 원천인 전자를 격리하기 때문에 당연히 한(寒)을 만들어낸다. 이 말들을 다시 정리하면, 폐는 산성철(酸性

鐵:Fe^{2+}:寒)을 싫어한다는 것이다. 사실 오장 모두 과잉 산을 좋아하지는 않는다. 즉, 폐가 과잉 산을 싫어한다는 말을 폐의 생리와 연결해서 말한 것이다(肺惡寒). 간은 소화관에서 올라오는 산(酸:風)을 다루는 기관이다. 산이 과하면 지방으로 중화시켜서 지방간을 만들어낸다. 그런데 간이 이를 지방으로 전환하지 못하면, 간에서는 과잉 산을 알칼리 콜라겐 섬유로 중화하면서 대신에 섬유화가 진행되면서 간경화(肝硬化:hepatocirrhosis)로 간다. 당연히 간은 과잉 산(風)을 좋아할 리가 없다(肝惡風). 여기서 풍(風)은 바람(風)이 아니라 정맥혈로 들어간 과잉 산(風)이다. 간은 간문맥을 통해서 정맥혈을 통제하기 때문에, 간에서 산이 과잉되면, 간은 풍을 만들어내기가 아주 쉬운 조건을 보유하고 있다. 그래서 간에 풍(風)을 배정한 것이다. 즉, 간의 생리 기능에 맞춰서 과잉 산(酸)을 풍(風)으로 표현했다. 그래서 간은 당연히 풍을 싫어한다(肝惡風). 그런데 여기서 풍(風)을 찬바람으로 이해해도 뜻은 통한다. 찬바람은 간질을 수축시키고, 이어서 산성 간질액의 소통을 막게 되고 이어서 신경을 과부하시키고 이어서 산성 담즙이 과다하게 만들어지게 되고, 이 산성 담즙을 의무적으로 처리해야 하는 간은 짜증이 날 것이다. 그래서 간은 찬 바람(風)을 좋아할 리가 없을 것이다(肝惡風). 비장은 간질액에 쌓인 과잉 산을 받아서 중화시키는 기관이다. 그런데 장하처럼 습기가 많아지면, 이 습기가 피부 호흡을 막아버리고, 이어서 간질에 쌓인 과잉 산은 피부를 통해서 증발이 안 되고, 간질에 쌓이면서 비장을 괴롭히게 된다. 당연히 비장은 습기를 싫어할 수밖에 없다(脾惡濕). 신장이 과잉 산으로 인해서 과부하가 걸리면, 이 과잉 산을 처리하기 위해서 신장에 붙어 있는 부신이 작동을 시작한다. 이 과정에서 각종 스테로이드 호르몬이 부신에서 분비가 되면서 과잉 산을 중화시킨다. 그러면 당연하게 열이 발생한다. 그러면 당연히 신장은 수분 증발로 인해서 건조(燥)해진다. 그래서 신장이 건조해지는 것을 싫어한다(腎惡燥)는 말은 과잉 산을 싫어한다는 말을 은유적으로 표현한 것이다. 이를 이르러 오오(五惡)라고 한다. 즉, 오장이 싫어하는 5가지 생리라는 것이다(是謂五惡).

五藏化液, 心爲汗, 肺爲涕, 肝爲淚, 脾爲涎, 腎爲唾, 是謂五液.

오장은 각각 다른 액체(液) 화합물(化)을 만들어 낸다(五藏化液). 심장이 과잉 산인 전자를 중화시키면 3가지가 나온다. 즉, 물(H_2O), 열(熱), 빛(神明)이 만들어진다. 이때 나오는 물이 땀으로 배출된다(心爲汗). 涕(체)는 눈물과 콧물을 말한다. 눈물관이 콧물 관으로 통하기 때문에 즉, 비루관(鼻淚管:nasolacrimal duct)으로 통하기 때문에 눈물 콧물이 같이 나온다. 그런데 이 눈물의 원천은 뇌척수액이다. 폐는 산성 간질 체액을 최종 처리하는 기관이다. 그래서 폐가 막히면 산성 간질 체액의 최종 처리가 정체되면서, 뇌척수액도 정체가 되고, 콧물(涕)이 되어서 코로 흘러나온다(肺爲涕). 다르게 해석할 수도 있다. 폐는 기도를 통해서 코를 통제하므로, 폐가 문제가 되어서 이산화탄소를 제대로 처리하지 못하면, 코점막이 상하면서 콧물이 나올 수도 있다. 그리고 간은 산성 담즙을 통제해서 뇌 신경을 통제한다. 즉, 간도 담즙을 통해서 뇌척수액의 산성도에 개입한다. 그래서 간이 문제가 되면, 이 산성 담즙이 뇌에서 정체된다. 특히, 눈은 뇌 신경에서 제일 많은 신경을 공급받고 있다. 그래서 눈은 뇌 신경과 아주 밀접한 관계를 갖는데, 뇌 신경이 과잉 산에 시달리면, 당연히 눈도 과잉 산에 시달리게 된다. 즉, 뇌 신경의 과잉 산이 신경을 통해서 눈까지 전가되는 것이다. 눈은 이 과잉 산을 받아서 중화시키면서 당연히 물(H_2O)을 만들게 되고, 이것이 눈물이 된다. 결국, 간 문제가 눈물로 표출된 것이다(肝爲淚). 뇌를 많이 쓰다 보면, 자기도 모르게 눈에서 눈물이 나오는 이유이기도 하다. 涎(연)은 침이다. 침은 간질 체액이 분비선에서 구강으로 흘러나오는 것이다. 비장은 간질에서 나오는 체액을 맨 먼저 통제하는 기관이다. 침을 통제하는 것은 간질 체액이고, 간질 체액을 통제하는 것은 비장이다(脾爲涎). 그래서 비장이 침을 만들어낸다(脾爲涎)고 한 것이다. 唾(타)는 끈끈한 점성이 있는 타액이다. 즉, 타액(唾液)이 涎(연)과 다른 것은 점성도가 있다는 것이다. 이 점성을 신장이 공급한다. 타액이건 무엇이건 간에 체액의 점성은 모두 체액의 산도(酸度)가 결정한다. 이 모든 체액에는 산성인 호르몬을 담고 있다. 그래서 산성인 호르몬 분비가 과잉되면, 인체의 체액은 점성이 높아질 수밖에 없다. 그러면 입안으로 분비되는 호르몬 중에서 제일 많은 호르몬은 무엇일까? 바로 스트레스를 받으면, 신장의 부신에서 분비되는 호르몬인 코티졸이다. 그래서 스트레스를 받아서 긴장하면, 입이 쩍쩍 마른다고 표현하는데, 이것은 입이 마른 것이 아니고 타액의 점성이 높아진 것이다. 그래서 점성이 높은 타액(唾液)을 신장이 만든다(腎爲唾)고 한 것이다. 정확히 말하면, 신장의 일부인 부신이 만든 것이다. 이를 이르러 오장이 만들어내는 5가지 체액(五液)이라고 한다(是謂五液).

五味所禁, 辛走氣, 氣病無多食辛. 鹹走血, 血病無多食鹹. 苦走骨, 骨病無多食苦. 甘走肉, 肉病無多食甘, 酸走筋, 筋病無多食酸. 是謂五禁, 無令多食.

오미의 과식을 금지하는 이유(所)가 있다(五味所禁). 매운맛(辛)으로 대표되는 휘발성 지방산은 휘발성 물질을 다루는 폐로 자연스럽게 모여든다. 그리고는 폐에서 산(酸)과 반응하고 산을 수거해서 중화해준다. 그런데 산(酸)은 에너지인 전자(電子)를 보유하고 있다. 이 에너지인 전자를 보유한 물질을 동양의학에서는 기(氣)라고 표현한다. 즉, 산성 물질이 기(氣)이다. 그래서 산을 너무 과하게 중화를 시켜도 에너지 고갈로 인해서 인체는 힘을 쓸 수가 없다. 즉, 기(氣)를 너무 많이 제거해 버려도 인체는 마비가 되어버린다. 에너지로 움직이는 인체에 에너지가 부족(氣病)하니 당연한 결과이다. 당연한 순리로 에너지가 너무 과해도 병이 든다. 주로 병의 원인은 에너지 과잉 즉, 산 과잉이므로 오미를 적당히 이용해서 이 과잉 산을 중화시킨다. 그런데 치료를 하는 이 오미가 과잉되면, 에너지를 너무 많이 제거해버리는 결과를 가져온다. 그래서 폐에 좋은 매운맛도 너무 과하게 섭취하면, 기(氣)인 에너지를 너무 과하게 수거해서 중화시키기 때문에(辛走氣), 에너지가 부족해서 힘들어하는 기병(氣病) 환자에게는 매운맛을 너무 과하게 섭취시켜서는 안 된다(氣病無多食辛). 짠맛(鹹)으로 대표되는 소금(NaCl)은 알칼리인 나트륨(Na^+)과 산성인 염소(Cl^-)로 구분이 된다. 그래서 너무 짜게 먹으면, 이 염소(Cl^-)가 산(酸)을 공급하면서 문제를 일으킨다. 인체의 체액은 산도가 올라가면 점성이 높아진다. 인체에 있는 많은 유기 물질들은 산(酸)이 전자를 주면, 이를 받아서 환원되고 이어서

ester 현상이 일어나면서, 유기 물질의 경도(硬度:hardness)가 높아진다. 체액에서 이 현상이 일어나면, 점성이 높아지는 것이다. 특히, 혈액이나 간질에 상주하고 있는 콜라겐은 점도에 아주 민감하게 반응한다. 그래서 소금을 과잉 섭취하게 되면, 염소인 산이 과잉 공급되면서, 혈액을 포함해서 체액의 점도를 높여버린다. 그러면 점도가 높아진 혈액은 당연히 정체된다. 이 상태를 보고 혈병(血病)이라고 말한다. 그래서 짠맛(鹹)은 혈액을 정체시키기 때문에(鹹走血), 혈병(血病)이 있는 환자에게 는 너무 짜게 먹여서는 안 된다는 것이다(血病無多食鹹). 쓴맛은 과잉 산을 수거해 서 심장으로 가서 중화시킨다. 이 쓴맛이 나는 장쇄지방산이 심장에 너무 많이 공급되면, 심장도 받아들이는 데 한계가 있으므로, 이는 다른 곳으로 갈 수밖에 없다. 이 성분은 지방이기 때문에, 당연히 림프를 택하게 되고, 림프 안에서 중화된다. 그러면 림프에 있는 알칼리는 고갈이 되고 만다. 림프에 알칼리를 공급하는 기관은 다름 아닌 뼈에 들어있는 골수이다. 즉, 림프에서 알칼리가 고갈된다는 말은 골수가 고갈된다는 말과 같은 뜻이다. 당연히 뼈가 상한다. 그래서 쓴맛(苦)을 너무 많이 먹으면 뼈를 상하게 하므로(苦走骨), 뼈에 병(骨病)이 있는 환자는 쓴맛의 음식을 너무 과하게 섭취하면 안된다(骨病無多食苦). 단맛(甘)으로 대표되는 당(糖)은 비장이 과잉 산을 중화할 때 3탄당을 제공해서 지방으로 과잉 산을 중화할 수 있게 해준다. 그러나 이것이 과하면 지방을 너무 많이 만들게 되고, 그러면 지용성 성분을 유통하는 림프(肉)는 곧바로 과부하에 걸리고 만다. 그래서 단맛을 너무 과용하면 림프(肉)의 과부하를 유도하므로(甘走肉), 림프에 병(肉病)이 있는 환자는 단맛이 나는 영양소를 너무 많이 먹어서는 안된다(肉病無多食甘). 식초로 대표되는 신맛(酸)은 산(酸)이기 때문에 에너지를 보유하고 있다. 그런데 간을 지나면서 이 산은 중화되고, 이어서 알칼리 케톤으로 변한다. 그리고 이 알칼리 케톤은 다시 인체안에 있는 과잉 산을 수거해서 지방이 되면서 중화시킨다. 그런데 에너지인 전자가붙은 이 신맛(酸)을 너무 과하게 섭취하면 간(肝)도 알칼리 케톤으로 변화시키는 데 한계가 있을 수밖에 없다. 그러면 신맛에 붙은 전자는 그대로 인체로 공급되고, 이어서 이제 신맛은 과잉 산으로서 작동하게 된다. 신맛이 공급한 이 과잉 산은 이제 근육(筋)의 콜라겐을 분해해서 중화된다. 그래서 과잉 섭취된 신맛은 당연히 근육에 문제를 일으킨다. 그래서 신맛을 과하게 섭취하면 간이 통제하는 근육에 문제를 일으키기 때문에(酸走筋), 근육에 병(筋病)이 있는 환자는 신맛을 과하게 섭취해서는 안 된다(筋病無多食酸). 이것이 오미의 과식을 금지하는 5가지 이유이다(是謂五禁, 無令多食). 과식은 이것들 외에도 수없이 많은 문제를 일으킨다.

五病所發, 陰病發於骨, 陽病發於血, 陰病發於肉, 陽病發於冬, 陰病發於夏, 是謂五發.

음양이 일으키는 음병과 양병은 5가지 경우(所)에 일어난다(五病所發). 먼저 음과 양을 정의해 보자. 양(陽)은 잘 알다시피 과잉 산이다. 음(陰)은 잘 알다시피 알칼리이다. 그런데 음병(陰病)과 양병(陽病)을 말할 때 명확히 구분하라고 하면 말이 길어진다. 즉, 이들을 잘 모른다는 뜻이다. 음병과 양병의 정의를 보면, 양병은 열(熱)이 핵심이고 음병은 허(虛)와 한(寒)이다. 열은 과잉 산이 중화되면서 나온다. 한은 열의 원천인 전자를 격리한 것이고, 허(虛)는 알칼리가 부족한 것이다. 음병을 정확히 구별하자면, 과잉 산이 존재할 때 산소나 미네랄 같은 일반적인 알칼리가 부족하면, 최후의 수단으로 알칼리 콜라겐을 이용해서 과잉 산을 중화시키는데, 이 알칼리 콜라겐이 문제를 일으키는 것을 말하는 것이다. 이것이 음병의 실체이다. 콜라겐이 알칼리이기 때문에 당연히 음(陰)이 되고, 병을 일으키기 때문에, 음병(陰病)이라고 하는 것이다. 결국에 음병도 원인은 과잉 산이다. 결국, 음병이나 양병이나 모두 과잉 산이 원인의 근본이다. 이 알칼리 콜라겐이 일으키는 음병(陰病)의 핵심은 콜라겐은 분자가 크기 때문에 간질의 소통을 막아버린다는 것이다. 그러면 동맥이고 정맥이고 할 것 없이 모두 막혀버린다. 즉, 음병은 양병보다 훨씬 더 심각하다는 것이다. 그래서 음병은 알칼리 콜라겐을 만들 수 있는 환경이 되어야만 일어난다. 알칼리 콜라겐을 제일 잘 만드는 인자는 바로 줄기세포나 섬유아세포이다. 이 두 세포는 아주 흡사하다. 이에 관해서는 이야기가 너무 길어지기 때문에 더는 언급은 피한다. 그런데 인체에서 줄기세포가 제일 많은 곳이 뼈 안에 상주하고 있는 골수이다. 그래서 음병은 당연히 뼈에서 잘 일어날 수밖에 없다(陰病發於骨). 그런데 뼈의 골수는 뇌척수액이라는 림프(肉)를 통제한다. 그래서 음병은 골수가 아닌 림프(肉)에서도 잘 일어날 수밖에 없다(陰病發於肉). 여름은 극심한 일조량과 극심한 무더위로 인해서 간질에 산성인 호르몬을 많이 분비시키면서 간질액을 순식간에 산성으로 만들어버린다. 그러면 간질에 과잉 산이 쌓이게 되고, 이어서 이 과잉 산은 간질에 있는 알칼리 콜라겐을 분해해서 중화된다. 이 콜라겐들은 간질을 막아서 많은 음병을 만들어낸다. 그래서 여름은 음병을 만들어낼 수밖에 없다(陰病發於夏). 이번에는 과잉 산이 원인인 양병(陽病)으로 가보자. 대개의 과잉 산은 산성인 호르몬의 과다 분비로 인해서 간질에 존재한다. 그런데 간질은 알칼리 동맥혈이 뿜어지는 공간이다. 여기서 과잉 산이 너무 과하면, 혈전이 만들어지고, 더 심하면 정맥혈로 들어가서 풍(風)이라고 하는 괴물을 만들어낸다. 즉, 과잉 산이 만들어내는 양병은 대부분 혈액과의 반응에서 발병한다(陽病發於血). 겨울은 과잉 산을 염(鹽)으로 격리해서 중화한다. 그런데 겨울은 일조량이 적기 때문에, 청색광의 공급도 적게 되고 당연히 과잉 산을 중화시키는 CRY의 활동도 저조하다. 그래서 겨울에 염으로 저장이 안 된 과잉 산이 존재한다면, 이들은 곧바로 문제를 일으킨다. 그래서 겨울은 양병이 일어날 수밖에 없다(陽病發於冬). 이것이 양병과 음병이 일어나는 5가지 경우이다(是謂五發).

五邪所亂, 邪入於陽則狂, 邪入於陰則痺, 搏陽則爲巓疾, 搏陰則爲瘖, 陽入之陰則靜, 陰出之陽則怒, 是謂五亂.

오사가 분란을 일으키는 이유(所)가 따로 정해져 있다(五邪所亂). 계절에 따라 과잉 산으로 인해서 나타나는 오사(五邪)가 산(酸)인 양(陽)을 간섭(入)하면, 결국에 산 과잉이 되고, 이 과잉 산은 간질에 쌓이게 되고 이어서 신경을 타고 뇌 신경으로 전달된다. 그 결과로 뇌 신경의 과부하로 인해서 광기(狂)가 발생한다(邪入於陽則狂). 이번에는 산(酸)인 오사(五邪)가 알칼리인 음(陰)을 간섭(入)하면, 이 둘은 서로 반응해서 간질에서 응집물을 만들어낸다. 여기서 알칼리인 음(陰)은 알칼리 동맥혈(血)을 의미하기 때문에, 결국에 혈액(血)이 간질에서 엉켜서 비증(痺證)이 된다(邪入於陰則痺). 이번에는 오사(五邪)가 산(酸)인 양(陽)을 간섭(入)하는 데 아주 강하게 간섭(搏)

하면, 과잉 산의 강도가 아주 거세지면서 광기(狂)를 넘어서서 전질(巓疾)에까지 이른다(搏陽則爲巓疾). 이번에는 오사(五邪)가 알칼리인 음(陰)을 간섭(入)하는데, 아주 강하게 간섭(搏)하면, 간질에 엉킨 혈액(血)은 더 많아지게 되고, 결국에 산성 간질액을 최종 중화 처리하는 폐에 부담을 주면서 기침을 강하게 하게 되고, 결국에 기침으로 인해서 목소리가 잘 안 나오는 후음(喉瘖)에 걸리고 만다(搏陰則爲瘖). 오사가 양을 간섭(入)했는데, 그 결과 음이 판을 치면 즉, 알칼리가 강해서 산(酸)인 양(陽)을 모두 중화시켜버리면, 인체는 아무 이상 없이 조용해진다(陽入之陰則靜). 그러나 오사가 알칼리인 음(陰)을 고갈(出)시켜 버리면, 양의 판이 된다. 즉, 산 과잉이 된다. 그러면 이 과잉 산은 간질에 쌓이게 되고, 결국에 간질에 뿌리를 둔 신경을 과흥분시키게 되고, 이어서 신경이 날카로워 지면서 조그만 일에도 분노가 폭발하게 만든다(陰出之陽則怒). 이것을 오사가 일으키는 5가지 분란이라고 한다(是謂五亂).

五邪所見, 春得秋脈, 夏得冬脈, 長夏得春脈, 秋得夏脈, 冬得長夏脈, 名曰陰出之陽, 病善怒不治, 是謂五邪, 皆同命, 死不治.

오사가 나타나는 이유(所)가 있다(五邪所見). 봄은 일조량이 늘면서 가을과 겨울에 축적한 염(鹽)을 서서히 중화시키는 계절이다. 정반대로 가을은 일조량이 줄면서 봄과 여름에 만들어진 공간에 과잉 산을 염(鹽)으로 서서히 축적하는 시기이다. 그런데 산을 중화시켜야 할 봄에 가을처럼 축적한다면(春得秋脈), 이는 인체에 알칼리가 부족해서, 봄에 간질로 흘러나온 과잉 산을 중화하지 못하고 있다는 암시이다. 이번에는 가을과 겨울에 염으로 축적해둔 과잉 산을 완전히 소비시켜야 하는 여름에 거꾸로 겨울처럼 축적만 한다면(夏得冬脈), 이는 여름에 과잉 산을 중화시킬 알칼리가 완전히 고갈되었다는 암시를 준다. 장하는 토성의 차가운 기운이 여름이 만들어 준 수증기를 응고시켜서 장마를 만드는 시기이다. 즉, 장하는 토성의 차가운 기운 때문에, 과잉 산의 축적을 서서히 준비하는 시기이다. 이런 시기에 과잉 산을 서서히 중화시키는 봄과 같은 현상이 일어난다면(長夏得春脈), 산이 과잉이라서 여전히 과잉 산을 중화할 수밖에 없는 상황인 것이다. 즉, 여름에 과잉 산을 완전히 중화시키지 못하고 장하까지 이월된 과잉 산이 남아있다는 암시를 준다. 즉, 산 과잉이다. 가을은 과잉 산을 서서히 축적하는 시기인데, 이때 여름처럼 과잉 산을 활발히 중화하고 있다면(秋得夏脈), 여름에 과잉 산을 충분히 중화하지 못해서 여전히 과잉 산이 존재한다는 암시를 주고 있다. 즉, 산 과잉이다. 겨울은 거의 모든 과잉 산을 염으로 저장하는 시기이다. 이런 겨울에 여름처럼 과잉 산을 중화하고 있다면(冬得長夏脈), 이는 과잉 산이 염으로 축적을 하고도 남을 만큼 넘쳐흐른다는 암시를 주고 있다. 즉, 산 과잉이다. 이 다섯 가지 경우의 공통점은 하나이다. 앞의 두 경우는 산이 과잉이어서 알칼리가 고갈된 상태이고, 뒤의 세 경우는 이미 알칼리를 고갈시켜서 산이 과잉인 상태이다. 결국, 답은 알칼리 고갈로 인해서 산이 과잉이라는 뜻이다. 즉, 알칼리인 음(陰)의 고갈(出)로 인해서 산(酸)인 양(陽)이 판을 치고 있는 것이다(名曰陰出之陽). 맥은 계절을 따르기 때문에, 이 상태를 맥(脈)으로 표현하고 있을 따름이다. 이렇게 과잉 산(陽)이 판을 치고 있으면, 결과는 간질에 산(酸)이 쌓일 수밖에 없다. 간질에 쌓인 이 과잉 산은 간질에 뿌리를 둔 신경에 의해서 처리가 되면서, 이어서 신경은 과흥분되고 이어서 신경은 날카로워지게 되고, 결국에 어떻게 해볼 수도 없이(不治) 조그마한 일에도 분노(怒)가 폭발한다(病善怒不治). 이 상태를 5가지 계절에 나타나는 오사(五邪)라고 부른다(是謂五邪). 모두가 다 같은 운명을 맞이한다(皆同命). 즉, 어떻게 해볼 수도 없이(不治) 죽는다(死不治). 결국, 산 과잉으로 인해서 죽는다는 뜻이다.

五藏所藏, 心藏神, 肺藏魄, 肝藏魂, 脾藏意, 腎藏志, 是謂五藏所藏.

오장에서 중화(藏)되는 것(所)이 따로 있다(五藏所藏). 심장은 전자(神)를 중화시킨다. 즉, 심장은 자유 지방산을 이용해서 Uncoupling으로 많은 전자(神)를 중화(藏)한다(心藏神). 그 결과로 열(熱)이 생성된다. 혼백(魂魄)에서 혼(魂)은 눈에 보이지 않는 신(神:電子)을 말하고 따라서 산(酸:神:電子)을 의미하며, 백(魄)은 인체 같은 물질을 말하며, 따라서 알칼리를 의미한다. 폐는 알칼리(魄)를 소비(藏)한다(肺藏魄). 폐는 산성 체액을 최종적으로 받아서 중화시키고, 알칼리화된 동맥혈을 좌 심장으로 보내기 때문에, 알칼리(魄)를 소비(藏)할 수밖에 없다(肺藏魄). 간은 산(魂)을 중화(藏)시킨다. 간은 간문맥을 통해서 소화관에서 들어온 모든 산(魂)을 중화(藏)시킨다(肝藏魂). 비장은 기(意:氣:酸)를 중화(藏)시킨다. 意(의)를 중국어 사전에서 찾아보면, 기(氣)라는 뜻이 있다. 즉, 비장은 산성 간질액에 있는 과잉 산(意:氣)을 중화시킨다(脾藏意). 신장은 감정(志)을 중화한다. 志(지) 자를 사전에서 찾아보면, 감정(感情)이라는 뜻이 있다. 신장은 산성 뇌척수액을 중화(藏)시켜서 뇌를 진정시킨다. 즉, 감정(志)을 중화(藏)한다(腎藏志). 이를 이르러 '오장에서 중화(藏)되는 것(所)이 따로 있다'라고 말한다(是謂五藏所藏).

五藏所主, 心主脈, 肺主皮, 肝主筋, 脾主肉, 腎主骨, 是謂五主.

오장(五藏)은 주관(主)하는 체액(所)이 각각 따로 있다(五藏所主). 심장은 동맥혈로 동맥(脈)을 주관한다(心主脈). 즉, 심장은 좌(左) 심장을 통해서 알칼리 동맥혈을 동맥에 실어서 이를 간질로 뿜어낸다. 폐는 산성 간질액을 최종 중화 처리한다. 그래서 폐는 피부(皮)와 접한 간질액을 최종 통제해서 피부(皮)를 통제한다(肺主皮). 다르게 해석할 수도 있다. 폐는 이산화탄소를 호흡을 통해서 처리하는데, 피부도 피부 호흡을 통해서 이산화탄소를 체외로 배출한다. 그래서 폐는 이산화탄소 대사를 통해서 피부를 통제한다. 그리고 간은 근(筋)을 통제한다(肝主筋). 여기서 근(筋)은 이중적 의미를 담고 있다. 근(筋)을 사전에서 찾아보면 근육(筋)이라는 의미와 정맥(筋)이라는 의미가 있다. 그래서 여기서는 근(筋)을 이중적 의미로 쓰기 위해서 근육(筋肉)이라는 말을 안 쓰고 그냥 근(筋)이라고만 썼다. 간은 담즙을 통해서 신경을 통제하고 이어서 근육(筋)을 통제하며, 간문맥을 통해서는 정맥혈(筋)을 통제한다. 그런데 간은 정맥혈의 산도(酸度)를 조절해서 근육(筋肉)도 조절할 수가 있다. 정맥혈관에는 정맥의 산도에 따라서 움직이는 특수 수축 근육이 붙어 있다. 이 근육이 정맥혈관에 붙은 근막(fascia:筋膜)을 움직여서 주위의 근육을 통제할 수 있다. 그래서 여기서 나오는 근(筋)에는 많은 의미가 함축되어 있다. 그래서 이 구문 전체의 맥락과 같이 맞춰서 해석하면, 간은 정맥혈(筋)을 통제해서 정맥 근육을 통제하고 이어서 근육(筋)을 통제한다(肝主筋)로 해석하는 것이 맞는 것 같다. 그리고 비장은 림프액(肉)을 받아서 처리하는 기관이다. 그래서 비장은 림프액(肉)을 통제해서 림프(肉)를 통제한다(脾主肉). 그리고 신장은 뼈 안에 들어있는 뇌척수액(cerebrospinal fluid:腦脊髓液)의 산도를 조절해서 뼈(骨)를 통제한다(腎主骨). 이것이 오장이 주관하는 체액을 통해서 통제(主)하는 인체 부위이다(是謂五主). 이 구문들에서 핵심은 오장이 각각 통제하는 5가지 체액이다. 오장이 통제하는 이 5가지 체액을 모른다면, 어떻게 인체가 오장에 의해서 통제가 되는지를 모른다. 그래서 이 구문들은 짧지만, 아주 중요한 부분이다. 즉, 이 구문들이 하찮게 보일지 모르겠지만, 동양의학의 핵심 중에서 핵심을 말하고 있다. 동양의학은 기혈(氣血)의 순환(循環)이 전부이다. 즉, 기 순환과 체액 순환이 전부이다. 기(氣)는 눈에 보이지 않는 전자(電子:神)를 말하며, 혈(血)은 체액을 말한다. 이 두 가지가 모두 체액을 통해서 순환되고 막히고 한다. 동양의학에서 이 두 가지를 알면 즉, 기 순환과 체액 순환을 알면 더는 배울 게 없다.

五勞所傷, 久視傷血, 久臥傷氣, 久坐傷肉, 久立傷骨, 久行傷筋, 是謂五勞所傷.

무리(勞)를 주는 다섯(五) 가지는 해를 입히는 데(所)가 따로 있다(五勞所傷). 오랜 노동(視)은 혈액에 문제를 일으킨다. 視(시)는 중국어 사전에 보면 '일을 한다'라는 뜻이 있다. 오랜 시간 노동하면, 근육과 신경을 많이 쓰면서 산성인 호르몬 분비가 많아지고 간질에 산이 축적되고, 이 산성 체액은 혈류로 흘러들고 이어서 혈액을 산성화시킨다. 정확히 말하면, 산성 정맥혈을 만들어내서 혈을 상하게 한다(久視傷血). 운동을 안 하고 오래 누워있으면, 체액 순환이 안 되면서 에너지인 기(氣)의 순환도 잘 안 된다. 즉, 기가 막히는 상기(傷氣) 현상이 일어난다(久臥傷氣). 체액 중에서 정맥혈이나 림프액은 순환하는데 운동이 필수이기 때문이다. 결국, 누워만 있으면, 체액 순환이 막히고 이어서 기의 순환도 막힌다. 에너지인 기(氣)도 체액이 싣고 다닌다는 사실을 상기해보자. 림프액(肉)은 지용성 성분이라서 쉽게 순환이 안 된다. 그래서 오랜 시간 앉아 있게 되면, 당연히 하체의 림프 순환은 막히고 만다(久坐傷肉).

오래 서 있으면 뼈에 무리가 가면서 당연히 뼈는 손상된다(久立傷骨). 오래 걸어가면 근육을 많이 사용하기 때문에, 당연히 근육을 상하게 만든다(久行傷筋). 이것을 이르러 오로(五勞)가 상해를 입히는 곳(所)이 따로 있다고 말한다(是謂五勞所傷).

五脈應象, 肝脈弦, 心脈鉤, 脾脈代, 肺脈毛, 腎脈石, 是謂五藏之脈.

오장맥은 대응되는 상태(象)가 각각 따로 있다(五脈應象). 여기서 상(象)은 병이 있을 때 나타나는 현상을 말한다. 즉, 상(象)은 징후(徵候)를 말한다. 그러면 당연히 뒷 문장들은 병을 표현하고 있을 것이다. 그래서 여기에 나오는 문장들은 겉으로 보면, 그냥 평범한 맥의 문제인데, 찬찬히 들여다보면, 고혈압을 원인별로 나누어 설명하고 있다. 게다가 의미가 아주 함축적이다. 현대의학은 고혈압을 심장 문제 하나로 끝내지만, 실제는 그렇지 않다. 동양의학의 정수를 볼 수 있는 구문들이다. 동양의학에서는 고혈압을 다루지 않는다고 말하곤 한다. 그러나 동양의학은 기혈의 순환이 핵심인데, 상식적으로 생각해도 말이 안 되는 것이다. 바로 그 고혈압 문제를, 이 구문들이 다루고 있다. 어렵지만 아주 재미있는 구문들이다. 인체 해부를 보고 맥의 이름을 따 왔기 때문이다. 먼저 해부학에서 오장을 보면 특징이 하나씩 있는데, 그 모습들을 그대로 따다가 맥에 이름을 붙였다. 간은 세로로 힘줄이 지나가는데, 그 모습이 악기의 현(絃)이나 활시위의 현(弦)을 닮았다. 그래서 간이 문제가 있을 때 맥을 현맥(弦脈)이라고 하는데, 현맥의 정의를 보면 '가야금 줄을 누를 때와 같은 감을 주는 맥을 말하는데 양맥(陽脈)에 속한다. 현맥은 간담병(肝膽病)의 기본맥이다'라고 나와 있다. 간이 문제가 있어서 비대해지면, 간의 낫인대(falciform ligament:弦:絃)는 팽팽해진다. 현맥(弦脈:絃脈)은 낫인대의 상태를 그대로 묘사한 것이다(肝脈弦). 구맥(鉤脈)은 심장의 판막을 본떴는데, 심장의 판막(valve:瓣膜)을 보면 밭고랑(鉤)처럼 생겼다. 심장에 부종이 오면, 맨 먼저 판막이 굳어지고, 혈류가 역류하면서 판막을 톡톡 치받는다. 구맥(鉤脈)의 정의를 보면 '약간 딴딴한 감을 주면서 홍대(洪大)하고 톡톡 치받치는 맥을 말한다'라고 나와 있다. 심장부종 때 판막의 문제를 그대로 묘사한 것이 구맥(鉤脈)이다. 그래서 심장에 문제가 있어서 나타나는 맥이 구맥(鉤脈)이다(心脈鉤). 심장의 구맥(鉤脈)을 기능적으로 다르게 해석할 수도 있다. 구(鉤)는 대구(帶鉤)의 준말이다. 대구(帶鉤)는 허리 혁대를 조이는 버클(buckle)을 말한다. 그래서 심장이 문제가 되면, 심근이 강하게 수축하면서, 심장을 압박하는 것이 버클이 혁대를 조이는 것과 같은 모습을 보이는 것이다. 그래서 이때 심장의 맥상을 구맥(鉤脈)이라고 한다. 그리고 폐에 부종이 생겨서 나타나는 맥이 모맥(毛脈)이다. 毛(모)는 기관지 폐포에 있는 섬모(纖毛:Cilia)을 말한다. 이 섬모는 폐에서 굉장히 중요한 역할을 한다. 알칼리 콜라겐으로 이루어진 섬모가 과잉 산으로 인해서 망가지면, 삼투압 기질인 콜라겐이 만들어지고, 이때 폐에서는 자연스럽게 부종이 생긴다. 섬모의 역할을 보면 '폐포의 표면에는 끈적끈적한 점액질이 있어서 공기 중의 먼지와 같은 불순물을 걸러내고, 폐포의 섬모는 빗자루가 되어 매 순간 폐포를 청소한다. 섬모는 폐 속에서 단 일순간도 일을 멈추지 않습니다'라고 정의하고 있다. 폐가 망가지면 폐부종이 되는데, 맨 먼저 이 섬모들이 망가진다. 그래서 이 상태를 맥상에서는 부허(浮虛)라고 표현한다. 부허(浮虛)를 사전에서 찾아보면 부종(浮腫)이라고 나온다. 그래서 모맥(毛脈)은 폐의 부종을 나타낸다(肺脈毛). 신장의 맥을 석맥(石脈)이라고 한다. 그러면 석맥은 신장의 무슨 모습을 본떠서 지은 이름일까? 해부학에서 신장의 사구체(glomerulus:絲球體) 단면도를 보면, 석류(石榴:pomegranate) 과일하고 정확히 같은 모습을 하고 있다. 신장의 사구체 단면도는 소름이 끼칠 정도로 석류와 닮아 있다. 그래서 신장의 석맥(石脈)은 신장이 부종일 때 나타나는 맥이다. 석맥의 특징을 보면 침활(沈滑)한 맥상(脈狀)이다. 침(沈)이란 가라앉은 것이고, 활(滑)은 미끄럽다는 것이다. 무엇이 가라앉고, 무엇이 미끄럽다는 말인가? 신장은 염(鹽)을 담당한다. 염은 산으로써 체액의 점성을 높인다. 그래서 이때 맥을 측정하면, 당연히 활발하지가 못하게(沈) 나온다. 물을 연수(軟水)와 경수(硬水)로 나누는데, 경수는 염(鹽)이 많은 물로서 매우 미끄럽다. 그래서 신장이 부종일 때 나타나는 석맥(石脈)은 신장 기능 부전으로 인해서 혈액에 염이 그대로 순환하기 때문에, 나타나는 현상을 묘사한 것이다(腎脈石). 이제 나머지 하나가 남았는데, 바로 비장맥인 대맥(代脈)이다. 비장의 모양을 보면 代(대)를 형용할 수 있는 모습이 해부학상에서는 나타나지 않는다. 이 비장맥을 정확히 표현한 맥이 완맥(緩脈)이다. 緩(완)은 비장에 부종이 와서 비장이 축 늘어진(緩) 상태를 묘사한 것이다. 여기서 완맥(緩脈)은 맥(脈)이 올 때 이완(弛緩)되어 느슨하게 나오는 병맥(病脈)을 말한다(脾脈代). 이것을 한마디로 오장맥(五藏脈)이라고 한다(是謂五藏之脈). 여기서 나오는 공통점은 모두 부종이라는 사실이다. 부종은 간질 체액의 정체를 의미한다. 그러면 간질로 알칼리 동맥혈을 밀어내는 심장에 심각한 문제가 발생하는데, 이것이 바로 고혈압이다. 혈액이 뿜어지는 간질에 간질액이 정체되어서 막혀있으니, 심장은 혈액을 간질로 밀어내는데 엄청난 저항을 받게 된다. 그래서 당연히 심장은 고혈압에 시달릴 수밖에 없다. 현대의학은 고혈압 문제를 심장과 혈관에만 맞춘다. 그러나 동양의학은 체액을 통제하는 오장 모두에 맞추고 있다. 합리적인 생각임에 틀림이 없다. 여기서 나오는 것이 폐성 고혈압(Pulmonary hypertension), 간성 고혈압(Portal hypertension), 신장성 고혈압(Renovascular hypertension), 비장성 고혈압(Splenomegaly in Portal Hypertension)이다. 비장성 고혈압은 심장이 혈액을 뿜어내는 간질이 비장의 과부하로 인해서 막힐 때 일어난다. 그래서 동양의학에서는 심장이 문제가 되면 빨리(急) 단것(甘)을 먹여서 비장을 치료하라고 한다. 비장성 고혈압의 또 다른 원인은, 비장이 산성 체액을 간으로 보내는데, 간이 과부하가 걸리면 비장도 과부하에 걸리면서 비장성 고혈압에 걸리기 때문에, 간이 된다. 결론은 오장의 다섯 가지 맥을 오장의 병리에 맞춰서 분류한 것이다(五脈應象). 즉, 이 구문들은 고혈압을 원인별로 구분한 것들이다. 이편(篇)은 황제내경이 바라보는 인체 생리학의 정수를 볼 수 있는 부분이다.

이 편(篇)은 동양의학의 근간을 모두 담고 있다. 즉, 현대의학 생리학과 대비되는 동양의학 생리학을 다루고 있다. 여기서 추가로 기술을 해야 할 게 있다. 바로 진맥(診脈)의 원리와 경(經)의 원리이다. 우리는 진맥을 할 때 통상적으로 동맥의 맥박만 가지고 진맥을 한다고 아주 심각한 착각을 하고 있다. 혈관의 굳어(堅) 있는 정도와 체액의 액상(滑) 정도 그리고 맥의 파장(長) 정도를 가지고 진맥을 하는 것도 상당히 좋은 방법임에 틀림이 없다. 그러나 황제내경이 추구하는 근본을 좇아서 맥상을 측정하는 방법을 알아보자. 황제내경이 추구하는 근본은 체액의 순환이다. 그러면 맥상도 당연히 체액의 순환에 맞춰야 한다. 그러면 어떻게 해야 맥상을 체액의 순환에 맞출 수가 있을까? 지금까지는 황제내경에서 말하는 오장의 체액을 정확히 구분해서 기술하지를 못했다. 그러나 이제는 오장마다 취급하는 체액의 구분이 명확해졌기 때문에, 이에 따라서 체액에 따른 맥상을 정립할 수가 있게 되었다. 먼저 오장맥을 보자. 간맥은 현맥(弦脈)이고, 심장맥은 구맥(鉤脈)이고, 비장맥은 완맥(緩脈)이고, 폐맥은 모맥(毛脈)이나 부맥(浮脈)이고, 신장맥은 석맥(石脈)이나 활맥(滑脈)이다. 이 맥들은 바로 앞에서 설명한 것처럼, 해부학을 이용해서 이름을 지은 것들이다. 그런데 이 이름들은 체액의 액상(液狀)을 그대로 본떠서 지은 이름이기도 하다. 그래서 진맥은 동맥 하나로 측정하지만, 체액의 액상을 고려하면, 오장의 질병 상태를 모두 측정이 가능해진다. 체액의 액상은 오장이 만들어내거나 처리하는 5가지 물질과 관계가 있다. 이 5가지 물질은 원칙적으로는 해당 오장에서 곧바로 처리된다. 그러나 오장이 문제가 되면, 해당 물질은 혈류를 타고 전신을 돌아다닌다. 그래서 진맥은 이 5가지 물질을 손가락으로 감지하는 것이다. 이 5가지 물질을 손가락으로 감지하기 위해서는 먼저 혈액 분석이 우선되어야 한다. 그리고 이 혈액의 상태를 표준 규격에 맞춰서 구분해줘야 한다. 이것이 바로 오장에 병이 있을 때 나타나는 오장맥이다. 즉, 오장의 병맥(病脈)을 오장이 책임지거나 만들어내는 물질을 가지고 판단하는 것이다. 그래서 진맥(診脈)은 손가락으로 하는 혈액 분석(blood analysis:血液分析)이다. 즉, 혈액이 보유하고 있는 5가지 물질을 미리 정해진 표준에 따라서 손가락으로 감지하는 것이 진맥(診脈)이다. 먼저 간은 단백질을 취급하면서 아민기를 떼어내서 처리하기 때문에, 암모니아(Ammonia)가 나온다. 이 암모니아가 근육을 수축시킨다(23-8). 이 원리를 이용한 것이 현맥(弦脈)이다. 즉, 암모니아가 근육을 수축시킨다는 사실을 이용해서 손목의 가로 근육의 수축 정도를 재는 것이 관맥(關脈)으로서 현맥(弦脈)이다. 그래서 현맥(弦脈)은 간이 만들어낸 암모니아라는 물질을 가지고 간의 병리를 측정하는 것이다. 간의 암모니아 문제를 현대의학에서는 간 수치로 결정한다. 간 수치는 모두 아미노산의 아민기 분리에 따른 질소의 변화를 측정하는 것이다. 그래서 간에 문제가 있으면, 당연히 암모니아의 처리가 지연되면서, 이 암모니아는 근육을 수축시키게 되고, 이 여파는 손목 가로 근육에서 표현되고, 이때 손목 가로 근육에서 관맥을 측정하면 악기의 현(弦)처럼 팽팽하게 된 현맥(弦脈)이 나온다. 이보다 더 과학적일 수는 없다. 이제 심장으로 가보자, 심장은 전기(전자의 흐름)를 다루는 기관이다. 이 전기인 전자는 압전기를 이용해서 파장을 만들어낸다. 그런데 전자가 과잉되면, 심장 근육에서 활동전위가 강하게 일어나면서, 심장의 근육이 버클(鉤)이 조이는 것처럼 굳어버린다. 이 굳어진(鉤) 상태가 그대로 파장을 통해서 전해진다. 이때 심장맥을 측정하면 심근의 굳어진(鉤) 상태 때문에 맥을 재는 지점의 혈관도 딴딴하게(鉤) 굳어서 구맥(鉤脈)이 나온다. 즉, 구맥(鉤脈)은 심장에서 전자가 과잉이라는 사실을 말해주고 있다. 즉, 심장이 다루는 동맥혈에 전자가 과잉이라는 암시를 주고 있는 맥이 구맥(鉤脈)이다. 이는 완벽한 과학이다. 이제 비장맥으로 가보자. 비장은 지방 같은 지용성 성분을 다룬다. 그래서 비장이 문제가 되면, 이 지용성 지방 성분들이 혈액 속에서 떠다니게 된다. 그러면 이때 혈액의 상태는 물처럼 흐르는 것이 아니라 혈액에 적체된 지방 때문에, 혈액의 점도가 높아져서 혈액이 걸쭉해져서 축 늘어진(緩) 상태로 흐른다. 혈액의 이 상태를 손가락으로 감지해서 나온 맥이 비장의 완맥(緩脈)이다. 즉, 완맥(緩脈)은 혈액에 지방 성분이 과다하게 존재한다는 암시를 주는 맥상인 것이다. 즉, 지방을 처리하는 비장에 문제가 있다는 암시를 주는 맥이다. 이제는 폐로 가보자. 폐(肺)는 산소나 이산화탄소처럼 기체(gas:氣體)를 다루는 기관이다. 그래서 폐가 문제가 되면, 폐에서 산소와 교환이 되어야 할 이산화탄소라는 기체가 혈액 안에 잡혀 있게 된다. 그러면 당연한 순리로 혈관은 이산화탄소(CO_2)라는 기체 때문에 부풀어(浮) 오른다. 이때 맥을 측정하면 폐맥(肺脈)인 부맥(浮脈)이 나온다. 즉, 부맥(浮脈)은 혈액 안에 이산화탄소라는 기체가 적체되어 있다는 암시를 주는 것이다. 즉, 부맥은 이산화탄소를 처리하는 폐(肺)에 문제가 있다는 것이다. 이보다 더 과학적일 수는 없다. 이번에는 신장으로 가보자. 신장은 염(鹽)을 다룬다. 물은 연수(軟水)와 경수(硬水)로 나누어지는데, 경수는 염(鹽)이 많은 물로서 매우 미끄럽다(滑). 즉, 신장이 문제가 있어서 염(鹽) 처리하지 못하게 되면, 이 염은 혈액을 따라서 전신을 돌아다닌다.

이때 동맥에서 맥을 측정하면 맥상은 미끄럽게(滑) 나온다. 즉, 신장에서 염 처리를 제대로 하지 못하고 있다는 암시를 준다. 이것이 신장의 활맥(滑脈)이다. 이렇게 해서 동맥 하나만 가지고서도 오장의 병적인 상태를 모두 측정할 수가 있는 것이다. 지금까지 맥 이론은 화석에 가까웠다. 그러나 체액 이론을 대입하면, 드디어 쥬라기 공원(Jurassic Park)이 된다. 이 5가지 맥상을 기본으로 해서 응용하면, 여러 가지 맥상이 추가로 나오게 된다. 그래서 진맥(診脈)은 정확한 비침습적 혈액 분석(blood analysis:血液分析)이다.

이제 경(經)으로 가보자. 오수혈(五輸穴)과 낙혈(絡穴)은 이미 설명했다. 경(經)을 다른 말로 절(節)이라고 표현한다. 절(節)은 조절(調節:control)한다는 뜻이다. 경(經)도 조절한다는 뜻이 있다. 그러면 경(經)은 무엇을 조절한다는 말인가? 하나씩 풀어 보자. 먼저 간(肝)은 담즙을 통해서 신경(神經)을 조절한다. 심장(心)은 혈관을 통해서 혈액(血液)을 조절한다. 비장은 림프(肉)를 통해서 림프절을 조절한다. 폐는 간질액을 통해서 피모(皮)를 조절한다. 신장은 뇌척수액을 통해서 골수(骨髓)를 조절한다. 여기서 공통은 이 오장들이 자기 임무를 수행하면서 과부하에 걸리면, 면역(免疫:衛氣)을 불러서 자기의 과부하를 해결한다는 사실이다. 그런데 오장마다 이용하는 면역이 다르다는 사실이다. 아마 이 사실을 아는 사람은 드물 것이다. 그리고 오장마다 다른 면역은 오장이 만들어내거나 처리하는 물질과 연관이 있다는 사실이다. 이 지점에서 동양의학과 황제내경의 진수를 또다시 볼 수 있다. 그리고 이는 최첨단이라고 자랑하는 현대의학이 감히 넘볼 수 없는 아주 높은 수준의 면역 의학을 보여준다.

먼저 간(肝)으로 가보자. 간은 단백질을 분해해서 과잉 산을 중화한다. 그래서 간은 산이 과잉되면 단백질을 만들기보다는 분해해서 과잉 산을 중화시킨다. 간(肝)이 과부하가 걸리면 나타나는 면역 세포는 주로 신경(神經)에 존재하는 성상 세포(星狀細胞:astrocyte:Satellite cell)의 한 종류인 쿠퍼 세포(Kupffer cell)이다. 이 쿠퍼 세포는 간에 상주하고 있다. 그래서 쿠퍼 세포는 단백질을 만들기보다는 분해를 잘한다(23-9). 즉, 산 과잉 때 단백질을 분해하는 간 기능에 맞춰진 면역 세포가 쿠퍼 세포이다. 그런데 쿠퍼 세포가 아무리 힘이 세다고 해도 간으로 밀려 들어오는 엄청난 양의 산성 담즙을 포함해서 다른 산성 물질들을 모두 책임질 수는 없다. 그러면 어떻게 해주어야 간에서 이 부담을 덜 수가 있을까? 방법은 간단하다. 다른 곳에 있는 쿠퍼 세포와 같은 종류의 면역을 이용하는 것이다. 쿠퍼 세포(Kupffer cell)는 성상 세포(astrocyte)의 한 종류이다. 즉, 간에 있는 쿠퍼 세포를 도와서 간의 과부하를 줄여줄 수 있는 면역 세포는 바로 성상 세포(astrocyte)이다. 이 성상 세포는 거의 모두 신경절(神經節)에 존재한다(23-10). 그래서 과부하가 걸린 간을 도와주려면, 신경절에서 면역을 자극하면 된다. 즉, 신경절에서 쿠퍼 세포와 같은 종류인 성상 세포를 활성화해주면 되는 것이다. 이렇게 해주면 간에 도착해서 중화되어야 할 과잉 산은, 간에 도착하기 전에 미리 중화된다. 그러면 간은 당연히 과잉 산 중화의 부담을 한층 덜어낼 수가 있게 되고, 이어서 간 기능은 정상으로 되돌아온다. 그런데 이들 면역 세포의 원천은 모두 림프인 골수이다. 그래서 근본적으로 간의 면역을 도와주기 위해서는 간과 골수 사이를 연결한 림프절을 선택해서 바로 그 림프절에서 면역을 자극해줘야 여기서 활성화된 면역이 곧바로 간으로 가게 된다. 그래서 간의 면역을 근본적으로 해결하려면, 이 핵심지점을 알아야 한다. 그리고 이 핵심지점이 자동으로 간경(肝經)의 위치가 된다. 즉, 간경(肝經)의 위치는 자동으로 간과 연결된 림프절(Lymph Node:淋巴節)이 된다. 이어서 간과 음양 관계에 있는 담경(膽經)도 같은 원리로 엮인 림프절(Lymph Node:淋巴節)이 면역 활성의 핵심지점이 된다. 이 간경이나 담경의 특징은 간이나 담을 직접 도와줄 수 있는 면역이 있는 곳이다. 즉, 간과 담에 병이 생겨서 이 둘을 도와줄 때나, 이 둘과 상생(生) 또는 상극(克) 관계를 맺고 있는 병을 치료할 때는 이 림프절을 자극해서 면역을 활성화해줘야 한다는 것이다. 이것이 간경과 담경의 구조와 구성과 기능이다. 여기서 다시 한번 강조할 것은 체액 순환을 통해서 면역력을 향상시키는 수혈(兪穴)인 낙혈(絡穴)과 면역 자체를 직접 활성화해서 면역력을 향상시키는 경혈(經穴)은 반드시 구분할 줄 알아야 한다는 사실이다. 이어서 수혈(兪穴)인 낙혈(絡穴)에'만' 사용되는 무자법(繆刺法)과 경혈(經穴)에'만' 사용되는 거자법(巨刺法)도 구별할 줄 알아야 한다. 그러면 경락(經絡)이라는 개념을 정확하게 아는 것이다. 지금까지는 수혈(兪穴)의 개념과 경혈(經穴)의 개념을 혼동해서 사용해 왔다. 분명히 기능이 너무 다른데도 말이다. 이렇게 되면 드디어 동양의학이 체액 순환의 의학이며 동시에 면역 의학이라는 사실이 명확히 드러나게 된다. 물론, 둘 다 면역력을 향상시키기는 하나, 방법이 다르다. 면역력이란 체액을 알칼리화시키는 것이라는 사실을 상기해보자. 면역 세포는 과잉 산을 미토콘드리아를 통해서 물로 중화시켜서 체액을 알칼리화시키고, 체액 순환은 알칼리 체액을 순환시켜서 산성 체액을 희석하고 결국 체액을 알칼리로 만들어서 면역력을 향상시킨다.

이제 심장으로 가보자. 심장은 지방산을 에너지로 이용한다. 즉, 심장은 자유 지방산을 가지고 Uncoupling을 수행해서 전자를 중화시킨다. 그러면 심장이 과부하가 걸렸을 때 제일 먼저 작동하는 면역 세포는 누구일까? 바로 T-세포(T-Cell)이다. 즉, T-세포가 심혈관을 보호하는 주요 면역 세포이다(23-11). 물론 다른 면역 세포도 작동한다. 당연히 이 T-세포는 심장이 에너지로 쓰는 자유 지방산이 있어야 작동한다(23-12). 그리고 심장은 전기인 전자로 작동되기 때문에 당연히 전자가 만들어내는 활성산소인 ROS를 많이 만들어낸다. 이 ROS가 또 T-세포를 활성화시킨다(23-13, 23-14). 즉, 심장과 T-세포는 여러 측면에서 관계하고 있다. 그래서 심장이 과부하가 걸렸을 때 T-세포가 잠자고 있는 지점을 찾아서 면역을 활성화해주면 된다. 이 지점이 심장의 경혈(經穴)이다. 이 경혈에서 면역을 활성화해주면 활성화된 면역은 심장으로 가서 심장을 돕게 된다. 그래서 심경(心經)의 위치는 자동으로 심장과 연결된 림프절(Lymph Node:淋巴節)이 된다. 물론, 이 림프절은 뼈에 있는 골수에서 나온 림프절이다. 이 골수 림프는 뼈 구멍을 통해서 나오기 때문에 동양의학은 뼈 구멍의 위치를 자세히 설명하고 있기도 하다. 그리고 심장과 음양 관계인 소장경(小腸經)의 위치도 같은 원리로 파악된다. 이것은 완벽한 과학이다. 이것이 심장경과 소장경의 구조와 구성과 기능이다.

이제 비장으로 가보자. 비장(脾)은 림프(肉)를 통제한다. 그리고 비장은 당(糖)을 분해해서 지방으로 과잉 산을 중화한다. 그래서 비장에서 활동하는 면역 세포도 이 두 가지 특성을 보유하고 있어야 한다. 즉, 비장을 도우려면 지방 대사와 당

대사에 아주 탁월한 능력을 보유한 면역 세포여야 한다. 그게 누구일까? 바로 대식세포(大食細胞:macrophage)이다(23-15). 이 대식세포는 포도당 분해와 지방 대사가 핵심이다(23-16). 즉, 비장이 하는 대사와 대식세포가 하는 대사가 정확히 같다. 그리고 이 대식세포가 제일 많이 사는 곳이 림프절이다(23-17). 그래서 비장이 문제가 되어서 힘겨워하면, 림프절에서 면역을 자극해서 비장을 도와주면, 비장은 과잉 산의 중화 부담을 던다. 즉, 비장으로 들어가는 과잉 산을 림프절에서 활성화된 면역으로 미리 제거해주게 되면, 비장은 그만큼 부담을 덜게 된다. 그러면 비경(脾經)은 자동으로 파악된다. 그리고 비장과 음양 관계인 위경(胃經)도 자동으로 파악된다. 즉, 림프절(淋濫節:lymph node)이다. 이것이 비장경과 위장경의 구조와 구성과 기능이다.

이제 폐로 가보자. 폐(肺)는 간질액을 통제해서 피모(皮)를 통제한다. 즉, 폐가 피부를 통제한다는 것이다. 이때 폐가 피부를 통제하는 주요 도구는 피부 호흡이다. 이 피부 호흡의 핵심은 이산화탄소(CO_2)이다. 즉, 피부도 폐와 똑같이 이산화탄소 대사를 한다. 물론 그 양은 폐와 비교하면 적은 양이다. 그러나 폐가 문제가 되면 상황은 급변한다. 즉, 피부 호흡이 굉장히 중요해진다. 그래서 폐가 망가지면 피부도 이 산성인 이산화탄소 때문에 망가진다(23-18, 23-19). 이 산성인 이산화탄소는 적혈구를 파괴한다. 이때 산성인 환원철(鐵:Fe^{2+})이 만들어진다. 그래서 폐와 피부는 철염(鐵鹽)을 다루는 기관이 된다(23-20, 23-21). 피부는 각질로 환원철을 내보낸다(23-22, 23-23). 그러면 폐를 도와주는 면역은 철염 대사와 관계가 있어야 한다. 그게 누구일까? 바로 수지상 세포(Dendritic Cell)이다. 수지상 세포는 철 항상성 조절에 관여한다(23-24). 그래서 수지상 세포는 폐에서 활동하는 주요 면역 세포이다(23-25). 물론, 다른 여러 면역 세포도 같이 활동한다. 그러면 이 수지상 세포가 활동하는 공간은 폐(肺) 외에 어디일까? 폐는 피부를 통제하기 때문에 피부에도 있어야 한다. 그곳은 진피이다. 즉, 진피(眞皮)에서 제일 활동을 잘하는 면역 세포가 수지상 세포이다(23-26, 23-27). 그런데 이 면역 세포도 결국은 골수 림프에 그 기원을 두고 있다. 그래서 골수에서 나온 림프절이 폐경(肺經)이 된다.

물론 폐와 음양을 이루고 있는 대장경(大腸經)도 같은 원리가 적용된다. 그러면 폐경(肺經)과 대장경(大腸經)의 위치는 자동으로 파악이 된다. 그래서 폐가 과잉 산때문에 힘들어하면, 바로 이 림프절에서 수지상 세포를 활성화해주면, 폐는 과잉산 중화에서 부담을 던다. 이것이 폐경과 대장경의 구조와 구성과 기능이다.

이제 신장으로 가보자. 신장은 뼈 안에 있는 뇌척수액을 통제해서 골수(骨髓:bone marrow)를 통제한다. 골수는 잘 아시다시피 면역의 중추이다. 그런데이 골수가 부신과 신장에도 있다는 사실이다(23-28, 23-29). 그래서 당연히 신장에서 면역은 골수 면역과 연계가 된다. 그리고 신장은 뇌척수액을 통제해서 골수를 통제한다. 결국에 신장이 과잉 산으로 인해서 과부하가 걸리면 신장을 돕기 위해서는 골수에서 나오는 림프절에서 골수 면역을 자극해주면, 신장은 과잉 산 중화의 부담을 던다. 골수에서 흐르는 뇌척수액이 림프라는 사실을 상기해보자. 잘알다시피, 이 골수는 신장이 처리하는 염을 만들 수 있는 염(鹽) 재료의 보고이다.즉, 신장이 염 처리로 골머리를 앓고 있을 때, 골수 면역을 자극해주면, 신장에서처리해야 할 염이 골수에서 처리가 되면서, 신장은 염 처리에서 부담을 던다. 그러면 자동으로 신경(腎經)과 방광경(膀胱經)의 위치가 파악된다. 즉, 뼈에서 나오는림프절이 이 두 기관의 경(經)이 된다. 그래서 방광경은 등 쪽 척추뼈를 타고 올라간다. 그리고 신장경은 뼈에서 나오는 림프가 합류하는 흉관(胸管:thoracic duct)부근 림프절이 된다. 그래서 신경(腎經)은 림프액을 최종적으로 처리하는 흉관이있는 복부 쪽에 있을 수밖에 없다. 여기서 과잉 산이 신장으로 들어가기 전에 면역으로 미리 중화시켜주면, 신장은 과잉 산의 중화 부담을 덜게 된다. 이것이 신경과 방광경의 구조와 구성과 기능이다.

이렇게 오장은 면역을 이용해서 과잉 산을 중화시킨다. 그래서 오장의 원혈(原穴)은 모두 토(土)로써 림프절에 해당한다. 원혈 문제는 나중에 추가로 다룬다. 림프는 면역의 핵심으로써 오장을 잘 도와줄 수 있기 때문이다. 물론 이 림프절들은뼈에서 나온 것들이다. 이제 기항지부(奇恒之腑)로써 오장육부에 소속되지 않는 특수기능을 담당하는 6개의 장기인 뇌(腦), 수(髓), 골(骨), 맥(脈), 담(膽), 여자포(女子胞)에 작용하는 기경팔맥(奇經八脈)을 보자.

대맥(帶脈)은 대맥(帶脈), 오추(五樞), 유도혈(維道穴) 등 교회혈(交會穴)과 장문(章門)을 가지고 있다. 앞의 3개는 담경(膽經)의 혈자리이고, 장문(章門)은 간경(肝經)의 혈자리이다. 그런데 대맥에 병이 생기면, 배가 더부룩하게 불러 오르고, 물속에 앉은 느낌이며, 여자는 하복통과 월경이 고르지 못하고 이슬이 생긴다고 한의학 대사전은 말하고 있다. 하나씩 풀어보자. 대맥(帶脈)은 기경팔맥(奇經八脈)에서 여자포(女子胞)를 담당한다. 그 이유는 다음과 같다. 여자포는 자궁과 난소를 모두 포함하는 단어이다. 이 두 기관에서 핵심은 성호르몬인 에스트로겐의 분비이다. 이 에스트로겐은 에스트론(Estrone)이라는 강알칼리로 존재하고 있다가 과잉 산이 발생하면, 이 과잉 산을 수거해서 에스트라디올(Estradiol)이 된다. 그러면 이 물질은 전해질이 되고, 당연히 삼투압 기질이 되면서 수분을 잔뜩 끌어안게 된다. 그런데 이 에스트라디올은 최종적으로 간에서 중화 처리가 되어서 담에서 체외로 배출된다. 그래서 간과 담이 문제가 되면, 삼투압 기질인 에스트라디올의 배출이 막히면서, 수분이 정체하게 되고, 이어서 배가 더부룩하게 불러 오르고 물속에 앉은 느낌을 준다. 이렇게 에스트라디올이 간과 담에서 처리가 안 되면, 당연히 하복통과 월경이 고르지 못하고 이슬이 생긴다. 그 이유는 에스트라디올은 알콜(Alcohol)로서 산(酸)이다. 그래서 당연히 자궁이 자리하고 있는 하복부에서는 정체된 에스트라디올로 인해서 하복통이 일어나고 자궁의 대사는 엉망이 되고 만다. 그 결과 월경이 고르지 못하고 이슬이 생긴다. 결국에 간과 담과 자궁과 난소는 서로 긴밀하게 연계가 될 수밖에 없다. 그래서 간과 담과 자궁과 난소는 이런 식으로 생리학적으로 연결이 되며 대맥(帶脈)이 존재하는 이유이다. 그래서 대맥(帶脈)은 기항지부(奇恒之腑)에서 담(膽)과 여자포(女子胞)의 연결을 맡는 경락이 된다. 추가로 대맥은 간이 통제하는 하복부 정맥총을 연결하는 경로도 된다. 결국에 대맥은 간과 담이 통제한다. 그리고 간과 담은 음부와 연결된 이 정맥총들을 통해서 음부를 다스리게 된다.

선명오기(宣明五氣)

충맥(衝脈)은 척추와 회음 그리고 신장경을 따라서 구성된다. 또, 충맥은 월경과 밀접하게 관계하며 임신과 관계된다. 또, 혈해(血海)라고도 하며 경맥지해(經脈之海)라고도 한다. 그리고 온몸의 기혈을 조절한다. 하나씩 풀어보자. 충맥의 핵심은 뇌척수액을 조절하는 신장이다. 혈해(血海)에서 해(海)는 모인다는 뜻과 큰 그릇이라는 뜻이 있다. 즉, 뇌척수액에 잠겨있는 골수(骨髓:bone marrow)는 혈구아세포(血球芽細胞:hematopoiesis)인 조혈(造血) 세포를 보유하고 있다. 그래서 충맥이 통제하는 경(經)들은 뇌척수액과 관계하기 때문에 당연히 골수를 통제하게 되고 이어서 조혈 세포를 통제하게 된다. 그래서 충맥은 혈해(血海) 즉, 혈액을 만들어내는 조혈 세포를 가지고 있는 큰 그릇(海)이다. 그래서 충맥(衝脈)을 혈해(血海)라고 한다. 또, 이 골수는 모든 면역 세포들의 근원이다. 그리고 모든 면역 세포들이 활동하는 장소가 경(經)이다. 그래서 충맥(衝脈)은 모든 면역이 활동하는 경(經)에 면역을 제공하며, 조혈 세포를 작동시켜서 혈액을 만들므로 인해서, 혈관(脈)에 들어있는 혈액을 공급하기 때문에, 종합적으로 경맥지해(經脈之海)라고 부른다. 그래서 충맥(衝脈)은 온몸의 기(氣)와 혈(血)을 조절한다고 말한다. 여기서 기(氣)는 면역자극점인 경(經)에 공급되는 위기(衛氣)를 말한다. 마지막으로 충맥은 회음(會陰)인 포궁(胞宮:자궁)에서 시작된다. 그러면 자궁과 뇌척수와는 무슨 관계가 있다는 말이다. 뇌척수에는 골수가 있는데, 이 골수 건강과 에스트로겐이 아주 밀접하게 연관이 되어있다. 즉, 에스트로겐이 과잉 산을 수거해서 제거해주므로서 골수의 면역은 보존이 되고 골수는 건강해진다. 또, 반대로 골수가 건강하면 면역이 건강해지게 되고 이 건강한 면역은 과잉 산을 잘 조절하기 때문에, 에스트로겐이 과잉 산 때문에 소비되어야 할 이유가 없어진다. 그래서 골수와 회음부는 서로 상부상조하는 관계가 된다. 그래서 충맥은 월경과 밀접하게 관계하며 임신과 관계된다. 자세한 기전은 논문을 참고하면 된다(23-30). 또, 이에 관해서 많은 논문이 나와 있다. 그래서 충맥(衝脈)은 기항지부(奇恒之腑)에서 맥(脈)과 수(髓)와 골(骨)과 여자포(女子胞)의 연결을 맡는 경락이 된다. 이것이 충맥의 기전이다.

임맥(任脈)은 스테로이드(Steroid) 호르몬이 핵심이다. 임맥은 임주포태(任主胞胎) 즉, 자궁과 태아를 주관한다. 즉, 임신은 스테로이드인 여성 호르몬이 핵심이기 때문이다. 이 스테로이드의 흐름을 따라가다 보면, 임맥이 나온다. 인체에서 스테로이드를 제일 많이 만드는 세 곳이 있다. 하나는 생식기인 회음(會陰)이고, 또 하나는 신장에 붙은 부신(副腎)이고, 마지막이 단(膻)인 흉선(胸腺)이다. 그래서 임맥은 회음(會陰), 신장에 통하는 석문(石門)과 수분(水分)을 거치고, 흉선인 옥당(玉堂)을 거친다. 이 스테로이드 호르몬은 지용성이기 때문에, 당연히 림프를 거쳐서 소통한다. 그래서 족태음비경을 포함한다. 그리고 부신이 붙은 신장이 처리하는 뇌척수액도 림프라는 사실을 상기해보자. 그리고 비장은 림프액을 처리하면서 스테로이드도 만들어내는 흉선을 통제한다는 사실도 상기해보자. 또, 스테로이드 호르몬은 최종적으로 간에서 처리된다. 그래서 간경을 거친다. 그리고 간은 대맥에서 보았듯이 하복부 정맥총을 통해서 음부도 통제한다. 마지막으로 앞에서 본 것처럼, 골수와 스테로이드 호르몬은 상부상조의 관계이기 때문에 골수와 관련이 있는 신장경과 연결된다. 그래서 임맥은 족삼음경을 모두 거친다. 또, 임맥은 음유맥을 거치게 되는데, 음유맥 자체가 간경과 비경과 신경을 모두 거치기 때문에, 당연한 일이다. 이렇게 해서 임맥은 온몸의 삼음경(三陰經)을 조절하는 경맥(經脈)이 된다. 이에 따라서 관련된 양경(陽經)도 거치게 된다. 그래서 이때 생기는 병은 남자의 생식기 문제인 산증(疝症), 여자의 생식기 문제인 월경 불순, 자궁 출혈, 대하증, 불임증, 유산 등이 나타나는데, 모두 스테로이드 호르몬과 연관된다. 그래서 자동으로 충맥(衝脈)과도 연계가 된다. 그래서 임맥(任脈)은 기항지부(奇恒之腑)에서 모두와 연결을 맡는 경락이 된다. 이것이 임맥의 기전이다.

독맥(督脈)은 회음(會陰)에서 시작하고 척추를 따라서 뇌를 지나서 윗입술에서 끝난다. 지맥(支脈)은 신장에 연결된다. 이 독맥이 발병하게 되면 척추가 강직되고 머리와 목, 등의 활처럼 휘어지는 후궁반장(後弓反張)이 일어나고 또한, 하복부에서 심장으로 틀어 오르는 통증을 비롯하여 대소변의 어려움과 치질, 갈증 등의 증상이 나타나게 된다. 또, 수족양경을 모두 통제한다. 독맥(督脈)에서 독(督)은 감독한다는 뜻이다. 즉, 독맥(督脈)은 인체 전체를 감독한다는 뜻이다. 그러면 독맥(督脈)의 경락들은 인체 전체에 바로 영향력을 미친다는 뜻이 된다. 인체 전체에 곧바로 영향을 주는 방법은 중추신경과 면역을 통해서이다. 그래서 독맥(督脈)은 중추신경인 척추와 뇌를 경유하고 있다. 당연히 골수도 통제한다. 인체는 한마디로 신경의 놀이터이다. 그래서 중추신경을 조절할 수 있으면, 자동으로 인체 전체를 조절할수가 있다. 이 중추신경을 조절하는 체액은 뇌척수액이다. 그래서 독맥(督脈)은 뇌척수액을 담당하는 신경(腎經)과 당연히 연결고리를 가지게 된다. 또, 독맥(督脈)은 모든 수족양경(手足陽經)을 통제한다. 양경(陽經)은 모두 피부 쪽(陽)에 존재한다. 그런데 피부는 인체 외부의 반응에 대응하기 위해서 구심신경이 잘 발달해 있다. 그래서 양경이 작동하면 피부를 통해서 당연히 구심신경이 작동해서 뇌 신경이 자극된다. 그래서 모든 양경은 머리에까지 반드시 미친다. 그래서 중추신경을 통제하는 독맥(督脈)은 수족양경을 모두 통제할 수밖에 없다. 이에 따라서 독맥(督脈)의 병증도 척추와 뇌 신경이 있는 곳에서 발생하기 때문에 두통이나 후궁반장이 일어날 수밖에 없다. 그리고 독맥(督脈)은 뇌척수액과 곧바로 연결되기 때문에 뇌척수액을 처리하는 신장과 방광에도 영향을 미치게 되고, 병증도 신장 그리고 방광의 병증과 중복된다. 그래서 독맥이 신장경과 방광경에도 자연스럽게 연결된다. 그런데 실제로는 독맥은 중추신경을 다루기 때문에, 독맥이 문제가 되면, 온몸이 곧바로 문제가 된다. 그리고 뇌척수액이 감싸고 있는 골수는 스테로이드 호르몬과 상부상조하는 관계이기 때문에, 당연히 회음(會陰)과 연결된다. 그래서 독맥은 당연히 회음과 연결되는 다른 맥들과도 자연스럽게 연결된다. 또, 뇌척수액은 담즙을 통해서 간(肝)의 영향도 받기 때문에, 독맥은 간경(肝經)과 담경(膽經)에도 자연스럽게 연계된다. 그래서 독맥(督脈)은 임맥(任脈)처럼 기항지부(奇恒之腑)에서 모두와 연결을 맡는 경락이 된다. 이것이 독맥의 기전이다.

음유맥(陰維脈)은 임맥(任脈)과 구성이 똑같다. 즉, 음유맥은 작은 임맥인 셈이다. 음유맥의 구성은 신장경 1개, 간경 1개, 비장경 3개, 그리고 임맥 2개이다. 비장은 림프를 담당하는데 임맥을 구성하는 옥당도 림프를 처리한다. 그래서 스테로이드를 만드는 옥당을 더 강화해서 스테로이드 문제를 전문적으로 하는 임맥을 더 강화하자는 전략이다. 즉, 음유맥(陰維脈)은 임맥을 한 번 더 강화하는 기능을 수행한다.

양유맥(陽維脈)은 독맥(督脈)과 구성이 똑같다. 즉, 양유맥은 작은 독맥인 셈이다. 양유맥의 구성을 보면 담경이 11개로써 압도적으로 많다. 그 이유는 독맥이 중추신경을 통제하기 때문이다. 담(膽)은 담즙을 통해서 신경을 통제한다. 즉, 담(膽)이 막히면, 산성 담즙 처리가 지체되면서 신경 간질에 과잉 산이 쌓이게 되고 이어서 신경은 심한 과흥분을 하게 되고, 이어서 인체는 난리가 난다. 그래서 양유맥은 담을 도와서 독맥을 더 강화해주는 기능을 수행한다. 음유맥(陰維脈)과 양유맥(陽維脈)은 임맥(任脈)과 독맥(督脈)이 아주 중요하다는 암시를 주고 있다. 양생(養生)의 전문가들이 임맥과 독맥만 잘 조절할 수 있으면, 건강은 충분하다는 말들을 하는데, 이유가 여기에 있는 듯하다.

음교맥(陰蹻脈)은 신장경 3개, 위경 1개, 방광경 1개로 구성된다. 창양지맥(昌陽之脈)이라고도 하며, 인후에서는 충맥(衝脈)과 서로 통한다. 음교맥(陰蹻脈)의 해답은 창양지맥(昌陽之脈)에 있다. 여기서 양(陽)은 어디일까? 지금 우리는 기경팔맥은 논하고 있다. 그래서 여기서 양(陽)은 독맥(督脈)이 된다. 그래서 창양지맥(昌陽之脈)이란 독맥(陽)을 번창(昌)하게 해주는 맥(脈)이라는 말이다. 그래서 독맥은 뇌척수액이 산성으로 기울면 안 된다. 그래서 뇌척수액을 책임지고 있는 신장과 방광을 잘 다스려주어야만 독맥이 힘을 발휘한다. 위경(胃經)이 나온 이유는 위가 분비하는 위산(胃酸)인 염산(鹽酸)이 신장이 취급하는 염(鹽)이기 때문이다. 즉, 위산이 체외로 분비하는 산(酸)인 염소(Cl^-)는 신장에서도 체외로 버려지는 염소(Cl^-)이다. 그래서 위장과 신장은 서로 연계된다. 또, 신장이 뇌척수액을 조절하는 도구도 염소(Cl^-)이다. 그리고 충맥(衝脈)도 신장경이 핵심이기 때문에, 음교맥(陰蹻脈)과 만날 수밖에 없다. 이것이 음교맥(陰蹻脈)의 기전이다. 참고로 여기서 교(蹻)는 강성(強盛)하게 해준다는 뜻이다.

양교맥(陽蹻脈)은 방광경 3개, 담경 2개, 위경 4개, 대장경 2개, 소장경 1개로 구성된다. 이 맥의 특징은 3부9후에서 인체 내외의 기순환(氣循環)을 책임지고 있는 장기들이 모여있다는 데 있다. 즉, 이 맥은 창음지맥(昌陰之脈)이라고 해야 할 것이다. 방광, 위, 대장, 담을 통해서 과잉 산을 인체 밖으로 내보내고, 양경에서 최고로 과잉 산을 잘 중화시키는 소장을 동원해서 과잉 산을 제거한다면, 그 혜택은 과잉 산을 중화 조절하는 음경(陰經)에게 돌아가기 때문이다. 임맥(任脈)은 온몸의 삼음경(三陰經)을 조절하는 경맥(經脈)이다. 그래서 양교맥(陽蹻脈)은 임맥(任脈)을 강(蹻)하게 해주는 맥(脈)이다. 결국에 음교맥(陰蹻脈)과 양교맥(陽蹻脈)도 음유맥(陰維脈)과 양유맥(陽維脈)처럼 독맥(督脈)과 임맥(任脈)을 강화(蹻)해 주자는 것이다.

이렇게 하면 12정경(十二正經)과 기경팔맥(奇經八脈)을 모두 정의하게 된다. 기경팔맥의 공통은 스테로이드(Steroid)이다. 그래서 필자의 생각에는 기경팔맥은 스테로이드의 문제를 해결하기 위해서 만든 것이 아닌가 싶다. 스테로이드 문제는 이미 앞에서 다뤘다.

지금까지 어떤 책도 경(經)에 대해서 명확하게 기술하지 못하고 있었고, 설명한다고 해도 지극히 관념적으로 표현하는 바람에 무슨 말을 하는지 몰랐다. 그리고 침뜸에 관한 실험 논문에서 90% 이상이 모두 면역 활성화를 외치고 있었지만, 그 면역이 어떻게 작동하는지는 오리무중이었다. 이제 종합적으로 정리를 해보면, 동양의학은 오장이 통제하는 5가지 인체 네트워크(網)를 이용해서, 5가지 면역 세포를 활성화하고 이어서 인체 면역을 통제한 것이다. 이보다 더 정교한 면역학은 지금까지 없었다. 즉, 동양의학은 면역학의 최고봉이다. 다시 말하면, 인체 구석구석을 여러 가지 면역을 이용해서 빈틈없이 통제한 것이다. 인체에 병이 났을 때, 최종 해결자는 면역이라는 사실을 상기해보면, 동양의학은 최고의 의학이라고 자부할만하다. 그러나 지금까지 동양의학은 거의 화석 상태로 남아있었다. 지금 코로나가 기승을 부리고 있다. 이 중심에는 면역이 자리하고 있다. 문명이 발달하면 할수록 대기는 점점 더 산성화된다. 이런 의미에서 이산화탄소 감축 운동은 인류에게 참 행운이다. 지금 미국이 세계에서 코로나가 최고로 기승을 부리고 있다.

미국은 현시점에서 이산화탄소 감축 운동을 포기했다. 그 보복이 코로나의 기승이 아닐까? 앞으로 언제가 될지는 모르겠지만, 지금보다 더 센 코로나가 분명히 인류를 덮칠 것이다. 해답은 면역이다. 면역은 동양의학이다.

제24편. 혈기형지(血氣形志)

제1장

夫人之常數, 太陽常多血少氣, 少陽常少血多氣, 陽明常多氣多血, 少陰常少血多氣, 厥陰常多血少氣, 太陰常多氣少血. 此天之常數.

　무릇 사람에게는 보편적인 원리(常數)가 있다(夫人之常數). 태양(太陽)인 방광은 항상 혈액은 많고 기는 적다(太陽常多血少氣). 방광은 신장이 중화해서 준 염을 체외로 버린다. 즉, 방광은 과잉 산을 항상 외부로 버릴 수가 있으므로, 태양(太陽)인 방광은 항상(常) 알칼리(血)가 많고 산(酸:氣)은 적다(太陽常多血少氣). 지금 다루고 있는 것은 삼음삼양(三陰三陽)이다. 그런데 맨 뒤 문장에 하늘의 원리도 같다고 했다(此天之常數). 그러면 해석을 같이 해줘야 한다. 그러면 삼양삼음을 육기(六氣)로 표현해야 한다. 삼음(三陰)은 1년을 6 등분해서 상반기가 되는데, 이때는 일조량이 많으므로, 기(氣)인 에너지를 제공한다. 이때는 이 에너지를 중화하면서 열(熱)을 발생시킨다. 그래서 양(陽)이다. 삼양(三陽)은 1년을 6 등분해서 후반기가 되는데, 이때는 일조량이 줄면서 열의 원천인 전자를 염으로 저장한다. 즉, 한(寒)을 만들어낸다. 그래서 음(陰)이다. 그래서 인체에서 방광인 태양(太陽)이 알칼리인 음(血)이 많고, 산(酸)이면서 기(氣)인 양(陽)은 적은 것처럼, 하늘에서 활동하는 육기 중에서 태양(太陽)도 일 년 중에 후반부를 맡는데, 그것도 겨울을 맡는다. 그래서 겨울인 태양(太陽)은 추위인 음(陰)은 많고 일조량이 만들어내는 기(氣)인 양(陽)은 적다(太陽常多血少氣). 그래서 음과 양의 원리로 세상을 바라보면, 인체의 원리나 하늘의 원리나 같다는 것이다. 즉, 인간도 소우주(小宇宙)라는 사실을 암묵적으로 말하고 있다. 그래서 인체의 원리와 하늘의 원리가 서로 통할 수밖에 없다는 것이다. 소양(少陽)인 담(膽)에는 항상 혈액은 적고, 기는 많다(少陽常少血多氣). 담(膽)은 간이 보내주는 산성 담즙을 약 10배에서 20배까지 농축해서 알칼리로 바꿔 놓는다. 그래서 담은 항상 산성인 담즙으로 넘쳐나기 때문에 알칼리(血)는 적고 중화시켜야 할 산(酸)인 기(氣)는 많다(少陽常少血多氣). 육기 중에서 소양(少陽)은 상화(相火)이다. 그래서 추위인 음(陰)은 적고 열기(氣)인 양(陽)은 많다(少陽常少血多氣). 인체의 원리와 하늘의 원리가 서로 통하고 있다. 양명(陽明)인 위장(胃)에는 항상 혈액도 많고 기도 많다(陽明常多氣多血). 위장은 엄청나게 많은 위산을 분비하기 때문에 산(酸)인 기(氣)가 많은 것은 당연하다. 또, 위장에는 혈관이 엄청나게 많이 지나간다. 당연히 알칼리인 혈도 많다. 결국, 음과 양이 반반씩이다. 육기 중에서 양명은 가을이다. 가을은 따뜻한 건조함(陽)과 쌀쌀함(陰)이 공존한다. 즉, 음과 양이 반반씩이다. 인체의 원리와 하늘의 원리가 서로 통하고 있다. 소음인 신장에는 항상 혈액은 적고 기는 많다(少陰常少血多氣). 원래 신장은 열(陽)의 원천인 전자를 염으로 격리해서 체외로 배출해버리기 때문에 음(陰)인 한(寒)을 담당한다. 그런데 이 구문에서는 거꾸로 알칼리인 음(陰)은 적고 산(酸)이면서 기(氣)인 양(陽)은 많다고 한다. 왜 그럴까? 신장에는 부신(adrenal gland:副腎)이라는 열(陽)을 굉장히 많이 만들어내는 존재가 있기 때문이다. 부신을 동양의학에서는 명문(命門)이라고 하는데, 그 이유는 부신인 명문을 절제해 버리면 평소에는 잘 지내다가 스트레스가 조금이라도 닥치게 되면 바로 죽어버린다. 즉, 부신에서 스트레스 호르몬인 코티졸(Cortosol)이 분비되면서 스트레스를 이겨내는데, 부신이 없는 상태에서는 스트레스를 이겨낼 방법이 없어진 것이다. 그래서 부신인 명문이 없는 상태에서는 스트레스를 받으면 곧바로 죽는다. 그래서 부신이 명문(命門)이기도 하다. 그래서 이 부신은 항상 과잉 산으로 넘쳐나기 때문에, 이 과잉 산(多氣)을 중화하면서 항상 알칼리가 부족(少血)해진다(少陰常少血多氣). 이것을 육기에 대입하면, 여름에 해당한다. 여름에는 무더위 때문에 열기는 많고(多氣) 차가움은 거의 없게(少血) 된다(少陰常少血多氣). 여기에서 언뜻 생각하기에는 정상적이라면 열(熱)을 만들어내는 여름은 열(熱)을 만들어내는 심장(心)인 소음(少陰)이라고 해야 맞다. 그러나 부신을 고려해서 생각해 보면 육기에서 소음(少陰)은 신장이 된다. 인체의 원리와 하늘의 원리가 서로 통하고 있다. 궐음(厥陰)인 간(肝)에는 항상 혈액은 많고 기는 적다(厥陰常多血少氣). 간은 간문맥에서 정맥혈을 받고 또, 간은 많은 양의 혈액을 보유하고 있다. 이 많은 양의 혈액으로 과잉 산을 순식간에 중화시킨다. 그래서 간에는 항상 알칼리인 혈액이 많고 산인 기는 적다(厥陰常多血少氣). 육기 중에서 봄에 해당하는 궐음(厥陰)은 일조량이 서서히 늘면서 에너지인 기(氣)가 늘어나기는 하지만, 아직도 많이 춥다. 즉, 기(氣)인 양(陽)이 적고 차가움인 음(陰)이 많은 계절이다(厥陰常多血少氣). 인체의 원리와 하늘의 원리가 서로 통하고 있다. 태음(太陰)인 비장에는 항상 혈액은 적고 기는 많다(太陰常多氣少血). 비장은 산성 간질액을 받아서 중화시키는 기관이다. 그런데 간질은 산성인 호르몬이 분비되는 장소이므로, 산성일 경우가 대부분이다. 이 산성 간질액을 받아서 중화 처리하는 비장은 당연히 산은 많고(多氣), 알칼리는 적을(少血) 수밖에 없다(太陰常多氣少血). 육기 중에서 태음은 장하 정도에 해당한다. 아직도 여름(陽)이다. 그러나 토성이 주는 약간의 차가움(陰)은 있다. 즉, 태음인 장하는 많은 열기(多氣) 속에서 약간의 차가움(少血)은 있게 된다(太陰常多氣少血). 인체의 원리와 하늘의 원리가 서로 통하고 있다. 이것은 하늘의 보편적인 원리이기도 하다(此天之常數).

足太陽與少陰爲表裏, 少陽與厥陰爲表裏, 陽明與太陰爲表裏. 是爲足陰陽也. 手太陽與少陰爲表裏, 少陽與心主爲表裏, 陽明與太陰爲表裏. 是爲手之陰陽也. 今知手足陰陽所苦. 凡治病, 必先去其血, 乃去其所苦. 伺之所欲, 然後寫有餘, 補不足.

오장과 육부가 왜 음양 관계를 이루는지를 정확히 알아야 진단과 치료를 정확히 할 수가 있고, 동양의학을 제대로 이해할 수가 있다. 대부분은 잘 모르고 있다. 이제 어떻게 표리 관계가 형성되는지 원리를 알아보자. 여기서 표(表)는 육부가 자리하고 있는 피부 쪽을 말하고, 리(裏)는 오장이 자리하고 있는 복부 쪽을 말한다. 이 표리에 대한 정의는 통상적인 정의에 불과하다. 실제는 아니다. 표(表)는 '드러내다, 발산시키다'라는 뜻이다. 리(裏)는 '다스려진다. 안으로 받아들인다'라는 뜻이다. 종합해 보면, 오장이 오장 안으로 과잉 산을 받아들이고, 이어서 중화시키고 다스려서(裏), 이를 육부로 드러내서(表) 발산시킨다는 것이다. 즉, 오장은 과잉 산을 중화(裏)시키고, 육부는 이것을 받아서 배출(表)한다는 뜻이다. 그리고 피부 쪽은 바깥쪽이기 때문에 양(陽)이고, 복부 쪽은 안쪽이기 때문에 음(陰)이다. 족태양인 방광은 족소음인 신장과 표리 관계를 이루고 있다(足太陽與少陰爲表裏). 신장이 과잉 산을 다스려서(裏) 염으로 만들어주면, 방광은 이것을 받아서 배출(表)한다. 즉, 둘은 표리 관계를 이룬다. 족소양인 담은 족궐음인 간과 표리 관계를 이루고 있다(少陽與厥陰爲表裏). 간이 과잉 산을 다스려서(裏) 담즙으로 만들어주면, 담은 이것을 받아서 배출(表)한다. 즉, 둘은 표리 관계를 이룬다. 족양명인 위장은 족태음인 비장과 표리 관계를 이룬다(陽明與太陰爲表裏). 비장이 과잉 산을 다스려서 (裏) 위산으로 만들어주면, 위장은 이것을 받아서 배출(表)한다. 즉, 둘은 표리 관계를 이룬다. 이것들은 발에서 음양을 만든다(是爲足陰陽也). 즉, 이들이 발에서 음경(陰經)과 양경(陽經)이 만나는 공손(公孫)이라는 낙혈(絡穴)을 만들어(爲)낸다. 낙혈(絡穴)은 해당 경락의 음경과 양경이 체액으로 만나는 지점이다. 궐음과 소음도 마찬가지로 발에서 궐음은 여구(蠡溝)라는 낙혈을 만들고, 소음은 대종(大鐘)이라는 낙혈을 만든다. 수태양인 소장은 수소음인 심장과 표리 관계를 이루고 있다(手太陽與少陰爲表裏). 심장은 Uncoupling 효과를 통해서 오장 중에서 과잉 산을 최고로 많이 중화하는 기관이다. 반면에 소장은 파네스(Paneth) 세포를 통해서 육부 중에서 과잉 산을 최고로 많이 중화하는 기관이다. 그런데 어떻게 심장과 소장이 표리 관계를 이룰까? 소장에서 과잉 산을 많이 중화시켜주면 심장이 과잉 산의 부담을 던다. 그런데 핵심은 심장과 소장은 멜라토닌(Melatonin)과 세로토닌(Serotonin)으로 연결되어 있다는 것이다. 트립토판(tryptophan:Trp)이 과잉 산을 수거해서 가지고 오면, 이들이 중화되면서 세로토닌이 되고 이어서 세로토닌이 보유한 산(酸)이 중화되면서 멜라토닌이 된다. 그래서 멜라토닌은 세로토닌이 보유한 산(酸)인 전자(電子)를 중화한 결과물이다. 그런데 심장은 과부하가 걸리면 세로토닌을 만들어서 과부하를 빠져나온다(24-6, 24-7). 심장은 지방산을 에너지원으로 사용하는데, 지방산이 심장에 과하게 몰리면, 이 지방산은 바로 세로토닌 분비를 자극한다(24-11). 그래서 지방산을 다루는 심장은 세로토닌을 분비할 수밖에 없다. 그런데 심장이 세로토닌을 분비시키는 원리를 보면 재미가 있다. 심장이 분비한 세로토닌은 먼저 심장을 돕는 T-세포(T-Cell)를 활성화시킨다(24-14). 그리고 세로토닌은 혈관을 곧바로 수축시켜버린다(24-15, 24-16). 그러면 바로 고혈압이 만들어진다. 그러면 모세 동맥혈관에서 알칼리 동맥혈이 산성 체액이 있는 간질로 힘차게 뿜어져서 간질의 과잉 산을 중화시킨다. 그래서 간질에서 신경을 통해서 심장으로 들어오는 과잉 산을 줄여준다. 이렇게 해서 세로토닌은 심장을 돕는다. 그런데 심장은 자기가 만든 산(酸)인 세로토닌을 멜라토닌으로 중화시킬 수 있는 능력이 없다. 멜라토닌 대부분은 송과체가 아닌 소장에 많이 있는 장크롬친화성 세포(Enterochromaffin cell)에서 분비된다(24-10, 24-8, 24-9). 결국에 멜라토닌은 세로토닌의 산(酸) 중화물이기 때문에, 소장에 많이 있는 장크롬친화성 세포에서 대부분 멜라토닌이 분비된다는 말은 심장이 분비한 산성인 세로토닌을 소장의 장크롬친화성 세포에서 중화한다는 뜻이 된다. 즉, 심장이 만들어낸 과잉 산(酸)인 세로토닌을 소장의 장크롬친화성 세포에서 멜라토닌으로 중화하는 것이다. 소장이나 소화관의 기관들은 수많은 세균과 접촉한다. 그런데 멜라토닌이 이 장내 세균을 통제하고 면역을 통제한다. 그래서 소장과 소화관 기관들은 멜라토닌 대사를 할 수밖에 없다(24-12, 24-13). 이것을 동양의학 관점에서 다시 풀어보면, 심장과 소장이 표리 관계가 되는 것이다(手太陽與少陰爲表裏). 도대체 황제내경의 깊이는 어디까지인가 의심이 가는 부분이다. 그래서 소장에서 일어나는 질환과 심장 질환과 연계가 되는 경우가 많다. 논문도 많이 나와 있다(24-1, 24-2, 24-3). 수소양인 삼초는 수궐음인 심포와 표리 관계를 이루고 있다(少陽與心主爲表裏). 심포에서 과잉 산을 다스리면서(裏) 만들어진 간질액은 삼초를 통해서 배출(表)된다. 즉, 둘은 표리 관계를 이룬다. 수양명인 대장은 수태음인 폐와 표리 관계를 이룬다(陽明與太陰爲表裏). 폐는 산성인 환원철(Fe^{+2})과 이산화탄소를 다루는 기관이다. 이 둘을 제거할 때는 매운맛의 캡사이신(casaicin)과 똑같은 휘발성인 휘발성 단쇄지방산(Volatile short chain fatty acid:V-SCFA)이 필수이다. 그런데 대장은 균총을 이용해서 V-SCFA를 생산해서 폐의 환원철을 제거해준다. 즉, 폐가 과잉 산을 다스려서(裏) 만든 환원철(Fe^{+2})을 대장이 만들어낸 V-SCFA를 통해서 배출(表)한다. 그래서 폐 건강과 대장은 밀접하게 연결된다. 즉, 둘은 표리 관계를 이룬다. 이에 대한 논문도 많이 나와 있다(24-4, 24-5). 참고로 대장이 만들어낸 V-SCFA는 매운맛(辛)과 같은 성질의 지방산들이다. 추가로 폐가 이산화탄소를 배

혈기형지(血氣形志)

출하지 못하면, 이들은 중조로 변하게 되는데, 이들은 대장에서 처리된다. 즉, 대장에서 만들어진 단쇄지방산이 인체로 흡수될 때, 중조는 대장 공간으로 배출된다. 그래서 대장이 만든 단쇄지방산은 중조를 배출해주므로서 폐가 처리하지 못한 이산화탄소를 배출해준다. 이것들은 손에서 음양을 만든다(是爲手之陰陽也). 즉, 이들이 손에서 음경(陰經)과 양경(陽經)이 만나는 열결(列缺)이라는 낙혈(絡穴)을 만들어(爲)낸다. 낙혈(絡穴)은 해당 경락의 음경과 양경이 체액으로 만나는 지점이다. 심장과 심포도 마찬가지로 손에서 심장은 통리(通里)라는 낙혈을 만들고, 심포는 내관(內關)이라는 낙혈을 만든다. 이렇게 수족의 12경맥의 음양과 표리를 파악할 수 있으면, 이제(今) 수족의 음과 양에서 병(苦)이 발생한 곳(所)을 알 수 있게 된다(今知手足陰陽所苦). 무릇 치료를 할 때는(凡治病), 먼저 필히 아픈 곳의 체액(血)을 소통(去)시켜주면(必先去其血), 아픈 곳(所)에서 병(苦)은 제거(去)된다(乃去其所苦). 즉, 알칼리 동맥혈과 면역은 제일 값이 싼 만병통치약이다. 관찰하고자 하는(所欲) 부위를 세밀하게 관찰(伺之)한 후에(然後), 과잉 산(有餘)이 있으면 제거(寫)해주고, 알칼리가 부족(不足)하면 보충(補)해주어야 한다(伺之所欲, 然後寫有餘, 補不足). 마지막 문장들은 동양의학이 체액 이론을 핵심으로 삼고 있음을 보여주고 있다. 반드시 먼저 혈액을 보라고 한다(必先去其血). 그러면 병은 치료(去)되기에 이른다(乃)는 것이다(乃去其所苦). 그다음에 병소를 세심하게 관찰한 후에(伺之所欲), 체액에 산과 알칼리의 균형을 보고, 산이 많으면 중화해주고(寫有餘), 알칼리가 부족(不足)하면 보충해주라(補不足)고 한다.

제2장

欲知背兪, 先度其兩乳間, 中折之, 更以他草度, 去半已, 即以兩隅相拄也, 乃擧以度其背, 令其一隅居上, 齊脊大椎, 兩隅在下, 當其下隅者, 肺之兪也. 復下一度, 心之兪也. 復下一度, 左角, 肝之兪也. 右角, 脾之兪也. 復下一度, 腎之兪也. 是謂五藏之兪. 灸刺之度也.

등에 있는 오수혈(五兪穴)을 알고자 한다면(欲知背兪), 먼저 양쪽 가슴 사이를 잰

다음(先度其兩乳間), 가운데를 꺾어서 두고(中折之), 다시 다른 풀(草)로 같은 곳을 잰 다음(更以他草度), 절반은 버리고(去半已), 바로 양쪽 귀(兩隅)로 서로를 버티게 한다(即以兩隅相拄也). 이렇게 되면, 세 변이 다 똑같은 정삼각형(正三角形)이 만들어진다. 이것으로 등에서 재면 된다(乃擧以度其背). 한쪽 모서리를 척추에 있는 대추 위에 맞춰(齊) 놓고(令其一隅居上, 齊脊大椎), 양쪽 모서리는 아래에 있게 하면(兩隅在下), 바로(當) 그 아래 위치한 모서리가(當其下隅者) 폐의 수혈이 된다(肺之兪也). 이 지점에서 아래로 그대로 한 번 내리면(復下一度), 바로(當) 그 아래 위치한 모서리가(當其下隅者), 심장의 수혈이 된다(心之兪也). 또, 그 지점에서 한 번 더 그대로 아래로 내리면(復下一度), 왼쪽 모서리가 간의 수혈이 되고(左角 肝之兪也), 오른쪽 모서리가 비장의 수혈이 된다(右角 脾之兪也). 또, 그 지점에서 한 번 더 그대로 아래로 내리면(復下一度), (바로(當) 그 아래 위치한 모서리가(當其下隅者)), 신장의 수혈이 된다(腎之兪也). 이것들을 이르러서 오장의 수혈이라고 한다(是謂五藏之兪). 이들이 수혈에 침을 놓고 뜸을 뜰 때 기준(度)이 된다(灸刺之度也). 이 내용들은 방광경의 수혈을 참고하면 된다.

제3장

形樂志苦, 病生於脈, 治之以灸刺. 形樂志樂, 病生於肉, 治之以鍼石. 形苦志樂, 病生於筋, 治之以熨引. 形苦志苦, 病生於咽嗌, 治之以百藥. 形數驚恐, 經絡不通, 病生於不仁, 治之以按摩醪藥. 是謂五形志也.

　육체가 즐겁고 마음이 괴로우면(形樂志苦), 맥에 병이 생긴다(病生於脈). 치료는 뜸과 침으로 한다(治之以灸刺). 육체는 즐겁고 마음도 즐거우면(形樂志樂), 병은 림프에 있다(病生於肉). 치료는 침석으로 한다(治之以鍼石). 육체가 괴롭고 마음이 즐거우면(形苦志樂), 병은 근에 있다(病生於筋). 치료는 찜질을 시키거나 손발을 폈다가 오므리는 운동을 한다(治之以熨引). 육체도 괴롭고 마음도 괴로우면(形苦志苦), 인두에 병이 생긴다(病生於咽嗌). 치료는 여러 가지 약을 다 쓴다(治之以百藥). 육체가 자주 놀라고 공포에 떨고 경락이 불통이면(形數驚恐 經絡不通), 병은 일부 마비로 온다(病生於不仁). 치료는 안마와 탁주나 약술로 한다(治之以按摩醪藥). 이를 이르러 5가지 육체와 마음이라고 한다(是謂五形志也).

건강이란 체액의 산-알칼리 균형을 맞추는 것인데, 그 영향 요인은 육체적인 요인과 정신적인 요인으로 나눌 수가 있다. 육체적인 면에서 심한 노동은 육체적 스트레스(形苦)로 다가온다. 그렇다고 육체를 전혀 움직이지 않는 즉, 운동을 전혀 하지 않는 것(形樂)도 혈액 순환에 문제를 일으킨다. 육체는 근육에 콜라겐이 있으므로, 운동하면 압전기 원리에 의해서 콜라겐에 저장되었던 전자(酸)가 체액으로 빠져나오면서 신경을 자극하게 되고, 신경은 혈관 근육과 림프관 근육을 수축시켜서 체액 순환을 돕는다. 그러나 과한 노동은 체액에 너무나 많은 산성(酸)인 호르몬을 배출하게 만들고, 신경의 과부하를 유도해서 순환계 근육을 과하게 수축시킨다. 정신적인 면에서 스트레스(志苦)는 산성인 호르몬의 과다 분출로 체액을 산성화시키고, 신경이 과다 흥분하고, 이어서 문제를 일으킨다. 거꾸로 정신 줄을 아예 놔 버리면(志樂) 호르몬 분비가 아예 안 되면서, 인체의 생리 대사가 멈춘다. 건강은 항상 균형이다. 이제 한 문장씩 풀어보자.

운동도 안 하고 편안히 지내면서(形樂), 심적 고통(志苦)이 있다면(形樂志苦), 산성 호르몬의 과다 분비로 체액이 산성화되면서, 이 산성 체액을 중화시키느라 알칼리 동맥혈을 계속 요구하게 되고, 동맥에 문제를 일으킬 것은 뻔하다(病生於脈). 결국에 심장과 동맥에 문제를 일으킬 것이다. 처방은 간질 체액을 알칼리화시켜 줘야 한다. 그래야 알칼리를 공급하는 동맥과 심장의 부담을 덜어 줄 수가 있다. 답은 침과 뜸이다(治之以灸刺). 이번에는 육체적으로 운동도 안 하고(形樂), 심적인 자극도 없다면(志樂), 간질 체액에 산성(酸)인 호르몬 분비가 전혀 없게 되고 이어서 신경은 전혀 자극이 안 되고, 결국에 순환계는 멈추다시피 한다. 그런데 순환계 중에서도 제일 순환이 더딘 곳이 림프계이다. 당연히 병은 림프(肉)에서 생길 수밖에 없다(病生於肉). 처방은 림프계를 먼저 순환시켜주는 것이다. 방법은 근육에 압력을 가해서 압전기를 유도하고 신경을 흥분시켜서 체액 순환을 돕는 것이다. 그런데 근육에 압력을 가하는 방법은 많은데 왜 침석(鍼石:砭石:폄석)을 쓸까? 한 마디로 말하자면, 침석은 마사지 돌이다. 지금도 중국에서 비싼 것은 한화로 6000만 원을 호가한다. 이 돌은 그냥 돌이 아니다. 산화환원(oxidation-reduction:酸化還元) 반응이 탁월한 돌이다. 전자(酸)가 넘쳐나면 전자를 수거하고, 전자가 모자라면 전자를 공급해주는 탁월한 능력을 보유한 돌이 침석(鍼石:砭石:폄석)이다. 그래서 침석으로 마사지하면, 침석의 산화 환원 효과 때문에, 체액 순환이 탁월한 효과를 보인다. 지금, 이 상태는 체액 순환이 전혀 안 된 상태이기 때문에, 폄석을 이용해서 마사지하는 것은 탁월한 선택이다(治之以鍼石).

　여기서 잠깐 연관된 문제들을 알아보자. 우리는 왜 보석을 좋아하며 권력(權力)과 부(富)가 있으면, 온몸에 보석을 주렁주렁 달고 다닐까? 먼 옛날 이집트의 파라오(Pharaoh)에서부터 아프리카 추장들까지 모두 보석으로 치장하고 있다. 현대에 들어서면서 부자가 되면, 보석 자랑하기에 바쁘다. 인류는 왜 이렇게 보석을 사랑할까? 보석의 효능 때문이다. 보석과 치료에 쓰이는 모든 광물의 효능은 바로 산화환원(oxidation-reduction:酸化還元) 반응 때문이다. 양자물리학을 보면, 이 세상의 모든 것들은 전자의 놀이터이다. 즉, 음(陰)과 양(陽)이 지배하는 세상이다. 음양(陰陽)의 반응이 바로 산화 환원(oxidation-reduction:酸化還元) 반응이다. 이 산화 환원 반응이 일어나는 곳이 바로 체액이다. 그래서 동양의학은 숙명적으로 체액 이론을 받아들일 수밖에 없다. 현대의학은 단백질 의학이다. 동양의학과는 거리가 너무 멀다. 그런데 현대의학적 지식을 이용해서 동양의학을 풀려고 한다. 말 그대로 어불성설(語不成說)이다. 어디에 존재하든지 간에 물이라는 것은, 반드시 삼투압 기질이 있어야 모인다. 이 삼투압 기질은 반드시 전자(酸)를 보유해야 한다. 즉, 물이 있는 체액에는 반드시 전자(酸)가 모여있다. 그래서 동양의학을 연구하려면, 전자생리학(electrophysiology:電氣生理學:전기생리학)이 필수이다. 아니 동양의학은 전자생리학 그 자체이다. 그러면 이 보석들은 인체에 어떻게 작용을 할까? 체액이라는 측면에서 보면, 인체의 수분 대사는 아주 중요하다. 인체는 소변으로 하루에 1,000ml 정도의 수분을 배출하고, 피부로는 700~800ml 정도의 수분을 배출한다. 피부로 배출하는 양이 가히 어마어마한 양이다. 수분에는 반드시 전자(酸)가 있으므로, 피부로 수분을 배출한다는 말은 전자(酸)를 배출한다는 말이다. 화상을 입어서 피부의 70% 정도가 소실되면, 곧바로 죽는 이유이다. 즉, 피부로 과잉 산을 배출하지 못해서, 산 과잉으로 죽는 것이다. 바로 보석이 피부로 나오는 전자(酸)를 받아서 환원하는 것이다. 즉, 보석은 환원제의 역할을 해서 건강을 유지시켜준다. 또, 외부에서 인체 안으로 들어오려는 과잉 산도 차단해 준다. 즉, 보석은 전염병 예방에도 좋다는 뜻이다. 인류가 보석에 미치는 이유이다. 또, 보석을 달고 다니면 전염병 같은 질환을 막는다고 한다. 사실일까? 미신일까? 코로나19 같은 전염병의 절대적 특징은 반드시 산성 조건이어야 전염된다는 사실이다. 최첨단 현대의학이 아주 세밀하게 잘 밝혀 놓았다. 그렇다. 전염병은 공기가 산성이면 전염력이 아주 강해진다. 그래서 정신병원 같은 밀폐된 공간에서 코로나19가 대량으로 전염되는 이유이다. 인체에서 나오는 수분에는 반드시 전자(酸)가 섞여 있는데, 환기가 안 된다면, 그 공간은 산(電子)으로 가득할 것이고, 전염력은 아주 강할 것이다. 그러나 그 와중에도 체액이 알칼리로 유지가 된다면, 전염병은 또다시 장애물을 만나게 되고, 전염을 못 시킨다. 아니 잠복할 수밖에 없다. 보석이 바로 이 공기 중에 있는 산성 인자인 전자(酸)를 수거해버린다. 당연히 보석이 전염병을 막아준다. 유럽에서 집을 지을 때 부자들은 대리석으로 집을 짓는다. 그 이유가 바로 대리석이 산화 환원을 잘 해주기 때문이다. 당연히 건강에 좋다. 이왕 꺼낸 김에 좀 더 나가보자. 옛날에 아주 무더운 곳에 거주하는 아프리카인들을 보면, 몸에 문신을 잔뜩 하거나 물감을 잔뜩 칠하고 다닌다. 왜 그랬을까? 이유는 문신 재료나 물감 재료가 바로 산화 환원제라는 사실이다. 즉, 이 재료들은 특수한 재료들이다. 아무 재료나 쓰지 않는다. 그렇다. 문신은 건강을 위해서였다. 이제 미신(迷信)으로 가보자. 부적(符籍)을 보자. 부적의 정의는 '재앙을 막아주고 복을 가져다준다고 믿는 주술적 도구'라고 표현된다. 그런데 이것도 건강과 관련된다. 바로 부적을 만들 때 쓰는 종이와 물감 재료가 모두 산화 환원 반응에 탁월하다는 것이다. 인류는 지금 어느 때보다도 현대의 최첨단 과학을 미신처럼 믿고 있다. 아니 하나의 종교가 되어버렸다. 최첨단 현대과학은 모든 것을 아는 것처럼 으스댄다. 그러나 우주에서 보면, 먼지 하나만도 못하는 인간이 우주의 원리를 다 안다고? 무식해도 너무 무식한 말이다. 봉준호 감독의 영화 괴물의 피날레에서 최 첨단 현대과학을 어떻게 비웃는지 보면 이해가 빠를 것이다. 이제 우리는 인식의 전환(Paradigm shift)을 해야 한다. 특히, 코로나19를 보면서 인식의 전환 (Paradigm shift)이 더욱더 절실해졌다. 이제 동양의학은 동양의학 시각으로 세상 을 바라보면서 문제를 풀어나가야 할 시기가 되었다. 최첨단 현대의학도 대 전환 을 하지 않을 수 없다. 한계에 부딪힌 것이다. 그 징후는 곳곳에서 나타나고 있다. 특히, 암 문제는 심각하다. 동양의학으로 암을 풀면 간단하다. 바로 체액이다. 담 론이 너무 길었다. 다시 본론으로 돌아가자.

이번에는 육체적인 피로는 심하나(形苦), 정신적인 고통은 없는(志樂) 상태이다 (形苦志樂). 즉, 육체노동을 많이 했기 때문에 근육에 문제가 생길 것은 뻔하다(病 生於筋). 근육을 풀어주면 된다. 즉, 근육에 쌓인 전자(酸)를 중화해주면 된다. 그러 기 위해서는 열을 제공해서 근육에 쌓인 산(電子)을 체액으로 빼내서 중화시키면 된다. 다행히 정신적인 고통은 없어서 체액에 산성인 호르몬이 거의 없다. 즉, 더 운 찜질(熨:위)을 해주는 것이다. 그리고 종합 운동의 일종인 도인법(引:導引法)으로 뭉친 근육을 풀어주면 된다(治之以熨引). 이번에는 몸도 지치고(形苦), 마음도 지친 경우(志苦)이다(形苦志苦). 이 경우는 한마디로 체액을 산이 완전히 점령한 상태이 다. 문제가 심각하다. 체액은 걸쭉해져서 순환은 안 되고, 혈관들도 굳게 된다. 소 화관의 산성 정맥혈을 통제하는 간은 이미 과부하가 되었을 것이고, 결국, 간문맥 이 막히면서 인체는 우회로를 찾는데, 그것이 바로 간에서 폐로 가는 우회로인데, 그 가운데 인후부(咽喉部) 정맥총이 있다. 체액의 정체가 아주 심하면, 바로 이 인 후부 정맥총이 터져서 토혈한다. 즉, 인체가 스스로 사혈 요법을 실행하는 것이다. 그래야 인체가 살아남으니까! 그래서 이 경우는 인후부에서 병이 생긴다(病生於咽 嗌). 이때는 단순한 몇 가지 처방으로는 불가능하다(治之以百藥). 쓸 수 있는 모든 처방을 다 써 보는 것이다(治之以百藥). 다음에는 백약을 쓸 정도를 넘어서 아주 극단적인 경우로 가보자. 즉, 아예 경락이 막히고 즉, 순환계가 막히고, 자주 놀래고 공포에 떠는 것이다(形數驚恐 經絡不通). 이 경우는 몸도 지치고(形苦) 마음도 지친(志苦) 상태가 오래 계속된 경우이다. 그러면 간질은 과잉 분비된 산성인 호르몬으로 인해서 과잉 산이 쌓이면서 몸살을 앓을 것이고, 이 과잉 산은 간질에 뿌리를 둔 신경을 통해서 뇌 신경으로 전달될 것이고, 결국에 뇌척수액이 산성으로 기울면서, 뇌 신경이 극단적으로 흥분할 것이다. 결과는 당연히 마비가 올 것이다. 즉, 풍(風)을 맞은 것과 비슷한 증상이 나타난다(病生於不仁). 처방은 안마로 순환계를 풀어주고(按摩:안마), 약주(醪藥:료약)로 치료하는 것이다. 술에 대한 이해는 앞에서 다루었으므로 자세한 서술은 피한다. 술은 단쇄지방산이므로(어감이 이상할 것이다. 그러나 사실이다) 간을 지나지 않고도 잘 흡수가 되며, 분자 크기가 작아서 뇌혈관 장벽을 잘 통과한다. 이 사실을 이용해서 치료에 쓰는 것이다. 이 상태에서는 간을 이용할 수가 없기 때문이다. 반드시 약주를 이용해야 한다. 이런 것들을 이르러서 다섯 가지 육체(形)와 마음(志)의 문제라고 한다(是謂五形志也).

제4장

刺陽明, 出血氣. 刺太陽, 出血惡氣. 刺少陽, 出氣惡血. 刺太陰, 出氣惡血. 刺少陰, 出氣惡血. 刺厥陰, 出血惡氣也.

인체의 건강은 항상 균형이다. 동양의학은 체액의 산(氣)과 알칼리(血)의 균형이 핵심이다. 즉, 체액의 pH7.45가 핵심이다. 그래서 기(酸)가 많은 곳에서는 기(酸)를 조금 빼내도 되지만, 적은 곳에서는 빼내면 안 된다. 알칼리(血)가 많은 곳에서는 알칼리(血)를 조금 빼내도 되지만, 적은 곳에서는 빼내면 안 된다. 즉, 체액의 균형을 깨뜨리기 때문이다. 제1장을 참고해서 해석하면 된다.

그래서 위장인 양명은 기도 많고 혈도 많으므로(陽明常多氣多血), 둘 다 빼내도 문제가 없다(刺陽明, 出血氣). 방광인 태양은 혈은 많고 기는 적기 때문에(太陽常多

血少氣), 혈은 배내도 되나 기는 빼내면 안된다(刺太陽, 出血惡氣). 담인 소양은 혈이 적고 기가 많으므로(少陽常少血多氣), 기는 배내도 되나 혈을 빼내면 안 된다(刺少陽, 出氣惡血). 비장인 태음은 기가 많고 혈이 적기 때문에(太陰常多氣少血), 기는 빼내도 되나 혈은 배내면 안된다(刺太陰, 出氣惡血). 신장인 소음은 기가 많고 혈이 적기 때문에(少陰常少血多氣), 기는 배내도 되나 혈은 빼내면 안된다(刺少陰, 出氣惡血). 간인 궐음은 혈이 많고 기가 적기 때문에(厥陰常多血少氣), 혈은 배내도 되나 기를 빼내면 안 된다(刺厥陰, 出血惡氣).

혈기형지(血氣形志)

제25편. 보명전형론(寶命全形論)

제1장

黃帝問曰, 天覆地載, 萬物悉備, 莫貴於人, 人以天地之氣生, 四時之法成, 君王衆庶, 盡欲全形, 形之疾病, 莫知其情, 留淫日深, 著於骨髓, 心私慮之, 余欲鍼除其疾病, 爲之奈何. 岐伯對曰, 夫鹽之味鹹者, 其氣令器津泄. 絃絶者, 其音嘶敗. 木敷者, 其葉發. 病深者, 其聲噦. 人有此三者, 是謂壞府. 毒藥無治, 短鍼無取, 此皆絶皮傷肉, 血氣爭黑.

황제가 묻는다(黃帝問曰). 하늘과 땅의 큰 은혜로(天覆地載), 만물이 다 갖춰진다(萬物悉備). 사람만큼 귀한 존재도 없는데(莫貴於人), 사람은 천지의 기를 받아서 태어나고(人以天地之氣生), 사계절의 법칙에 따라서 성장한다(四時之法成). 모든 사람은(君王衆庶), 육체를 온전히 보존하려고 전력을 다한다(盡欲全形). 육체가 병이 들었을 때(形之疾病), 그 정황을 모르면(莫知其情), 사기는 몸에 체류하고 시간이 지나면 더욱더 깊어진다(留淫日深). 그것이 표현되는 곳이 골수이면(著於骨髓), 개인적으로 심히 우려가 되는데(心私慮之), 침으로 그 질병을 제거하는 방법을 알고 싶습니다(余欲鍼除其疾病). 어떻게 하면 됩니까(爲之奈何)? 기백이 대답한다(岐伯對曰). 무릇 소금(鹽)의 맛이 짠(鹹) 것은(夫鹽之味鹹者), 그 기운의 작용으로 인해서 장기(器)에 있는 산성 체액(津)이 배출(泄)될 수 있도록 하기 때문이다(其氣令器津泄). 악기가 줄이 끊어지면(絃絶者), 소리를 내지 못한다(其音嘶敗). 나무가 뻗어 나가면(木敷者), 잎사귀는 피어난다(其葉發). 병이 깊어지면(病深者), 헛구역질 소리가 난다(其聲噦). 사람이 이 세 가지를 가지고 있다면(人有此三者), 이를 이르러 내장(府)이 썩었다(壞)고 한다(是謂壞府). 그러면 약성이 강한 독약으로도 고칠 수가 없으며(毒藥無治), 짧은 침조차도 놓을 수가 없다(短鍼無取). 이것은 모든 피가 중단되고, 육이 상한 것이다(此皆絶皮傷肉). 혈과 기가 서로 싸워서 흑색이 되었다(血氣爭黑).

소금의 기능 중에서 염소(Cl^-)의 암모니아를 통한 산(酸) 배출 기능을 말하고 있다(夫鹽之味鹹者, 其氣令器津泄). 소금에서 짠맛은 염소가 결정하기 때문이다. 참 대단하다. 어떻게 몇천 년 전에 이 사실을 알았을까? 여기서 현(絃)은 간을 두고 하는 말이다. 즉, 현은 간(絃)을 말하고 있다. 간(絃) 기능이 멈추면(絃絶者), 간은 소화관에서 간문맥을 통해서 받은 영양분의 공급을 할 수가 없게 되고, 인체는 죽는다(其音嘶敗). 간(木) 기능이 정상이면(木敷者), 인체는 잘 운행된다(其葉發). 이 상태를 나무(木)에 비유해서 은유적으로 표현했다. 면역에 문제가 있어서(著於骨髓) 병이 깊어지면(病深者), 위산 과다로 자꾸 헛구역질 소리를 낸다(其聲噦). 위산은 인체 안에 있는 과잉 산을 배출하는 행위인데, 자주 헛구역질을 한다는 말은 인체 안에 그만큼 과잉 산이 많이 상주한다는 뜻이다. 즉, 과잉 산을 중화시키는 오장이 거의 모두 망가졌다는 뜻이다. 또, 면역은 과잉 산을 중화하는 임무를 수행하기 때문에, 면역에 이상이 생기면, 당연히 인체 안에 과잉 산이 상주하게 된다. 여기서 골수(骨髓)와 소금 문제를 꺼내면서 신장의 병을 암시하고 있고, 간 문제를 꺼내면서 간의 병을 암시하고 있고, 헛구역질로 비장의 병을 말하고 있다. 사람이 이 세 가지 장기 즉, 신장, 간, 비장이 동시에 문제가 생기면, 내장은 파괴된다는 것이다(人有此三者, 是謂壞府). 이 상태가 되면 당연히 백약이 무효이며(毒藥無治), 어떤 처방도 내릴 수가 없을 것이다(毒藥無治, 短鍼無取). 이 상태는 이미 산(氣)과 알칼리(血)가 치열하게 싸워서(血氣爭) 인체가 썩었다는 것이며(此皆絶皮傷肉), 그 색깔이 검은색(黑)이라는 것이다(血氣爭黑). 피부에 있는 검정 색소인 멜라닌(Melanin)은 전자(酸)를 환원하면 할수록 색이 짙어진다. 즉, 과잉 산을 중화하면 할수록 멜라닌 색소는 더욱더 검어지게 된다. 멜라닌 색소의 기본 단위를 이루고 있는 아미노크롬(aminochrome)의 특성 때문에 생기는 현상이다. 부연해서, 황제가 묻는 말 중에, 사기가 인체에 머무르면(留淫), 병은 깊어지며(日深), 그것이 나타나는 곳(著)은 골수라고(骨髓) 했다(留淫日深, 著於骨髓). 이 말은 골수는 면역을 담당하기 때문에 면역을 말하고 있다. 그래서 기백이 '病深者, 其聲噦' 이 문장을 꺼내 든다. 즉, 면역의 중심인 비장을 들고나온 것이다. 결국에 육체를 온전히 보전하려고 한다면(盡欲全形), 세 가지 장기를 잘 지키라는 것이다. 또, 단침조차도 쓸 수가 없다고 했다(短鍼無取). 그 이유는 면역이 온전한 곳에 침을 놓아서 이곳의 면역을 활성화시키고, 이 활성화된 면역이 병소로 가게 하는 것이 침법이기 때문이다. 지금은 오장이 썩고 있으므로, 이미 면역이 정상인 곳이 없을 것이다. 당연히 침은 상상도 할 수가 없게 된다.

제2장

帝曰, 余念其痛, 心爲之亂, 惑反甚, 其病, 不可更代, 百姓聞之, 以爲殘賊, 爲之奈何. 岐伯曰, 夫人生於地, 懸命於天, 天地合氣, 命之曰人. 人能應四時者, 天地爲之父母, 知萬物者, 謂之天子. 天有陰陽, 人有十二節, 天有寒暑, 人有虛實. 能經天地陰陽之化者, 不失四時, 知十二節之理者, 聖智不能欺也. 能存八動之變, 五勝更立, 能達虛實之數者, 獨出獨入, 呿吟至微, 秋毫在目.

황제가 말한다(帝曰). 내가 그 고통을 잘 알기에(余念其痛), 마음이 심란합니다(心爲之亂). 혹, 병이 깊어지면(惑反甚), 어떻게 할 수가 없으니(其病, 不可更代), 백성들이 들으면(百姓聞之), 잔인하다고 생각할지도 모르겠네요(以爲殘賊). 어떻게 해야 합니까(爲之奈何)? 기백이 대답한다(岐伯曰). 무릇 사람은 땅에서 태어나고 운명은 하늘에서 부여받는다(夫人生於地, 懸命於天). 천지의 기가 합해진 것을 이르러(命之曰) 사람이라고 부른다(天地合氣, 命之曰人). 하늘에서는 태양이 전자(氣)를 공급하고 땅에서는 알칼리(氣)가 공급되고, 이 둘이 합쳐져서 계속 Ester 반응이 일어나면서 물체가 형성되는 원리를 함축적으로 말하고 있다. 인간이 사계절에 잘 대응하면(人能應四時者), 천지는 부모가 되어준다(爲之父母). 사계절에 잘 대응한다는 말은 사람이 음양의 기가 표출되는 사계절의 원리를 잘 알고 그때그때 잘 대처하면, 사계절은 사람을 도와주지만, 아니면 사람을 해친다(天地爲之父母)는 뜻이다. 즉, 사계절은 인체의 산과 알칼리 균형인 인체의 에너지 항상성에 개입하기 때문에, 사계절에 따라서 인체의 산-알칼리 균형을 잘 맞춰주라는 뜻이다. 이것을 맞추지 못하면, 에너지로 운영되는 인체는 당연히 병이 난다. 만물의 원리를 잘 아는 사람을 이르러 천자라고 한다(知萬物者, 謂之天子). 하늘은 음양을 가지고 있고(天有

陰陽) 즉, 인간에게 주는 에너지를 조절하고, 사람은 12절을 가지고 있고(人有十二節) 즉, 사람은 하늘이 조절하는 음양을 받아서 운행하는 12정경을 가지고 있고, 하늘은 한서를 가지고 있고(天有寒暑) 즉, 하늘은 에너지가 과잉인 여름을 만들고 에너지가 적은 겨울을 만들며, 이에 따라서 사람은 알칼리가 고갈(虛)되기도 하고, 산이 과잉(實)인 상태가 되기도 한다(人有虛實). 천지 음양의 조화(化)를 잘 다스리(經)는 사람은(能經天地陰陽之化者), 사계절의 원리를 잃지 않는다(不失四時). 극단적으로 쉽게 말하면, 혹독한 추위가 닥친 겨울에 무더위가 닥친 여름처럼 행동하지 않는다는 것이다. 그래서 음양의 조화가 기본인 12정경의 원리를 잘 아는 천자는(知十二節之理者), 아무리 똑똑한 사람도 사계절의 원리를 속이기는 불가능하다는 것을 잘 안다(聖智不能欺也). 당연한 말이다. 인간은 음양의 문제에 있어서 능동적인 존재가 아니라 수동적인 존재로서 그냥 대응만 할 수 있기 때문이다. 그래서 음양의 조화를 잘 알아서 수많은 변고(八動之變)에도 잘 대처(存)하는 사람은(能存八動之變), 사계절과 장하(五)가 주는 어떠한 역경(勝)이 와도 잘 이겨낸다(五勝更立). 즉, 계절의 변고로 인해서 이상 기후가 와도 여기에 잘 대처한다는 뜻이다. 인체 에너지의 균형만 맞춰주면 되기 때문이다. 허실의 법칙(數)에 잘 통달(達)한 사람은(能達虛實之數者), 하나가 나가고 하나가 들어오는 것까지 알며(獨出獨入), 입을 다물고 내는 미세한 소리까지도 알며(呿吟至微), 눈에 아주 미세한 털(秋毫) 하나가 들어간 것까지 안다(秋毫在目). 여기서 허(虛)와 실(實)은 에너지가 있느냐(實) 없느냐(虛)를 말한다. 태양계 자연에서 일어나는 어떠한 행위도 에너지의 개입이 없이는 일어날 수가 없기 때문이다. 음과 양의 존재(實)와 부존재(虛)는 에너지의 존재(實)와 부존재(虛)를 의미하기 때문에, 결국, 자연에서 일어나는 어떤 행위라도 인지할 수 있다는 말은 에너지의 아주 미세한 흐름까지 읽을 수 있다는 뜻이다. 그런데 음양을 알고 나면 밥 먹듯이 쉽지만, 음양이란 것을 공부하다 보면, 사실 이 단계까지 가기란 정말 어렵다는 사실을 곧바로 깨닫는다. 현대의학이 종교가 돼버린 현실에서 음양은 그냥 미신에 불과하다. 그러나 음양의 원리를 진정으로 알고 현실에 적용하면, 현대의학을 다른 각도에서 바라보게 된다. 태양계 우주 안에 존재하는 모든 존재는 전자(神)의 놀이터에 불과하므로, 전자가 결정하는 음양

을 알면 당연히 건강을 가지고 논다는 표현이 어울릴 것이다. 그냥 매일 먹는 음
식이 약이고, 매일 행하는 생활이 약이다. 물론 거꾸로 하면 곧바로 독이 된다. 그
러나 알기도 어렵고 실행하기도 어려운 것이, 음양의 조화를 맞추는 것이다.

제3장

帝曰, 人生有形, 不離陰陽, 天地合氣, 別爲九野, 分爲四時, 月有小大, 日有短長, 萬物
並至, 不可勝量, 虛實呿吟, 敢問其方. 岐伯曰, 木得金而伐, 火得水而滅, 土得木而達,
金得火而缺, 水得土而絶, 萬物盡然, 不可勝竭. 故鍼有懸布天下者五, 黔首共餘食, 莫知
之也. 一曰治神, 二曰知養身, 三曰知毒藥爲眞, 四曰制砭石小大, 五曰知府藏血氣之診.
五法俱立, 各有所先, 今末世之刺也. 虛者實之, 滿者泄之, 此皆衆工所共知也. 若夫法天
則地, 隨應而動, 和之者若響, 隨之者若影, 道無鬼神, 獨來獨往.

　　황제가 말한다(帝曰). 사람은 태어나면서 육체를 가진다(人生有形). 이 육체는 음양
을 분리할 수가 없다(不離陰陽). 천지 음양의 기가 조합되고 나서(天地合氣), 구별하
면 9개 분야로 나뉘고(別爲九野), 구분하면 사계절이 된다(分爲四時). 매달이 크고 작
은 달이 있고(月有小大), 매일이 크고 작은 날이 있듯이(日有短長), 만물은 서로 병립
해서 온다(萬物並至). 이 음양을 양(量)으로 측정하기도 어렵고(不可勝量), 허실을 판
단하기도 어려우며, 들리지 않을 만큼 작은 소리를 듣기도 어려우나(虛實呿吟), 감히
그 방법을 여쭙니다(敢問其方). 기백이 말한다(岐伯曰). 목이 금에서 이익을 얻으면
죽이는 것이고(木得金而伐), 화가 수에서 이익을 얻으면 멸망하며(火得水而滅), 토가
목에서 이익을 얻으면 소통하며(土得木而達), 금이 화에서 이익을 얻으면 파손되며
(金得火而缺), 수가 목에서 이익을 얻으면 끊어진다(水得土而絶). 만물이 그렇게 소진
되면(萬物盡然), 만물은 승하지 못하고 고갈된다(不可勝竭). 그래서 침술은 천하에 감
춰진(懸布) 다섯 가지가 있는데(故鍼有懸布天下者五), 백성에게 남은 음식을 주는 것
과 같이(黔首共餘食), 그 효과가 어떤지 모른다(莫知之也). 하나는 침이 신을 다스린
다는 것이요(一曰治神), 둘은 침이 육체를 보양한다는 것을 아는 것이요(二曰知養身),

셋은 약이 진가를 발휘하게 하는 것을 아는 것이요(三曰知毒藥爲眞), 넷은 치료할 때 폄석의 크기를 통제할 수 있다는 사실을 아는 것이요(四曰制砭石小大), 다섯은 장부의 기혈에 효과를 발휘하는 것을 아는 것이다(五曰知府藏血氣之診). 이렇게 침의 다섯 가지 법칙이 모두 정립되었을 지라도(五法俱立), 각각이 먼저 할 이유가 있다면(各有所先), 마지막에 침을 놓도록 한다(今末世之刺也). 허하면 실하게 해주고(虛者實之), 가득하면 배 내준다(滿者泄之). 이것들은 모든(衆) 의사가 공통(共)으로 알아야 하는 것들이다(此皆衆工所共知也). 그런데(夫) 하늘의 뜻이 땅에서도 똑같이(若) 적용되듯이(若夫法天則地), 이에 따라서(隨) 대응하고 감응(動)하면서(隨應而動), 화합(和)하면 공진(響)하는 것과 같으며(和之者若響), 따른다는 것은 그림자와 같은 것이다(隨之者若影). 길에는 귀신이 없게 되고(道無鬼神), 혼자 왔다 혼자 간다(獨來獨往).

이 구문들은 체액의 순환도를 알면 쉽게 이해가 간다.

폐는 산성 환원철(Fe^{2+})을 담즙을 통해서 간에서 처리한다. 그런데 간이 폐가 준 산성 환원철을 제대로 처리하지 않고 자기가 이익을 본다면(得), 당연히 폐는 산성 환원철을 처리하지 못하고 과잉 산 때문에 죽(伐)을 수밖에 없다(木得金而伐). 이것을 이르러 간(木)이 폐(金)에서 이익을 얻으면(得) 폐를 정벌(伐)한다고 한다(木得金而伐). 우 심장은 신장에서 올라오는 산성 정맥혈을 받는데, 우 심장이 산성 정맥혈을 받지 않는다면, 신장은 죽어(滅) 난다(火得水而滅). 이것을 이르러 심장(火)이 신장(水)에서 이익을 얻으면(得), 신장은 멸망(滅)한다고 한다(火得水而滅). 비장이 산성 정맥혈을 간에 넘겨준다면, 이것은 정상적인 과정의 체액 순환이기 때문에, 체액의 순환을 잘되게(達) 한다(土得木而達). 이것을 이르러 비장(土)이 간(木)에서 이익을 얻으면(得), 체액이 소통(達)된다고 한다(土得木而達). 폐가 우 심장에서 올라오는 산성 정맥혈을 받지 않는다면, 즉, 폐가 자기 좋다고(得), 우 심장에서 올라오는 산성 정맥혈을 받지 않는다면, 우 심장은 파손(缺) 된다(金得火而缺). 이것을 이르러 폐(金)가 심장(火)에서 이익을 얻으면(得), 심장은 파손된다고 한다(金得火而缺). 비장은 산성 림프액으로 인해서 과부하가 걸리면, 곧바로 같이 산성 림프액을 중화시키는 신장으로 떠넘겨서 위기를 모면한다. 그런데 신장이 자기만 좋아라고(得), 비장이 보낸 산성 림프액을 받아주지 않고 버틴다면, 비장은 죽어난다. 이렇게 신장(水)이 비장(土)에서 이익을 얻으면(得), 비장은 과부하에 걸려서 죽고(絶) 만다(水得土而絶). 이런 식으로(然), 만물(萬物)의 진기가 다 소진(盡)돼 버리면(萬物盡然), 승(勝)하는 관계 즉, 극복(克服)할 수 있도록 도와주는 관계가 불가능(不可)해지고, 인체의 진액은 고갈(竭)되고 만다(不可勝竭). 이 말의 뜻은 위 문장들이 상생(生)과 상극(克) 관계를 설명하고 있다는 것을 암시하고 있다. 상극(勝) 관계란 극복(克服) 관계이다. 그래서 어려움을 극복할 수 있게 도와주는 길이 막히면 즉, 상극 관계가 막히면, 과잉 산으로 인해서 어려움을 당한 장기는 죽고 만다는 것이다. 다시 말하면 상극 관계의 관건은 체액의 흐름인데, 체액의 흐름이 막히면 죽는다는 것이다. 체액이 정상적으로 흐르면, 과잉 산은 여러 장기를 거치면서 조금씩 나누어서 중화되게 되고, 모든 장기가 살아나게 된다. 그러나 체액 흐름이 막히면, 과잉 산이라는 난관에 봉착한 장기는, 이 과잉 산을 홀로 중화시키면서 알칼리는 모두 고갈되고, 이어서 해당 장기는 운명을 마감할 수밖에 없게 된다. 이 문장의 핵심은 勝(승)의 해석에 있다. 서로 돕지 못하고, 서로 상대에게 책임을 떠넘기면, 당연히 알칼리는 고갈되고 만다. 결국에 인체도 죽는다.

침에는 세상 사람들이 모르는(懸布) 다섯 가지 원리가 있다(鍼有懸布天下者五). 이것은 가난한 뭇 서민들에게 남은 음식을 나누어 주면(黔首共餘食), 누구한테 혜택이 갔는지 알 수 없는 것(莫知之也)과 같은 뜻을 가진다. 세상 사람들이 모르는 침의 효과에 있어서, 하나는 침은 신(神) 즉, 전자(電子)를 다스린다(治)는 것이다(一曰治神). 전자(電子)인 신(神)은 기(氣)이며 산(酸)이다. 그래서 신(神)이 과하면 즉, 산(酸)이 과하면 병을 일으킨다. 그러면 침을 놓아서 면역을 활성화하고, 이 활성화된 면역이 과잉으로 존재하는 신(神)인 산(酸)을 제거해서 병을 낫게 한다. 즉, 침이 신(神)을 다스린 것이다(一曰治神). 그런데 침을 모르는 세상 사람들은 이런 사실을 모른다(懸布)는 것이다. 둘은 침이 인체를 보양한다는 것을 아는 것이다(二曰知養身). 인체를 보양한다(養身)는 것은, 산이 과잉인 인체를 알칼리로 만들어주는 것이다. 침은 면역을 동원해서 과잉 산을 수거해서 제거해준다. 당연히 인체를 알칼리화시켜서 보양한다(養身). 그런데 침을 모르는 세상 사람들은 이런 사실을 모른다(懸布)는 것이다. 셋은 약이 진가를 발휘할 수 있게 해준다는 것이다(三曰知毒藥爲眞). 침이 과잉 산을 어느 정도 제거해주면, 약(毒藥)이 효과를 크게 발휘할 수 있는 것은 당연하다(毒藥爲眞). 약(毒藥)도 결국은 인체를 알칼리화시키는 것이니까! 그런데 침을 모르는 세상 사람들은 이런 사실을 모른다(懸布)는 것이다. 여기서 잠깐 약(藥)을 왜 독약(毒藥)이라고 표현할까? 그럼 독(毒)은 뭘까? 毒(독)이란 사람을 죽게 만드는 물질이다. 사람을 죽게 만드는 방법은 두 가지가 있다. 하나는 신경을 정지시켜서 심장과 폐를 정지시키면 생명은 끝난다. 우리는 이것을 마비(痲痹:麻痺)라고 표현한다. 신경을 정지시키는 방법은 신경을 움직이게 하는 전자(酸)를 대부분의 탕제 성분인 알칼로이드(Alkaloid)로 수거해버리면, 신경은 멈추고 생명은 끝이 난다. 이런 종류의 독은 뱀독이 많고, 대부분 독도 이런 종류의 독이다. 두 번째 독은 신경의 밥인 전자(酸)를 아예 몽땅 공급해서 즉, 신경을 과식시켜서 경련이 오게 만들어서 움직이지 못하게 하는 것이다. 신경에 전자(酸)가 과잉 공급되면, 신경은 과잉 반응하고, 이어서 신경의 지배를 받는 근육은 경련(convulsion:痙攣)을 일으킨다. 즉, 근육이 경직되는 것이다. 따라서 심장 근육이나 폐에 관련된 근육도 경직된다. 즉, 심장과 폐가 정지되는 것이다. 이렇게 되면, 생명은 끝이 난다. 과잉 알콜이 경련을 일으키는 이유이다. 이제 본론으로 돌아가 보자. 약(藥)을 독약(毒藥)이라고 표현한 것은, 탕제의 주요 성분이 바로 알칼로이드(Alkaloid)이기 때문이다. 사람들이 모르는 침의 효과 중에서, 네 번째는 치료할 때 쓰는 폄석(砭石)의 크기(小大)를 통제(制)할 수 있다는 것을 아는 것이다. 산화 환원에 탁월한 효능이 있는 폄석은 안마용으로 많이 쓴다. 그래서 침으로 과잉 산을 많이 제거했다면, 큰 폄석을 쓸 이유가 없어진다(四曰制砭石小大). 그런데 침을 모르는 세상 사람들은 이런 사실을 모른다(懸布)는 것이다. 사람들이 모르는 침의 효과 중에서, 다섯 번째는 장부(府藏)의 혈(血:알칼리)과 기(氣:酸)를 조절할 수 있다는 사실이다. 즉, 장부의 산과 알칼리를 침으로 조절할 수 있다는 것이다(五曰知府藏血氣之診). 침은 면역을 조절해서 장부로 들어가는 체액의 산과 알칼리를 조절함으로써, 장부의 산과 알칼리의 균형을 조절할 수 있는 것이다. 그런데 침을 모르는 세상 사람들은 이런 사실을 모른다(懸布)는 것이다. 그런데 이 다섯 가지 침의 효과가 정해져 있을지라도(五法俱立), 침을 제외한 나머지 네 가지 각각 (各)을 먼저(先) 처방해야 할 이유(所)가 있다면(各有所先), 이제(今) 침은 맨 나중에 (末世) 처방하도록 한다(今末世之刺也). 침은 놓기가 만만치 않다는 것을 암시하고 있다. 그리고 허한 것이 있으면 실하게 해주고(虛者實之) 가득 차 있으면 배설시켜 주어야 한다(滿者泄之). 침은 면역을 활성화해서 산화 환원 작용을 하므로, 침의 이 성질을 이용해서 침으로 산이 과하면(滿) 중화(泄)시켜줄 수 있고, 알칼리가 고 갈(虛)되어 있으면 보충해서 실(實)하게 해줄 수 있으므로, 침은 허실(虛實)에 잘 대처할 수 있는 도구이다. 이 사실들은(此所) 모든(皆衆) 의사들(工)이 공통(共)으로 알아야(知) 할 사항들이다(此皆衆工所共知也). 당연하다. 그런데(夫), 세상의 진리는 하나이므로, 하늘에서나 땅에서나 똑같이(若) 적용되듯이(法天則地), 침술도 잘만 배우면 스승과 똑같이 할 수 있으므로, 잘 배우면(隨應) 똑같이 능력을 발휘(動)할 수가 있다(隨應而動)는 것이다. 즉, 하나인 세상의 원리가 하늘과 땅을 가리지 않 고 적용되듯이, 침술도 잘만 배우게 되면, 스승과 제자를 가리지 않는다는 것이다. 이렇게 똑같이 할 수 있다는 것은(和之者), 소리의 공진(共振:resonance)과 같은 것(若響)으로서(和之者若響), 따라서 한다는 것은(隨之) 그림자와 같은 것이다(隨之者 若影). 스승과 똑같이 실력을 발휘할 수 있는 상태를 그림자로 비유했다. 공진이란 같은 주파수를 가진 물체가 똑같이 따라서 소리를 내는 것이다. 즉, 침술도 똑같 은 기술을 가졌다면, 효과도 똑같다는 것이다. 세상의 원리란 귀신처럼 우리가 따 라잡을 수 없는 존재가 아니라(道無鬼神), 누구한테나 자유자재(獨來獨往)로 오고 갈 수 있는 것이다. 침술이 어렵기는 하지만 누구나 배울 수 있는 것이라고 강조 하고 있다. 지금도 침술이 어렵지만, 당시에도 침술이 상당히 어려웠던 모양이다.

제4장

帝曰, 願聞其道. 岐伯曰, 凡刺之眞, 必先治神, 五藏已定, 九候已備, 後乃存鍼. 衆脈不見, 衆凶弗聞, 外內相得. 無以形先, 可玩往來, 乃施於人. 人有虛實, 五虛勿近, 五實勿遠, 至其當發, 間不容瞚. 手動若務, 鍼耀而勻, 靜意視義, 觀適之變. 是謂冥冥. 莫知其形, 見其烏烏, 見其稷稷, 從見其飛, 不知其誰, 伏如橫弩, 起如發機.

황제가 말한다(帝曰). 그 원리를 듣고 싶습니다(願聞其道). 기백이 대답한다(岐伯曰). 무릇 침이 진가를 발휘하게 하려면(凡刺之眞), 필히 먼저 신을 다스려서(必先治神), 오장이 제자리를 잡게 하고(五藏已定), 9후가 완비되도록 하고(九候已備), 그후에 침의 존치 여부를 결정한다(後乃存鍼). 침의 핵심은 과잉 전자인 신(神)을 다스린다는 것은 바로 앞에서 배웠다. 병의 원인은 에너지인 신(神)이기 때문에 당연히 신을 다스리면 즉, 과잉 산을 중화시키면, 침의 진가는 당연히 발휘된다(凡刺之眞, 必先治神). 이렇게 침으로 신(神)인 과잉 산(酸)을 다스려주면, 과잉 산을 조절하는 오장은 당연히 정상(定)으로 되돌아(已) 간다(五藏已定). 그러면 인체 내외의 신(神)인 기(氣)의 순환을 책임지고 있는 3부9후는 자동으로 제자리로 돌아간다(九候已備). 이렇게 오장과 9후의 상태를 보고, 침을 계속 꽂아 둘 건지 뽑을 건지 결정한다(後乃存鍼). 사람들에게 침을 놓을 때는 먼저 맥 중에서 진장맥이 없어야 한다(衆脈不見). 진장맥이 있으면, 해당 장기는 알칼리가 완전히 고갈되었다는 증거이기 때문에, 이 정도가 되면, 다른 오장도 문제가 심각할 것이고 결국에 침을 놓을 수가 없게 된다. 폐와 심장을 포함해서 인체에서 나는 소리 중에서 나쁜 소리는 들리지 않는지 살펴본다(衆凶弗聞). 그리고 인체가 안팎으로 상득(相得)하고 있는지를 본다(外內相得). 여기서 상득(相得)이라는 말은 형기상득(形氣相得)이라는 말로써 육체(形)와 기(氣)의 상호(相) 협동(得)을 말한다. 즉, 과잉 산이 존재하는지를 보라는 것이다. 과잉 산이 존재하면, 형기상실(形氣相失)이 되고, 이어서 병이 나게 된다. 먼저 육체에 이상이 없어서(無以形先), 말을 주고받음이 가능하면(可玩往來), 환자(人)에게 침술을 시행(施)할 수 있다(乃施於人). 사람에게는 허실이 있는데(人有虛

實) 즉, 산 과잉(實)과 알칼리 부족(虛)이 있는데, 오장의 허함이 가깝지 않을 수도 있고(五虛勿近), 오장의 실함이 멀지 않을 수도 있다(五實勿遠). 즉, 알칼리가 부족할 수도 있고, 산이 과잉일 수도 있다는 것이다. 그것들이 당장(當) 발동(發)을 해서 극(至)에 이르면(至其當發), 눈 한번 깜빡이는 것(間瞚:간순)도 용납하지 않을 만큼(不容) 급박해 진다(間不容瞚). 즉, 산 과잉의 정도와 알칼리 부족의 정도가 극단(至)적인 상황으로 흐르는 상태를 말한다. 이때는 목숨이 큰 위험에 빠진다. 두 경우 모두 결국은 산 과잉이 문제가 되는데, 그러면 신경이 과흥분하고, 이어서 근육은 경련이 일어난다. 즉, 심장과 폐와 관련된 근육에서도 경련이 일어난다. 그러면 곧바로 죽는다. 침을 놓을 때는 손의 움직임에 집중해서(手動若務), 침이 효과를 발휘하여 체액의 균형(勻)을 잡아주는지(鍼耀而勻), 마음을 가라앉히고(靜) 효과를 주시(視)해야 하며(靜意視義), 적정한 변화가 일어나는지 관찰해야 한다(觀適之變). 이것을 이르러 명명지중(冥冥之中)이라고 한다(是謂冥冥). 즉, 조용히 정성을 다한다는 뜻이다. 침을 놓을 때는 반드시 먼저 질병의 실체를 파악해야 한다. 만일에 질병의 실체를 모르고 침을 놓는다면(莫知其形), 이것은 까마귀하고 똑같은 소리를 내는 갈까마귀를 보고, 소리만 듣고서 까마귀라고 단정하는 것과 같으며(見其烏烏), 기러기하고 똑같은 소리를 내는 폐폐(稷稷:여우 몸에 날개가 있고, 기러기 소리를 낸다)를 보고 기러기로 오인하는 것과 같으며(見其稷稷), 이 두 동물이 날아가는 것만 보면(從見其飛), 도대체가 무엇이 무엇인지를 모른다(不知其誰). 즉, 그 실체(形)는 알려고 하지 않고(莫知), 우는 소리만 듣고 갈까마귀(鴉:아)를 까마귀라고 오인을 하고(見其烏烏), 폐폐(稷稷)의 우는 소리만 듣고 기러기라고 오인을 하고, 그것들이 날아가는 것만 보고 쫓아가다(從) 보면, 그것들이 도대체 무엇인지(誰) 알 수가 없다(不知其誰)는 것이다. 만일에 병을 치료할 때, 이런 상황이 야기 된다면, 병은 장전(橫)된 석궁(弩)처럼 잠복(伏)하고 있다가(伏如橫弩), 기회가 되면 무섭게 발사되면서(發機) 문제를 일으키(起如發機)는 석궁처럼, 병은 인체를 공격한다는 것이다. 만일에 대충 파악하고, 조용히 정성을 다하지 않고, 건성 건성으로 침을 놓는다면, 병이 더 무섭게 재발한다는 것을 말하고 싶은 것이다. 의사를 직업으로 하기가 얼마나 어려운지 말하고 있다. 이 구문들은 병을 치료할 때는 병의 실체(形)를 정확히 파악해야 한다는 것을 강조하고 싶은 것이다.

帝曰, 何如而虛, 何如而實. 岐伯曰, 刺虛者須其實, 刺實者須其虛, 經氣已至, 愼守勿失. 深淺在志, 遠近若一, 如臨深淵, 手如握虎, 神無營於衆物.

황제가 말한다(帝曰). 어떻게 실증과 허증을 치료합니까(何如而虛, 何如而實)? 기백이 대답한다(岐伯曰). 허증에 침을 놓을 때는 마땅히 실하게 해주고(刺虛者須其實). 실증에 침을 놓을 때는 마땅히 허하게 해준다(刺實者須其虛). 경락에 기가 충실해졌으면(經氣已至), 이것을 잘 지켜서 정기를 잃지 않도록 해야 한다(愼守勿失). 즉, 알칼리가 부족(虛)하면 알칼리를 보충해서 실하게 해주고(刺虛者須其實), 산이 과잉(實)이면 산을 중화시켜서 약(虛)하게 해준다. 그래서 경락에서 산-알칼리 균형이 맞춰지면(經氣已至), 이 균형을 잘(愼) 유지하라(愼守勿失)는 것이다. 마음(志)은 침의 깊이(深淺)를 염두에 두고(深淺在志), 원근 배혈(遠近配穴)에서도 깊은 못에 들어가는 것처럼 똑같이(若一) 해야 한다(遠近若一, 如臨深淵). 즉, 아주 많은 주의를 기울여야 한다는 것이다. 손은 호랑이를 잡는 것처럼 한다(手如握虎). 즉, 침술은 만만치 않은 것이기 때문이다. 병의 원인이 되는 신(神)은 사람들(衆物)이 어찌 되건 관심(營)도 없다(神無營於衆物). 그래서 병의 근원인 신(神)은 사람이 잘 관리해야 한다.

제26편. 팔정신명론(八正神明論)

제1장

제1절

黃帝問曰, 用鍼之服, 必有法則焉, 今何法何則. 岐伯對曰, 法天則地, 合以天光. 帝曰, 願卒聞之. 岐伯曰, 凡刺之法, 必候日月星辰, 四時八正之氣, 氣定乃刺之. 是故天溫日明, 則人血淖液, 而衛氣浮. 故血易寫, 氣易行, 天寒日陰, 則人血凝泣, 而衛氣沈.

 황제가 묻는다(黃帝問曰). 용침에는 반드시 법칙이 있는데(用鍼之服, 必有法則焉), 그 법칙이 어떻게 되나요(今何法何則)? 기백이 대답한다(岐伯對曰). 하늘에도 법칙이 있고 땅에도 법칙이 있는데(法天則地), 이 둘이 합쳐져서 하루하루를 만든다(合以天光). 황제가 말한다(帝曰). 그 법칙을 빨리 좀 듣고 싶습니다(願卒聞之). 기백이 대답한다(岐伯曰). 무릇 침법(凡刺之法)이란 반드시 해와 달과 별들의 기와 사계절의 기와 8절기의 기를 모두 살핀(候) 다음에(必候日月星辰, 四時八正之氣), 기가 정상(定)적인 상태가 되면, 침을 놓기에 이른다(氣定乃刺之). 침이란 기(氣)인 신(神)을 다스리는 것이기 때문에, 인간의 에너지 대사에 영향을 미치는 모든 요소를 고려하지 않으면 안 된다. 예를 들면, 이상 기후가 오거나 하면, 인체 에너지 대사에 혼란이 오기 때문에, 이럴 때는 침을 놓을 때 조심해야 한다는 것이다. 그래서 기온이 따뜻하고 날씨가 청명할 때(是故天溫日明), 사람의 혈액은 부드럽게 변해서(則人血淖液), 면역력(衛氣)이 상승(浮)한다(而衛氣浮). 그래서 이때가 되면 체액(血)이 알칼리화가 되기 때문에, 사기를 쉽게(易) 제거(寫)할 수가 있고(故血易寫), 기(氣)의 순행(行)도 잘(易) 이루어진다(氣易行). 그러나 기온이 차갑고 날씨가 청명하지 못하면(天寒日陰), 인체 혈액은 응고 되고(則人血凝泣), 면역력은 가라앉는다(而衛氣沈). 면역력은 지용성이라서 흐름이 아주 약한 림프에서 일어난다. 그런데 날씨가 추우면, 간질이 수축하면서 림프의 흐름은 더 더뎌지고, 면역력은 당연히 떨어진다. 혈액도 마찬가지로 날씨가 추우면, 간질이 수축하면서 원활한 소통이 막힌다. 즉, 간질에 알칼리 동맥혈의 공급이 준다. 그러면 간질에 쌓인 과잉 산이 정체되면서, 산성도가 결정하는 간질액의 점성도는 올라가고 체액 순환은 막힌다. 이 상태를 응읍(凝泣)이라고 표현한다. 그러면 동맥혈의 공급도 줄면서, 알칼리 동맥혈로 제거되는 사기는 당연히 제거가 안 된다. 침술도 결국은 인체의 에너지를 조절하는 것이기 때문에, 날씨라는 에너지의 변동에 민감할 수밖에 없다. 또, 침술의 핵심은 면역력(衛氣)의 활성화이기 때문에, 면역을 보유하고 있는 림프(肉)의 소통에 아주 민감할 수밖에 없다. 그래서 요약하면, 침술은 면역(衛氣)과 에너지(氣)라는 두 가지 요소를 핵심으로 한다는 사실을 잊어서는 안 된다. 또, 면역의 핵심은 알칼리 문제이다. 면역 세포가 과잉 산을 모조리 수거해서 미토콘드리아에서 물로 중화시켜주면, 병소의 환경은 알칼리로 바뀌면서 드디어 병이 낫게 된다. 암(癌) 환경이 되었건, 어떤 병소의 환경이 되었건 간에 무조건 산성 환경이 병소의 환경이다.

月始生, 則血氣始精, 衛氣始行, 月郭滿, 則血氣實, 肌肉堅, 月郭空, 則肌肉減, 經絡虛, 衛氣去, 形獨居. 是以因天時而調血氣也. 是以天寒無刺, 天溫無疑, 月生無寫, 月滿無補, 月郭空無治, 是謂得時而調之.

달(月)이 시작되는 초하룻날은(月始生), 혈기는 알칼리를 만들기 시작하고(則血氣始精), 면역력은 순행하기 시작한다(衛氣始行). 달이 꽉 차서 보름달이 되면(月郭滿), 혈기는 실해지고(則血氣實), 간질(肌)과 림프(肉)는 견고(堅)해진다(肌肉堅). 초승달이 되면(月郭空), 간질(肌)과 림프(肉)는 수축(減)하고(則肌肉減), 경락은 허해지고(經絡虛), 면역력은 없어지고(衛氣去), 육체는 외롭게 버틴다(形獨居). 보름달과 초승달의 차이는 보름달은 지구 그림자가 달을 가리지 않는 것이고, 초승달은 지구 그림자가 달을 가리는 것이다. 즉, 보름달 때에는 태양과 달과 지구가 일직선 위에 놓이지 않는 때이고, 반대로 초승달 때는 지구와 달과 태양이 일직선 위에 놓인 때이다. 이 차이는 무엇을 의미할까? 바로 지구의 중력에 영향을 미치고 인체 건강에 영향을 미친다는 것이다. 초승달 때는 달과 태양의 중력이 일직선 위에 있는 지구의 중력을 잡아당겨서, 지구의 중력을 감소시키다. 지구의 중력은 CRY 작동의 핵심 요소 중에서 하나 이다. 지구 중력이 약해지면, CRY 활동이 약해지면서 과잉 산의 중화가 지체되고, 당연히 면역력(衛氣)은 약해진다. 면역력의 핵심은 알칼리이기 때문이다. 이때 침을 놓으면, 당연히 부작용이 일어난다. 침도 면역력의 도움을 받아야 효과를 극대치로 발휘할 수 있기 때문이다. 반대로 보름달 때는 달과 태양은 일직선 위에 놓이지만, 지구는 옆으로 비켜서 있다. 즉, 지구의 중력이 외부 간섭을 받지 않아서 온전히 보존되고 따라서 CRY 활동도 온전히 보존되면서, 면역력도 올라(浮)간다. 이때 침으로 병을 치료하면, 치료 효과가 배가된다. 음력의 달이 시작되는 시점은 초승달이 뜨는 시기와 거의 같지만, 약간의 차이가 있다. 그러나 비슷하다. 그래서 새로운 달이 시작되는 시기는 면역력이 약해져 있는 시기이다. 다시 말하면 면역력이 다시 활성을 시작하는 시기이다. 또, 햇빛의 청색광이 CRY 활동을 조절하기 때문에 일조량이 좋으면, CRY 활동도 배가된다. 당연히 청명한 날씨(日明)는 면역력에 도움이 된다. 만약에 면역력이 약해져 있는 시기에 침 치료를 한다면, 침은 인체에 혼란을 유발한다. 이제 CRY의 실체를 정확히 설명할 때가 왔다. 이 구문 해석이 끝나고 뒤에서 따로 설명할 것이다. 이 내용들을 가지고 이 구문들을 해석하면 아주 쉽게 풀린다. 그래서 원인이 되는 천시인 날씨와 기온이 혈기를 조절한다(是以因天時而調血氣也). 즉, 천시가 원인이 되어서 혈기를 조절한다. 그래서 날씨가 추울 때는 침을 놓지 않으며(是以天寒無刺), 날씨가 따뜻하면, 이유를 따지지 않고 침을 놓는다(天溫無疑). 그리고 달이 시작되는 때는 사법을 안 쓰며(月生無寫), 달이 꽉 찼을 때는 보법을 쓰지 않는다(月滿無補). 초승달 때는 치료를 안 한다(月郭空無治). 이를 이르러 시기를 얻으면, 조절 가능하다고 한다(是謂得時而調之). 날씨가 추우면 간질이 수축하면서, 면역과 알칼리 동맥혈의 공급이 막히기 때문에, 이 두 가지를 치료의 핵심으로 하는 침 치료는 당연히 피한다. 반대로 날씨가 따뜻해지면, 간질이 이완되면서 면역과 알칼리 동맥혈의 공급이 원활해지기 때문에, 당연히 침 치료가 가능해진다. 새로운 음력 달(月)이 시작되는 때는 알칼리가 아주 적어서 면역력이 약해진 시기이다. 이때 과잉 산을 중화(寫)시키는 사법(寫法)은 자제해야 한다. 즉, 이때는 알칼리가 극도로 적은 시기인데, 이때 이 적은 알칼리를 이용해서 과잉 산을 중화시키는 사법을 쓰면 알칼리는 더욱더 고갈되고, 이어서 면역력은 더 떨어지고, 이어서 새로운 병이 생겨날 수도 있으므로, 사법을 자제하라는 것이다. 이제 거꾸로 보름달이 되었을 때는 알칼리와 면역력이 충만해 있는 시기이다. 이때 알칼리를 추가로 보충해주는 보법(補法)을 쓰면, 알칼리가 넘쳐나게 되고, 그러면 넘쳐난 이 알칼리는 신경의 밥인 전자를 모조리 수거해버리기 때문에, 그 결과 신경이 마비되고 만다. 그래서 보름달 때는 보법을 쓰지 말라는 것이다. 건강은 균형이라는 사실을 새삼 말해주고 있다. 그래서 때(時)를 얻으면, 기혈의 조절이 가능하다(是謂得時而調之)는 말은 산과 알칼리라는 에너지의 흐름을 보라는 뜻이다. 그래서 인체에서 알칼리가 아주 약한 시기인 초승달이 뜨는 때는, 알칼리를 기반으로 하는 침 치료를 하지 않는다(月郭空無治)는 것이다.

因天之序, 盛虛之時, 移光定位, 正立而待之, 故曰月生而寫, 是謂藏虛, 月滿而補, 血氣揚溢, 絡有留血, 命曰重實. 月郭空而治, 是謂亂經. 陰陽相錯, 眞邪不別, 沈以留止, 外虛内亂, 淫邪乃起.

원인이 되는 천시의 순서에 따라서(因天之序), 알칼리가 약(虛)한 초승달이거나 강(盛)한 보름달일 때는(盛虛之時), 시간이 지나서(移) 달이 정상(定)적으로 자리(位)를 잡고(移光定位), 정립될 때를 기다려서 치료를 한다(正立而待之). 즉, 인체의 알칼리 상태를 봐서 알칼리가 많을 때는 사법을 쓰고, 적을 때는 보법을 쓴다. 즉, 시기를 골라서 침 치료를 해야 한다는 것이다. 침 치료는 절대적으로 어떤 경우에도 알칼리를 기반으로 하기 때문이다. 그래서 일월이 시작될 때 사법을 쓴다면, 이를 이르러 허를 저장한다고 한다(是謂藏虛). 달이 꽉 차서 보름달이 될 때 보법을 쓰면(月滿而補), 혈기가 넘쳐흐르고(血氣揚溢), 경락은 혈이 가득 찬다(絡有留血). 이를 이르러 실이 두 배가 되었다고 한다(命曰重實). 앞에서 말한 대로 알칼리가 고갈된 초승달 때 과잉 산을 중화시키는 사법을 쓰면 알칼리는 더욱더 고갈(虛)되고, 반대로 알칼리가 충만한 보름달 때 보법을 쓰면 알칼리가 넘쳐나게(溢) 된다. 즉, 알칼리가 너무 과한(重實) 것이다. 이것도 당연히 부작용이 따른다. 그래서 초승달이 되었을 때 치료하는 것은(月郭空而治), 경락을 혼란시킨다고 한다(是謂亂經).

초승달 때는 그렇지 않아도 알칼리가 부족한 때인데, 이때 알칼리를 기반으로 하는 침 치료를 한다는 것은 말이 안 된다. 여기서 경(經)은 면역을 일으키는 절(節)을 말한다. 알칼리가 고갈되면 알칼리를 기반으로 하는 면역은 당연히 혼란이 온다(是謂亂經). 음양이 서로 어긋나면(陰陽相錯), 알칼리(眞)와 산(邪)을 구별할 수가 없고(眞邪不別), 면역력은 침체되고 알칼리의 유지도 정지되고(沈以留止), 외허로 내란이 일어나고(外虛內亂), 음사가 드디어 발동한다(淫邪乃起). 면역에 혼란이 와서 병이 일어나는 상황을 말하고 있다. 여기서 외허(外虛)라는 말은 외(外)는 간질을 말하고, 허(虛)는 알칼리 고갈을 뜻하므로, 간질에 알칼리가 고갈되었다는 뜻이다. 즉, 간질에 산(酸)이 넘쳐난다는 뜻이다. 그러면 당연히 사기가 작동한다(淫邪乃起).

CRY에 대해서 간단히 알아보자. CRY는 Cryptochrome(크립토크롬)의 첫 세 글자를 따서 만든 약어이다. 여기서 크롬(chrome)은 색소를 의미한다. 이 크립토크롬을 말하기에 앞서, 우리에게 익숙한 Cytochrome(시토크롬)을 먼저 소개하는 것이 이해가 빠를 것이다. 그 이유는 둘은 같은 종류이기 때문이다. 시토크롬은 인체 해독 작용에서 필수 인자이다. 해독이란 과잉 전자를 중화시키는 것이다. 그래서 시토크롬은 전자를 중화시키는 핵심 인자라는 뜻이다. 그 전형적인 예가 미토콘드리아 전자전달계에 있는 Cytochrome-c이다. 미토콘드리아가 망가져서 세포사(Apoptosis:Necrosis)가 일어날 때, 이것이 맨 먼저 떨어져서 세포질로 나오는 이유이다. 즉, 전자전달계가 망가지면, 세포는 바로 죽기 때문이다. 그리고 피부에는 이와 비슷하게 자외선에 대응하는 Melanin(멜라닌)이 있다. 멜라닌의 기본 인자는 Aminochrome(아미노크롬)이라는 색소이다. 이 멜라닌도 해독하는 인자이다. 그래서 인체에서 색소는 모두 해독 즉, 전자 중화에 관여한다. 그중에 또 하나가 바로 Cryptochrome(크립토크롬)이다. 이 CRY의 특징은 지구의 중력(gravity: 重力)과 일조량이 주는 청색광(blue light:靑色光)을 감지해서 작동된다는 것이다. 인간이 지구의 자기장과 태양광의 청색광을 인지한다는 사실은 이미 오래전에 실험에서 나왔다. 맨체스터 대학교의 로빈 베이커(Robin Baker) 박사가 실행한 일명 인간 내비게이션 실험(Human navigation and magnetoreception)인 맨체스터 실험이 유명하다(26-1). 국내에서는 경북대학교 채권석 교수팀이 한경대학교 김수찬 교수와 함께 실험한 논문도 있다(26-2). 이 인간 내비게이션 실험의 발단은 철새의 이동에 있었다(26-3). 어떻게 새들은 나침반(compass:羅針盤)도 없이 방향을 잃지 않을까? 하는 의문에서 시작되었다. 여기에서 발견된 핵심이 바로 Cryptochrome(크립토크롬)이었다. 이 인자가 지구의 자기장에 민감하게 반응하는 것이었다. 즉, CRY가 지구 자기장을 인지하는 것이다. 그런데 지구 형태의 특성 때문에, 지구의 북쪽 자기장이 훨씬 더 강하다. 그래서 철새들은 이 북극의 자기장을 인지해서 날아가는 것이다. 즉, CRY가 정확히 나침반이 된 것이다. 옛말에 잠을 잘 때는 북쪽으로 눕지 말라는 격언이 있다. 바로 뇌는 전자로 움직이는 신경 덩어리이기 때문에, 북쪽으로 누우면, 인체 에너지인 전자의 교란이 일어나기 때문이었다. 여기서 전자파 문제가 쉽게 추측된다. 즉, 전자파는 전기장과 자기장을 만들기 때문에, 인체의 에너지 흐름에 당연히 영향을 미칠 수밖에 없는 것이다. 즉. 인간이나 다른 생물의 CRY 작동에 전자기파가 영향을 미치는 것이다(26-4, 26-5). 당연히 과잉 산의 중화에 문제를 일으키고 이어서 건강에 문제를 일으킬 것은 뻔하다. 이 CRY는 지구의 자기장에만 영향을 받는 것이 아니라 청색광(blue light:靑色光)에서도 영향을 받는다(26-6). 일조량이 주는 광(光)은 전기장(electric field:電氣場)을 만들어낸다. 결국, CRY는 자기장과 전기장을 동시에 감지하는 것이다. 이 사실은 굉장히 중요해진다. 먼저 CRY의 구조를 보자. CRY는 전자를 환원받는 3개의 트립토판(triptophane)과 가운데에 비타민이 자리하고 있고, 끝에 플라빈(Flavin) 단백질이 자리하고 있다. 그래서 CRY 구조를 보면, 트립토판(Trp)이 전자를 수거해서 비타민에 공급하면, 비타민은 이 전자를 플라빈 단백질로 보내서 중화시키게 된다(26-15, 26-16, 26-7, 26-8, 26-9). 즉, 이것이 해독하는 과정이다. 여기서 비타민들이 청색광을 감지하는 핵심이다. 이때 작용하는 비타민들은 비타민A(retinal)나 비타민B2(riboflavin)이다(26-10, 26-11). 이 과정은 유도전류(誘導電流:induced current)를 만들어내는 과정과 똑같다. 유도전류는 전기장과 자기장이 회전을 이용해서 만들어내는 전자(電子)들의 흐름이다. 수력 발전에서도 이 원리를 이용한다. 그래서 수력 발전은 물의 낙차를 이용해서 터빈을 회전시키는 것이다. 즉, 유도전류를 만들어내려면, 전기장을 제공하는 물체나 자기장을 제공하는 물체 중에서 어느 하나가 회전해야만 하기 때문이다. 이는 유도전류에서 필수 조건이다. 그러면, CRY는 어떻게 회전할까? 바로 지구의 자전이다. 즉, 중력을 보유한 지구가 회전하는 것이다. 이 회전이 CRY가 유도전류를 만들게 하는 원동력이다. 이 원리는 유도전류를 백과사전에서 찾아보면, 금방 이해가 갈 것이다. 다시 본론으로 가보자. 그래서 청색광은 CRY를 통해서 과잉 전자를 중화시키는 효과가 있으므로, 건강에 좋다. 그러나 과유불급이라고 이것도 과하면 문제가 된다. 그 이유는 플라빈 단백질을 통해서 미토콘드리아에서 전자를 중화할 때, 미토콘드리아가 수용할 수 있는 한계를 넘어버리면, 바로 과잉 산을 공급하는 효과가 나타나면서 당연히 자유전자가 과잉일 때 나타나는 활성산소종(ROS) 환경이 만들어지고, 이어서 건강을 해치게 된다. 이 효과를 이용해서 청색광을 살균하는 도구로 이용하기도 한다. 이 현상 때문에 제일 많이 문제가 되는 것이 컴퓨터에서 나오는 청색광 문제이다. 우리가 너무나도 잘 아는 바로 VDT 증후군(visual display terminal syndrome)이다. 이때 나타나는 현상 중에서 하나가 바로 수면 장애이다. 왜 그럴까? 그 이유는 해독 인자인 CRY가 일주기 리듬(circadian clock:circadian electrical activity)도 조절하기 때문이다(26-12, 26-13). 일주기 리듬이란 일조량이 있는 낮에는 깨어 있고, 일조량이 없는 밤에는 자는 것이다. 즉, 에너지의 차이가 일주기 리듬을 만들어내기 때문에, 인체의 에너지를 조절하는 CRY가 일주기 리듬에 관여하는 것은 당연한 일이다. 그리고 CRY는 자외선에도 반응한다(26-14). 즉, 자외선도 에너지 문제이기 때문이다. 그래서 여름에 에너지가 과잉일 때는 CRY가 장단점을 모두 발휘하는 시기이다. 이와 관련해서, 여기서 꼭 언급해야만 하는 한 가지가 있다. 지금 전 세계적으로 문제가 되고 있는 바로 코로나바이러스 문제이다. 어떤 바이러스건 간에 바이러스가 활성을 보이려면, 반드시 산성 환경 즉, 과잉 산의 환경이 조성되어야 한다. 폭염이 닥치는 여름에는 CRY 활동이 과해서 부작용도 있지만, 전체적으로 과잉 산을 중화시키는 순작용이 크다. 그리고 일조량이 적은 겨울에는 CRY의 작동이 아주 미미해서, 과잉 산을 인체 안에서 염으로 저장한다. 즉, 겨울에는 인체 안에 과잉 산이 항상 존재한다. 그래서 여름은 바이러스가 활성을 보이기에 적합한 시기가 아니다. 그러나 CRY 활동이 미미한 겨울은 인체 안에 쌓이는 과잉 산 때문에, 바이러스가 준동할 수 있는 조건이 형성된다. 그래서 코로나바이러스도 겨울에 더 준동을 부리는 것이다. 이 CRY에 관한 연구는 아주 잘 되어있다. 논문도 아주 많이 나와 있다. 앞으로도 전망이 아주 좋은 분야이기도 하다. CRY에 대한 원론적인 이야기는 너무 길므로 여기서 줄인다. 그리고 참고로 여기서 아주 재미있는 현상도 유추해낼 수가 있다. 옛날에 전쟁터에서 소식을 전하는 비둘기 이야기이다. 이 비둘기는 어떻게 그 먼 거리에서 정확히 자기 고향을 찾아왔을까? 답은 CRY에 있다. 이 CRY는 전자기장을 감지하는 도구이다. 그런데, 지구에 있는 전자기장은 지역에 따라서 모두 약간씩 다르다. 즉, 지역에 따라서 전자기장의 분포가 약간씩 다르다. 그도 그럴 것이, 지역마다 일조량이 다르고, 중력도 다르기 때문이다. 그래서 비둘기는 자기가 태어난 고향의 전자기장에 끌려서 고향으로 자동으로 가게 된다. 그래서 비둘기의 몸에 전자기를 교란하는 장치를 달아놓게 되면, 비둘기는 갈 길을 잃고 만다. 이 예는 물고기에서도 나타난다. 연어는 항상 자기 고향을 찾아가서 알을 낳게 된다. 즉, 연어는 자기가 태어난 고향의 전자기를 감지하는 것이다. 그러면, 비둘기나 연어는 어떻게 자기 고향의 전자기장을 감지할까? 답은 의외로 간단하다. 생물은 전자기장을 만들어내는 자유전자가 성장인자로 작용해서 태어나고 성장하게 된다. 그래서 생물은 자기가 태어난 고향의 전자기장을 자기 몸에 간직하게 된다. 즉, 자기가 태어난 고향의 전자기장과 자기 몸의 전자기장이 일치하는 것이다. 그래서 비둘기나 연어는 자기 몸과 동일한 전자기장을 따라가다 보면, 자기도 모르게 자기 고향에 자동으로 도착하게 된다. 이 문제는 최첨단 현대의학의 기반인 단백질 생리학으로 풀면 안 풀린다. 그래서 이 문제는 지금도 신비로 가득한 현상으로 남아있다. 그러나 양자역학을 기반으로 한 전자생리학으로 풀면 간단히 풀린다. 그러면, 여기서 의문이 생길 것이다. 그러면, 인간도 그냥 평범한 자연의 일부에 불과한데, 인간은 어떨까? 인간도 똑같다. 인간도 나이가 들면, 귀향하는 경우가 많거나 아니면 고향을 그리워한다. 그 이유가 바로 자기 고향에서 천성으로 부여받은 전자기장이라는 에너지 때문이다. 그리고 아이가 부모를 알아보는 이유도, 이 전자기장이라는 에너지 때문이다. 즉, 아이는 부모의 DNA를 통해서 에너지를 이어받았으므로, 아이의 에너지와 부모의 에너지가 서로 교감하는 것이다. DNA는 강알칼리로서 자유전자를 싣고 다니거나 보관하는 담체라는 사실을 상기해보자. 즉, 우리가 부모에게서 물려받은 것은 DNA 속에 든 자유전자라는 에너지이다. 그래서 우리 몸을 지배하는 것은 DNA가 아니라, DNA가 싣고 온 자유전자이다. 이를 통해서 아이는 부모를 무의식적으로 알아보게 된다. 이의 원리는 모기에도 적용된다. 모기는 사람에게 모여든다. 이때 모기가 감지하는 것은 인간이 피부와 폐로 내뿜는 에너지이다. 이는 벌이 자기편을 가르는 데도 이용되고, 짐승들이 자기편과 적을 가리는 데도 이용된다. 즉, 에너지를 이용해서 적과 아군을 구별하는 것이다. 이 개념이 양자역학의 개념이다. 즉, 생명체는 에너지로 대화하는 것이다. 그리고 이 양자역학 개념을 이용한 것이 사주팔자이다. 즉, 사주팔자는 부모에게서 DNA를 통해서 받은 에너지 상태와 태어날 때 우주에서 부여받은 에너지 상태를 보는 것이다. 즉, 사주팔자는 양자역학으로 보면, 완벽한 최첨단 과학이 된다. 그래서 사주팔자를 정확히 보려면, 양자역학과 황제내경을 탐독하는 것은 의무 사항이 된다. 그리고 이 원리는 식물도 사람과 똑같은 생체이므로, 식물에도 그대로 적용된다. 그래서 여기서 나온 문제가 지역 농산물인 로컬푸드(Local Food) 문제로 이어진다. 우리는 이것을 신토불이(身土不二)라고 말한다. 즉, 자기 고향에서 나온 농산물의 에너지는 자기 몸의 에너지와 같게 된다. 그래서 자기 고향에서 나온 농산물을 먹게 되면, 자기가 태어날 때 자기 고향에서 받은 에너지와 충돌하지 않게 된다. 그러나 외국에서 온 농산물은 자기 신체가 보유한 에너지와 자동으로 충돌하게 되고, 이어서 생체의 에너지는 간섭받게 되고, 이어서 건강에서 문제를 일으키게 된다. 인체는 에너지로 작동된다는 사실을 상기해보자. 이 이야기는 재미있지만, 너무 긴 이야기이므로, 여기서 줄인다. 이제 본문에서 미뤄둔 숙제를 풀어보자. 초승달이 뜰 때는 지구가 중력을 뺏기는 시기이므로, 당연한 결과로써 약해진 중력만큼, 지구 자기장이 약해지면서 이어서 해독 인자인 CRY의 활동이 줄고 이어서 과잉 산이 인체 안에 더 많이 쌓이게 된다. 그러면 당연히 인체의 알칼리는 고갈된다. 그래서 초승달이 뜰 때는 알칼리를 이용해서 과잉 산을 중화하는 사법(寫法)을 쓰지 말라고 한 것이다. 반대로 보름달이 뜰 때는 지구의 중력이 전혀 영향을 받지 않으므로, 해독 인자인 CRY의 활동이 왕성해지면서, 과잉 산을 활발히 중화시키기 때문에, 인체 안에는 알칼리가 충분히 보존된다. 그래서 보름달이 뜰 때는 알칼리를 보충해주는 효과가 있는 보법(補法)을 쓰지 말라고 한 것이다. 결국, CRY의 활동은 에너지 문제이기 때문에, 중력이 약해지는 초승달 때는 CRY 활동이 약해지고 이어서 과잉 산 중화 능력이 떨어지고, 중력이 강해지는 보름달 때는 CRY 활동도 강해지고, 이어서 과잉 산 중화 능력도 향상된다. 또, 일조량이 없는 밤에는 CRY 활동이 줄고, 낮에는 는다. 같은 원리로 여름에는 CRY 활동이 최고조에 이르고, 겨울에는 최저에 이른다. 또, 이상 기후가 일어나면, CRY 활동에 대한 변동이 아주 심하게 된다. 또, 에너지를 간섭하는 태양 폭발 현상이나 혜성이 지나가면서 태양계의 에너지를 교란하면, 이에 따라서 CRY의 활동도 변화가 일어난다. 옛날에 혜성이 지나가거나 오로라가 나타나면 사람들이 걱정했던 이유가 이때는 인체 에너지의 교란으로 인해서 인체가 병들기 때문이었다. 현대과학은 이것을 미신으로 취급하는데, 에너지라는 측면에서 보면, 명확하게 완벽한 과학으로 보인다. 절대 미신이 아니라 아주 지혜로운 생각이었다. 이 원리는 지금도 통한다. 단지, 우리가 모르고 있기 때문이다. 이런 현상들을 보면, 누가 미개인인지 혼란이 올 때가 많다. 결국, CRY는 하늘과 땅의 기(氣)를 인체와 연결해주는 지도리(樞)이다. 무릇 진짜 의사라면 최소한 인체의 에너지 흐름 정도는 알고 있어야 한다. 인체의 에너지 흐름의 핵심 중에서 하나가 바로 CRY이다. CRY를 모르면 인체 에너지 흐름의 절반도 모를 것이다.

제2절

帝曰, 星辰八正何候. 岐伯曰, 星辰者, 所以制日月之行也. 八正者, 所以候八風之虛邪, 以時至者也. 四時者, 所以分春秋冬夏之氣所在, 以時調之也. 八正之虛邪, 而避之勿犯也. 以身之虛, 而逢天之虛, 兩虛相感, 其氣至骨, 入則傷五藏, 工候救之, 弗能傷也. 故曰, 天忌, 不可不知也.

황제가 말한다(帝曰). 성신 팔정을 가지고 무엇을 살필 수 있나요(星辰八正何候)? 기백이 대답한다(岐伯曰). 그래서(所以) 성신은 태양과 달의 운행을 통제한다(星辰者, 所以制日月之行也). 여기서 성신(星辰)은 28숙(二十八宿)을 의미한다. 이 28숙은 태양(日)과 달(月)이 지나가는(行) 위치를 파악하는 도구이다(所以制日月之行也). 즉, 28숙의 위치를 이용해서 일(日)과 월(月)을 파악할 수가 있다. 다시 말하면, 1년의 계절과 날짜를 파악할 수가 있다. 그래서(所以) 팔정은 팔풍의 허사를 측정한다(八正者, 所以候八風之虛邪). 팔정(八正)은 8개의 중요 절기(節氣)를 말한다. 이들 절기(八正) 때 에너지(風)의 변동이 일어나면, 이들 절기가 인간에게 알칼리를 고갈(虛)시키는 사기(邪)를 공급한다(八正者, 所以候八風之虛邪). 당연한 말이다. 팔정(八正)을 사용(以)해서 사계절(時)을 만드는 것이다(以時至者也). 그래서(所以) 사계절이라는 것은(四時者), 기의 소재에 따라서(氣所在) 춘하추동으로 나누어지며(分春秋冬夏之氣所在), 기의 소재로써(以) 사계절이 조절된다(以時調之也). 즉, 사계절이라는 것은 에너지라는 기(氣)의 여부에 따라서 나누어지고, 기(氣)가 조절한다는 것이다. 8개의 중요 절기(節氣)인 팔정(八正)이 주는 허사(虛邪)는 인체 건강에 나쁜 영향을 주므로, 인간이 조심하고 피해야 하는 대상이지(避之), 맞서 싸워야 할 대상(犯)은 아닌(勿) 것이다(而避之勿犯也). 쉽게 말하면, 몹시 추운 겨울에 혹독한 추위하고 싸운다고 옷을 다 벗고 추위에 대항(犯)하면 얼어 죽는다는 뜻이다. 그래서 얼어 죽지 않으려면, 추위를 피해서(避) 집 안으로 들어가야 한다는 뜻이다. 그래서(以) 몸이 아픈데(身之虛), 하늘(天)의 나쁜(虛) 기운까지 합세(逢)한다면(而逢天之虛), 두 가지 나쁜 기운이 합심해서 인체를 공격할 것이고(兩虛相感) 즉, 아픈 몸에 든 사기와 하늘이 주는 사기 두 가지가 몸을 공격할 것이고, 이 나쁜 기운들은 인체 면역의 마지막 보루인 골수(骨)까지 망칠 것이다(其氣至骨). 이들 나쁜 기운이 인체 내부로 침입(入)하게 되면, 당연히 이들 나쁜 기운들을 중화해서 기를 조절하는 오장은 상해를 입는다(入則傷五藏). 이때 용(用)한 의사가 있어서 잘 진단해서(候) 병을 낫게 해주면(救之), 건강을 되찾을 수 있으나(工候救之), 그렇지 못하면(弗), 오장은 아주 심한(能) 상해(傷)를 입을 것이다(弗能傷也). 그래서 옛말에 건강하게 살려면 팔풍 같은 하늘의 금기 사항(天忌)을 반드시 알고 있어야 한다고 했다(故曰, 天忌, 不可不知也). 현대의학은 거의 신경을 안 쓰고 있지만, 질병은 계절을 많이 탄다. 계절에 따라서 건강을 관리한다면, 질병의 절반은 예방할 수 있을 것이다. 특히, 전염병은 계절과 아주 밀접하게 연결되어 있다.

제2장

제1절

帝曰, 善, 其法星辰者, 余聞之矣. 願聞法往古者. 岐伯曰, 法往古者, 先知鍼經也. 驗於來今者, 先知日之寒溫, 月之虛盛, 以候氣之浮沈, 而調之於身, 觀其立有驗也. 觀其冥冥者, 言形氣榮衛之不形於外, 而工獨知之, 以日之寒溫, 月之虛盛, 四時氣之浮沈, 參伍相合而調之, 工常先見之, 然而不形於外. 故曰觀於冥冥焉. 通於無窮者, 可以傳於後世也. 是故工之所以異也, 然而不形見於外. 故俱不能見也, 視之無形, 嘗之無味. 故謂冥冥, 若神髣髴.

황제가 말한다(帝曰). 아주 좋네요(善). 성신을 다스리는 그 법칙에 대해서(其法星辰者), 잘 들었습니다(余聞之矣). 옛날부터 전해 내려온 그 법칙에 대해서 듣고 싶습니다(願聞法往古者). 기백이 대답한다(岐伯曰). 옛날부터 전해 내려온 법칙이란 것은(法往古者), 먼저 침구와 경락을 아는 것이다(先知鍼經也). 지금 당장(來今) 체험할 수 있는 것은(驗於來今者), 먼저 매일 매일의 춥고 더움을 아는 것이고(先知日之寒溫), 매달 나타나는 허함과 성함을 아는 것이고(月之虛盛), 그렇게 해서 기후의 부침을 알면, 인체를 조절할 수가 있게 된다(而調之於身). 춥고 덥고 허하고 성하고는 모두 사계절의 기후의 문제이다. 결국, 하늘이 주는 에너지와 인체 에너지와의 조화를 맞추라는 것이다. 그렇게 정립된 것을 체험했을 때, 그것을 관찰하는 것이다(觀其立有驗也). 말로 표현할 수 없는 그 그득함을 관찰한다는 것은(觀其冥冥者), 인체 간질(外)에 인간의 눈으로는 볼 수 없는(不形) 무엇이 있는데, 그것이 인체(形)의 기(氣)와 영양성분인 영기(榮)와 면역인 위기(衛)라는 것을 알고, 그것들을 관찰하는 것을 말한다(言形氣榮衛之不形於外). 그런데 그것은 의사만(獨) 안다(而工獨知之). 그래서 날씨가 춥고 덥고(以日之寒溫), 달이 허하고 성하고(月之虛盛), 사계절의 기운이 부침하는데(四時氣之浮沈), 이것들과 뒤섞이고 서로 합쳐지면서 인체 안에 눈에 보이지 않는 여러 기운이 조절된다(參伍相合而調之). 인체 안에 있는 여러 기운도 에너지이고, 인체 밖에서 작동하는 여러 기운도 에너지이기 때문에, 이 두 에너지가 서로 반응하면서 인체의 기운인 에너지가 조절된다는 것이다. 의사라면 항상 먼저 보아야 할 것들이 있는데(工常先見之), 당연히(然) 그것들은 간질(外)에 있지만, 인간의 눈에는 보이지 않는(不形) 것들이다(然而不形於外). 그래서 옛말에 말로 표현할 수 없는 그 그득함을 관찰한다고 했다(故曰觀於冥冥焉). 그래서 이 보이지 않는 무궁무진한 원리들에 통달하면(通於無窮者), 가히 그 비법을 후세에 전해줄 수가 있다(可以傳於後世也). 그래서 그런 이유로(是故) 의사(工)가 일반 사람과 다른(異) 것이다(是故工之所以異也). 의사만 파악할 수 있는 그것들은 당연히(然) 간질(外)에 있지만, 인간의 눈에는 보이지 않는(不形) 것들이다(然而不形見於外). 즉, 진정한 의사라면 의사가 아닌 외부 사람들은 볼 수 없는 것들을 볼 수 있어야 한다는 것이다. 즉, 의사가 아닌 사람들은 잘 모르는 인체 생리를 의사는 잘 알아야 한다는 것이다. 그래서 의사는 의사가 아닌 사람들이 볼 수 없는 것을 모두 보는 것이다(故俱不能見也). 그래서 의사는 형체가 없어서 일반인들이 볼 수 없는 것을 볼 수 있고(視之無形), 맛을 느낄 수가 없어서 일반인들이 맛볼 수 없는 것을 맛볼 수 있다(嘗之無味). 이를 이르러, 하는 짓이 귀신과 하도 비슷해서(若神髣髴) 그득하다고 말한다(故謂冥冥). 즉, 의사가 아닌 일반인들이 진정한 의사가 하는 일을 보면, 귀신(神)과도 같이, 도대체 인간이 할 수 없는 일을 하는 것처럼 보인다는 것이다.

虛邪者, 八正之虛邪氣也. 正邪者, 身形若用力, 汗出, 腠理開, 逢虛風, 其中人也微. 故莫知其情, 莫見其形, 上工救其萌牙, 必先見三部九候之氣, 盡調不敗而救之. 故曰上工. 下工救其已成, 救其已敗, 救其已成者, 言不知三部九候之相失, 因病而敗之也. 知其所在者, 知診三部九候之病脈處而治之. 故曰守其門戶焉, 莫知其情而見邪形也.

허사라는 것은(虛邪者), 팔정 허사의 기운이다(八正之虛邪氣也). 즉, 허사라는 것은 하늘이 결정하는 절기인 팔정의 나쁜 기운이라는 것이다. 정사라고 하는 것은(正邪者), 인체가 힘을 몹시 써서 힘들 때 침입한다(身形若用力). 즉, 몸이 힘들 때 허사가 침입해서 정사가 된다. 몸이 힘들어서 땀이 나고(汗出), 간질이 열릴 때(腠理開), 그사이에 허한 틈을 타서 풍이 들어 오는 것이다(逢虛風). 이들은 인체 내부에 자리를 잡게 되는데, 처음에는 아주 작은(微) 존재들이다(其中人也微). 그래서 그 실상(情)을 알 수가 없고(故莫知其情), 그 형태도 볼 수가 없다(莫見其形). 그러나 뛰어난(上) 의사(工)는 병의 시초가 되는 그 조그만 맹아(萌牙)를 찾아(求)낼 수가 있다(上工救其萌牙). 반드시 먼저 인체 안팎의 산과 알칼리의 균형을 책임지고 있는 3부9후의 기운을 보고(必先見三部九候之氣), 실수 없이(不敗) 3부9후를 모두(盡) 조절(調)해서 정상으로(救之) 만들어 놓는다(盡調不敗而救之). 옛날에는 이를 이르러 최고의 의사라고 했다(故曰上工). 무늬만 의사인 사람은 맹아가 아닌 이미 성장해버린 병을 찾아내고(下工救其已成), 이를 치료하려고 하지만, 결국에는 실패로 끝나고 만다(救其已敗). 이미 깊어질 대로 깊어진 병을 치료하려 한다는 것은(救其已成者), 3부9후가 이미 상실 상태인 것도 모르고 치료하려고 한다는 것을 말하는 것이다(言不知三部九候之相失). 즉, 인체 안팎의 산과 알칼리의 균형을 책임지고 있는 3부9후의 기능이 이미 망가져서 상실(相失) 상태가 되었는데, 이때 치료하려고 하면 치료가 어렵다는 것을 말하고 있다. 즉, 병의 원인(因) 파악에 실패(敗)했다는 것이다(因病而敗之也). 그래서 병을 치료할 수 있었던 의사가 병이 어디에 있는지 알았다는 것은(知其所在者), 3부9후의 병맥이 어디에 있는지를 진찰을 통해서 알았다는 것이고, 그래서 치료도 가능했던 것이다(知診三部九候之病脈處而治之). 옛날에는 이를 이르러, 그 입구를 잘 지켰다고 했다(故曰守其門戶焉). 즉, 사냥할 때 길목을 지키듯이 병을 잡기 위해서 핵심을 잘 파악했다는 것이다. 그 실상(情)을 알지 못하면, 결국에 볼 수 있는 것은 사기가 침입한 육체(形) 뿐이다(莫知其情而見邪形也).

제2절

帝曰, 余聞補寫, 未得其意. 岐伯曰, 寫必用方, 方者 . 以氣方盛也, 以月方滿也, 以日方溫也, 以身方定也, 以息方吸而內鍼, 乃復候其方吸而轉鍼, 乃復候其方呼而徐引鍼.
故曰寫必用方, 其氣而行焉. 補必用員, 員者行也. 行者移也, 刺必中其榮, 復以吸排鍼也. 故員與方, 非鍼也. 故養神者, 必知形之肥瘦, 榮衛血氣之盛衰. 血氣者, 人之神, 不可不謹養.

황제가 말한다(帝曰). 내가 보사법이 있다는 말을 들었는데(余聞補寫), 아직 그 의미를 다 터득하지 못했습니다(未得其意). 기백이 대답한다(岐伯曰). 사법은 필히 방(方)을 사용하는데(寫必用方), 방이란(方者), 기방은 성이며(以氣方盛也), 월방은 만이며(以月方滿也), 일방은 온이며(以日方溫也), 신방은 정이다(以身方定也). 사법(寫法)이란 과잉 산을 중화(寫)시키는 것이다. 산(酸)을 중화시키려면 반드시 알칼리가 필요하다. 즉, 산(酸)의 상대방(方:相對方)인 알칼리(方)를 이용하는 것이다. 이 알칼리를 다른 말로 면역(衛氣:免疫:immunity)이라고 한다. 침을 놓을 때는 반드시 면역력(衛氣)인 알칼리(精)가 충만했을 때 하라고 앞에서 강조했다. 그래서 여기서 方(방)의 의미는 알칼리인 면역(衛氣:免疫)이다. 그래서 사법(寫法)을 쓸 때는 반드시 과잉 산의 상대(方) 격인 면역력을 이용(用)하는 것이다(寫必用方). 면역력(方)을 이용(用)하려면, 면역력이 충만한 시기를 선택해야만 한다. 위기(衛氣)에서는 위기가 왕성(盛)했을 때이고(以氣方盛也), 달(月)에서는 달이 보름달(滿)이 되었을 때이고(以月方滿也), 날(日)에서는 날씨가 따뜻할(溫) 때이고(以日方溫也), 인체(身)에서는 기가 정립(定)되었을 때이다(以身方定也). 즉, CRY를 이용하라는 것이다. 호흡(呼吸)할 때는 이산화탄소인 산(酸)을 내뿜는 즉, 숨을 내쉬는 호(呼)와 알칼리인 산소를 흡입하는 흡(吸)이 있는데, 알칼리를 이용하는 침은 반드시 알칼리인 산소가 보충되는 흡(吸) 시기에 놓아야 한다(以息方吸). 이렇게 모두 알칼리가 충만한 조건이 되면 침(鍼)을 놓기에(內) 이른다(以息方吸而内鍼). 그렇게 해서 알칼리를 받아들이는 들숨 방(方吸)이 3부9후(候)를 복구(復)시키기에 이르면, 전침(轉鍼)한다(乃復候其方吸而轉鍼). 전침은 침의 면적을 넓이는 효과를 발휘하게 해서, 침 치료의 효과를 높이는 방법이다. 즉, 침으로 알칼리가 충만한 경락에 공급하는 전자를 늘려서 면역을 더 많이 활성화하는 것이다. 이산화탄소라는 산(酸)을 인체 외부로 버리는 날숨 방(方呼)이 3부9후(候)를 복구(復)시키기에 이르면, 침을 뽑아서(引) 제거한다(乃復候其方呼而徐引鍼). 결국, 들숨이나 날숨이나 모두 인체를 알칼리화시키는 과정이다. 인체가 병이 든다는 것은 산과 알칼리라는 기운(氣)들이 균형을 잃어서 생긴 것들이기 때문에, 인체 내외의 산-알칼리 균형을 맞춰주는 3부9후(候)를 조절하는 것이 병을 치료하는데 아주 중요하다. 쉽게 말하자면, 인체 에너지의 균형을 잡아주라는 것이다. 그래서 계속 3부9후(候)를 강조하고 있다. 그래서 옛말에 침에서 사법(寫)은 반드시 산(酸)의 상대방(方)인 면역력을 이용(用)하라고 했다(故曰寫必用方). 이렇게 되면 자동으로 기(氣)는 순행(順行)한다(其氣而行焉). 보법(補)은 필히 원(員)을 이용(用)한다(補必用員). 원(員)이란 '더해(補)준다. 보태(補)준다'라는 뜻이 있다. 즉, 원(員)이란 보(補)와 같은 말이다. 또 다른 뜻도 있다. 원(員)은 둥글다는 것인데 둥근 원은 순환을 의미한다. 즉, 원(員)이란 혈액 순환을 의미한다. 즉, 보법(補)은 병소에 알칼리를 보충(補)해주는 것인데, 그러면 당연히 혈액 순환이 좋아진다(補必用員). 그러면 어떻게 이용한다는 말인가? 우리 인체에서 병을 일으키는 대부분 원인은 과잉 산에서 시작된다. 그러면 이용할 것은, 당연히 알칼리가 된다. 그러면 우리 몸에서 알칼리는 어느 혈액에 있을까? 바로 동맥혈이다. 이 동맥혈은 알칼리뿐만 아니라 여러 가지 영양소도 포함하고 있다. 그래서 원(員)이라는 것은 혈액의 순행(順行)을 말하는 것이다(員者行也). 혈액의 순행(順行)은 당연히 여러 가지 영양소 등을 넘겨(移)주는 것이다(行者移也). 침은 반드시 그 영양소(榮)를 표적(中)으로 한다(刺必中其榮). 즉, 과잉 산을 중화해서 병을 낫게 하는 알칼리 영양소를 표적으로 삼는다. 그런데 호흡이 들숨으로 복귀하면 침을 뽑(排)는다(復以吸排鍼也). 그래서 알칼리 동맥혈의 순환(員)과 알칼리인 방(方)이 서로 어우러(與)지면 침을 뽑는다(故員與方, 非鍼也). 그래서 병의 근원으로서 산(酸)인 신(神)을 다스리(養)

려면(故養神者), 반드시 육체(形)의 비수(肥瘦)를 알아야 되며(必知形之肥瘦), 또한 반드시 영위기혈의 성쇠를 알아야 한다(榮衞血氣之盛衰). 즉, 살이 쪘는지 말랐는지, 그 여부는 알칼리의 고갈 상태를 말하기 때문에, 알칼리를 이용하는 침을 놓을 때는 반드시 비수(肥瘦)를 알아야만 한다. 또, 영양성분(榮)과 면역(衞)과 산(氣)과 알칼리(血)의 과부족(盛衰)을 알아야 한다. 이것도 결국은 몸의 알칼리 상태를 알아보는 것이다. 침은 반드시 알칼리를 이용하기 때문에 하는 말이다. 혈기란 사람의 신이다(血氣者, 人之神). 즉, 혈액(血)에 들어있는 기(氣)란 인체 안에 존재하는 에너지(神)이면서 동시에 병을 일으키는 산(酸)이기 때문에(血氣者, 人之神), 기(氣)인 신(神)을 다스림(養)에 있어서 소홀히 한다(不謹)는 것은 말이 안된다(不可不謹養). 즉, 산과 알칼리의 균형을 잡아주는 것을 소홀히 해서는 안 된다는 것이다. 다시 말하면, 인체의 에너지 균형을 잡아주라는 것이다. 여기서 신(神)은 모든 에너지의 근원인 전자(電子)를 말한다. 물론 신(神)은 동시에 산(酸)이기도 하다.

제3장

帝曰. 妙乎哉論也. 合人形於陰陽四時, 虛實之應, 冥冥之期. 其非夫子, 孰能通之. 然夫子數言形與神, 何謂形, 何謂神, 願卒聞之. 岐伯曰, 請言形, 形乎形, 目冥冥, 問其所病, 索之於經, 慧然在前, 按之不得, 不知其情, 故曰形.

황제가 말한다(帝曰). 아주 깊이가 있는 논리입니다(妙乎哉論也). 사람은 사계절과 음양과 육체가 조합해서(合人形於陰陽四時), 음양의 허실에 대응하고(虛實之應), 조용히(冥冥) 효과(期)를 만들어낸다는 말인데(冥冥之期), 이 사실을 선생님이 아니면(其非夫子), 누가 통달했을까요(孰能通之)! 그래서 선생님이 말씀하시는 법칙(數)은 당연히(然) 병의 형세(形)와 신(神)인 기(氣)가 더불어(與) 작용한다는 말씀이신데(然夫子數言形與神), 무엇이 형이며, 무엇이 신인가요(何謂形, 何謂神)? 대답을 빨리 듣고 싶습니다(願卒聞之). 기백이 대답한다(岐伯曰). 병의 형세는 그냥 형세라고 합니다(形乎形). 병의 형세(形勢)는 눈(目)으로 봐서는 모르기(冥冥) 때문에(目冥冥), 경락에서 원인을 찾고(索之於經), 이전(在前)에도 발병(慧)한 적이 있었는지를 물어보아야 알지(慧然在前), 그냥 살펴봐서는 모르며(按之不得), 그렇지 않고서는 그 병(病)의 실상(情)도 모른다(不知其情). 옛날 사람들은 이것을 병의 형세(形)라고 했다(故曰形). 즉, 병의 형세(形勢) 파악을 서술하고 있다.

帝曰, 何謂神. 岐伯曰, 請言神, 神乎神. 耳不聞, 目明心開, 而志先, 慧然獨悟, 口弗能言, 俱視獨見. 適若昏, 昭然獨明, 若風吹雲. 故曰神, 三部九候爲之原, 九鍼之論, 不必存也.

황제가 말한다(帝曰). 신이란 무엇인가요(何謂神)? 기백이 대답한다(岐伯曰). 신에 대해서 말하자면, 신은 그냥 신이라고 부른다(請言神, 神乎神). 귀로 들을 수도 없고(耳不聞), 밝은 눈으로도 그 안을 열어서 볼 수도 없고(目明心開), 그래서 먼저 관념적(志)으로 이해해서(而志先), 발동(慧)하는 이유를 혼자(獨) 깨달아야(悟)만 하며(慧然獨悟), 입으로도 잘 표현할 수도 없으며(口弗能言), 모두 독견지명(獨見之明)으로 깨달아야(視) 하며(俱視獨見), 적절한 표현은 혼미이며(適若昏), 바람이 구름을 흩뜨리는 것과 같아서(若風吹雲), 완전히 통달(昭然若揭)하는 데는 오직 독견지명(獨見之明)으로만 가능하다. 그래서 이것을 신(神)이라고 한다(故曰神). 3부9후가 작용하는 원천이며(三部九候爲之原), 구침 이론에 필수적으로 포함되어 있지는 않다(九鍼之論, 不必存也).

여기서 말하는 신(神)은 전자(電子)를 말하는데, 지금도 전자(電子)의 실체를 파악하려면 엄청나게 크고 정밀한 도구를 사용하는데, 몇천 년 전에야 오죽했으랴? 전자가 존재한다는 사실을 알았다는 사실 자체만으로도 대단한 것이다. 게다가, 이 전자가 인체의 건강을 좌지우지하고 있으며, 이 원리는 산화 환원의 원리여서, 산화 환원 반응에 탁월한 철이나 편석을 이용했다는 것도 대단한 사건이다. 크기가 너무나 작아서 눈에 보이지도 않지(目明心開), 소리도 안 내서 귀로 들을 수도 없지(耳不聞), 오직 관념적으로만 이해해야 하며(而志先), 그것이 작동하는 연유도 혼자 터득해야 하고(慧然獨悟), 터득했다 해도 말로 표현하기가 쉽지 않고(口弗能言), 모두 다 터득하려면 독견지명(獨見之明) 같은 탁월한 총명함이 필요하며(俱視

獨見), 이렇게 터득한 후에도 적절히 표현하려면, 정신이 혼미해진다(適若昏). 이 전자(神)라는 놈은 바람이 구름을 흩트리는 것과 같아서 완전히 통달(昭然若揭)하는 데는 오직 독견지명(獨見之明)으로만 가능하다(昭然獨明). 그래서 사람들은 이놈을 귀신(鬼神)이라고 부른다(故曰神). 이 귀신(鬼神)에 대한 이론은 구침 이론에 반드시 들어가 있지는 않다(九鍼之論 不必存也). 그런데 이 귀신(鬼神)은 3부9후를 작동케 하는(爲之) 원천이다(三部九候爲之原). 3부9후는 기(酸:氣:電子:神)를 순환시키는 역할을 한다. 3부9후는 기(神)가 없다면 의미가 없어진다. 즉, 기(神)는 3부9후가 돌아가게 하는 연료이다. 신(神)이라는 전자(電子)의 개념을 알기란 너무나 어렵기 때문에, 구침 이론에서 제외했고, 필히 이 전자의 실체를 알아야 침을 놓을 수 있는 것은 아니므로, 구침 이론에서 제외했을 것이다. 현대과학의 최첨단에 서 있는 양자물리학의 개념을 황제내경의 저자들은 이미 몇천 년 전에 알고 있었다는 암시를 주는 대목이다. 이것이 황제내경의 진정한 품격이다. 물론 황제내경의 실체를 정확히 판단할 때만이다.

제27편. 이합진사론(離合眞邪論)

제1장

黃帝問曰, 余聞九鍼九篇, 夫子乃因而九之, 九九八十一篇, 余盡通其意矣. 經言氣之盛衰, 左右傾移, 以上調下, 以左調右, 有餘不足, 補瀉於榮輸, 余知之矣. 此皆榮衛之傾移, 虛實之所生, 非邪氣從外入於經也. 余願聞邪氣之在經也, 其病人何如, 取之奈何.

황제가 묻는다(黃帝問曰). 내가 듣기로는 침에는 구침, 구편이 있다고 하는데(余聞九鍼九篇), 선생님께서는 그 근원이 되는 9가지에(夫子乃因而九之), 이것들을 조합해서 81편이 있다고 했으며(九九八十一篇), 나는 그 모두의 의미를 이해했습니다(余盡通其意矣). 경이라는 것은 기의 성쇠를 표현하고 있으며(經言氣之盛衰), 좌우가 서로 보전해준다(左右傾移). 그리고, 위가 아래를 조율하기도 하고(以上調下), 좌가 우를 조율하기도 한다(以左調右). 산이 많고 알칼리가 부족한 경우에는(有餘不足), 영양분을 수혈하는 보사법을 사용한다(補瀉於榮輸). 나는 여기까지 알고 있습니다(余知之矣). 이 모든 것은 영양분과 면역의 상호 보전이며(此皆榮衛之傾移), 여기서 허실이 발생한다면(虛實之所生), 그것은 경락에 외부에서 사기가 침입한 것이 아니다(非邪氣從外入於經也). 나는 경락에 사기가 존재하는 이유를 듣고 싶습니다(余願聞邪氣之在經也). 그것이 어떻게 사람에게 병을 앓게 하며(其病人何如), 이때는 어떻게 침을 놓아야 합니까(取之奈何)?

경(經)이라는 것은 절(節)로써 면역과 영양성분을 동시에 유통하는 순환계이다. 이 순환계 안에는 산과 알칼리가 순환하고 있으므로, 당연하게 각각의 경(經)은 산과 알칼리의 보유 정도에 따라서 기의 성쇠(盛衰)를 표현한다(經言氣之盛衰). 산과 알칼리는 이 경(經)이라는 순환계를 순환하면서, 서로 이전된다(傾移). 이 순환은 인체의 상하좌우 모두를 순환하기 때문에, 서로가 서로를 조율한다(左右傾移, 以上調下, 以左調右). 만일에 어떤 경에 산이 많고 알칼리가 부족할 경우에(有餘不足),

산은 중화시키고 알칼리는 보충해주는 보사법을 쓰는 것처럼, 경락은 서로 순환하면서 영양을 공급한다(補瀉於榮輸). 결국, 이 모든 것들은 영양(榮)과 위기(衛)인 면역의 이전이다(此皆榮衛之傾移). 그래서 이런 상황에서, 특정 경혈에 허실이 발생했다면(虛實之所生), 이것은 그 경혈에 외부에서 사기가 침입해서가 아니다(非邪氣從外入於經也). 즉, 순환이 막혀서 영양(榮)과 위기(衛)인 면역의 이전(傾移)이 막혔기 때문이다. 황제는 이 영양(榮)과 위기(衛)의 이전(傾移)이 왜 막히며, 왜 병을 일으키며, 침은 어떻게 놓아야 하냐고 묻고 있다.

岐伯對曰, 夫聖人之起度數, 必應於天地. 故天有宿度, 地有經水, 人有經脈. 天地溫和, 則經水安靜. 天寒地凍, 則經水凝泣. 天暑地熱, 則經水沸溢. 卒風暴起, 則經水波涌而隴起.

기백이 대답한다(岐伯對曰). 무릇 성인이 천지의 기(氣)인 도수(度數)를 받는 방법은(夫聖人之起度數), 필히 하늘과 땅의 기의 원리에 순응(應)하는 것이다(必應於天地). 그래서 하늘에는 별들의 경로를 나타내는 수도(宿度)가 있고(故天有宿度), 땅에는 물의 흐름을 나타내는 경수가 있으며(地有經水), 인체에는 맥의 경로를 나타내는 경맥이 있다(人有經脈). 그래서 하늘과 땅이 온화하게 조화를 보이면(天地溫和), 땅의 경수는 안정되고(則經水安靜), 하늘이 추워서 땅이 얼면(天寒地凍), 경수는 응고되며(則經水凝泣), 하늘이 무더워서 이를 받은 땅이 열을 내뿜으면(天暑地熱), 경수는 증발한다(則經水沸溢). 갑자기 폭풍이 일면(卒風暴起), 경수는 파도가 되어 하늘로 솟구쳐 오른다(則經水波涌而隴起). 특별히 해설할 내용은 없다. 에너지의 상호 의존성을 말하고 있다.

夫邪之入於脈也, 寒則血凝泣, 暑則氣淖澤, 虛邪因而入客, 亦如經水之得風也, 經之動脈, 其
至也亦時隴起, 其行於脈中循循然, 其至寸口中手也, 時大時小, 大則邪至, 小則平, 其行無常
處, 在陰與陽, 不可爲度, 從而察之, 三部九候, 卒然逢之, 早遏其路. 吸則內鍼, 無令氣忤.
靜以久留, 無令邪布, 吸則轉鍼, 以得氣爲故, 候呼引鍼, 呼盡乃去, 大氣皆出, 故命曰寫.

무릇 사기는 맥에 침입(入)한다(夫邪之入於脈也). 한기(寒)인 한사는 간질을 수축
시켜서 간질액의 정체를 유도하고, 이어서 간질에 과잉 산이 쌓이면서, 결국에 체
액(血)을 응고시키고(寒則血凝泣), 무더위(暑)인 열사는 산성인 호르몬 분비를 자극
해서 간질에 산(酸)인 기(氣)를 쌓이게 한다(暑則氣淖澤). 이런 사기들은 인체의 면
역이 허할 때 침입하고 허사(虛邪)가 되어(因) 병(客)으로서 인체에 침입(入)하는데
(虛邪因而入客), 이것은 마치 땅에 있는 경수가 폭풍(風)을 만난 것(得)처럼(亦如經
水之得風也), 인체를 뒤흔들어 놓는다. 그에 따라서 경락의 맥이 요동(動)을 치는데
(經之動脈), 극에 다다라서 심해지면 역시 세차게 요동을 치고(其至也亦時隴起), 순
행하면 맥이 질서 정연해진다(其行於脈中循循然). 맥은 이런 식으로 촌구인 중수에
도달한다(其至寸口中手也). 맥동이 때에 따라서는 커지기도 하고, 때에 따라서 작아
지기도 한다(時大時小). 맥동이 커진다는 것은 사기가 도달(至)했다는 뜻이며(大則邪
至), 작아진다는 것은 사기가 평정(平)되었다는 뜻이다(小則平). 그 순행은 변화하며
(其行無常處), 맥에 음과 양이 더불어 존재하며(在陰與陽), 정확히 측정하기가 불가
능한 것이 맥동이다(不可爲度). 그러나 이 변화무쌍한 놈을 쫓고 쫓아서 관찰하다
보면(從而察之), 갑작스럽게 3부9후를 만나게 된다(三部九候, 卒然逢之). 당연하다.
맥동은 산(酸)인 에너지가 만들어내기 때문에, 맥동을 만드는 에너지의 근원을 쫓
아가다 보면, 인체 안팎의 에너지를 조절하는 3부9후를 만나는 것은 당연하다. 그
길목을 빨리 막으려면(早遏其路), 들숨 때 침을 놓는다(吸則內鍼). 침은 알칼리를
이용하는 것이기 때문에, 알칼리인 산소를 들이마시는 들숨 때 침을 놓으라는 것
이다. 사기가 장난을 치지 못하게 하려면(無令氣忤), 침을 오래 꽂아두어 면역을
더 많이 활성화해서 사기를 조용하게 만들면 된다(靜以久留). 만약에 건강한 경혈
이라면 침을 오래 꽂아두면, 그만큼 면역을 활성화하는 시간이 길어진다. 그렇게

사기를 완전히 제압해서 사기가 장난치지 못하게 만드는 것이다. 사기가 퍼지지 못하게 하려면(無令邪布), 들숨 때 침을 돌린다(吸則轉鍼). 산소라는 알칼리가 공급되는 들숨 때, 침을 돌려서 침의 면적을 늘리고, 이어서 면역 활성을 높이면 당연히 사기는 퍼져나가지 못하고 중화될 것이다. 이렇게 해야(以) 산(酸)인 기(氣)를 사로잡을(得) 수가 있기 때문(故)이다(以得氣爲故). 여기서 득기(得氣)란 말 그대로 사기(氣)를 체포(得)하는 것이다. 즉, 이런 식으로 침을 놓아야 과잉 산을 완전히 제거(得氣)할 수 있기 때문이다. 날숨을 기다려서(候) 침을 잡아당기고(候呼引鍼), 날숨이 끝나면 침을 제거한다(呼盡乃去). 즉, 알칼리 상태가 되는 동시에 침을 뽑는 것이다. 그러면 과잉 산(酸)인 대기(大氣)는 모두 제거(出) 된다(大氣皆出). 이것을 이르러 사(寫)라고 한다(故命曰寫). 즉, 과잉 산을 모두 중화(寫)했다고 한다. 즉, 보사법에서 사법(寫法)을 말하고 있다.

帝曰, 不足者補之, 奈何. 岐伯曰, 必先捫而循之, 切而散之, 推而按之, 彈而怒之, 抓而下之, 通而取之, 外引其門, 以閉其神, 呼盡內鍼, 靜以久留, 以氣至爲故, 如待所貴, 不知日暮, 其氣以至, 適而自護, 候吸引鍼, 氣不得出, 各在其處, 推闔其門, 令神氣存, 大氣留止, 故命曰補.

황제가 말한다(帝曰). 부족하면 채워주라고 하는데(不足者補之), 그게 무슨 말인가요(奈何)? 기백이 대답한다(岐伯曰). 필히 먼저 경맥을 문질러서(捫) 체액을 순환시켜 본다(必先捫而循之). 그리고 어떤 경맥의 어느 한쪽을 단절(切)시켜서, 그 부분의 체액을 분산시켜 본다(切而散之). 그리고 이것을 그대로 두고(推) 관찰(按之)해 본다(推而按之). 그런데 이때 탄력성(彈)이 있다면, 기세가 왕성해질 것이다(彈而怒之). 이 상태에서 어느 한 부분을 세게 누르면(抓), 체액이 아래쪽으로 내려간다(抓而下之). 이렇게 체액이 통(通)하는 것이 확인되면, 침을 놓는다(通而取之). 과잉 산을 중화시키는 사법(寫法)이건, 인체를 작동시키는 에너지인 산(酸)이 부족해서 산(酸)을 공급하는 보법(補法)이건, 모두 체액의 순환이 안 되면, 알칼리의 공급이 끊기게 되므로, 이때는 침은 금기 사항이 된다. 그래서 지금 침을 놓을 수 있을 정도의 체액 순환이 되는지를 시험해 보고 있다. 그래서 체액이 통(通)하는 것이 확인되면, 드디어 침을 놓는다(通而取之). 자침하는 혈자리를 경락(經絡)이라고 한다. 경(經)은 절(節)인 경혈(經穴)을 말하고, 락(絡)는 12정경에 있는 락혈(絡穴)을 말한다. 그런데 이 락혈(絡穴)은 오수혈(五輸穴)도 의미한다. 즉, 낙혈이나 오수혈은 면역의 직접 자극이 아니라, 체액의 순환을 통해서 면역을 도와주는 침법이다. 그래서 체액 순환의 측면에서 보자면, 낙혈이나 오수혈은 같은 종류가 된다. 그래서 침법은 면역과 체액 순환을 동시에 시켜주는 아주 탁월한 치료법이 된다. 이것들을 종합해서 경락(經絡)이라고 칭한다. 즉, 침법은 면역을 직접 자극하는 경(經)과 체액 순환을 돕는 낙(絡)으로 나뉘는 것이다. 황제가 부족하면 보해준다(不足者補之)는 법칙을 묻고 있다. 즉, 보법(補法)을 묻고 있다. 원래 부족(不足)이라는 말은 알칼리 부족을 의미한다. 그래서 대부분의 보법은 알칼리를 공급하는 보법을 의미한다. 그런데 보법은 여러 가지가 있다. 그래서 지금 말하는 보법(補法)은 인체를 돌리는 에너지인 산(酸)이 부족해서, 이 산(酸)을 침을 이용해서 공급하는 전략이다. 침은 철(鐵)로써 평소에는 산성(酸)인 환원철(Fe^{2+})이므로, 산(酸)인 전자(電子)를 공급하는 도구이다. 이 전자를 면역이 존재하는 경혈(經穴)에 공급하면, 면역을 자극하지만, 오수혈(五輸穴)을 포함한 락혈(絡穴)에 공급하면, 체액 순환을 자극한다. 그래서 지금 황제가 말하고 있는 보법(補法)은 락혈(絡穴)에 자침하는 경우이다. 즉, 체액이 순환하는 락혈에 에너지인 산(酸)을 침을 통해서 공급해서, 인체의 부족한 에너지를 보충해주는 것이다. 그러면 애써 공급한 에너지인 전자가 알칼리를 만나서 바로 중화되는 일을 막아야 한다는 암시를 준다. 그래서 에너지를 공급하는 보법은 침이 공급하는 에너지인 전자를 보존시켜야 한다. 그러기 위해서는 침을 놓는 자리에 알칼리가 존재해서는 안 된다는 결론에 다다른다. 그래서 먼저 그 문을 밖에서 당겨서 연다(外引其門). 이렇게 해서(以) 산성 체액에 있는 산(酸)인 전자(神)가 빠져나가지 못하게 차단(閉)한 다음(以閉其神), 산(酸)인 이산화탄소를 버리는 날숨 때 침을 놓는 것을 마치면(盡) 된다(呼盡內鍼). 이 부분의 해석은 침의 원리에 아주 정통해야 이해가 가는 부분이다. 그리고 이 구문 해석에 핵심이기도 하다. '그 문을 밖에서 당겨서 연다(外引其門)'는 의미는 자침할 혈자리(門)를 피부 쪽(外)에서 잡아당긴다(引)는 의미이다. 이렇게 하면 잡아 당겨진 혈자리는 체액 순

이합진사론(離合眞邪論)

환이 막히게 되면서, 자동으로 알칼리 동맥혈의 공급이 줄고, 이곳에 산(酸)이 쌓이게 된다. 그다음에는 이 쌓인 산(酸)인 신(神)이 다른 곳으로 빠져나가지 못하게 차단(閉)해 버린다(以閉其神). 왜 이렇게 하는 것일까? 지금 보법을 쓰는 이유가 산(酸)인 전자를 공급하는 것이다. 그런데 침이 공급하는 전자가 보존되게 하려면 알칼리 환경이 아닌 산성 환경을 만들어 놔야 한다. 그래서 산성 환경을 만들기 위해서 신(神)이 다른 곳으로 빠져나가지 못하게 차단(閉)시킨 것이다. 이제 이 산성 환경에 침을 놓으면 된다. 그런데 사법에서는 침을 놓을 때 알칼리인 산소가 들어올 때 즉, 흡기에 자침해야 한다. 그런데 지금은 산을 중화시키는 것이 목적이 아니라 에너지인 산을 보존하고 지키는 것이 목적이다. 그래서 '산(酸)인 이산화탄소를 버리는 날숨 때 침을 놓는 것을 마치면(盡) 된다(呼盡內鍼)'는 것이다. 즉, 산(酸)인 이산화탄소가 존재할 때 침을 놓아야 침이 제공하는 전자가 중화되지 않고 보존이 되기 때문이다. 그러면 침이 제공하는 전자는 신경의 밥이기 때문에 당연히 신경이 반응하면서 피부가 요동을 칠 것은 뻔하다. 그래서 '조용해질 때까지 침을 놔 둔다(靜以久留)'고 한 것이다. 즉, 침이 제공하는 전자(酸)인 기(氣)가 체액에 도달해야 하기 때문이다(以氣至爲故). 즉, 에너지라는 기(氣)의 소중함(貴)을 알고 기다리는 것과 같은 것이다(如待所貴). 이렇게 시간이 가는 줄 모르고 있으면(不知日暮), 침이 공급한 기가 체액에 도달하게 되고(其氣以至), 도달한 기가 적정선에 도달하면, 인체는 스스로 자기를 보호한다(適而自護). 즉, 인체가 감당할 수 없을 만큼 과잉 산이 전달되면, 인체는 이때부터 과잉 산을 중화시켜버린다. 지금 상태는 에너지인 산(酸)이 부족한 상태라는 것을 상기해보자. 여기서도 에너지인 산(酸)을 보존해야 하므로, 들숨 때 침을 잡아당기고 날숨 때 빼야 된다(候吸引鍼). 그러면 기(氣)가 빠져나가는(出) 것이 불가능(不得)하게 된다(氣不得出). 즉, 침을 뺄 때 산(酸)인 전자가 빠져나가는 것을 방지할 수가 있다. 즉, 침이 제공한 각각의 전자가 그곳(處)에 있게 놔두어야 하기 때문이다(各在其處). 그리고 그 문이 닫히게 놔 둔다(推闔其門). 즉, 혈자리(門)가 원래대로 돌아오게 놔두는 것이다. 이렇게 해서 신기(神氣)를 존치하면(令神氣存), 즉, 산(酸)을 유지하면, 과잉 산인 대기(大氣)가 유지(留止) 된다(大氣留止). 이것을 이르러 보법이라고 한다(故命曰補). 정확히 말하면, 보법에는 여러 가지가 있으므로, 혼란을 피하기 위해서 에너지를 보충해 주는 보법이라고 해야 한다. 이 구문의 해석은 쉽게 보이지만, 상당히 까다로운 부분이 많다. 이 부분은 침술의 구조를 정확히 알고 있지 못하면, 해석이 산으로 갈 것이다. 사실 이 부분은 소름 끼치는 부분이다. 즉, 체액 생리학의 정수를 볼 수 있는 부분이기 때문이다. 몇천 년 전 당시에 이미 체액 pH 개념을 정확히 알고 있었으며, 혈액의 분석도 완벽하게 하고 있었다는 것을 암시하고 있기 때문이다. 이 부분은 세포 생리학까지 설명해야 해석이 시원스럽게 되는데, 그러면 엄청 난 분량을 요구하기 때문에, 어쩔 수 없이 개요만 간단히 설명했다.

제2장

帝曰, 候氣奈何. 岐伯曰, 夫邪去絡入於經也. 舍於血脈之中, 其寒溫未相得, 如涌波之起也. 時來時去, 故不常在. 故曰, 方其來也, 必按而止之, 止而取之, 無逢其衝而寫之. 眞氣者, 經氣也, 經氣大虛. 故曰, 其來不可逢, 此之謂也. 故曰, 候邪不審, 大氣已過, 寫之則眞氣脫, 脫則不復, 邪氣復至, 而病益蓄. 故曰, 其往不可追, 此之謂也. 不可挂以髮者, 待邪之至時而發鍼寫矣, 若先若後者, 血氣已盡, 其病不可下. 故曰, 知其可取如發機, 不知其取如扣椎. 故曰, 知機道者, 不可挂以髮, 不知機者, 扣之不發, 此之謂也.

황제가 말한다(帝曰). 후기(候氣)가 무엇인가요(候氣奈何)? 기백이 대답한다(岐伯曰). 무릇 사기란 락(絡)을 떠나서(去) 경(經)으로 들어(入) 간다(夫邪去絡入於經也). 사기가 혈맥 안(中)에 머물(舍) 때(舍於血脈之中), 한과 온이 상득하지 못하면(其寒溫未相得), 강한 파도가 치는 것과 같아진다(如涌波之起也). 사기는 당연히 처음에는 체액 순환 과정에 있는 락(絡)에서 중화가 안 되면, 대분자를 흡수하여 유통하는 절(節)인 경(經)으로 들어(入) 간다(夫邪去絡入於經也). 그리고 이 사기들이 경으로 들어가지 못하고, 정맥혈이나 정맥혈을 통해서 동맥혈로 들어가면(舍於血脈之中), 혈관 안에 상주하고 있는 알칼리 콜라겐인 피브리노겐(Fibronogen)으로 중화가 되면서 혈전을 만들어내고, 이어서 인체에서 수많은 질병을 유발한다. 즉, 인체

에 파도를 일으키는 것이다. 즉, 과잉 산이 존재하는 간질 체액에서 산을 중화시
켜서 열(溫)을 만드는 기능과 산을 중화시키지 못하고 염(鹽)으로 격리해서 한(寒)
을 만들어내는 기능이 서로(相) 조화(得)를 이루지 못하면(其寒溫未相得) 즉, 간질에
있는 과잉 산을 모두 중화하지 못하면, 간질에 있는 과잉 산은 혈액으로 들어가게
되고(舍於血脈之中), 그러면 혈액으로 들어간 과잉 산은 혈전을 만들어내고, 이어서
인체에 병(病)이라는 강한(涌) 파도(波)를 일으키는(起) 것이다(如涌波之起也). 때로
는 오기도 하고, 때로는 가기도 하므로(時來時去), 그래서 항상 있는 경우는 아니
다(故不常在). 즉, 이 사기는 체액 순환에 편승해서 같이 순환하기 때문에, 인체의
특정 지점에서 보면 이 사기가 때때(時)로 왔다(來) 갔다(去) 하며(時來時去), 항상
한 군데에 머물러(在) 있지는 않는다(故不常在). 그래서 바야흐로 사기가 순환해서
오(來)는 때를 봐서 방어(方)해야 하는데(方其來也), 사기가 인지되면 반드시 손으로
눌러서 사기의 순환을 중지(止)시킨 다음에(必按而止之), 사기의 순환이 중지(止)되
면, 이때 사기가 머문(止) 곳에 침을 놓는다(止而取之). 이때 아주 센(衝) 경우만 만
나지(逢) 않으면(無), 사기는 제거(寫) 된다(無逢其衝而寫之). 혈액을 타고 돌아다니
는 사기의 동태를 살펴서 정확한 때를 맞춰서 정확한 지점에서 침으로 사기를 제
거하는 방법을 말하고 있다. 이 정도의 의학 내공을 가진 의사라면 관찰력이 어마
어마할 것이다. 아마 전설의 편작(扁鵲) 정도는 되어야 하지 않을까? 이렇게 하면
아주 센 놈을 만나지 않는 한 사기는 제거된다(無逢其衝而瀉之)는 것이다. 이 정도
의 내공을 가진 의사라면 충분히 가능한 얘기이다. 진기라는 것은 경에 있는 기를
말한다(眞氣者, 經氣也). 즉, 진기(眞氣)라는 것은 경기(經氣) 즉, 경(經)에 있는 기운
(氣)을 말하는데, 다름 아닌 절(節)인 경(經)이 제공하는 면역력(經氣)을 말한다. 그
런데 경기가 완전히 고갈된 상태라면(經氣大虛), 사기가 와도 그것에 대해서 대처
하지 못하는 것을 이런 식으로 표현한다(故曰). 즉, 경기가 이미 대허가 된 상태
이후에(後) 사기가 갑자기(不審) 들이닥치면(後邪不審), 과잉 산은 이미 넘쳐흐르는
상태가 되고(大氣已過), 사기를 배출시키느라 진기(眞氣)는 이미 탈진(脫) 상태이므
로(寫之則眞氣脫), 이렇게 탈진(脫)된 상태가 다시 정상으로 회복(復)되지 않으면(脫
則不復) 즉, 면역이 다시 회복(復)되지 않으면, 사기가 다시(復) 기승을 부리면서(邪

氣復至), 병은 더욱더(益) 심해진다(而病益蓄). 이것을 사기가 도망갈(往) 때 그놈을 추적(追)하지 못했기 때문(其往不可追)이라고 표현한다(此之謂也). 가늘디가는 터럭 (髮) 하나도 통과(挂)하지 못할 정도로 세밀히 관찰한다는 말은(不可挂以髮者), 사 기가 오는(至) 때(時)를 기다렸다가(待) 침으로 중화(寫)시키는 것을 말한다(待邪之至 時而發鍼寫矣). 즉, 잘 관찰하지 못하고 오락가락한다면(若先若後者), 그러는 사이에 혈기는 이미 소진(盡)되어 버리고(血氣已盡), 병을 잠재우기(下)가 불가능하게 되어 버린다(其病不可下). 즉(故曰), 화살(機)을 발사(發)시켜야 할 시점을 아는 것처럼 (如), 침을 놓아야 할 시기를 아는 것과(知其可取如發機), 쇠뭉치(椎)를 활에 장전해 서 쏘는(扣) 것처럼(如), 침을 어떻게 놓아야 할지를 모르는 것과 같다(不知其取如 扣椎). 즉(故曰), 활(機)의 원리를 알면(知機道者), 가늘디가는 터럭(髮) 하나도 빠져 나가지(挂) 못할 정도로 아주 세심한 주의를 기울이지만(不可挂以髮), 모르면(不知 機者), 쇠뭉치(椎)를 쏘니(扣) 당연히 불발(不發)이 된다(扣之不發). 침을 제대로 놓 지 못하는 것을 이런 식으로 표현한다(此之謂也). 이 내용들은 침술이 얼마나 어려 운지를 은유법을 써서 말하고 있다. 이 부분의 해석도 상당히 까다롭다.

帝曰, 補寫奈何. 岐伯曰, 此攻邪也, 疾出以去盛血, 而復其眞氣, 此邪新客, 溶溶, 未有 定處也. 推之則前, 引之則止, 逆而刺之, 溫血也. 刺出其血, 其病立已.

황제가 말한다(帝曰). 보사법은 어떻습니까(補寫奈何)? 기백이 대답한다(岐伯曰). 이것은 과잉 산(酸)인 사기를 공격하는 것이다(此攻邪也). 산성 체액(盛血)을 제거 (去)해서 질병(疾)을 몰아내(出) 주면(疾出以去盛血), 면역력인 진기는 복구된다(而復 其眞氣). 만일에 사기가 새로운(新) 병인(客)으로 침입해서(此邪新客), 분명히 체액에 둥둥 떠다니는데(溶溶), 이 사기가 정확히(定) 어느 경락에 있는지(處)를 모르겠으면 (未有定處也), 경락에서 찾아야 하는데, 경락을 손가락으로 위로 밀어서 경락에 있 는 체액을 전진(前)시켜 보고(推之則前), 아래로 당겨서(引) 중지(止)시켜 보아서(引 之則止), 거스르면 이때 침을 놓는다(逆而刺之). 즉, 체액은 심장에서 밀어내기 때 문에 위쪽으로 밀면(前) 체액은 당연히 저항을 받는다. 즉, 민 곳에 있는 체액이 정체되면서 부풀어 오른다. 거꾸로 체액을 아래쪽으로 끌어내리면(引) 순간에 체액이 아래로 많이 내려가면서 끌어내린 쪽에 체액이 없어진다. 즉, 쓸어내린 쪽에 체액이 고갈되면서 수축이 일어난다. 그래서 이 상태를 거스른다(逆)는 말은, 이 현상이 반대로 일어난다는 뜻이다. 즉, 밀었는데도 체액의 정체가 안 일어나고 수축되고, 쓸어내렸는데도 수축이 안 일어나고 정체가 일어난다는 것이다. 이런 현상이 일어나는 곳은 분명히 문제가 있으므로, 여기에 침을 놓으라는 것이다(逆而刺之). 그러면 침으로 인해서 과잉 산이 제거되고, 이 과정에서 당연히 열이 발생하기 때문에, 혈액이 따뜻해진다(溫血也). 즉, 혈액 순환이 정상으로 되면서, 체온이 올라가는 것이다. 또, 침으로 산성화된 혈액을 빼내 주면(刺出其血), 병은 바로 낫게 된다(其病立已). 산성화된 정맥혈을 빼내 주는 사혈 요법을 말하고 있다.

第3장

帝曰, 善. 然眞邪以合, 波隴不起, 候之奈何. 岐伯曰, 審捫循三部九候之盛虛而調之, 察其左右上下相失及相減者, 審其病藏以期之. 不知三部者, 陰陽不別, 天地不分, 地以候地, 天以候天, 人以候人, 調之中府, 以定三部. 故曰, 刺不知三部九候病脈之處, 雖有大過且至, 工不能禁也. 誅罰無過. 命曰, 大惑, 反亂大經, 眞不可復, 用實爲虛, 以邪爲眞, 用鍼無義, 反爲氣賊, 奪人正氣, 以從爲逆, 榮衛散亂, 眞氣已失, 邪獨內著, 絶人長命, 予人夭殃, 不知三部九候, 故不能久長. 因不知合之四時五行, 因加相勝, 釋邪攻正, 絶人長命. 邪之新客來也, 未有定處, 推之則前, 引之則止, 逢而瀉之, 其病立已.

황제가 말한다(帝曰). 좋습니다(善). 그러면(然) 알칼리인 진기(眞)가 산인 사기(邪)와 합쳐(合)졌을 때(然眞邪以合), 문제(波隴)가 발생하지 않았다면(波隴不起). 후는 어떻습니까(候之奈何)? 산과 알칼리가 만났으면(合) 분명히 중화되면서 어떤 반응이 일어나야 하는데, 아무 반응이 없다면, 이때 3부9후는 어떻게 되는지를 묻고 있다. 기백이 대답한다. 이때는 3부9후의 순환(循)이 성(盛)한지 허(虛)한지를 찾아보고(審捫), 이상이 있는 3부9후를 조절(調)해주면 된다(審捫循三部九候之盛虛而調

之). 3부9후의 상하좌우가 상실해서 상멸에 이르렀는지를 관찰하는 이유는(察其左右上下相失及相減者), 시간이 상당히 지남으로써(以期之) 그 병(其病)이 오장(藏)까지 갔는지 살피기 위해서이다(審其病藏以期之). 3부9후는 인체 안팎의 산-알칼리 균형을 조절하기 때문에, 3부9후에 문제가 생기면, 인체의 산(酸) 조절이 안 되면서, 산(酸) 중화를 담당하는 오장은 죽어날 수밖에 없다. 그래서 3부9후에 문제가 생기면, 오장을 살피는 것이다(審其病藏以期之). 그뿐만 아니라 3부9후를 통한 산(酸) 조절이 안 되면, 인체 전체는(左右上下) 과잉 산으로 몸살을 앓기 때문에, 이제 신체는 신체(形)와 기(氣)가 서로 이익이 되는 형기상득(相得) 상태에서 손해가 되는 형기상실(相失) 상태로 변하게 되고, 육체와 기가 서로를 죽이는 공멸(相減) 상태로 변한다(左右上下相失及相減). 그래서 산 과잉을 조절하는 오장(五藏)도 중요하지만, 이 오장보다 더 중요한 것이 3부9후이다. 그래서 3부9후를 모른다는 말은(不知三部者), 산과 알칼리를 구별할 줄 모른다는 말이고(陰陽不別), 3부의 하위 단위인 후(候)의 구분도 몰라서, 후(候)의 구성 요소인 천지인(天地人)의 구분도 못 한다는 말이다(天地不分, 地以候地, 天以候天, 人以候人). 3부9후의 조절은 3부 중에서 폐(肺)가 있는 중부(中府)에서 한다(調之中府). 그래서(以) 폐가 자리하고 있는 중부(中府)가 3부9후를 안정화(定)시키게 된다(以定三部). 폐(肺)는 인체의 모든 산성(酸) 체액을 받아서 최종적으로 중화 처리해서 알칼리로 만들기 때문에, 산(酸)을 처리하는 3부9후를 안정시킬 수가 있는 것이다. 그래서(故曰), 3부9후의 병맥(病脈)이 어디에(處) 있는지도 모르고 침(刺)을 놓는다면(刺不知三部九候病脈之處), 모름지기(雖) 또(且) 대재앙(大過)을 일으킬 것이다(雖有大過且至). 이런 상황이 되어버리면, 어떤 의사도 치료(禁)할 수가 없게 된다(工不能禁也). 즉, 죄가 없는데 처벌을 한 꼴이 되어버린 것이다(誅罰無過). 다시 요약하자면, 침은 병의 원인이 되는 산(酸)인 전자(電子)를 공급하기 때문에, 침을 잘못 놓으면 병을 만들어버린다. 즉, 죄 없는 사람을 처벌한 꼴이 된 것이다. 이런 상태를 이르러(命曰) 대혹(大惑)이라고 한다. 즉, 큰 잘못(大惑)을 저질러 놓은 것이다. 침으로 이런 큰 잘못(大惑)을 저질러 놓으면 즉, 침으로 산 과잉을 초래해 놓으면, 큰 경락(大經)들은 이 과잉 산을 중화시켜야만 하는 면역을 담당하고 있으므로, 이 큰 경락들에서 혼란(反亂)이 일어나고(反亂大經), 면역인 진기(眞)는 고갈되면서 복구 불가능하게 되고(眞不可復), 침으로 산(酸)이라는 실(實)을 이용(用)해서 알칼리 고갈인 허(虛)를 만들어 놨으므로(用實爲虛), 이제 사기가 진기를 대신하고(以邪爲眞), 침을 놓는 것이 무의미해졌으며(用鍼無義), 반대(反)로 사기(氣賊)들의 세상이 되었고(反爲氣賊), 그러면서 당연히 인체의 정기(正氣)는 탈취(奪) 되고(奪人正氣), 그래서 순리는 역리로 변했고(以從爲逆), 영양(榮) 공급과 면역력(衛)은 분산(散)되어서 대혼란을 일으키고(榮衛散亂), 진기(眞氣)인 알칼리는 이미 고갈되었고(眞氣已失), 오로지(獨) 사기(邪)만이 인체 내(內)에서 활보(著)한다(邪獨內著). 이렇게 되면, 오래 살 사람도 빨리 죽을 것이며(絶人長命), 사람들에게 요절(夭折)할 재앙(殃)만 예고(予)해 줄 것이다(予人夭殃). 그래서 3부9후를 모르면(不知三部九候), 장수하는 것도 불가능하고(故不能久長), 사계절(四時)과 오행(五行)이 어떻게 배합(合)되는지 원인(因)도 모르고(因不知合之四時五行), 서로 도와주는 상승(相勝)이 어떤 이유(因)로 베풀어(加)지는 지도 모르며(因加相勝), 사기는 풀어(釋)주고 정기는 공격(攻)하는 꼴이 되면서(釋邪攻正), 오래 살 사람도 빨리 죽일 것이고(絶人長命), 이때 만들어진 과잉 산은 사기가 되어서 새로운 손님으로 찾아와서 병을 일으킬 것이다(邪之新客來也). 사기가 정확히 (定) 어디(處)에 있는지 모르겠으면(未有定處), 밀어서 전진시켜 보고(推之則前), 당겨서 정지시킨 다음에(引之則止), 만나면 사해준다(逢而瀉之). 그러면 병은 낫는다(其病立已). 즉, 경락에 사기가 존재하면 경락이 정상적으로 작동하지 못한다는 점을 이용한 것이다. 이 구문들은 3부9후의 이해를 돕기 위해서 예를 장황하게 들어 놨지만, 핵심은 3부9후가 산(酸:氣)을 조절하는 최고의 기관이라는 사실과 이곳을 잘못 건드리면, 대재앙을 초래한다는 말을 하고 싶은 것이다. 3부9후가 얼마나 중요한지 새삼 느끼게 한다. 필자의 생각으로는 3부9후만 잘 알면 동양의학의 끝을 본 것과 같다. 또, 이 구문들을 보다 보면, 인도의 차크라(Chakra)를 떠오르게 한다. 차크라도 인체 안팎의 에너지(氣) 순환이 핵심이다. 그래서 차크라(Chakra)는 산스크리트 용어로 원 또는 바퀴를 의미한다. 이 원과 바퀴가 순환을 의미하기 때문이다. 그래서 차크라는 인체 안팎의 에너지 순환을 말하는 3부9후와 많이 닮아 있다. 아무튼, 3부9후는 해야 할 말이 많은 곳이다.

제28편. 통평허실론(通評虛實論)

제1장

黃帝問曰, 何爲虛實. 岐伯對曰, 邪氣盛則實, 精氣奪則虛. 帝曰, 虛實何如. 岐伯曰, 氣虛者肺虛也. 氣逆者足寒也. 非其時則生, 當其時則死. 餘藏皆如此. 帝曰, 何謂重實. 岐伯曰, 所謂重實者, 言大熱病, 氣熱脈滿, 是謂重實.

황제가 묻는다(黃帝問曰). 무엇이 허실을 만듭니까(何爲虛實)? 기백이 대답한다(岐伯對曰). 사기가 성하면 실이다(邪氣盛則實). 사기란 병을 일으키는 요인인 과잉 산이므로, 사기가 성하다는 말은 과잉 산이 존재한다는 뜻이다. 즉, 여기서 실(實)이란 과잉 산을 말한다. 정기가 탈취된 것이 허이다(精氣奪則虛). 정기(精氣)란 알칼리이므로, 정기가 탈취되었다는 말은 알칼리가 고갈되었다는 뜻이다. 즉, 알칼리의 고갈이 허(虛)이다. 황제가 묻는다(帝曰). 허실은 뭔가요(虛實何如)? 기백이 대답한다(岐伯曰). 기허라는 것은 폐가 허하다는 것이다(氣虛者肺虛也). 즉, 기허란 폐허이다(氣虛者肺虛也). 여기서 기(氣)는 공기(空氣)에서 얻는 산소(oxygen:酸素)를 말한다. 그런데 산소는 인체에서 최고의 알칼리이다. 결국, 기허(氣虛)도 알칼리 부족인 셈이다. 그런데도 기허(氣虛)를 따로 정의한 이유는 폐가 최고로 많이 공급하는 알칼리가 산소이기 때문이다. 그래서 폐허는 산소 부족이다. 따라서 기허도 산소 부족이다. 또, 폐의 기능이 떨어지면, 산소 공급 능력도 떨어진다는 말을 하고 싶은 것이다. 그것이 바로 기허란 폐허이다(氣虛者肺虛也). 이 산소 부족은 뒤에 역기(氣逆)와 연결된다. 즉, 미토콘드리아의 전자전달계에서 전자를 중화하면서 산소가 부족해지면, 전자가 세포질로 역류(逆流)하는 역기(氣逆) 현상이 일어난다. 그래서 기허(氣虛)인 산소 부족을 따로 정의한 것이다. 이것이 황제내경의 품격이다. 최첨단이라고 자부하는 현대 생리학도 이 사실을 안 지가 얼마 안 되었는데, 황제내경은 몇천 년 전에 이 사실을 어떻게 알았을까? 소름 끼치는 부분이다. 역기는 한이 넘쳐나는 것이다(氣逆者足寒也). 역기(氣逆)란 미토콘드리아에서 기(氣)인 전자(電子)가 역류(逆流)하는 것이다. 세포사(cell death:細胞死)의 핵심 요인이다. 미토콘드리아에서 전자(電子)가 산소와 만나서 중화되면서 물(H_2O:水)과 열(熱)과 빛(明)을 만들어낸다. 그런데 이때 기(氣)인 전자(電子)가 과잉되면, 미토콘드리아 전자전달계로 들어간 전자는 산소와 만나서 중화되면서 열을 만들지 못하고, 역류(逆流)해서 미토콘드리아를 빠져나온다. 이렇게 빠져나온 전자(氣:酸:電子)는 염(鹽)으로 격리가 되면서 한(寒)을 만들어낸다. 즉, 염은 열을 만들어내는 전자를 격리했기 때문에 열을 만들지 못하게 했다는 의미에서 한(寒)이라고 부른다. 이때 세포도 산 과잉으로 많이 죽는다. 그래서 이런 역류(氣逆) 현상이 일어날 때에는(當其時), 폐 세포도 죽(死)게 된다(當其時則死). 즉, 폐가 죽(死)는 것이다. 다행히 이런 역류(氣逆) 현상이 안(非) 일어나면, 폐는 살게 된다(非其時則生). 당연히, 이(此) 원리는 어느 세포에서나 나머지 장기(餘藏)에서나 모두(皆) 마찬가지로(如) 적용된다(餘藏皆如此). 지금 우리는 최첨단 현대 생리학의 정수를 보고 있다. 또, 황제내경의 품격을 보고 있기도 하다. 황제가 말한다(帝曰). 중실이란 무엇을 말하는 건가요(何謂重實)? 기백이 대답한다(岐伯曰). 소위, 중실이라는 것은(所謂重實者), 큰 열병을 말하는 것이며(言大熱病), 기는 열을 만들고, 맥은 그득해진 것이다(氣熱脈滿). 이를 이르러 중실이라고 한다(是謂重實). 몸에서 열(熱)을 만드는 인자는 기(氣)인 전자(電子)이다. 그래서 당연히 기(氣)의 과잉(實) 정도에 따라서 열(熱)의 과잉(大)도 따라 일어난다. 그래서 중실(重實)이라는 것은 기(氣)인 전자(電子)의 과잉(實)이 가중(重)된 것이므로, 당연히 열(熱)도 가중(大)된다. 즉, 중실이 되면 대열병(大熱病)이 발생하는 것은 당연한 일이다(言大熱病). 이렇게 중실(重實)이 되면 즉, 과잉 산(實)이 간질에 극도(重)로 많아지면, 이 과잉 산은 간질에서 순환계(脈)로 들어간다. 그러면 순환계는 순환계 안에 있는 알칼리 콜라겐인 피브리노겐(Fibrinogen)으로 과잉 산을 중화하면서 콜라겐으로 채워진다. 그래서 이때 나타난 결과가 기(氣)가 중화되면서 만들어낸 열(熱)과 순환계 안에 든 콜라겐이 맥(脈)을 그득(滿)하게 한 것들이다(氣熱脈滿). 이것을 중실이라고 한다(是謂重實). 즉, 중실(重實)은 과잉 산(實)의 정도가 가중(重)된 것이다. 이 구문들은 중요 단어들을 정의하고 있다. 이 구문들의 해석은 현대 생리학과 동양의학 양쪽을 자유자재로 넘나들 수 있어야 정확한 해석이 가능해진다. 사실 이 부분도 자세히 설명하려면 엄청난 분량을 요구한다.

帝曰, 經絡俱實何如, 何以治之. 岐伯曰, 經絡皆實, 是寸脈急而尺緩也, 皆當治之. 故曰, 滑則從, 濇則逆也. 夫虛實者, 皆從其物類始. 故五藏骨肉滑利, 可以長久也.

황제가 묻는다(帝曰). 경이나 락이나 모두 어떻게 실하며(經絡俱實何如), 어떻게 치료하나요(何以治之)? 기백이 대답한다(岐伯曰). 경과 낙이 모두 다 실할 수 있다(經絡皆實). 이때는 촌구맥은 급하나 척맥은 느리다(是寸脈急而尺緩也). 치료는 해당하는 모두에 해야 한다(皆當治之). 그래서(故曰), 활하다는 것은 순리요(滑則從), 색하다는 것은 역리이다(濇則逆也). 무릇 허실이라는 것은(夫虛實者), 모두 그 물건의 종류를 쫓아서 시작한다(皆從其物類始). 그래서 오장골육이 활리하면(故五藏骨肉滑利), 가히 오래 살 수 있다(可以長久也).

경(經)이란 면역과 영양성분을 유통하고 면역을 담당하는 절을 말하고, 락(絡)이란 체액을 유통하는 지점들을 말한다. 즉, 락(絡)이란 12정경의 낙혈(絡穴)과 오수혈(五輸穴)들이다. 그런데 경(經)과 락(絡)이 모두 실하다(經絡皆實)는 말은 과잉 산이 이미 온몸에 퍼졌다는 뜻이다. 즉, 과잉 산의 체외 배출이 막혀서 오직 인체 내부에서만, 이 과잉 산을 중화해야 하는 상황을 만난 것이다. 그래서 과잉 산의 체외 배출을 책임지고 있는 신장과 방광은 기능이 약해졌다(緩)는 뜻이고, 과잉 산 중화의 중심(心)인 심장(心)과 과잉 산의 최종 정착지인 폐는 당연히 과부하(急)란 뜻일 것이다. 그래서 이때 맥을 측정해 보면, 심장맥과 폐맥을 측정하는 곳인 촌구맥(寸口脈)은 과부하로 빨리(急) 뛰고, 신장맥을 측정하는 척부맥(尺部脈)은 기능 저하로 약하고 느리게(緩) 뛸 것이다(是寸脈急而尺緩也). 이 경우는 관여되는 모든 해당 장기를 치료해야 하는 것(皆當治之)은 당연하다. 즉, 심장과 폐는 과부하를 줄여주고, 신장은 기능을 향상시켜 줘야 한다. 그래서(故曰), 맥을 측정해서 맥의 상태가 부드럽게(滑) 흘러가면 문제가 없는 것이고(滑則從), 그렇지 않고 어디가 막힌 것(濇) 같은 맥을 보이면, 문제가 있는 것이다(濇則逆也). 즉, 기가 역류(逆)하고 있는 것이다. 무릇 허(虛)와 실(實)이라는 것은, 모두 맥이 속한 장기(物類)의 상태를 쫓아서 시작된다(皆從其物類始). 즉, 허와 실은 맥으로 표현이 되는데, 맥의 상태 표현은 맥이 속한 장기의 상태를 표현하기 때문이다. 그래서(故) 오장골육이 부드럽게(滑) 움직이고, 운행이 순조(利)롭게 되면(五藏骨肉滑利), 가히 오래 살 수 있다(可以長久也). 즉, 인체의 과부하나 기능 저하가 없으면, 인체는 건강하게 오래 살 수 있다는 것이다.

帝曰, 絡氣不足, 經氣有餘, 如何. 岐伯曰, 絡氣不足, 經氣有餘者, 脈口熱而尺寒也. 秋冬爲逆, 春夏爲從, 治主病者. 帝曰, 經虛絡滿何如. 岐伯曰, 經虛絡滿者, 尺熱滿脈口寒濇也, 此春夏死, 秋冬生也.

황제가 말한다(帝曰). 낙맥은 알칼리가 부족하고(絡氣不足), 경맥은 산이 과잉이면(經氣有餘) 어찌하나요(如何)? 기백이 말한다(岐伯曰). 낙맥은 알칼리 부족(不足)이고(絡氣不足), 경맥은 산 과잉(有餘)이면(經氣有餘者), 촌구맥에는 열이 있고, 척부맥에는 한이 있다(脈口熱而尺寒也). 추동에 역하고(秋冬爲逆), 춘하에 종하면(春夏爲從), 주병(主病)이 있는 곳(者)을 치료한다(治主病者). 황제가 말한다(帝曰). 경맥이 허하고 낙맥이 그득하면 어찌하나요(經虛絡滿何如)? 기백이 대답한다(岐伯曰). 경맥이 허하고 낙맥이 그득하면(經虛絡滿者), 척부맥은 열이 있고 그득하며, 촌구맥은 냉하고 색하다(尺熱滿脈口寒濇也). 이 경우는 춘하에는 죽고(此春夏死), 추동에는 산다(秋冬生也).

황제가 묻는다. 낙맥에는 알칼리가 부족하고(絡氣不足), 경맥에는 산이 과잉인데(經氣有餘), 어쩌면 좋냐고(如何). 순환 구조상 체액 순환을 담당하는 낙맥은 면역을 담당하는 경맥으로 과잉 산을 보내버린다. 그래서 락맥이 알칼리가 부족(不足)해서 체액의 과잉 산을 중화시키지 못하면, 경맥은 락맥의 산성 체액을 받기 때문에 당연히 경맥에는 과잉 산(有餘)이 넘쳐난다. 결국, 인체 안에 과잉 산이 넘쳐난다는 뜻이다. 이 경우에는 당연히 심장과 폐는 과잉 산을 중화하면서 열을 만들어내니까 촌구에는 열(熱)이 있게 되고, 뇌척수액이라는 림프액(肉)을 처리하는 신장은 낙맥의 과잉 산을 몽땅 받은 상태이기 때문에, 결국 기능 저하에 빠진다. 기능 저하에 빠진 신장이, 정확히 말하면, 열을 만들어내는 부신이 기능 저하에 빠지면서 당연히 척부에는 한(寒)이 있게 된다(脈口熱而尺寒也). 그 결과로 촌구에서는 열이 지배하고, 척부에서는 한이 지배할 수밖에 없다(脈口熱而尺寒也). 이 경우는 과 잉 산을 염(鹽)으로 만들어서 처리하는 가을과 겨울에 문제가 생긴다(秋冬爲逆). 그 이유는 염(鹽) 처리는 신장이 담당하는데, 지금은 신장의 기능이 저하된 상태이기 때문이다. 이제 계절이 지나서 봄과 여름이 되면, 이 계절들은 CRY의 도움을 받 아서 과잉 산을 잘 중화시키는 계절이므로, 과잉 산이 중화되면서 문제가 풀린다 (春夏爲從). 이 경우에 치료하기는 하는데, 주병(主病)이 있는 곳(者)을 치료해야 한 다(治主病者). 즉, 신장을 치료하라는 말이다. 심장은 단지 과부하만 걸려있는 상태 이고, 신장은 과잉 산 때문에, 몸살을 앓고 있기 때문이다. 그래서 과잉 산을 중화 하는 치료는 당연히 신장에서 하게 된다.

이제 황제가 다른 측면에서 질문한다. 경맥은 알칼리가 부족하고, 낙맥은 그득하다 (經虛絡滿何如). 이 말은 간질을 받는 경맥이 알칼리가 부족해서 락맥에서 오는 과잉 산을 받지 못하고 있다는 뜻이다. 그러면 락맥이 담당하는 간질에는 림프로 흘러 들어 가야 할 대분자들이 그대로 정체가 되면서, 이 대분자들은 삼투압 기질로써 수분을 잔뜩 흡수한 상태이기 때문에, 이로 인해서 락맥이 그득(滿)해지는 것은 당연한 일이 다(經虛絡滿). 지금, 이 상태에서는 낙맥이 담당하는 간질로 혈액을 뿜어내는 심장은 당연히 기능 저하에 빠지고, 절(節)인 경맥은 과잉 산을 중화하면서 열을 만들어낸다. 이때 맥을 측정하면, 열을 전문적으로 만드는 심장의 기능 저하를 반영해서 촌구맥은 당연히 예전보다 열이 적고(寒) 간질에 쌓인 대분자들 때문에 어딘가 막힌 듯(濇)하다. 그러는 사이에 신장은 죽어라고 과잉 산을 중화하니 당연히 열이 있고, 과잉 산을 중 화하면서 콜라겐도 쌓여가고 당연히 그득(滿)해진다(尺熱滿脈口寒濇也). 이런 상태에 서 봄과 여름이 돌아오면, 봄과 여름은 일조량이 많아지면서 체액으로 과잉 산을 쏟아 낸다. 이때는 당연히 심장이 최고의 역할을 하는 시기이다. 그런데 지금 심장이 기능 저하에 빠져있다. 이 시기에 환자는 당연히 죽는다(此春夏死). 이제 가을과 겨울이 되 면, 과잉 산을 염으로 격리해서 신장을 통해서 처리한다. 다행히 지금 신장은 잘 돌아 가고 있다. 즉, 이 시기에 심장병에 걸린 환자는 살아날 것이다(秋冬生也).

帝曰, 治此者奈何. 岐伯曰, 絡滿經虛, 灸陰刺陽, 經滿絡虛, 刺陰灸陽. 帝曰, 何謂重虛. 岐伯曰, 脈氣上虛尺虛, 是謂重虛.

황제가 말한다(帝曰). 이곳을 치료하는데 어떻게 합니까(治此者奈何)? 기백이 말한다(岐伯曰). 낙맥이 그득하고 경맥이 허하면(絡滿經虛), 음에는 뜸을 뜨고 양에는 침을 놓는다(灸陰刺陽). 경맥이 그득하고 낙맥이 허하면(經滿絡虛), 음에 침을 놓고 양에 뜸을 뜬다(刺陰灸陽). 황제가 말한다(帝曰). 중허는 왜 그렇게 부릅니까(何謂重虛)? 기백이 대답한다(岐伯曰). 맥기가 촌구도 허하고 척부도 허하기 때문에(脈氣上虛尺虛), 그렇게 부른다(是謂重虛).

낙맥이 그득하고(絡滿) 경맥이 허하면(經虛) 음에는 뜸을 뜨고(灸陰) 양에는 침을 놓는다(刺陽). 이게 도대체 무슨 말일까? 낙맥이 그득하다(滿)는 말은 림프로 아직 들어가지 못한 대분자가 간질에 쌓여있다는 말로써 체액이 정체(滿)되어 있다는 뜻이다. 즉, 과잉 산으로 인해서 체액이 정체되어있다는 뜻이다. 그리고 낙맥은 체액을 유통하는 간질(陽)을 담당하기 때문에 양(陽)이다. 그래서 양(陽)인 간질(陽)에서는 과잉 산을 중화하면 되니까 침으로 면역인 알칼리를 제공하면 된다. 즉, 양(陽)인 낙맥에는 침을 놓는 것(刺陽)이다. 경맥이 허하다(經虛)는 말은 경맥에 알칼리가 부족(虛)하다는 뜻이다. 절인 경맥에 알칼리가 부족하면 경맥은 최후의 수단으로 콜라겐을 만들어서 과잉 산을 중화시킨다. 이때 만들어진 콜라겐은 삼투압 기질이어서 수분을 잔뜩 끌어안는다. 즉, 절에 부종이 오는 것이다. 간질(陽)이 양(陽)이라면, 간질액을 받는 경은 음(陰)이 된다. 즉, 경인 음(陰)에 콜라겐이 쌓여있는 것이다. 이 축적된 콜라겐들을 분해하기 위해서는 열이 필요하다. 열은 물체에서 전자를 빼내서 물체를 해체한다. 밥에 열을 가해서 오래 끓이면 죽이 되는 것과 같은 원리이다. 그래서 뜸은 열을 제공하니까, 경인 음(陰)에는 뜸(灸)을 뜨라고 한 것이다. 그래서 낙맥이 그득하고 경맥이 허하면(絡滿經虛), 음에는 뜸을 뜨고 양에는 침을 놓으라(灸陰刺陽)고 한 것이다. 반대의 경우도 같은 원리가 적용되기 때문에 침과 뜸을 반대로 하면 된다(經滿絡虛, 刺陰灸陽). 즉, 경맥(經)인 음(陰)에 산 과잉으로 체액이 정체(滿)되어 있다면, 과잉 산을 제거하면 되니까 자침을 하면 되고, 락맥인 양(陽)에는 알칼리 부족으로 콜라겐이 적체되어 있다면, 뜸으로 제거하면 된다(刺陰灸陽). 황제가 중허(重虛)를 묻는다. 중허(重虛)란 말 그대로 기능이 저하(虛)한 곳이 겹친(重) 것이다. 당연히 맥기는 촌구와 척부에서 동시에 약(虛)해지고(脈氣上虛尺虛), 이것이 중허이다(是謂重虛).

帝曰, 何以治之. 岐伯曰, 所謂氣虛者, 言無常也. 尺虛者, 行步恇然. 脈虛者, 不象陰也. 如此者, 滑則生, 濇則死也.

황제가 말한다(帝曰). 어떤 식으로 치료합니까(何以治之)? 기백이 말한다(岐伯曰). 소위 기허라는 것은(所謂氣虛者), 무상을 말한다(言無常也). 척부가 허하면(尺虛者), 행보가 약해지는 것은 당연하다(行步恇然). 맥이 허하다는 것은(脈虛者), 음이 불상하는 것이다(不象陰也). 이와 같은 때에(如此者), 활하면 살고(滑則生), 색하면 죽는다(濇則死也).

기허(氣虛)란 공기의 부족으로서 바로 산소의 부족을 의미한다. 이렇게 되면 폐의 기능은 저하되고, 폐허(肺虛)가 되는 것은 당연하다. 즉, 폐의 항상성(常)이 없어지는 것이다. 그래서 폐허(肺虛)는 폐의 항상성이란 숨을 규칙성 있게 쉬는 것인데, 폐가 안 좋으면 숨을 헐떡거리면서 폐의 호흡 규칙성(常)이 사라(無)진다는 것을 말(言)한다(言無常也). 척부맥(尺部脈)이 허(虛)하다는 말은 척부에 속한 장기에 알칼리가 부족하다는 뜻이다. 척부에 속한 장기는 신장과 부신(命門)이 있는데, 신장은 뇌척수액을 책임지기 때문에, 신장에 알칼리가 부족하게 되면, 뇌척수액은 산성으로 변하고, 이어서 산성 뇌척수액을 담고 있는 뼈에서는 골다공증이 발생하면서 뼈가 약해진다. 당연한 결과로 뼈와 연결된 관절은 약해지고, 걸음걸이(行步)는 아주 허약(恇)해 질 것이다(行步恇然). 이렇게 신장과 부신이 문제가 되는 것은 폐허(肺虛)인 기허(氣虛)가 초래한 것이다. 폐가 기능을 제대로 해서 산소를 충분히 공급했더라면, 이 풍부한 산소로 전자를 물과 열로 충분히 중화시켰을 것이고, 신장이 염으로 처리해야 할 전자는 줄어들었을 것이다. 그래서 촌부맥이 허하면서 동시에 척부맥까지 허하게 된 것이다. 결국, 기허가 척부맥까지 허하게 만들고 말았다. 맥허(脈虛) 즉, 맥이 허약하다(脈虛者)는 말은 맥에 알칼리(陰)가 부족하다(不象)는 말이다(不象陰也). 이와 같은 현상들이 일어났을 때(如此者), 맥이 활하면 살고(滑則生), 색하면 죽는다(濇則死也). 맥이 활(滑)하다는 말은 맥 속에 있는 체액이 미끄럽게(滑) 흘러간다는 말이다. 맥 속의 체액이 미끄럽(滑)게 되려면, 체액에 염(鹽)이 있어야 한다. 염이란 과잉 산을 임시로 중화한 결과물이다. 즉, 체액이 어느 정도 알칼리 금속을 보유하고 있었기 때문에, 과잉 산을 염으로나마 일시적으로 중화한 것이다. 그러나 척부에 속한 신장이 안 좋아서 염은 배출되지 못하고 순환계에서 유행하고 있는 상태이다. 이때는 과잉 산을 염으로 격리했기 때문에 당장은 죽지 않을 것이다(滑則生). 맥이 색(濇)하다는 말은 어딘가에 막힌(濇) 느낌이 들면서 맥이 껄끄럽다는 것이다. 껄끄럽다는 말은 체액이 잘 흘러가지 못한다는 뜻이다. 종합적으로 말하자면, 혈액에 있는 콜라겐인 피브리노젠(Fibrinogen)이 과잉 산을 중화해서, 혈전(thrombus:血栓)을 만들었고, 그 결과 혈류는 어딘가 막힌(濇) 듯하며 부드럽게 흐르지 못한다. 즉, 혈전이 이 현상을 만들어 낸 것이다. 혈행을 느낄 수 있는 혈맥은 동맥인데 동맥은 웬만해서는 혈전이 잘 안 생긴다. 그런데 기허(氣虛)로 인해서 폐 기능이 문제가 생기면서 알칼리 동맥혈을 좌심장에 공급하지 못해서 혈액에 혈전이 만들어진 것이다. 이 경우는 얼마 못 가서 죽는다(濇則死也). 왜? 얼마 못 가서 동맥혈관이 혈전으로 인해서 막힐(濇) 것이기 때문이다.

제2장

帝曰, 寒氣暴上, 脈滿而實何如. 岐伯曰, 實而滑則生, 實而逆則死. 帝曰, 脈實滿, 手足寒, 頭熱, 何如. 岐伯曰, 春秋則生, 冬夏則死. 脈浮而濇, 濇而身有熱者死.

황제가 말한다(帝曰). 갑자기, 한기가 거슬러 오르고(寒氣暴上), 맥이 그득하고 실하면 어떤가요(脈滿而實何如)? 한기가 위쪽으로 폭증하는(寒氣暴上) 것은 한기(寒氣)란 미토콘드리아가 기능을 잃었거나 알칼리 산소가 부족해서 전자(酸:電子)를 중화하지 못하면서 일어나는 현상이다. 그래서 한기가 폭증한다는 말은 산 과잉이 심각하다는 뜻이다. 맥이 그득하고 실하다(脈滿而實)는 말은 알칼리는 고갈되었고, 산은 과잉인 상태이기 때문에, 과잉 산으로 인해서 체액이 정체되면서 맥은 그득(滿)해진 것을 뜻한다. 이 상태에서 기백이 설명을 내놓는다(岐伯曰). 실하지만 활하면 살고, 실하면서 거슬리면 죽는다(實而滑則生, 實而逆則死). 즉, 과잉 산(實)이 존재하지만, 염(鹽)으로 어느 정도 격리했기 때문에 혈행이 미끄러울(滑) 때는 살 수 있지만(實而滑則生), 산이 과잉이면서 혈행도 막힌(逆) 듯하면, 과잉 산의 중화가 안 되고 있다는 뜻이기 때문에, 당연히 죽을 것이다(實而逆則死). 황제가 말한다(帝曰). 맥이 실하고 그득하고(脈實滿), 수족이 냉하고(手足寒), 머리에 열이 있으면(頭熱) 어떻게 될까요(何如)? 기백이 대답한다(岐伯曰). 춘추에는 살고(春秋則生), 동하에는 죽는다(冬夏則死). 맥이 부하면서 색하거나(脈浮而濇), 색하면서 몸에 열이 있으면 죽는다(濇而身有熱者死). 맥이 실하고 그득하다(脈實滿)는 말은 과잉 산(實)이 존재하면서 체액이 정체(滿)되어 있다는 뜻이다. 그러면 체액의 정체로 인해서 체액 순환은 당연히 안 되고, 체액 순환에 아주 민감한 수족이 냉해지는 것(手足寒)은 당연하다. 그리고 우리 몸 전체 에너지의 약 30%를 소비하는 뇌는 체액이 정체되면, 산성 뇌척수액을 만들어낼 것이며 결국, 머리에서 과잉 산이 중화되면서 열이 날 것이다(頭熱). 이렇게 과잉 산(實)으로 인해서 체액이 정체(滿)되어 있는 상황에서, 봄이 돌아오면, 일조량이 서서히 늘면서 CRY 활동이 시작되고, 이어서 CRY가 과잉 산을 중화해준다. 가을도 쌀쌀함은 있지만, 여전히 건조한 기운이 열기를 제공하면서, CRY 활동을 자극해서 과잉 산을 중화해준다. 그래서 춘추에는 어느 정도 과잉 산을 중화하면서 여유를 찾기 때문에 살아난다(春秋則生). 그런데 과잉 산(實)으로 인해서 체액이 정체(滿)되어 있는 상황에서, 여름이 돌아오면 너무나 많은 일조량이 공급되면서 산성인 호르몬의 분비가 극에 달하게 되고 이어서 간질에는 더 많은 산이 쌓이게 되고, 그렇지 않아도 과잉 산으로 인해서 체액이 정체하고 있는데, 여기에 과잉 산을 더 추가해 버리면 결과는 뻔하다. 거꾸로 겨울에는 과잉 산이 체액에 정체하고 있는 상황에서, 일조량이 줄면서 CRY 활동도 줄게 되고, 이어서 과잉 산의 중화도 막히면서, 간질에 산은 쌓이게 되고, 결국, 산 과잉이 극에 달하게 된다. 결국, 동하에는 죽을 수밖에 없게 된다(冬夏則死). 맥이 부하면서 색하고(脈浮而濇), 여기에 신열까지 있다는 말은(濇而身有熱), 체액이 정체되면서 부종(浮)이 왔다는 뜻이고, 추가로 색(濇)하다는 말은 체액이 막혀(濇)있다는 뜻이고, 여기에 과잉 산이 중화되면서 온몸에 열(身熱)이 있다는 것은 아직도 인체 안에 과잉 산이 엄청나게 많이 있다는 뜻이다. 결국, 죽을 수밖에 없다(脈浮而濇, 濇而身有熱者死).

帝曰, 其形盡滿何如. 岐伯曰, 其形盡滿者, 脈急大堅, 尺濇而不應也. 如是者, 故從則生, 逆則死. 帝曰, 何謂從則生, 逆則死. 岐伯曰, 所謂從者, 手足溫也. 所謂逆者, 手足寒也.

황제가 말한다(帝曰). 이 상태(其)에서 육체 전체가 그득하게 차면 어떤가요(其形盡滿何如)? 기백이 말한다(岐伯曰). 이 상태(其)에서 육체가 가득 찼다면(其形盡滿者), 맥은 급대견이며(脈急大堅), 척부맥은 색하면서 반응이 없을 것이다(尺濇而不應也). 이와 같은 상태에서(如是者), 종하면 살고(故從則生), 역하면 죽는다(逆則死). 설상가상이다. 맥이 부하면서 색하고(脈浮而濇), 여기에 신열까지 있는데(濇而身有熱), 추가로 육체(形) 전체(盡)에 체액의 정체(滿) 심하다면(其形盡滿者), 맥은 당연히 과잉 산으로 인해서 급(急)하게 뛸 것이고, 불안정(大)할 것이며, 맥관은 굳어(堅) 있을 것이다(脈急大堅). 이 상태에서 척부맥(尺部脈)이 색하면, 반응이 없을 것이다(尺濇而不應也). 지금 상황은 체액(形) 전체(盡)에 체액이 정체(滿)된 상태이다. 다시 말하면, 전신 부종에 걸린 것이다. 부종이란 반드시 삼투압 기질이 인체 안에 있어야 가능하다. 이 삼투압 기질을 제일 많이 다루는 오장이 바로 신장이다. 즉, 신장은 삼투압 기질인 염(鹽)을 담당하고 있기 때문이다. 그런데 신장맥을 측정하는 척부맥을 측정해 보니, 맥이 막혀(濇)있다. 이 말은 전신 부종이 걸려있는데다가 막히(濇)기까지 했으니 당연히 신장의 기능은 거의 정지되어있다는 뜻이다. 즉, 당연히 척부맥의 반응이 없을 것이다(尺濇而不應也). 이와 같은 상태에서(如是者), 환자가 행동하는데, 과잉 산을 만들지 않는 순리(從)적인 행동을 한다면, 살아날 것이고(故從則生), 과잉 산을 만들어내는 순리에 거스(逆)르는 행동을 한다면, 당연히 죽을 것이다(逆則死). 너무나도 당연한 이야기이다. 황제가 말한다(帝曰). 따르면 살고(何謂從則生), 거스르면 죽는다는 말은(逆則死), 어떤 뜻인가요? 기백이 대답한다(岐伯曰). 소위 따르면 수족이 따뜻해지고(所謂從者, 手足溫也), 거슬리면 수족이 냉해진다(所謂逆者, 手足寒也). 당연한 말이다. 과잉 산을 만들지 않는 행동(從)을 하면, 서서히 산이 중화되면서 체액 순환이 좋아지고, 이어서 손발에 온기(溫)가 돌 것이고, 거꾸로 과잉 산을 만드는 행동을 하면, 손발은 더 차가(寒)워질 것이다. 이 문장 해석도 만만치가 않다.

帝曰, 乳子而病熱, 脈懸小者何如. 岐伯曰, 手足溫則生, 寒則死. 帝曰, 乳子中風熱, 喘鳴肩息者, 脈何如. 岐伯曰, 喘鳴肩息者, 脈實大也. 緩則生, 急則死.

황제가 말한다(帝曰). 젖먹이가 병적인 열이 있고(乳子而病熱), 맥이 현소맥이다면 어떤가요(脈懸小者何如)? 일단 병적인 열이 있다는 것은 과잉 산이 존재한다는 뜻이다. 그런데 맥이 현맥(懸脈)이고 소맥(小脈)이면 맥에 힘이 없다는 말로서 알칼리가 바닥이 났다는 암시를 준다. 즉, 맥관이 과잉 산으로 인해서 굳은 것이다. 기백이 대답한다(岐伯曰). 수족이 따뜻하면 살고 차가우면 죽는다(手足溫則生, 寒則死). 수족은 체액 순환의 상징이다. 그래서 수족이 따뜻하다는 말은 혈액 순환이 되고 있다는 뜻으로써 영양 공급이 되고 있으므로, 살아날 수가 있지만(手足溫則生), 수족이 차가우면 영양 공급이 끊기면서 인체는 죽을 수밖에 없다(寒則死). 황제가 말한다(帝曰). 젖먹이가 중풍열이 있고(乳子中風熱), 천명이 있고 흉식 호흡을 하면(喘鳴肩息者), 맥은 어떤가요(脈何如)? 중풍은 혈액 속으로 과잉 산이 침투해서 혈전을 만들어 놓은 상태이다. 이때는 과잉 산이 중화되면서 당연히 열이 난다. 그리고 천명은 폐가 많이 상했다는 것을 암시하고 있다. 또, 흉식 호흡을 한다는 말은 횡격막이 심한 수축 압박을 받고 있으므로 인해서, 횡격막이 복부 쪽으로 제대로 내려가지 못해서 힘들어한다는 암시를 뜻한다. 기백이 대답한다(岐伯曰). 천명과 흉식 호흡 때는(喘鳴肩息者), 맥이 실하고 대하다(脈實大也). 이 맥이 늦춰지면 살고(緩則生), 맥이 더 급해지면 죽는다(急則死). 천명과 흉식 호흡 때는 에너지인 산이 과잉이기 때문에, 맥동은 당연히 강(實)하면서 불규칙(大)해진다. 그런데 에너지인 과잉 산이 서서히 중화되면, 맥동을 만드는 에너지가 줄기 때문에, 맥동도 완화(緩)된다. 그래서 맥동이 완화(緩)되었다는 말은 과잉 산이 어느 정도 중화가 되었다는 뜻이다. 당연히 아기는 살아남는다(緩則生). 그런데 이전보다 맥동이 더 급(急)해졌다면, 맥동을 만드는 에너지인 과잉 산이 더 적체되었다는 뜻이 되므로, 아기는 살아나기가 어렵게 된다(急則死).

帝曰, 腸澼便血何如. 岐伯曰, 身熱則死, 寒則生. 帝曰, 腸澼下白沫何如. 岐伯曰, 脈沈則生, 脈浮則死. 帝曰, 腸澼下膿血何如. 岐伯曰, 脈懸絶則死, 滑大則生. 帝曰, 腸澼之屬, 身大熱, 脈不懸絶何如. 岐伯曰, 滑大者曰生, 懸濇者曰死, 以藏期之.

황제가 말한다(帝曰). 장벽 변혈은 어떤가요(腸澼便血何如)? 장벽(腸澼)이라고 불리는 이질(痢疾)은 곱이라고 하는 물질을 배출하는데, 이 물질은 장(腸) 점막에서 과잉 산을 중화하면서 생긴 콜라겐이다. 이것이 심해지면 장 점막을 이루고 있는 점막 콜라겐이 과잉 산에 의해서 분해되면서 점막에 있던 모세 혈관이 노출되고 이어서 이들은 농혈(膿血)이 되어서 나온다. 이것이 변혈(便血)을 만든다. 기백이 말한다(岐伯曰). 온몸에 열이 있으면 죽고, 한이 있으면 산다(身熱則死, 寒則生). 온몸에 열(身熱)이 있다는 말은 아직도 과잉 산이 존재한다는 뜻이다. 지금 장벽에 변혈까지 있을 정도로 문제가 심각한데, 아직도 온몸에 열을 만들 정도로 과잉 산이 인체 안에 존재한다면, 당연히 죽는다(身熱則死). 그러나 몸에서 열이 내려간다(寒)

면, 이것은 과잉 산을 상당히 많이 중화했다는 뜻이므로, 환자는 당연히 살아날 수가 있다(寒則生). 너무나 당연한 이야기를 하고 있다. 황제가 말한다(帝曰). 장벽이 있는데 백말까지 쏟아내면 어떤가요(腸澼下白沫何如)? 백말(白沫)은 하얀 거품(白沫)을 말하는데, 이 물질의 정체는 산 과잉 때 십이지장에서 배출되는 중조(重曹:bicarbonate)이다. 십이지장이 과잉 산을 중화하기 위해서 배출하는 물질이다. 그래서 백말(白沫)이 나온다는 말은 소화관에 과잉 산의 정체가 아주 심하다는 뜻이다. 기백이 말한다(岐伯曰). 맥이 침하면 살고(脈沈則生), 맥이 부하면 죽는다(脈浮則死). 여기서 침맥(沈脈)은 신장맥이고, 부맥(浮脈)은 부종이 있을 때 생기는 맥이다. 결국, 둘 다 신장맥이다. 그 이유는 부종이 생기려면 삼투압 기질이 있어야 하는데, 신장이 삼투압 기질인 염을 다루기 때문이다. 지금 상태는 백말(白沫)이 나올 정도로 체액의 정체가 아주 심각하다. 그런데 이때 맥이 부맥(浮脈)이라면 신장이 삼투압 기질인 염 배출을 전혀 하지 못하고 있다는 암시를 준다. 결국, 부종은 더욱더 심해질 것은 뻔하고 체액의 흐름은 막히고 죽을 수밖에 없다(脈浮則死). 그러나 전형적인 신장맥인 침맥(沈脈)이 나타난다면, 신장이 과부하에 걸려있기는 하지만, 신장은 여전히 체액의 정체를 일으키고 부종을 유발하는 염의 처리를 잘하고 있다는 암시를 주고 있다. 결국, 체액의 정체는 풀릴 것이고, 이때 생명은 살아날 것이다(脈沈則生). 황제가 말한다(帝曰). 장벽이 있으면서 아래로 피고름을 쏟으면 어떤가요(腸澼下膿血何如)? 기백이 대답한다(岐伯曰). 맥이 현절하면 죽고(脈懸絶則死), 활대하면 산다(滑大則生). 농혈(膿血)이 나올 정도가 되면, 장 점막은 과잉 산에 의해서 거의 망가졌을 것이다. 그런데 이때 맥이 아주 약한 현맥(懸脈)과 절맥(絶脈)이 나온다면, 과잉 산을 중화할 수 있는 알칼리가 거의 고갈이 되어서 체액관은 굳어지고 맥동이 전해지지 않는 상태를 말한다. 그러면 체액의 흐름은 막히고 이어서 영양성분은 고갈되고 결국에 생명은 끊어질 수밖에 없다(脈懸絶則死). 그런데 이 과잉 산을 염(鹽)으로 처리를 해서 맥이 불규칙(大)하기는 하지만, 활맥(滑脈)이 되어서 체액 순환이 된다면, 당연히 영양성분은 공급이 될 것이고 생명은 살아날 것이다(滑大則生). 황제가 말한다(帝曰). 장벽의 종류가 있으면서(腸澼之屬), 온몸에 열이 과한데(身大熱), 맥이 현절맥이 아니면 어떻나요(脈不懸絶何如)? 기백이 말한다(岐伯曰). 활대하면 살고(滑大者曰生), 현색하면 죽는다(懸嗇者曰死). 장이 버틸 수 있는 한계(期)가 있기 때문이다(以藏期之). 맥이 아주 약한 현맥(懸脈)과 절맥(絶脈)이 아니라면, 약간의 희망은 가질 수가 있다. 그런데 이때 과잉 산을 염(鹽)으로 처리를 해서 맥이 불규칙(大)하기는 하지만, 활맥(滑脈)이 되어서 체액 순환이 된다면, 당연히 영양성분은 공급이 될 것이고 생명은 살아날 것이다(滑大者曰生). 그러나 아주 약한 현맥(懸脈)과 체액이 막힌 색맥(嗇脈)이 나온다면, 체액 순환은 거의 멈추다시피 하므로, 영양 공급은 안 되고, 이어서 생명은 끊어질 수밖에 없다(懸嗇者曰死). 결국, 이 모든 것들은 과잉 산을 조절하는 오장이 얼마나 버티느냐가 핵심이다. 오장이 버티지 못하고 기능을 멈추면, 생명도 멈추고 만다. 즉, 오장이 과잉 산에 대항해서 버티는 데도 한계(期)가 있기 때문이다(以藏期之).

帝曰, 癲疾何如. 岐伯曰, 脈搏大滑, 久自已, 脈小堅急, 死不治. 帝曰, 癲疾之脈, 虛實何如. 岐伯曰, 虛則可治, 實則死.

황제가 말한다(帝曰). 전질은 어떻나요(癲疾何如)? 기백이 말한다(岐伯曰). 맥이 박대활하면 오랜 동안 스스로 억제가 된다(脈搏大滑, 久自已). 그러나 맥이 소견급하면 불치병이므로 죽는다(脈小堅急, 死不治). 전질(癲疾)이나 간질(癎疾:Epilepsie)이나 모두 머리에 있는 뇌척수액의 산성화가 핵심이다. 즉, 3부9후 문제로 돌아간다. 3부9후는 인체 안팎으로 과잉 산을 조절해서 인체의 산 알칼리 균형 즉, pH7.45를 맞춰주는 핵심적인 역할을 한다. 그래서 전질 때 주로 양경(陽經)과 수태음인 폐경(肺經)을 치료한다. 폐경을 치료하는 이유는 폐는 인체의 모든 산성 체액을 중화시켜서 알칼리로 만들기 때문이다. 이때 맥을 측정해서 박맥(搏)과 대맥(大脈)과 활맥(滑脈)이 나온다면, 병은 오랜 기간 억제된다(久自已). 박맥은 혈전이 생겨서, 이 혈전이 혈관을 때리면서 나타나는 현상이다. 즉, 콜라겐으로 산을 중화한 결과물이 혈전이기 때문에, 이 상태는 과잉 산을 어느 정도 중화하고 있다는 암시이다. 대맥은 불안정하기는 하지만, 그래도 맥이 힘이 있다는 말인데, 아직 혈관이 많이 굳지는 않았다는 뜻이기 때문에, 아주 나쁜 현상은 아니다. 활맥(滑脈)

은 과잉 산을 염(鹽)으로 중화한 결과물이기 때문에, 과잉 산을 그런대로 잘 통제하고 있다. 이 상태를 종합해 보면, 이런 상태의 맥들을 유지한다면, 과잉 산을 잘 통제하고 있다는 말로서 당연히 전질은 상당 기간 억제될 것이다(久自己). 그러나 맥이 소맥(小脈)과 견맥(堅脈)과 급맥(急脈)이 나타난다면, 치료는 불가능하고 죽는다(死不治). 소맥은 혈관이 굳어서 아주 힘이 없는 맥이고, 견맥은 말 그대로 혈관이 굳은 맥이고, 급맥은 혈관을 강하게 수축시키는 맥이기 때문에, 모두를 종합해 보면, 산 과잉이 아주 심해서 혈관이 상당히 굳은 상태이다. 즉, 산의 과잉이 아주 심하다는 뜻이다. 이 상태를 치료할 수 있고, 살아날 수 있다면, 그게 더 이상할 것이다(死不治). 황제가 말한다(帝曰). 전질맥의 허실은 어떤가요(癲疾之脈, 虛實何如)? 기백이 말한다(岐伯曰). 허하면 치료가 가능하나(虛則可治), 실하면 죽는다(實則死). 허(虛)하다는 말은 알칼리가 부족하다는 뜻이니까 알칼리만 보충해주면, 병은 쉽게 치료할 수 있게 된다. 우리가 일상적으로 먹는 식사는 거의 모두가 알칼리화되기 때문이다. 그래서 허하면 치료가 가능한 것이다(虛則可治). 다른 해석도 가능하다. 여기서 허(虛)를 맥상의 에너지가 허하다는 뜻으로 해석하면, 이는 산 과잉이 해소되어서 맥상에 에너지를 덜 공급하고 있다는 뜻이 된다. 그러면, 전질의 근원인 과잉 산이 이미 많이 해소되었으므로, 당연히 치료는 가능해진다. 다시 본문을 보자. 그러나 실(實)하다는 말은 산이 과잉이라는 뜻이기 때문에, 전질은 계속 발작을 할 것이고, 환자는 결국에 죽을 수밖에 없다(實則死).

帝曰, 消癉虛實何如. 岐伯曰, 脈實大, 病久可治, 脈懸小堅, 病久不可治.

황제가 말한다(帝曰). 소단에서 허실은 어떤가요(消癉虛實何如)? 기백이 말한다(岐伯曰). 맥이 실대하면 병은 영구히 치료 가능하다(脈實大, 病久可治). 맥이 현소견하면 병은 영구히 치료 불가능하다(脈懸小堅, 病久不可治). 소단(消癉)은 소모성(消) 질환의 일종으로서 소갈(消渴)이다. 소모성(消耗性) 질환이란 산이 과잉이라서 계속 알칼리를 소모(消耗)시키는 질환이다. 사실 인체에서 일어나는 거의 모든 질병이 소모성 질환이다. 즉, 인체는 음양(陰陽:산-알칼리)의 균형이 핵심이기 때문이다. 이 소모성 질환을 총칭해서 소갈(消渴)이라고 한다. 당뇨(糖尿:diabetes mellitus)를 소갈과 같은 의미로 쓰는 경우가 있는데, 이것은 잘못된 것이다. 부분 집합을 전체 집합으로 착각한 것이다. 결국에 소단 즉, 소갈은 과잉 산이 계속해서 알칼리를 소모하는 질환이기 때문에, 몸에서 열이 나는데, 허열(虛熱)이 난다. 허열은 뭘까? 인체에서 나는 열(熱) 중에 90% 이상은 미토콘드리아의 전자전달계에서 전자를 산소로 중화하면서 생기는 열이다. 그런데 산 과잉으로 인해서 간질에서 면역 세포나 간질과 접한 갈색지방에서 열을 만들면 허열 즉, 피부 열이 된다. 이때 산소는 간질에서 모두 소모되고 만다. 그러면 간질보다 훨씬 아래에 있는 근육은 산소 공급이 끊기면서 체온인 진열(眞熱)을 만들어내지 못한다. 그리고 간질에서 열이 나면, 이 열은 인체 외부로 발산이 되면서 체온에 영향을 못 준다. 그래서 허열(虛熱)이다. 대신 과잉 산을 중화하는 도구가 된다. 땀을 뺄 때 나는 열이 바로 이 열(熱)이다. 반대로 실열(實熱)은 체온을 말한다. 이 열(熱)은 근육의 미토콘드리아에서 나온다. 근육은 간질 아래에 있으므로 인해서, 간질을 따뜻하게 해서 체온을 만들어준다. 일종의 진열(眞熱)이다. 결론적으로 소단(消癉)도 산 과잉이 원인이다. 그런데 이 소단에서 맥이 실대(實大)하다는 의미는 뭘까? 아직은 혈관이 굳지 않았다는 것을 의미한다. 병이 내부까지 침투를 안 하고, 피하에 머물러 있다는 암시이다. 즉, 허열로 과잉 산을 많이 중화했다는 의미이다. 이때 외부에서 알칼리를 조금만 보충해준다면, 영구히 치료가 가능한 것이다(脈實大, 病久可治). 그러나 맥이 현소견(懸小堅)이라는 말은 맥이 아주 힘이 없고 혈관이 굳어진 맥이라는 뜻이다. 이는 이미 과잉 산이 인체 깊숙이 들어왔다는 것을 암시한다. 또, 혈관이 굳은 상태로 봐서는 병이 상당히 진전되었다는 뜻이다. 이때는 당연히 허열이 없을 것이다. 왜냐면, 이미 갈색지방을 다 소모해 버리고, 살은 빠져있을 것이기 때문이다. 이제 죽기만을 기다려야 한다(脈懸小堅, 病久不可治).

제3장

帝曰, 形度骨度脈度筋度, 何以知其度也. 帝曰, 春亟治經絡, 夏亟治經兪, 秋亟治六府, 冬則閉塞, 閉塞者, 用藥而少鍼石也.

황제가 말한다(帝曰). 육체와 뼈와 맥과 근육의 상태(度)를(形度骨度脈度筋度), 무엇으로 알 수 있나요(何以知其度也)? 황제가 말한다(帝曰). 봄에는 자주 경락을 치료해 주고(春亟治經絡), 여름에는 자주 경수를 치료해 주고(夏亟治經兪), 가을에는 자주 육부를 치료해 주고(秋亟治六府), 겨울에는 폐색이다(冬則閉塞). 봄에는 경혈(經穴)과 낙혈(絡穴)을 자주(亟) 치료하라고 한다(春亟治經絡). 봄은 일조량이 증가하면서 산성인 호르몬의 분비가 증가하고 이어서 간질에 산이 쌓이기 시작한다. 그러나 봄은 아직도 쌀쌀한 기운이 남아있으므로, 체액 흐름의 핵심인 간질은 위축되어 있고, 산성 간질액의 순환이 잘 막히는 계절이다. 경혈(經穴)은 산성 간질액을 받아서 중화시키는 절(節)들을 말한다. 낙혈(絡穴)은 12정경에 있는 낙혈을 말하는데, 해당 오장과 음양으로 관계하고 있는 육부와 서로 체액이 연결되는 지점이다. 그래서 낙혈(絡穴)은 오수혈(五輸穴)처럼 직접 면역이 아닌 체액의 순환을 목적으로 하는 혈자리이다. 종합해 보면, 봄은 간질에 산은 쌓이는데, 간질액의 순환이 잘 안 되는 시기이다. 그래서 간질 체액의 순환을 돕기 위해서 체액 순환을 목적으로 하는 낙혈(絡穴)을 자주 치료를 해주고, 이 산성 간질액을 받아서 처리하는 경혈(經穴)인 절(節)들을 자주 치료하라는 것이다(春亟治經絡). 여름은 일조량이 극에 달하면서, 극심한 열기로 인해서 산성인 호르몬의 분비도 극에 달한다. 결국, 간질액은 순식간에 산성으로 변해버린다. 그러면 간질액은 정체되고 만다. 그래서 여름의 문제는 정체된 산성 간질액을 중화시키는 것이 목적이 된다. 그래서 5가지 체액의 순환을 위해서 만들어 놓은 수혈(兪穴)인 오수혈(五兪穴)을 자주(亟) 치료해야 하며, 이 산성 간질 체액을 받아서 중화 처리하는 경혈(經穴)인 절(節)들을 자주 치료하라는 것이다(夏亟治經兪). 가을은 건조하면서 덥기도 하고, 쌀쌀하기도 하다. 그래서 호르몬 분비도 잘 되고, 동시에 쌀쌀해서 간질도 약간의 위축이 있다. 그래서 가을도, 봄보다는 좋지만, 간질액의 소통에 중점을 두어야 한다. 그래서 양(陽)인 간질을 통제하는 양(陽)인 육부(六府)를 자주 치료하라(秋亟治六府)고 한 것이다. 겨울은 폐색(閉塞)의 계절이다(冬則閉塞). 폐색의 계절이 되면(閉塞者), 주로 탕약을 사용해서 병을 치료하고, 침석은 조금만 사용한다(用藥而少鍼石也). 겨울은 성장이 멈추는 폐색(閉塞)의 계절이다. 즉, 일조량이 줄면서 모든 만물이 성장을 멈추고 축적(閉塞)을 하는 시기이다. 겨울은 주로 염(鹽)으로 산(酸)을 축적한다. 그래서 염의 재료가 필요하다. 이 염의 재료를 탕약으로 공급하는 것이다(用藥). 그리고 침석(鍼石)은 조금만(少) 사용(用)한다(少鍼石). 왜 그럴까? 답은 침석 안에 있다. 침석은 침이다. 침은 반드시 알칼리를 전제로 해야 한다. 그런데 겨울은 일조량이 아주 적어서 CRY 활동이 줄고, 과잉 산을 제대로 중화시킬 수가 없으므로, 과잉 산은 쌓이고 알칼리는 항상 부족한 시기이다. 그래서 반드시 알칼리를 기반으로 해야 하는 침인 침석은 알칼리가 부족한 겨울에 조금만 사용하는 이유이다. 그리고 겨울에는 과잉 산을 염으로 처리하기 때문에 염의 재료를 가진 탕제를 사용하는 것이다(用藥而少鍼石也).

所謂少鍼石者, 非癰疽之謂也, 癰疽不得頃時回. 癰不知所, 按之不應手, 乍來乍已, 刺手太陰傍三痏與纓脈各二. 掖癰大熱, 刺足少陽五, 刺而熱不止, 刺手心主三, 刺手太陰經絡者大骨之會各三. 暴癰筋緛, 隨分而痛, 魄汗不盡, 胞氣不足, 治在經兪.

그래서 침석을 조금만 사용하는 경우는(所謂少鍼石者), 그 치료 용도가 옹저가 아니라는 것이다(非癰疽之謂也). 즉, 옹저 치료에는 침석을 많이 사용한다는 것이다. 옹저는 빠른 시간(頃時) 안에 회복(回復)되지 않는 질환이다(癰疽不得頃時回). 옹저가 어디(所) 있는지도 모르겠고(癰不知所), 눌러 봐도 손에 반응이 없을 때도 있고(按之不應手), 순식간에 반응이 왔다가 순식간에 반응이 없어지기도 하면(乍來乍已), 수태음경 옆에 3번 침을 놓고, 영맥과 더불어 있는 침자리 옆에 각각 2번 침을 놓는다(刺手太陰傍三痏與纓脈各二). 이 부분의 해석은 진짜 세심한 주의를 요구한다. 먼저 옹저(癰疽)는 어떤 병인지부터 알아보자. 옹저의 핵심은 '기혈(氣血)이 엉겨 머물러 생긴 것'이다. 즉, 옹저(癰疽)는 기(氣)인 산(酸)과 혈(血)인 알칼리가 서로 반응해서 엉긴 것이다. 그리고 그 정도가 아주 심하다. 이것을 다시 말하면, 옹저(癰疽)는 산(氣)과 알칼리(血)가 서로 반응해서 중화되면서 뭉친 응집물이다. 더 정확히 말하면, 과잉 산을 알칼리 콜라겐으로 중화한 결과물이 옹저(癰疽)인 것이다. 진피(眞皮)의 70%가 콜라겐 단백질이다. 이 콜라겐이 과잉 산을 중화하면서 희생된 것이 옹저(癰疽)이다. 이때 희생된 진피는 간질액과 접해있다. 그래서 옹저를 다스리기 위해서는, 이 간질액을 통제해야 하며, 여기에 연관된 장부를 통제해줘야 한다.

수태음(手太陰)은 폐(肺)를 말하는데, 왜 수태음 '옆(傍)에' 침을 놓으라는 것일까(刺手太陰傍)? 폐는 5개의 체액 가운데 간질액(조직액)을 통제해서 간질에 접한 피모(皮毛:피부)를 통제한다. 그래서 폐가 통제하는 체액은 간질액(조직액)이다. 이 간질액(조직액) 바로 옆(傍)에 있는 것은 무엇일까? 또, 지금 상황은 옹저가 있는 상황이다. 옹저가 있는 상황은, 이미 체액은 꽉 막혀서 알칼리 동맥혈이 동맥 모세 혈관을 통해서 공급되지 못하고 있는 사실을 암시하고 있다. 만약에 알칼리 동맥혈이 동맥 모세 혈관을 통해서 간질로 공급되었다면, '옹저'가 생기지 않았을 것이다. 즉, 지금 상황은 동맥 모세 혈관이 막혔다는 것을 암시하고 있다. 그래서 수태음 폐경 옆(傍)에 침을 놓는다는 말은(刺手太陰傍), 바로 동맥 모세 혈관을 침으로 구멍(痏)을 내라는 뜻이다(刺手太陰傍三痏). 이렇게 해서 알칼리 동맥혈을 간질로 공급해서 간질액을 통제하고, 간질액과 접해있는 옹저(癰疽)를 통제하라는 말이다. 더불어(與) 영맥(纓脈) 옆(傍)에서도 동맥 모세 혈관을 침으로 구멍(痏)을 내서 동맥혈을 공급하라는 것이다. 영맥은 족양명경(足陽明經) 즉, 위(胃)의 경맥이다. 위는 간질액의 산을 받아서 위산으로 내보낸다. 이 영맥 옆(傍)에 있는 동맥 모세 혈관에 구멍(痏)을 내서 위(胃)로 보내는 간질액을 알칼리 동맥혈로 중화하라는 것이다. 그렇게 해서 간질액과 접해있는 옹저(癰疽)를 통제하라는 말이다. 옹저는 간질액의 산 과잉이 만들어 낸 결과물이기 때문에, 해결 방법은 간질액의 산(酸)을 중화시키는 것인데, 침(鍼)으로는 쉽지 않기 때문에, 알칼리 동맥혈을 대량으로 직접 공급해서 옹저를 해결하자는 전략이다. 아주 아주 좋은 생각이다. 이런 식으로 치료하는 이유는 옹저가 어디에 생겼는지 모르기 때문에(癰不知所), 간질액 전체를 통제하자는 것이다. 이것을 종합적으로 표현한 문장이 '刺手太陰傍三痏與纓脈各二' 이 문장인데, 수태음경 옆(傍)에 있는 동맥 모세 혈관에 침으로 구멍(痏:침 구멍)을 3개를 내고(三痏), 똑같이(與) 영맥(纓脈)에도 침 구멍(痏:침 구멍)을 모두(各) 2개를 내서(各二), 수태음인 폐가 통제하는 산성 간질에 동맥혈을 공급하라는 것이다. 이 문장을 경혈(經穴)로 해석하는데 잘못된 해석이다. 경혈을 이용하라고 하고자 했으면, 그냥 경혈의 이름을 직접 거론하면 되지, 굳이 번거롭게 방(傍)자와 유(痏)자를 쓸 이유가 없다.

그런데, 이 부분은 상당히 골치가 아픈 부분이다. 그래서 여러 가지 해석이 난무하고 있기도 하다. 그래서 다른 해석도 가능하게 된다. 그러면 이 문장(刺手太陰傍三痏與纓脈各二)을 다른 각도에서 다시 해석해보자. 먼저, 방(傍)을 보자. 이 글자는 원래 곁(傍)이라는 뜻이다. 그런데 이 글자는 또한, 성대(盛大)한 모양을 묘사하는 뜻이 있다. 그래서 이 문장(刺手太陰傍三痏)을 따로 떼어서 해석해보자면, "폐경에서 성대(盛大:傍)한 곳에 3개의 자침을 한다(刺手太陰傍三痏)"가 된다. 여기서 성대(盛大:傍)한 곳이란 산성 체액이 성대(盛大:傍)한 곳이 된다. 그러면, 옹종을 만든 간질 문제는 폐경의 문제이므로, 결국에 폐경에서 산성 체액이 왕성(傍)한 곳을 찾아서 3번의 자침을 시행하라는 뜻이 된다. 이 해석은 논리상에서 전혀 문제가 없다. 즉, 폐는 간질액을 통제하고, 옹종은 간질에 정체한 산성 체액의 문제이고, 그러면, 간질액 때문에 옹종이 생겼을 때는 분명히 산성 간질액을 통제하는 폐경의 어디엔 가는 산성 체액이 왕성(傍)하게 정체한 곳이 반드시 있을 것이다. 아니, 반드시 있어야만 한다. 그러면 당연히 이곳에서 침으로 옹종의 원흉인 산성 체액을 빼 내주면 된다. 물론 구체적인 혈자리는 현장에서 조사를 해봐야 할 것이다. 그러면, 이 문장의 바로 뒤에 있는 문장(與纓脈各二)의 해석도 달라져야만 한다. 즉, 영(纓)의 해석을 달리해야 한다. 즉, 영(纓)은 갓끈이라는 뜻 말고도 가슴걸이(纓)라는 뜻도 있다. 그러면, 영맥(纓脈)은 자동으로 가슴 쪽에 있게 되고, 그리고 지금 문제는 산성 간질액을 통제하는 폐의 문제이므로, 폐경 중에서 가슴 쪽에 있는 혈자리가 된다. 즉, 영맥(纓脈)은 폐의 모혈인 중부(中府)가 된다. 이 중부는 간질액을 림프를 통해서 통제하는 비장경과의 회혈이다. 즉, 중부는 간질액을 통제하는 두 오장인 폐와 비장을 동시에 통제하는 곳이다. 지금은 간질에 정체한 산성 체액이 옹저를 만들어냈으므로, 간질액을 통제해야 하는데, 한꺼번에 두 오장을 동시에 통제할 수가 있으니, 이보다 더 좋을 수는 없다. 즉, 중부(中府)는 지금 상황에서는 아주 절묘한 혈자리가 된다. 즉, 이 논리도 지금 상황에서는 전혀 문제가 없다. 아니, 너무나 잘 맞는 논리이다. 그리고 또한, 각(各)이 있다. 그러면, 가슴 부분에 혈자리가 하나가 더 있다는 뜻이다. 이는 중부(中府) 옆에 있는 운문(雲門)이다. 물론, 나머지 판단은 독자 여러분의 몫이다.

그럼 이제 '특정' 부위에 옹저가 생기면 어떻게 치료하는지 알아보자. 겨드랑이에 옹종이 생겨서 열이 많이 나면(掖癰大熱), 족소양에 5번 침을 놓고(刺足少陽五), 침을 놔도 열이 멈추지 않으면(刺而熱不止), 심포경에 3번 침을 놓고(刺手心主三), 수태음 경락에 침을 놓는데(者), 대골이 만나는 곳에 각각 3번 놓는다(刺手太陰經絡者大骨之會各三). 옹종이 아주 심해서 근육이 오그라들고(暴癰筋緛), 그 때문에(隨分) 통증이 있고(隨分而痛), 백한이 멈추지 않고(魄汗不盡), 포기가 부족하면(胞氣不足), 경수를 치료한다(治在經兪). 겨드랑이에 옹저가 생겨서 열이 심하게 나면(掖癰大熱), 먼저 열을 내리게 해야 한다. 그런데 옹저는 간질액 문제이다. 그래서 열 문제를 해결하는데, 간질액도 같이 고려해야 한다. 인체에서 열을 최고로 많이 만드는 곳이 두 군데가 있다. 바로 간(肝)과 심장(心藏)이다. 그런데 간질액을 고려해야 하므로, 간과 심장의 간질액을 처리하는 곳을 찾아야 한다. 바로 심포(心包:心主)와 담(膽)이다. 그래서 먼저 심포와 담을 조절해서 열을 내린 다음 액옹(掖癰)을 처리하면 된다. 처음에 열을 내릴 때는 간의 간질액을 처리하는 담경에 침을 5번 놔 보고(刺足少陽五), 그래도 열이 안 내리면(刺而熱不止) 심포경(心主)에 침을 3번 놓는다(刺手心主三). 이 부분도 특정 혈자리의 지정이 없다. 그러면, 바로 앞의 논리에 따라서 보면, 옹종은 산성 간질액의 문제이므로, 분명히 이들 경락에 산성 간질액이 정체해서 성대(傍)한 곳이 있을 것이다. 즉, 이곳에서 산성 체액을 배주라는 뜻이다. 그런데, 이때 담경에서는 5번을 빼주고(刺足少陽五), 심포경에서는 3

번을 빼주라는 것이다(刺手心主三). 그러면, 열의 원천인 산성 체액을 빼 내줬으므로, 당연히 열은 내릴 것이다. 그러면, 옹저를 치료할 수 있는 혈자리가 만들어질 것이다. 즉, 침은 알칼리를 전제로 해야 하므로, 알칼리 체액이 존재하는 곳이 생길 것이다. 즉, 지금 놓은 침은 산성 체액을 빼내는 일종의 사혈 요법이지 경락의 원리에 따라서 침을 놓는 것은 아니라는 뜻이다. 그리고 옹저는 간질 문제이기 때문에, 간질을 통제하는 수태음 폐경은 자동으로 포함된다. 옹저가 생긴 곳이 겨드랑이(掖)이기 때문에, 이 근처에 있는 혈자리를 찾아야 한다. 그 혈자리는 겨드랑이의 바로 위쪽에 있는 상박골(上膊骨)과 견갑골(肩胛骨)이라는 큰 뼈가 만나는 지점(大骨之會)에 있는 혈자리인 수태양소장경(手太陽小腸經)의 견정혈(肩貞穴)이다. 이 견정혈에 침을 놓으면, 소장(小腸)을 자극하면서 CCK(cholecystokinin)와 모틸린(motilin)이 분비되고 소화기관의 연동 운동(peristalsis:蠕動運動)을 촉진한다. 즉, 위(胃)와 대장(大腸)을 자극한다. 위와 대장은 3부9후의 핵심으로서 간질액을 통제하는 곳이다. 소장 하나를 자극해서 두 가지 장기를 동시에 움직이게 하고, 간질액을 통제해서, 액옹(掖癰)을 치료하는 것이다. 이 부분의 해석은 문장 그대로 수태음 폐경에 자침해도 된다(刺手太陰經絡者大骨之會各三). 즉, 폐경은 간질액을 통제하는 경락이므로, 폐가 간질액을 잘 중화할 수 있도록 해주면 된다. 그리고 폐가 간질액과 만나는 곳은 폐를 매달고 있는 장간막이다. 장간막은 모든 오장육부로 통하는 모든 체액의 통로를 제공한다는 사실을 상기해보자. 즉, 오장육부는 장간막을 통해서 모든 체액을 소통한다. 그리고 이 장간막에 자리하고 있는 혈자리가 바로 모혈(募穴)이다. 그러면, 이때는 폐의 모혈을 통제해주면 된다. 폐의 모혈은 중부(中府)이다. 이를 응중수(膺中腧)라고도 부른다. 즉, 가슴으로 통하는 체액의 통로라는 뜻이다. 그도 그럴 것이, 이 중부는 림프를 통제해서 간질액을 통제하는 족태음 비장경과 교회혈이다. 즉, 지금 문제가 되고 있는 간질액을 통제하는 폐와 비장이 서로 만나는 지점이 이 지점이다. 그러면, 이 지점은 아주 좋은 혈자리가 된다. 그런데, 각(各)이 붙어있다(刺手太陰經絡者大骨之會各三). 그러면, 중부의 옆에 있는 운문(雲門)에도 자침하라는 뜻이다. 다시 본분을 보자. 이제 옹저가 아주 심해지면 근육의 콜라겐을 분해하면서 근육이 오그라들고(暴癰筋緛), 그에 따라서(隨分) 통증이 수반되며(隨分而痛), 분해된 콜라겐이 땀과 함께 흘러나오는 백한이 끊이지 않고(魄汗不盡), 성 기관에서 분비되고 옹종 같은 염증 치료에 필수적인 스테로이드 호르몬인 포기(胞氣)가 부족하면(胞氣不足), 경혈(經穴)과 오수혈(五兪穴)을 치료하면 된다(治在經兪). 좀 더 자세히 풀어보자.

옹저(癰疽)는 산 과잉으로 인해서 근육이나 피부의 콜라겐이 분해되거나 증식되는 질환이므로, 심하면 당연히 근육에 붙은 콜라겐을 건드리면서 근육을 오그라들게 하며(暴癰筋緛), 그 때문에(隨分), 당연히 동시에 통증이 유발된다(隨分而痛). 이때 땀이 나면, 간질에 녹아있던 콜라겐이 땀으로 배출되면서, 백한(魄汗)이 된다. 혼백(魂魄)에서 혼(魂)은 산(電子:氣:神)을 말하고, 백(魄)은 알칼리인 육체(肉體)를 말한다. 즉, 백한은 알칼리 콜라겐이 섞인 땀이다. 그래서 옹저 때 땀이 나면, 당연히 백한이 될 수밖에 없다. 이 부분은 또한, 암을 암시하고 있기도 하다. 이 문제는 나중에 암을 다루면서 다룰 예정이다. 또, 포기(胞氣)도 부족해진다. 여기서 또다시 황제내경의 진수를 볼 수 있고, 생리학의 진수를 볼 수가 있다. 여기서 포(胞)는 여자의 자궁(子宮)과 남자의 정실(精室)을 말한다. 그래서 포기(胞氣)란 남자들과 여자들의 성기관(性器官)에서 생산되는 스테로이드(Steroid) 호르몬을 말한다. 현대의학에서 스테로이드 제제는 외용제나 내용제로서 염증 치료에 많이 사용한다. 옹저는 염증이 아주 심한 경우이다. 이 스테로이드는 알칼리 케톤 형태로 존재하다가 산이 과잉되면, 이 과잉 산을 수거해서 산(酸)인 알콜기가 생성되면서 활성을 보인다. 그리고 스테로이드 호르몬의 대표가 코티졸(Cortisol)과 에스트로겐(estrogen)과 안드로겐(androgen)이다. 그리고 코티졸은 알칼리 케톤인 코티손(cotisone)으로 잠자고 있다가, 과잉 산을 수거해서 코티졸(酸)이 되고, 이어서 활성화된다. 코티졸은 콜라겐을 분해해서 당을 만들고 과잉 산을 중화하든지 격리하든지 한다. 그래서 코티졸은 반드시 MMP를 동원해서 콜라겐을 분해하게 된다. 그리고 이 콜라겐으로 포도당을 만들어서 과잉 자유전자를 처리하게 된다. 포도당은 자유전자를 수거한 알콜기를 5개나 보유하고 있으므로 인해서, 인체 영양소 중에서 포도당만큼 많은 자유전자를 수거할 수 있는 영양소는 없다. 그래서 코티졸을 당신생코르티코이드라고 부르기도 한다. 이렇게 해서 코티졸이 과잉 산이 원인인 염증을 치료한다. 이것이 코티졸 종류의 스테로이드(steroid)의 기전이다. 에스트로겐과 안드로겐도 같은 원리로 작동한다. 에스트로겐은 알칼리 케톤인 에스트론(estrone)으로 잠자고 있다가, 과잉 산이 깨우면, 과잉 산을 수거해서 에스트라디올(estradiol:酸)이 되고, 이어서 활성화된다. 에스트라디올은 콜라겐을 만들어서 과잉 산을 중화시킨다. 즉, 에스트로겐은 코티졸과 다르게 콜라겐을 만들어서 과잉 산에 붙은 자유전자를 중화한다. 즉, 에스트로겐은, 과잉 자유전자를 수거해서 콜라겐을 합성하는 전문가인 섬유아세포(Fibroblast)를 자극해서, 이들이 콜라겐을 만들게 한다. 산에 붙은 자유전자는 무엇인가를 만들어내서 성장시키는 성장인자라는 사실을 상기해보자. 그래서 섬유아세포는 자동으로 암세포가 된다. 암은 콜라겐 덩어리라는 사실을 상기해보자. 그래서 에스트로겐 치료의 과다가 자궁을 과다 증식시켜서 암(癌)으로 만드는 이유이다. 즉, 에스트로겐이 콜라겐을 증식시키는 것이다. 암은 과잉 산이 존재할 때 콜라겐을 이용해서 과잉 산을 중화시킨 결과물에 지나지 않는다. 즉, 에스트라디올의 과다는 산 과다를 의미한다. 그래서 에스트로겐을 과다 처방하면, 암이 생기는 것은 당연한 일이다. 안드로겐은 알칼리 케톤인 테스토스테론(Testosterone)으로 잠자고 있다가, 과잉 산이 깨우면, 테스토스테론에 전자(酸)가 환원되면서, 테스토스테론은 산성인 디히드로테스토스테론(Dihydrotestosterone)으로 변해서 활성화된다. 전립선암에서 나타나는 안드로겐인 테스토스테론의 형태가 바로 산성인 디히드로테스토스테론(酸)이다. 이 산성인 디히드로테스토스테론(酸)이 많으면, 당연히 암에 걸린다. 현대의학은 산과 알칼리의 개념을 정확히 모르기 때문에, 이 다른 두 물질을 같은 물질로 분류하거나 혼동하고 있다. 현대의학이 암을 극복하지 못하는 이유이다. 그래서 스트레스 호르몬인 코티졸과 생식 호르몬인 성호르몬은 같은 스테로이드 호르몬이면서 똑같이 자유전자를 중화해서 염증을 치료하지만, 기전은 약간 다르게 된다. 물론 둘 다 산에 붙은 자유전자를 떼어서 전달해주는 전달자이기는 하다. 본론으로 돌아가서, 포기 부족(胞氣不足)이란 바로 인체가 염증을 치료하는 기전인 스테로이드 호르몬의 부족이라는 뜻이다. 그래서 옹저가 발생할 정도면, 스테로이드는 당연히 고갈된다(胞氣不足). 옹저는 아주 심한 염증이기 때문에, 염증을 치료하는 스테로이드 호르몬을 아주 많이 소모한다. 몇천 년 전에 이 사실들을 알고 있었다니 참으로 대단하다. 이때 처방은 혈액 순환을 강하게 시켜서 산성 체액을 알칼리 동맥혈로 중화시켜주는 것이다. 그러면 산성 간질액이 중화되면서, 옹저는 당연히 없어진다. 이 방법은 뭘까? 바로 체액 순환을 위해서 만들어 놓은 오수혈(五輸穴)을 이용하는 것이다. 그래서 오수혈을 자극해서 체액 순환을 강하게 시켜주면, 간질액의 순환은 향상되고 이어서 옹저는 치료된다. 더불어 산성 간질액을 받아서 중화시키는 절(節)인 경혈(經穴)도 치료해주면, 옹저는 깨끗이 낫는다(治在經兪). 여기서 경수(經兪)를 오수혈(兪) 중에 경혈(經穴)로 해석해도 된다. 음경(陰經)에서 경수(經兪)는 금(金)으로써 온몸의 산성 간질액을 모두 받아서 최종 알칼리화시키는 폐(金)를 의미하기 때문이다. 옹저는 산성 간질액 문제이기 때문이다.

그런데 여기서 재미있는 사실을 하나 찾아볼 수가 있다. 왜 구체적인 혈자리를 지정하지 않았을까? 또, 스테로이드가 부족해지면(胞氣不足), 그때는 경혈과 수혈을 선택해서 치료하라고 한다(治在經兪). 이 부분은 뭔가를 미리 가정하고 있다는 암시를 준다. 즉, 염증의 한 종류인 옹저를 치료하는데, 어떤 치료 방법을 가정하고 있다는 암시를 준다는 뜻이다. 최첨단 현대의학을 잠시 보자. 최첨단이라고 으스대는 현대의학도 염증 치료에는 예외 없이 스테로이드 제제를 사용한다. 즉, 최첨단 현대의학이 옹저를 치료한다고 가정하면, 이들은 '당연히' 스테로이드 제제를 처방했을 것이라는 뜻이다. 그렇다. 답은 여기에 있다. 바로 황제내경이 쓰일 당시에도 염증을 치료할 때 합성 스테로이드 제제 대신에 인체의 스테로이드를 '당연히' 이용했을 것이라는 뜻이다. 그래서 당시에는 옹저에는 인체가 분비하는 스테로이드를 '당연히' 이용했을 것이다. 그래서 이 암시를 하고 있으므로 인해서, 즉, 염증인 옹저에는 '당연히' 스테로이드를 이용하므로, 옹저를 치료할 때는 구체적인 혈자리 지정은 하지 않았던 것이다. 그러면, 스테로이드를 이용할 때는 당연히 스테로이드 호르몬을 조절하는 원혈(原穴)을 이용했을 것이다. 그러면 담경과 심포경의 혈자리는 자동으로 이들의 원혈이 된다. 그러면, 왜 심포경과 담경일까? 담경은 담즙을 처리한다. 그리고, 이 담즙은 스테로이드 구조를 보유하고 있으므로 인해서, 옹저를 만든 원흉인 인체의 산성 쓰레기를 수거해서 간으로 가져오게 되고, 이어서 이를 담(膽)이 체외로 배출해준다. 즉, 담(膽)이 담즙을 통해서 옹저의 원천인 산성 쓰레기를 인체 안에서 인체 밖으로 영원히 추방하는 것이다. 그리고 심포경도 스테로이드와 관계가 있다. 심포는 체액의 산도가 pH7.69이다. 그래서 심포의 체액은 인체 평균 체액의 산도인 pH7.45보다 상당히 강알칼리이다. 그래야 심포는 심장을 강알칼리로 보호할 수 있게 된다. 그런데, 이 산도를 스테로이드를 공급하는 흉선이 만들어준다. 그러나, 흉선은 독자 경맥이 없다. 즉, 흉선을 이용해서 원혈을 이용할 수가 없다. 그리고, 옹저는 혈액 순환의 문제이므로, 심장을 돕는 것도 아주 중요하다. 그래서 이런저런 이유로 심포경을 선택한 것이다. 그러면, 이제 구체적인 혈자리는 자동으로 나오게 된다. 그러면, 담경의 원혈은 구허(丘墟)가 되고, 심포경의 원혈은 대릉(大陵)이 된다. 그리고 구허에는 5번을 자침하고, 대릉에는 3번 자침하라고 한다. 이 부분은 앞에서 방(傍)을 넣어서 해석한 부분과 비교해 보기 바란다. 둘 다 논리상에서 문제가 전혀 없다. 그래도, 이때 옹저가 낫지 않게 되면, 당연히 인체의 스테로이드는 고갈될 것이다(胞氣不足). 즉, 더는 스테로이드를 통제하는 원혈은 이용할 수가 없게 된다. 그러면, 이제 간질에 정체한 옹저의 원흉인 산성 체액을 순환시켜서 옹저를 처리해야 하므로, 경과 수를 이용하라고 한다(治在經兪). 그리고 서는 또, 구체적인 혈자리 언급은 없다. 그러면, 여기서도 암시를 보자. 즉, 옹저는 간질에 쌓인 산성 체액의 문제이므로, 간질을 통제하는 폐와 비장의 경과 수를 통제하라는 뜻이 된다. 그러면, 이때는 간질액의 문제이므로, 경(經)과 수(兪)는 모두 오수혈을 말한다. 즉, 오수혈에서 경(經)은 금(金)으로서 폐(金)의 체액을 통제하는 오수혈이고, 수(兪)는 토(土)로서 비장(土)의 체액을 통제하는 오수혈이다. 즉, 이때는 체액을 통제하는 오수혈을 이용하라는 뜻이다. 그것도 간질액을 통제하는 비장과 폐의 오수혈을 이용하라는 뜻이다. 그러면, 구체적인 혈자리는 폐경에서는 수(兪)인 태연(太淵)이 되고, 비장경에서는 경(經)인 상구(商丘)가 된다. 나머지 판단은 독자 여러분의 몫이다.

腹暴滿, 按之不下, 取手太陽經絡者胃之募也, 少陰兪去脊椎三寸傍五, 用員利鍼. 霍亂, 刺兪傍五, 足陽明及上傍三.

배가 갑작스럽게 불러오고(腹暴滿), 안마해도 내려가지 않으면(按之不下), 수태양 경락에 침을 놓으면 위가 수축한다(取手太陽經絡者胃之募也). 척추에 있는 소음수혈에서 3촌 떨어진 곳(傍)에 5번 침을 놓는데(少陰兪去脊椎三寸傍五), 원리침을 쓴다(用員利鍼). 곽란이 일어나면(霍亂), 수혈 옆에 5번 침을 놓는다(刺兪傍五). 족양명 위쪽 옆에 3번 침을 놓는다(足陽明及上傍三).

복부가 갑작스럽고 세차게 그득해져 온다(腹暴滿). 이유는 뭘까? 그득(滿)해지는 이유는 간질 체액의 정체이다. 그리고 안마를 해도 내려가지 않는다면(按之不下), 이것은 소화관 간질 체액이 단단히 정체된 것이다. 이 정도가 되면 산성 간질액이 복부에 가득할 것이다. 그리고 안마를 해도 내려가지 않는다는 것은 근육이 단단히 수축한 것이다. 즉, 산성 간질액이 간질에 뿌리를 둔 신경을 과흥분시킨 것이다. 여기서는 수태양의 경(經)과 락(絡)에 침을 놓으라고 한다(取手太陽經絡). 그러면 위(胃)가 수축(募)한다는 것이다(胃之募也). 이 말은 무슨 뜻일까? 다름이 아니라 소장(小腸)을 자극하면 위가 연동 운동(peristalsis:蠕動運動)을 한다는 것이다. 소장을 자극하면 소장에서 CCK(cholecystokinin)와 motilin이 분비되면서, 소화관 전체가 연동 운동을 하게 되고, 위(胃)와 대장(大腸)이 동시에 자극을 받으면서 수축(募)하고 활동한다. 그러면 단기간에 과잉 산이 급증하는 시기에 왜 이런 전략을 쓸까? 바로 3부9후를 이용하자는 것이다. 소화관에 있는 3부9후의 핵심은 위(胃)와 대장(大腸)이다. 즉, 위와 대장은 3부 중에서 중부와 하부에서 과잉 산을 조절하는 핵심이다. 이 두 장기는 인체 내부의 과잉 산을 인체 외부로 내보내서 산-알칼리 완충 작용을 돕는다. 그래서 단기간에 과잉 산이 급증하는 시기에 소장을 침으로 자극하는 것이다. 그것도 간질 체액이 정체되었기 때문에 체액 순환을 돕는 락혈(絡)과 산성 간질 체액을 받아서 중화시키는 경혈(經)을 치료하라고 한다. 여기서도 경(經)을 오수혈 중에 경수(經兪)로 해석해도 된다. 지금 문제가 되는 부분이 간질액이기 때문이다. 또 다른 전략은 척추에 있는 소음(少陰)의 수혈(兪穴) 즉, 척추에 있는 신장의 수혈에서 3촌 떨어진 곳(傍)에 침을 다섯 번 놓으라는 것이다(少陰兪去脊椎三寸傍五). 그리고 침을 쓰는 데 원리침(員利鍼)을 쓰라고 한다. 도대체가 무슨 말인지 헷갈린다. 하나씩 풀어보자. 지금 상황은 복부 신경이 산성 체액에 의해서 과흥분되고 있으므로, 횡격막과 장간막 그리고 복막이 신경에 의해서 뒤틀리고 있는 상황일 것이다. 즉, 신경을 통제해야만 한다. 그래서 척추에 있는 소음의 수혈을 택한 것이다. 그 이유는 신장(少陰)이 뇌척수액을 통제하고 있다는 사실을 염두에 둔 전략이다. 그것도 오수혈(兪)은 체액의 순환을 위해서 존재한다. 그래서 소음수(少陰兪)를 택한 것이다. 그런데 여기서도 소음수(少陰兪)에 직접 침을 놓는 게 아니라, 옆(傍)에 침을 놓으라는 것이다. 그렇다. 이번에도 동맥 모세혈관에 침으로 구멍을 내서, 알칼리 동맥혈을 직접 소음수(少陰兪)에 공급하라는 것이다. 쉽게 말하면, 산성 뇌척수액에 알칼리 동맥혈을 직접 공급해서, 산성 뇌척수액을 중화시키고, 신경을 안정시켜서 복부에 가해지는 그득함(滿)을 풀어주자는 것이다. 바로 뒤에 나오는 문장이, 이 답을 제공해준다. 바로 '用員利鍼' 이 문장이다. 원리침을 이용하라는 것이다. 원리침(員利鍼)을 자세히 모르면 이해가 안 간다. 원리침(員利鍼)이란, 말 그대로 원(員)의 이점(利)을 이용하는 침(鍼)이다. 원(員)은 보법(補法)에 나오는 용어이다. 즉, 순환계(員)를 이용해서 과잉 산을 중화하는 것이다. 그래서 원리침(員利鍼)을 체액 순환이 문제인 옹저(癰疽)나 비증(痺證)에 쓰는 것이다. 간질의 과잉 산을 중화하려면 알칼리가 필요하니까 당연히 알칼리 동맥혈을 이용해야 하고, 원(員)은 동맥이 된다. 그러면 원리침(員利鍼)이란 알칼리 동맥혈의 이점(利)을 이용하는 침이다. 이제 원리침의 모양을 자세히 살펴보자. 끝이 아주 날카롭고 바로 위는 둥글다. 왜 이렇게 생겼을까? 아니 왜 이렇게 만들었을까? 분명한 이유가 있을 것이다. 또, 원리침은 깊이 찌른다. 원리침을 깊이 찌르는 이유는 동맥 모세 혈관이 깊숙이 자리하고 있기 때문이다. 침이 깊숙이 자리하고 있는 동맥 모세 혈관에 닿기 위해서는 깊이 찔러야 한다. 또, 동맥은 압력이 굉장히 세다. 그래서 동맥 모세 혈관에 구멍을 크게 내면 안 된다. 원리침의 끝이 아주 날카로운 이유이다. 그리고 날카로운 끝의 바로 위가 둥근 이유는 더는 깊이

들어가지 못하게 하기 위함이다. 즉, 동맥혈의 압력 때문에 조그만 구멍으로도 충분하다는 것이다. 이 원리침을 쓰는 곳은 옹저(癰疽)와 비증(痺症) 그리고 역절풍(歷節風)이다. 이 세 종류의 질병은 산 과잉이 극(暴)에 달하는 경우이다. 이때는 침으로 다스리기가 어려워서 아예 동맥 모세 혈관에 구멍을 내서 알칼리 동맥혈을 직접 그리고 많이 공급해서 과잉 산을 중화시키자는 전략이다. 바로 앞 문장에서 왜 傍(방) 자를 썼는지 이해가 갈 것이다. 이번에는 곽란(霍亂)이다. 곽란은 위(胃)로 엄청난 양의 산이 위산으로 쏟아지면서 구토를 유발하고, 이 많은 양의 산이 소화기관의 점막을 수축시키면서 설사를 유발하는 질환이다. 이 경우도 소음수(少陰兪) 옆(傍)에 침을 5번 놓으라고 한다. 그러면 이 경우도 신경을 조절하라는 이야기인데, 위산은 반드시 신경의 수축 작용이 있어야 배출되기 때문이다. 물론 다른 분비선도 모두 신경 작용이 필수이다. 이렇게 해서 신경을 안정시키면 위산 분비를 줄일 수 있다. 즉, 곽란(霍亂)을 안정시킬 수가 있다. 또, 위산 분비를 줄이고 곽란(霍亂)을 안정시키기 위해서 족양명 위쪽 옆에 침을 3번 놓으라고 한다(足陽明及上傍三). 위(胃)는 간질액에서 위산을 받는데, 이 산성 간질액에 알칼리 동맥혈을 충분히 공급해줘서 위산으로 분비되는 산성 간질액을 중화시키라는 것이다. 여기서 기술된 침의 찌르는 횟수를 보면 공통으로 많다. 그 이유는 체액의 산성도가 상당히 높아서 많은 양의 알칼리 동맥혈이 필요하다는 사실을 암시하고 있다.

그리고 이 부분도 앞에서처럼, 방(傍)을 다르게 해석할 수도 있다. 즉, 방(傍)을 산성 체액이 성대(傍)한 상태로 보자는 뜻이다. 그러면 이 세 문장(少陰兪去脊椎三寸傍五, 刺兪傍五, 足陽明及上傍三)의 해석이 달라져야 한다. 즉, 소음수(少陰兪)에 자침하기는 하는데, 이곳에는 산성 체액이 성대(傍)한 상태일 것이므로, 이곳에 자침을 5번해서 산성 체액을 완전히 빼 내주라는 뜻이다(少陰兪去脊椎三寸傍五). 또한, 곽란이 일어날 경우에는, 수혈(兪)을 선택해서 산성 체액이 성대(傍)한 곳에 5번 자침하라는 것이다(刺兪傍五). 그런데 여기서는 구체적인 설명이 없으므로, 이를 소음수(少陰兪)로 해석해도 맞게 되고, 아니면, 소음의 수혈(兪) 중에서 산성 체액이 왕성(傍)한 곳을 찾아서 5번 자침해서, 여기에서 산성 체액을 완전히 빼 내주라는 뜻으로 해석해도 맞게 된다. 곽란도 산성 체액 문제이므로, 산성 체액만 제거해주면 된다. 그리고 신장은 소화관을 통제하는 비장으로 산성 체액을 보낼 수가 있으므로, 신장도 곽란 문제에 개입이 가능하다. 그리고 위산으로 빠져나오는 염산은 신장이 방광으로 버리는 물질이기도 하다. 그래서 이 수혈을 소음수로 해석해도 된다. 그러나, 다른 측면도 있다. 즉, 바로 뒤 문장(足陽明及上傍三) 때문이다. 그래서 이 문장(足陽明及上傍三)을 고려하면, 이 문장(刺兪傍五)은 소음수와 연결이 안 된다. 그러면, 이 문장(足陽明及上傍三)을 고려하면, 이 문장(刺兪傍五)은 비장(脾)의 문장이 되어야만 한다. 즉, 지금 곽란의 문제는 소화관의 문제인데, 이 소화관을 비장(脾)이 통제한다. 그러면, 이 문장(刺兪傍五)의 해석은 달라지게 된다. 즉, 곽란이 일어나고 있는 소화관을 통제하는 비장의 수혈(兪) 중에서 산성 체액이 왕성(傍)한 곳을 찾아서, 이곳에 5번 자침해서, 이곳에서 산성 체액을 모두 제거해주라는 뜻이다. 그러면, 산성 체액이 없는 비장은 당연히 산성 체액을 소화관으로 보내지 않을 것이고, 이어서 산성 체액 때문에 일어난 곽란은 당연히 진정될 것이다. 이는 논리상에서 전혀 문제가 없다. 그러면, 이 문장(足陽明及上傍三)의 해석은 자동으로 나오게 된다. 즉, 위장경(足陽明)에 더불어(及) 있는 경락도 상(上)에서 산성 체액이 왕성(傍)한 곳에 3번 자침해서(足陽明及上傍三), 곽란의 근원인 산성 체액을 완전히 제거해주라는 뜻이다. 그러면, 결과적으로 소화관을 가지고 노는 비장과 위장에서 모든 산성 체액은 제거될 것이고, 산성 체액이 문제인 곽란은 자동으로 진정될 것이다. 이 부분도 많은 검증이 필요한 부분이다. 그리고 자세한 설명을 위해서는 굉장히 많은 분량을 요구한다. 나머지 판단은 독자 여러분의 몫이다. 이외에도 많은 다른 해석이 나올 수가 있을 것이다.

刺癇驚脈五, 鍼手太陰各五, 刺經太陽五, 刺手少陰經絡傍者一, 足陽明一, 上踝五寸 刺三鍼.

경간(癇驚:驚癇)이 있을 경우는 경간맥(癇驚脈)에 5번의 침을 놓는다(刺癇驚脈五). 수태음에 모두 5개의 침을 꽂아 둔다(鍼手太陰各五). 태양경맥의 경에 5번 침을 놓는다(刺經太陽五). 수소음경의 경락 옆에 1번 침을 놓는다(刺手少陰經絡傍者一). 족양명 옆에도 1번 침을 놓는다(足陽明一). 축빈혈에 침 3개를 꽂아 둔다(上踝五寸 刺三鍼).

경간(癇驚:驚癇)의 정의는 '갑자기, 혼도(昏倒)하여 눈을 치뜨고 침을 흘리며, 신기(神氣)가 울민(鬱悶)하고 사지가 뒤틀리며, 정신을 잃고 생사를 분간하기 힘들게 되어 신음하거나 고함을 지르다가 얼마 지난 뒤에 깨어난다'이다. (출처:두산백과:경간(驚癇)) 한마디로, 경간은 산 과잉이 심해서 뇌척수액이 산성으로 변하면서 뇌신경을 과하게 흥분시킨 것과 척추신경도 과하게 흥분되면서 사지의 근육이 심하게 수축하고 사지가 심하게 뒤틀리는 것이 합쳐진 것이다. 이렇게 되면 고통이 심하니까 당연히 신음하고, 고함을 지른다. 눈 근육이 수축하니까 눈을 치뜨고, 구강 근육과 후두 근육이 수축하니까 침을 흘린다. 결국에 모든 증상은 산 과잉이 만들어낸 신경 증상들이다. 이제 신경이 접하고 있는 '간질'의 산성 체액을 중화시켜줘야 한다. 예상한 대로 '간질'을 최종 통제하는 수태음인 폐경에 침을 놓는데, 총(各) 5개의 침을 놓으라고 한다. '5번'의 침을 놓는(刺) 게 아니라 '5개'의 침(鍼)을 놓으라고 한다. 즉, 5개의 침(鍼)을 꽂아두라는 것이다(鍼手太陰各五). 당연한 사실이다. 신경은 간질액에서 전자(神:酸)를 받기 때문에, 간질액의 산성도는 아주 중요하다. 그래서 침을 5개나 꽂아두라고 한다. 수태양(太陽)에는 낙(絡)이 아닌 경(經)에 5번의 침을 놓으라는 것이다(刺經太陽五). 수태양(太陽)은 소장(小腸)으로서 소장을 자극하면, 3부9후인 위장과 대장이 움직이면서 간질액의 산-알칼리 균형을 잡아준다. 또, 수소음경의 낙(絡)과 경(經) 옆(傍)에 한 번 침을 놓아서, 알칼리 동맥혈을 간질에 공급해주라는 것이다(刺手少陰經絡傍者一). 이것을 족양명에서도 한 번 시행하라는 것이다(足陽明一). 즉, 위산의 중화를 통해서 신경의 과부하를 막자는 것이다. 이 부분도 방(傍)을 다르게 해석할 수도 있다. 즉, 방(傍)을 산성 체액이 왕성(旺)한 뜻으로 보자는 것이다. 즉, 심장경인 수소음(手少陰) 경락(經絡) 중에서 산성 체액이 왕성(旺)한 곳을 찾아서, 1번 자침하라는 뜻이다(刺手少陰經絡傍者一). 그리고 위장경의 경락 중에서도 산성 체액이 왕성(旺)한 곳을 찾아서, 1번 자침하라는 뜻이다(足陽明一). 이도 논리상 전혀 문제가 안 된다. 다시 본문을 보자. 다음에는 복사뼈에서 5촌 위 즉, 신장혈 중에서 하나인 축빈혈(築賓穴)에 침을 놓는데(刺), 3개의 침(三鍼)을 꽂아두라는 것이다(上踝五寸 刺三鍼). 신장은 뇌척수액을 조절해서 신경을 조절하기 때문이다. 그런데 왜 이 축빈혈(築賓穴)에 3개의 침(三鍼)을 꽂아두라는 것일까? 그 이유는 축빈혈의 위치를 보면 금방 답이 나온다. 축빈혈에 하퇴 삼두근(triceps muscle of calf:下退三頭筋)이 모여있기 때문이다. 이하퇴 삼두근은 경골 신경의 지배를 받는다. 경골 신경이 뇌척수액의 산성화로 인해서 과하게 흥분하면, 이 하퇴 삼두근 3개가 심하게 수축하면서 정맥을 막아버린다. 결과는 발과 발목이 붓는다. 그래서 축빈혈을 마혈(麻穴)이라고 한다. 이 축빈혈은 뇌척수액을 조절하는데 아주 중요한 혈 자리이다. 또, 간질액을 통제하는 대표적인 맥(脈)인 음유맥(陰維脈)의 교회혈(交會穴)이다. 즉, 신경이 접하고 있는 간질액을 통제하는데 아주 중요한 혈자리가 축빈혈이다. 이 혈자리들을 모두 합쳐서 경간맥(痾驚脈:驚痾脈)이라고 한다(痾驚脈).

제4장

凡治消癉仆擊, 偏枯痿厥, 氣滿發逆, 肥貴人, 則高粱之疾也. 隔塞閉絶, 上下不通, 則暴憂之病也. 暴厥而聾, 偏塞閉不通, 內氣暴薄也. 不從內外中風之病, 故瘦留著也. 蹠跛, 寒風濕之病也.

무릇, 소단 격부 편고 위궐, 기가 그득해서 일어나는 거스름, 비만인을 다스린다는 것은(凡治消癉仆擊, 偏枯痿厥, 氣滿發逆, 肥貴人), 고량의 질병을 다스리는 것이다(則高粱之疾也). 횡격막이 굳어지고 막히고 기능 부전이 되면(隔塞閉絶), 상하가 불통하면서(上下不通), 급격히 우울증이 찾아온다(則暴憂之病也). 갑작스럽게 찾아온 궐증은 청각에 이상을 가져오고(暴厥而聾), 편고가 되어서 경색되고 막혀서 불통하면(偏塞閉不通), 내기가 순식간에 바닥난다(內氣暴薄也). 내외가 모두 순리에 따르지 않는 중풍의 병은(不從內外中風之病), 마르고 뼈만 앙상하게 만든다(故瘦留著也). 척파는 풍한습의 병이다(蹠跛, 寒風濕之病也).

소단(消癉)은 소모성 질병으로 과잉 산으로 인해서 알칼리를 계속 소모(消耗)시키는 질병이다. 그래서 소모성(消耗性) 질병이다. 알칼리로 과잉 산을 계속 중화시키다 보니, 중화 과정에서 열이 발생하고, 속에 열이 생기므로 열중(熱中)이라고도 한다. 이 과정에서 근육의 알칼리 콜라겐도 소모되면서 살이 여윈다. 격부(仆擊:擊仆)는 졸중풍(卒中風)이라고도 한다. 졸(卒)은 '갑자기'라는 말이고, 중풍(中風)이란 중추신경(中)에 생긴 풍(風:酸)이다. 즉, 중추신경에 산(酸:風)이 침입해서 생기는 병이다. 중추신경에 산(酸:風)이 침입하려면, 뇌척수액이 산성으로 기울어야 한다. 그렇게 되기 위해서는 담즙을 처리하는 간과 뇌척수액을 처리하는 신장에 문제가 있어야 한다. 편고(偏枯)는 한마디로 반신불수(hemiplegia:半身不隨)이다. 중풍 때 편고 마비가 일어나는 이유는 척수 신경의 구조 때문에 일어난다. 일단 뇌로 흘러 간 산(酸:電子:神)은 뇌에서 중화하지 못하면, 역류해서 척수 신경으로 되돌아 나온다. 그런데 척수 신경은 좌우로 쌍으로 뻗어 나간다. 한 쌍의 척수 신경은 역류한 산(酸:電子:神)을 양쪽에 똑같은 양으로 나눠서 분산시킬 수는 없다. 분명히 한쪽으로 더 많이 간다. 더 많은 산(酸:電子:神)을 받은 신경은 신경절에서 과잉 산을 중화하면서 콜라겐을 과잉으로 만들어내게 되고, 과잉 콜라겐은 신경전달의 핵심인 시냅스(synapse)를 파묻어 버린다. 동양의학 용어로 말하면 하함(下陷)이다. 이제 신경전달은 안 되고, 우리는 이것을 마비(痲痺·麻痺)라고 표현한다. 한쪽만 마비되면 편고마비(偏枯痲痺)라고 한다. 위궐(痿厥)은 위증과 궐증의 합인데, 위증은 근맥(筋脈)이 이완되고 팔다리의 피부와 근육이 위축되면서 문제를 일으키는 병이다. 궐증은 말 그대로 손발이 차지는 병이다. 즉, 궐(厥)의 장기들이 문제를 일으키는 병이다. 궐의 장기란 심포와 간을 말한다. 심포가 문제가 있으면 동맥혈이 제대로 순환을 하지 못하고, 간에 문제가 있으면 정맥혈이 제대로 순환하지 못한다. 그래서 궐병이 생기면 저항성이 제일 큰 피부를 가지고 있는 손발은 당연히 차가워진다. 기가 그득해지면 기는 역류를 일으킨다. 즉, 기(氣)인 산(酸:電子:神)이 과잉이면, 미토콘드리아에서 다 중화를 하지 못하고 간질로 전자가 역류(逆)를 한다(氣滿發逆). 그 결과 간질액은 당연히 산성화된다. 지금까지 언급한 질환과 비만인(肥貴人)을 치료(治)하는 원리는 수수(高粱) 질환을 치료(治)하는 원리와 같다(凡治消癉仆擊, 偏枯痿厥, 氣滿發逆, 肥貴人, 則高粱之疾也).

비만(肥)도 산 과잉 때문에 생기는 병이기 때문에, 지금까지 언급한 비만을 포함한 질병들의 원인은 모두 산 과잉이다. 그런데 무슨 수수 질환(高粱之疾)이란 말인가? 이제 수수(高粱)를 알아보자. 수수는 탄닌(Tannin)이 굉장히 많이 들어있다. 그래서 탄닌이 너무 많이 들어있는 품종은 식용으로는 잘 안 쓴다. 그러나 황제내경이 나오던 시기는 식용으로 썼을 가능성이 높다. 지금도 수수(高粱)를 많이 먹는 지역에서는 식도암(食道癌) 발생률이 높다. (출처:농식품백과사전:수수). 탄닌이 뭐길래 암을 일으킨다는 말인가? 탄닌도 종류가 아주 많다. 그러나 강한 탄닌은 산(酸)인 알콜기를 굉장히 많이 보유하고 있다. 그렇다. 탄닌은 강산(强酸)이다. 그래서 탄닌을 많이 보유한 수수는 강산성 식품이다. 여기서 수수가 약성을 발휘하는 이유는 간에 있다. 암은 무조건 과잉 산이 문제이기 때문이다. 여기서 식도암에 주목해야 한다. 탄닌은 간에서 해독되면서 알칼리 케톤으로 변하고 약성을 발휘한다. 그래서 수수가 건강에 좋다. 대신 주식으로 사용하지 않고 잡곡으로 사용하는 이유는 바로 식도암처럼 간(肝)의 과부하 문제 때문이다. 간에서 탄닌의 알콜기인 산(酸)이 중화되지 못하면, 간은 과부하에 걸리면서, 간문맥이 처리하는 산성 정맥혈이 심하게 정체되고, 이 산성 정맥혈은 우회로를 찾아서 위쪽으로 밀고 올라가는데, 그 부분 중에서 하나가 식도 정맥총이다. 이 식도 정맥총에 과잉 산이 모이면, 식도는 문제를 일으킨다. 그래서 수수 질환(高粱之疾)이란 바로 과잉 산 문제를 말하고 싶은 것이다. 결국에 앞에서 언급한 모든 질환이 과잉 산을 다스리는 문제라는 뜻이다. 이것들을 종합적으로 수수 질환(高粱之疾)으로 표현한 것이다. 그리고 여기서 해석을 하면서 주의해야 할 것이 이 문장(肥貴人, 則高粱之疾也)이다. 이 문장을 가지고, 고량진미(膏粱珍味)를 먹으면 비만이 된다고 해석하는데 얼토당

토않은 해석이다. 고량(高粱)과 고량(膏粱)은 한자 자체도 완전히 다르며, 의미도 곡식과 고기이다. 고량(高粱)과 탄닌 그리고 강산(強酸)과 질병과의 관계를 모르는 상태에서 억지로 대충 해석을 꿰맞추다 보니, 이런 오류가 발생한다. 이제 횡격막으로 가보자. 횡격막(diaphragm:橫隔膜)에 붙어있는 장기는 너무 많다. 그래서 횡격막이 경색되거나 기능을 제대로 하지 못하면(隔塞閉絶), 가슴 쪽과 복부 쪽은 불통한다(上下不通). 그중에서도 폐는 횡격막과 아주 밀접한 관계를 맺고 있다. 그래서 횡격막의 제1 피해자는 폐이다. 폐는 산성인 환원철(Fe^{2+}:酸)을 처리하는 기관이다. 즉, 폐는 환원철(Fe^{2+}:酸)을 알칼리 산화철(Fe^{3+})로 만든다. 그런데 이 산화철은 행복 호르몬인 도파민(Dopamine)을 만들 때 필수적인 보조인자(Cofactor)이다. 즉, 산화철(Fe^{3+})이 없으면, 도파민을 만들지 못한다. 그 결과는 우울증(憂鬱症)이다(則暴憂之病也). 궐증(厥證)은 혈액 순환의 막힘이다. 그러면 당연히 뇌척수액도 막힌다. 결과는 뇌척수액의 산성화이다. 뇌척수액에서 중이(中耳)의 림프액을 받는 귀는 뇌척수액의 산성화에 아주 민감하다. 당연히 청각 기능이 떨어진다(暴厥而聾). 편고 마비가 와서 한쪽이 불통이 되면(偏塞閉不通), 불통된 쪽은 산(酸:電子:神)을 제대로 처리하지 못하면서 알칼리(內氣)가 완전히(暴) 고갈(薄) 된다(內氣暴薄也). 즉, 중풍이라는 병은 간질(外)과 오장(內)이 서로 소통(從)하지 못하기 때문에(不從內外中風之病), 편고가 온 쪽은 말라서 피골(皮骨)이 상접(相接)하게 된다(故瘦留著也). 척파(蹠跛:跖跛)라는 병은 다리가 아프고 땅겨 절뚝거리는 병증이다. 이것의 병의 원인은 한풍습(寒風濕)이다(寒風濕之病也). 한풍습(寒風濕)은 원래 풍한습(風寒濕)이 맞다. 간이 나빠서 풍(酸:風)이 쌓이면, 이 축적된 산(風:酸)은 염(鹽)으로 처리가 되고, 염(鹽)은 삼투압 기질이기 때문에, 수분(濕)을 잔뜩 끌어모은다. 즉, 습(濕)이 된다. 그리고 염은 열의 원천인 전자를 격리하기 때문에 한(寒)을 만든다. 그래서 풍한습(風寒濕)은 항상 같이 행동한다. 이 상태는 과잉 산을 제대로 중화하지 못하고 있다는 뜻이다. 일단, 간이 나빠서 풍(酸:風)이 쌓였기 때문에, 당연히 간이 통제하는 담즙의 영향을 받는 뇌척수액은 산성으로 기울었을 것이고, 이어서 뼈에 있는 콜라겐은 분해가 되었을 것이고, 그래서 다리가 아프다. 설상가상으로 신경은 과도하게 흥분해서 근육까지 당기게 만든다. 즉, 척파(蹠跛:跖跛)를 만들어낸다(蹠跛, 寒風濕之病也). 이 문장에서 핵심은 '則高粱之疾也' 이 문구이다. 이 구문에서 기술하고 있는 모든 병의 원인이 고량의 병(高粱之疾)과 같다는 것이다. 즉, 고량(高粱)의 핵심은 탄닌이 보유한 과잉 알콜기인 산(酸)이기 때문에, 모든 병의 근원은 과잉 산이라는 것을 말하고 싶은 것이다. 이 구문도 자세히 해설하려면 너무나 많은 분량을 요구한다. 그래서 해석을 압축하다 보니, 해석이 매끄럽지도 못하고 두서가 없는 곳도 많다.

黃帝曰, 黃疸暴痛, 癲疾厥狂, 久逆之所生也. 五藏不平, 六府閉塞之所生也. 頭痛耳鳴, 九竅不利, 腸胃之所生也.

황제가 말한다(黃帝曰). 황달 때문에 갑작스럽고 세차게 통증이 몰려오고(黃疸暴痛), 전질 때문에 막혀서 미치는(癲疾厥狂), 이 모든 것들은 오랜 시간 동안 기가 역해서 생긴 질환들이다(久逆之所生也). 오장이 제대로 다스려지지 않는 것은(五藏不平), 육부가 막혀서 생긴 질환이다(六府閉塞之所生也). 두통이 있고 이명이 나타나고(頭痛耳鳴), 구규가 제대로 작동을 못 하는 것은(九竅不利) 위장 때문에 발생한다(腸胃之所生也).

황달(黃疸)이란 산 과잉이 아주 심해서 적혈구를 과잉 산이 환원시키고, 적혈구가 분해되면서 나타나는 현상이다. 이때 간이나 비장이 이들을 처리하면서 부담을 갖게 되는데, 이때, 그 한계를 넘으면, 노란 색소를 보유한 적혈구 조각인 빌리루빈(Bilirubin)이 혈류를 따라 순환하면서 나타나는 증상이 황달이다. 즉, 황달의 원인은 산 과잉이다. 이때 과잉 산으로 인해서 신경이 과하게 흥분하면서 통증이 몰려온다. 전질은 뇌에 나타나는 산 과잉 때문이다. 먼저 뇌에 산 과잉이 발생하려면 뇌척수액이 정체되어야 하고, 그러려면 간과 신장이 문제가 되어야 한다. 이때 간이 막혀서 나타나는 증상이 궐(厥)이고, 이어서 뇌에서 나타나는 증상이 광(狂)이다. 결국, 이는 간과 신장이 핵심을 쥐고 있다. 물론 이의 원인은 산 과잉이다. 이것들을 종합해 보면, 오랜 시간 동안(久) 산 과잉(逆) 때문에 발생한 것들이다(久逆之所生也). 산(酸)이라는 측면에서 육부(六府)를 바라보면, 소장과 대장은 산을 흡수하고, 담과 방광과 위장은 산을 배출하고, 삼초는 산을 완충(緩衝)한다. 이들의 공통점은 모두 '인체 간질(外)'에서 일어난다는 사실이다. 그래서 육부를 양(陽)이라고 칭한다. 이들은 3부9후의 핵심이기 때문에, 인체 안팎의 산-알칼리 균형을 책임지고 있다. 즉, 이들은 기(氣) 순환의 핵심이다. 그런데 이들이 막혀서(閉塞) 기능을 제대로 하지 못한다면, 인체 안팎의 산-알칼리 균형은 깨진다. 그러면 '인체 내부'에서 산-알칼리 균형을 조절하는 기관인 오장(五藏)은 당연히 힘들어진다(五藏不平). 그래서 인체 내부에서 산을 조절하는 오장(內)에 문제가 있다면(五藏不平), 이는 인체 간질(外)에서 산을 조절하는 육부(陽)가 막힌(閉塞) 것이다(六府閉塞之所生也). 위장(胃腸)은 3부9후에서 핵심 중에서 핵심이다. 그 이유는 엄청난 양의 위산을 인체 외부로 배출해서 인체 내부의 산-알칼리 균형을 잡아주기 때문이다. 그런데 이런 위장에 문제가 생기면, 체액의 정체는 필수가 된다. 그러면 뇌척수액의 정체를 불러오고 당연히 두통이 따라오고, 뇌척수액에서 림프액을 받는 중이(中耳)는 문제를 일으키고, 이어서 이명(耳鳴)이 일어난다. 이명의 정의는 '청신경에 병적(病的) 자극(刺戟)이 생겨, 환자(患者)에게만 어떤 종류(種類)의 소리가 연속적(連續的)으로 울리는 것처럼 느껴지는 일'이라고 나와 있다. 즉, 청신경(聽神經)은 뇌 신경이다. 즉, 산성 뇌척수액의 영향을 청신경이 그대로 받으면서, 뇌 신경이 과잉 흥분하게 되고, 더불어 청신경도 자극되면서 문제를 일으키는 것이 이명(耳鳴)이다. 구규(九竅)란 인체에 뚫린 9개의 구멍인데, 이들은 오장과 연계되어 있다. 간단히 언급하면, 눈은 간이 나쁘면 눈의 실핏줄이 터지면서 곤욕을 치르고, 간질액을 최종으로 처리하는 폐가 나쁘면 뇌척수액이 정체되고, 이 산성 뇌척수액의 압력이 눈물샘을 거쳐서 코점막까지 내려오면서 코가 막힌다. 감기가 들면 코가 막히고 머리가 아픈 이유이다. 비장은 면역을 담당하는 기관인데, 산 과잉으로 비장에 문제가 생기면, 구강이 문제가 되는데, 그 이유는 입안에 있는 미뢰(taste bud:味蕾)가 면역과 밀접한 관계를 맺고 있기 때문이다. 귀 문제도 간질액의 정체와 직접 연관이 된다. 요도는 신장에서 보내주는 간질액의 산성도에 아주 민감하다. 만일에 위산 배출이 정지되면, 신장의 간질액도 산성화되고, 요도도 당연히 문제를 일으킨다. 마지막으로 항문이 있는데, 항문 문제의 핵심은 직장정맥총(直腸靜

脈叢)인데, 이는 간문맥과 직접 교통한다. 그래서 체액의 정체로 간문맥이 막히면 직장정맥총에서 산성 정맥혈의 정체가 심하게 되고, 이어서 치질을 일으키는 등 문제를 유발시킨다. 이 모든 것들은 위산 분비가 막히면서, 산성 체액이 정체되면서 일어난다. 이것을 종합적으로 표현한 문장들이 ' 頭痛耳鳴, 九竅不利, 腸胃之所 生也' 이 문장들이다. 이 구문도 엄청난 분량을 요구한다. 지면 문제상 길게 설명을 하지 못하고 압축하다 보니, 두서가 없는 곳이 많다.

제29편. 태음양명론(太陰陽明論)

제1장

黃帝問曰, 太陰陽明爲表裏, 脾胃脈也. 生病而異者, 何也. 岐伯對曰, 陰陽異位, 更虛更實, 更逆更從, 或從内, 或從外, 所從不同. 故病異名也.

황제가 묻는다(黃帝問曰). 태음과 양명이 표리를 만드는데(太陰陽明爲表裏). 비위 맥이 그렇다(脾胃脈也). 이 두 군데서 병이 생기기도 하는데 서로 다른데(生病而異者), 왜죠(何也)? 기백이 대답한다(岐伯對曰). 양과 음의 위치가 다르다(陰陽異位). 어느 한쪽이 허하면 어느 한쪽은 실하고(更虛更實), 어느 한쪽이 거스르면 어느 한쪽은 순리를 따르고(更逆更從), 어느 한쪽이 안에서 순리를 따르면(或從内), 어느 한쪽은 밖에서 순리를 따르므로(或從外), 따르는 이유가 같지 않다(所從不同). 그래서 병도 다르다고 말한다(故病異名也).

비장과 위를 음과 양으로 구분해서 보면(陰陽異位), 위는 인체 바깥쪽(外)이라고 하는 간질(外:陽)에서 간질액을 가지고 대사 활동을 하고, 비장은 인체 안쪽(内)에서 대사 활동을 하는 오장(内:陰) 중에 하나로써 산성 간질액을 받아서 중화시키고 그 결과물을 육부가 활동하는 간질로 보내는 활동을 한다. 즉, 비장이 산(酸)을 만들어 주면 위장이 이를 위산(胃酸)으로 내보낸다. 그래서 비장이 알칼리가 부족(虛)해서 산성 체액을 제대로 중화시키지 못하면, 위장은 이 산성 체액을 그대로 받으면서 산 과잉(實)이 된다. 거꾸로 위장이 알칼리 부족(虛)으로 인해서 비장이 준 산성 체액을 받지 못하면 비장은 산 과잉(實)이 된다(更虛更實). 이렇듯 어느 한쪽이 허하면 어느 한쪽은 실하게 된다(更虛更實). 반대면 반대로 된다. 그래서 어느 한쪽이 산이 과잉(逆)이기도 하고 어느 한쪽은 정상(從)이기도 한다(更逆更從). 즉, 어느 때는 안쪽(内)인 비장이 산-알칼리 균형이 정상(從)이기도 하고(或從内), 어느 때는 바깥쪽(外)인 간질을 다루는 위장이 산-알칼리 균형이 정상(從)이기도 하다(或從外). 그러나 산-알칼리 균형이 정상(從)이 되는 이유(所)는 서로 같지는 않다(所從不同). 즉, 비장과 위장은 이 둘이 서로 음양으로써 관계를 맺기 때문에 밀접하게 연계되어 있지만, 다른 장기의 체액에서도 영향을 받기 때문에, 산-알칼리 균형이 이루어지는 이유(所)가 같지는 않다(所從不同). 그 결과 자동으로 비장병과 위장병도 다르게 나타(名)나게 된다(故病異名也). 병의 근원은 체액이라는 사실을 상기해보자.

帝曰, 願聞其異狀也. 岐伯曰, 陽者天氣也, 主外. 陰者地氣也, 主內. 故陽道實, 陰道虛. 故犯賊風虛邪者, 陽受之, 食飮不節, 起居不時者, 陰受之. 陽受之, 則入六府. 陰受之, 則入五藏. 入六府, 則身熱不時臥, 上爲喘呼. 入五藏, 則䐜滿閉塞, 下爲飧泄. 久爲腸澼. 故喉主天氣, 咽主地氣. 故陽受風氣, 陰受濕氣. 故陰氣從足上行至頭, 而下行循臂至指端. 陽氣從手上行至頭, 而下行至足. 故曰, 陽病者, 上行極而下. 陰病者, 下行極而上. 故傷於風者, 上先受之. 傷於濕者, 下先受之.

황제가 말한다(帝曰). 다른 현상을 듣고 싶습니다(願聞其異狀也). 기백이 말한다(岐伯曰). 양이라는 것은 천기이며 외부를 주관하고(陽者天氣也, 主外), 음이란 지기이며 내부를 주관한다(陰者地氣也, 主內). 그래서 양은 실을 인도하고(故陽道實), 음은 허를 인도한다(陰道虛). 그래서 적풍 허사를 범하면(故犯賊風虛邪者), 양을 받고(陽受之), 음식이 무절제하거나 기거가 적절하지 못하면(食飮不節, 起居不時者), 음을 받는다(陰受之). 양을 받으면 육부로 들어가고(陽受之, 則入六府), 음을 받으면 오장으로 들어간다(陰受之, 則入五藏). 양이 육부로 들어가면(入六府), 신열 때문에 때때로 잠을 잘 수가 없고(則身熱不時臥), 신열은 위로 올라가서 호흡에 영향을 주어서 천식을 만든다(上爲喘呼). 음이 오장으로 들어가면(入五藏), 부종과 그득함이 생겨서 폐색을 유도하고(則䐜滿閉塞), 아래로는 손설을 하게 만든다(下爲飧泄). 이것이 오래되면 장벽이 된다(久爲腸澼). 그래서 목구멍의 기관 부분은 천기를 주관하고(故喉主天氣), 목구멍의 식도 부분은 지기를 주관한다(咽主地氣). 그래서 양은 풍기를 받고(故陽受風氣), 음은 습기를 받는다(陰受濕氣). 그래서 음기는 발을 따라서 위로 올라가서 머리에 이른다(故陰氣從足上行至頭). 다시 아래로 이행해서 팔뚝을 지나서 손가락 끝에 이른다(而下行循臂至指端). 양기는 손을 따라서 위로 올라가서 머리에 이른 다음(陽氣從手上行至頭), 아래로 내려가서 발에 이른다(而下行至足). 그래서(故曰), 양에 병이 생기면 상행이 극에 달하고 하행은 막힌다(陽病者, 上行極而下). 음에 병이 생기면 하행은 극에 달하고 상행은 막힌다(陰病者, 下行極而上). 그래서 풍에 상해를 당하면 먼저 위로 올라가고(故傷於風者, 上先受之), 습에 상해를 입으면, 먼저 아래로 내려간다(傷於濕者, 下先受之).

양(陽)은 하늘이 주는 일조량(天氣)이다(陽者天氣也). 이 일조량인 천기는 간질(外)에 산성인 호르몬 분비를 유도한다. 그래서 천기인 일조량은 간질(外)을 주도(主)한다(主外). 음(陰)은 땅이 만들어내는 알칼리(地氣)이다(陰者地氣也). 이 지기(地氣)인 알칼리는 과잉 산을 중화하는 오장(內)으로 들어가서 오장을 돕는다. 즉, 지기(地氣)인 알칼리는 오장(內)을 주도(主)한다(主內). 그래서 양(陽)인 일조량은 간질에 산성인 호르몬 분비를 자극해서 간질에 과잉 산(實)이 쌓이게 유도(道)한다(故陽道實). 음(陰)인 알칼리는 오장으로 들어가서 과잉 산을 중화하면서 고갈(虛)되기에 이른다(陰道虛). 그래서 적풍(賊風)이나 허사(虛邪)와 같은 과잉 산을 만들어내는 일을 당하게(犯) 되면(故犯賊風虛邪者), 당연히 이 과잉 산을 먼저 간질인 양(陽)이 받는다(陽受之). 과잉 산은 반드시 간질(陽)을 통해서 전달되기 때문에, 먼저 간질(陽)에서 수용(受)된다. 음식이 무절제(不節)하거나(食飮不節) 계절에 따라 기거가 적절치 못하면(起居不時者), 이에 따른 해악은 과잉 산을 만들어내게 되고 결국에 과잉 산을 중화 처리하는 오장인 음(陰)이 과잉 산을 받게(受) 된다(陰受之). 그래서 양(陽)인 간질이 과잉 산을 받으면(陽受之), 이 과잉 산은 간질액을 받아서 처리하는 육부를 간섭(入)하게 되고(則入六府), 음(陰)인 오장이 과잉 산을 받게 되면(陰受之), 이 과잉 산은 오장을 간섭(入)하게 된다(則入五藏). 그래서 이 과잉 산이 육부로 들어오게(入) 되면(入六府), 육부에서 이 과잉 산이 중화되면서 온몸에 열(身熱)을 만들어내게 되고, 이 신열(身熱) 때문에 잠(臥)을 제때(時) 잘 수가 없게 된다(則身熱不時臥). 온몸에서 열이 나는데 잠을 제대로 잔다는 것은 불가능하다. 너무나 당연한 이야기이다. 이 산성 간질액은 결국에 산성 간질액을 최종 처리해서 알칼리로 만드는 폐로 모여든다. 그러나 폐도 과잉 산을 중화하는 데 한계가 있다. 그 래서 폐(上)로 너무나 많은 산성 간질액이 모여들면, 결국에 알칼리 콜라겐으로 구 성된 폐포는 과잉 산에 의해서 분해가 되면서 기침을 유발할 수밖에 없게 된다(上 爲喘呼). 또, 이 과잉 산이 육부가 아닌 오장으로 들어오게(入) 되면(入五藏), 오장 은, 이 과잉 산을 중화하면서 알칼리 동맥혈이 부족하게 되고, 결국에 과잉 산은 정체되고 만다. 이 정체된 과잉 산은 삼투압 기질이기 때문에 수분을 잔뜩 끌어모 으면서 부종(䐜)을 유발하고 이어서 인체를 그득(滿)하게 만들고, 결국에 간질액의 순환을 막아버리게(閉塞) 된다(則䐜滿閉塞). 그러면 소화관(下)의 간질액도 막히면서 소화 흡수가 막히게 되고, 이어서 먹는 대로 그대로 체외로 배출시키는 손설(飧泄) 에 시달리게 된다(下爲飧泄). 이 상태가 오래되면 즉, 소화관에 산성 간질액이 오 래 정체되면, 이 산성 간질액은 알칼리 콜라겐으로 구성된 소화관의 점막을 분해 하게 되고, 결국에 이질인 장벽을 만들어낸다(久爲腸澼). 그래서 기도(氣道)를 구성 하고 있는 후(喉)는 당연히 하늘이 제공하는 공기인 천기(天氣)의 소통을 담당(主) 하고(故喉主天氣), 식도(食道:esophagus)를 구성하고 있는 인(咽)은 땅이 만들어낸 지기(地氣)이면서 알칼리인 음식물의 소통을 담당(主)한다(咽主地氣). 그래서 간질인 양(陽)은 산성인 풍기(風氣)를 수용(受)하고(故陽受風氣) 즉, 간질은 과잉 산(風氣)을 가진 산성 간질액을 수용(受)하고, 음(陰)인 오장은 알칼리가 과잉 산을 머금은 습 기(濕氣)를 수용(受)해서 중화시킨다(陰受濕氣). 그래서 음기(陰氣)인 알칼리 동맥혈 은 아래로는 발(足)까지 가고(從), 위(上)로는 흘러 흘러(行) 머리에까지 이르고(故陰 氣從足上行至頭), 머리로 가던 도중 아래(下)로 흘러서(行) 팔뚝에서 손가락 끝에까 지 이른다(而下行循臂至指端). 이와 반대로 동맥혈이 만들어낸 산성화된 정맥혈에서 전자를 받는 양기(陽氣)인 신경은 구심신경을 따라서 손끝에서 시작해서 위(上)로 흘러 흘러(行) 머리(頭)까지 도달(至)하고(陽氣從手上行至頭), 아래(下)로 흘러 흘러 (行) 발(足)끝까지 도달(至)한다(而下行至足). 그래서(故曰), 신경이 만들어낸 양병은 (陽病者), 구심신경을 따라서 뇌 신경(上)으로 올라가서(行) 병(極)을 일으키면, 뇌 신경은 원심 신경을 통해서 아래(下)로 과잉 산을 보내면서, 아래쪽에서도 병(極)을 일으킨다(上行極而下). 알칼리 동맥혈의 순환 이상 때문에 일어나는 음병(陰病者)은 아래로 내려가지 못해서 아래(下)로 내려가면서 병(極)을 일으키고, 위쪽(上)인 머리 쪽으로 올라가면서 올라가지 못해서 병(極)을 일으킨다(下行極而上). 그래서 산(酸)인 풍(風)에 상해(傷)를 입을 때는(故傷於風者), 이 풍(風)이 전자를 공급해서 구심신경을 작동시키기 때문에, 먼저(先) 뇌 신경(上)이 상해를 받게(受) 된다(上先受之). 거꾸로 알칼리가 산을 머금은 습(濕)에 상해(傷)를 입을 때는(傷於濕者), 원래 아래로 쉽게 내려가는 알칼리 동맥혈이 습(濕) 때문에, 아래로 내려가지 못하기 때문에, 하체(下)가 먼저(先) 상해를 받게(受) 된다(下先受之). 이 두 문장은 뇌에서 일어나는 중풍(中風)과 하지에서 일어나는 부종(浮腫)을 말하고 있다. 이 구문도 해석이 만만치 않다. 음(陰)과 양(陽)을 가지고 언어의 유희를 즐기고 있다.

제2장

제1절

帝曰, 脾病而四支不用, 何也. 岐伯曰, 四支皆稟氣於胃, 而不得至經, 必因於脾, 乃得稟也. 今脾病不能爲胃行其津液, 四支不得稟水穀氣, 氣日以衰, 脈道不利, 筋骨肌肉, 皆無氣以生. 故不用焉.

　황제가 말한다(帝曰). 비장에 병이 있으면 사지는 못 쓰는데(脾病而四支不用), 왜죠(何也)? 기백이 말한다(岐伯曰). 사지는 모두 위에서 기를 받는다(四支皆稟氣於胃). 그런데 그 경로를 거쳐서 도달하지 못 하면(而不得至經), 반드시 원인은 비장에 있다(必因於脾). 위장이 주는 기는 비장이 건강해야(乃得) 위장이 주는 기를 받을(稟) 수가 있다(乃得稟也). 비장 병은 위의 진액 운행을 어렵게 만들고(今脾病不能爲胃行其津液), 사지는 위가 주는 수곡의 기를 받을(稟) 수가 없다(四支不得稟水穀氣). 기는 매일 소진되는데(氣日以衰), 기를 운반하는 길(脈道)이 제대로 작동하지 못하면(脈道不利), 온몸(筋骨肌肉) 모두는 살아갈 수 있는 기가 없게 된다(皆無氣以生). 그래서 사지 불용이라고 한다(故不用焉).

여기서 기(氣)란 인체를 움직이는 에너지인 기(氣)를 말한다. 인체는 이 에너지가 없으면, 당연히 기능하지 못한다. 즉, 사지를 제대로 쓸 수가 없게 된다. 이 에너지인 기(氣)는 위산(酸:氣)이 식사라는 알칼리를 환원시켜서 만든 결과물이다. 즉, 산(酸)은 에너지(氣)의 근원인 전자(電子)를 보유하고 있으므로, 위산(胃酸)은 에너지인 기(氣)를 공급하는 것이다. 이렇게 위산을 환원받은 영양성분인 기(氣)는 소화관의 간질로 흡수되어 들어간다. 그리고 나서 영양성분인 기(氣)는 다시 두 갈래를 통해서 인체로 공급된다. 소 분자들의 영양성분은 소화관 정맥혈을 따라서 간 문맥으로 모여서 간에서 중화가 된 다음 온몸으로 공급된다. 그런데 영양성분 대부분은 소화관 정맥혈로 들어간 소 분자들이 아니라 소화관 림프로 들어가는 대분자(大分子)들이다. 이 대분자들은 소화관 림프를 통해서 전신에 공급된다. 그런데 이토록 중요한 소화관 림프를 비장이 통제한다. 결국, 비장에 문제가 생기면 소화관의 림프 순환에 문제가 되면서 영양성분을 잔뜩 받은 소화관 림프는 순환이 안 되고 결국에 영양성분인 기(氣)의 순환도 막히고 만다. 즉, 온몸으로 공급되는 대부분 영양성분의 공급이 막힌 것이다. 그래서 사지는 모두 위장(胃)에서 나온 영양성분인 기(氣)를 소화기관 림프를 통해서 받기(稟) 때문에(四支皆稟氣於胃), 소화기관 림프를 통제하는 비장에 문제가 있게 되면, 영양성분을 잔뜩 받은 소화기관 림프는 다른 림프(經)에 도달(至)하는 것이 불가능(不得)하게 된다(而不得至經). 즉, 소화기관이 받은 영양성분이 전신으로 퍼져나가지 못하는 것이다. 그래서 사지가 소화관 림프를 통해서 영양성분인 기(氣)를 받지 못했다면, 그 원인(因)은 반드시(必) 비장(脾)에 있게 된다(必因於脾). 즉, 비장에 생긴 병(脾病)이 위장의 진액(津液) 순환(行)을 불가능(不能)하게 만들어 버리면서(今脾病不能爲胃行其津液), 사지는 위장이 주는 영양성분인 수곡의 기(水穀氣)를 받지(稟) 못하게(不得) 된 것이다(四支不得稟水穀氣). 그러면 영양성분을 받지 못한 사지의 기운은 매일 매일 약해질 수밖에 없게 되고(氣日以衰), 기를 운반하는 길(脈道)이 제대로 작동을 못 하면서(脈道不利), 결국에는 전신(筋骨肌肉)이 살아갈(生) 수 있는 기(氣)가 공급되지 못한다(皆無氣以生). 이런 이유로 비병이 생기면, 사지를 쓸 수가 없다고 말하는 것이다(故不用焉). 이 구문과 관계없이 몇 구문을 덧붙이자면, 비장은 소화 흡수의 핵심이다. 이유는 비장 정맥(靜脈)은 위장을 비롯한 소화관의 동맥(動脈)에 산성 체액을 공급한다. 우 심장의 산성 정맥혈이 폐의 동맥에 공급되는 것과 같다. 그래서 비장이 제 기능을 하지 못해서 산성 간질액을 중화하지 못하면, 산성 간질액의 산(酸)은 위장을 비롯한 소화관에 그대로 공급되고, 이 산(酸)을 받은 소화관은 수축하면서 뒤틀린다. 즉, 소화 흡수 장애가 일어난다. 이때는 주로 설사가 일어난다. 비장의 또 하나 기능은, 인슐린을 만들어내는 췌장 베타 세포의 전구체를 만들어낸다는 것이다. 그래서 비장을 절제하면, 당뇨병에 잘 걸린다. 인슐린은 포도당 흡수에 핵심이고, 포도당은 인체가 필요로 하는 에너지(氣) 공급의 핵심이다. 그래서 비장이 나빠서 포도당과 다른 영양분의 공급이 잘 안 되면, 사지에 힘이 없어서 불용하는 것은 당연하다(脾病而四支不用). 기(氣)는 매분 매초 소모가 되는데(氣日以衰), 기를 공급하는 이런 경로가 막히면(脈道不利), 온몸은(筋骨肌肉), 살아갈 수 있는 기가 부족하게 되고(皆無氣以生), 당연히 사지를 쓸 수가 없게 된다(故不用焉). 그래서 비장은 인체 영양 공급의 핵심이 되는 것이다. 이렇게 해서 비장은 영양 공급을 통제한다. 즉, 비장은 소화관의 통제를 통해서 영양 공급을 통제한다.

제2절

帝曰, 脾不主時, 何也. 岐伯曰, 脾者土也, 治中央, 常以四時長四藏, 各十八日寄治, 不得獨主於時也. 脾藏者, 常著胃, 土之精也, 土者生萬物而法天地. 故上下至頭足, 不得主時也.

황제가 말한다(帝曰). 비장은 사계절 중에 어떤 것도 주관하지 않는데(脾不主時) 왜죠(何也)? 기백이 말한다(岐伯曰). 비장은 땅이기 때문에(脾者土也), 중앙을 다스린다(治中央). 항상 사계절 모두를 이용해서(以) 오장 중에 비장을 뺀 사장을 돌본다(常以四時長四藏). 비장 혼자서 사계절 모두를 주관하기는 불가능하므로(不得獨主於時也), 각각 계절마다 기왕(寄旺)해서 18일씩만 다스린다(各十八日寄治). 비장은 항상 위장에 드러내며(脾藏者, 常著胃), 땅의 정기를 드러(著)낸다(土之精也). 땅이라는 것은, 만물을 길러내고 천지의 규칙을 지킨다(土者生萬物而法天地). 그래서 상하에서 두족에까지 이르므로(故上下至頭足), 사계절을 모두 주관하기는 불가능하다(不得主時也).

비장(土)은 일 년을 사계절로 나누었을 때, 어느 계절도 주도하지 못하고 항상 기생(寄生)해서 기왕(寄旺)한다. 좀 더 자세히 보면, 12개월을 4계절로 나누고, 여기에 5행을 적용하면 1, 2, 3월은 목, 목, 토가 되고, 4, 5, 6월은 화, 화, 토가 되고, 7, 8, 9월은 금, 금, 토가 되고, 10, 11, 12월은 수, 수, 토가 된다. 이렇게 나누면, 토가 완전히 주도(主)하는 전왕(專旺)이 아니라, 토가 기생하는 기왕(寄旺)이 된다. 여기서 3, 6, 9, 12월 4개월의 입춘(立春)·입하(立夏)·입추(立秋)·입동(立冬) 전의 18일은 모두 중앙토(中央土)가 된다. 각각 4번의 18일 공통점은 모두 환절기(換節期)라는 점이다. 이때가 건강에 아주 중요한 시기이며, 이때가 면역력이 최고로 필요한 시기이다. 비장은 인체의 가장 큰 면역기관으로서, 바로 이 환절기 18일 동안에 면역력을 제공해준다. 그래서 비장이 이 시기에 기생(寄生)해서 건강을 돌본다. 황제내경의 진수(眞髓)를 볼 수 있는 부분이다. 땅(土)은 지구상에 사는 모든 것을 돌본다. 즉, 땅의 역할을 하는 비장이 땅처럼 인체의 모든 것을 면역으로 돌보는 것이다(脾者土也, 治中央). 비장은 이렇게 사계절 중에서 어느 한 계절을 주도하지 않고(不得獨主於時也), 각각 계절마다 18일씩을 이용해서(各十八日寄治), 비장을 제외한 사장(四藏)을 면역력으로 돌본다(常以四時長四藏). 이런 역할을 하는 비장은 땅의 정기와 같으며(土之精也), 그 기운을 위장에 드러낸다(常著胃). 즉, 땅이 땅 위에 만물을 돌보듯, 비장은 면역으로 온몸을 돌보며, 비장이 처리하는 산은 위산이 되어서 위장으로 나온다. 이렇게 땅이 만물을 키워내듯이(生萬物), 비장은 면역으로 온몸을 지켜주고, 땅이 하늘과 땅의 법칙을 지키듯이(法天地), 비장도 면역으로 인체 음양의 기운을 돌본다. 그래서 땅의 기운이 하늘과 땅 그리고 인간에게까지 이르듯이(故上下至頭足) 비장의 기운도 인체 전체에 미친다. 그래서 비장이나 땅이나 어느 한 계절을 주도할 수가 없다(不得主時也). 비장이 어느 한 계절을 주도한다는 말은, 어느 장기 하나만 돌본다는 것이지, 면역으로써 인체 전체를 돌본다는 뜻은 아니기 때문이다.

여기서 비장이 처리하는 산(酸)이 어떻게 위장으로 위산(胃酸)이 되어서 나올까? 위산(胃酸)은 염산(HCl)이다. 이 염산(HCl)은 프로톤(H^+)과 염소(Cl^-)로 구성된다. 여기서 핵심은 염소(Cl^-)인데 이 염소는 중조(HCO_3^-)와 교환되면서 나온다. 그러면 염소(Cl^-)가 나오려면 중조(HCO_3^-)가 만들어져야 된다는 결론에 이른다. 그러면 중조(HCO_3^-)는 어떻게 만들어질까? 중조의 원래 형태는 이산화탄소(CO_2)가 물에 녹아서 생기는 산인 탄산(炭酸:carbonic acid:H_2CO_3)이다. 즉, 이산화탄소(CO_2)와 물(H_2O)이 서로 반응을 하면서 합쳐진 것이 탄산(H_2CO_3)이다. 이 탄산(H_2CO_3)은 또 분리된다. 즉, 프로톤(H^+)과 중조(HCO_3^-)로 나누어지는 것이다. 이 두 물질은 다시 인체 체액에 있는 식염(NaCl)과 반응한다. 그 결과로 중조(重曹:$NaHCO_3$)와 염산(HCl)으로 바뀐다. 최종적으로 중조($NaHCO_3$)는 알칼리로써 인체 안에 남기고, 산으로써 염산(HCl)은 위장에서 위산 형식으로 인체 밖으로 버려진다. 즉, 염산은 위산으로 분비된다. 그런데 이 관계들하고 비장하고 무슨 관계가 있단 말인가? 여기서 핵심은 이산화탄소(CO_2)이다. 이 이산화탄소(CO_2)가 없으면, 일련의 반응들이 나타나지 않는다. 그래서 이 이산화탄소(CO_2)의 근원을 추적하면 위산(HCl)의 근원이 나타나게 된다. 우리 몸에서 이산화탄소(CO_2)를 제일 많이 운반하는 도구가 바로 적혈구(赤血球:erythrocyte)이다. 그런데 적혈구는 이 이산화탄소를 폐에서 산소와 바꾸면서 버린다. 이것이 정상적인 적혈구를 통한 정상적인 이산화탄소의 제거 과정이다. 그런데 적혈구가 폐기된다면, 이 폐기된 적혈구는 폐로 가지 못하고, 림프로 흡수되고, 결국에 비장으로 들어가서 처리가 된다. 이게 답이다. 비장이 폐기된 적혈구를 파괴하면 여기서 이산화탄소가 부산물로 나오는 것이다. 이때 나오는 이산화탄소가 비장의 산성 체액이 위장의 동맥혈로 공급될 때 같이 공급되면서, 위장의 간질로 이동하게 되고, 이어서 위장의 간질을 통제하는 위벽 세포가 받아서 이를 위산으로 만들어서 분비시킨다. 이것이 비장이 과잉 산인 탄산을 위산으로 만들어서 위에서 분비시키는 기전이다. 이 관계를 찾기 위해서 많은 시간을 허비했다. 어떤 생리학에서도 이 관계를 이처럼 명확히 밝히지 않기 때문이다. 그리고 최첨단 현대의학은 이 기전을 잘 모른다. 그래서 최첨단 현대의학은 이 기전을 인정하지도 않는다. 그러나 자세히 파고 들어가 보면, 이처럼 기전이 밝혀진다. 대단한 것은 이 사실들을 황제내경 저자들은 이미 몇천 년 전에 알고 있었다는 사실이다. 이왕 말이 나왔으니까 좀 더 나가보자. 그러면 왜 스트레스를 받으면 위산 분비가 급증하면서 위궤양이 생길까? 스트레스는 산성인 호르몬 분비를 극대화한다. 그러면 호르몬을 받는 간질은 산성으로 변하게 된다. 즉, 간질에 과잉 산이 누적되는 것이다. 그러면 간질에 쌓인 이 과잉 산은 자기가 가진 전자를 공급해서 간질에 뿌리를 둔 동맥 모세 혈관에 활동전위를 아주 강하게 만든다. 이때 만들어지는 활동전위의 강도는 산성도의 강도와 비례한다. 즉, 간질에 산이 많이 쌓일수록 활동전위도 높아지는 것이다. 이렇게 해서 활동전위가 강하게 일어나면, 동맥 모세 혈관의 세포들은 강하게 수축한다. 그러면 동맥 모세혈관을 구성하고 있는 세포들 사이에 간격이 넓어진다. 즉, 동맥 모세 혈관의 투과성이 증가하는 것이다. 이렇게 투과성이 높아진 혈관은 알칼리 동맥혈에 들어있는 적혈구까지 간질로 나오게 만든다. 이 간질로 나온 적혈구는 당연히 간질에 쌓인 과잉 산에 의해서 환원되면서 파괴된다. 이 파괴된 적혈구는 당연히 림프로 흘러들어서 결국에 비장으로 모이게 된다. 결국, 비장에서 적혈구에 붙은 이산화탄소(CO_2)가 처리되고, 이어서 위산이 되어서 분비된다. 이것이 스트레스를 많이 받으면, 위궤양에 걸리는 기전이다. 즉, 위산 과다는 적혈구 폐기의 과다를 암시한다. 그리고 핵심은 간질에 쌓인 과잉 산이 된다.

제3절

帝曰, 脾與胃, 以膜相連耳, 而能爲之行其津液, 何也. 岐伯曰, 足太陰者三陰也, 其脈貫胃屬脾絡嗌. 故太陰爲之行氣於三陰. 陽明者表也. 五藏六府之海也, 亦爲之行氣於三陽. 藏府各因其經, 而受氣於陽明. 故爲胃行其津液, 四支不得禀水穀氣, 日以益衰, 陰道不利, 筋骨肌肉, 無氣以生, 故不用焉.

황제가 말한다(帝曰). 비장은 위와 더불어 있고(脾與胃), 막으로써 서로 연결되어 있을 뿐(耳)이다(以膜相連耳). 그런데 오장육부의 진액이 잘 운행될 수 있도록 만든

다(而能爲之行其津液). 어떻게 그렇게 할 수가 있나요(何也)? 기백이 대답한다(岐伯
曰). 비장은 삼음이다(足太陰者三陰也). 즉, 삼양삼음을 구성하는 하나의 장기이다.
비장맥은 위를 관통한 다음 비장을 거쳐서 목구멍 편도선에 닿는다(其脈貫胃屬脾絡
嗌). 즉, 비장은 위장으로 위산을 분비시키기 때문에 위장에 영향력을 행사하며,
비장은 림프를 통제하기 때문에 목구멍(嗌)에 있는 림프인 편도선까지 영향을 미
친다. 그래서 비장은 삼음에 행기를 만들어준다(故太陰爲之行氣於三陰). 행기(行氣)
란 기가 정상적으로 통(通)하는 것이다. 비장은 면역이라는 도구를 가지고 있다.
즉, 비장의 알칼리라는 면역이 없으면, 자기를 포함해서 삼음(三陰) 모두가 과잉
산 때문에, 기가 잘 소통되지 않게 된다. 즉, 비장은 면역으로 삼음의 기 소통(行
氣)을 돕는 것이다. 만일에 비장의 이런 강한 면역력이 없다면, 인체의 기(氣)는
제대로 순행하지 못하고, 중간중간에 기(氣)가 적체되어서 기 순환(行氣)이 막힐 것
이다. 이런 비장은 위장과 표리 관계를 맺는다(陽明者表也). 여기서 표(表)는 '드러
내다, 표출되다'라는 뜻이다. 즉, 위장은 비장의 기운이 위산으로 표출(表)되는 곳
이다. 위는 오장육부 모두에 기를 공급하는 기의 바다이다(五藏六府之海也). 전에
이미 설명을 했지만, 위장은 인체 전체의 에너지를 책임지는 곳이다. 우리가 먹는
음식은 거의 모두가 알칼리이다. 이 알칼리를 위산이 환원시켜서 산(酸)인 에너지
로 만든다. 이 에너지가 림프와 간문맥을 통해서 인체로 흡수되고, 이 에너지는
전신은 물론 오장육부에도 공급된다. 그래서 위장을 오장육부의 에너지 바다(五藏
六府之海也)라고 한 것이다. 위(胃)는 3부9후 중에서 제일 많은 산(氣:energy:電子:
神:酸)을 순환시킨다. 우리가 매일 세 끼씩 먹는 밥은 거의 모두가 알칼리이다. 이
알칼리는 위산을 받아서 체내로 들어가고, 체내에서 에너지를 공급한다. 밥을 못
먹으면 기운(氣)이 없는 이유이다. 밥이 기운의 원천이 아니라 위산이 에너지의 원
천인 것이다. 밥은 그냥 에너지(氣) 담체(Carrier:擔體)에 불과하다. 이 담체에 실
린 에너지를 품고 있는 위산(胃酸)은 온몸에 제공되고 이용된다. 이 개념을 이해하
려면, 전자(電子)가 에너지의 원천이며, 산(酸)은 에너지의 원천인 전자를 품고 있
으며, 기(氣)는 산(酸)으로써 에너지이며, 이 셋은 같은 말(氣:energy:電子:神:酸)이
라는 사실을 알아차려야 한다. 그래야 위산이 인체 에너지 공급의 핵심이라는 사

실을 이해한다. 결국, 이 구문들을 풀려면, 비장은 면역력을 공급하는 최고의 기관이라는 사실과 위장은 기(氣:energy)를 공급하는 최고의 기관이라는 사실을 인지하고 있어야 한다. 위(胃)는 또(亦) 삼양삼음에 속한 삼양(三陽)에 에너지를 공급해서 삼양의 기가 정상적으로 소통(行氣)이 될 수 있도록 해준다(亦爲之行氣於三陽). 당연하다. 오장육부(藏府)뿐만 아니라 인체 전체(各)는 이 에너지 전달 경로(經)와 연결되어있으므로(藏府各因其經), 위(陽明)에서 에너지(energy)인 기(氣)를 공급받게(受) 된다(而受氣於陽明). 그래서 위(胃)는 에너지를 공급해서 진액(津液)이 운행(行)되게 만들기(爲) 때문에(故爲胃行其津液), 사지(四支)는 위가 만들어준 에너지인 수곡의 기(水穀氣)를 받지(禀) 못한다면(四支不得禀水穀氣), 사지는 매일 매일 더욱더(益) 쇠약해질 것이고(日以益衰), 이어서 에너지 부족으로 인해서 사지에 공급되는 영양성분의 통로(陰道)는 막히고(陰道不利), 이어서 사지(四支)의 근골기육(筋骨肌肉)이 살아갈 수 있는 에너지(氣)는 없어지게 되고(無氣以生), 결국, 사지는 불용한다(故不用焉). 즉, 에너지 부족 때문에 사지를 쓸 수 없게 된다. 그래서 위를 절제하면 부작용이 아주 심한 이유이다. 이것을 덤핑증후군(dumping syndrome)이라고 하는데, 위의 수술 후 식사와 관련하여 발생하는 증후군. 즉, 식후에 심와부 팽만감, 오심, 구토 등의 복부 증상 외에, 탈력감, 현기증, 발한, 심계항진 등의 순환실조증상(신경증상)을 동반하는 일련의 특징 있는 증상을 보이는 증후군이다. 원인으로서 섭취한 음식물이 문합부를 통해 소장으로 추락적(dumping) 배출을 초래하는 결과, 소화관이 급속히 신전(伸展), 확장되고, 또한 삼투압이 높은 음식물을 희석하기 위해서 소화액이 갑자기 대량으로 분비되거나 대량의 혈액이 소화관에 모여, 몸의 순환 혈액량이 감소하는 등 여러 가지 현상들이 나타난다. 이를 위절제후증후군(postgastrectomy syndrome)이라고도 한다. (출처:네이버 지식백과:영양학사전:1998. 3. 15., 채범석, 김을상). 논문도 많이 나와 있다(29-1). 이 구문들은 동양의학에서 왜 그렇게 기(氣)를 중요시하며, 3부9후를 중요하게 여기며, 위장과 비장을 아끼는지를 알 수 있는 대목이다. 그래서 29편은 비장(太陰)과 위장(陽明)을 가지고 한 편(篇)을 만들고 있다. 그만큼 이 두 기관은 인체에서 아주 아주 중요하다.

제30편. 양명맥해(陽明脈解)

제1장

黃帝問曰, 足陽明之脈病, 惡人與火, 聞木音, 則惕然而驚, 鐘鼓不爲動, 聞木音而驚, 何也. 願聞其故. 岐伯對曰, 陽明者胃脈也, 胃者土也. 故聞木音而驚者, 土惡木也.

황제가 묻는다(黃帝問曰). 족양명맥에 병이 있으면(足陽明之脈病), 사람과 더불어 화를 싫어하고(惡人與火), 목음을 들으면(聞木音), 걱정하게 되고 놀란다(則惕然而驚). 그러나 종북소리를 들으면 놀라지 않는다(鐘鼓不爲動). 어째서 목음을 들으면 놀라나요(聞木音而驚, 何也)? 그 이유를 듣고 싶습니다(願聞其故). 기백이 대답한다(岐伯對曰). 양명은 위맥인데(陽明者胃脈也), 위는 땅이다(胃者土也). 그래서 목음을 들으면 놀라는 것은(故聞木音而驚者), 땅이 나무를 싫어하기 때문이다(土惡木也).

이 문장들을 해석하기 위해서는 먼저 소리와 오행의 관계를 알아야 한다. 소리와 오행은 木音은 春聲(肝), 火音은 夏聲(心藏), 金音은 秋聲(肺), 水音은 冬聲(腎藏), 土音은 雄聲(脾藏)으로 연결된다. 위장의 중요성은 여기서 다시 한번 강조된다. 위장은 위산을 처리하는 기관이다. 위장을 대표하는 맥에 병이 있다는 말은 위산을 제대로 처리하지 못한다는 뜻이다. 산(酸)은 전자를 품고 있으므로, 열(熱)의 원천이다. 그래서 위산을 배출하지 못하면, 체내에 열의 원천인 전자(胃酸)가 쌓이게 되고, 인체는 이 과잉 산(胃酸)을 중화하면서, 열(熱)을 만들어낸다. 위산의 양은 어마어마하기 때문에, 위산 배출에 문제가 있다는 말은 엄청난 양의 과잉 산이 인체에 머문다는 뜻과 같다. 따라서, 이 과잉 산을 중화시키면서 열도 엄청나게 생산될 것이고, 인체는 심히 괴로워할 것이다. 당연한 순리로 위경맥에 병이 있으면(足陽明之脈病), 사람을 포함해서 열에 관계되는 모든 것을 싫어할 것이다(惡人與火). 다음 해석은 족양명에 병이 있다는 사실을 전제하고 있다. 목음(木音)은 간(肝)에 해당하는데, 위장에 문제가 있게 되면, 이어서 비장이 문제가 되고, 그러면 비장은 체액 흐름도에 따라서 산성 체액을 간으로 보내버린다. 그러면 간이 과부하가 걸린다. 그런데 간은 담즙을 통해서 신경을 조절한다. 그래서 목음을 들으면(聞木音), 이 소리는 간에 영향을 미치게 되고 이어서 신경에 문제가 발생하면서 걱정을 하게 되고 놀란다(則惕然而驚)는 것이다. 그런데 쇠 소리(鐘鼓)는 금음(金音)으로서 폐(肺)에 해당하며, 폐는 가을을 대표하며 동시에 서늘함을 대표한다. 즉, 위산이라는 과잉 산이 만들어낸 열(熱)을 폐의 서늘함이 약화시켜 준다. 그래서 당연한 순리로 목음에는 놀라고(聞木音, 則惕然而驚), 쇠 북소리에는 놀라지 않는다(鐘鼓不爲動)는 것이다. 생리학적으로 설명하면, 분비되지 않은 위산은 산성 간질액이다. 그런데 폐는 인체의 모든 산성 간질액을 최종적으로 중화 처리하는 기관이다. 그래서 쇠 북소리에는 놀라지 않는다(鐘鼓不爲動)고 표현했다. 그래서 열병을 앓고 있는 위장은 열을 생산하는 간을 싫어할 수밖에 없다(土惡木也). 오행으로 말하자면 목(木)이 토(土)를 상극(克)하기 때문이다. 생리학적으로 말하자면, 체액 흐름도 때문에 간이 당연히 받아야 하는 비장에서 오는 산성 체액을 받기를 거부한 것이다. 또 다른 경로는 간이 문제가 되면 간은 너무나 많은 중성지방을 림프를 통해서 비장으로 보낸다. 그러면 비장은 바로 과부하가 일어난다. 그래서 이때 비장(土)은 간(木)이 되게 싫은(惡) 것이다(土惡木也). 그 이유는 비장 자기가 혼자서 과잉 산을 떠안아야 하기 때문이다.

帝曰, 善, 其惡火何也. 岐伯曰, 陽明主肉, 其脈血氣盛, 邪客之則熱, 熱甚則惡火. 帝曰, 其惡人何也. 岐伯曰, 陽明厥, 則喘而惋, 惋則惡人.

황제가 말한다(帝曰). 좋습니다(善). 왜 열을 싫어합니까(其惡火何也)? 기백이 대답한다(岐伯曰). 양명은 육을 주관하며(陽明主肉), 양명맥은 혈의 기를 성하게 하고(其脈血氣盛), 이 사기는 병이 되어서 열을 발생시키며(邪客之則熱), 열이 심해지면 불을 싫어하게 된다(熱甚則惡火). 황제가 말한다(帝曰). 왜 그것이 사람을 싫어하죠(其惡人何也)? 기백이 대답한다(岐伯曰). 양명이 막히면(陽明厥), 숨이 차게 만들고 한숨을 자주 쉬게 만든다(則喘而惋). 한숨이 사람을 싫어하게 만든다(惋則惡人).

위장은 림프를 받아서 처리하는 비장과 음양 관계를 맺고 있으므로, 위장이 림프(肉)를 주관(主)한다(陽明主肉)고 한 것이다. 즉, 위장이 문제가 생기면, 위산으로 배출되어야 할 과잉 산이 림프(肉)로 들어가 버리는 것이다. 그러면 위장과 비장에 관련된 맥관들은 이 과잉 산을 받으면서, 해당 맥관들의 체액(血)에는 산(氣)이 넘쳐(盛)나게 된다(其脈血氣盛). 이 넘쳐나는 과잉 산들은 당연히 사기(邪)가 되고 병의 원인(客)이 되면서, 인체는 이 과잉 산을 중화시키게 되고, 그 과정에서 당연히 열(熱)이 발생한다(邪客之則熱). 이때 과잉 산의 정도가 심해서, 열이 아주 심해지면, 환자는 당연히 열의 원천인 불(火)을 싫어(惡)하게 된다(熱甚則惡火). 이렇게 위에 장애가 오면(陽明厥), 위산 분비가 막히고, 이어서 체액은 산성화되고, 체액의 흐름도 때문에, 간을 거쳐서 폐까지 산성 체액이 올라가게 되고, 폐포는 산성 정맥혈에 녹아서 천식을 만들어내고, 숨을 잘 쉴 수가 없어서 한숨을 자주 쉰다(則喘而惋). 천식(喘) 때문에 기침하고, 폐가 안 좋아서 한숨을 자주 쉬는데, 어느 누가 그 사람을 좋아하겠는가? 자연적으로 환자는 사람들과 접촉을 피하게 된다(惋則惡人).

帝曰, 或喘而死者, 或喘而生者, 何也. 岐伯曰, 厥逆, 連藏則死, 連經則生.

황제가 말한다(帝曰). 천식으로 죽기도 하고(或喘而死者), 살기도 하는데(或喘而生者), 왜죠(何也)? 기백이 말한다(岐伯曰). 궐이 역해서(厥逆), 오장과 연계되면 죽고(連藏則死), 경과 연계되면 산다(連經則生). 위장맥이 막혀서(厥) 산성 체액이 산성 체액을 최종 중화 처리하는 폐(肺)까지 거슬러(逆) 올라갔을 때(厥逆), 천식(喘)이 생겼다는 말은 인체의 체액이 많이 산성화되어 있다는 뜻이다. 그런데 이 산성 체액이 폐(肺)가 아닌 다른 오장까지 번졌다면(連藏), 다른 오장도 망가질 것은 불 보듯 뻔하다. 그러면 당연히 죽는다(連藏則死). 과잉 산을 조절하는 오장들이 망가졌다면, 과잉 산 때문에 죽는 것은 당연하다. 그런데 이 산성 체액이 오장까지 번지지 않고, 경(經)인 절(節)에 머물러 있다면, 경(經)이 아닌 다른 체액은 멀쩡하므로, 생명을 건질 수가 있다(連經則生)는 것이다. 또, 경(經)은 면역을 작동시키는 장소이기 때문에, 경에 침입한 사기를 중화시킬 수도 있다. 그래서 생명을 건질 수가 있다(連經則生)는 것이다.

양명맥해(陽明脈解)

제2장

帝曰, 善. 病甚則棄衣而走, 登高而歌, 或至不食數日, 踰垣上屋, 所上之處, 皆非其素所
能也, 病反能者, 何也. 岐伯曰, 四支者, 諸陽之本也. 陽盛則四支實, 實則能登高也.

   황제가 말한다(帝曰). 좋습니다(善). 병이 심해지면 옷을 벗고 달려서(病甚則棄衣
而走), 높은 곳에 올라가서 노래를 부른다(登高而歌). 혹은 며칠씩 굶기도 한다(或
至不食數日). 담을 넘고 옥상으로 올라가고(踰垣上屋), 그 위에서 지낸다(所上之處).
모두 평소(平素)에는 가능하지 않지만(皆非其素所能也), 반대로 병이 들면 가능한데
(病反能者), 왜죠(何也)? 기백이 말한다(岐伯曰). 사지는(四支者), 모든 양이 근본이
된다(諸陽之本也). 양이 성하면 사지가 성하게 되고(陽盛則四支實), 성하면 능히 높
은 곳까지 올라갈 수 있다(實則能登高也).

   지금 상황은 위산 분비가 안 되고, 그래서 인체 내부는 과잉 산이 존재하고, 이 과잉
산을 중화하면서, 열이 많이 나는 상태이다. 이 모든 것의 핵심은 산(酸:氣:電子:
神:energy)이다. 즉, 산 과잉은 에너지 과잉을 의미한다. 지금 상황은 에너지가 너무나
넘쳐나고 있으므로, 이 에너지(energy)를 어떻게든 소모해야 한다. 즉, 인체는 에너지
를 소모할 방법을 찾는다. 열이 나니까 옷를 벗어 던지고(棄衣), 과잉 에너지를 소모하기
위해서 냅다 달린다(走). 열이 나서 더우니까, 열을 식히기 위해서 높은 곳에 올라간다.
기온은 지상에서 위로 올라갈수록 낮아진다. 그래서 낮은 온도를 찾아서 높은 곳을
찾거나(登高), 옥상으로 올라간다거나(上屋), 아예 옥상(上)에서 거처(處)한다(所上之處).
에너지가 넘쳐흐르기 때문에, 밥 생각이 없어서 며칠씩 굶는다(或至不食數日). 그래도
멀쩡하다. 거기다가 넘치는 에너지를 소모하기 위해서 노래를 목청껏 불러댄다(歌).
이런 행동들은 모두 평소(平素)에는 가능하지 않지만(皆非其素所能也), 반대로(反) 에너
지가 넘쳐흐르는 병(病)적인 상황에서는 가능(能)해진다(病反能者). 사지를 움직이려면,
에너지(陽)의 뒷받침(本)이 있어야 한다(四支者, 諸陽之本也). 그래서 에너지(陽)가 흘러
넘치면(盛), 당연히 사지는 힘(實)을 쓸 수가 있게 되고(陽盛則四支實), 힘(實)을 쓸 수

있으니까, 아무리 높더라도(高) 어디든지 올라갈(登) 수가 있게 된다(實則能登高也).

帝曰, 其棄衣而走者, 何也. 岐伯曰, 熱盛於身. 故棄衣欲走也.

황제가 말한다(帝曰). 왜 옷을 벗고 냅다 달리죠(其棄衣而走者, 何也)? 기백이 말한다(岐伯曰). 몸에 열이 많으니까(熱盛於身), 옷을 벗고 달리게 합니다(故棄衣欲走也). 말 그대로 몸에서 열이 심하게 나니까(熱盛於身), 열을 식히기 위해서 옷을 벗어 던지고, 과잉 에너지를 소모하기 위해서 냅다 달린다(故棄衣欲走也). 지금은 위산 분비가 안 되면, 어떤 부작용이 나오는지를 설명하고 있다.

帝曰, 其妄言罵詈, 不避親疏而歌者, 何也. 岐伯曰, 陽盛, 則使人妄言罵詈, 不避親疏, 而不欲食. 不欲食, 故妄走也.

황제가 말한다(帝曰). 쓸데없는 말을 하며(其妄言罵詈), 가족과 남을 구분하지 않고 노래를 부르는데 왜죠(不避親疏而歌者, 何也)? 기백이 말한다(岐伯曰). 양이 성해지면(陽盛), 사람들에게 헛소리하게 만들고(則使人妄言罵詈), 친소를 가리지 않고(不避親疏), 밥 생각이 없어지며(而不欲食), 밥 생각이 없으면(不欲食), 망언하면서 달린다(故妄走也).

에너지(陽)가 과다하면(盛) 즉, 간질에 산이 과다하면, 간질에 뿌리를 둔 구심신경이 간질의 과잉 산을 뇌 신경으로 보내게 되고, 이어서 헛소리를 하면서 심한 과다 행동과 생생한 환각, 초조함과 떨림 등이 자주 나타나는 상태에 직면한다(其妄言罵詈). 모두 다 과잉된 에너지를 소모하려는 몸부림이다. 이때 뇌는 최고의 과부하를 겪고 있으므로, 사람을 알아보지 못하며(不避親疏), 에너지 소모를 위해서 노래(歌)를 부른다(不避親疏而歌者). 에너지가 과다하므로, 당연히 밥 생각은 없다(而不欲食). 오히려(不欲食), 과다 에너지를 소모하기 위해서 헛소리를 하고 달린다(故妄走也). 위산 분비가 얼마나 중요한지를 말하고 있다.

제31편. 열론(熱論)

제1장

黃帝問曰, 今夫熱病者, 皆傷寒之類也, 或愈或死, 其死皆以六七日之間, 其愈皆以十日以
上者, 何也. 不知其解, 願聞其故. 岐伯對曰, 巨陽者, 諸陽之屬也, 其脈連於風府. 故爲
諸陽主氣也. 人之傷於寒也, 則爲病熱, 熱雖甚不死, 其兩感於寒而病者, 必不免於死.

황제가 묻는다(黃帝問曰). 무릇 열병은(今夫熱病者), 모두 상한의 종류이다(皆傷寒
之類也). 혹은 치유되기도 하고 혹은 죽기도 한다(或愈或死). 열병으로 죽는 경우는
모두 6~7일 사이에 일어나고(其死皆以六七日之間), 치유는 10일 이상 걸리는데(其
愈皆以十日以上者), 왜죠(何也)? 그 해법을 모르겠는데(不知其解), 그 이유를 듣고
싶습니다(願聞其故). 기백이 대답한다(岐伯對曰). 거양은 모든 양을 거느린다(巨陽者,
諸陽之屬也). 그 맥은 풍부에 연결되며(其脈連於風府), 그래서 모든 양이 기를 주도
하게 만들고(故爲諸陽主氣也), 사람들이 한에 상한다(人之傷於寒也). 즉, 열병을 만
들어 낸다(則爲病熱). 열만 심해서는 죽지 않는다(熱雖甚不死). 한에 양감이 있을 때
병에 걸리면(其兩感於寒而病者), 반드시 죽음을 면치 못한다(必不免於死).

먼저 인체에서 열(熱)이 만들어지는 과정을 알아보자. 간단하다. 미토콘드리아에
서 전자가 산소를 만나서 물(H_2O;水)로 중화되면서, 열(熱)과 빛(明:神明)을 만들어
내는 것이다. 그럼 한(寒)은 어떻게 만들어지는지 보자. 전자(酸:氣:電子:energy:神:
陽)가 과잉일 때, 산소는 당연히 부족하게 된다. 그러면 이 과잉 전자는 세포 안에
서 세포 밖으로 역류(逆)하게 된다. 세포 밖으로 나온 전자는 알칼리를 찾아서 결
합 반응을 일으키게 된다. 이때 반응을 제일 잘하는 인자가 알칼리 물질이다. 즉,
알칼리 물질에 산성(酸性)인 전자가 격리되는 것이다. 격리라는 말은 중화라는 말
과 대비되는 말이다. 즉, 산성(酸性)인 전자를 알칼리 물질에 일시적으로 보관시키
는 것이다. 즉, 염(鹽)이 만들어진 것이다. 열(熱)의 원천인 전자를 격리해버렸다.

이 말을 다시 하면, 열(熱)을 만들지 못하게 한 것이다. 즉, 한(寒)을 만들어 낸 것이다. 그래서 한(寒)이란 산성(酸性)인 전자를 보유하고 있고, 언제라도 전자를 공급할 수 있는 물질 모두를 총칭해서 한(寒)이라고 표현한다. 즉, 산성물질(酸性物質)이 된 염(鹽)이 한(寒)이다. 이 산성 물질인 한(寒)인 염(鹽)은 언제라도 전자를 공급해서 열(熱)을 만들어 낼 수가 있다. 그래서 한(寒)이 열(熱)을 만들어낸다고 말하는 것이다. 이것이 상한론(傷寒論)의 정확한 기전이다. 그래서 열병(熱病)을 만들어내는 모든 것은 상한(傷寒)의 종류(類)에 속한다(今夫熱病者, 皆傷寒之類也)고 말한 것이다. 상한론을 다시 정의하자면, 상한론(傷寒論)은 상산론(傷酸論)이다. 즉, 과잉 산(酸:鹽:寒)에 다친(傷) 것이다. 그런데 문제는 염(鹽)에 격리된 전자(酸:氣:電子:energy:神:陽)는 언제라도 빠져나와서 문제를 일으킬 수 있다는 것이다. 예를 들자면, 알칼리 금속인 산화철(Fe^{3+})이 산성 환경에서 전자를 받아서 산성인 환원철(Fe^{2+}:寒)이 된다. 그리고 이 산성인 환원철(Fe^{2+}:寒)은 산소를 만나면 언제라도 전자를 산소에 넘겨주고 열(熱)을 만들어내고, 자기는 알칼리 산화철(Fe^{3+})로 되돌아간다. 즉, 한(寒:Fe^{2+})이 중화되면서 열(熱)을 만들어낸 것이다. 이 과정이 과하면 열병(熱病)을 만들어낸다. 과도한 열(熱)은 인체 단백질을 변성시켜서, 인체의 기능을 정지시켜 버리고, 이어서 사망에 이르게 한다. 이 부분도 자세히 설명하자면, 많은 지면을 요구한다. 본문 해석으로 들어가 보자.

거양(巨陽)은 산(陽:酸:氣:電子:energy:神)이 많다(巨)는 것이므로, 거의 모든 산(諸陽)을 긁어모은(屬) 것이다. 그래서 거양(巨陽)은 모든 양(諸陽)을 거느린다(屬)고 말한 것이다(巨陽者, 諸陽之屬也). 여기서 양(陽)은 전자(電子)인 산(酸)을 말하기 때문에, 결국에 전자를 긁어모은 것이다. 바로 전자를 격리한 염(鹽)이 모여있는 곳을 말한다. 즉, 바로 방광이 거양(巨陽)이다. 이 방광경은 척추를 따라서 흐르기 때문에, 당연히 목덜미의 정중앙, 머리뼈와 목뼈가 만나는 부위에 있는 독맥의 풍부혈(風府穴)과 연결된다(其脈連於風府). 옆에 풍지혈(風池穴)도 있고, 다른 혈도 많다. 이 혈(穴)은 아주 아주 중요하다. 풍부혈(風府穴)이란 이름부터 보자. 풍(風:酸)은 산(酸)을 말한다. 부(府)는 저장하는 창고를 말한다. 즉, 거양(巨陽)에 연결된 풍부혈(風府穴)은 산(酸)의 저장 창고(府)이다. 그래서 육부(六府)처럼 부(府)자를 붙여주었다. 이곳에 얼마나 많은 산(酸:氣)이 모이는지를 암시하고 있다. 이 풍부혈에 산이 많은 이유는 Carotid canal venous plexus(경동맥관 정맥총)이라는 곳이 자리하고 있기 때문이다. 이 혈자리는 뇌의 과잉 전자를 마지막으로 중화시키는 요충지이다. 즉, 뇌 하수구의 끝 구멍이다. 여기가 막히면 뇌척수액은 산성으로 기울고, 이어서 뇌 신경이 작동하면서, Dermatome(皮膚分節)의 원리에 따라서, 예측할 수 없는 곳까지 문제를 일으킨다. 그래서 이곳은 인체 건강에서 아주 아주 중요하다. 이름에서 볼 수 있듯이, 풍부(風府:酸府)인데, 오죽 산(酸)이 많이 모이겠는가(諸陽之屬也)?. 이 정맥총에 산이 과도하게 몰리면, 이제 과잉 산(諸陽)이 기(氣)를 주도(主)하게 되면서(故爲諸陽主氣也), 인체에 상한(傷寒)이라는 문제를 일으키고 즉, 인체는 한(寒)에 상(傷)하게 되고(人之傷於寒也), 이 과잉 산이 중화되면서 당연히 열병을 만들어 낸다(則爲病熱). 그러나 열병이 아무리 심해도, 인체는 열병 하나만으로는 죽지 않는다(熱雖甚不死). 문제는, 이(其) 열병이 전자를 보유한 염(鹽)인 한(寒)과 서로(兩) 만나서(感) 병을 만들면(其兩感於寒而病者), 반드시 죽음을 면치 못한다(必不免於死)는 것이다. 즉, 열병이 있는 상태에서 또, 열(熱)의 근원인 전자(電子)를 가진 염(鹽)인 한(寒)을 만난다면, 그 결과로 필히 열이 가중(加重)될 것이고. 인체는 당연히 가중(加重)된 열(熱) 때문에 죽는다는 것이다. 그럼 풍부혈이 막히면 어떻게 될까? 이 풍부혈(風府穴)이 막힌다는 말은 3부9후에서 머리 쪽 3후가 막힌다는 뜻이다. 참고로 풍부혈(風府穴)은 감기(感氣)와 관계가 깊다. 감기(感氣)란 기(氣:酸)를 느낀다(感)는 것이다. 즉, 감기는 산(酸)이 많음을 느낀다(感)는 의미이다. 목덜미 쪽에 있는, 이 혈자리는 옛날에 어머니들이 어린애들을 목욕시킨 후에 감기를 예방한다며, 이 부분을 수건으로 감싸주곤 했던 곳이다. 지금 생각하면, 이는 참 지혜로운 행동이었다. 또, 나이가 많은 고령의 부모님들이 감기에 걸릴까 봐, 자식들이 목도리를 해주던 곳이다. 봄에 날씨가 풀렸다고, 목도리가 불편하다고 벗었다가 감기에 걸리곤 했다. 이 풍부혈을 감싸주는 것과 아닌 것의 차이는 뭘까? 바로 열의 차이이다. 열(熱)은 에너지를 공급해서 CRY를 작동시켜서 과잉 전자를 중화시켜버린다. 당연히 병에 안 걸린다. 감기란 결국 뇌척수액의 산성화 문제로 귀결된다. 감기에 걸리면 코가 막히는데, 그 이유는 '산성'으로 변한 뇌척수액이 눈물샘을 통과해서 비강 점막의 콜라겐을 분해한 결과물이다. 그래서 감기 치료법은 아주 간단하다. 뇌척수액 순환의 마지막 관문인 풍부혈에서 산을 중화시켜주면, 뇌척수액이 알칼리로 변하면서, 자연스럽게 코막힘이 풀리고, 머리가 아픈 것도 풀리고, 뇌 신경을 통해서 일어나는 나른함도 자연스럽게 풀린다. 풍부혈은 이밖에도 나른하거나 머리가 아플 때도 유용성이 있다. 좀 더 나가 보자. 잘 때 베는 베개 중에 옥침(玉枕)이 있다. 족태양방광경(足太陽膀胱經)의 혈자리 이름과 같다. 그런데 효과도 비슷하다. 옥침(玉枕)이란 옥(玉)을 재료로 만든 베개(枕)이다. 왜, 이 옥을 이용해서 베개를 만들었을까? 옥(玉)은 성분이 알칼리이다. 이 알칼리 옥(玉)은 대전열(帶電列)을 이용해서 풍부혈에 있는 산(酸)을 중화시켜준다. 당연히 잠이 잘 올 것이다. 이 풍부혈은 평소에도 관리를 잘하면, 건강에 아주 유용하다. 따뜻하게 해준다거나 안마를 해줘도 좋다. 참고로 목덜미 부근에 왜 그렇게 많은 산(酸)이 쌓이는 것일까? 답은 뇌는 인체 총 에너지의 약 30%를 소비한다는 사실 때문이다. 인체는 에너지를 소비한 만큼 에너지 폐기물인 산도 많이 만들어낸다. 에너지도 산(酸)이고, 에너지 폐기물도 산(酸)이라고 하니, 많이 헷갈릴 수가 있다. 산(酸)인 에너지는 세포로 들어가면서는 에너지로서 역할을 하고, 세포 안에서 과잉이 되어서 세포 밖으로 버려질 때는 에너지 폐기물로써 산(酸)이 되기 때문이다.

제2장

帝曰, 願聞其狀. 岐伯曰, 傷寒 一日, 巨陽受之. 故頭項痛 腰脊强. 二日陽明受之, 陽明主肉, 其脈俠鼻, 絡於目. 故身熱目疼而鼻乾, 不得臥也. 三日少陽受之, 少陽主膽, 其脈循脇, 絡於耳. 故胸脇痛而耳聾. 三陽經絡, 皆受其病, 而未入於藏者. 故可汗而已.

황제가 말한다(帝曰). 그 상태를 듣고 싶습니다(願聞其狀). 기백이 말한다(岐伯曰). 상한이 일일이 되면 거양이 산을 받고(傷寒 一日, 巨陽受之), 머리와 목에 통증이 오

고, 허리 척추가 굳어지고(故頭項痛, 腰脊強), 이틀이 되면 양명이 산을 받고(二日陽明
受之), 양명이 림프를 주관하면서(陽明主肉), 맥은 코에서 눈까지 연결되기 때문에(其
脈俠鼻 絡於目), 신열은 눈에 문제를 만들고 코를 건조하게 하며(故身熱目疼而鼻乾),
잠을 못 잔다(不得臥也). 삼일이 되면 소양이 산을 받고(三日少陽受之), 소양은 담을
주관하기 때문에(少陽主膽), 맥은 갈비뼈 옆구리에서 귀까지 이어지기 때문에(其脈循
脇, 絡於耳), 가슴과 옆구리에 통증이 오고 귀가 잘 안 들린다(故胸脇痛而耳聾). 만일
에 삼양 경락이 모두 산을 받아서 병에 걸린다면(三陽經絡, 皆受其病), 산이 아직 오
장에 들어간 것이 아니므로(而未入於藏者), 땀을 내면 치료가 가능하다(故可汗而已).

상한(傷寒)이란 전자를 보유한 염(鹽)이 문제를 일으키는 것으로서, 염 과잉이 제
일 처음 일어나는 곳이 거양(巨陽)인 방광이기 때문이다. 즉, 방광이 과부하가 걸
려서 신장이 만들어준 염을 제대로 처리하지 못하게 되면, 방광은 맨 처음 문제를
만든다(傷寒 一日, 巨陽受之). 결국에 방광의 과부하는 뇌척수액을 처리하는 신장의
과부하로 이어지고 당연한 순리로 뇌는 당연히 과부하에 걸리고 두통을 유발한다
(頭項痛). 이때 뇌도 살아남으려면, 뇌는 이 과잉 염(鹽)을 역류(逆)시켜야 살 수 있
다. 바로 척수 신경을 이용해서 과잉 염을 분산시키는 것이다. 이 염은 목을 지나
서 척수로 가기 때문에, 일단 목에 통증이 오게 만들고(頭項痛), 척수에 많은 양의
전자가 공급되다 보니, 당연히 신경은 과하게 흥분해서 수축을 일으키고, 이어서
척수 부분에 강직(強)이 온다(腰脊強). 이 상태에서 하루가 지나서 2일 차가 되면,
과부하가 걸린 신장은 같이 림프액을 담당하는 비장에 압박을 주고, 이어서 비장
은 당연한 순리로 위(胃)에 압박을 가한다(二日陽明受之). 위(陽明)는 이런 식으로
해서 림프액(肉)을 주관하게 된다(陽明主肉). 여기서 뇌척수액도 림프(肉)라는 사실
을 상기해보자. 이제 위(胃)가 제대로 작동하면, 정체된 뇌척수액은 처리된다. 처리
하는 방법은 위산(胃酸)이다. 즉, 구토(vomiting:嘔吐)하는 것이다. 머리가 아플 때
구토를 하는 이유와 위산 분비를 신경이 좌우하는 이유이다. 그래서 양명경(陽明
經)이 뇌 신경이 주관하는 코(鼻)와 눈(目)에까지 연결되는 이유이다(其脈俠鼻, 絡於
目). 즉, 뇌 신경에 영향을 주는 뇌척수액은 림프이기 때문에 당연히 비장에 영향

을 주고 이어서 위장까지 영향이 미치는 것이다. 그런데 위(胃)까지 제대로 작동하지 못하게 되면, 정체된 산성 뇌척수액은 당연히 과잉 산을 중화하면서 열을 만들어낸다(身熱). 그러면 정체된 산성 뇌척수액은 압력을 받게 되고, 두개골에 있는 구멍을 따라서 흐르게 되는데, 바로 비루관을 통해서 눈과 코까지 연결되는 것이다. 산성인 뇌척수액은 눈 근육의 콜라겐을 녹이면서 눈에 통증을 일으키고(目疼), 코에서는 점막 콜라겐을 녹이면서 분비 장애를 일으키고 코는 건조해진다(鼻乾). 지금 상태는 산성 뇌척수액이 심한 압박을 받고 있는 상태이므로, 당연히 뇌 신경은 과흥분 상태이다. 신경을 건드리는데 잠이 잘 오면, 그게 더 이상할 것이다. 그래서 잠을 잘 자지 못하게 된다(不得臥也). 이제 3일째가 되면, 어떻게 될까? 비장은 산성 체액을 모아서 소화관 동맥에 공급해서 산을 중화시키는데, 이 산성 체액을 위가 위산으로 분비를 해주면 문제는 없다. 그런데 위가 제 기능을 하지 못하게 되면, 왜 갑자기 담(膽:少陽)이 문제가 될까? 이유는 위장이 문제가 되면, 이어서 비장이 문제가 되고, 그러면 간은 산성 림프액을 비장으로 보내지 못하게 되고, 결국에 간은 과부하에 걸리면서 당연한 순리로 간에서 산성 체액을 받는 담은 덤터기를 쓸 수밖에 없게 된다. 다른 기전도 있다. 비장은 산성 정맥혈을 간으로 보내기도 한다. 그래서 위가 문제가 되면, 산성 체액이 릴레이가 되어서 간으로 가게 되고, 이어서 간은 이 산성 체액을 담으로 버리게 된다. 즉, 위가 처리하지 못한 산성 체액을 담이 고스란히 받게 되고, 담은 갑자기 과부하에 걸려버린다(三日少陽受之, 少陽主膽). 그러면, 이제 정체된 체액은 정맥혈을 통제하는 간을 압박하게 되고, 이어서 간문맥은 과부하가 걸린다. 그러면 이제 간이 자리하고 있는 옆구리에 문제가 발생하게 된다. 그래서 간맥은 당연히 옆구리를 순환(循)하게 된다(其脈循脇). 그리고 담은 담즙을 통제해서 뇌척수액에 간여하기 때문에, 담경은 뇌척수액이 통제하는 귀에까지 연결(絡)된다(絡於耳). 당연한 순리로 간이 자리하고 있는 흉협에 통증이 생기고, 귀는 잘 안 들릴 것이다(故胸脇痛而耳聾). 거양, 양명, 소양, 이 세 개의 양 경락이 모두 문제가 생겼으나(三陽經絡, 皆受其病), 아직 모든 오장(五藏)까지는 문제가 번지지(入) 않았다면(而未入於藏者), 땀을 내서 치료가 가능하다(故可汗而已). 즉, 과잉 산이 아직 모든 오장까지 가지 않았다는 말은 과잉 산은 아직 간질에 머물러 있으므로, 간질에 접한 갈색지방의 미토콘드리아를 이용해서 땀으로 이 과잉 산을 중화시킬 수가 있다는 뜻이다. 다시 말하자면, 이 연결고리의 진원지는 산성 간질액이다. 그래서 진원지를 청소하면, 문제는 깨끗이 끝난다. 방법은 간질액과 접해있는 피부의 갈색지방을 이용해서 산을 중화시키는 것이다. 인체는 산을 중화시키는 과정에서 열과 땀(H_2O)을 발생시킨다. 즉, 갈색지방의 uncoupling 능력을 이용해서 과잉 전자(과잉 산)를 중화시키면 병은 낫는다(故可汗而已). 경락(經絡)이 어떻게 생리학적으로 이루어져 있으며, 왜 그런 경로를 따라서 경락이 분포하는지를 알면, 이 부분의 해석은 아주 쉽게 된다. 이 부분의 해석도 자세히 하려면, 많은 분량을 요구한다. 압축해서 해석하다 보니, 해석이 매끄럽지도 못하고, 때로는 두서가 없어지기도 한다.

四日, 太陰受之, 太陰脈, 布胃中, 絡於嗌. 故腹滿而嗌乾. 五日, 少陰受之, 少陰脈, 貫腎, 絡於肺, 繫舌本. 故口燥舌乾而渴. 六日, 厥陰受之, 厥陰脈, 循陰器, 而絡於肝. 故煩滿而囊縮. 三陰三陽, 五藏六府, 皆受病. 榮衞不行, 五藏不通, 則死矣.

4일째는 과잉 산을 비장이 받는다(四日, 太陰受之). 비장맥은 위의 가운데를 지나서 목구멍에 있는 편도선까지 연결된다(太陰脈, 布胃中, 絡於嗌). 그래서 배가 그득해지고 목구멍이 건조해진다(故腹滿而嗌乾). 5일째는 신장이 과잉 산을 받는다(五日 少陰受之). 신장맥은 신장을 관통해서 폐까지 연결되고, 이어서 목구멍을 지나 설근(舌根)으로 간다(少陰脈, 貫腎, 絡於肺, 繫舌本). 그러면 입안과 혀가 건조해지고 갈증이 온다(故口燥舌乾而渴). 치료가 안 되고 6일째가 되면 간이 과부하가 걸린다(六日 厥陰受之). 간경(肝經)은 외부 생식기를 지나서 간에 이어진다(循陰器 而絡於肝). 그러면 번만이 생기고 고환이 수축한다(故煩滿而囊縮). 이제 정체된 체액은 오갈 데가 없어졌다. 삼양삼음, 오장육부 모두 체액 정체로 몸살을 앓다 보니(三陰三陽, 五藏六府, 皆受病), 영양 공급과 면역의 작동은 멈추고(榮衞不行), 오장은 막히고(五藏不通), 죽을 수밖에 없다(則死矣).

　　삼양(三陽)으로써 거양(巨陽)인 태양(太陽)은 방광(膀胱)을 말하고, 양명(陽明)은 위장(胃)을 말하고, 소양(少陽)은 담(膽)을 말한다. 이들 셋의 특징은 염(鹽)을 인체 외부로 버려서 인체의 산-알칼리 균형을 맞춰준다. 즉, 방광은 요산염을 비롯해 여러 가지 염(鹽)을 체외로 버리고, 위산은 주로 위산 형식으로 염산 같은 염(鹽)을 체외로 버리고, 담은 담즙염(鹽)을 체외로 버린다. 그런데 이들의 기능이 막히면, 이제 오장이 죽어난다. 이제 정체된 산성 체액을 양경에서 해결 못 하고 4일째가 되었다. 이제 오장이 과잉 산을 중화해야 한다. 오장은 산성 체액을 정맥혈로 받아서 처리하거나 비장처럼 직접 처리한다. 즉, 4일째는 오장에 과부하가 걸리기 시작하는데, 체액의 흐름도 때문에 제일 먼저 과부하가 걸리는 오장은 당연히 비장이 된다(四日, 太陰受之). 비장은 산성 간질액과 직접 접하고 있기 때문이다. 림프를 통제하는 비장맥은 위 가운데를 거쳐서 목구멍 림프인 편도선에 이른다(太陰脈, 布胃中, 絡於嗌). 비장은 산성 체액을 위로 떠넘기는데, 위장은 이미 문제가 생겼다. 별수 없이 모두 비장이 처리해야 한다. 이제 비장은 이 과잉 산을 콜라겐을 만들어서 처리하게 되고, 비장에서 만들어진 콜라겐은 삼투압 인자로써 수분을 잔뜩 흡수하면서 비장은 비대해진다. 즉, 비장 부종이 온 것이다. 이로 인하며 복부는 자동으로 그득해진다(腹滿). 비장은 림프액을 받아서 처리하는데, 비장이 과부하라서 비장으로 림프액을 보내는 목구멍의 편도선은 자기 림프액을 처리하지 못하고 정체시키면서, 산성 간질액은 쌓이고, 목구멍에 있는 점막들의 콜라겐은 산성 체액에 의해서 위축되면서 분비선은 막히고, 당연한 순리로 목이 건조(嗌乾)해진다(故腹滿而嗌乾). 이제 5일째로 접어들었다. 비장과 더불어서 산성 간질액을 동맥혈로 처리하는 신장은 체액 흐름도 때문에 비장이 처리하지 못한 몫까지 부담을 져야 한다. 즉, 5일째는 신장이 과잉 산을 받는 것이다(五日, 少陰受之). 신장은 당연히 과부하에 걸린다. 신장이 과부하가 걸려서 산성 간질액을 제대로 처리하지 못하면, 그 산성 간질액은 정맥을 거쳐서 우 심장으로 공급되고, 최종적으로 폐로 들어간다. 심장 근육은 특수한 근육인데, 이 특수한 근육이 혀에도 존재한다. 그래서 심장에 문제가 생기면, 혀도 똑같은 세포를 가지고 있으므로, 똑같이 반응한다. 즉, 신장이 과부하가 걸려서 산성 정맥혈을 중화하지 못하고 우 심장으로 보내면, 우 심장은 과잉 반응을 일으키고, 혀도 똑같이 과잉 반응을 일으킨다. 즉, 혀에 존재하는 점막 콜라겐들이 산성 체액에 위축되면서 분비선이 막히고 혀는 건조해진다(舌乾). 또, 산 과잉이 되면, 구강 점막에 있는 점막 콜라겐이 산 과잉으로 위축되면서, 구강 점막에 있는 분비선이 막히면서 입안은 건조해진다(口燥). 혀가 건조해지고, 입안이 건조해지니까, 당연히 갈증(渴)이 찾아온다(故口燥舌乾而渴). 이제 6일째가 되었다. 간질액을 처리하는 비장과 신장이 과부하가 걸렸으니, 우 심장으로 산성 정맥혈을 보내야 하는 간은 자동으로 과부하가 걸린다. 게다가 비장이 과부하가 걸려서 비장에서도 간으로 산성 체액을 보낸다. 즉, 6일째가 되면, 간이 과잉 산을 받는 것이다(六日, 厥陰受之). 이렇게 간이 과부하가 걸리면 간문맥도 과부하가 걸리면서 간문맥이 통제하는 복부에 있는 정맥총들은 모두 과부하에 걸리고, 그러면 산성 정맥혈이 복부에 체류하면서 복부는 난리가 난다. 이들 정맥총 중에는 방광 정맥총을 비롯해 정계 정맥총, 난소 정맥총, 자궁 정맥총, 직장 정맥총까지 다양한 정맥총들이 있는데, 이들은 간문맥의 과부하로 인해서 산성 정맥혈로 몸살을 앓게 된다. 그리고 이 중에서 정계 정맥총(넝쿨상정맥총:pampiniform venous plexus)은 고환과 연결되어 있다. 정계 정맥총이 제공한 과잉 산이 신경을 흥분시키면서, 근육이 수축하고, 이어서 고환도 수축을 일으킨다(囊縮). 이쯤 되면, 간(肝)도 당연히 비대해져 있다. 인체에서 제일 큰 장기가 횡격막 바로 아래에서 커졌으니, 복부가 그득(滿)하고 불편한 것은 당연한 순리이고, 횡격막과 연결된 간이 문제가 되면서 횡격막을 건드리게 되고, 그러면 자동으로 횡격막과 연결된 심장도 편치가 않게(煩) 된다(故煩滿而囊縮). 이 생리 상태를 표현한 것이 간경(肝經)이다. 그래서 간경(肝經)은 외부 생식기를 지나서 간에 이어진다(厥陰脈, 循陰器, 而絡於肝). 이제 정체된 체액은 오갈 데가 없어졌다(三陰三陽, 五藏六府, 皆受病). 이쯤 되면, 체액 순환이 안 되니까 영양(榮) 공급은 막힐 것이고, 비장이 과부하이니까 면역(衛)도 멈춘다(榮衛不行). 오장도 과잉 산을 더는 중화하지 못하고 멈춘다(五藏不通). 이제 기다릴 건 하나다(則死矣). 이 부분도 많은 분량을 요구한다. 그리고 경락의 의미를 생리학으로 풀 수 있으면, 해석이 아주 쉬워진다.

제3장

其不兩感於寒者, 七日, 巨陽病衰, 頭痛少愈. 八日, 陽明病衰, 身熱少愈. 九日, 少陽病衰, 耳聾微聞. 十日, 太陰病衰, 腹減如故, 則思飮食. 十一日, 少陰病衰, 渴止不滿, 舌乾已而嚔. 十二日, 厥陰病衰, 囊縱, 少腹微下, 大氣皆去, 病日已矣.

그런데 한과 양 양쪽에 감응하지 않는다면(其不兩感於寒者), 7일째가 되는 날에 거양의 병은 사그라들기 시작하고(其不兩感於寒者), 두통도 조금씩 치유되기 시작한다(頭痛少愈). 8일째가 되면 양명의 병이 없어지기 시작하고(八日, 陽明病衰), 신열도 조금씩 없어지기 시작 한다(身熱少愈). 9일째가 되면 소양의 병도 나아지기 시작하고(九日, 少陽病衰), 안 들리던 귀도 조금씩 들리기 시작한다(耳聾微聞). 10일째가 되면, 태음 문제가 해결되기 시작하고(十日, 太陰病衰), 복부 팽만감이 없어지고 그로 인하여(如故), 밥 생각이 들기 시작한다(腹減如故 . 則思飮食). 11일째가 되면 소음의 병이 없어지기 시작하고(十一日, 少陰病衰), 갈증도 없어지고 복부의 그득함도 없어지기 시작한다(渴止不滿). 혀의 건조함도 사라지면서 재채기를 한다(舌乾已而嚔). 12일째가 되면 간 문제가 서서히 해결되고(十二日 厥陰病衰), 낭축도 낭종으로 바뀌고(囊縱), 골반강도 조금씩 수축이 완화되고(少腹微下), 그러면 대기가 모두 제거되고 병은 종료된다(大氣皆去, 病日已矣).

특별히 설명할 사항은 없다. 여기서 핵심은 양감(兩感)이다. 또 다른 의미는 앞의 경우들은 양감(兩感)이었다는 것이다. 과잉 산으로 인해서 열이 나는데 추가로 열의 원천인 전자를 가지고 있는 한(寒:鹽)이 덧붙여지는 것이 이 문장에서 양감(兩感)의 의미이다. 이런 양감이 나타나면, 앞의 경우에서처럼 모든 오장을 한 번 순환하면, 결국 과잉 산을 더는 중화할 수가 없게 되고 죽는다. 그러나 양감이 나타나지 않는다면, 과잉 산은 오장육부를 모두 순환하면서 과잉 산을 분산 중화시키게 되고, 병은 서서히 차도를 보이기 시작하는 것이다. 병이 차도를 보이는 순서는 처음에 일어났던 곳에서 시작된다. 그 이유는 병의 원인이 되는 과잉 산을 중화시키는 체액 흐름도에서 맨 처음에 있었기 때문에, 제일 많은 양의 과잉 산을 하부 흐름도로 보낼 수 있었고, 그래서 자신이 부담해야 할 과잉 산이 제일 적게 남아있었기 때문이다. 그래서 양감이 나타나지만 않는다면(其不兩感於寒者), 서서히 치유가 시작된다. 그래서 순서대로 거양, 양명, 소양, 태음, 소음, 궐음의 과잉 산이 제거되면서 회복되기 시작한다. 해석을 조금 할 곳이 있기는 하다. 10일째 되는 날 비장이 회복하면서(十日 太陰病衰), 복부의 그득함이 없어지고, 그로 인해서 밥 입맛이 돌아 온다(腹減如故, 則思飮食)고 했다. 그 이유는 비장이 제 기능을 하면서 소화관에 공급되는 산성 체액은 적어지고, 소화관의 연동 운동이 살아나면서 위장이 자기 기능을 찾게 되고 밥 입맛이 살아난다. 12일째 되는 날에 소복미하(少腹微下)라고 했는데, 이 말은 소복은 골반강을 말하는데, 간문맥이 막히면서 골반강에 있는 정맥총들에 산성 정맥혈이 대량으로 체류하면서, 여기서 공급한 과잉 전자(酸)들이 신경을 과하게 흥분시키고, 이어서 골반강의 근육들이 과하게 수축이 되었었다. 그런데, 이 과잉 전자들이 해소되면서, 신경의 흥분이 줄고, 이어서 근육 수축도 줄면서, 수축해서 위로 당겨졌던 복부 근육들이 이완되어서 아래로(下) 조금씩(微) 내려가기 시작한다(少腹微下). 이렇게 과잉 산(大氣)이 모두 제거되면, 병은 치료된다(大氣皆去, 病日已矣)는 것이다.

帝曰, 治之奈何. 岐伯曰, 治之各通其藏脈, 病日衰已矣. 其未滿三日者, 可汗而已. 其滿三日者, 可泄而已.

황제가 말한다(帝曰). 치유하려면 어떻게 해야 하나요(治之奈何)? 기백이 말한다(岐伯曰). 치유하려면 각 장과 맥이 통하게 해야 되고(治之各通其藏脈), 그러면 병은 매일 쇠약해지면서, 결국에 치유가 된다(病日衰已矣). 6일 중에서 삼일 미만은 땀을 내서 치료하고(其未滿三日者, 可汗而已), 만 삼일을 설사시켜 치료한다(其滿三日者, 可泄而已).

장과 맥을 통하게 하려면, 과잉 산을 인체 내에서 제거해야 하는데, 그 방법으로 땀과 설사를 제시하고 있다. 기간은 땀은 3일 미만, 설사는 만 삼 일을 말하고 있다. 땀은 피부 갈색지방의 uncoupling 기능을 이용해서 과잉 산을 중화시키는 것이고, 설사는 소화관에 강한 삼투압 기질을 공급해서 소화관 간질에서 과잉 산을 제거하는 방법이다. 소화관도 인체에서 보면 피부이므로, 설사도 땀의 일종이다. 즉, 소화관은 인체 외부에 있는 피부이다. 이 특수한 피부를 통해서 땀처럼 과잉 산을 빼내는 것이다. 즉, 앞에서 말한 삼양 삼음을 모두 순환하고 난 다음 7일부터 12일까지 6일 중에서 3일은 과잉 산을 땀으로 제거하고, 3일은 과잉 산을 설사로 제거하라는 것이다. 다시 말하면, 3일은 삼양이 통제하는 간질에서 땀으로 과잉 산을 제거하라는 뜻이고, 3일은 삼음이 관계하는 소화관에서 설사로 과잉 산을 제거하라는 뜻이다. 그래서 종합을 하면, 과잉 산이 삼음삼양을 순환하는 데 6일이 걸리고, 다시 삼음삼양이 낫는 데까지 6일이 걸린다는 것이다. 이때 3일은 땀으로 삼양을 치료하고, 3일은 설사로 삼음을 치료하라는 것이다. 그리고 치료가 되려면, 각 장과 맥이 통하게 해야 된다(治之各通其藏脈)고 했는데, 그 이유는 과잉 산을 중화하는 오장이 통하게 되면, 과잉 산은 중화가 될 것이고, 맥이 통하게 되면, 영양과 면역의 소통이 원활하기 때문에 과잉 산은 중화될 것이기 때문이다. 그러면 당연히 병은 시간이 지나면서 쇠약해지게 되고, 결국에 치유될 것이다(病日衰已矣).

제4장

帝曰, 熱病已愈, 時有所遺者, 何也. 岐伯曰, 諸遺者, 熱甚而強食之. 故有所遺也, 若此者, 皆病已衰, 而熱有所藏. 因其穀氣相薄, 兩熱相合, 故有所遺也.

황제가 말한다(帝曰). 열병이 치유됐는데(熱病已愈), 때때로 남아있기도 한데(時有所遺者), 왜죠(何也)? 기백이 대답한다(岐伯曰). 열이 남아있는 이유는(諸遺者), 열이 심할 때 강식을 했기 때문에(熱甚而強食之), 열이 남아있다(故有所遺也). 이와 같은 경우는(若此者), 모든 병이 쇠해서 치유됐다고 해도(皆病已衰), 열이 장에 조금이나마 남아있게 된다(而熱有所藏). 원인이 되는 열은 음식이 준 열과 기가 만든 열로써 서로 약하기는 하지만(因其穀氣相薄), 양쪽 열이 서로 합쳐지면(兩熱相合), 열이

다소나마 남아있게 된다(故有所遺也).

우리가 먹는 음식은 대부분 알칼리이다. 이 알칼리 영양분은 위산을 만나서 위산을 흡수하면서 알콜기가 만들어지고, 이어서 산(酸)으로 바뀐다. 이 산성(酸性) 영양분은 간(肝)을 통과하면서 알칼리인 케톤으로 바뀐다. 간에서, 이 알콜기가 케톤으로 바뀌면서 열(熱)이 만들어진다. 이때 강식(強食)으로 인해서 간에서 만들어진 열(熱)과 아직 몸에 남아있던 열(熱)이 서로(相) 약하기는(薄) 하지만(因其穀氣相薄), 서로 합쳐지면서(兩熱相合), 열이 몸에 남아있게 된다(故有所遺也). 그래서 열병이 치유됐는데도 불구하고(熱病已愈), 때때로 열이 조금 남아있기도 하는 것이다(時有所遺者).

帝曰, 善. 治遺奈何. 岐伯曰, 視其虛實, 調其逆從, 可使必已矣. 帝曰, 病熱當何禁之. 岐伯曰, 病熱少愈, 食肉則復, 多食則遺, 此其禁也.

황제가 말한다(帝曰). 좋습니다(善). 남은 열은 어떻게 치료합니까(治遺奈何)? 기백이 말한다(岐伯曰). 그 허실을 살펴보고(視其虛實), 그 역종을 조절해주면(調其逆從), 필히 낫게 만들 수 있다(可使必已矣). 황제가 말한다(帝曰). 열병일 때 무엇을 금해야 하나요(病熱當何禁之)? 기백이 말한다(岐伯曰). 열병이 다소 치료되었을 때(病熱少愈), 육식하면 열병이 다시 돌아오고(食肉則復), 음식을 너무 많이 먹어도 열이 남게 된다(多食則遺). 이것이 금해야 할 사항이다(此其禁也).

남은 열을 치료하려면, 알칼리가 부족한지(虛), 산이 과한지(實) 살펴본 다음에(視其虛實), 알칼리가 부족하면(從) 알칼리를 채워(調)주고, 산이 과하면(逆) 산을 중화(調)시켜준다(調其逆從). 이렇게 하면, 어떤 병도 낫는 것은 당연하다(可使必已矣). 육식(食肉) 대부분은 소화관에서 대분자 형태로 흡수가 되기 때문에, 소화관 림프를 통해서 전신으로 공급된다. 즉, 소화관의 산성 정맥혈처럼 간을 통과하면서 중화되지 않는다. 그래서 육식은 산(酸)이라는 에너지를 그대로 가지고 인체로 흡수되는 셈이다. 이 흡수된 에너지는 그대로 열의 원천이 된다. 그래서 열병이 다소 치료가 되고 있을 때(病熱少愈), 육식하면 열병이 다시(復) 도진다(食肉則復)는 것이다. 과식(多食)도 마찬가지 원리이다. 과식하면, 산성이 된 영양성분이 림프를 통해서 들어가건 간문맥을 통해서 들어가건 간에 모두 산(酸)의 형태로 흡수가 된다. 즉, 과식하면 간문맥이 과부하가 걸리면서 산성인 영양성분을 케톤인 알칼리로 바꾸지 못하게 되고, 결국에 산(酸) 형태로 인체 안으로 그대로 흡수된다. 그래서 열병이 다소 치료가 되고 있을 때(病熱少愈), 과식하면 열병이 남게(遺) 된다(多食則遺)는 것이다. 그래서 열병이 조금씩 치유가 되고 있을 때는(病熱少愈), 육식과 과식을 조심하라(此其禁也)는 것이다.

제5장

帝曰, 其病兩感於寒者, 其脈應與其病形何如. 岐伯曰, 兩感於寒者, 病 一日, 則巨陽與少陰俱病, 則頭痛, 口乾而煩滿. 二日, 則陽明與太陰俱病, 則腹滿, 身熱, 不欲食, 譫言. 三日. 則少陽與厥陰俱病, 則耳聾, 囊縮而厥, 水漿不入, 不知人, 六日死.

황제가 말한다(帝曰). 열병이 한에 양감했을 때(其病兩感於寒者), 맥은 열병의 형태에 어떻게 반응합니까(其脈應與其病形何如)? 기백이 말한다(岐伯曰). 한에 양감했을 때(兩感於寒者), 병이 난 1일 차에(病 一日), 소음과 거양에 모두 병이 생기면(則巨陽與少陰俱病), 두통이 나고, 입이 마르고, 번만이 일어난다(則頭痛, 口乾而煩滿). 2일 차에(二日), 양명과 태음에 모두 병이 생기면(則陽明與太陰俱病), 복부가 그득하고(則腹滿), 신열이 있고(身熱), 식욕이 없고(不欲食), 섬언을 한다(譫言). 3일 차에(三日), 소양과 궐음에 모두 병이 생기면(則少陽與厥陰俱病), 귀가 잘 안 들리고(則耳聾), 고환이 수축하고, 손발이 차지고(囊縮而厥), 물도 못 넘기고(水漿不入), 사람도 못 알아보고(不知人), 6일째 되는 날에 죽는다(六日死).

이 구문들을 풀려면, 여기서 나오는 음양의 짝을 잘 살펴볼 필요가 있다. 병이 난 1일 차에 거양과 소음을 언급한다. 둘은 짝이다. 즉, 방광과 신장은 짝이다. 뇌척수액

의 중화를 책임지고 있는 신장과 방광이 과부하가 걸렸다. 그러면 뇌척수액이 과잉
산으로 시달리니까 두통은 당연하고(則頭痛), 신장이 문제가 있으므로 같이 전자를
처리하는 심장은 신장이 염으로 처리하지 못한 전자까지 중화해야 한다. 그러면 심장
의 문제인 번만은 당연하고 심장이 문제가 되면 혀가 문제가 되면서 구건이 일어나는
것은 당연하다(口乾而煩滿). 병이 난 2일 차에 양명과 태음 즉, 위와 비장의 짝이 과
부하에 걸린 것이다. 비장은 간질액을 처리하기 때문에 비장이 문제가 되면 전신의
체액이 정체되면서, 이제 인체는 체액의 정체로 몸살을 앓는다. 당연한 순리로 뇌척
수액도 과부하가 걸렸고, 뇌 신경은 과잉 자극되었고, 환자는 섬어를 내뱉는다. 비장
이 과부하가 걸렸다는 말은 비장이 비대해졌다는 뜻이다. 당연한 순리로 비대해진 비
장은 복부를 그득하게 만든다(腹滿). 또한, 비장이 처리하지 못한 림프액이 복부의 흉
관에 정체하면서 복부가 그득해지기도 한다. 그리고 위장도 과부하에 걸려서 소화관
의 연동 운동은 제동이 걸렸고, 밥 입맛은 달아난 상태이다(不欲食). 이제 온몸이 산
성 체액으로 가득하다. 온몸은, 이 산성 체액을 온몸으로 중화하다 보니, 온몸은 불덩
이이다(身熱). 이제, 이 상태로 3일 차를 맞으면 어떻게 될까? 간과 담은 서로 짝이
다. 이 둘이 동시에 과부하가 걸리면 어떻게 될까? 일단 간이 과부하에 걸리면, 간문
맥이 문제가 되면서 산성 정맥혈은 막힐 것이고, 이어서 혈액 순환은 막힌다. 저항성
이 제일 강한 손바닥, 발바닥은 아예 혈액 순환이 막혀버리고, 손발은 차가워질 것이
다(厥). 온몸이 산성 체액으로 넘쳐나다 보니까, 당연히 물을 먹을 수가 없다. 당연히
인체가 물을 거부한다(水漿不入). 간이 막히면서 정계 정맥총에 산성 정맥혈이 과잉
정체되면서, 정계 정맥총과 연결된 고환은 신경 흥분으로 인해서 수축한다(囊縮). 이
상태가 되면 뇌척수액도 뇌정맥에 산성 정맥혈을 보내지 못하세 되고, 결국에 뇌 신
경을 과잉 자극한다. 그 결과로 환자는 사람을 알아보지 못하게 된다(不知人). 뇌척수
액에서 체액을 받는 중이(中耳)는 산성화되고 귀는 청각을 제대로 전달하지 못해서
청각 이상을 호소한다(耳聾). 결국에 며칠 있다 세상을 떠난다. 즉, 6일 차에 죽는다
(六日死). 이 구문은 양감의 상태에서 과잉 산의 정도가 아주 심해서 과잉 산이 삼양
삼음을 빠르게 순환하고, 병도 빠르게 진행된다는 사실을 말하고 싶은 것이다. 이곳
대부분은 앞에서 해석한 내용들이다. 여기서는 약간 다르게 해석해보았다.

帝曰, 五藏已傷, 六府不通, 榮衛不行, 如是之後, 三日乃死, 何也. 岐伯曰, 陽明者, 十二經脈之長也. 其血氣盛, 故不知人, 三日, 其氣乃盡. 故死矣. 凡病傷寒而成溫者, 先夏至日者, 爲病溫. 後夏至日者, 爲病暑. 暑當與汗, 皆出, 勿止.

황제가 말한다(帝曰). 오장이 이미 상했고(五藏已傷), 육부가 불통이고(六府不通), 영위가 순행을 멈췄고(榮衛不行), 이와 같으면, 3일 후면 죽는다(如是之後, 三日乃死). 어떻게 해야 하나요(何也)? 기백이 대답한다(岐伯曰). 양명은 12경락의 우두머리이다(陽明者, 十二經脈之長也). 위장의 혈기가 성하면(其血氣盛), 사람을 못 알아보고(故不知人), 그렇게 3일이 지나면(三日), 위장의 기는 고갈되고(其氣乃盡), 죽는다(故死矣). 무릇 상한병으로 온기가 성하면(凡病傷寒而成溫者), 하지 전에(先) 발병하면 온병이 되고(先夏至日者, 爲病溫), 하지 후에(後) 발병하면 서병이 된다(後夏至日者, 爲病暑). 서병은 땀과 더불어 일어나는데(暑當與汗), 모든 땀이 나오게 놔둬야 된다(皆出, 勿止).

황제가 말한 대로라면, 이 환자는 3일이 아니라 바로 죽을 것이다. 위장은 온몸에 영양분을 공급한다. 그래서 위장은 오장육부(十二經脈)의 우두머리(長)이다(十二經脈之長也). 그런데, 이 위장의 체액(血)에 산(氣)이 과잉(盛)으로 존재하면(其血氣盛), 위산의 분비는 멈추게 되고, 이어서 인체는 간질에 과잉 산이 적체되면서, 체액은 줄줄이 정체될 것이고, 이어서 뇌척수액까지 정체되고, 뇌 신경은 과부하에 걸리고, 이어서 환자가 사람을 알아보지 못하는 지경에 이를(故不知人) 것은 불 보듯이 뻔하다. 이렇게 3일이 지나면(三日), 위장(其)의 진기는 고갈되고(其氣乃盡), 이어서 오장육부는 영양성분을 공급받지 못하게 되고, 결국에 죽을 수밖에 없다(故死矣). 상한병(傷寒)은 염(鹽)에 격리된 산이 과잉인 경우이므로, 일조량이 늘면 염(鹽)에 격리되었던 산(電子:酸)은 열에 의해서 체액으로 빠져나오게 되고, 일조량이 늘면서 CRY 활동도 늘게 되고, 체액에 풀린 과잉 산을 중화시키면서 자연적으로 열이 발생한다. 이것을 온병이라고 한다. 겨울에는 일조량이 적기 때문에, 과잉 산을 중화하지 못하다가 날씨가 따뜻해지면 과잉 산이 중화되고, 문제를 일으킨다. 날씨가 따뜻해지면 일어나는 병이 온병(溫病)이다. 그러나 날씨가 아주 무더울 때

염(鹽)으로 축적되었던 과잉 산을 중화하면, 서병(暑病)이 된다. 즉, 온병(溫病)은 염(鹽)으로 축적되었던 과잉 산을 '서서히' 중화시키면서 체온보다 약간 더 높은 열(熱)인 온(溫)을 만들어낸다. 그리고 서병(暑病)은 염(鹽)으로 축적되었던 과잉 산을 여름의 무더위(暑)를 이용해서 '급격하게' 중화시키면서 체온보다 훨씬 높은 열(熱)을 만들어낸다. 무더운 날씨에 염(鹽)으로 축적되었던 과잉 산을 중화하면 당연히 땀이 엄청나게 난다. 즉, 과잉 산을 일조량 덕분에 땀으로 중화하고 있다. 그래서 이때는 땀이 나게 놔둬야 한다(暑當與汗, 皆出, 勿止). 땀을 막는다는 것은 과잉 산 중화를 막는 것이 되기 때문이다. 여기서는 하지를 기준으로 나눴으나 큰 의미는 없다. 과잉 산을 얼마나 중화시키느냐의 문제일 뿐이다.

이 편(篇)은 열론(熱論)이다. 그러나 이편은 동양의학의 한 축을 이루는 상한론(傷寒論)의 뼈대를 말하고 있다. 맨 처음에서 황제가 묻기를(黃帝問曰), 열병은(今夫熱病者), 모두 상한병(傷寒)의 종류(類)이다(皆傷寒之類也)고 말하고 있다. 즉, 이편은 상한론이라는 암시를 주고 있다. 코로나 시대에 상한론은 아주 아주 중요하다. 옛날에는 상한론이 기생충 때문에 아주 아주 중요했다. 코로나 같은 바이러스가 되었건 기생충 같은 균체가 되었건 간에 전자생리학이라는 측면에서 보면, 이 둘은 그냥 전자 쓰레기(Electron wastes)를 양산해내는 존재일 뿐이다. 여기서 전자 쓰레기는 미토콘드리아가 산소 부족으로 인해서 전자를 산소로 중화해서 물로 만들지 못하고, 산소 대신 다른 알칼리에 전자를 격리한 염(鹽)을 말한다. 즉, 전자 쓰레기(Electron wastes)란 과잉 전자를 격리한 염(鹽)을 말한다. 기생충이나 바이러스는 증식하는 힘이 대단해서 인체가 적혈구로 실어다 주는 산소로는 이들의 전자전달계를 충족시키기가 너무나 부족하다. 결국에 전자를 격리한 전자 쓰레기(Electron wastes)인 염(鹽)이 대량으로 발생할 수밖에 없다. 이제 이 염은 인체 곳곳에 축적된다. 그런데 앞에서 양감(兩感)이라는 단어가 나왔다. 염(鹽)에서 양감(兩感)이라는 단어는 아주 중요하다. 이유는 염은 열(熱)이라는 에너지가 공급되어야 열(熱)이라는 문제를 일으키기 때문이다. 즉, 염에 환원된 전자는 열에너지가 주어지면 염에서 튀어나온다. 이 염에서 튀어나온 전자가 바로 ROS(Reactive

Oxygen Species:ROS:활성산소종)를 만드는 주범이 된다. 우리는 보통 ROS를 문제로 삼는데, 산소는 죄가 없다. 여기서 문제는 염에서 튀어나온 홑전자가 문제의 핵심이다. 이 염에서 튀어나온 홑전자는 산소로 중화되지 않으면 MMP(Matrix Metalloproteinase:MMP)를 작동시켜서 간질의 콜라겐 단백질을 닥치는 대로 분해해버린다. 현대의학적으로 말하자면, 자가면역질환을 만들어내기도 하고, 다른 여러 증상을 다양하게 만들어낸다. 그도 그럴 것이 인체는 전자의 놀이터에 불과하기 때문이다. 그래서 인체 안에 염이 과도하게 쌓이면, 이 전자들이 인체 전체를 마음대로 휘젓고 다니게 된다. 당연히 인체는 비명을 질러댄다. 물론 전자는 인체가 비명을 지르건 말건 관심도 없다. 인체가 이 불한당(不汗黨)을 인체 안에서 몰아내는 방법은 두 가지이다. 하나는 산소로 체포해서 물로 만드는 것이다. 하나는 이 불한당을 보유하고 있는 염(鹽)을 체외로 버리는 것이다. 동양의학은 이 염(鹽)을 열의 원천인 전자를 수거해서 격리했기 때문에 한(寒)이라고 부른다. 즉, 염(鹽)이 한(寒)이다. 그래서 염(鹽)이 주는 피해를 상한(傷寒)이라고 말한다. 그리고 이것을 다루는 이론을 상한론(傷寒論)이라고 한다. 그래서 상한론(傷寒論)은 열론(熱論)이 된다. 이제, 이 불한당을 몰아내기 위해서 황제내경은 먼저 삼양삼음을 이용하는데, 그중에서도 삼양을 아주 중요시한다. 양명인 위장, 소양인 담, 태양으로서 거양인 방광으로 구성된 삼양은 세 가지 각기 다른 종류의 염(鹽)을 만들어서 전자를 체외로 버린다. 즉, 위장은 위산으로 염산인 염(鹽)을, 담은 담즙산인 담즙염(鹽)을, 방광은 요산인 요산염(鹽)을 체외로 버려서 이 불한당에 맞선다. 그리고 앞에 나온 병증들은 모두 이 불한당들이 만들어낸 것들이다. 또, 코로나바이러스에 감염되어서 완치되고 나서 나오는 후유증(後遺症:sequela)도 이에 해당한다. 또, 기생충에 감염되어서 나타나는 후유증도 이에 해당한다. 다시 말하면, 코로나바이러스의 후유증을 치료하는 방법을 황제내경은 이미 몇천 년 전에 알고 있었다는 결론이 나온다. 이것이 상한론(傷寒論)이다. 이것이 황제내경의 품격이다. 이에 관련해서 재미있는 다큐가 하나 기억이 난다. 2019년 9월 5일 KBS에서 방송된 'KBS 스페셜 독과 약'이다. 여기서 벌 독 치료사인 엘리 노벨이 등장한다. 이 사람은 야생 진드기에 물려서 라임병(Lyme Disease)에 걸린다. 이 라임병은 진드기가 옮겨다 준 보렐리아(Borrelia)균이 일으키는 감염성 합병증이다. 이 균은 엄청난 양의 전자 쓰레기를 양산해낸다. 이 전자 쓰레기는 온몸에 축적되고, 이어서 열에너지를 만나면 작동을 시작한다. 이것이 라임병이다. 이 라임병의 고통은 상상을 초월한다. 그런데 반전이 일어난다. 실수로 수백 마리의 벌떼에 쏘이는 행운의 사고를 당한다. 그리고 나서 3일 반나절이 지나자, 그 지독한 라임병이 낫기 시작한다. 도대체 뭐가 문제를 해결한 열쇠였을까? 그것은 바로 벌 독의 50%를 차지하는 멜리틴(Melittin)이다. 이 멜리틴은 아주 강한 알칼리(Alkali)이다. 즉, 벌 독의 강알칼리가 보렐리아가 만든 강산(强酸)인 전자 쓰레기를 중화시켜버린 것이다. 엘리 노벨은 보렐리아가 준 강산(强酸)이 벌 독의 강알칼리를 중화시키지 않았다면, 이미 저세상 사람이 되었을 것이다. 세상사는 참 재미가 있다. 즉, 죽을 사람이 새옹지마(塞翁之馬)로 살아난 것이다. 이 기전은 최첨단을 자랑하는 현대과학으로는 해결하지 못한다. 그러나 황제내경의 기반인 전자생리학으로 풀면, 이처럼 간단히 풀린다. 이것이 황제내경의 품격이다. 이와 관련된 논문도 나와 있다 (31-1).

제32편. 자열(刺熱)

제1장

肝熱病者, 小便先黃, 腹痛, 多臥, 身熱, 熱爭則狂言及驚, 脇滿痛, 手足躁, 不得安臥. 庚辛甚, 甲乙大汗, 氣逆則庚辛死, 刺足厥陰少陽. 其逆則頭痛員員, 脈引衝頭也.

간에 열이 있는 병자는(肝熱病者), 먼저 소변이 노랗고(小便先黃), 복통이 있고(腹痛), 기면하고(多臥), 신열이 있고(身熱), 열과 전쟁을 하다 보면, 광언하고, 놀래기에 이른다(熱爭則狂言及驚). 옆구리가 그득하고 통증이 있고(脇滿痛), 수족을 계속 움직이며(手足躁), 편안히 잘 수도 없고(不得安臥), 경신에 심해지다가(庚辛甚), 갑을에 대한이 있고(甲乙大汗), 기가 역하면 경신에 죽는다(氣逆則庚辛死). 족궐음 소양에 침을 놓고(刺足厥陰少陽), 그것이 역하면 두통이 있고 현훈이 있고(其逆則頭痛員員), 맥이 당기고 머리 전체에 문제를 유발한다(脈引衝頭也).

간에 열이 있는 이유는 간에서 과잉 산을 중화하고 있기 때문이다. 간에 과잉 산이 모이는 이유는 먼저 소화관 산성 정맥혈을 중화할 때이고, 그다음은 산성 담즙을 처리할 때이고, 마지막으로 산성인 각종 호르몬을 중화 처리할 때이다. 소변이 노란 이유는 소변으로 빌리루빈이 빠져나오기 때문이다. 원래는 비장이 적혈구를 파괴하면, 간이 담즙으로 최종 처리한다. 그런데 지금은 간이 과부하에 걸려있기 때문에, 비장에서 나온 빌리루빈이 간으로 들어가지 못하고 비장과 함께 림프를 처리하는 신장으로 떠넘겨진 것이다. 그래서 간에 열병이 있을 때, 소변이 먼저 노래진다(肝熱病者, 小便先黃). 간이 이 정도의 기능 부전이 되면, 간은 분명히 간비대가 되어있을 것이고, 이어서 간이 자리한 갈비뼈(脇) 부근이 그득(滿)해지면서 통증(痛)이 있을 것이고(脇滿痛), 이 여파로 당연히 복통(腹痛)이 일어날 것이다. 간이 과잉 산 때문에, 이 정도로 고통받으면, 전신 체액에 과잉 산이 정체되어있을 것은 뻔하다. 인체는 이 과잉 산을 중화하면서 당연히 신열(身熱)을 만들어낸다. 간은 담즙을 통제해서 뇌 신경을 통제하는데, 지금 간은 과부하에 걸려있기 때문에, 산성 담즙의 미처리로 인해서 뇌척수액은 산성으로 기울어 있을 것이다. 즉, 간이 과잉 산 때문에 열(熱)과 전쟁(爭)을 벌이면, 산성 담즙의 처리가 지연되면서 뇌 신경은 과흥분되고 이어서 헛소리(狂言)를 하고 경기(驚)를 일으킨다(熱爭則狂言及驚). 간의 과부하로 인해서 이렇게 산성 담즙의 처리가 지연되면, 뇌척수액은 산성으로 기울면서 뇌에 존재하는 항산화제는 거의 모두 고갈되었을 것이다. 이때 나타나는 것이 기면증이다. 구심신경을 받는 시상하부(hypothalamus:視床下部)는 자기가 받는 산(電子:酸:氣:陽)을 처리하면서, 오렉신(orexin:hypocretin:하이포크레틴)이라는 항산화제를 만들어서 처리하는데, 뇌척수액에 산이 과잉되면, 이 물질은 고갈돼버린다. 이제 시상하부는 과부하를 일으키는데, 그중에 한 종류가 기면증(多臥:嗜眠症:narcolepsy)이다. 기면증에 걸리면, 밤에 잠을 편안하게 자는 것은 포기해야 한다(不得安臥). 과잉 산 때문에 송과체(松果體:pineal body)의 활동이 저조해지기 때문이다. 간 때문에 이렇게 뇌 신경이 조절되지 못하면, 뇌 신경은 뇌 신경에 전달된 과잉 산을 원심 신경(efferent nerve:遠心神經)으로 내보내면서 손발 근육을 자극하게 되고, 이어서 수족이 자기도 모르게 떨린다(手足躁). 이 상태에서 봄(甲乙)을 맞이하면, 봄에 일조량이 늘면서 과잉 산을 중화시키게 되고, 이 과정에서 당연히 땀을 많이 흘리게 된다(甲乙大汗). 일조량이 많은 여름을 지나면서도 과잉 산을 모두 중화시키지 못하고 일조량이 줄어드는 가을(庚辛)까지 과잉 산이 유지가 된다면, 가을에 과잉 산은 더 쌓이고 병은 더 깊어질 수밖에 없다(庚辛甚). 이런 가을(庚辛)에 설상가상으로 산 과잉을 일으키는 행동을 하면(氣逆), 가을은 일조량의 도움을 받아서 과잉 산을 중화시킬 수가 없으므로, 과잉 산으로 인해서 인체는 더는 견디지 못하고 가을에 기능을 멈춘다(氣逆則庚辛死). 그래서 간 열병이 있을 때는 당연히 간경과 담경에 자침한다(刺足厥陰少陽). 그런데 이때 주의를 요구한다. 지금 간에 문제가 있어서 간경과 담경에 자침하는 상황인데, 간에 과잉 산이 존재한다는 말은 담경과 간경에도 과잉 산이 존재한다는 뜻이기 때문에, 반드시 알칼리를 기반으로 해야 하는 자침은 주의를 요구한다. 그래서 때에 따라서는 침이 제공하는 전자(酸) 때문에 기가 역(逆)하는 즉, 산 과잉(逆)

이 발생하는 상황이 올 수가 있다. 이때는 될 수 있는 대로 경(經)보다는 오수혈 (兪)이나 락혈(絡)에 자침하면 된다. 아무튼, 간경과 담경에 대한 자침(其)으로 인해 서 기가 역(逆)하게 되면, 당연히 뇌 신경에 문제가 발생하면서 두통이 나고 현기 증이 오며(其逆則頭痛員員), 머리에 있는 여러 종류의 맥관(脈管)들이 신경의 과잉 흥분 때문에 수축(引)하면서 머리(頭) 전체에 문제(衝)를 유발한다(脈引衝頭也). 이 구문을 해석하면서, 대부분은 기(其)자를 무시하고 넘어가는데, 이 기(其)자는 아주 중요한 대명사이다. 이 기(其)자를 빠뜨리면, 해석이 정확하지가 않게 된다.

心熱病者, 先不樂, 數日乃熱, 熱爭, 則卒心痛, 煩悶, 善嘔, 頭痛, 面赤, 無汗, 壬癸甚, 丙丁大汗, 氣逆則壬癸死, 刺手少陰太陽.

심장에 열병이 생기면(心熱病者), 먼저 즐겁지 않다(先不樂). 며칠씩 자주 열이 오르 고(數日乃熱), 열이 심하면 자주 심장에 통증이 있다(熱爭, 則卒心痛). 그러면 번민이 생기고(煩悶), 구토를 자주 하고(善嘔), 두통이 있고(頭痛), 얼굴이 붉어지고(面赤), 땀 이 없다(無汗). 임계에 심해지고(壬癸甚), 병정에 땀을 많이 흘린다(丙丁大汗). 기가 역 하면 임계에 죽는다(氣逆則壬癸死). 수소음 태양에 침을 놓는다(刺手少陰太陽).

심장은 전자(전기)에 의해서 박동이 주도된다. 그런데, 이 전자의 진원지는 간과 신장에서 공급하는 산성 정맥혈(酸)과 원심 신경이 주는 전자(酸)이다. 이 두 전자 가 합쳐져서 심장 박동을 주도한다. 이때 심장은 전자들을 uncoupling 기능으로 중화시키면서 열을 발생시키다. 심장은 과잉 산 중화의 중심(心)이기 때문에 심장 (心)이라고 한다. 그만큼 심장은 과잉 산을 많이 중화시킨다. 그런데, 이런 심장에 열이 과해서 열병이 있다면, 인체 내에 과잉 산이 엄청나게 존재한다는 것을 암시 한다. 심장은 즐거움(樂:喜)을 대표하는 엔돌핀(endorphin)과 연관이 있다. 심장이 적당히 기능을 잘하고 있을 때는 엔돌핀이 적당히 분비된다. 그러나 산이 과잉이 면, 엔돌핀 분비는 폭증한다. 심장은 자유 지방산을 에너지로 이용한다. 그런데 엔 돌핀이 중성지방을 녹여서 자유 지방산을 만들어주면, 심장의 기능은 잘 유지된다. 심장이 즐거움과 연관되는 이유이다. 이 엔돌핀은 산이 적당히 있으면 분비가 잘 되는데, 임계점을 넘으면 엔돌핀 분비는 폭증한다(32-1). 심장은 자유 지방산을 공급받아야 돌아갈 수가 있는데, 엔돌핀의 분비가 폭증하면, 심장으로 공급되는 지방산이 폭증하면서, 심장은 힘들어진다. 기분이 좋을 리가 없다(先不樂). 심장이 과잉 산을 잘 중화하지 못하면, 대신 간질에서 과잉 산이 중화되고, 이 덕분에 열이 며칠씩 지속 된다(數日乃熱). 이 정도가 되면, 심장 근육도 산성 체액에 잠겨 있으므로, 당연히 심장 근육은 과하게 수축되면서 자주 통증을 호소한다(熱爭則卒心痛). 그러면 심장과 묶인 횡격막도 같이 불편해진다. 즉, 가슴이 답답해진다(煩悶). 이 불편해진 횡격막은 위(胃)와도 연결되어 있으므로, 위(胃)도 자극한다. 즉, 자주 구토를 유발한다(善嘔). 또한, 심장은 자유전자를 물로 중화하고, 위장은 자유전자를 위산으로 배출한다. 그래서 심장과 위장은 자유전자로 소통한다. 그래서 심장이 불편해지면, 자동으로 위장도 불편해질 수밖에 없게 된다. 그리고 심장이 이 정도로 과부하에 걸리면, 인체에서 알칼리 동맥혈을 제일 많이 소비하는 뇌는 알칼리 동맥혈 부족으로 인해서 당연히 두통이 따라온다(頭痛). 당연한 순리로 뇌 척수액은 정체되고, 압력이 생기면서, 뇌 주위의 순환계를 압박하게 되고, 그 파장은 얼굴까지 미치게 된다. 즉, 얼굴 혈액 순환이 정체한다. 즉, 심장은 동맥혈을 간질로 밀어내고, 간질액은 막혀서 안 나가고, 결국 얼굴은 동맥혈 때문에 붉어진다(面赤). 과잉 산이 심장을 과부하시킨 덕분에 아직 땀은 안 난다(無汗). 이 증상은 겨울(壬癸)이 되면 심해진다(壬癸甚). 그 이유는 겨울에는 일조량이 줄면서 CRY의 도움을 받지 못하고, 심장 혼자서 과잉 산을 중화해야 하는 부담을 안기 때문이다. 여름(丙丁)이 되면, 일조량이 많아지면서 CRY의 도움으로 땀을 많이 흘리게 된다(丙丁大汗). 또, 여름은 일조량 덕분에 인체가 겨울에 축적한 산을 체액으로 빼낸다. 그렇지 않아도 산이 과잉이라서 심장이 죽겠는데, 여기에 산을 추가시킨다면, 심장은 죽을 수밖에 없다. 생명도 같이 죽는다(氣逆則壬癸死). 치료는 당연히 수소음과 수태양에 자침한다(刺手少陰太陽).

脾熱病者, 先頭重, 頰痛, 煩心, 顔青, 欲嘔, 身熱, 熱爭, 則腰痛, 不可用俛仰, 腹滿泄, 兩頜痛, 甲乙甚, 戊己大汗, 氣逆則甲乙死, 刺足太陰陽明.

비장에 열이 있으면(脾熱病者), 먼저 머리가 무겁고(先頭重), 협통이 있고(頰痛), 번심이 있고(煩心), 안청이 있고(顔青), 토하려 하며(欲嘔), 신열이 있고(身熱), 열이 심하면 허리가 아프고(熱爭, 則腰痛), 목이 아파서 위아래를 쳐다보지 못하고(不可用俛仰), 복부가 그득하고 설사하며(腹滿泄), 양쪽 후두 결절에 통증이 있고(兩頜痛), 갑을에 심해지고(甲乙甚), 무기에 땀을 많이 흘리고(戊己大汗), 기가 역하면 갑을에 죽고(氣逆則甲乙死), 족태음 족양명에 침을 놓는다(刺足太陰陽明).

산성 간질액을 중화시키는 책임을 지고 있는 비장이 과부하에 걸리면, 간질액에 뿌리를 둔 신경은 간질액에 있는 산(電子:酸)을 구심신경을 통해서 뇌로 올려보낸다. 즉, 뇌 신경에 산이 쌓이는 것이다. 그러면 당연히 머리는 무거워지고(先頭重), 뇌척수액은 산성으로 변하면서 정체되고, 이어서 뇌 신경은 과흥분되면서 얼굴까지 뻗은 뇌 신경은 얼굴에 통증을 유발한다(頰痛). 그러면 뇌 신경은 이 과잉 산을 원심 신경을 통해서 척수 신경으로 역류시킨다. 그러면 경추가 맨 먼저 반응하고, 이어서 목 근육이 수축하면서 목이 뻣뻣해지면서 위아래를 제대로 쳐다볼 수가 없게 된다(不可用俛仰). 그러면 경추에서 신경을 받는 횡격막은 경직되고, 횡격막과 연결된 심장은 힘들어진다(煩心). 더불어 횡격막과 연계된 위장이 자극을 받으면서 구토를 유발한다(欲嘔). 그리고 비장이 과잉 산을 중화시키면서 열과 전쟁(熱爭)을 벌이면, 비장은 당연히 과부하에 걸리게 되고, 그러면 비장은 신장이 보내는 산성 체액을 받지 못하게 된다. 그러면 신장이 과부하가 걸리게 되고, 신장은 허리 신경과 연결되어 있으므로, 이어서 자동으로 요통이 유발된다(則腰痛). 그런데 비장은 산성 체액을 간으로 떠넘긴다. 그러면 이때 당연히 간이 과부하에 걸리면서 파란 색소를 가진 담즙 처리가 지연되고 이어서 안색은 파래진다(顔青). 또한, 간이 처리하는 파란 산성 정맥혈이 정체하면서, 안색이 파래지기도 한다. 이 정도로 온몸에 과잉 산이 쌓이면, 신열(身熱)이 있는 것은 당연하다. 비장은 소화관의 림프를 통제한다. 그래서 비장이 문제가 되면, 소화관의 산성 체액이 정체되고, 이로 인해서 복부는 그득해지고(腹滿), 소화관의 연동 운동은 멈추고, 소화 흡수도 멈추고, 먹은 음식물은 그대로 설사(泄)를 통해서 체외로 배출된다(腹滿泄). 비장은 림프를 받는 기관이므로, 비장이 과부하에 걸리면, 편도선은 림프액을 순환시키지 못하고, 편도선이 있는 목 부위는 통증을 느낀다(兩頷痛). 일조량이 늘어나는 봄은 겨울에 쌓아 놓은 산을 간질 체액으로 끌어내므로, 간질 산성 체액을 책임지는 비장의 병은 봄(甲乙)이 되면, 더욱더 심해진다(甲乙甚). 늦여름(戊己)이 되면, 일조량 덕분에 CRY 활동이 늘면서 땀을 많이 흘린다(戊己大汗). 비장 병이 심해지는 봄은 그렇지 않아도 봄은 비장에게 힘든 시기인데, 설상가상으로 이때 과잉 산(氣逆)이 발생하면, 비장은 과잉 산 때문에 몸살을 앓다가 결국에 죽는다(氣逆則甲乙死). 침으로 치료할 때는 당연히 족태음과 족양명에 자침한다(刺足太陰陽明).

肺熱病者, 先淅然厥, 起毫毛, 惡風寒, 舌上黃, 身熱, 熱爭, 則喘欬, 痛走胸膺背, 不得大息, 頭痛不堪, 汗出而寒, 丙丁甚, 庚辛大汗, 氣逆則丙丁死, 刺手太陰陽明, 出血如大豆, 立已.

폐에 열병이 걸리면(肺熱病者), 먼저 오싹한 냉기 때문에 궐증에 걸리고(先淅然厥), 피부가 수축하면서 털이 곤추선다(起毫毛). 나쁜 풍한사가 오고(惡風寒), 혀가 노랗게 설태가 끼고(舌上黃), 신열이 나고(身熱), 열이 심하면 해수천식(喘欬)이 오고(熱爭, 則喘欬), 통증이 흉응배까지 이어지며(痛走胸膺背), 숨을 크게 쉴 수가 없고(不得大息), 참을 수 없는 두통이 일고(頭痛不堪), 땀이 나면서 춥다(汗出而寒). 병정에 심해지고(丙丁甚), 경신에 땀을 많이 흘리고(庚辛大汗), 기가 역하면 병정에 죽는다(氣逆則丙丁死). 침은 수태음양명에 놓으며(刺手太陰陽明), 대두와 같은 혈을 빼내면 낫는다(出血如大豆, 立已).

폐에서 열이 난다는 말은 폐에서 과잉 산을 중화시키고 있다는 뜻이다. 폐포는 알칼리 콜라겐으로 이루어져 있으므로, 폐에 과잉 산이 존재하면, 폐포는 녹아버린다. 즉, 폐가 과잉 산을 중화하면서 열과의 전쟁(熱爭)을 벌이면, 해수천식에 걸리는 것이다(熱爭, 則喘欬). 이렇게 폐가 과부하에 걸리면, 우 심장은 산성 정맥혈을 폐로 보낼 수가 없게 되고, 좌 심장은 폐가 공급하는 알칼리 동맥혈을 받을 수가 없으므로, 좌우 심장은 곧바로 문제에 직면한다. 그러면 심장과 같은 세포 조건을 가진 혀(舌)는 심장이 힘들어지는 만큼 혀도 힘들어진다. 그러면 혀 위에 있는 돌기(papillae)가 과잉 산에 의해서 죽으면서 죽은 세포(dead skin cell)가 혀 위에 쌓이게 된다. 이것을 현대의학은 노란 혀(Yellow Tongue)라고 표현한다(舌上黃). 이것이 혀 위가 노래지는 정체이다. 숨을 제대로 못 쉰다는 말은 산소를 제대로 공급받지 못한다는 뜻이다. 그러면, 인체 산소의 약 30%를 소비하는 뇌는 곧바로 타격을 받고, 이로 인해서 두통이 발생하고, 그 두통도 아주 심해진다(頭痛不堪). 폐가 제대로 작동하지 못하면서 몸살을 앓으면, 폐와 연결된 횡격막도 문제가 발생하고, 횡격막은 수축 이완을 제대로 하지 못하고, 이 횡격막과 연결된 가슴(胸)과 가슴의 대흉근(膺)과 등(背) 쪽은 통증을 느낀다(痛走胸膺背). 그 결과 숨을 크게 쉴 수가 없게 된다(不得大息). 산소는 전자(酸)를 받아서 물로 중화시키면서 열(熱)을 발생시킨다. 그런데 폐가 과부하에 걸리면서 산소 공급이 안 되니까 열 생산이 막히고 오싹오싹 추위를 느낀다(淅然). 산소 부족으로 과잉 산을 중화하지 못하면서 혈액 순환은 막히고 손발은 차가워진다(厥). 폐는 산성 간질액을 최종 통제하기 때문에, 폐가 문제가 되면, 산성 간질액이 정체되면서 산성 간질액과 접하고 있는 피부는 신경 자극으로 인해서 수축하고, 피부 털이 곧추선다(起毫毛). 피부 갈색지방은 조금씩만 공급되는 산소를 가지고 산성 체액에 있는 과잉 산을 중화시키면서 땀을 만들어 낸다(汗出). 그러나 산소 공급이 적기 때문에, 피부 갈색지방에서 산소를 모두 소모해 버리면, 피부보다 깊숙이 자리하고 있는 근육은 산소 접근이 불가능하게 되고, 그로 인해서 근육이 만들어내는 체온은 만들어지지 않기 때문에, 오싹오싹 추워지며(淅然), 땀은 나는데 춥다(汗出而寒). 즉, 과잉 산(惡風)이 한(寒)을 만들어 낸 것이다(惡風寒). 갈색지방의 과잉 산 중화 덕분에 온몸에 체온(溫)이 아닌 열(熱)은 있다(身熱). 일조량이 많은 여름(丙丁)에는 간질 체액으로 산이 쏟아지므로, 여름이 되면 간질액은 자연스럽게 산성으로 변하게 되고, 이어서 산성 간질액을 최종 중화 처리하는 폐는 여름에 부담이 더 커지게 되고,

폐 열병은 심해진다(丙丁甚). 만일에 이때 산이 추가되어서 과잉 산이 만들어진다면(氣逆), 죽을 수밖에 없다(氣逆則丙丁死). 가을이 되면, 일조량이 줄면서 근육에서 활동하는 CRY 활동도 준다. 이제 과잉 산 중화를 근육에서는 하지 못하고 피부 갈색지방에서만 할 수 있다. 그 결과는 땀이다. 그래서 가을에 땀을 많이 흘린다(庚辛大汗). 침 치료는 당연히 수태음과 수양명에 한다. 폐가 관리하는 체액은 간질액이다. 그래서 폐경(肺經)은 간질(間質) 조직 즉, 결합조직(結合組織:Connective Tissue)에 자리하고 있다. 그래서 폐경에 속하는 이 간질에 침을 놓으면, 결합조직 사이 사이에 고여있는 간질액이 분출된다. 그런데 그 간질액의 색은 노란색이다. 왜일까? 우리가 구토를 심하게 하면 마지막에 노란 액체가 나온다. 그게 바로 위산이다. 그렇다. 인체에서 산(酸)의 색깔은 노란색이다. 지금 폐가 열병으로 인해서, 자기가 담당하고 있는 산성 간질액을 제대로 처리하지 못하고 있다. 또, 흘러나온 간질액이 대두(大豆)처럼 생겼는데 뭉쳐있다. 즉, 점성이 상당하다는 뜻이다. 액체는 산성이면 산성일수록 점성이 높아진다. 그래서 폐가 안 좋을 때 폐경에 침을 놓으면, 산성 간질액 때문에 대두처럼 노란색을 띤 점성이 있는 체액(血)이 흘러나오면서(出血如大豆), 병은 낫는다(立已). 즉, 산이 중화되면서 병이 낫는 것이다. 지금 자침하는 자리는 경(經)이 아니라 오수혈(兪)이라는 암시를 주고 있다.

腎熱病者, 先腰痛胻痠, 苦渴數飮, 身熱, 熱爭, 則項痛而強, 胻寒且痠, 足下熱, 不欲言, 其逆則項痛員員澹澹然. 戊己甚, 壬癸大汗, 氣逆則戊己死, 刺足少陰太陽. 諸汗者, 至其所勝日, 汗出也.

신장에 열병이 있으면(腎熱病者), 먼저 요통이 있고 하퇴가 시큰거리며(先腰痛胻痠), 목이 말라 고생하며, 자주 물을 마신다(苦渴數飮). 신열이 있고(身熱), 열이 과하면 목에 통증이 있고 경직된다(熱爭 . 則項痛而強). 하퇴가 차면서 시큰시큰하다(胻寒且痠). 발아래에 열이 있고(足下熱), 말하기가 싫어진다(不欲言). 신장에 산이 과잉되면 목에 통증이 있고, 현훈이 있고, 머리가 요동을 친다(其逆則項痛員員澹澹然). 무기에 심해지며(戊己甚), 임계에 땀을 많이 흘리고(壬癸大汗), 기가 역하면 무기에 죽는다(氣逆則戊己死). 침은 족소음과 태양에 침을 놓는다(刺足少陰太陽). 식은 땀은 승하는 날짜가 닥치면 그때 난다(諸汗者, 至其所勝日, 汗出也).

  신장은 인체의 5가지 체액 중에서 뇌척수액을 책임지고 있다. 그래서 신장이 과부하에 걸리면 뇌척수액은 곧바로 산성으로 기울고, 그러면 뇌척수액을 품고 있는 인체 기관들은 문제를 일으킨다. 특히, 체액 순환이 어려운 하체 부분의 뼈에 문제가 제일 많이 일어난다. 이 문구들에서 보면, 먼저 요통이 있고(腰痛), 하퇴가 시큰시큰하다(胻痠)고 했다. 시큰하다의 말은 시다는 뜻이다. 즉, 산(酸)이 시다. 그래서 시큰시큰하다는 말은 과잉 산이 존재한다는 뜻이다. 이때 요통이 있는 것은 당연하다. 즉, 신장은 신경을 허리에서 받기 때문이다. 신장이 과부하에 걸렸으니, 당연히 제일 먼저 허리가 아프다(先腰痛). 그다음으로 하중이 제일 많이 실리는 곳이 하퇴부이다. 그래서 하퇴부에 산이 많이 생성되는 것은 당연하다. 그런데 신장이 문제가 있으니, 골수액은 산성화되고, 당연히 과잉 산 중화를 하지 못해서 움직일 때마다 산이 생성되면서, 뼈에 있는 콜라겐을 녹이게 되고 시큰거린다(先腰痛胻痠). 신장은 염(鹽)을 다스리는 기관이다. 그런데 염은 삼투압 기질로써 수분을 저류시킨다. 즉, 신장이 문제가 생기면서 염 배출을 하지 못하게 되고, 삼투압 기질인 염이 축적되면서 수분을 계속 요구하는 것이다. 당연히 목이 마르고 갈증이 생기면서 물을 자주 마신다(苦渴數飮). 이 상태가 되면 당연히 복수가 차오른다. 그리고 과잉 산 때문에, 이들이 중화되면서 온몸은 열이 있게 된다(身熱). 열이 과하면(熱爭) 즉, 산 과잉이 심하면, 뇌척수액은 심하게 정체되면서 신경으로 과잉 산을 분산시킨다. 즉, 척수로 과잉 산을 되돌려 보내는 것이다. 뇌 신경에서 제일 처음 만나는 척수가 경추이다. 당연히 목이 뻣뻣(強)해지고 통증(痛)이 따라온다(則項痛而強). 신장의 문제로 인해서 하퇴부 골수액에 산이 과잉 축적되면, 이 과잉 산을 염(鹽)으로 격리하면서 열 생산이 줄고, 당연히 차가워지며, 여전히 시큰거린다(胻寒且痠). 지금 신장이 과부하가 걸렸다는 말은 비장은 이미 과부하라는 뜻이다. 즉, 산성 간질액이 전신에 정체되어있다는 뜻이다. 당연히 온몸에 열이 있고(身熱), 체액 순환이 잘 안 된 발에 과잉 산이 몰리면서 중화되기 때문에, 발아래 쪽에서도 열이 난다(足下熱). 산성 뇌척수액이 정체되면, 이는 온몸의 신경을 흥분시키게 되고, 이어서 신경은 극도로 예민해진다. 당연한 결과로 말을 하고 싶지가 않을 것이다(不欲言). 무슨 말만 하면 짜증을 낼 테니까! 이제 과잉 산이 더 추가되면(其逆), 목에 통증이 오는 것(項痛)은 당연하고, 머리가 어지럽고(員員), 머리는 과잉 산 때문에 몸살을 앓게(澹澹然) 된다(其逆則項痛員員澹澹然). 장하(戊己)는 토성(土星)의 차가운 기운이 지배하는 시기이다. 그래서 장하는 과잉 산을 서서히 염(鹽)으로 축적을 시작하는 시기이므로, 염을 처리하는 신장에 부담이 되기 시작하고, 신장 열병은 장하에 심해진다(戊己甚). 겨울이 되면 일조량이 줄고 CRY 활동도 줄면서 산 중화는 거의 멈추게 되고, 과잉 산은 염으로 계속 축적된다. 그런데 지금 신장은 상태가 좋지 않아서 염을 제대로 처리하지 못하고 있다. 결국에 전자를 가진 염(鹽)은 간질에 쌓이게 되고, 간질에 열이 공급될 때마다, 이 염에서 전자가 흘러나오면서 땀을 만들어낸다. 즉, 산성 간질액과 접한 피부의 갈색지방이 과잉 산을 중화하면서, 의외로 겨울(壬癸)에 땀을 많이 흘리게 된다(壬癸大汗). 장하(戊己) 때 신장 열병은 아주 심해지는데, 이때 과잉 산(氣逆)이 추가된다면, 신장 열병 환자는 당연히 장하(戊己) 때 죽는다(氣逆則戊己死). 자침은 신장경과 방광경에 한다(刺足少陰太陽). 이렇게 자침해서 모든(諸) 과잉 산이 살청(汗) 되고 나면(諸汗者) 즉, 침으로 모든 산이 제거(殺靑)되고 나면, 드디어 신장(水)이 상극(勝)하는 계절(日)인 여름(火)이 돌아오면(至其所勝日), 땀이 제대로 나오게 된다(汗出也). 한(汗)자는 살청(殺靑:fixation:汗)이라는 뜻이 있는데, 살청의 청(靑)은 차의 생잎을 의미하고, 살(殺)은 차의 생잎(靑)을 굽기, 덖기, 볶기, 찌기(殺) 등을 의미한다. 그래서 살청(殺靑)은 차의 생잎에 있는 에너지인 산(酸)을 불로 산화(殺)시키는 것을 의미한다. 즉, 살청(殺靑)은 과잉 산을 중화시키는 것을 의미한다. 여기서 제한(諸汗)을 대부분은 식은땀으로 해석하는데, 그러면 해석이 앞뒤가 안 맞게 된다. 특히, 식은땀을 정의하기란 아주 어렵다. 제한을 식은땀으로 가정하고, 이 문장을 해석하면 '여름에 식은땀이 난다(至其所勝日)'로 해석이 되는데, 여름에는 어떤 경우에도 병(病)적인 식은땀이 날 수가 없다. 이 부분이 추가된 이유는 '壬癸大汗' 이 문장 때문이다. 신장 열병 환자는 여름이 아닌 겨울(壬癸)에 땀을 많이 흘린다(壬

癸大汗). 그런데 침으로 치료해주면 겨울(壬癸)이 아닌 여름(勝)에 정상적으로 땀을 흘린다(至其所勝日)는 것이다. 여름은 신장이 상극(勝)한다는 사실을 상기해보자.

肝熱病者, 左頰先赤. 心熱病者, 顔先赤. 脾熱病者, 鼻先赤. 肺熱病者, 右頰先赤. 腎熱病者, 頤先赤. 病雖未發, 見赤色者刺之. 名曰治未病. 熱病從部所起者, 至期而已, 其刺之反者, 三周而已, 重逆則死. 諸當汗者, 至其所勝日, 汗大出也. 諸治熱病, 以飮之寒水, 乃刺之, 必寒衣之, 居止寒處, 身寒而止也.

간 열병은 좌측 뺨을 먼저 붉게 만들고(肝熱病者, 左頰先赤), 심장 열병은 안색 전체를 붉게 만들고(心熱病者, 顔先赤), 비장 열병은 코를 먼저 붉게 만들고(脾熱病者, 鼻先赤), 폐 열병은 우측 뺨을 먼저 붉게 만들고(肺熱病者, 右頰先赤), 신장 열병은 턱을 먼저 붉게 만든다(腎熱病者, 頤先赤). 병이 아직 발병하지 않았다 해도(病雖未發), 붉게 보이는 곳에 침을 놓는다(見赤色者刺之). 그래서 이를 병이 발병하기 전에 치료한다(名曰治未病)고 한다. 열병은 발생한 곳을 따라가다 보면(熱病從部所起者), 기약한 날짜에 치유가 가능하다(至期而已). 침 놓기를 반복하면 3주면 치료된다(其刺之反者, 三周而已). 산 과잉이 아주 아주 심하면 죽는다(重逆則死). 당시에 모든 산이 중화되면(諸當汗者), 승한 날짜에 도달하면(至其所勝日), 큰 땀이 난다(汗大出也). 열병의 모든 치료는(諸治熱病), 찬물을 마시면서 시작해서 침에 이른다(以飮之寒水, 乃刺之). 반드시 옷은 차갑게 입고(必寒衣之), 거처도 찬 곳을 택하고(居止寒處), 몸도 차갑게 하면 열병이 멈춘다(身寒而止也).

간이 과부하에 걸려서 열이 나는데, 왜 좌측 뺨이 '먼저' 붉어질까? 얼굴이 붉어지는 것은 산 과잉으로 인해서 모세 동맥혈관을 쥐어짜기 때문에 일어난다. 그 결과로 동맥혈 유출이 많아지고 안색은 붉어진다. 즉, 얼굴이 붉어지는 이유를 찾으려면, 산 과잉이 일어나는 경로를 찾으면 된다. 다시 말하면, 체액의 흐름도를 파악하면 된다. 간이 과부하가 걸리면, 간문맥은 산성 정맥혈을 수용할 수가 없게 되고, 인체는 우 심장으로 산성 정맥혈을 보내는 우회로를 찾게 된다. 그 우회로가 바로 기정맥이다. 이 기정맥을 이용해서 상대정맥으로 산성 정맥혈을 합류시킨다. 그런데, 이 기정맥은 좌측 경정맥(jugular vein:頸靜脈)과도 연결되어 있다. 현대의학에서 카테터(catheter) 시술을 할 때 이용하는 부분이다(32-2). 그래서 간이 과부하가 걸리면, 기정맥이 과부하에 걸리고, 이어서 좌측 경정맥까지 과부하의 영향이 미치고, 동맥혈의 순환이 정체되면서 얼굴의 좌측 뺨이 '먼저' 붉어지게 된다(肝熱病者, 左頰先赤). 심장이 과부하가 걸리면 즉, 고혈압이 생기면 당연히 뇌혈관의 압력도 높아지고, 이어서 뇌혈관에서 혈액을 받는 얼굴 동맥 모세 혈관의 압력도 세지고, 동맥혈은 더 많이 공급된다. 그 결과로 얼굴은 붉어진다(心熱病者, 顔先赤). 비장은 체액 중에서 간질액을 관리하고 림프액을 받는다. 뇌척수액은 간질액이다. 그래서 뇌척수액이 정체되면서 압력을 받게 되면, 얼굴 전체에 있는 간질액이나 림프액은 압력을 받게 된다. 뇌척수액의 압력은 눈물관을 통해서 비강(nasal cavity:鼻腔)으로 이어지는 비루관(nasolacrimal duct:鼻淚管)까지 미친다. 즉, 코(鼻) 부분에 산성 체액이 쌓이는 것이다. 이 과잉 산은 당연히 모세 동맥혈관을 쥐어짜게 되고, 상대적으로 코에 동맥혈이 많이 공급되고, 코는 빨개진다. 알콜 중독에 걸리면, 코가 빨개지는 이유이다. 그래서 비장이 문제가 생기면 코가 '먼저' 빨개진다(脾熱病者, 鼻先赤). 이 현상을 현대의학은 자연적 뇌척수액 누출(Spontaneous cerebrospinal fluid leak)이라고 표현한다. 이번에는 폐가 문제가 생기면, 왜 우측 뺨이 '먼저' 빨개질까? 이는 우측 경정맥이 오른쪽 폐에 깊숙이 묻혀있기 때문이다. 즉, 폐가 문제가 생겨서, 폐에 부종이 생기면, 바로 이 경정맥을 압박하게 되고, 동맥혈의 순환이 정체되면서 오른쪽 뺨이 '먼저' 붉어진다(肺熱病者, 右頰先赤). 신장에 문제가 있으면, 턱이 '먼저' 붉어진다. 뇌의 제5신경인 삼차신경(trigeminal nerve:三叉神經)은 혈관들 사이에 자리하고 있다. 그래서 뇌척수액의 정체는 당연히 혈액의 정체를 유발하면서, 혈관의 부피는 커지고, 이어서 삼차신경을 자극한다. 그래서 삼차신경통(trigeminal[trifacial] neuralgia)이 발생하면, 삼차신경과 혈관을 서로 떼어주는 수술을 한다. 이 삼차신경의 가지 중에 턱 끝 신경(mental nerve)이 있는데, 혼합신경으로써 제일 먼저 반응한다. 이 신경이 혈관들을 수축시키면서 턱이 붉어진다. 즉, 신장의 과부하로 인해서 뇌척수액의 정체가 심해지면서, 뇌혈관들의 압력이 세지고, 부푼 혈관들이 삼차신경을 압박하면서, 삼차신경의 가지인 턱 끝 신경(mental nerve)까지 영향을 미치고, 턱 혈관을 수축시키면서 턱이 붉어지는 것이다(腎熱病者, 頤先赤). 지금 이런 상태는 아직 병이 일어나지는 않은 상태이다. 그러나 병이 일어나지 않았을지라도(病雖未發), 피부색이 빨간 곳에 침을 놓으면(見赤色者刺之), 병이 일어나기 전에 치료할 수가 있다(名曰治未病). 이것을 이르러 미병(未病)을 치료한다고 한다(名曰治未病). 지금 해설한 내용을 이해할 수 있다면, 자신 있게 미병(未病)을 치료할 수 있을 것이다. 열병이 일어났을 때 발생 부위를 찾을 수 있으면(熱病從部所起者), 당연히 약속한 기간 내에 치료가 가능하다(至期而已). 그래서 침 치료를 반복하면(其刺之反者), 3주면 치료가 가능하다(其刺之反者, 三周而已). 그러나 산 과잉이 아주 심하면(重逆) 죽을 수밖에 없을 것이다(重逆則死). 당연한 말이다. 병이 있을 당시에(當), 침으로 과잉 산을 모두(諸) 살청(汗)해 주면(諸當汗者), 자기가 상극(勝)하는 계절이 오면(至其所勝日), 땀이 많이 난다(汗大出也). 당연하다. 모든 열병 치료는 찬물을 먹으면서 시작하고(以飮之寒水), 어느 정도 안정이 되면, 침 치료를 하기에 이른다(乃刺之). 필히 옷도 차갑게 입을 것이며(必寒衣之), 거처도 차갑게 유지하고(居止寒處), 몸도 차갑게 하면 열은 멈춘다(身寒而止也). 열의 원천은 전자(電子)이다. 이 전자는 열이라는 에너지를 주면 활성화가 되고, 차갑게 해서 열에너지를 빼앗아버리면 전자의 활성이 준다. 그래서 모든 열병에는 모든 조건을 차갑게 해주라는 것이다. 열(熱)은 인체 단백질을 변성시켜서 인체 작동을 멈추게 해버린다. 그래서 열이 나면 최대한 열을 식혀줘야 한다. 이 방법들을 예시해 주고 있다. 그리고 환자가 어느 정도 안정되어야 침 치료를 할 수 있는 이유는 침은 어떤 경우에도 알칼리를 전제로 하는데, 열병이 안정되지 않고 있다는 말은 인체 곳곳에 과잉 산이 산재하고 있다는 뜻이 되고, 그러면, 알칼리가 존재하는 곳이 없으므로, 알칼리 조건을 전제로 하는 침 치료는 자동으로 금기 사항이 된다.

제2장

熱病先胸脇痛, 手足躁, 刺足少陽, 補足太陰. 病甚者, 爲五十九刺. 熱病始手臂痛者, 刺手陽明太陰, 而汗出止. 熱病始於頭首者, 刺項太陽, 而汗出止. 熱病始於足脛者, 刺足陽明, 而汗出止. 熱病先身重骨痛, 耳聾好暝, 刺足少陰. 病甚, 爲五十九刺. 熱病先眩冒而熱, 胸脇滿, 刺足少陰少陽.

　열병이 먼저 흉협통증으로 시작하면(熱病先胸脇痛), 수족이 계속 떨리고(手足躁), 족소양에 침을 놓고(刺足少陽), 족태음에 보법으로 침을 놓는다(補足太陰). 열병이 깊으면(病甚者), 열을 내리게 하는 59개 혈자리에 침을 놓는다(爲五十九刺). 열병이 팔뚝 통증으로 시작하면(熱病始手臂痛者), 수양명 태음에 침을 놓으면, 땀이 멈춘다(刺手陽明太陰, 而汗出止). 열병이 머리에서 시작하면, 항태양에 침을 놓으면, 땀이 멈춘다(熱病始於頭首者, 刺項太陽, 而汗出止). 열병이 정강이에서 시작될 때는, 족양명에 침을 놓으면, 땀이 멈춘다(熱病始於足脛者 . 刺足陽明 . 而汗出止). 열병이 먼저 몸이 무겁고 뼈에 통증이 오면서 시작되고, 귀가 잘 안 들리고, 자꾸 졸리면, 족소음에 침을 놓는다(熱病先身重骨痛, 耳聾好暝, 刺足少陰). 열병이 심하면, 열을 내리는 59개 혈자리에 침을 놓는다(病甚, 爲五十九刺). 열병이 먼저 머리가 어지러우면서 열이 나고, 가슴이 그득하면, 족소음 족소양에 침을 놓는다(熱病先眩冒而熱, 胸脇滿, 刺足少陰少陽).

　이 문장들의 해석도 만만하지가 않다. 상당히 까다롭다. 먼저 경락(經絡) 즉, 경(經)과 락(絡)의 구조와 원리와 기능을 정확히 모르면 손을 댈 수가 없다. 경(經)은 면역(免疫:immunity)을 직접 자극해서 치료하는 혈자리이고, 락(絡)은 체액의 순환을 도와서 면역력을 간접적으로 돕는 혈자리이다. 이 락(絡)들은 수혈(兪)과 오수혈(五輸穴)을 포함한 개념이다. 지금 이 문장에서 말하는 주요 병증은 열병이다. 결국에 인체 간질에 과잉 산이 존재하기 때문에, 열이 난 것이다. 당연히 신열(身熱)이 따른다. 그러면 면역이 제대로 살아있는 경(經)은 없다는 결론에 이른다. 이제 남은 방법은 체액 순환을 통해서 알칼리 동맥혈로 간질의 과잉 산을 중화시켜줘야 한다. 그러기 위해서는 낙

(絡)들인 락혈(絡穴)과 수혈(兪穴)과 오수혈(五輸穴)을 찾아서 자침해야 한다.

열병이 먼저 흉협 통증에서 시작하고(熱病先胸脇痛), 수족이 떨린다(手足躁)고 했다. 흉협(胸脇)은 간(肝)과 담(膽)이 자리하고 있는 곳이다. 그리고 손발이 떨리는 것은 신경 작용이다. 그래서 종합하면 간(肝)이 산성 담즙을 제대로 처리하지 못해서 일어나는 병증들이다. 그런데 이 상태는 당연히 신열(身熱)을 동반하므로 경(經)은 사용할 수가 없다. 이제 간(肝)을 기준으로 해서 낙(絡)들을 찾아야 한다. 당연히 낙(絡)들은 체액 순환이 핵심이기 때문에 열의 진원지인 간질액과 연계되어 있다. 그래서 1차로 간의 간질을 담당하는 담(足少陽)에서 간이 담당하는 체액을 찾아야 한다. 간은 오행에서 목(木)이기 때문에 담경의 오수혈에서 목(木)을 찾아보면 족임읍(足臨泣)이다. 여기에서 간질액의 과잉 산을 직접 사(寫)해주면 된다. 즉, 사법(寫法)을 쓰는 것이다. 추가로 간으로 산성 체액을 보내는 비장에서 보법(補法)을 쓰면 된다. 즉, 비장에서 간(肝)을 도와(補)주는 것이다. 즉, 상극(克)을 이용하는 것이다. 그러면 비장의 오수혈에서 간에 해당하는 목(木)을 찾으면, 은백(隱白)이 된다. 이렇게 해서도 열병이 해결이 안 되고 더 심해지면(病甚者), 59자를 하라고 한다(爲五十九刺). 여기서 열병이 심해졌다(病甚者)는 말은 간이 문제가 심각해져서 산성 담즙을 제대로 처리를 하지 못하게 되었으며, 이어서 신경 과부하로 인한 손발의 떨림도 아주 심해졌다는 뜻이다. 이제 사법도 보법도 다 썼다. 또, 무슨 방법이 남아있을까? 상생(生) 관계를 이용하는 것이다. 수생목(水生木)의 관계를 이용하는 것이다. 수(水)는 신장과 방광이다. 그런데 지금 문제는 열 문제로써 간질액 문제이다. 그래서 자연스럽게 방광으로 눈길이 간다. 방광은 신장과 협동해서 열의 원천인 전자(電子)를 염(鹽)으로 격리해서 체외로 버려버린다. 당연히 열의 원천을 인체에서 빼냈으니까, 열은 내려갈 수밖에 없다. 이제 남은 과제는 방광경에서 체액 순환에 관계되는 혈자리를 찾는 것이다. 간이 문제가 되면서 산성 담즙이 문제가 되었기 때문에, 신경 간질액이 문제가 되었고, 이어서 신경이 문제가 되었다. 그래서 신경의 간질액인 뇌척수액이 문제가 된 상황이다. 그래서 뇌척수액을 책임지고 있는 방광경에서 체액 순환에 관계되는 혈자리를 찾아야 한다. 뇌척수액과 연관이 있는 독맥도 당연히 포함된다.

구체적으로 살펴보면, 상성(上星), 신회(顖會), 전정(前頂), 백회(百會), 후정(後頂) 5혈은 모두 독맥이고, 오처(五處), 승광(承光), 통천(通天), 낙각(絡却), 옥침(玉枕) 좌우 10혈은 모두 방광경이고, 임읍(臨泣), 목창(目窓), 정영(正營), 승령(承靈), 뇌공(腦空) 좌우 10혈은 모두 담경이고, 대저(大杼), 중부(中府), 결분(缺盆), 풍문(風門) 좌우 8혈은 혼합혈이고, 기충(氣衝:氣街), 족삼리(足三里), 거허상렴(上巨虛), 거허하렴(下巨虛) 좌우 8혈은 모두 위경이고, 운문(雲門), 견우(肩髃), 위중(委中), 횡골(橫骨) 좌우 8혈은 혼합혈이고, 백호(魄戶), 신당(神堂), 혼문(魂門), 의사(意舍), 지실(志室) 좌우 10혈은 방광경이다. 이렇게 하면, 뇌척수액이라는 간질액의 순환을 다루는 59개의 혈자리가 완성된다. 여기에 자침해서 열을 내리게 하면 된다. 열을 내리려면 열의 원천인 전자를 인체 외부로 버려줘야 한다. 그래서 각종 염을 버리는 방광경, 위산염을 버리는 위경, 담즙산염을 버리는 담경이 주를 이루고 있다. 이번에는 열병이 팔뚝에서 시작하고 있다(熱病始手臂痛者). 그럼 팔뚝에 과잉 산(氣)을 조절하는 곳은 어디일까? 이 문제를 풀기 위해서는 3부9후를 보아야 한다. 3부9후에서 중부(中部) 즉, 가슴 쪽은 대장에서 기(氣:酸)를 순환시킨다. 또, 중부에서 산(氣:酸)을 제일 많이 중화시킬 수 있는 곳은 폐이다. 결국, 대장경(陽明)과 폐경(太陰)을 다스리면(刺手陽明太陰), 열이 내리면서 땀도 멈춘다(而汗出止). 열이 머리에서 시작되었다면(熱病始於頭首者), 뇌척수액 문제이기 때문에 목덜미(項)에서 순행하는 족태양방광경맥(足太陽膀胱經脈) 부분을 잡아서 치료하면 된다(刺項太陽). 이 부분에는 뇌에서 내려오는 큰 정맥총들이 넓게 분포되어있기 때문에 머리에 산 과잉이 일어났을 때 치료하기에 아주 좋은 혈자리이다. 이밖에도 근처에 있는 풍부(風府)를 이용해도 된다. 당연히 열이 내리고 땀이 멈출 것이다(而汗出止). 이번에는 정강이에서 열병이 시작되었다면(熱病始於足脛者), 하부(下部)의 3부9후에서 기(酸:氣)를 순환시키는 장기는 위(胃)이므로 위경(胃經)을 다스리면(刺足陽明), 열이 내리고 땀이 멈춘다(而汗出止). 이번에는 몸이 무거우면서 뼈에 통증이 있고(熱病先身重骨痛), 귀가 잘 안 들리고 자꾸 졸리면(耳聾好瞑), 신장을 다스린다(刺足少陰). 이 증상들은 모두 뇌척수액의 문제들이다. 그래서 뇌척수액을 책임지고 있는 신장을 다스리라(刺足少陰)는 것이다. 이 상태가 심해지면 당연히 바로 직전에 썼던 뇌척수액 문제 때 쓰는 59개 혈자리에 침을 놓는다(病甚, 爲五十九刺). 이번에는 어지러우면서 열이 나고(熱病先眩冒而熱) 흉협이 그득하면(胸脇滿), 어지럽다는 것은 뇌신경 문제이기 때문에 뇌척수액을 책임지는 신장을 다스리면 되고, 흉협이 그득하다는 말은 쓸개의 문제이기 때문에 쓸개를 다스리면 된다(刺足少陰少陽).

太陽之脈, 色榮顴骨, 熱病也. 榮未交, 曰今且得汗, 待時而已. 與厥陰脈爭見者, 死, 期不過三日. 其熱病内連腎, 少陽之脈色也. 少陽之脈, 色榮頰前, 熱病也. 榮未交, 曰今且得汗, 待時而已. 與少陰脈爭見者, 死, 期不過三日.

태양맥으로 인해서 광대뼈 부분의 혈색이 튀면, 열병을 암시한다(太陽之脈, 色榮顴骨, 熱病也). 이 체액이 아직 간질에 머물러 있으므로(榮未交), 다시 말해서(曰今且) 땀을 내고 기다리면 낫는다(曰今且得汗, 待時而已). 그러나 궐음맥까지 합세해서 혈색의 이상을 보인다면(與厥陰脈爭見者), 불과 3일 만에 죽는다(死 期不過三日). 이 열병이 안쪽으로 들어와서 신장까지 연결되면(其熱病内連腎), 소양맥의 혈색까지 변한다(少陽之脈色也). 소양맥 중에서 뺨 앞부분의 혈색이 튀면(少陽之脈, 色榮頰前), 열병을 암시한다(熱病也). 이 체액이 아직 간질에 머물러 있으므로(榮未交), 다시 말해서(曰今且) 땀을 내고 기다리면 낫는다(曰今且得汗, 待時而已). 그러나 이와 더불어 소음맥까지 더해서 혈색의 이상을 보인다면(與少陰脈爭見者), 불과 3일만에 죽는다(死 期不過三日).

이 구문들이 다루는 공통 인자는 뇌척수액이다. 즉, 태양인 방광, 궐음인 간, 소음인 신장, 소양인 담 이들 모두는 뇌척수액의 처리와 관계가 있다. 이 사실들을 염두에 두고, 체액 흐름을 추적하면 문제가 풀린다. 방광경 문제로 인해서 광대뼈 부분의 얼굴이 붉어진다(太陽之脈, 色榮顴骨)는 것은 그 부분에 산성 간질액이 정체되면서 이어서 이 과잉 산이 중화되고 당연한 순리로 열이 발생하면서 얼굴이 붉어(榮)지는 것이다. 그래서 열병이 있다고 한 것이다(熱病也). 얼굴 부분은 뇌척수액이 통제한다. 당연히 뇌척수액을 통제하는 방광경의 문제이며, 방광은 간질액을 처리하기 때문에 이런 현상이 일어난다. 그래서 간질에 있는 과잉 산(榮)이 아직 오장으로 들어가지(交) 않은(未) 상태이기 때문에(榮未交), 방광이 통제하는 산성 간질액만 중화시키면 된다. 간질에 과잉 산이 있을 때는 당연히 갈색지방을 이용해서 땀으로 이 과잉 산을 제거하면 된다. 이렇게 하면 간질액을 통제하는 방광경이 일으킨 열병은 낫는다(曰今且得汗, 待時而已). 그런데, 이와 더불어(與) 간경까지 합세(爭)해서 얼굴을 붉어지게 만든다면(與厥陰脈爭見者), 이는 과잉 산이 너무 과해서 간질을 넘어서 오장까지 침투했다는 의미이다. 이제 간은 과부하에 걸리고 간으로 산성 체액을 보내는 비장이 과부하에 걸리고 이어서 신장이 과부하에 걸리고 이어서 혈액 흐름도 때문에 우 심장이 과부하에 걸리면 죽는다. 그래서 3일 만에 죽는다(死, 期不過三日)고 한 것이다. 이 문제는 뇌척수액의 문제이기 때문에, 당연히 뇌척수액을 처리하는 신장으로 전이(連)가 될 수도 있다(其熱病内連腎). 만일에 이로 인해서 신장이 과부하에 걸리면, 신장은 산성 정맥혈을 우 심장으로 보내버린다. 그러면 체액 흐름도 때문에, 우 심장으로 산성 정맥혈을 보내야만 하는 간은 바로 과부하에 걸리고, 이 부담은 고스란히 간이 버리는 산(酸)을 처리하는 담(膽)으로 떠넘겨진다. 즉, 담이 과부가 걸리면서, 이 영향이 뇌척수액을 통해서 얼굴 안색(色)으로 나타나는 것이다(少陽之脈色也). 그래서 담경이 문제가 되어서 얼굴 광대뼈 부분이 붉어지게 되면(少陽之脈, 色榮頰前), 이것은 당연히 간질액을 통제하는 담경으로 인해서 생긴 열병이다(熱病也). 이 상태는 과잉 산이 아직 간질에서 오장으로 넘어가지 않고 간질에 머물러 있는 상태이기 때문에(榮未交), 당연히 앞 경우처럼 간질에서 땀을 내면 낫는다(曰今且得汗, 待時而已). 그런데 담과 더불어(與) 산성 뇌척수액을 통제하는 신장까지 합세(爭)해서 얼굴을 붉어지게 만든다면(與少陰脈爭見者), 이는 과잉 산이 너무 과해서 간질을 넘어서 오장까지 침투했다는 의미이다. 이제 신장이 과부하에 걸리고 그러면 비장이 과부하에 걸리고 이어서 비장은 간질을 처리하지 못하게 되고 그러면 간질로 동맥혈을 뿜어내는 심장은 제대로 기능하지 못하게 되고, 결국에 3일 만에 죽는다(死, 期不過三日). 이 경우는 3일도 많이 사는 것이다.

제3장

熱病氣穴, 三椎下間, 主胸中熱. 四椎下間, 主鬲中熱. 五椎下間, 主肝熱. 六椎下間, 主脾熱. 七椎下間, 主腎熱. 榮在骶也, 項上三椎陷者中也. 頰下逆顴, 爲大瘕. 下牙車, 爲腹滿. 顴後, 爲脇痛. 頰上者, 鬲上也.

열병이 났을 때 기가 드나드는 구멍은(熱病氣穴), 삼추 왼쪽이 흉중 열을 주관하고(三椎下間, 主胸中熱), 사추 왼쪽이 횡격막의 열을 주관하고(四椎下間, 主鬲中熱), 오추 왼쪽이 간 열을 주관하고(五椎下間, 主肝熱), 육추 왼쪽이 비장 열을 주관하고(六椎下間, 主脾熱), 칠추 왼쪽이 신장 열을 주관한다(七椎下間, 主腎熱). 혈색의 변화는 당연히 등 부위에 나타난다(榮在骶也). 목 위에 있는 경추 3번이 함몰되면, 당연히 흉중을 해친다(項上三椎陷者中也). 뺨 아래 광대뼈가 툭 튀어나오면(頰下逆顴), 큰 적취가 생기며(爲大瘕), 아래 잇몸에 문제가 생기면(下牙車), 복부가 그득해지고(爲腹滿), 광대뼈가 들어가면((顴後), 갈비뼈에 통증이 생기고(爲脇痛), 뺨이 위로 올라가면(頰上者), 횡격막이 위로 올라 간다(鬲上也).

방광경의 위쪽에서 아래쪽으로 오장에 보내는 수혈(兪) 순서를 말하고 있다. 방광경의 수혈(兪)들을 보면 금방 알 수 있다. 수혈(兪)들은 체액의 순환 특히 간질액의 순환을 나타내기 때문에, 열의 원천인 산성 간질액을 통제하는 수혈(兪)들은 당연히 열병이 났을 때, 기(氣)인 산(酸)이 드나드는 구멍(熱病氣穴)이 될 수밖에 없다. 척추는 각각 척추뼈마다 4개의 정맥총을 보유하고 있다. 척추 안에 2개, 척추 밖에 좌우로 하나씩 두 개, 총 4개의 정맥총을 보유하고 있다. 성인 기준으로 26개라는 척추에 각각 4개의 정맥총이 붙어있으니까, 총 104개의 정맥총을 보유하고 있다. 물론, 이 옆에 림프절도 같이 모여있다. 척추는 말 그대로 기의 해(氣之海)이다. 산성 체액이 모이는 이 정맥총들과 림프절들을 잘 다스리면, 산(酸)은 내장이나 피부 근육으로 전달되지 않게 되고 인체는 조용해진다. 그러나 척추 정맥총이나 림프절에서 산(酸:氣:陽)이 중화되지 않고, 피부 근육이나 내장으로 전달되면, 통증과 함께 열(熱)이 발생한다. 그래서 척추에 자리한 수혈(兪)들은 당연히 열병이 났을 때, 기(氣)인 산(酸)이 드나드는 구멍(熱病氣穴)이 될 수밖에 없다. 그래서 열병이 나면, 등 부위 피부에서 과잉 산이 중화되면서, 열(熱)로 인해서 혈색의 변화가 나타나는 것이다(榮在骶也). 경추 3번은 횡격막에 신경을 공급한다. 그래서 목 위에 있는 경추 3번이 함몰되면 즉, 경추 3번이 다치면, 이 영향은 횡격막에 미치게 되고, 당연히 횡격막에 붙은 심장과 폐가 있는 흉중이 다치게(中) 되는 것이다(項上三椎陷者中也). 얼굴에 있는 광대뼈가 툭 튀어나오려면, 광대뼈 부근에 있던 피부 콜라겐이 과잉 산에 의해서 녹아서 소모되어야 한다. 이 녹은 콜라겐이 바로 적취(瘕)가 된다. 그래서 뺨 아래 광대뼈가 툭 튀어나오면(頰下逆顴), 큰 적취가 생길(爲大瘕) 수밖에 없다. 아래쪽 잇몸에 문제가 생기면(下牙車), 복부가 그득해진다(爲腹滿)고 했다. 왜? 아래쪽 잇몸을 망치면 이빨이 빠진다. 즉, 아래쪽 잇몸이 문제가 생겼다는 말은 뇌척수액이 들어있는 이빨에 문제가 생겼다는 의미이다. 즉, 산성 뇌척수액의 처리가 지연되고 있다는 뜻이다. 다시 말하자면, 삼투압 기질인 염(鹽)을 처리하는 신장에 문제가 있다는 뜻이다. 그러면 삼투압 기질은 복부에 저류되게 되고, 복수가 차면서 당연히 복부가 그득해질 수밖에 없다(爲腹滿). 광대뼈가 들어가면((顴後), 갈비뼈에 통증이 생긴다(爲脇痛)고 한다. 왜? 광대뼈가 들어갔다는 말은 뇌척수액이 산성으로 기울면서 광대뼈 부근의 피부에 존재하는 알칼리 콜라겐을 분해했다는 뜻이다. 뇌척수액의 산성화에 일조하는 오장은 신장뿐만 아니라 간(肝)도 산성 담즙을 통해서 뇌척수액의 산도를 간섭한다. 그래서 광대뼈 부근의 콜라겐 분해 문제는 간(肝)과 연결되며, 당연히 간에 문제가 있다는 것을 암시한다. 그래서 간이 자리하고 있는 갈비뼈 부근에서 통증이 생긴다(爲脇痛). 얼굴은 뇌의 제5신경인 삼차신경(trigeminal nerve:三叉神經)이 지배한다. 그런데 이 삼차신경은 횡격막을 지배하는 경추 3번과 연결되어 있다는 사실이다(32-3). 그래서 삼차신경이 지배하는 뺨(頰) 즉, 얼굴 근육이 신경 수축으로 인해서 위로 잡아 땅겨지면(頰上者), 횡격막이 위로 올라간다(鬲上也)고 한 것이다. 신경 생리학의 정수를 볼 수 있는 부분이며, 황제내경의 품격을 볼 수 있는 부분이기도 하다. 이 자열(刺熱) 편은 앞의 열론(熱論)과 연결되어서 침으로 열을 치료하는데, 오장을 중심으로 기술하고 있다. 여기에 나오는 질환들이 바로 코로나 같은 바이러스나 기생충 같은 균체들이 만들어낸 전자 쓰레기가 만들어내는 것들이다. 즉, 염으로 인해서 만들어지는 질환들이다. 다시 말하면, 상한론의 치료법들이다. 염은 체액을 따라 순환하면서, 인체 곳곳에 쌓이기 때문에, 수많은 증상을 만들어내게 된다. 이 편에서는 이 증상들을 오장의 체액을 중심으로 논하고 있다. 이 부분은 지식을 총동원해야 겨우 접근할 수가 있다.

자열(刺熱)

황제내경 소문(黃帝內經 素問) (상) (자연의학·자연치유·에너지의학 교과서)

초 판 | 2021년 05월 04일 **개정 증보판** | 2022년 12월 05일
저 자 | D.J.O 동양의철학 연구소
펴낸이 | 한건희
펴낸곳 | 주식회사 부크크
출판사등록 | 2014.07.15.(제2014-16호)
주 소 | 서울특별시 금천구 가산디지털1로 119 SK트윈타워 A동 305호
전 화 | 1670-8316
이메일 | info@bookk.co.kr

ISBN | 979-11-410-0488-0

www.bookk.co.kr
ⓒ D.J.O 동양의철학 연구소 **2022**